U0925829

# 小儿麻醉学进展

主编 王英伟 连庆泉

XIAOER
MAZUIXUE JINZHAN

世界图书出版公司
上海 · 西安 · 北京 · 广州

**图书在版编目(CIP)数据**

小儿麻醉学进展/王英伟,连庆泉主编. —上海:上海世界图书出版公司,2011.6

ISBN 978-7-5100-3474-9

Ⅰ.①小… Ⅱ.①王…②连… Ⅲ.①儿科学:麻醉学—研究进展 Ⅳ.①R726.14

中国版本图书馆 CIP 数据核字(2011)第066273号

小儿麻醉学进展

王英伟 连庆泉 主编

上海世界图书出版公司 出版发行

上海市广中路88号

邮政编码 200083

上海市印刷七厂有限公司印刷

如发现印装质量问题,请与印刷厂联系

(质检科电话:021-59110729)

各地新华书店经销

开本:787×1092 1/16 印张:38 字数:800 000

2011年6月第1版 2011年6月第1次印刷

ISBN 978-7-5100-3474-9/R·254

定价:220.00元

http://www.wpcsh.com

http://www.wpcsh.com.cn

# 致　谢

本书是在国家自然科学基金（项目批准号：30872443）、上海市教委"曙光计划"（项目编号：08SG18）和上海市科委"启明星后"课题（项目编号：09QH1401800）的资助下完成的，在此一并表示衷心感谢。

# 主编简介

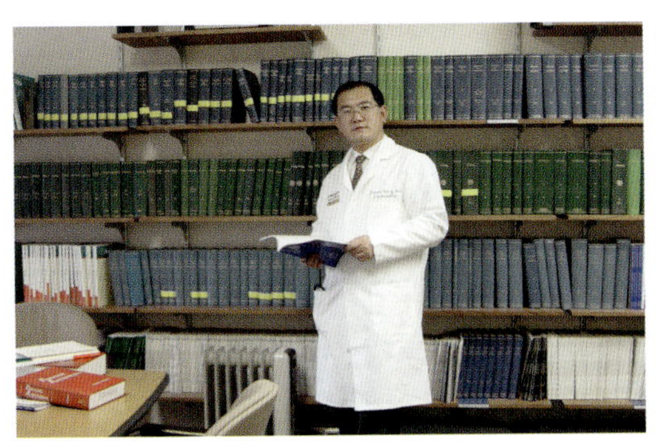

**王英伟个人简介** 王英伟，男，1970年7月出生，中共党员，医学博士，主任医师、教授，博士研究生导师。目前任上海交通大学医学院附属新华医院麻醉与重症医学科主任。任中华麻醉学分会青年委员会副主任委员、中华麻醉学分会小儿麻醉学组副组长、中华口腔医学会麻醉学分会常务委员、中华麻醉学分会困难气道学组和心胸外科麻醉学组委员、中国药理学会麻醉学分会委员。任国家自然科学基金同行评审专家，《临床麻醉学杂志》编委、《国际麻醉与复苏杂志》编委，任 *Neurosci Letters*、*Chin Med J*、*Acta Pharmacologica Sinica* 等 SCI 收录杂志审稿专家。曾留学美国华盛顿大学(Washington University)并获美国密苏里州医师执照、美国管制性药物使用证书(DEA)、密苏里州麻醉与危险药物使用证书(BNDD)，获得美国行医资格，并在美国华盛顿大学医学院附属 Branes—Jewish 医院麻醉科担任讲师从事临床麻醉工作。曾荣获上海市科技“启明星”、“启明星后”、“曙光学者”等荣誉称号，荣获上海市卫生系统银蛇奖二等奖、上海市卫生局先进工作者、行政记大功一次。

主要从事临床麻醉工作，善于危重患者和复杂大手术的麻醉管理，在小儿和成人心脏手术麻醉、外周神经阻滞、困难气道处理等方面具有丰富的临床经验。

在科研方面，主要从事神经病理性疼痛机制和治疗的研究以及外周神经阻滞的临床研究。近年来，以第一作者和通讯作者共计在国外权威学术杂志和国内核心期刊发表学术论著30余篇，其中 SCI 收录10篇，包括 *Journal of Neuroscice*、*Anesthesiology* 等国际著名学术期刊。主编专著2部、副主编专著2部，参编专著8部。作为项目负责人共获得国家和上海市科研课题9项，其中获得国家863重大科技攻关课题1项，国家自然科学基金3项、省部级课题5项。

# 主编简介

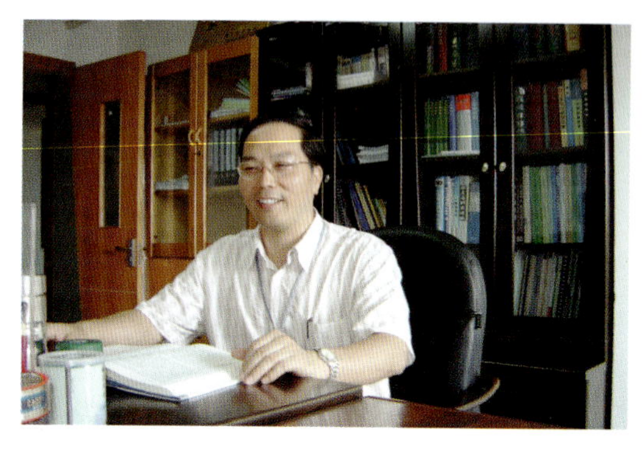

**连庆泉个人简介** 连庆泉，医学博士、教授、主任医师、博士生导师。现任温州医学院麻醉系主任、附属第二医院副院长、麻醉实验室主任、温州医学院疼痛研究所常务副所长、麻醉神经与内分泌研究所所长、环境毒理研究所副所长和生殖内分泌药物研究所副所长。曾赴英国伯明翰大学访问学者3个月；入选为温州医学院中青年学科带头人，温州市“551人才工程”第一层次人选，浙江省高校中青年学科带头人，获温州医学院教学名师奖。

目前正担任中华医学会麻醉学分会常委（小儿麻醉学组组长），中华医学会疼痛学分会常委，中国医师协会麻醉学医师分会常委，浙江省医学会麻醉学分会主委（疼痛学组副组长），疼痛学会（筹）副主委，温州市医学会麻醉分会主委；中华医学会浙江省分会理事，浙江省和温州市医院管理学会理事，浙江省临床麻醉质量控制中心委员、温州市分中心主任。担任《中华麻醉学杂志》、*Anesthesia and Analgesia*（中文版）、*Anesthesia*（中文版）、《温州医学院学报》、《中国麻醉论坛》、《国际麻醉学与复苏杂志》、《临床麻醉学杂志》、《实用疼痛学杂志》、《中华麻醉大查房》、《麻醉与监护论坛》、《中国内镜杂志》、《医学信息报—麻醉学频道》等数家专业杂志编委，《中华医学杂志》、《浙江医学》、《全科医学杂志》等杂志的审稿专家。

主要研究方向为小儿麻醉、器官保护、疼痛基础和临床、药物的成瘾和依赖。主持国家自然科学基金课题3项、省部课题4项、厅市级课题7项（其中3项为重点课题，1项为对外合作课题）。共发表论文169篇，其中被SCI收录论文13篇。已主编著作3部、副主编著作5部，参编10部。以项目负责人获省科技进步二等奖1项、三等奖1项、厅市级各级奖励6项。

**主　编**

王英伟(教授)　　上海交通大学医学院附属新华医院

连庆泉(教授)　　温州医学院附属第二医院

**副主编**

马　虹(教授)　　中国医科大学第一附属医院

胡智勇(教授)　　浙江大学医学院附属儿童医院

衡新华(教授)　　昆明医学院第一附属医院

**编　委**(按姓氏笔画排序)

马正良(教授)　　南京大学医学院附属鼓楼医院

王志萍(教授)　　徐州医学院附属医院

李克忠(教授)　　山东大学第二医院

陈依君(教授)　　上海交通大学医学院附属新华医院

张　卫(教授)　　郑州大学第一附属医院

张马忠(教授)　　上海交通大学医学院附属儿童医学中心

张学峰(教授)　　复旦大学附属上海儿科医院

张　野(教授)　　安徽医科大学第二附属医院

姜　虹(教授)　　上海交通大学医学院附属第九人民医院

祝胜美(教授)　　浙江大学医学院附属第一医院

敖虎山(教授)　　中国医学科学院附属阜外心血管病医院

韩如泉(教授)　　首都医科大学附属北京天坛医院

**秘　书**

赵　璇　　上海交通大学医学院附属新华医院

何　斌　　上海交通大学医学院附属新华医院

**参编人员**(按姓氏笔画排序)

于钦军　王哲妍　王巍巍　王贵成　王德勇　方　育

方能新　邓　萌　田鹏生　吕帼英　朱智瑞　许文妍

李　超　李传刚　李俊明　李静洁　孙　瑗　江　来

杨文燕　吴　韬　沈晓芳　宋　芬　陈斯琴　陈　燕

陈建庆　陈华梅　张　伟　张　明　张　洁　张　兢

张晓坤　周银燕　翁立军　倪　萍　晏馥霞　卿恩明

涂　业　梅弘勋　崔　涌　蒋玲玲　程新琦　曾横宇

# 序言一

强化麻醉学作为临床二级学科(一级临床科室)的内涵与地位,使麻醉学科与临床医学众多学科之间能达到相互支撑、良性循环的发展势态,更好地为病人服务,已是当前麻醉学科发展与服务社会刻不容缓的战略问题,也是我国麻醉学科建设的一个永恒主题。因此,加快我国麻醉学各亚专业的建设步伐,特别是加快从临床实践到理论的升华,更是提升学科学术平台与地位的基点。小儿麻醉学在我国是一门处于发展中的麻醉学亚专业分支学科,其专业性极强。当前小儿麻醉工作范围不断扩展,已从手术室内延伸到了产房(新生儿急救与胎儿外科)、门诊(各类小儿日间手术麻醉等)及放射科(小儿 CT、MRI 和导管检查以及射频消融等治疗)。即使在手术室内,危重疑难的手术级别也日渐增多,对麻醉处理的要求正从满足手术要求向小儿生命机能的监测与调控转移。因此,更新和强化我国麻醉科医师有关儿科疾病与麻醉学的相关理论与实践,对加强我国小儿麻醉学的质量控制与管理具有积极的现实意义。

为此,由国内多名优秀学科带头人和中青年学术带头人齐心协力、共同编著《小儿麻醉学进展》一书。此专著不求面面俱到,但求向读者展示当代小儿麻醉学新理论、新技术、新方法与新进展。本书就小儿麻醉的生理、病理生理、药物治疗学的新进展以及因小儿外科学新术式的应用而引发的儿科麻醉学操作技术与监测治疗学变革等领域进行系统介绍,必然对从事小儿麻醉学临床一线人员的实践具有重要指导意义。而以提高患儿围术期管理质量为宗旨,将科学性、前瞻性与实践性相结合,对认识当代小儿麻醉学的进展也将是十分有益的。

由于历史原因,目前我国小儿麻醉学的人才储备仍相当薄弱,"青黄不接"、人才断层的局面比较严重,特别是优秀学术带头人紧缺。我对本书主编王英伟教授是很了解的,他置身新华医院,在继承基础上不断创新。他知识广博、勤于笔耕、治学立业、脚踏实地,不仅对儿科麻醉的临床业务精益求精,而且科研思维不断推新,这种精神与追求正是我国儿科麻醉学事业振兴之所在。

本书力求深入浅出地反映国际儿科麻醉学前沿进展,不仅是我国从事小儿麻醉学专业人员案头的高级参考用书,更是一本能与从事小儿围术期管理的外科同道们相互学习交流的引玉之作。愿以为序,以此共勉。

曾因明教授  
徐州医学院麻醉学研究所所长  
中国高等教育学会麻醉学教育研究会理事长  
2011 年 3 月

# 序言二

小儿麻醉学作为麻醉学的一个亚学科，正在迅速发展。近年来，关于全身麻醉药对婴幼儿发育的影响、新生儿疼痛感知、小儿术后躁动、小儿困难气道等都已成为临床麻醉医生广泛讨论的话题。虽然关于临床麻醉新进展的书籍已有不少，但有关小儿麻醉理论与实践新进展的书籍尚付阙如。因此许多老一辈麻醉工作者提出了编写小儿麻醉学新进展的设想，希望通过定期介绍国际前沿的新观点、新理论、新技术和新疗法，来弥补目前教科书中的不足和滞后。《小儿麻醉学进展》就是在这样一个背景下酝酿编写的。

小儿由于其特殊的解剖结构和生理功能，对临床麻醉工作者提出了更高和更特殊的要求。本书邀请了目前国内在临床和科研，尤其是在小儿麻醉方面颇有建树的学科带头人执笔撰写，全面而系统地阐述了小儿麻醉学的进展和临床工作所关注的热点、难点以及基础研究方面的最新进展，内容包括麻醉学基础、危重患儿麻醉、特殊手术麻醉、疼痛治疗等各相关方面。相信在阅读此书之余，读者当能获得许多颇为实用的知识，从而为更好地管理小儿外科手术的麻醉奠定基础。

作为一部专科方面的著述，作者又来自全国各地，学术观点之不同是自然的，虽经主编王英伟、连庆泉教授统稿，但错漏之处仍在所难免，希望广大读者在学习之余，也认真指出书中之不足，以为今后再版时供作者们参考。

于布为教授<br>
上海交通大学医学院附属瑞金医院麻醉科主任<br>
中华医学会麻醉学分会主任委员<br>
2011年3月

# 前　言

# 小儿麻醉的思考

小儿是一个特殊年龄阶段的群体，而麻醉则是一种特殊的医疗干预方式，两者相结合势必引发许多问题并促使专业人士进行周密的计算和思考。小儿麻醉的安全性和小儿麻醉的质量是普通老百姓长期以来最为关注的医疗问题之一。国内外几乎所有的麻醉医生都会碰到患儿家属提出的一个最为简单、最为关注、又是最难以回答的问题：麻醉会影响孩子的智力吗？这一问题被问了一百多年了，为什么问题还在继续？简单地说，我们以往和目前的回答并不令患儿和家属十分信服。从历史来看，小儿麻醉实际上是从成人麻醉引申发展而来，之后，再逐步建立独立的理论体系。目前，人们已意识到许多成人的麻醉理论不能简单地移植到小儿，比如挥发性麻醉药对脑电双频指数（BIS）的影响并非同成人一样随着呼气末浓度的增加而下降，反而有一个下降后增高的过程；再比如，小儿是应该使用无气囊的气管导管还是有气囊的气管导管至今还在激烈争论，而诸如此类的问题对成人麻醉而言都不是问题。因此，人们常说小儿麻醉不是成人麻醉的缩影，对于小儿麻醉必须有一个再学习理论和付诸实践的过程。

随着我国医疗卫生事业的发展，越来越多的儿科手术在二级医院内开展，因此麻醉质量的问题便凸现出来。因此，笔者认为应在中华麻醉学分会小儿麻醉学组的组织下，结合我国目前儿外科疾病特点的基础上，制定相应的小儿麻醉指南刻不容缓。

小儿麻醉质量的提高取决于许多因素。首先，所有相关人员应该接受充分培训，包括外科医生、麻醉医生、护士和辅助工作人员的医疗技术水平；另外需要医院儿内科、急诊科和重症监护的医疗水平支持。其次，日间门诊和住院病房的设施、围术期监护、急性疼痛治疗和急救措施等都应符合规范标准。第三，尽量将儿科手术单独列出，易于设立儿科独立的手术环境且对教学有利。

## 一、历史回顾

成人麻醉发展的同时也带动了小儿麻醉的发展，在历史上是密不可分。例如，许多技术首先是在成人应用后再运用于小儿，如纤维支气管镜、喉罩等。当然，如何提高小儿麻醉质量也需要一些专门的创造与发明和相应的理论支持。1924 年，Magill 因为对唇、腭裂修复术麻醉方法不满意而为此手术专门设计了一种气管内插管装置。麻醉 T 管是由 Ayre 于 1937 年因发现婴儿使用高阻力成人呼吸管路不足而发明的，至今仍广为使用。1960 年我国著名的小儿麻醉学家、上海交通大学医学院附属新华医院金熊元教授首次报道了全麻复合硬膜外麻醉用于小儿腹部大手术的临床经验总结，这比国外最早的报道还要早 3 年。1980 年上海交通大学医学院附属新华医院马家骏教授首次提出了根据小儿脊柱长度给予腰麻药物剂量的理论并应用于临床实践，这一创新性方法显著提高了小儿腰麻的安全性。1970 年英国著名的麻醉学专家 Rees 教授首先意识到小儿麻醉需要专业化的麻醉医生，他的观点受到了世界上麻醉医生的广泛支持，当时人们一致认为小儿麻醉专业领域缺乏相关培训和可供参考的临床经验。

1989 年英国围术期死亡案例调查报告显示，10 岁以下儿外科手术后 10 d 内死亡的主要因素与外科和麻醉科医生的临床经验密切相关。该报告认为，无论外科医师还是麻醉医师都不应偶尔承担儿科医疗工作。这一调查直接导致了 1993 年英国皇家麻醉医师学院发布了小儿麻醉医疗指南。同样，在美国，麻醉医生在完成住院医生规范化培训后必须在儿童专科医院从事至少 1 年的小儿麻醉工作并通过国家统一考试方可从事小儿麻醉工作。

## 二、中国的小儿麻醉现状

认清我国小儿麻醉现状，对小儿麻醉事业的发展具有重要的推动作用。毋庸置疑，我国的小儿麻醉总体上在持续地发展和进步，然而这种发展和进步缺乏更多的主动性，更难以见到对学术发展的引领作用。笔者不敢妄下结论，仅发表一下自己的观点和体会。

**1. 组织机构** 中华麻醉学分会设立了专门的小儿麻醉学组，各省、直辖市也纷纷设立小儿麻醉学组，这足以说明了国内的麻醉学专家们充分地认识到小儿麻醉的重要性。近年来，小儿麻醉学组组织了富有影响力的学术活动，如全国小儿麻醉年会、中美儿科麻醉学术交流会等等。为国内从事小儿麻醉的医生们提供了良好的学术交流平台。然而，我们也应看到一些共性的问题需要学组领导下解决，例如：① 缺乏全国性资料汇总，包括我国每年实施多少例小儿麻醉，我国小儿麻醉常用的方法有无地区差异，实施小儿麻醉医师的资质如何，全国每年小儿手术后的死亡率、并发症等；② 缺乏临床操作指南，应制定一个小儿各种麻醉方法、困难气道处理、术后镇痛、急救复苏等方面的指南并及时更新，为麻醉医生提供参考；③ 制定全国的小儿麻醉医生资质准入标准等。

**2. 医师培训** 在全国同行的共同努力下，卫生部开始在全国部分城市实施住院医师专科培训计划，上海也是作为试点的城市之一。而小儿麻醉医师的培训需要更多的时间。在美国，小儿麻醉医师必须在完成麻醉专科住院医师培训后再系统学习小儿麻醉 1 年经考核合格后方有资格从事小儿麻醉工作。而我国国情似乎目前尚难以达到这样的培训标准，但是我们可以在国内以儿科为特色的综合性医院或著名的儿科专科医院开展短期的培训工作，并由中华麻醉学分会授予相应的资格证明，为今后的正规化培养奠定基础。

**3. 科学研究**　虽然近年来我国的麻醉学科研有了长足的进步，然而有关小儿麻醉的基础与临床科研仍相对薄弱。主要表现在：① 缺乏高水平的临床研究论文，虽然近年来在《Pediatric Anesthesia》等国外杂志上偶有论文发表，但更高级别的专业杂志难以见到报道；② 有关小儿麻醉的基础研究论文更少，其实在这一方面可以作为国内小儿麻醉科研的突破口；③ 每年中标的国家自然科学基金面上项目和青年基金项目难以见到有关小儿麻醉方面的内容。仅从以上三点来看，我们需要扎扎实实地打造小儿麻醉的实力，练好内功。

## 三、编写《小儿麻醉学进展》的历程

近年来，有关小儿麻醉学方面的专业书籍并不多见，已经出版的专著有姚尚龙主译的《小儿麻醉学》(2007 年出版)、晏馥霞等翻译的《小儿心脏麻醉学》(2008 年出版)、安纲主编的《婴幼儿麻醉学》(2002 年出版)等专著。这些专著的编译无疑为小儿麻醉医师提供了很好的参考，但是不断的知识更新是一名合格医生必须具备的职业素质。近年来国内外小儿麻醉的基础与临床研究和应用进展不断地冲击着编委们的视野，大家一致认为非常有必要编写一本书系统地介绍小儿麻醉领域方面的进展以开拓大家临床与科研思路。在孕育编写的过程中也得到了我的两位老师——中国高等教育学会麻醉学教育分会理事长曾因明教授、中华医学会麻醉学分会主任委员于布为教授的极力支持和热情鼓励。纵观我国麻醉学领域的专业书籍，目前尚无一本专门针对小儿麻醉学进展方面的书籍，我想，这也是很多从事小儿麻醉的医师们急需的一本参考书，至少，我们参考了国内外几百篇近五年来的文献报道并结合编委们的特长和临床经验编写而成，里面的很多内容会给读者耳目一新的感觉。另外需要强调的是，进展知识专业领域的一个发展过程，各章节的内容与观点尚需实践的检验，在过程中体验学术思想和观点是非常有意义的，即使有少部分内容可能会被以后的实践所否定。

本书的全体编委于 2010 年 4 月在杭州专门开了一个审稿会，之后又经历交叉审稿和主编审稿两个阶段。大家为此付出了许多业余时间和额外的经历，在此深表谢意！理论是实践的指南，实践是理论的源泉，编委们一致认为，本书的编写只是一个良好的愿望和开端，希望本书能够及时跟上时代的发展步伐，不断更新，成为大家心目中理想的参考书籍。

王英伟教授、主任医师、博士生导师
上海交通大学医学院附属新华医院麻醉与重症医学科主任
2011 年 3 月

# 目　录


第一章　麻醉生理与病理生理……1

第一节　小儿过敏反应……1

一、定义……1

二、发病机制……1

三、流行病学……2

四、病因……2

五、病理生理……3

六、诊断……4

七、实验室评估……5

八、治疗……6

九、门诊管理与防治……8

第二节　麻醉药对小儿脑血管的影响……9

一、生理学……9

二、药理学……11

第三节　全麻药对小儿中枢神经系统发育的影响……16

一、NMDA受体拮抗剂及GABA活性药物对发育期大脑的毒性作用……16

二、全麻药对发育期大脑的毒性作用……18

三、全麻药对人类大脑发育毒性的可能机制……20

第四节　麻醉对小儿免疫系统的影响……23

一、小儿免疫学特点……23

二、手术和麻醉后的免疫状态……24

三、手术及麻醉后免疫抑制的特点……26

四、术后免疫抑制的机制……27

五、麻醉手术期间保护免疫功能的措施……28

第五节　睡眠呼吸暂停综合征患儿的病理生理学 …… 29
一、中枢通气驱动 …… 29
二、对吸气阻力负荷的通气反应 …… 31
三、觉醒 …… 31
四、上呼吸道神经肌肉运动紧张性 …… 32
五、上呼吸道的敏感性 …… 33
六、对生长激素的影响 …… 34
七、对心血管系统的影响 …… 34
八、对血液系统的影响 …… 35
九、对泌尿系统的影响 …… 35
第六节　先天性心脏病患儿呼气末与动脉血二氧化碳($CO_2$)分压的相关性及其影响因素 …… 36
一、不同类型的心脏病对 P(a-et)$CO_2$ 的影响 …… 37
二、呼吸变量的改变对 P(a-et)$CO_2$ 的影响 …… 38
三、年龄因素对 P(a-et)$CO_2$ 的影响 …… 39
四、呼气末 $CO_2$ 的取样部位对 P(a-et)$CO_2$ 的影响 …… 39
五、手术持续时间对 P(a-et)$CO_2$ 的影响 …… 40
六、其他因素对 P(a-et)$CO_2$ 的影响 …… 40
第七节　麻醉药对小儿自主呼吸的影响 …… 42
一、静脉麻醉药 …… 42
二、吸入麻醉药 …… 45
三、药物的相互作用 …… 47

**第二章　麻醉药理学进展 …… 49**

第一节　小儿麻醉前用药 …… 49
一、概述 …… 49
二、麻醉前用药 …… 50
三、小儿麻醉前常用药物 …… 51
四、特殊疾病患儿的麻醉前用药 …… 54
第二节　吸入麻醉药 …… 57
一、苏醒期躁动 …… 57
二、双频谱指数 …… 59
三、Duchenne 肌营养不良 …… 59
四、其他相关研究 …… 60

第三节　肌肉松弛药 …… 62
一、概述 …… 62
二、平衡麻醉 …… 62
三、肌松药的临床应用 …… 65
四、总结 …… 67
第四节　笑气($N_2O$)与小儿麻醉 …… 69
一、概述 …… 69
二、$N_2O$ 与新陈代谢疾病 …… 70
第五节　笑气($N_2O$)与维生素 $B_{12}$ …… 72
一、$N_2O$ 对维生素 $B_{12}$ 的直接影响 …… 72
二、$N_2O$ 对神经系统的影响 …… 73
三、总结 …… 73
第六节　右旋美托咪啶在小儿麻醉中的应用 …… 75
一、右旋美托咪啶的药理作用 …… 75
二、在临床麻醉中的应用 …… 76
三、右旋美托咪啶在小儿重症监护中的应用 …… 77
四、右旋美托咪啶对于心血管系统的作用 …… 77
五、右旋美托咪啶的神经保护作用 …… 78
第七节　瑞芬太尼 …… 79
一、药代动力学 …… 79
二、瑞芬太尼在全麻诱导和气管插管中的应用 …… 80
三、瑞芬太尼在短小手术中的应用 …… 80
四、瑞芬太尼的术中应用和麻醉质量 …… 81
五、瑞芬太尼引起的痛觉过敏 …… 82
第八节　氯胺酮 …… 84
一、氯胺酮的抗炎作用 …… 84
二、氯胺酮的脑保护作用 …… 84
三、氯胺酮对支气管平滑肌的影响 …… 85
四、氯胺酮抑制痛觉过敏的作用 …… 85
五、氯胺酮促进细胞凋亡的作用 …… 86
第九节　血管加压素 …… 88
一、在心肺复苏方面的应用 …… 88
二、在血管舒张性休克中的应用 …… 89
三、在心脏手术中的应用 …… 90

第十节　曲马多…… 92
一、曲马多的药理学特性 …… 92
二、曲马多在临床麻醉中的应用 …… 92
三、曲马多在治疗慢性疼痛中的应用 …… 94

**第三章　麻醉学技术进展** …… 97

第一节　小儿全凭静脉麻醉新进展…… 97
一、输注设备 …… 97
二、输注设备的可靠性 …… 99
三、TIVA 药物的静输即时半衰期 …… 99
四、TIVA 药物安全性 …… 100
五、TIVA 的常用药物 …… 100
第二节　小儿区域阻滞进展…… 104
一、连续区域阻滞 …… 104
二、新型局麻药和辅助用药 …… 104
三、超声引导和区域阻滞 …… 105
第三节　婴幼儿蛛网膜下腔阻滞…… 108
一、蛛网膜下腔阻滞的适应证 …… 108
二、蛛网膜下腔阻滞的禁忌证 …… 109
三、蛛网膜下腔阻滞常用的局麻药物 …… 109
四、局麻药物的比重 …… 110
五、阻滞过程 …… 111
六、不良反应和并发症 …… 112
第四节　骶管麻醉…… 113
一、适应证和禁忌证 …… 114
二、阻滞过程 …… 114
三、药物中毒的预防 …… 115
四、并发症 …… 116
第五节　小儿区域麻醉的争议…… 118
一、全身麻醉下区域麻醉的安全性 …… 118
二、新型局部麻醉药 …… 119
三、局麻辅助用药 …… 120
四、硬膜外空间识别技术 …… 122
五、控制导管位置 …… 122

六、骨筋膜室综合征的危险性 …… 123
第六节　超声引导下的区域阻滞 …… 126
一、工作原理 …… 126
二、超声引导下的区域阻滞在儿童中的应用 …… 129
三、总结 …… 134
第七节　深度镇静和浅麻醉 …… 135
一、镇静水平及定义 …… 136
二、镇静技术的实施 …… 137
三、镇静评估与监测 …… 139
四、小儿镇静的安全性问题 …… 142
第八节　头颈部阻滞 …… 146
一、三叉神经 …… 147
二、颈浅丛 …… 150
三、小儿头颈部神经阻滞展望 …… 153
第九节　区域麻醉的流行病学调查 …… 153
一、ADARPEF 流行病学资料比较 …… 154
二、蛛网膜下腔阻滞 …… 155
三、硬膜外麻醉 …… 157
四、外周神经阻滞 …… 159
第十节　人工通气的肺保护 …… 161
一、机械通气性肺损伤 …… 161
二、儿童机械通气的肺保护策略 …… 163

第四章　麻醉监测进展 …… 170

第一节　心排血量监测 …… 170
一、心排血量监测的生理学基础 …… 170
二、心排血量监测方法及其基本原理 …… 171
三、小儿麻醉中的应用 …… 175
第二节　脑监测 …… 176
一、脑血流量、脑容积和颅内压 …… 177
二、经颅多普勒超声 …… 178
三、脑氧合监测 …… 179
四、脑电生理监测 …… 180

第三节 麻醉深度监测……181
一、小儿麻醉深度监测的意义……181
二、麻醉深度监测方法……181
三、小儿麻醉深度监测的益处……184
第四节 脑血管手术的神经生理监测……186
一、肌电图……186
二、诱发电位……187
三、脑电图……190
第五节 经皮二氧化碳($CO_2$)监测……193
一、经皮 $CO_2$ 监测技术……193
二、经皮 $CO_2$ 监测的临床应用……194

**第五章 输液与输血……198**

第一节 围术期液体治疗……198
一、体液的总量和分布……198
二、术前禁食……199
三、脱水……199
四、术中液体治疗……200
五、液体的选择……202
六、术后液体治疗……205
七、总结……206
第二节 输血治疗……207
一、循环血容量和允许失血量的估计……207
二、大量输血和凝血障碍……208
三、重组 FⅦa 因子……210
四、输入血小板……212
五、特殊情况……212
六、总结……217
第三节 异源性输血……218
一、术前准备……219
二、输血策略……219
三、术中输液……220
四、减少异源性输血的策略……220
五、展望……225

六、总结 …… 226

第六章　小儿气道管理与困难气道 …… 228

第一节　上呼吸道感染患儿的麻醉 …… 228
一、小儿呼吸系统解剖生理 …… 228
二、上呼吸道感染对患儿的影响 …… 230
三、麻醉前评估和准备 …… 231
四、麻醉管理 …… 233
第二节　小儿气道解剖与评估 …… 235
一、小儿气道的解剖特点 …… 235
二、小儿气道评估 …… 238
第三节　小儿上呼吸道梗阻 …… 239
一、喉软化症 …… 239
二、声带麻痹 …… 240
三、复发性呼吸道乳头状瘤 …… 241
四、声门下囊肿 …… 241
五、声门下血管瘤 …… 242
六、喉裂 …… 243
七、声门下狭窄和喉气管重建 …… 244
八、气管软化症 …… 245
九、插管喉损伤 …… 245
第四节　小儿喉痉挛的预防和治疗 …… 246
一、发生率 …… 246
二、病理特点 …… 246
三、危险因素 …… 247
四、临床症状 …… 248
五、诊断与鉴别诊断 …… 248
六、预防 …… 248
七、治疗 …… 249
第五节　小儿困难气道管理 …… 250
一、麻醉前评估与准备 …… 250
二、小儿困难气道的处理方法 …… 251
三、困难气道患儿的术后管理 …… 255

第六节　喉罩在小儿困难气道的应用…… 255
一、麻醉手术中作为通气道的应用 …… 255
二、喉罩在引导插管中的应用 …… 256
三、喉罩在紧急意外困难气道中的应用 …… 256
四、喉罩在小儿应用中的局限与注意 …… 257
第七节　小儿气管导管…… 257
一、材料 …… 258
二、设计 …… 258
三、特殊型气管导管 …… 260

**第七章　日间手术和手术室外麻醉 …… 268**

第一节　小儿手术室外的麻醉…… 268
一、手术室以外患儿麻醉的一般问题 …… 268
二、手术室以外患儿麻醉的管理与实施 …… 270
第二节　日间手术的麻醉与镇静…… 274
一、麻醉前准备 …… 274
二、日间手术麻醉管理与实施 …… 275
三、离院标准 …… 277
第三节　影像学检查的麻醉…… 278
一、MRI 成像原理 …… 279
二、MRI 检查麻醉的相关问题 …… 280
三、MRI 检查麻醉的环境和设备要求 …… 281
四、MRI 检查麻醉管理 …… 281
五、其他影像学检查的麻醉 …… 284
第四节　内镜检查的麻醉…… 286
一、纤维支气管镜检查的麻醉 …… 286
二、腹腔镜手术的麻醉 …… 288
三、神经内镜手术的麻醉 …… 289
四、纤维胃镜、肠镜检查术的麻醉 …… 290
五、膀胱镜检查与手术的麻醉 …… 291

**第八章　小儿常规手术的麻醉…… 293**

第一节　小儿麻醉的风险与评估…… 293
一、小儿围术期心脏骤停的风险因素 …… 293

二、围术期不良事件及其危险因素 …… 295
三、小儿麻醉风险分级 …… 304
四、降低小儿麻醉风险的临床思考 …… 305
第二节　小儿腹腔镜手术的麻醉 …… 308
一、小儿生理解剖特点 …… 309
二、腹腔镜手术操作对生理的影响 …… 309
三、小儿腹腔镜手术的麻醉管理 …… 311
四、并发症及其防治 …… 315
五、麻醉术后管理 …… 316
第三节　小儿气道异物手术的麻醉 …… 317
一、小儿气道异物的诊断及急救处理 …… 317
二、小儿气道异物取出术的麻醉管理 …… 320
第四节　小儿脊柱手术的麻醉 …… 324
一、小儿脊柱畸形 …… 324
二、麻醉技术 …… 326
三、脊柱手术重点问题 …… 329
四、总结 …… 331
第五节　小儿神经外科手术的麻醉 …… 333
一、小儿生理学上的特点 …… 333
二、术前评估及准备 …… 333
三、麻醉处理 …… 334
四、总结 …… 336
第六节　小儿胸外科手术的麻醉 …… 337
一、小儿胸外科手术麻醉的特点 …… 337
二、麻醉期间监测 …… 337
三、胸外科手术的麻醉处理 …… 338
四、肺隔离技术-单肺通气(OLV) …… 339
五、新生儿麻醉要点 …… 340
六、VATS 的麻醉 …… 341
第七节　小儿碎石手术的麻醉 …… 343
一、小儿尿路结石发病率 …… 343
二、小儿尿路结石病因及发病机制 …… 343
三、临床表现 …… 344
四、诊断 …… 344

五、碎石的适应证与禁忌证 …… 344
六、手术方式及麻醉选择 …… 345
七、不同麻醉方式的优缺点 …… 346
八、术后镇痛 …… 346
九、总结 …… 347

**第九章　特殊手术的麻醉管理** …… 348

第一节　气道激光手术麻醉 …… 348
一、激光类型 …… 348
二、手术适应证 …… 349
三、麻醉实施 …… 349
四、激光手术的潜在风险及防范措施 …… 353
第二节　烧伤患儿的麻醉 …… 354
一、烧伤患儿的病理生理 …… 355
二、烧伤患儿的麻醉 …… 359
第三节　气道软化小儿的麻醉 …… 364
一、概述 …… 364
二、气道软化患儿的麻醉管理 …… 369
第四节　新生儿先天性膈疝手术的麻醉 …… 371
一、发病机制及分型 …… 372
二、病理生理改变 …… 372
三、CDH 处理 …… 373
四、麻醉处理 …… 377
五、术后处理 …… 378
六、远期预后 …… 379
第五节　肾母细胞瘤手术的麻醉 …… 380
一、概述 …… 381
二、麻醉管理 …… 384
三、特殊情形的麻醉处理 …… 386
第六节　小儿肝移植的麻醉 …… 389
一、概述 …… 390
二、麻醉处理 …… 394
三、术后处理 …… 400

第十章 早产儿、新生儿的麻醉 …… 404
第一节 胎儿麻醉 …… 404
一、胎儿外科手术麻醉的影响因素 …… 404
二、开放性胎儿外科手术的麻醉 …… 408
三、EXIT/OOPS 的麻醉 …… 410
四、微创手术(胎儿镜)的麻醉 …… 411
第二节 早产儿的麻醉管理 …… 412
一、早产儿术后呼吸暂停的风险 …… 413
二、蛛网膜下腔阻滞在早产儿的应用 …… 415
第三节 新生儿常见的手术与麻醉 …… 419
一、新生儿生理学特点 …… 419
二、新生儿麻醉药理学 …… 421
三、新生儿手术前的麻醉评估 …… 422
四、新生儿坏死性小肠结肠炎的麻醉 …… 423
五、新生儿先天性膈疝的麻醉 …… 424
六、新生儿食管闭锁伴气管——食管瘘的麻醉 …… 425
七、新生儿术中、术后镇痛 …… 426
第四节 新生儿的麻醉药物 …… 428
一、新型局麻药在新生儿中的应用 …… 428
二、丙泊酚在早产儿和足月新生儿中个体变异性的研究 …… 429
三、曲马多在新生儿的代谢 …… 430
四、全麻药物对发育中的大脑结构及神经认知功能的毒性作用 …… 430
五、麻醉引起胎鼠脑神经元退行性改变 …… 436
第五节 氧气应用于新生儿的利与弊 …… 438
一、氧气与新生儿麻醉 …… 438
二、氧气与早产儿 …… 441

第十一章 心血管疾病与心脏病患儿的麻醉 …… 444
第一节 先天性心脏病的麻醉处理 …… 444
一、小儿心血管生理 …… 444
二、先天性心脏病的病理生理 …… 446
三、临床表现 …… 448
四、麻醉对先天性心脏病的影响 …… 449

五、先天性心脏病的一般麻醉处理 …… 450
六、麻醉前准备 …… 453
七、麻醉诱导和维持 …… 455
八、体外循环 …… 458
九、体外循环后的处理 …… 460
第二节 小儿肺移植术的麻醉特点 …… 462
一、概述 …… 462
二、适应证和病理特点 …… 464
三、肺移植的并发症 …… 465
四、麻醉处理特点 …… 466
第三节 心脏病患儿的非心脏手术麻醉 …… 469
一、术前评估和准备 …… 469
二、术前用药 …… 470
三、麻醉诱导 …… 471
四、麻醉维持 …… 471
五、监测 …… 472
六、外科手术问题 …… 472
第四节 小儿肺动脉高压的麻醉管理 …… 474
一、概述 …… 474
二、围术期的风险因素 …… 476
三、麻醉药对肺血管的影响 …… 477
四、麻醉管理对肺血管的影响 …… 478
五、肺血管扩张剂对肺血管的影响 …… 479

**第十二章 特殊疾病的麻醉管理** …… 482

第一节 哮喘患儿的麻醉 …… 482
一、儿童哮喘的特点 …… 482
二、术前评估 …… 483
三、麻醉诱导 …… 485
四、术中麻醉管理 …… 486
五、术后管理 …… 487
第二节 肥胖患儿的麻醉 …… 488
一、肥胖的病理生理 …… 489
二、麻醉处理 …… 491

第三节 白血病患儿的麻醉…… 493
一、小儿白血病特点 …… 494
二、麻醉处理 …… 495
第四节 艾滋病患儿的麻醉…… 499
一、小儿艾滋病的特点 …… 500
二、艾滋病患儿的麻醉处理 …… 502
第五节 糖尿病患儿的麻醉…… 507
一、小儿糖尿病的特点 …… 507
二、麻醉处理 …… 509
第六节 肌营养不良患儿的麻醉…… 515
一、小儿肌营养不良的特点 …… 515
二、麻醉处理 …… 517
第七节 自主神经功能异常患儿的麻醉…… 519
一、疾病特征 …… 519
二、麻醉处理 …… 520

**第十三章 并发症与术后治疗** …… 529

第一节 常见的并发症…… 529
一、呕吐、反流和误吸 …… 529
二、喉痉挛 …… 530
三、低氧血症 …… 530
四、体温异常 …… 531
五、术后呼吸暂停 …… 532
第二节 小儿全麻苏醒期躁动…… 533
一、历史 …… 533
二、定义与分级 …… 533
三、麻醉相关因素 …… 534
四、预防和治疗 …… 535
第三节 疼痛评估…… 536
一、小儿疼痛评估的常用方式 …… 536
二、常用的疼痛评估工具 …… 537
三、临床常用的不同年龄组疼痛评估方法 …… 539
四、人类疼痛感觉系统的发育 …… 540
五、疼痛的影响 …… 540

六、交流困难患儿的疼痛评估 …… 541
七、婴幼儿疼痛的评估工具 …… 542
八、对语言前期儿童家长的评估工具 …… 544
九、认知障碍患儿疼痛的评估工具 …… 544
第四节 术后镇痛药物 …… 545
一、局部麻醉药 …… 545
二、阿片类药物 …… 547
三、非甾体类抗炎药 …… 550
四、对乙酰氨基酚 …… 551
五、其他镇痛药 …… 552
第五节 小儿骶管镇痛 …… 554
一、单次骶管阻滞 …… 554
二、连续骶管阻滞 …… 556
三、骶管硬膜外间隙的确认方法 …… 556
四、骶管镇痛药物 …… 557
第六节 术后疼痛治疗 …… 559
一、小儿术后疼痛治疗的一般原则 …… 559
二、小儿镇痛方法 …… 560
三、非药物疗法 …… 563
四、小儿不同类型手术后的镇痛原则 …… 563

**第十四章 小儿心肺复苏 …… 567**

第一节 心跳骤停的预防 …… 567
一、心跳骤停的危险因素 …… 567
二、心跳骤停原因的分类和预防 …… 568
第二节 新生儿复苏指南 …… 571
一、复苏准备 …… 571
二、复苏的基本程序 …… 572
三、复苏的步骤 …… 573

# 第一章 麻醉生理与病理生理

## 第一节 小儿过敏反应

### 一、定义

目前对于过敏反应的定义尚未达成一致，2006 年第二届过敏反应管理委员会给出如下定义："过敏反应是一种迅速发生并能导致死亡的反应"。过敏反应亦称变态反应或超敏反应，它有别于不经免疫球蛋白 E(IgE)介导的类过敏反应，是指机体受某种抗原物质刺激后处于敏感状态，相同抗原再次进入机体后引起功能混乱和组织损伤，出现一系列轻重不同的病态现象，可危及生命需要给予立即干预。尽管过敏反应几乎可以影响所有器官，但最受影响的是皮肤、呼吸道、心血管和胃肠系统。早期识别与治疗过敏反应是减少患儿死亡率和并发症的关键。

### 二、发病机制

根据发病机制，过敏反应分为四种类型：Ⅰ型变态反应亦称速发型超敏反应；Ⅱ型变态反应亦称细胞溶解型或细胞毒型超敏反应；Ⅲ型变态反应亦称免疫复合物型超敏反应；Ⅳ型变态反应亦称迟发型超敏反应。麻醉中的过敏反应多为Ⅰ型速发型，Ⅰ型变态反应的发生过程可分致敏和发敏两个阶段。变应原进入机体后诱发体内 B 细胞产生大量特异性 IgE 抗体，血清 IgE 抗体含量可较正常高数倍乃至数十倍，抗体 Fc 段与靶细胞如肥大细胞、嗜碱性粒细胞表面的 Fc 受体结合，使机体呈致敏状态，此即致敏阶段。相同的变应原再次进入致敏机体后，与靶细胞上的 IgE 分子特异结合，介导桥联反应，使细胞脱颗粒，释放多种活性物质使机体进入发敏阶段，导致一系列病理变化，如钙通道激活，组胺、白三烯、缓激肽等介质和血管活性物质释放，酶的抑制以及cAMP减少等，迅速出现以组织、器官功能紊乱(如皮疹、支气管痉挛、肺和心血管系统的一系列变化)为特征的异常反应。

麻醉中一些药物会直接使嗜碱性粒细胞和肥大细胞释放组胺，引起类似过敏反应症状，这种反应与免疫无关，无需IgE介导，称为类过敏样反应。

## 三、流行病学

目前仍然缺乏关于小儿过敏反应的精确数据分析，发病率估计差异很大。这与很多因素有关，包括缺乏儿童总数的统计、缺乏标准化的国际疾病分类编码、缺乏关于过敏性反应定义的共识、缺乏对严重和致命病例的报道等。2004年，Bohlke等估计由医生诊断的儿童和青少年过敏性反应，每10万人约有10.5人发作；此数据低于1999年Yocum报道的总人口发病率，即每10万人有21人发作；2001年的报告则估计美国人口的1.2%至16.8%会发生过敏性反应，其中0.002%死亡。在美国，估计过敏反应致死病例每年大约1 500人，绝大多数(约1 300)是药物性原因，食品和昆虫蛰咬位居其次(分别约100人死亡)。有研究发现美国过敏反应发病率高于其他国家，可能与美国人的饮食习惯，食用大豆较多以及乳胶手套的广泛应用有关。

过敏体质儿童和青少年如患有哮喘、湿疹、过敏性鼻炎，更易发生过敏反应。通常不能根据先前过敏反应的程度来推断随后发生过敏反应的严重性，但过敏史患儿复发的可能性较高，且在发生过敏反应的儿童中以男童为主。

## 四、病因

导致小儿过敏反应的最常见原因是食品，其次是药物、昆虫蛰咬、血液制品、免疫治疗、乳胶、疫苗和造影剂等。运动性和特发性过敏反应主要发生于成人，年幼儿童很少发生(见表1-1)。

**表1-1 小儿过敏反应的常见原因**

| 原因 | 具体诱因 |
|---|---|
| 食品及添加剂 | 花生、豆类制品、坚果、鸡蛋、牛奶、贝类、种子、水果及食品染料 |
| 药物 | 抗生素(如青霉素、磺胺类药物)、非甾体类抗炎药(NSAIDs)、阿司匹林、鱼精蛋白、麻醉药物等 |
| 环境 | 火蚁和膜翅目等，如蜂蜇、黄蜂 |
| 免疫治疗 | 过敏源浸出物 |
| 其他 | 血液制品、乳胶、疫苗、造影剂、原发性因素 |

### （一）食品

急性过敏反应的主要原因是食物，儿童尤其容易发生多种食物过敏，如牛奶、鸡蛋、大豆。花生、坚果和贝类易致持久性过敏反应，往往也是死亡或濒临死亡的因素。引起过敏的食品种类取决于其所处地域，花生是引起美国儿童过敏的常见原因；鸡蛋，花生和乳制品最易引起澳大利亚儿童食品过敏反应；而贝类和奶制品过敏多见于意大利儿童；东南亚国家儿童普遍是贝类过敏。

### （二）药物

与食物无关的儿童过敏反应多是药物和昆虫蛰咬。与青霉素有交叉反应的药物，4%～10%青霉素过敏者会发生头孢霉素过敏反应；非甾体抗炎药是引起儿童药物过敏反应最常见的药物；有些药物含有与食品成分，如丙泊酚富含鸡蛋和大豆成分，有这些食物过敏的儿童禁用此药。接触抗原的程度与症状缓急没有必然联系，重要的是接触抗原的途径，如药物注射和昆虫毒素往往会导致非常迅速的过敏性症状，但也有报道食品可在抗原接触不到1 min 即引发症状。肌松药致过敏反应的顺序依次是琥珀胆碱、罗库溴铵、维库溴铵、潘库溴铵、阿曲库铵。

### （三）疫苗

疫苗接种过敏发生率大约 1.5/1 000 000。常见引起过敏的疫苗有麻疹、腮腺炎、风疹（MMR）、流感、白喉、百日咳、破伤风和狂犬病等疫苗。MMR 和流感疫苗都是鸡源性的，但 MMR 疫苗制造所使用的不同细胞类型几乎不引起鸡蛋过敏反应，美国儿科协会建议鸡蛋过敏儿童仍然可接种 MMR 疫苗，但禁忌接种流行性感冒疫苗。

### （四）乳胶

乳胶过敏更多发生于脊柱裂、泌尿生殖系统缺陷以及施行相关外科手术的儿童，可能与反复接触乳胶抗原有关。所以提高认识，使用无乳胶的产品和低粉、低蛋白手套可有效预防儿童乳胶过敏反应。

## 五、病理生理

经典过敏反应由 IgE 介导。过敏原经不同途径进入体内，包括摄取、注射、吸入或直接接触。第一次接触特异性 IgE 抗原，机体产生针对外源性抗原的 IgE 抗体，抗体与组织肥大细胞和血液嗜碱性粒细胞上的 Fc 受体结合。第二次接触此抗原，上皮或内皮屏障破坏，抗原与肥大细胞和嗜碱性粒细胞上 IgE 抗体结合。刺激肥大细胞和嗜碱性粒细胞释放颗粒，引起大量强效化学介质迅速形成，主要是组胺，其他包括前列腺素 $D_2$、白三烯、血小板活化因子、胰蛋白酶、嗜酸性粒细胞和中性粒细胞趋化因子。过敏反应症状与这些强效化学介质形成有关,如血管通透性增加、支气管痉挛、血管扩张和平滑肌张力改变。肥大细胞和嗜碱性粒细胞释放颗粒及随后化学介质的形成是引起过敏性反应的共同通路。

儿童易发生迟发性过敏反应,发生于接触抗原 72 h 后。最近报道过敏反应就医患儿中大约 6%发生双相反应,无症状时间从 1.3～28.4 h 不等。也有认为儿童双相反应发生率高达 23%。2005 年 Lieberman 回顾了过去 35 年的文献,特别调查了双相反应,总发病率从 1%到 20%不等,差别很大,过敏后肾上腺素用量不足发生双相反应的风险增加,但接触抗原的途径、数量和类型与晚期相过敏反应无关,早期相反应的症状和严重程度无助于推断晚期相反应,皮质类固醇在预防双相反应治疗作用目前还不清楚。

## 六、诊断

过敏诊断主要依靠临床表现,多数可根据完整的病程或随后的免疫测试证实。常见小儿过敏反应可表现为血管性水肿、呼吸道水肿、支气管痉挛、低血压和心血管虚脱。1997 年一份历时 5 年的调查显示,过敏反应儿童 69%无过敏原接触史,过敏反应的波及范围、严重程度和状差异很大,患儿反应取决于个体敏感性、传播途径、病原数量和注射速度,症状可出现于接触抗原后数秒或数小时,大部分于接触抗原后 5～30 min 出现症状。一般而言,注射抗原和毒素潜伏期短暂,从几秒至几分钟不等,但食品接触,特别是有过敏体质的人,潜伏期可能也很短。

一旦发生过敏反应,大部分儿童(80%～90%)会发生短暂的皮肤症状,包括皮肤潮红、瘙痒、荨麻疹、出汗、发热和血管性水肿。94%以上儿童有呼吸系统症状,其中最常见的症状是咽喉刺痛或瘙痒、声音嘶哑、喘鸣、胸痛或咽痛、气喘、低氧血症和呼吸困难。10%～46%的儿童有胃肠道症状。食物过敏常有消化道症状,如恶心、呕吐、腹泻和腹部绞痛,心血管症状并不少见(约 30%),包括心律失常、低灌注和低血压,偶有报道心肌梗死和心搏骤停,心血管虚脱继发于毛细血管通透性增加和血管舒张引起的绝对和相对血容量不足,一般过敏反应发生 10 min 内,血容量可以减少 35%,此外,尚有濒死感、头晕、子宫痉挛、视力障碍、晕厥等其他症状(见表 1－2)。

**表 1－2　小儿过敏反应的临床表现**

| 器官系统 | 具 体 诱 因 |
| --- | --- |
| 皮肤 | 出汗、潮红、瘙痒、荨麻疹、感觉发热、血管性水肿 |
| 呼吸系统 | 咽喉、口唇麻刺感或瘙痒感、咽喉、胸腔压缩感、声音嘶哑、喘鸣、呼吸困难、呼吸衰竭、呼吸骤停 |
| 胃肠系统 | 恶心、腹部绞痛、腹泻(有时有出血)、呕吐 |
| 心血管系统 | 心律失常、低血压、心血管休克、心跳骤停 |
| 神经系统 | 眩晕、视觉障碍、颤抖、定向障碍、晕厥、抽搐发作 |
| 其他 | 濒死感(死亡恐怖)、子宫痉挛、金属味、流涕、流泪 |

2006年2月,第二届关于过敏性反应的定义和管理委员会制定的临床诊断过敏反应的准则,95%以上的过敏性反应符合此准则,同时具备下述三项标准(见表1-3)。

**表1-3　小儿过敏性反应的临床诊断标准**

| 1. 急性起病(数分至数小时)伴皮肤和咽喉组织下述一项表现 | 2. 疑似过敏反应出现数分钟至数小时有下述两项以上表现 | 3. 确定过敏原后收缩压下降程度 |
|---|---|---|
| Ⅰ呼吸异常(如呼吸困难、喘鸣、缺氧) | Ⅰ皮肤和咽喉征象(如荨麻疹;咽喉瘙痒;口唇、舌、会厌水肿) | Ⅰ1月～1岁,SBP＜70 mmHg |
| Ⅱ收缩压(SBP)下降或器官低灌注征象(如晕厥、失禁、张力减退) | Ⅱ呼吸异常(如呼吸困难、喘鸣、缺氧) | Ⅱ≥1岁～10岁,SBP＜(70 mmHg+[2×岁]) |
|  | Ⅲ收缩压下降或器官低灌注征象(如晕厥、失禁、张力减退) | Ⅲ≥11岁,SBP＜90 mmHg或基础血压下降＞30% |
|  | Ⅳ持续胃肠道症状 |  |

## 七、实验室评估

过敏反应急性期管理和实验室辅助检查还不明确,常用措施包括:① 血浆组胺水平;② 类胰蛋白酶水平;③ 特种IgE放射免疫测定。所有检验均于发生过敏反应时测定,6周后再进行皮试测试。由于目前缺乏可靠的预防手段,所有过敏反应患儿都要严格进行过敏反应评估。

组胺异常为时短暂(5～10 min),达峰后迅速下降,15～60 min回到基础值,因而检测非常困难,限制了其在协助诊断中的作用。类胰蛋白酶对过敏诊断作用不明确,显著升高可能有助于诊断。组胺和β类胰蛋白酶是肥大细胞释放颗粒的主要组分,α-胰蛋白酶由静息肥大细胞释放,嗜碱性粒细胞含有丰富的组胺成分但缺乏胰蛋白酶成分,一般胰蛋白酶在1～2 h达峰,半衰期约2 h,胰蛋白酶样本易于收集,但仅以胰蛋白酶确认过敏反应诊断需谨慎,多项研究表明血清胰蛋白酶诊断过敏反应的灵敏度为(0.20～0.55),当胰蛋白酶增加2.0 mg/L或更高时,灵敏度可提高到0.73。其他用于检测过敏反应的方法包括:① 白细胞组胺释放试验;② 嗜伊红细胞阳离子蛋白试验;③ 5-羟色胺测定;④ 细胞流速测定;⑤ LTC4试验,但以上均非常规试验。

诊断试验包括:Ⅰ型RAST(adioallergosorbent)试验,血清类胰蛋白酶;Ⅱ型:直接或间接Coombs试验;Ⅲ型:血沉测定(ESR),C反应蛋白,免疫复合试验补体试验,萤光免疫试验,组织活检;Ⅳ型:皮肤斑试,淋巴增生化验。

儿童过敏反应鉴别诊断包括血管迷走性反应,遗传性血管水肿,恐慌攻击,色素性荨麻疹发作，声带功能障碍，系统性肥大细胞增多症，哮喘持续状态，气管炎，声门上炎，嗜铬细胞瘤或阻塞性上呼吸道异物。

## 八、治疗

### （一）治疗原则

（1）早期发现和早期诊断。

（2）立即采取有效和合适的治疗措施。

（3）处理措施包括早期反复使用肾上腺素。

（4）治疗结果取决于过敏反应的严重程度。

（5）预防性用药尚有争议。

### （二）具体措施（见图1－1）

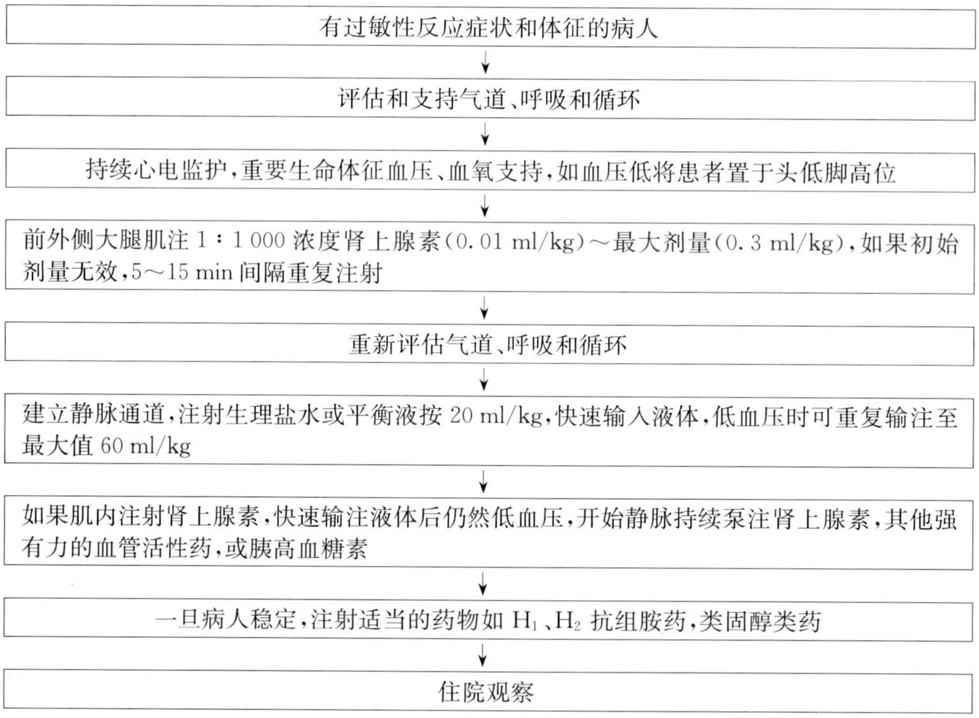

有过敏性反应症状和体征的病人
↓
评估和支持气道、呼吸和循环
↓
持续心电监护，重要生命体征血压、血氧支持，如血压低将患者置于头低脚高位
↓
前外侧大腿肌注1∶1 000浓度肾上腺素（0.01 ml/kg）～最大剂量（0.3 ml/kg），如果初始剂量无效，5～15 min间隔重复注射
↓
重新评估气道、呼吸和循环
↓
建立静脉通道，注射生理盐水或平衡液按20 ml/kg，快速输入液体，低血压时可重复输注至最大值60 ml/kg
↓
如果肌内注射肾上腺素，快速输注液体后仍然低血压，开始静脉持续泵注肾上腺素，其他强有力的血管活性药，或胰高血糖素
↓
一旦病人稳定，注射适当的药物如$H_1$、$H_2$抗组胺药，类固醇类药
↓
住院观察

**图1－1　小儿过敏性反应的治疗措施**

**1. 早期治疗**

（1）停止一切疑似诱发过敏反应的药物。

（2）保持气道通畅，充分供氧　连续监测心电、脉搏血氧饱和度；休克患儿若无明显呼

吸困难和呕吐，仰卧位抬腿有助于改善病情；如有呼吸道阻塞，应立即气管插管，必要时行环甲膜切开术；严重声嘶、舌或口咽部水肿的患儿考虑尽早气管内插管；病情发展较快、水肿严重插管困难时，可在镇静状态下保持肌张力插管。

(3) 积极输液，快速补充血容量 尽早使用晶体液，快速输入 20 ml/kg，必要时重复，同时纠正低血压，可在给予肾上腺素的同时，静脉输注平衡液 25～50 ml/kg。

(4) 应用肾上腺素 一旦发生危及生命的过敏反应，积极评估患儿的同时应快速注射肾上腺素，即时给予适当剂量肾上腺素对减少过敏性反应的并发症和死亡率至关重要。虽然肾上腺素的治疗指数小，但它可以激动 $\alpha_1$、$\beta_1$ 和 $\beta_2$ 受体，对于控制过敏性反应症状起着关键作用。$\alpha_1$ 受体激动主要增加外周血管阻力，促进血管收缩和减少黏膜水肿；$\beta_1$ 受体激动增加心肌收缩力；$\beta_2$ 受体激动引起支气管扩张、减少肥大细胞和嗜碱性粒细胞介质释放。无论是儿童还是成年人，肌内注射均优于皮下给药，起效更快，血药浓度峰值更高，可能与过敏反应时的全身血压下降降低了皮肤灌注有关。① 推荐使用 1∶1 000 浓度肾上腺素前外侧大腿肌内注射，剂量 0.01 mg/kg，如果首剂无效，以 5～15 min 间隔重复注射，＞12 岁，0.5 mg；6～12 岁，0.25 mg；6 个月～6 岁，0.125 mg；＜6 个月，0.05 mg；一般 1∶1 000 浓度不用于静脉途径给药。② 纠正低血压：低血压患儿应置于头低脚高位，若低血压持续存在，积极液体复苏的同时肌肉注射肾上腺素，必要时静脉注射。静脉注射 1∶10 000 浓度 0.01 mg/kg，最大剂量 1 mg。肾上腺素持续输注对于维持血压非常关键，如果低血压仍继续存在，除了上述措施，加压素或其他强效升压药（$\alpha_1$ 受体激动剂）可能更有效。③ 用药途径需按病情决定，静脉注射需心电监测，在治疗儿童急性过敏反应时吸入肾上腺素不能代替肌肉注射肾上腺素，因为单独使用定容定压式气雾剂使儿童吸入足够剂量的肾上腺素仍然无效。

**2. 后续治疗**

(1) 抗组胺 $H_1$ 和 $H_2$ 抗组胺药和皮质类固醇为二线药或辅助剂。关键要意识到抗组胺药起效缓慢，且不能有效阻止随后发生的组胺受体结合，联合注射 $H_1$ 和 $H_2$ 抗组胺药比单独注射 $H_1$ 抗组胺药改善过敏症状更有效。苯海拉明作为第一代抗组胺药，可以胃肠外给予并最常用于过敏性反应治疗；第二代抗组胺药（如氯雷他定和西替利嗪）尚未用于胃肠外给药；儿童可以胃肠外或口服 $H_2$ 抗组胺药即雷尼替丁。

(2) 儿茶酚胺类 多巴胺 2～20 $\mu g \cdot kg^{-1} \cdot min^{-1}$，去甲肾上腺素 0.05～0.1 $\mu g \cdot kg^{-1} \cdot min^{-1}$。

(3) 支气管扩张剂 吸入 $\beta_2$ 受体激动剂可有效缓解患儿支气管痉挛，对有哮喘患儿尤为重要。如沙布胺醇（舒喘宁，5 mg，需要时重复使用）有助于纠正顽固性支气管痉挛；吸入异丙托溴铵（爱喘乐）500 $\mu g$，尤适用于已服 β 阻滞剂患儿的支气管痉挛。

(4) 碳酸氢钠 0.5～1 mEq/kg 碳酸氢钠，纠正持续低血压引起的酸中毒。

(5) 皮质激素 适用于重症小儿过敏反应，有助于解除后续反应，尤其是哮喘发作，有过去用药史患儿。皮质激素可诱发核调节蛋白质合成，使花生四烯酸代谢下降，抑制磷酸脂膜分裂，改变炎症细胞的活性需 12～24 h。皮质类固醇起效较慢，静脉用药需时 4～6 h，有助于急性发作治疗，并可预防和缩短病程。

## 九、门诊管理与防治

过敏反应患儿治愈出院前，患儿及其监护人应接受过敏反应相关知识及其应急措施教育并了解肾上腺素自动注射器的使用等知识。预装肾上腺素自动(肌肉)注射器用于治疗严重的急诊过敏反应，密封包装，方便携带，并且在患儿需要时可进行肾上腺素二次注射。由于该注射器用于治疗危及生命的过敏反应，因此必须对患儿、看护人员和专业医护人员进行使用方法培训。目前的自动注射器有 0.15 mg 和 0.30 mg 两种固定剂量(1∶1 000)规格。广为人知的是 EpiPen(0.30 mg，常用于 30 kg 以上儿童给药)和 EpiPen Jr(0.15 mg，常用于 15～30 kg 以上儿童给药)自动注射器，高达 36%的过敏反应患儿需要注射第二次，EpiPen 和 Twinject 均包含第二次药量。但体重小于 10 kg 的患儿缺乏合适剂量的自动注射器，院外注射肾上腺素困难。2001 年一项研究评价了院外给予婴儿肾上腺素的药瓶、注射器和使用方法，因父母无法迅速制定肾上腺素注射精确剂量且准确率很低，体重小于 10 kg 的婴儿有过敏史者建议使用 0.15 mg 剂量或更小剂量的自动注射器。肾上腺素效能随时间推移和热接触降低，阳光也会加速其衰变，过敏症儿童必须咨询，处方每年重填一次。

如过敏原已知，小儿及其家长应了解如何避免过敏原侵袭，许多学区为患有危及生命的严重哮喘或过敏反应儿童实施系统预防保护措施，这些可提高对有过敏史的儿童的认识，并提供安全保护。一方面，家长应查询自己孩子的学区是否已有这套实施计划；另一方面，有过敏史的小儿应该佩戴医疗警报配饰(例如手镯)，或在他们的钱包里有医疗提醒卡，发作持续 72 h 应在身边另外放置口服抗组胺药和皮质类固醇。

### 参考文献

1 Russell S, Monroe K, Losek JD. Anaphylaxis management in the pediatric emergency department: opportunities for improvement. Pediatr Emerg Care, 2010, 26(2), 71 - 76.

2 De Swert LF, Bullens D, Raes M, Dermaux AM. Anaphylaxis in referred pediatric patients: demographic and clinical features, triggers, and therapeutic approach. Eur J Pediatr, 2008, 167(11): 1251 - 1261.

3 Ring J, Brockow K, Behrendt H. History and classification of anaphylaxis. Novartis Found Symp. 2004, 257: 6 - 16.

4 Sheehan WJ, Graham D, Ma L, Baxi S, Phipatanakul W. Higher incidence of pediatric anaphylaxis in northern areas of the United States. J Allergy Clin Immunol, 2009, 124(4): 850 - 852.

5 Moneret-Vautrin DA, Morisset M, Flabbee J, et al. Epidemiology of life-threatening and lethal anaphylaxis: a review. Allergy, 2005, 60(4): 443 - 451.

6 Sampson HA, Munoz-Furlong A, Campbell RL, et al. Second Symposium on the Definition and

Management of Anaphylaxis: summary report-Second National Institute of Allergy and Infectious Disease/Food Allergy and Anaphylaxis Network symposium. J Allergy Clin Immunol, 2006, 117(2): 391-397.

7 Sampson HA, Munoz-Furlong A, Bock SA, et al. Symposium on the Definition and Management of Anaphylaxis: summary report. J Allergy Clin Immunol, 2005, 115(3): 584-591.

8 Roni DL, Robert GB. Pediatric Anaphylaxis. Pediatric Emergency Care, 2007, 23(1): 49-56.

9 Bohlke K, Davis RL, DeStefano F, et al. Epidemiology of anaphylaxis among children and adolescents enrolled in a health maintenance organization. J Allergy Clin Immunol, 2004, 113(3): 536-542.

10 Vander Leek TK, Liu AH, Stefanski K, et al. The natural history of peanut allergy in young children and its association with serum peanut-specific IgE. J Pediatr, 2000, 137(6): 749-755.

11 LiebermanP. Anaphylaxis. Med Clin North Am, 2006, 90(1): 77-95.

12 Ellis AK, Day JH. Diagnosis and management of anaphylaxis. CMAJ, 2003, 169(4): 307-311.

13 Braganza SC, Acworth JP, McKinnon DR, et al. Paediatric emergency department anaphylaxis: different patterns from adults. Arch Dis Child, 2006, 91(2): 159-163.

14 Wiener ES, Bajaj L. Diagnosis and emergent management of anaphylaxis in children. Adv Pediatr, 2005, 52: 195-206.

15 Brown SG, Blackman KE, Heddle RJ. Can serum mast cell tryptase help diagnose anaphylaxis? Emerg Med Australas, 2004, 16(2): 120-124.

16 Murphy KR, Hopp RJ, Kittelson EB, et al. Life-threaten anaphylaxis in schools: a treatment model for school-Ann Allergy Asthma Immunol, 2006, 96(3): 398-405.

（王志萍 连庆泉）

## 第二节 麻醉药对小儿脑血管的影响

过去十年，对麻醉药在儿童脑血管系统影响的认识已明显提高，并制定了麻醉处理决策。尽管没有单一麻醉方法值得推荐，掌握脑生理学和麻醉神经药理学知识将有助于小儿神经外科手术治疗。

### 一、生理学

#### （一）脑脊液

完整的脑功能有赖于脑内环境的稳定，脑脊液（CSF）可确保内环境稳定，保护脑组织免受内环境紊乱带来的干扰，如血清电解质(如 $Na^+$，$K^+$)浓度的急剧变化。CSF 主要在脑室脉络丛通过主动和被动跨膜转运产生，早产儿与婴儿产生量较少，但生成速率相对恒定，小儿与成人均是 0.3～0.4 ml/min。小儿 CSF 储存系统较小，循环速率快，阻塞性脑积水时颅内压升高迅速。蛛网膜绒毛参与 CSF 被动吸收，吸收速率主要取决于 CSF 与静脉压力差及吸收阻力，压力差 1.5 mmHg 或更高时蛛网膜绒毛允许 CSF 流入脑窦。正常情况下 CSF 生成与吸收平衡，CSF 生成量减少 1/3 时颅内压仅下降 1.1 mmHg，因而乙酰唑胺或呋塞米(速尿)减少 CSF 时对颅内压影响很小。

### (二) 颅内压(ICP)

颅内压与年龄有关，婴儿正常颅内压 0～6 mmHg，幼儿 6～11 mmHg，青少年 13～15 mmHg，但早产儿和足月新生儿可为负值。婴幼儿囟门未闭、颅骨板浮动能允许颅内容积及颅内压缓慢增加，囟门也提供了一个监测 ICP 的方法。硬膜是非弹性膜，不能迅速扩大容积，即便是囟门未闭、骨缝未融合患儿，脑室分流障碍、硬膜外或硬膜下出血或外伤性脑损伤后的脑水肿都会导致颅内压迅速增加。

### (三) 脑血流量的决定因素

新陈代谢呈年龄依赖性，与成人相比，儿童脑血流(cerebral blood flow，CBF)随增龄逐渐升高。早产儿与足月新生儿 40～50 $ml \cdot g^{-1} \cdot min^{-1}$，6 个月～3 岁婴幼儿 70～110 $ml \cdot g^{-1} \cdot min^{-1}$，成人全脑 CBF 约 50 $ml \cdot g^{-1} \cdot min^{-1}$。局部脑血流(rCBF)也呈年龄依赖性，与成人相比，小儿大脑灰质 rCBF 处于较高水平且无额叶优势，青年早期才形成成人局部脑血流分配模式。

脑氧代谢率($CMRO_2$)是影响 CBF 的因素之一，小儿 $CMRO_2$(5.5 $ml \cdot 100\ g^{-1} \cdot min^{-1}$)高于成人(3.5 $ml \cdot 100\ g^{-1} \cdot min^{-1}$)，且与 rCBF 分配模式一致。同样，小儿每 100 g 脑组织每分钟消耗 6.8 mg 葡萄糖亦高于成人 5.5 mg。除代谢需求外，CBF 还受到脑灌注压(CPP)、动脉血氧分压($PaO_2$)和动脉血二氧化碳分压($PaCO_2$)的影响。CPP 等于平均动脉压(MAP，在外耳道水平测量)与有效跨血管压之差，跨血管压取决于最大中心静脉压、ICP 和静水压。

静水压的概念是拉普拉斯定律(Laplace's law)在张力血管的实际体现：当灌注压持续下降时，有一个零血流压力点，低于此点透壁流体静力压不足以抵抗管壁张力而塌陷，管壁张力越大闭合压力越高。研究从多方面一致证实，$PaCO_2$ 改变及其影响的脑血管紧张度变化反向影响静水压。有报道新生儿静水压和 MAP 直接相关，可能与脑自主调节有关，管壁压增加，MAP 适应性增加。相反，血管最大程度扩张时，如严重脑创伤后，ICP 是有效脑循环压力的下限，丙泊酚和七氟烷对静水压影响截然相反。

### (四) 脑血管自主调节功能

成人 MAP 在 50～150 mmHg 之间，脑血管系统自主调节可维持 CBF 和 CPP 恒定。

超出此范围，脑灌注依赖于全身血压，MAP 低于自主调节下限（LLA）缺血可能增加，高于上限则可能发生脑水肿和（或）颅内出血。研究证实，血压正常的早产儿、足月儿和小儿存在动态与静态自主调节，但调节限度仍未界定。Munro 等利用近红外光谱分析得出早产儿 LLA 为 30 mmHg，Vavilala 等利用经颅多普勒超声研究 6 个月以上小儿静态自主调节能力，发现无论年龄大小，LLA 均为 60 mmHg，此值与低龄儿童静息 MAP 非常接近，预测儿童自主调节储备较低。危重病早产儿、中到重度脑创伤（TBI）儿童及脑肿瘤周围半影区自主调节受损，血管扩张剂如硝普钠、高浓度吸入麻醉药或高碳酸血症均降低脑血管自主调节功能。

### （五）脑血管对 $CO_2$ 和 $O_2$ 张力的反应

$PaCO_2$ 在 20～80 mmHg 时，成人 CBF 与 $PaCO_2$ 呈线性变化。这种脑血管对 $CO_2$ 的反应（$CCO_2R$）是针对 ICP 致命性增加时床边管理策略的基础。CBF 与脑容量对 $PaCO_2$ 的变化反应迅速，并在 2 min 内达到平稳，过度通气的有效性仅 4～8 h，随后 CBF 迅速恢复至 CSF 初始值。小儿动脉压降低，$CO_2$ 反应减弱。成人 $PaO_2$ 下降到 60 mmHg 之前，CBF 不受 $PaO_2$ 影响，但低于 60 mmHg 时 CBF 呈指数升高；相反 $PaO_2$ 过高，大于 300 mmHg 时脑血管收缩、CBF 减少，胎儿和新生儿循环对 $PaO_2$ 降低的反应性提高，反射性地提高胎儿血红蛋白对氧的亲和力。

### （六）流变学

血液黏度是调节 CBF 的一个独立因素，亦为甘露醇降低 ICP 的机制。根据泊肃叶定律，液体黏度降低，血流量增加。流变学对脑自主调节的影响称为流变自主调节，意指脑血管通过收缩或舒张调节血液黏度高低的能力。在控制 ICP 方面，快速注射甘露醇通过降低血液黏度增加 CBF，自主调节正常时，脑血管收缩并减少脑血流量，进一步分析揭示血管直径的有效变化反映了维持脑氧供应不变的氧依赖性机制。

总之，对新生儿、婴儿和幼儿 CBF 调节的认识较少，虽然自主调节可能存在于健康新生儿，但自主调节的范围尚不清楚。此外，新生儿严重病理状态下可出现被动脑灌注，由于正常 CPP 和异常 CPP 致早产儿发生脑水肿和（或）脑室内出血的可能性尚不清楚，对危重患儿的治疗很难有循证医学结论。

## 二、药理学

### （一）挥发性麻醉药

氧化亚氮（$N_2O$）单独或辅助挥发性麻醉药、丙泊酚用于成人和小儿，有扩张脑血管作用。$N_2O$特异性增加幕上灰质局部CBF和CBV，不同于$CO_2$产生的全脑血管扩张，其确切机制不明。有认为与线粒体激活和交感肾上腺兴奋有关。$N_2O$单独或联用其他麻醉药时$CMRO_2$增加；丙泊酚麻醉期间$N_2O$不影响成人和儿童$CCO_2R$，$N_2O$与1.5 MAC七氟烷合用时低碳酸小儿$CCO_2R$显著降低；$N_2O$单独或合用七氟烷可引起脑血管自主调节功能受损；单独吸入30%～60% $N_2O$，脑血管舒张，脑血容量、ICP和$CMRO_2$显著升高。丙泊酚联用$N_2O$局部脑血流速度(rCBFV)升高，但维持在62%～78%基础值以下水平，七氟烷联用$N_2O$，rCBFV升高且维持在83%～112%基础值以上水平，显然$N_2O$可轻度抵消七氟烷和丙泊酚所致CBFV降低。总之，由于$N_2O$可以损害自主调节和$CCO_2R$，增加CBF和$CMRO_2$以及可能增加ICP，脑灌注受损患儿应避免使用。

### （二）卤代吸入麻醉药

所有强效挥发性麻醉药都是直接的脑血管扩张剂，其中氟烷作用最强。氟烷可持续增加小儿CBF，即便其浓度已经下降也是如此，而异氟烷则没有这种脑血管效应滞后现象。达最大EEG抑制时，Matta等发现丙泊酚相比氟烷、异氟烷或地氟烷脑血管扩张作用较小。等效剂量挥发性麻醉剂，七氟烷脑血管影响最小。异氟烷和氟烷维持0.5～1个最低有效肺泡浓度(MAC)浓度且呼气末$CO_2$浓度相同时，儿童CBF速率无显著差异；维持异氟烷0.5 MAC、氟烷1 MAC且呼气末$CO_2$浓度相同时，脑血流速度亦无明显差异。

“双重作用假说”常用来解释吸入麻醉药对脑血管作用的矛盾结果，该假说认为除了直接扩张脑血管外，CBF也受功能性血流-代谢偶联和麻醉药引起的$CMRO_2$降低影响。异氟烷和七氟烷降低$CMRO_2$的范围大于氟烷，卤素类吸入麻醉药地氟烷脑血管扩张作用最强，而七氟烷在成人和小儿增加CBF和CBV作用最弱。通常，小儿对吸入麻醉药的脑血管扩张作用敏感性增加。比如，1 MAC地氟烷可使正常小儿脑血管最大程度扩张，而成人1.5 MAC地氟烷则能引起CBF进一步增加，尽管临床浓度的异氟烷可明显损伤脑自主调节功能，但1.4 MAC异氟烷麻醉时，低碳酸血症有助于恢复脑血管的自主调节功能。

成人吸入麻醉药小于1.5 MAC时可维持脑血管自主调节功能，较高剂量(2.0 MAC)七氟烷或低浓度七氟烷合并高碳酸血症($P_{ET}CO_2$ 55 mmHg)时，自主调节能力降低。1.5 MAC七氟烷仅轻微影响动态脑血管自主调节(即对压力搏动改变相应的急性快速自主调节成分，与MAP改变相应的慢性静态反应相对)功能。小儿、年长儿和成人相似，1.5 MAC以上七氟烷可影响CBF，低浓度(＜1 MAC)时可维持自主调节功能。另外，小儿在七氟烷超过1.5 MAC时仍具有动态自主调节功能，目前缺乏小儿地氟烷影响脑自主调节的资料，成人脑血管自主调节在1 MAC地氟烷时受损，1.5 MAC时基本消失。通常，小儿吸入麻醉期间脑血管保持对$CO_2$的反应性，与成人相比，呼气末$CO_2$分压超过45～50 mmHg，反应丧失，$PaCO_2$改变会引起较显著的CBF改变。

**1. 氟烷** 氟烷和恩氟烷对脑血管作用的研究很少，最初研究证明1 MAC氟烷使CBF

明显增高，但血压明显下降，随后研究发现人类 MAP 维持在 80 mmHg 时，1.1 MAC 氟烷使 CBF 增加 191%、CMR 降低约 10%，与清醒状态相比，1.2 MAC 恩氟烷使 CBF 增加 45%，CMR 降低 15%、CBF 显著增加和 CMR 轻度下降，证明氟烷和恩氟烷具有脑血管扩张作用。

**2. 异氟烷** 经颅多普勒超声测定大脑中动脉血流速度，异氟烷、地氟烷和七氟烷之间有一定差异，异氟烷扩张脑血管作用强于七氟烷和地氟烷。研究表明吸入异氟烷 0.5 MAC 和 1.5 MAC 显著升高脑血容量，升高幅度分别为基础值(清醒)的 19%和 72%。呼气末 $CO_2$分压($P_{ET}CO_2$)在 20～40 mmHg 间，异氟烷与七氟烷相比，脑血容量变化率显著增大，提示异氟烷麻醉时脑血容量更易受 $P_{ET}CO_2$改变的影响。比较清醒和 1.5 MAC 下异氟烷和七氟烷对脑血管自主调节能力的影响，发现 1.5 MAC 下两组 MAP 和 HR 变化程度相近，异氟烷脑动态自身调节率(动态自身调节率：反映 MAP 短暂下降后，大脑中动脉流速的恢复率，正常值 15～30%/s)由清醒状态下的(32±2)%/s 降至(5±1)%/s，七氟烷动态自身调节率由(29±2)%/s 降至(24±2)%/s，说明在相同麻醉深度和循环变化下，异氟烷更易损害脑血管自我调节能力。

**3. 七氟烷** 16 名健康志愿者吸入 0～1 MAC 七氟烷，正电子发射断层扫描技术(PET)发现 CBF 降低 36%～53%，丘脑区下降最明显；吸入 1～1.5 MAC 七氟烷，额皮质、丘脑和小脑区 CBF 分别升高 7%、9%和 16%；吸入 1.5～2 MAC 时产生双重效应，额部脑区 CBF 下降 23%，小脑区 CBF 升高 38%，而全脑区 CBF 相对升高。不同吸入浓度七氟烷对脑血流动力学产生双重作用，低浓度吸入时，间接作用占主导，即降低脑神经元活性，降低脑代谢，引起脑血管收缩，降低 CBFV；而高浓度吸入时，则直接舒张脑血管(脑部小阻力血管为主)，增加 CBF 作用占主导。1～1.5 MAC 七氟烷几乎不会对脑自动调节功能或脑对 $CO_2$反应性产生不良影响，但若同时吸入 $N_2O$ 则有可能会对脑正常功能的保护构成一定威胁，如七氟烷麻醉时吸入 $N_2O$，颈内静脉氧饱和度明显降低。七氟烷接近 0.6 MAC 时，若 $PaCO_2$升高到 60 mmHg，则会因七氟烷与 $CO_2$间的相互作用损害人脑血管自动调节功能。动物研究证明，吸入低浓度七氟烷不影响脑血管自主调节功能，而高浓度(2 MAC)则可导致脑血管自主调节功能失调。

**4. 地氟烷** 血气分配系数较低，苏醒迅速。吸入浓度从 0.5 MAC 升至 1 MAC，脑血容量由 65.5±17.5 cm/s 升高至 74.8±20.5 cm/s，MAP 显著下降；当吸入浓度从 1 MAC 升至 1.5 MAC 时脑血容量和 MAP 并无显著变化；HR 在 0.5 MAC 升至 1.5 MAC 时显著升高，可能和地氟烷吸入浓度快速升高，引起 MAP 下降，反射性兴奋交感神经系统有关。吸入浓度超过 1 MAC 时 CBFV 没有进一步升高，可能是 1 MAC 地氟烷引起脑血管最大舒张，产生了封顶效应。吸入 1 MAC 地氟烷 $CMRO_2$由基础值 3.3 ml・$min^{-1}$・100 $g^{-1}$降至 1.6 ml・$min^{-1}$・100 $g^{-1}$，这可能和地氟烷降低脑神经元代谢率有关。研究发现吸入 0.5 MAC地氟烷，脑血管自我调节存在但延迟，大于 0.5 MAC 时脑自我调节能力产生剂量相关性受损，1.5 MAC 时脑血管自身调节几乎消失。

总之，对较低浓度即产生最大脑血管扩张作用的吸入麻醉药，小儿脑血管系统反应增强，地氟烷血气分配系数较低，迅速出现全身麻醉，它对脑血管的影响在新型吸入麻醉药中是最不利的，七氟烷和异氟烷是神经外科麻醉较好的挥发性麻醉药。

### （三）静脉麻醉药

**1. 硫贲妥钠** 临床认为硫贲妥钠是一种理想的神经保护剂，可剂量依赖性降低 CBF、CBV 和 $CMRO_2$，并随后降低 ICP，同时维持自主调节和 $CCO_2$ R。但硫贲妥钠可降低心肌收缩力、动脉血压和 CPP，当这些效应超过 $CMRO_2$ 降低时，硫贲妥钠的神经保护作用降低。硫贲妥钠减轻缺血引起的谷氨酸释放，并抑制皮质细胞内钙增加，它的巯基部分在离体通过自由基清除提供了另外的脑保护作用，动物实验中硫贲妥钠能够减小局灶性脑缺血和皮质冷冻损伤引起的脑水肿中的脑损伤程度。

**2. 丙泊酚** 是一种理想的神经外科手术镇静药。在小儿与成人均是一种剂量依赖性减少 CBF 和 $CMRO_2$ 的脑血管收缩剂。丙泊酚从中央室迅速再分布及快速代谢清除，适合持续输注维持麻醉。在缺血期可能具有神经保护作用，但离体神经保护效果不如硫贲妥钠。丙泊酚保护脑自主调节和 $CCO_2$ R，小儿使用丙泊酚麻醉 $CCO_2$ R 最大值 $PaCO_2$ 低于 30 mmHg。丙泊酚增加脑血管紧张度将导致静水压增加并最终降低有效 CPP，在并发低血压时应该警惕。

**3. 依托咪酯** 通过降低 CBF 和 $CMRO_2$ 降低 ICP，相比于丙泊酚或硫贲妥钠，心血管抑制较轻。依托咪酯通过其降低 $CMRO_2$ 和 ICP 产生神经保护作用，因此可用于心血管手术中短暂性动脉阻断时，也可通过增加脑血管阻力减少 CBF、降低 $CMRO_2$，显著降低脑组织氧合作用至缺血水平。

**4. 氯胺酮** 氯胺酮是一种 NMDA 拮抗剂，在体和离体都有神经保护作用。然而，它也有潜在的脑血管扩张作用，增加 CBF、CBV、$CMRO_2$，也有可能增加 ICP，颅内血管顺应性下降的患儿不推荐使用。

**5. 苯二氮䓬类** 健康成人，苯二氮䓬类可减少总 CBF 和 $CMRO_2$ 并维持脑血管对 $CO_2$ 的反应性。镇静剂量 CBF 减少大约 10%，而麻醉水平大约是 30%，有封顶效应。研究显示苯二氮䓬类在参与记忆形成和觉醒的脑区局部 CBF 和葡萄糖代谢减少。苯二氮䓬类拮抗剂氟马西尼单独应用时对脑生理没有任何作用，逆转上述药物的脑血管和代谢效应，有增加 ICP 的可能。氟马西尼在颅骨切开术用于逆转咪唑安定的麻醉作用时对 CBF 和 $CMRO_2$ 没有影响。苯二氮䓬类对小儿脑血管作用的研究很少，研究主要集中在早产儿的安全使用，镇静相关的 CBF 减少与成人相似。

**6. 麻醉性镇痛药** 通常麻醉性镇痛药对 CBF、$CMRO_2$ 和 ICP 没有影响，可有效保持脑血管对 $CO_2$ 的反应性和自主调节功能。麻醉性镇痛药可阻断患儿疼痛时儿茶酚胺类的释放间接减少 CBF，有鉴于此，有 ICP 增高或脑血管病变的患儿，应用麻醉性镇痛药减缓直接喉镜检查时的血流动力学反应尤其有利。小儿诱导期使用等效瑞芬太尼和芬太尼在直接喉镜检查中的对比研究表明芬太尼有较好的血流动力学稳定性，瑞芬太尼在气管插管前引起 MAP 和 CBF 显著减少，不能抑制喉镜检查期间 CBF 突然增加，瑞芬太尼有很短的半衰期和恒定的时量半衰期，即使大剂量也不损害 $CCO_2R$，在神经外科麻醉的维持中可能是一种理想的镇痛剂。

## 参考文献


1 Klein KU, Engelhard K, Werner C. Pediatric neuroanesthesia-physiology and pathophysiology of the children's cerebrum. Anasthesiol Intensivmed Notfallmed Schmerzther, 2007, 42(6): 432-438.

2 Rebel A, Ulatowski JA, Kwansa H et al. Cerebrovascular response to decreased hematocrit: effect of cell-free hemoglobin, plasma viscosity, and $CO_2$. Am J Physiol Heart Circ Physiol, 2003, 285: H1600-1608.

3 Head BP, Patel P. Anesthetics and brain protection. Curr Opin Anaesthesiol, 2007, 20: 395-399.

4 Brady KM, Shaffner DH, Lee JK, et al. Continuous monitoring of cerebrovascular pressure reactivity after traumatic brain injury in children. Pediatrics, 2009, 124(6):e1205-1212.

5 Szabó EZ, Luginbuehl I, Bissonnette B. Impact of anesthetic agents on cerebrovascular physiology in children. Paediatr Anaesth, 2009, 19(2): 108-118.

6 Kaisti KK, Langsjo JW, Aalto S, et al. Effects of sevoflurane, propofol, and adjunct nitrous oxide on regional cerebral blood flow, oxygen consumption, and blood volume in humans. Anesthesiology, 2003, 99: 603-613.

7 Vavilala MS, Lee LA, Boddu K, et al. Cerebral autoregulation in pediatric traumatic brain injury. Pediatr Crit Care Med, 2004, 5: 257-263.

8 Johnston AJ, Steiner LA, Gupta AK, et al. Cerebral oxygen vasoreactivity and cerebral tissue oxygen reactivity. Br J Anaesth, 2003, 90: 774-786.

9 Reinstrup P, Ryding E, Ohlsson T, et al. Cerebral blood volume(CBV) in humans during normo-and hypocapnia: influence of nitrous oxide(N(2) O). Anesthesiology, 2001, 95: 1079-1082.

10 Clarkson AN. Anesthetic-mediated protection/precondition during cerebral ischemia. Life Sci, 2007, 80: 1157-1175.

11 Rowney DA, Fairgrieve R, Bissonnette B. The effect of nitrous oxide on cerebral blood flow velocity in children anaesthetised with sevoflurane. Anaesthesia, 2004, 59: 10-14.

12 Sponheim S, Skraastad Ø, Helseth E, et al. Effects of 0.5 and 1.0 MAC isoflurane, sevoflurane and desflurane on intracranial and cerebral perfusion pressures in children. Acta Anaesthesiol Scand, 2003,47(8):932-938.

13 Wong GT, Luginbuehl I, Karsli C, et al. The effect of sevoflurane on cerebral autoregulation in young children as assessed by the transient hyperemic response. Anesth Analg, 2006, 102: 1051-1055.

14 Vavilala MS, Lee LA, Lam AM. The lower limit of cerebral autoregulation in children during sevoflurane anesthesia. J Neurosurg Anesthesiol, 2003, 15: 307-312.

15 KitanoH, Kirsch JR, Hurn PD, et al. Inhalational anesthetics as neuroprotectants or chemical preconditioning agents in ischemic brain. J Cereb Blood Flow Metab, 2007, 27: 1108-1128.

16 Sedlacik J, Löbel U, Kocak M, et al. Attenuation of cerebral venous contrast in susceptibility-weighted imaging of spontaneously breathing pediatric patients sedated with propofol. AJNR Am J Neuroradiol, 2010, 31(5): 901-906.

17 Bar-Joseph G, Guilburd Y, Tamir A, et al. Effectiveness of ketamine in decreasing intracranial pressure in children with intracranial hypertension. J Neurosurg Pediatr, 2009, 4(1): 40-46.

（王志萍　连庆泉）

# 第三节　全麻药对小儿中枢神经系统发育的影响

随着儿科与产科手术的发展，人们对麻醉持续时间及其复杂性提出了更高的要求。已有研究发现，麻醉药引起大鼠神经系统发育剂量依赖性受损。灵长类动物的生理、药理、新陈代谢特点及生殖系统与人类相似，特别是怀孕期间，因此猴是用来评估麻醉药神经毒性的良好动物模型。在儿童突触快速形成时期，也就是大脑迅速发育时期，应严格限制麻醉药的使用。为了将麻醉药对儿童神经系统的影响降至最低，应注意以下几个问题：① 儿科麻醉中经常使用的各种麻醉药（吸入麻醉药、咪唑安定、氯胺酮、$N_2O$）与神经元损伤存在何种关系？② 是麻醉药物的综合效应还是单独效应？③ 是否各种麻醉药物之间存在相互作用从而导致神经元损伤？④ 人类神经系统发育的哪一阶段最易受麻醉药物影响？

目前使用的全身麻醉药普遍是N-甲基-D-天门冬氨酸（NMDA）受体阻断剂或γ-氨基丁酸（GABA）受体激动剂。这些受体通过激活离子型（配体门控离子通道）和代谢型（G蛋白偶联）受体，影响神经系统发育，包括突触形成、神经元可塑性及神经系统的发育过程。近年一系列研究表明，全麻药可能具有中枢毒性作用，特别在未成熟哺乳动物大脑的快速生长期，全麻药可激发大脑神经元的大量凋亡。

## 一、NMDA受体拮抗剂及GABA活性药物对发育期大脑的毒性作用

### （一）NMDA受体拮抗剂对发育期大脑的毒性作用

中枢神经系统（CNS）发育是神经细胞增殖、迁移、分化、突触形成和凋亡协调发展的结

果，遗传因素和细胞外环境因素共同控制这一过程。其中，神经递质属于神经细胞的化学微环境，对 CNS 的发育有着重要的调控作用。谷氨酸是哺乳动物 CNS 的主要兴奋性神经递质，作用于 NMDA 受体，对 CNS 发育有着重要的营养作用。中枢神经发育过程中，NMDA 受体通过不同亚型的选择性表达，改变自身结构和功能，进而影响 NMDA 受体介导的 $Ca^{2+}$ 内流，调节神经元内 $Ca^{2+}$ 依赖的第二信使系统，最终实现对 CNS 发育过程的复杂调控。

谷氨酸是 CNS 最重要的兴奋性氨基酸之一，谷氨酸受体在兴奋性突触传递中发挥重要作用。其中离子型谷氨酸（NMDA）受体在 CNS 广泛分布，属于配体门控离子通道，主要由三种亚基组成：$NR_1$、$NR_{2(A\text{-}D)}$、$NR_{3A/B}$。$NR_1$ 是组成 NMDA 受体必需的功能亚单位，对不同的配体亲和力不同，与配体结合形成 NMDA 受体复合物，在 CNS 中发挥不同的生物学作用。NMDA 受体在许多生理、病理过程中发挥作用，包括学习记忆、神经发育、癫痫发作、突触可塑性、脑卒中及脑外伤引起的神经损伤。在啮齿类动物大脑迅速发育时期，阻断 NMDA 受体数小时会引起广泛的神经退行性病变、神经元凋亡。

神经系统发育过程中 NMDA 受体拮抗剂引起的神经元坏死很可能是通过代偿机制发挥作用。有研究表明，大脑发育过程中，单独使用某种麻醉药持续阻断 NMDA 受体（比如氯胺酮），能够代偿性引起 NMDA 受体表达的上调。这种上调在氯胺酮从体内洗脱后，由于谷氨酸的兴奋性毒性反而加重了神经元的损伤，NMDA 受体通道开放使得钙离子大量涌入细胞内。此外，GABA 激动剂长时间刺激未成熟神经元可能引起兴奋性的增加。这种兴奋性的增加与 NMDA 拮抗剂对 NMDA 受体的影响，共同导致了神经元凋亡。

近期的一系列研究发现，在大脑快速发育期，即突触塑型期，NMDA 受体处于一个过度敏感期。大鼠的这一时期在妊娠后期到出生后 2 周，也正是在此期间，短暂使用 NMDA 受体拮抗剂会引起大量神经元凋亡。这一现象是在使用幼鼠冲击伤模型来研究创伤对未成熟大脑损伤时被发现的，当冲击力作用于 7 天幼鼠的头部时，力量通过颅骨传导作用于顶部皮质，导致皮质受力部位小范围的兴奋毒性损伤，而延迟期的扩散性凋亡却出现在大脑深部较远的部位，这两种神经元死亡过程可依据超微结构加以区别。给予 NMDA 受体拮抗剂 MK－801 对冲击伤作预处理，可以减轻受力部位皮质的损伤，但却明显增强了深部扩散性凋亡的强度。这使人们怀疑 NMDA 受体拮抗剂是否会促进未成熟大脑中自然发生的凋亡。Olney 等的实验进一步证实了这种可能性。出生后 7 天大鼠注射 NMDA 受体拮抗剂 MK－801 可触发未成熟大脑许多重要区域的神经元发生一个大规模的凋亡性神经退性变反应，并且通过对不同年龄幼鼠的实验发现，大脑不同的部位对 NMDA 受体拮抗剂引起的凋亡有年龄相关性，那个部位的神经元损伤严重取决于 NMDA 受体拮抗剂作用于大脑的时期，并且 NMDA 受体拮抗剂的这种时限性神经毒性与突触形成期处于同一时间段。

### （二）GABA 活性药物对发育期大脑的毒性作用

GABA 是成年脊椎动物 CNS 中最主要的抑制性神经递质，而在出生后早期是兴奋性神经递质。$GABA_A$受体在 CNS 分布广泛，释放的 GABA 主要通过激活 $GABA_A$受体产生 GABA 能抑制作用。CNS 的不同脑区都存在相当数量的 $GABA_A$受体，包括脊髓、下丘脑、小脑、海马及嗅球。突触前膜释放的 GABA 激活 $GABA_A$受体后，可使神经细胞膜上的 $Cl^-$通道开放，$Cl^-$顺浓度梯度差大量进入胞内，引起细胞膜超极化，并引起快速的抑制性突触后电位。在产后一周内大鼠的海马及新皮质神经元上发现，突触后 $GABA_B$ 受体被激活后主要增加钾离子外流、减少钙内流，但是突触后 $GABA_B$ 受体介导抑制作用的机制尚不清楚。

突触兴奋性的调节在神经系统对信息的处理和储存中起着重要作用。突触异常被认为是麻醉药致神经毒性的重要因素之一。突触小泡蛋白是一种突触囊泡相关蛋白。多聚唾液酸-神经细胞黏附分子(PSA-NCAM)复合物存在于细胞表面，是调节细胞间相互作用的重要物质。PSA-NCAM 还是一种具有神经元特异性的标志蛋白，在突触形成过程中受 NMDA 的调节。有些实验研究麻醉药与 PSA-NCAM 表达之间的关系，这是因为使用麻醉药后对 PSA-NCAM 的表达进行定量分析，能够反映神经元突触可塑性的活化状态。

NMDA 受体拮抗剂可触发突触塑型期神经元凋亡现象，提示在大脑快速发育期，其他干扰神经递质作用的药物也可能触发凋亡性神经退性变。为了探索这种可能性，大量选择性干扰神经递质作用的药物被研究，但只有 GABA 受体兴奋剂(苯二氮䓬类和巴比妥类)能引起未成熟大脑神经元的大量凋亡。各种 GABA 受体兴奋剂引起凋亡的分布型大体一致，而与 NMDA 受体拮抗剂不尽相同。苯二氮䓬类和巴比妥类只在未成熟大脑的快速发育期触发凋亡，就像 NMDA 受体拮抗剂一样，其凋亡的严重程度和分布区域呈年龄相关性。

## 二、全麻药对发育期大脑的毒性作用

随着对全麻药药理作用机制研究的深入，人们将目前使用的全麻药大致分为两类：一类是 NMDA 受体拮抗剂，如氯胺酮和 $N_2O$；另一类是 GABA 受体激动剂，如苯二氮䓬类、巴比妥类、异氟烷、丙泊酚等。NMDA 受体拮抗剂及 GABA 受体兴奋剂可触发突触塑型期神经元凋亡的现象，也促使人们去探索全麻药对发育期大脑毒性作用的可能性。

麻醉药通过抑制神经细胞活力使病人安静入睡。但婴儿大脑正处在发育高峰期，神经细胞正在大脑中形成联结并发育，因此抑制发育神经细胞的药物会导致细胞死亡。研究人员给出生 1 周的小鼠注射外科手术中常用麻醉药混合物，发现小鼠 1 d 后脑部细胞死亡率是正常小鼠的 15 倍。实验也显示，酒精能杀死初生小鼠的大脑细胞，与麻醉药一样，酒精抑制了神经细胞的活性，这部分能解释为什么孕妇酗酒会导致胎儿酒精综合征，是智力迟钝的首要原因。另有研究发现，生后 7 天的幼鼠皮下注射氯胺酮 20 mg/kg，8 h 内共 7 次，可导致发育期大脑神经元大量凋亡，单剂量氯胺酮 40 mg/kg 皮下注射就足以触发快速发育期小鼠几个脑区发生显著凋亡。Young 等近期研究表明，亚麻醉剂量氯胺酮、咪唑安定就可以剂量依赖性地引起幼鼠大脑细胞的大量凋亡。临床浓度的地西泮、苯巴比妥和戊巴比妥都可剂量依赖性地引起幼鼠大脑细胞的大量凋亡。儿科麻醉临床相关的实验显示，7 天的幼鼠给予咪唑安定、$N_2O$、异氟烷复合麻醉 6 h，导致了几个重要脑区中度严重的凋亡性神经退行性病变，并且在 30 天和成年期行为学测试显示持续的学习和记忆缺陷。

试验研究表明，早期接触麻醉剂，即突触未形成前，会导致广泛的神经元凋亡变性和继发的认知功能障碍。争论焦点是接触麻醉剂的年龄（脆弱时间窗）的影响以及可能存在的剂量依赖关系，最初数据只限于啮齿动物，其中明确的脆弱时间窗是出生后第 1 天。但啮齿比灵长类发育成熟期短。Slikker 等最近发现氯胺酮注射于妊娠 122 天或出生后第 5 天或第 35 天的恒河猴可能会导致神经细胞死亡，因为这段时间是神经发育期。脆弱时间窗是在出生后的第一周，出生 35 d 注射氯胺酮 24 h 没有造成明显的神经元凋亡。注射氯胺酮 24 h 会导致产后 5 天的猴额叶皮质 caspase-3、银染色阳性细胞数量显著增加，注射氯胺酮 3 h 没有这种风险。这表明除了脆弱时间窗，还存在剂量依赖关系（即深度麻醉更加有害），也可能与检测临床疗效需接触麻醉超过一个特定的时间有关。

最近有研究观察了 5 357 名儿童，其中 593 名在 4 岁以前使用过全身麻醉药，探讨 4 岁前使用麻醉药的儿童与随后阅读、书写、数学方面学习障碍（LD）的关系。结果发现与未使用过麻醉药的儿童（$n$=4 764）相比，一次手术麻醉（$n$=449）并不增加发生 LD 的风险（危险比=1.0，95%可信区间 0.79～1.27），麻醉次数达到两次（$n$=100），发生 LD 的风险就会增加 59%（危险比=1.59，95%可信区间 1.06～2.37），麻醉次数 3 次或更多（$n$=44），LD 风险高于普通同龄人 2.6 倍（危险比=2.60，95%可信区间 1.06～2.37）。而且麻醉持续时间越长，LD 风险越大（$P$=0.016），多次使用麻醉药是儿童日后发生 LD 的一个重要危险因素。

新近对 243 例第一次接触麻醉药的年龄与术后 4 年或 4 年以后行为发育异常之间的研究显示，人类 2 岁是脆弱时间窗上限，人类大脑发育迅猛的时期可能出现得更早，甚至在出生前阶段。研究随机将患儿分为四组用于区分是在脆弱时间窗接触麻醉剂还是之后接触麻醉剂，即 0～6 个月、6～12 个月、12 至 24 个月、大于 24 个月。结果发现大约 75%的患儿在两岁前第一次接受麻醉手术，平均年龄为 17 个月（中位数为 11.3）。总计 71.1%的儿童在 6 岁之前接受了不止一次的麻醉手术，较小年龄接受手术的儿童父母认为自己孩子有异常的比例是较大年龄组的 2 倍（13.5%比 6.2%）。大约有一半的儿童有学习问题，30%儿童至少留级一次。22.2%患儿达到儿童行为量表（CBCL）4～18 临床异常的分数，小于 2 岁组临床障碍的分数更高（23.0%比 20.0%），小于 24 个月接受第一次麻醉临床障碍分数与大于 24 个月组的比值为 1.20（95%CI 为 0.59～2.41），进一步证实脆弱时间窗在 2 岁以内。

有关全麻药触发发育期大脑凋亡的机制研究刚刚起步。有研究发现全麻药触发突触塑型期神经元凋亡早期伴随着 bcl-x(L)下调、细胞色素 C 上调及 caspase-9 酶活化的表达，之后 Fas 上调及 caspase－8 酶活化，凋亡的内部和外部两条通用路径都在起作用，且有年龄相关性。目前初步认为，在突触塑型期神经元活性过度抑制可能会对神经元发出一个凋亡信号,详细的机制需要进一步研究。

## 三、全麻药对人类大脑发育毒性的可能机制

全麻药触发啮齿类动物发育期大脑大量凋亡,在人类发育期大脑全麻药是否也能导致相似的神经毒性现象?这是一个难以肯定回答的问题,原因是如果在人类也发生类似现象,除了个别极端病例,临床表现可能很轻微,只有在成年后才能明显表现出来;麻醉后人脑神经元凋亡的组织学证据也无法获得。目前,还缺乏回答这个问题的足够流行病学证据,只能从动物实验加以推测。

谷氨酸在促进神经元的发育、迁移及突触可塑性中发挥重要作用。NMDA 受体的 $NR_1$ 亚单位在 CNS 广泛分布,是构成 NMDA 受体通道必需的功能单位。在培养的皮质神经元中发现,NMDA 受体拮抗剂 D－AP5、CGS－19755 或 MK－801 能增加 NMDA 受体表达,但使用 AMPA/KA 受体拮抗剂 CNQX 却不会引起这种变化。过度激活 NMDA 受体会引起钠离子、钙离子大量涌入胞内,触发坏死机制导致神经元坏死,同时大量氯化物和水进入胞内引起神经元肿胀坏死。大脑迅速发育、突触快速增加形成新的突触联系、兴奋性受体的表达、神经元凋亡的调节均发生在新生期,此时麻醉药对神经系统的损害最大。突触小泡蛋白是一种突触囊泡相关蛋白,参与突触形成,在培养器官切片上证实,神经发育过程中部分 PSA-NCAM 与突触小泡蛋白在细胞膜上共同表达。说明 PSA-NCAM 的活性在调控囊泡蛋白转运、定位的过程中发挥重要作用。PSA-NCAM 的唾液酸状态受到发育中的高尔基唾液酸转移酶活性的调节,转移酶的活性呈钙离子依赖性,这也意味着其活性受 NMDA 受体调节。PSA-NCAM 的表达(受 NMDA 能调节)对神经系统可塑性起着重要作用,尤其是 NCAM 介导的细胞间的相互作用、突触形成。发育期猴体外培养脑片中加入氯胺酮,会引起额叶皮质线粒体代谢明显下降,并且伴随 PSA-NCAM 表达的减少。PSA-NCAM 表达减少程度相当于 PSA-NCAM 免疫反应性下降近 40%,直接导致局部 NMDA 受体阻断或间接引起神经元缺失。SN-50(NF-$\kappa$B 转运体肽抑制剂)能剂量依赖性阻断氯胺酮引起的皮层神经元死亡及 PSA-NCAM 免疫反应性的下降,但后者的机制仍需探讨。

值得注意的是,尽管没有与对照组同龄动物进行神经元死亡情况的比较,氯胺酮在生后 35 天恒河猴中血浆浓度最高;生后 5 天恒河猴神经元死亡明显可见,此时血浆氯胺酮浓度接近 10 $\mu$g/mL,只是人类的 3～5 倍。灵长类动物大脑最易受氯胺酮神经毒性影响发生在突触快速形成时期,即围产期,并且至少有 75%发生在妊娠期、出生后至生后 35 天。但是大鼠神经系统最易受损期是在生后 1 天至生后约 14 天,这一时期大鼠多数脑区发生快速的突触重塑,运动系统及其他相关系统还未完全发育成熟,髓鞘快速形成,多数信号传入途径已经存在。在这些神经发育的敏感阶段,NMDA 受体拮抗剂(如氯胺酮)能够影响谷氨酸神经递质及谷氨酸受体的表达,从而影响神经元的可塑性,造成神经毒性。因此,神经发育异

常、突触可塑性异常、神经变性被认为是麻醉药引起神经毒性的重要因素。未成熟大鼠最易受氯胺酮影响、导致神经元死亡的时期相当于恒河猴大脑发育关键时期，孕 122 天的胎猴而与生后 5 天的幼猴突触形成远比生后 35 天的多，大脑神经系统也更易受损伤。神经元的分布、特性及神经敏感性引起的神经毒性是导致细胞凋亡还是细胞坏死目前并不清楚，可能与药物浓度、持续时间、受体亚基活性、细胞类型及神经发育阶段有关。

另外一个目标是探讨是否存在一个合适的麻醉持续时间，低于此时间氯胺酮不会引起明显的神经元死亡，对生后 5 天的恒河猴使用氯胺酮静脉输注 20～50 mg・$kg^{-1}$・$h^{-1}$麻醉 3 h、24 h 后进行研究(维持外科小手术麻醉平稳)。24 h 作为相对长的麻醉持续时间，3 h 作为相对短的持续时间。持续使用 3 h 组未发现明显的神经毒性损伤，而持续 24 h 组可见 caspase - 3 阳性神经元明显增多，大脑皮质Ⅱ、Ⅲ层银染细胞与 Fluoro-Jade C 阳性细胞明显增多。向培养基中加入氯胺酮，分别维持 2 h、4 h、6 h、12 h 和 24 h。结果显示，10 μmol/L 氯胺酮持续 6 h 导致 30%的细胞活性丧失，持续 12～24 h 导致近 50%～70%细胞活性丧失；但持续 2 h 时氯胺酮组与对照组无差异，持续 4 h 仅引起少数神经元死亡。这表明，持续上调 NMDA 受体活性(代偿性)6～24 h 是氯胺酮引起恒河猴大脑发育过程中体外培养额叶皮质神经元坏死的重要因素，氯胺酮引起的在体神经元坏死也呈时间依赖性。

有人推测 NMDA 受体拮抗剂氯胺酮增加神经元坏死的可能机制是氯胺酮引起 NMDA 受体代偿性上调(通过持续阻断大脑发育阶段的 NMDA 受体)。这种上调在氯胺酮从体内洗脱后，由于内源性谷氨酸的兴奋性毒性反而加重了神经元的损伤。以下观点支持这种代偿假说：① 氯胺酮能引起胎猴(孕 122 天)与幼猴(生后 5 天)脑内 $NR_1$mRNA 表达增加；② $NR_1$蛋白含量增加伴随神经元坏死增加；③ 在培养的大鼠与猴大脑皮质神经元中加入 $NR_1$反义寡核苷酸能够降低氯胺酮引起的神经元坏死；④ 上调 $NR_1$ 的表达会伴有其他 NMDA 受体亚单位(如 $NR_2$)的变化，而这种亚单位组合的变化则会明显影响 NMDA 受体的药理学效应。此外，有研究认为，即使是低浓度氯胺酮，也会影响未成熟 GABA 能神经元树突的形成，影响神经网络的形成。麻醉药(如氯胺酮)对神经系统影响的受体特异性还需要进一步探讨。

乙醇对大脑发育的毒性作用显示此机制在人类和啮齿类动物存在共性。乙醇既是 NMDA 受体抗剂，也是 GABA 受体兴奋剂。目前儿科麻醉常用的方法也是 NMDA 受体拮抗剂类和 GABA 受体兴奋剂类全麻药的复合，其使用剂量导致的神经毒性严重程度可与高血浓度的乙醇相比，这提示儿科麻醉有可能引起大脑发育损害。哺乳动物未成熟大脑在快速发育期短暂接触乙醇能导致数百万神经元凋亡，这给人类胎儿乙醇综合征(FAS/FAE)相关的脑萎缩、神经行为障碍提供了可能的解释。同样，全麻药也可以在无明显症状的情况下触发未成熟期大脑大量的神经元凋亡，并可以导致神经行为学和神经生理上的障碍，而这些症状将在从婴儿到成年的不同时期才会开始明显表现出来。分布于不同区域的神经元对这些药物的反应性不同，而接触这些药物时期的不同也会引起神经元凋亡的分布不同，这就解释了 FAS/FAE 为什么有那么多不同类型的临床表现，如多动症、注意力缺乏、学习能力低下、精神发育迟缓等，甚至在成年后表现为精神病和抑郁障碍，当然，需要设计合理的临床研究来证实全麻药对人类大脑发育毒性的可能性。

## 参考文献


1 Kalkman CJ, Peelen L, Moons KG, et al. Behavior and development in children and age at the time of first anesthetic exposure. Anesthesiology, 2009, 110(4):805-812.

2 Istaphanous GK, Loepke AW. General anesthetics and the developing brain. Curr Opin Anaesthesiol, 2009, 22(3): 368-373.

3 Wang C, Slikker W. Strategies and experimental models for evaluating anesthetics: effects on the developing nervous system. PediatricAnesthesiology, 2008, 106(6); 1643-1658.

4 Zou X, Sadovova N, Patterson TA, et al. The effects of L-carnitine on the combination of inhalation anesthetic induced developmental neuronal apoptosis in the rat fronta cortex. Neuroscience, 2008, 151: 1053-1065.

5 Anand KJ. Anesthetic neurotoxicity in newborns: Should we change clinical practice? Anesthesiology, 2007, 107:2-4.

6 Jevtovic-Todorovic V, Beals J, Benshoff N, et al. Prolonged exposure to inhalational anesthetic nitrous oxide kills neurons in adult rat brain. Neuroscience, 2003, 122: 609-616.

7 Jevtovic-Todorovic V, Hartman RE, Izumi Y, et al. Early exposure to common anesthetic agents causes widespread neurodegeneration in the developing rat brain and persistent learning deficits. J Neurosci, 2003, 23: 876-882.

8 Slikker W Jr, Zou X, Hotchkiss CE, et al. Ketamine-induced neuronal cell death in the perinatal rhesus monkey. Toxicol Sci, 2007, 98:145-158.

9 McGowan FX Jr, Davis PJ. Anesthetic-related neurotoxicity in the developing infant: Of mice, rats, monkeys and, possibly, humans. Anesth Analg, 2008, 106: 1599-1602.

10 Anand KJ, Soriano SG. Anesthetic agents and the immature brain: Are these toxic or therapeutic? Anesthesiology, 2004, 101:527-530.

11 Slikker W Jr, Paule MG, Wright LK, et al. Systems biology approaches for toxicology. J Appl Toxicol, 2007, 27:201-217.

12 Loepke AW, Soriano SG. An assessment of the effects of general anesthetics on developing brain structure and neurocognitive function. Anesth Analg, 2008, 106:1681-1707.

13 Loepke AW, McGowan FX Jr, Soriano SG. The toxic effects of anesthetics in the developing brain: the clinical perspective. Anesth Analg, 2008,106:1664-1669.

14 Zou X, Patterson TA, Divine RL, et al. Prolonged exposure to ketamine increases neurodegeneration in the developing monkey brain. Int J Dev Neurosci, 2009, 27(7): 727-731.

15 Khazipov R, Khalilov I, Tyzio R, et al. Development alchanges in GABA ergicactions and seizure susceptibility in the rat hippocampus. Eur J Neurosci, 2004, 19: 590-600.

16 Loepke AW, Soriano SG. An assessment of the effects of general anesthetics on developing brain structure and neurocognitive function. Anesth Analg, 2008, 106(6): 1681-1707.

17 Wang C, Sadovova N, Hotchkiss C, et al. Blockade of N-methyl-D aspartate receptors by ketamine produces loss of postnatalday 3 monkey frontal cortical neurons in culture. Toxicol Sc, 2006, 91: 192-201.

（王志萍）

## 第四节 麻醉对小儿免疫系统的影响

成人手术和麻醉可导致机体免疫抑制，这种免疫抑制增加了术后并发症及死亡率。儿童是否和成人相同，术后也出现类似情况，一直是小儿外科医师关注的问题。

### 一、小儿免疫学特点

机体的免疫系统主要由非特异性免疫系统和特异性免疫系统组成，红细胞和细胞因子也构成免疫系统不可缺少的成分。小儿特异性及非特异性免疫系统都未完善，处于逐渐趋于成熟的过程。

#### （一）非特异性免疫

是机体对多种抗原物质而非针对某一特定抗原物质的生理性免疫应答，主要包括免疫屏障、吞噬细胞、正常体液和组织中的抗微生物物质等。① 免疫屏障：主要包括皮肤黏膜、血脑屏障和胎盘屏障等，是防御异物侵入体内的天然屏障；② 吞噬细胞：主要包括单核细胞及各种游走和固定的巨噬细胞和中性粒细胞，通过趋化、识别和吞入作用，对抗传染因子和外来异物；③ 正常体液和组织中的抗微生物物质：主要包括补体系统、溶菌酶和干扰素。补体活化后可促进吞噬和引起某些微生物的裂解，还可使肥大细胞释放组胺等引起血管通透性增高，产生炎症反应，有助于杀菌因素和吞噬细胞集中至炎症局部将免疫复合物清除，但在特定条件下也可致组织损伤；溶菌酶存在于唾液，泪液、尿液等分泌物中，具有杀菌功能；干扰素是组织培养或动物机体的细胞在病毒或其他干扰素诱导剂作用下所产生的能抑制病毒增殖的一类物质，有广泛的抗菌毒谱。

新生儿皮肤及黏膜的屏障能力差，异体抗原、微生物容易侵入，白细胞的吞噬及趋化能力较低，补体成分仅成人的50%。

### （二）特异性免疫

又称获得性免疫，主要特点是免疫具有针对性，即机体受到病原体或抗原刺激后，通过机体的特异性免疫应答产生的免疫力。特异性免疫系统由免疫器官（包括胸腺、骨髓，淋巴结和脾脏）和免疫活性细胞组成，其免疫作用又分为体液免疫和细胞免疫两方面。

1. 体液免疫：是指抗体参与的特异性免疫，目前发现的抗体主要有五大类免疫球蛋白，即 IgG、IgA、IgM、IgD 和 IgE。IgG 是人体含量最多的抗体，主要作用为抑制和中和多种细菌与病毒，并能固定补体杀伤细菌；IgA 主要以分泌型为主，主要参与泪道、口腔、气管、胃肠及生殖泌尿系统的防御；IgM 主要存在于血液中，是机体发育中最先合成的，抗体、冷凝素、类风湿因子、病毒、补体结合抗体等均为 IgM，主要作用为固定补体，参与溶菌、溶血和中和病毒；IgD 的功能还不清楚；IgE 主要在呼吸道及肠道淋巴结合成，然后进入外分泌液及血中，主要参与速发型变态反应。出生时各种免疫球蛋白均低，9～12 个月后 IgM 达成人水平，3 岁时 IgG 达成人水平，IgA 血清型 12 岁时才达成人水平，分泌型 6～12 个月达成人水平。

2. 细胞免疫：T 细胞受到抗原或有丝分裂刺激后，分化、增殖转化为致敏淋巴细胞所表现的特异性免疫应答，这种免疫应答不能通过血清传递，只能通过致敏淋巴细胞传递。T 细胞存在不同的功能亚群：细胞毒性 T 细胞（$T_L$）、辅助性 T 细胞（$T_H$）、抑制性 T 细胞（$T_S$）、效应 T 细胞（$T_E$）、放大 T 细胞（$T_A$）等。特异性细胞免疫的主要作用是抗感染、免疫监视、移植和排斥反应、参与Ⅳ型变态反应和自身免疫病的形成等，$T_H$细胞和 $T_S$细胞还参与体液免疫调节红细胞免疫，体内血细胞因子水平以及细胞因子的产生能力在很大程度上反映了机体细胞免疫功能状态，它们在神经—内分泌—免疫网络系统的相互作用方面及免疫系统的发育和免疫应答过程中的信号传递方面都起着十分重要的作用。

新生儿细胞免疫系统解剖学完整，但未接触抗原，功能不完善，感染易感性增高，皮肤迟发性超敏反应降低，体外细胞免疫反应包括对抗原增殖效应减弱，细胞毒素反应—细胞介导的淋巴溶解减弱，而 T 细胞功能如丝裂原反应、同种异体淋巴细胞反应、自然干扰素和白细胞移动抑制因子产生、E 玫瑰花环形成细胞的绝对数及百分数一般正常。

T、B 淋巴细胞绝对数与总淋巴细胞数一致，出生时较高，生后 6 个月内逐渐增高，然后逐渐下降，到 13 岁接近成人水平，B 淋巴细胞百分数在出生时较高，生后 6 个月逐渐增高，以后逐渐下降，儿童后期或青春前期达成人水平。T 淋巴细胞百分数在儿童后期或青春期增高到成人水平。

## 二、手术和麻醉后的免疫状态

### （一）非特异性免疫系统

麻醉手术抑制非特异性免疫功能，主要包括对免疫屏障的功能和结构完整性、吞噬细胞的数量和活性以及正常体液和组织中抗微生物物质含量等的影响。阿托品和高浓度氧可抑制气管黏膜纤毛摆动，动静脉穿刺、气管插管及手术可使皮肤黏膜的完整性破坏，长期接触NO、三氯乙烯、氯仿、氟烷可使骨髓细胞发育停止，外周白细胞减少，而且氟烷、乙醚对吞噬作用和吞噬细胞的移动都有直接抑制作用。麻醉、手术、严重创伤、缺氧等应激反应存在或并存病毒感染，抗生素和局部利多卡因浸润对吞噬作用及吞噬细胞的趋化性均可产生显著抑制作用，糖皮质激素可抑制中性粒细胞的代谢细胞免疫功能，同时使皮肤变薄削弱了皮肤防御功能。近期发现严重创伤、体外循环术后血清补体各种成分均有不同程度下降，而补体激活产物如$C_{3a}$、$C_{5a}$水平则明显升高，血中白介素含量下降，调理功能严重扰乱，特别是对大肠杆菌和铜绿假单胞菌（绿脓杆菌）调理作用明显下降。

小儿手术后白细胞数明显增加，白细胞趋化性及补体含量均增高，白细胞吞噬指数及细胞内杀伤能力下降，但这些指标的变化并没有统计学意义。有研究发现术后血清中补体$C_3$增高，新生儿白细胞数术前及术后无明显变化。

### （二）特异性免疫系统

麻醉、手术对机体特异性免疫功能的各方面（包括细胞免疫、体液免疫、红细胞免疫等）均有影响，其机制主要与手术创伤和麻醉药对免疫器官或免疫组织的直接作用和手术创伤、浅麻醉导致的应激反应使神经—内分泌—免疫网络调控失调有关。麻醉药及手术本身对免疫功能的影响较小，但麻醉管理不当（麻醉过浅、滥用抗生素和糖皮质激素、缺氧、大量输血等）和严重创伤、大手术体外循环时的应激反应是导致围术期免疫功能抑制的主要因素。吸入全麻（包括氟烷、安氟醚、异氟烷）可显著降低淋巴细胞转化率、IgG、IgA、IC、$C_3$和$C_{3a}$，而且对机体红细胞免疫功能有明显抑制作用。吸入七氟烷麻醉后T细胞总数显著减少，主要以辅助性或诱导性T细胞下降为主；静脉麻醉药中治疗剂量硫贲妥钠、吗啡以及大剂量或长期使用氯胺酮、丙泊酚可抑制淋巴细胞的转化功能。严重创伤大手术和体外循环术后均可显著抑制机体特异性免疫功能，增加术后感染发生率甚至造成多器官功能衰竭，大量输血可产生抗个体基因型抗体抑制机体的非特异性和特异性免疫功能。

**1. 体液免疫**　全麻或硬膜外麻醉对小儿体液免疫功能均有抑制作用，术后血清免疫球蛋白含量明显低于术前。新生儿手术后B淋巴细胞百分数增高，但绝对数无明显变化。儿童B淋巴细胞术后明显低于术前，美洲商陆（PWM，商陆促有丝分裂因子）刺激的B淋巴细胞转化功能在术后明显减低，B淋巴细胞数的变化及功能低下与年龄呈明显负相关。

**2. 细胞免疫**　小儿术后$T_h$及$T_s$细胞数均下降。$T_h$细胞下降极为明显，以致$T_h/T_s$细胞的比例低于术前。也有人认为是由于总淋巴细胞数减少，导致$T_h$及$T_s$细胞减少，所以两者的比例无明显变化。也有报道术后$T_h$细胞下降，$T_s$细胞升高，以致两者之比发生变化。

有研究证实新生儿术后淋巴细胞转化率低于术前，新生儿对麻醉及手术在免疫系统的反应比较复杂，对不同的丝裂原表现不同程度的免疫抑制，反映新生儿淋巴细胞亚群对手术和麻醉所致的免疫抑制的易感性不同，且由于新生儿免疫功能尚不成熟的缘故，新生儿的淋巴细胞功能与儿童也不相同。

### （三）红细胞免疫

红细胞有吞噬和免疫黏附功能，有报道成人静吸复合全麻明显抑制红细胞免疫功能，硬膜外麻醉影响较小，而手术创伤对其抑制比麻醉因素更重要，且抑制与创伤程度有一定关系，麻醉及手术抑制红细胞免疫功能是暂时的，但其功能恢复与麻醉方法和手术创伤程度有密切关系。小儿术后红细胞免疫状态有待于研究。

## 三、手术及麻醉后免疫抑制的特点

### （一）与年龄的关系

小儿术后免疫变化与年龄相关，即年龄愈小，手术及麻醉所致免疫抑制愈严重。因为术后反映免疫功能变化的各项指标，如淋巴细胞转化率，B 淋巴细胞数，$T_s$、$T_h$淋巴细胞数，$T_h/T_s$细胞的比值，与年龄呈负相关，年龄愈小，其变化愈大。B 淋巴细胞的功能及数的变化与年龄的负相关尤其明显。

### （二）免疫抑制的恢复和后果

手术和麻醉诱导的免疫抑制可逆，但恢复到术前水平时间，资料不一，总的看来，小儿各项免疫指标 1～3 d 内恢复到术前水平。麻醉手术后免疫抑制可引发：① 术后感染：主要与高龄、肥胖、营养不良以及手术时间冗长及激素治疗有关，麻醉、手术与术后感染发生率的关系目前尚无明确结论。有认为麻醉对感染过程不仅无害甚至有利，但不能说没有影响，主要取决于术中应激反应导致免疫功能抑制的严重程度。② 肿瘤扩散：对肿瘤的抵抗需要免疫完整性，免疫缺陷和免疫抑制治疗常与肿瘤发生率增高有关，麻醉、手术和输血的免疫抑制作用可使肿瘤容易在术后扩散。但是麻醉药本身对实验性肿瘤产生的影响尚有争论，而麻醉与手术的应激反应对肿瘤发育成长似乎更重要。

### （三）与手术创伤程度的关系

小儿术后出现的免疫抑制与手术大小无明显关系，术后特异性免疫反应抑制与小儿手术创伤程度正相关，大手术免疫抑制明显。

### (四) 与手术中输血的关系

输血可提供 T 细胞及其介质、免疫球蛋白、调理素，手术后输血的小儿出现免疫抑制的时间短，恢复较快。Harold 等研究了手术中输血后病人的免疫状态，发现手术中输血病人血中的活性淋巴细胞增多，且不伴有 $T_s$细胞增多。输血对细胞介导的皮肤免疫反应有抑制作用，但此抑制作用与输血次数及周期有明显的相关性。一般手术中输血仅 1～2 次，且量不多，是否引起免疫抑制尚需进一步研究。

## 四、术后免疫抑制的机制

### (一) 激素的作用

**1. 儿茶酚胺**　手术后出现免疫指标的变化，尤其是淋巴细胞数目的减少，是由于儿茶酚胺类激素使淋巴细胞滞留于淋巴结、骨髓、脾及胸腺，而致血中淋巴细胞数目减少，即淋巴细胞在网状内皮系统再分布的结果。

**2. 皮质类固醇激素**　手术病人血液中皮质类固醇激素水平升高，在这个高峰之后 1～2 d即出现淋巴细胞数目减少，它可以使循环中的淋巴细胞重新分布到淋巴组织，且以 T 细胞为主，并且使淋巴细胞对丝裂原的反应性明显减低，对 B 细胞引起以 IgG 减少为主的血清免疫球蛋白浓度的降低，其中部分原因是免疫球蛋白分解代谢增高，体外试验发现高剂量激素可以抑制免疫球蛋白的合成。

### (二) 麻醉的作用

麻醉对免疫系统有抑制作用，但手术抑制作用更大。麻醉可诱导血清中的抑制因子，损伤白细胞功能，麻醉药和体内蛋白结合形成麻醉蛋白，抑制氧化还原所必需的酶，如髓过氧化物酶。麻醉剂可抑制细胞有丝分裂中 S 期细胞 DNA 合成及有丝分裂，从而影响免疫功能。

### (三) 神经内分泌的作用

免疫系统和神经内分泌系统相互联系，某些神经肽类物质对免疫系统具有明显的调节作，β-内啡肽可影响外周血单个核细胞某些抗原的表达。已证实术后血浆 β-内啡肽含量高于术前水平，增高的内啡肽可迅速影响 $T_4$表面特异性 $T_4$抗原表达，使外周血 $T_4$减少。影响 $T_4$与 $T_8$的比值，影响机体免疫状态的稳定。

综上所述，手术及麻醉对小儿免疫系统有抑制作用，特异性免疫系统被抑制明显，而以 B 细胞受影响较重，这一免疫抑制与年龄有负相关，与手术创伤大小呈正相关。

## 五、麻醉手术期间保护免疫功能的措施

### （一）恢复机体的营养状态

麻醉手术期间的应激性高代谢反应常使机体处于营养不良状态，目前认为改善机体的营养状态是抑制免疫功能低下及防止感染的最简单和有效的方法，具有免疫增强作用的营养成分主要包括精氨酸、RNA 和 n－3 多聚不饱和脂肪酸。

### （二）纠正细胞缺氧和钙过载

目前正在试用的措施包括肝素治疗、己酮可可碱、ATP-$MgCl_2$ 等，上述方法主要通过改善血液动力学，增加淋巴细胞的功能，促进脾细胞 IL-2、IL-3 的合成和分泌等作用来增加机体的免疫功能。

### （三）拮抗免疫抑制因子及抑制细胞的作用

主要措施包括：① 抑制 $PGE_2$ 的产生；② 一氧化氮合成酶抑制剂；③ 糖皮质激素受体抑制剂；④ 阿片肽受体抑制剂等；⑤ 细胞因子的应用：细胞因子在免疫应答和免疫调节过程中具有十分重要的作用，目前应用的具有增强免疫功能或免疫保护作用的细胞因子包括：IL-2、IL-8、IL-12、IFN-γ、胸腺素、类胰岛素生长因子 I 和粒细胞或巨噬细胞集落刺激因子。

### 参 考 文 献


1 Siebert JN, Posfay-Barbe KM, Habre W, et al. Influence of anesthesia on immune responses and its effect on vaccination in children: review of evidence. Paediatr Anaesth, 2007, 17(5): 410－420.

2 Peterson RC, Patel L, Cubert K, et al. Serial satellite ganglion blocks for intractable postherpetic itching in a pediatric patient: a case report. Pain Physician, 2009, 12(3): 629－632.

3 Calişkan E, Koçum A, Sener M, et al. Caudal epidural anesthesia for a 2-year old child with congenital myasthenia gravis. Agri, 2008, 20(4): 49－52.

4 Nguyen C, Rose NR, Njoku DB. Trifluoroacetylated IgG4 antibodies in a child with idiosyncratic acute liver failure after first exposure to halothane. J Pediatr Gastroenterol Nutr, 2008, 47(2): 199－202.

5 Castro BA. The immunocompromised pediatric patient and surgery. Best Pract Res Clin Anaesthesiol, 2008, 22(3): 611－626.

6 Sampson VB, Dunn SP, Rymeski B, et al. Failure of immunosuppressive drug levels to predict T-cell reactivity in pediatric transplant patients. J Pediatr Surg, 2008, 43(6): 1134－1141.

7 Ure BM, Suempelmann R, Metzelder MM, et al. Physiological responses to endoscopic surgery in children. Semin Pediatr Surg, 2007, 16(4): 217-223.
8 Zhou JY, Zhong HJ, Yang C, et al. Corticosterone exerts immunostimulatory effects on macrophages via endoplasmic reticulum stress. Br J Surg, 2010, 97(2): 281-293.
9 Ok M, Latgé JP, Baeuerlein C, Ebel F, et al. Immune responses of human immature dendritic cells can be modulated by the recombinant Aspergillus fumigatus antigen Aspfl. Clin Vaccine Immunol, 2009, 16(10): 1485-1492.
10 Kim C, Sakamoto A. Differences in the leukocyte response to incision during upper abdominal surgery with epidural versus general anesthesia. J Nippon Med Sch, 2006, 73(1): 4-9.
11 Von Dossow V, Luetz A, Haas A, et al. Effects of remifentanil and fentanyl on the cell-mediated immune response in patients undergoing elective coronary artery bypass graft surgery. J Int Med Res, 2008, 36(6): 1235-1247.
12 Akural EI, Salomäki TE, Bloigu AH, et al. The effects of pre-emptive epidural sufentanil on human immune function. Acta Anaesthesiol Scand, 2004, 48(6): 750-755.
13 McLin VA, Belli DC, Posfay-Barbe KM. Immune reconstitution inflammatory syndrome and solid organ transplant recipients: are children protected? Pediatr Transplant, 2010, 14(1): 19-22.
14 Koçak U, Aral YZ, Kaya Z, et al. Evaluation of clinical characteristics, diagnosis and management in childhood immune thrombocytopenic purpura: a single center's experience. Turk J Pediatr, 2007, 49(3): 250-255.
15 Belletrutti M, Ali K, Barnard D, et al. Chronic immune thrombocytopenic purpura in children: a survey of the canadian experience. J Pediatr Hematol Oncol, 2007, 29(2): 95-100.

（王志萍）

## 第五节　睡眠呼吸暂停综合征患儿的病理生理学

阻塞性睡眠呼吸暂停综合征(obstructive sleep apnea syndrome, OSAS)患儿最常见的外科处理是扁桃体切除术，围术期麻醉风险高于上呼吸道正常患儿。麻醉医师应常规检查患儿打鼾、气道功能障碍、气道解剖紊乱以及其他共存疾病，这些能够增加术后来自 OSAS 的风险。为个体患儿制定合理的、安全的、有效的决定取决于在术前精确的风险评估。

### 一、中枢通气驱动

儿童 OSAS 本质特征是睡眠期间上呼吸道阻力增加。扁桃体肥大、变态反应性鼻炎、鼻甲肥大、鼻中隔偏曲及上颌骨压缩引起小儿气道狭窄。正常小儿清醒时上呼吸道扩张肌的活动对气道起保护性作用,防止气道塌陷。阻塞性睡眠呼吸暂停综合征患儿清醒时可通过上呼吸道括约肌活动加强来代偿气道解剖缺陷,但睡眠时这些扩张肌的紧张性丧失,加之淋巴组织增生,使上呼吸道更显狭窄,上呼吸道扩张肌力量和塌陷力量决定其扩张与否,其间有一个复杂的内在关系,通常用临界压(critical pressure, Pcrit)表示。OSAS 小儿临界压为正值,塌陷力量占优势,故上呼吸道狭窄。小儿从 3～5 岁开始,上呼吸道的软组织增大,包括扁桃体、腺样体等,而且增长超过其骨性组织,也是造成上呼吸道狭窄的原因,有研究表明,OSAS 患儿上呼吸道腺体的磁共振影像显示其较对照组有明显增大,然而,这些腺体的大小和患儿症状的严重程度没有线形关系。

OSAS 俗称"鼾症"、"打呼噜"。主要是由于睡眠时上呼吸道塌陷阻塞引起的呼吸暂停和通气不足、同时伴有打鼾、睡眠结构紊乱,频繁发生血氧饱和度下降、白天嗜睡、疲倦等病症,由于该病能够导致一系列严重心脑血管疾病,近十多年来日益引起重视,其中枢驱动作用不明。临床进行过许多关于清醒时成人对高碳酸及低氧反应的研究。有些研究发现 OSAS 患者的通气驱动较正常人迟钝(大多治疗后改善),另有研究则认为 OSAS 患者通气驱动正常,还有研究则表明仅在一部分 OSAS 亚群中存在通气驱动异常。而研究发现儿童 OSAS 患者无论觉醒还是睡眠对低氧及高碳酸的刺激都有正常通气反应。儿童与成人之间的这种差异可能是由于儿童混杂因素较少,而成人 OSAS 患者大多合并有多种混杂因素,如肥胖、慢性阻塞性肺病和清醒时的低通气血症等。尽管 OSAS 患儿总体通气反应正常,但仍存在细微的异常。Goza 等报道睡眠时有高碳酸血症的 OSAS 儿童,清晨清醒时给予反复 $CO_2$ 刺激,OSAS 儿童表现为与正常儿童的适应性反应不同的呼吸反应的增加,当在白天晚些时候或在 OSAS 治疗后再检测,则 OSAS 儿童与正常儿童呼吸反应相似,这项研究提示造成 OSAS 患者通气驱动细微异常的原因可能是 OSAS 患儿已适应夜间高碳酸血症或其他与睡眠昼夜节律有关的因素。

中枢通气驱动因年龄而异。0.1 s 的气道闭合压因受体表面积及胸腔,上呼吸道压力变化的影响较小而能较好地反映中枢通气驱动。气道闭合压主要由隔膜产生,而隔膜形态的变化会直接影响隔膜产生的力量。隔膜形态除了受到胸廓形态影响外还受残余肺容量影响。儿童残气量小于成人,胸廓顺应性较成人佳,故儿童胸廓更易变形。Marcus 等发现清醒时气道闭合压与压力流量曲线的斜率(代表了上呼吸道的塌陷性)无相关性,但睡眠时的气道闭合压则与斜率呈强烈负相关。这项结果提示中枢通气驱动影响了上呼吸道的塌陷性,而且这种缺陷是睡眠所特有的。

对婴儿 OSAS 的通气驱动的研究甚少。总体来说,婴儿低氧时表现出双相反应,最初为通气增加,接着发生持续的通气抑制。而婴儿通气变化较成人更为明显,理论上,由此导致的通气不稳定性可能是婴儿期呼吸暂停(中枢性及阻塞性)高发的原因之一。

## 二、对吸气阻力负荷的通气反应

成人和儿童 OSAS 患者对吸气阻力负荷均有异常通气反应。比较成人 OSAS 患者与体重相匹配的非 OSAS 患者，OSAS 患者对吸气阻力负荷的感知减少，对吸气阻力负荷的补偿反应也减少。经 CPAP 治疗后，对吸气阻力负荷感知及通气补偿反应均得到改善。这说明对吸气阻力负荷的反应受损是 OSAS 的结果而不是原吸气阻力负荷缺乏反应。Marcus 等研究显示，OSAS 儿童普遍对呼吸道刺激存在觉醒缺陷，觉醒是呼吸暂停的最终呼吸反应。当患儿入睡后，出现呼吸暂停时呼吸功能不全，通气代偿机制不能满足机体需要则出现低氧血症和高碳酸血症。不同于成人的是，OSAS 患儿在阻塞性呼吸暂停后，通常没有脑电图觉醒波，但皮质下的觉醒波仍频繁出现，与快动眼睡眠期（REM）相联系，在整个夜间较迟的 REM 期的呼吸暂停比较早 REM 期的时间长、频率高。

OSAS 患儿觉醒阈明显高于正常儿童，REM 的觉醒阈尤其高。OSAS 患儿觉醒少及缺乏对吸气负荷的通气补偿可能是引起儿童阻塞性低通气时间较长的原因。有研究表明中枢性或阻塞性呼吸暂停的婴儿，上呼吸道阻塞引起的吸气时间延长与正常对照者相同，但舌肌 EMG 反应减弱，外源性上呼吸道阻塞常导致儿童发生中枢性或阻塞性呼吸暂停。

## 三、觉醒

### （一）睡眠结构

正常人睡眠分为非快动眼睡眠（NREM）期和 REM 期，非快动眼睡眠又分Ⅰ、Ⅱ、Ⅲ、Ⅳ期。NREM 期又分不稳定睡眠和稳定睡眠两期，前者包括Ⅰ、Ⅱ期，后者包括Ⅲ、Ⅳ期。不稳定 NREM 睡眠期以周期性呼吸为主要表现，呼吸深度周期性、规律性变大变小，当呼吸深度变小时可引起中等度通气降低，导致 $O_2$ 分压和 $CO_2$ 分压波动（$O_2$ 分压下降，$CO_2$ 分压上升）。稳定 NREM 睡眠期以呼吸频率的突然变化，肋间肌活动度降低，膈肌活动度增加为表现；然而由于呼吸中枢抑制和通气阻塞等原因造成膈肌两侧压力差降低最终影响膈肌功能，导致低通气。REM 期呼吸频率和深度变化更明显，$O_2$ 分压和 $CO_2$ 分压波动比 NREM 期可能更严重。正常情况下 REM 期、NREM Ⅲ、Ⅳ 期与清醒状态下相比每分钟通气量、潮气量均明显降低。对 OSAS 患儿的睡眠结构知之甚少。有研究表明 OSAS 患儿存在睡眠不安，但不像成年患者存在明显的睡眠紊乱，Gob 等证实 OSAS 患儿的睡眠分期正常，结构相似，只是在 REM 期症状明显。

### （二）觉醒

觉醒是机体对上呼吸道阻塞的重要保护性反应。儿童与成人 OSAS 患者的觉醒反应不同。成人 OSAS 者 70%的 NREM 期呼吸暂停与皮质觉醒有关，但儿童此期通常不发生觉醒反应。Mcnamara 等发现在阻塞性呼吸暂停中，小于 50%的儿童和 18%的婴儿的呼吸暂停与 NREM 期觉醒有关。

OSAS 患儿缺乏皮质觉醒可解释儿童在临床上常表现为较长而连续的阻塞性低通气。由于 OSAS 患儿对阻塞性呼吸暂停不表现出觉醒，所以他们的睡眠结构得以保留，白天嗜睡的症状并不常见。儿童在发生阻塞性呼吸暂停时有特征性脑电图波形变化说明儿童存在对阻塞性呼吸暂停的皮质下中枢神经系统反应和自主反应。有研究证实儿童中大多数的阻塞性呼吸暂停会因睡眠时体位的变化而终止，尽管此时并无觉醒的脑电图表现。

OSAS 患儿对阻塞性呼吸暂停缺乏皮质觉醒的可能原因：① 总体上，儿童对所有刺激的觉醒阈较高，而且年龄越小，觉醒阈越高。Busby 等研究证实儿童觉醒阈高于成人。② 儿童对呼吸刺激的觉醒阈高于成人。③ OSAS 患儿存在觉醒缺陷。OSAS 患儿对呼吸刺激(不论是高碳酸还是吸气阻力负荷)存在特殊的觉醒缺陷。Marcus 研究发现高碳酸血症是强有力的觉醒刺激剂，能使正常婴儿、儿童、青少年及成人觉醒，但各年龄组的觉醒阈不同。OSAS 患儿在较正常儿童为高的 $PaCO_2$ 时觉醒，而且睡眠呼吸紊乱指数(AHI)越高，觉醒阈越高。觉醒阈可因 OSAS 患儿的治疗而降低。OSAS 患儿对吸气阻力负荷亦存在迟钝的觉醒反应，这使 OSAS 患儿对呼吸紊乱不会产生觉醒反应，防止了睡眠片断的产生，但却易引起气体交换异常。研究证实 OSAS 患儿与正常儿童比较对声音刺激的觉醒反应无差异，对声音的觉醒阈也相似，提示其觉醒的缺陷是呼吸刺激所特有的，但此种缺陷究竟是 OSAS 的原因还是结果至今尚未明确。

## 四、上呼吸道神经肌肉运动紧张性

上呼吸道肌肉是呼吸辅助肌，可因各种因素如低氧、高碳酸血症、气道内压降低而激活。既往研究证实上呼吸道肌肉紧张性减弱或消失会使上呼吸道易于塌陷，而高碳酸血症或电刺激会降低气道的塌陷性。上呼吸道肌肉神经运动紧张性增加可能是 OSAS 患儿对上呼吸道狭窄的补偿反应。OSAS 患儿上呼吸道扩大肌的组织显示肌纤维组织结构改变是上呼吸道扩大肌代偿性兴奋及肌肉功能紊乱的组织学基础。OSAS 患儿肌纤维分布发生异常：Ⅰ型肌纤维数量及单根肌纤维面积减小；Ⅱa 型肌纤维数量代偿性增多并发生代偿性肥大；Ⅱb 型肌纤维数量减少，但 3 种肌纤维总数增多。电镜检查可见肌原纤维结构紊乱，运动神经纤维水肿，轴突内出现空泡变性。上述改变说明 OSAS 患儿扩大肌肌纤维萎缩、减少，肌肉自身功能紊乱，这可能是引起 OSAS 上呼吸道异常塌陷的重要原因之一；OSAS 患儿存在上呼吸道神经肌肉控制障碍；咽外侧壁翼状肌、咽括约肌、咽旁肥垫没有明显的肥厚，提示咽外侧壁厚度与儿童 OSAS 无关，这一点与成人不同。咽壁肌疲软的儿童易发生 OSAS，这类儿童即使经腺样体和扁桃体切除术后病情缓解，成年后仍可能复发 OSAS。

Mazzanotte 等发现成人 OSAS 患者为抵抗上呼吸道狭窄而增加上呼吸道扩张肌群的紧张性，但这种反应仅发生在清醒时，睡眠时则此种反应消失。近期，Katz 等在 OSAS 患儿做了相似研究，发现 OSAS 患儿的颏舌肌 EMG 活动清醒时远高于正常对照者，但在睡眠时则颏舌肌 EMG 活动显著下降。

上呼吸道压力流量曲线反映了鼻内压(P)和流量限制时吸气峰流速之间的关系，之所以需要流量限制是因为在此条件下，吸气峰流速仅由上呼吸道本身的条件决定而不受上呼吸道狭窄部位下游压力的影响，是评估睡眠时上呼吸道功能较好的方法。曲线斜率代表上呼吸道功能，斜率小，曲线平坦代表上呼吸道不易发生塌陷，X 轴截距即为 P(用以定量上呼吸道易于塌陷的趋势)，P 为气流为零时的压力。成人压力-流量曲线较陡峭，P 在成人及儿童 OSAS 患者可为正值，说明即使鼻内压大于大气压时也可发生上呼吸道塌陷。有研究表明，正常儿童在鼻内压明显低于大气压时，仍可保持一定的吸气流速口，这可能是由于上呼吸道肌肉的紧张性增强的结果。

Isono 等利用内窥镜研究了全麻后肌肉完全松弛状态下咽部的静态机械性特征，发现 OSAS 患儿上呼吸道闭合压低于成人，正常儿童气道闭合压较成人及婴儿低说明儿童上呼吸道不易发生塌陷。静态及动态的气道研究均证实儿童可能存在上呼吸道解剖及结构方面的因素使儿童较成人不容易发生上呼吸道塌陷。Wilson 等报道死后婴儿的气道闭合压高于自然睡眠时婴儿的气道闭合压，这种婴儿在静态及动态时气道反应的差异证实了上呼吸道肌肉的神经运动紧张性在保持睡眠时上呼吸道开放方面起了重要作用。

OSAS 患者上呼吸道神经运动反射反应迟钝，清醒状态下成人 OSAS 患者低氧时颏舌肌 EMG 活动减弱，而正常成人则表现为增加。对于外源性的 $CO_2$ 及负压刺激，正常成人清醒时上呼吸道反应迅速，但睡眠时则几乎没有反应；而正常儿童即使在睡眠时都有敏锐的上呼吸道反应。上呼吸道对 $CO_2$ 和气道负压的反应相似，这似乎提示上呼吸道的负压及 $CO_2$ 感受器是同一感受器。

## 五、上呼吸道的敏感性

上呼吸道负压反射的感觉环路在保持上呼吸道稳定性上也起了一定作用。清醒及睡眠时鼻咽部麻醉会使儿童及成人上呼吸道更易发生塌陷而引起呼吸暂停。成人 OSAS 患者中存在上呼吸道感觉缺陷，有研究表明，成人 OSAS 患者咽部对温度，触觉及震动觉刺激的反射敏感性减弱，推测可能是由于多年鼾声的震动性损伤而导致的继发性的神经受损。

上述关于上呼吸道功能的研究表明儿童较成人不易发生上呼吸道塌陷，且上呼吸道反射更为敏捷。这与临床上儿童鼾症患者较成人少，睡眠时呼吸暂停较成人少见符合。一系列研究均证实中枢神经系统在保持上呼吸道开放方面起了重要作用。上呼吸道肌肉因各种刺激如低氧、高碳酸、负压而激活。下述事实说明上呼吸道对压力负荷的反应受中枢调控：

① 在清醒及睡眠时，上呼吸道对压力负荷的反应是迥然不同的，提示了其中有高级中枢神经系统的参与；② 功能性磁共振成像（MRI）的研究证实中枢神经系统参与了对上呼吸道压力负荷的反应；③ 高碳酸和吸气负荷具有相似的上呼吸道肌肉 EMG 反应。

## 六、对生长激素的影响

垂体前叶（腺垂体）分泌的生长激素（GH）主要在 REM 期释放，文献证明 GH 的自然分泌量白天低于夜间，夜间入睡后则分泌旺盛，且与睡眠深度有关，在Ⅲ或Ⅳ期睡眠时达高峰期。由于 OSAS 患儿缺乏Ⅲ、Ⅳ期睡眠状态，故 GH 分泌难以达到正常水平。这是影响患儿生长发育缓慢的因素之一。

## 七、对心血管系统的影响

### （一）心律失常

憋气、呼吸暂停时出现的缓慢及阻滞性心律失常系迷走神经张力增高起主要作用；呼吸运动恢复时出现的加速心率以及异位、快速心律失常与迷走神经张力突然解除，短时间转为交感神经活性增强而造成两者失衡，引起异位起搏点兴奋性改变。

### （二）高血压

在 OSAS 儿童易发生夜间收缩性和舒张性高血压，以舒张压增高为主，血压增高程度与睡眠呼吸暂停的程度和患儿肥胖程度有关，尤其与饱和度下降事件有关。成人间歇性缺氧无高碳酸血症是 OSAS 相关的交感激活、内皮功能障碍、氧化应激和炎症的关键刺激，这产生了心血管功能障碍。

### （三）心电图改变

心电图改变呈阵发性，动态心电图监测发现，心律失常与憋气有关，憋气时间越长，心律失常越严重；恢复呼吸过程中由慢向快转折时往往出现快速性心律失常；由于缺氧，24 h 交感神经活性增高，平均心率偏快。

### （四）肺动脉高压、肺心病、右心衰竭

在 92 名扁桃体腺样增殖肥大儿童中，3.3％发生了肺动脉高压，扁桃体腺样增殖肥大切除术而逆转，心血管发病率与内皮功能障碍有关。慢性夜间低氧血症、高碳酸血症和代谢性酸中毒可使交感神经兴奋，中心静脉血回流增加，小动脉收缩，心排血量改变，引起体循环和

(或)肺循环压力增高，在缺氧肺血管收缩强的小儿中，可引起严重肺动脉高压甚至产生肺心病、右心衰竭。

与 OSAS 相关的心功能障碍可以通过心室结构和功能改变证明。右室功能障碍发生于慢性升高的肺动脉高压以及呼吸产生的抵抗部分关闭超时的上呼吸道的负性胸内压。如果肺动脉高压未处理，最终引起肺源性心脏病并且通过超声心动图发现右心室肥大、心室扩张、肺和三尖瓣关闭不全、射血分数减少以及肺动脉扩张，幸运的是右心室功能障碍和肺源性心脏病通过 OSAS 外科处理可能是可逆的。由于急性气道阻塞及显著的负性吸气压力或者慢性气道阻塞明显缓解，OSAS 患儿也可能经历梗阻后肺水肿。在这两种情况下，也可能发生肺毛细血管物理损伤、血管活性介质释放以及流体静力导致液体渗漏到肺实质。

## 八、对血液系统的影响

如 $SaO_2$ 低于 92%，刺激形成红细胞生成素，促使红细胞增多，造成红细胞增多症。

## 九、对泌尿系统的影响

主要表现为夜尿的尿量增加、尿钠浓度的升高和异常蛋白尿的出现等。低氧血症是心房利钠多肽(ANP)分泌增加的启动因素和主要因素，ANP 在低氧引起夜尿和尿钠改变过程中起到关键的连接作用。重度低氧会直接影响肾小球的滤过和肾小管的回吸收作用，使睡眠中尿量和尿钠增多。

## 参 考 文 献

1 Katz ES, D'Ambrosio CM. Pathophysiology of pediatric obstructive sleep apnea. Proc Am Thorac Soc, 2008, 5: 253 - 262.

2 Bhattacharjee R, Alotaibi WH, Kheirandish-Gozal L, et al. Endothelial dysfunction in obese non-hypertensive children without evidence of sleep disordered breathing. BMC Pediatr, 2010, 10: 8.

3 Villa MP, Malagola C, Pagani J, et al. Rapid maxillary expansion in children with obstructive sleep apnea syndrome: 12-month follow-up. Sleep Med, 2007, 8: 128 - 134.

4 Chhangani BS, Melgar T, Patel D. Pediatric obstructive sleep apnea. Indian J Pediatr, 2010, 77(1): 81 - 85.

5 Goroza E, Sagy M, Sagy N, et al. Severity assessment of obstructive sleep apnea syndrome(OSAS) in pediatric patients. Clin Pediatr(Phila), 2009, 48(5): 528 - 533.

6 O'Brien LM, Gozal D. Autonomic dysfunction in children with sleep-disordered breathing. Sleep, 2005,28:747 - 752.

7 Giblin TB. Review of upper airway resistance syndrome: nursing and clinical management. J Clin

Nurs, 2009, 18(17): 2486 - 2493.

8 Miano S, Paolino MC, Castaldo R, et al. Visual scoring of sleep: A comparison between the Rechtschaffen and Kales criteria and the American Academy of Sleep Medicine criteria in a pediatric population with obstructive sleep apnea syndrome. Clin Neurophysiol, 2010, 121(1): 39 - 42.

9 Tamay Z, Akcay A, Kilic G, et al. Are physicians aware of obstructive sleep apnea in children? Sleep Med, 2006, 7: 580 - 584.

10 Bhattacharjee R, Dayyat E, Kheirandish-Gozal L, et al. Nocturnal polysomnographic characteristics of habitually snoring children initially referred to pediatric ENT or sleep clinics. Sleep Med, 2009, 10(9): 1031 - 1034.

11 Verhulst SL, Aerts L, Jacobs S, et al. Sleep-disordered breathing, obesity, and airway inflammation in children and adolescents. Chest, 2008, 134(6): 1169 - 1175.

12 Miano S, Rizzoli A, Evangelisti M, et al. NREM sleep instability changes following rapid maxillary expansion in children with obstructive apnea sleep syndrome. Sleep Med, 2009, 10(4): 471 - 478.

13 Spruyt K, Sans Capdevila O, Serpero LD, et al. Dietary and physical activity patterns in children with obstructive sleep apnea. J Pediatr, 2010, 156(5): 724 - 730.

14 Bokkala S, Napalinga K, Pinninti N, et al. Correlates of periodic limb movements of sleep in the pediatric population. Pediatr Neurol, 2008, 39(1): 33 - 39.

15 Chervin RD. Neuropsychological and behavioral functioning in children with and without obstructive sleep apnea referred for tonsillectomy. J Int Neuropsychol Soc, 2008, 14(4): 571 - 581.

16 Gozal D. Obstructive sleep apnea in children: implications for the developing central nervous system. Semin Pediatr Neurol, 2008, 15(2): 100 - 106.

17 Owens JA. Neurocognitive and behavioral impact of sleep disordered breathing in children. Pediatr Pulmonol, 2009, 44(5): 417 - 422.

18 Bhattacharjee R, Kheirandish-Gozal L, Pillar G, et al. Cardiovascular complications of obstructive sleep apnea syndrome: evidence from children. Prog Cardiovasc Dis, 2009, 51(5): 416 - 433.

19 Goldbart AD, Tal A. Inflammation and sleep disordered breathing in children: a state-of-the-art review. Pediatr Pulmonol, 2008, 43(12): 1151 - 1160.

20 Mason TB 2nd, Teoh L, Calabro K, et al. Rapid eye movement latency inchildren and adolescents. Pediatr Neurol, 2008, 39(3): 162 - 169.

（王志萍）

## 第六节　先天性心脏病患儿呼气末与动脉血二氧化碳($CO_2$)分压的相关性及其影响因素

影响先天性心脏病患儿呼气末与动脉血 $CO_2$ 分压差的因素众多。首先，心脏病造成的机体血流动力学的改变及其继发作用对 P(a-et)$CO_2$ 的影响最大。其次，年龄因素对 P(a-et)$CO_2$ 的影响也不容忽视。此外，术中呼吸参数的改变、呼气末 $CO_2$ 的取样部位、患儿手术持续的时间等也不同程度地影响了 P(a-et)$CO_2$。

## 一、不同类型的心脏病对 P(a-et)$CO_2$ 的影响

由于 $CO_2$ 通过肺泡膜的弥散能力很强，动脉血 $PCO_2$ 与肺泡气 $PCO_2$ 几乎相同。所以，心肺正常的患儿在手术中行机械通气时，呼气末 $CO_2$ 分压可以准确地反映动脉血 $CO_2$ 分压的变化情况。然而在先天性心脏病患儿中，由于不同程度的左向右或右向左分流造成的血流动力学的改变，以及由此进一步带来的通气/血流比例失调，$PetCO_2$ 测定值往往明显低于 $PaCO_2$。

### (一) 紫绀型先天性心脏病

在紫绀型先天性心脏病患儿中，由于心室或心房内的右向左分流，使得 $CO_2$ 含量相对较高、氧含量相对较低的静脉血直接进入动脉血循环中。动静脉血的混合使 $PaCO_2$ 明显升高，高于肺泡毛细血管分压，也即呼气末 $CO_2$ 分压；同时由于 $PaCO_2$ 的升高，氧离曲线右移(图 1-2)，动脉血氧饱和度下降、去氧血红蛋白浓度升高。研究认为，任何程度的去氧合状态都会对 P(a-et)$CO_2$ 产生一定的影响。

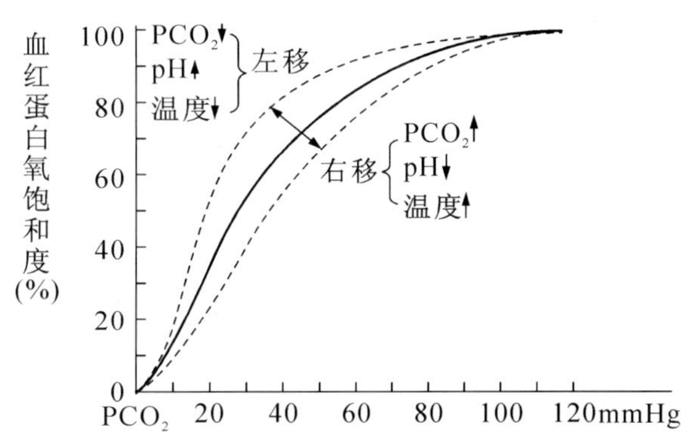


**图 1-2　影响氧离曲线的因素**

紫绀型先天性心脏病患儿的 P(a-et)$CO_2$ 值与 $SaO_2$ 值呈负相关，当 $SaO_2$ 每减少 10% 时，P(a-et)$CO_2$ 就增加 2～3 mmHg；同时动脉血中血红蛋白的浓度与机械通气时氧浓度也可轻度地影响这个差值。研究显示，P(a-et)$CO_2$ = R × Hb × 0.013 1 × (100 − $SaO_2$)/K。其中 R 是呼吸商、K 是 $CO_2$ 在整个血液内的解离常数。也可以通过脉搏血氧饱和度对 $PetCO_2$ 进行校正：校正 $PetCO_2$ = $PetCO_2$ − 0.36 × $SpO_2$ + 39。这个校正值与 $PaCO_2$ 很接近。所以，若不考虑右向左分流进一步造成的肺血减少、通气/血流比例失调或肺泡死腔增大，只考虑血红蛋白、氧饱和度的改变，我们可以从理论上准确地预测出紫绀型先天性心脏病患儿中的这个固有的 P(a-et)$CO_2$ 值。但是研究显示，紫绀型先天性心脏病患儿临床观察到的 P(a-et)$CO_2$ 值明显高于从理论上预测的 P(a-et)$CO_2$ 值。这主要是受到右向左分流带来的继发因素的影响：首先由于流经肺部的血流减少，体内排出的 $CO_2$ 量也相对减少；其次，

肺血减少，虽然流过的静脉血能被充分氧合，但过多的肺泡通气不能被充分利用，导致通气/血流比例增高，从而造成了肺泡内、也即呼气末 $PCO_2$ 的改变。

Choudhury 等研究发现，肺动脉高压是影响紫绀型先天性心脏病患儿 $P(a\text{-}et)CO_2$ 的重要因素。他们将 50 例紫绀型先天性心脏病患儿分为两组：① 伴有严重的肺动脉高压组（例如同时房缺或室缺伴有右室流出道梗阻的患儿）；② 肺动脉压正常或稍降低组。发现两组的 $P(a\text{-}et)CO_2$ 临床观察值大大高于预测值，而这个差值在严重肺动脉高压组更明显。这可能是因为肺动脉高压至一定程度后破坏了肺毛细血管床的结构，使通气/血流比例进一步失调，破坏了 $CO_2$ 的动态平衡。Yasunobu 等研究了 52 例原发性肺动脉高压患者，发现患者在休息及运动时，$P(a\text{-}et)CO_2$ 值都远大于预测值。行心肺运动试验时，随着平均肺动脉压的增高，$P(a\text{-}et)CO_2$ 值相应地进一步增加。

所以，在右向左分流的紫绀型先天性心脏病患儿中，除了分流固有的影响外，还应考虑分流形成的肺内低灌注、肺泡死腔增大。若紫绀型先天性心脏病患儿还伴有肺动脉高压，则肺动脉高压也会进一步影响 $P(a\text{-}et)CO_2$。

### （二）非紫绀型先天性心脏病

以往认为，在左向右分流的病人中不存在 $P(a\text{-}et)CO_2$ 值，特别是当有足够的肺泡通气时，流经肺部的静脉血能充分氧合，体内循环系统中的 $SaO_2$ 与 Hb 将不受影响。若单从这一点考虑，非紫绀型先天性心脏病患儿的 $PaCO_2$ 与 $PetCO_2$ 非常接近。但越来越多的研究证明，只要存在左向右分流引起的肺血流增加，$P(a\text{-}et)CO_2$ 的临床观测值就要比预测值大得多。

左向右分流的病人虽然不像右向左分流存在动静脉血的混合，但左向右分流容易造成肺充血，在这样的非紫绀型先天性心脏病患儿行机械通气后，随着通气量的增加，患儿的氧饱和度也会有一定的改善，提示存在由肺充血造成的通气/血流比例失调以及循环系统中 $SaO_2$ 与 Hb 的改变。肺血增加而原来的通气保持不变时，使通气/血流比例降低，则静脉血相对过多而不能被有效氧合，可出现机体的氧饱和度降低，在一定程度上影响了 $P(a\text{-}et)CO_2$。Choudhury 等研究认为，对于非紫绀型先天性心脏病患儿，肺动脉高压对 $P(a\text{-}et)CO_2$ 的影响与紫绀型先天性心脏病患儿相似。

## 二、呼吸变量的改变对 $P(a\text{-}et)CO_2$ 的影响

### （一）分钟通气量的改变

过度通气可以减少体内 $CO_2$ 的储存，对先天性心脏病患儿是有利的，即改善氧合、降低肺动脉压。Choudhury 等将 100 名先天性心脏病患儿分为四组：紫绀型（伴或不伴肺动脉高

压);非紫绀型(伴或不伴肺充血及肺高压)。在将四组患儿分别进行过度通气(潮气量增至14～15 ml/kg,呼吸频率比预设值增加4～5次/min)后,发现P(a-et)$CO_2$值均减少。特别是在伴有肺高压的紫绀型与非紫绀型患儿中,这个差值改善得更明显。

### (二)关于Jones方程的研究

很多学者曾用Jones方程来预测动脉血$CO_2$分压:$PaCO_2 = 5.5 + 0.9\ PetCO_2 - 0.0021\ Vt$。这个预测值的准确性在成人中已被普遍证实,但在小儿,特别是先天性心脏病患儿中未有详细报道。Ohuchi等对此进行了研究。他将试验对象分为3组:① 川崎病患儿(对照组);② 右房室瓣闭锁矫治术后患儿;③ 右室流出道梗阻重建术后患儿。通过运动试验中的呼吸变化来分析呼吸变量对P(a-et)$CO_2$的影响。在Jones方程的基础上,他们对3组患儿归纳出3个更为详细的方程:① $PaCO_2 = 12 + 0.54\ PetCO_2 + 0.15\ Ve/Vco_2 - 3.6\ R + 0.22\ age$;② $PaCO_2 = 13.7 + 1.06\ PetCO_2 + 0.28\ Ve/Vco_2 - 0.29\ SaO_2$;③ $PaCO_2 = 37.8 + 0.44\ PetCO_2 - 0.18\ Ve/Vco_2 - 0.009\ Vt$($Ve/Vco_2$:每分通气量/$CO_2$产量;R:气体交换率)。从方程中,可以直观地看出$Ve/Vco_2$在预测$PaCO_2$值时起主要决定作用。

## 三、年龄因素对P(a-et)$CO_2$的影响

患儿特殊的生理特点对$PaCO_2$与$PetCO_2$的相关性也有影响。在小儿心脏外科手术行机械通气时,年龄越小,尤其是小于12个月的婴儿,其呼吸频率明显增快,导致可能采集不到实际的肺泡气。此外,由于小儿的呼吸肌发育代谢不成熟,呼出气流相对较小,而机械通气时吸入的新鲜气流相对较大,造成了呼出气流的稀释,这些都可能使得$PetCO_2$低估$PaCO_2$。P(a-et)$CO_2$值在≤12月的患儿中要明显地大于年龄>12月的患儿,且随着年龄的增加,$PetCO_2$准确性也在不断提高。所以,在年龄较小的患儿,还应定时监测血气为妥,或与经皮监测$PCO_2$联合使用。

## 四、呼气末$CO_2$的取样部位对P(a-et)$CO_2$的影响

由于患儿呼出气流很容易被稀释,如何正确地采集呼气末$CO_2$比成人更困难。为了解决这个问题,Badgwell曾推荐在气管导管的末端取呼气末$CO_2$,以更准确地推测$PaCO_2$。近来,Bissonette等描述了一种更为简便的方法,即在通气中断时,用细针穿刺气管导管末端行单次的呼气末$CO_2$分析。George研究了14例行脑外、整形外科及心胸外科手术的患儿。结果证明,用22号细针在邻近气管导管末端穿刺行持续的呼气末$CO_2$取样可以准确的估计小儿行机械通气时的$PaCO_2$。这种技术要比在气管导管远端取样准确性高、且不需要通气的中断。如今,临床上基本都采取这个技术,改良的方法是用一个中空的细导管将气管

导管末端与呼吸机直接相连，即可完成尽量准确的呼气末 $CO_2$ 采样。

## 五、手术持续时间对 P(a-et)$CO_2$ 的影响

Lazzell 等研究了 4 组先天性心脏病患儿手术中 P(a-et)$CO_2$ 的稳定性：① 无心房或心室内缺损，肺血正常；② 非紫绀型伴肺血增高；③ 紫绀型（混合性缺损）伴肺血正常或升高；④ 紫绀型（心房或心室内右向左分流）伴肺血减少。分别于动脉导管置入后、胸骨切开后、打肝素后及体外循环开始时作动脉血气分析，研究发现，在前三组患儿中，各个时间点上的 Pa$CO_2$ 无明显差异。而在肺血减少的紫绀型患儿中，Pa$CO_2$ 随着时间的推移逐渐增大。该研究表明，在心脏手术中，P(a-et)$CO_2$ 值基本是稳定的。在肺血减少的紫绀型患儿出现逐步增加的现象，可能是由于肺血的减少，随着时间的推移，无效通气进一步加剧，通气/血流比例严重失调，P(a-et)$CO_2$ 也就随之增大。

## 六、其他因素对 P(a-et)$CO_2$ 的影响

侧卧位手术时通气/血流比例的改变可使肺泡死腔增大，Pet$CO_2$ 减少，P(a-et)$CO_2$ 增大。也有学者认为，体温可以影响 P(a-et)$CO_2$ 值。鉴于先天性心脏病患儿术中体外循环等对体温的影响，必须重视这个因素。其他的影响因素，如麻醉诱导及维持时药量的增减与药物的选择、吸入气中氧浓度的改变等，尚有待于进一步证实。

综上所述，先天性心脏病患儿由于其特殊的生理结构、复杂的血流动力学改变，使得对 Pet$CO_2$ 影响因素众多，主要包括先天性心脏病的类型、小儿年龄的大小、呼气末 $CO_2$ 的取样部位以及手术持续时间、手术体位等。虽然 Pet$CO_2$ 只能估测 Pa$CO_2$，不能代替 Pa$CO_2$，但是仍有必要综合各种影响因素，寻找一种预测 Pa$CO_2$ 的最佳方法。

### 参考文献


1 Short JA, Paris ST, Booker BD, et al. Arterial to end-tidal carbon dioxide tension difference in children with congenital heart disease. Br J Anaesth, 2001, 86(3): 349-353.

2 Fletcher R. The relationship between the arterial to end-tidal $Pco_2$ difference and haemoglobin saturation in patients with congential heart disease. Anesthesiology, 1991, 75(2): 210-216.

3 Tugrul M, Camci E, Sungur Z, et al. The value of end-tidal carbon dioxide monitoring during systemic-to-pulmonary artery shunt insertion in cyanotic children. J Cardiothorac Vasc Anesth, 2004, 18(2): 152-155.

4 De Vries JW, Plötz FB, Van Vught AJ. Pulse oximeter-enhanced accuracy of capnometry in children with cyanotic heart disease. Intensive Care Med, 2002, 28(9): 1336-1339.

5 Rich GF, Sconzo JM. Continuous end-tidal $CO_2$ sampling within the proximal endotracheal tube

estimates arterial $CO_2$ tension in infants. Can J Anaesth, 1991, 38(2): 201-203.

6 Choudhury M, Kiran U, Choudhary SK, et al. Arterial to end-tidal carbon dioxide tension difference in children with congenital heart disease. Journa of Cardiothoracic and Vascular Anaesthesia, 2006, 20(2): 196-201.

7 Yasunobu Y, Oudiz RJ, Sun XG, et al. End-tidal $P_{CO_2}$ abnormality and exercise limitation in patients with primary pulmonary hypertension. Chest, 2005, 127(5): 1637-1646.

8 Walsh-Sukys MC, Tyson JE, Wright LL, et al. Persistent pulmonary hypertension of newborn in the era before nitric oxide: practice variation and outcomes. Pediatrics, 2000, 105(1 Pt 1): 14-20.

9 Morris K, Beghetti M, Petros A, et al. Comparison of hyperventilation and inhaled nitric oxide for pulmonary hypertension after repair of congenital heart disease. Crit Care Med, 2000, 28(8): 2974-29748.

10 Robbins PA, Conway J, Cunningham DA, et al. A comparison of indirect methods for continuous estimation of arterial $Pco_2$ in men. J Appl Physiol, 1990, 68(4): 1727-1731.

11 Ohuchi H, Hayashi T, Yamada O, et al. Estimation of $PaCO_2$ during exercise in children and postoperative pediatric patients with congenital heart disease. Chest, 2005, 128(5): 3576-3584.

12 Wilson J, Russo P, Russo J, et al. Noninvasive monitoring of carbon dioxide in infants and children with congenital heart disease: end-tidal versus transcutanous techniques. J Intensive Care Med, 2005, 20(5): 291-295.

13 Bissonnette B, Lerman J. Single breath end-tidle $CO_2$ estimates of arterial $Pco_2$ in infants and children. Can J Anaesth, 1989, 36(2): 110-112.

14 Lazzell VA, Burrows FA. Stability of the intraoperative arterial to end-tidal carbon dioxide partial pressure difference in children with congenital heart disease. Can J Anaesth, 1991, 38(7): 859-865.

15 Grenier B, Verchere E, Mesli A, et al. Capnography monitoring during neurosurgery: reliability in relation to various intraoperative positions. Anesth Analg, 1999, 88(1): 43-48.

16 Suominen PK, Stayer S, Wang W, et al. The effect of temperature correction of blood gas values on the accuracy of end-tidal carbon dioxide monitoring in children after cardiac surgery. ASAIO J, 2007, 53(6): 670-674.

17 Oklü E, Bulutcu FS, Yalçin Y, et al. Which anesthetic agent alters the hemodynamic status during pediatric catheterization? Comparison of propofol versus ketamine. J Cardiothorac Vasc Anesth, 2003, 17(6): 686-690.

18 Raja SG, Danton MD, MacArthur KJ, et al. Effects of escalating doses of sildenafil on hemodynamics and gas exchange in children with pulmonary hypertension and congenital cardiac defects. J Cardiothorac Vasc Anesth, 2007, 21(2): 203-207.

（倪　萍　王英伟）

# 第七节　麻醉药对小儿自主呼吸的影响

麻醉镇静药和镇痛药有明显的剂量依赖性呼吸抑制作用，一直以来都认为婴幼儿有很高的呼吸抑制发生率尤其是当使用阿片类镇痛药时。呼吸抑制作用的个体差异较大使得个体化给药成为必然。相比于分钟通气量和呼气末 $CO_2$，药物的剂量与呼吸节奏和频率的变化更线性相关。缓慢注射药物时，呼吸暂停事件的发生率明显降低。

小儿尤其是婴幼儿，由于氧耗量高、氧储备低，耐受缺氧的时间短。在小儿保留自主呼吸的吸入麻醉诱导是经常使用的一种安全方法，即使应用静脉麻醉，保留自主呼吸也是一种良好的选择。临床上预见到有插管困难或进行纤支镜检查取异物的麻醉，保持自主呼吸更为安全，尤其是后一种情况，自主呼吸可以防止异物继续进入气道深处。而且纤支镜检查时和手术医生共享一个狭窄的气道更是需保持自主呼吸的一个重要因素。

正常的自主呼吸由于脑干呼吸中枢的高精度复杂网络系统中兴奋性和抑制性两种神经元控制，外周和中枢的化学感受器感受动脉 $CO_2$ 分压变化引起的 pH 变化。疼痛引起的皮质信号传入称为觉醒和焦虑情绪，此信号的传入对呼吸的作用不受脑干的控制。对呼吸节律有影响的神经元主要分布在髓质的两个特殊区域，pre-Botzi-nger 复合物和 retrotrapezoid 细胞核，产生呼吸节律的神经元主要分布在 pre-Bot-zinger 复合物区域，控制吸气；而与之有耦合作用的 retrotrapezoid 细胞核主要控制呼气。阿片类药物可以引起 pre-Bot-zinger 复合物区域呼吸神经元亚单位的去极化，引起呼吸频率的减慢和呼吸节奏变异率的增加。这种呼吸方式的变化（呼吸时间延长）归因于神经元电位的激活，优于分钟通气量的减少。其他一些信号刺激，包括皮质电活动、肺通气、pH 都会影响到呼吸的过程。

## 一、静脉麻醉药

近年来，静脉麻醉药物（尤其是丙泊酚）由于其可预见性和准确给药浓度得到了广泛的使用。丙泊酚麻醉在保持自主呼吸的同时为气道自控的快速恢复提供了可靠的保证。小儿静脉输注丙泊酚和瑞芬太尼麻醉比传统的单纯吸入麻醉有诸多优点：苏醒快，术后恶心呕吐、谵妄发生率低，以及环境污染少，还可以降低气道反应性、改善术后支气管纤毛功能、维持脑血管活性、保持中耳道压力等特异性作用。尽管静脉麻醉药有很多优点，但也会显著增加呼吸暂停的发生率，大于3%的患儿需要面罩通气。当联合使用阿片类药物进行镇痛并减少丙泊酚用量时，呼吸抑制的发生率增加。

随着对丙泊酚和阿片类镇痛药在小儿呼吸抑制作用的深入了解，这些药物的临床应用中的安全性得以进一步的保障。目前临床上给小儿应用镇静剂的只有19%是麻醉医生，绝大多数情况是由非麻醉医生在手术室外给予的，其中监护病房医生和急救室内科医生在55%以上。此外，对呼吸系统生理学和对镇静麻醉药理学更深刻的理解能够显著降低麻醉诱导期和维持期呼吸暂停的发生率。近期的研究结果提示新生儿以外的婴幼儿，在与丙泊酚联合用药麻醉中，对瑞芬太尼有更强的适应抵抗性，在足以抑制对疼痛刺激的体动反应的药物剂量时自主呼吸也能得以保持，镇静催眠药和阿片类镇痛药协同作用可以抑制呼吸和体动反应。

### (一) 咪达唑仑(咪唑安定)

咪唑安定对呼吸有一定抑制作用，其抑制程度与用药剂量和注射速度有关。与地西泮(安定)相似，咪唑安定对呼吸的抑制作用在给药后2 min内最为明显，对呼吸力学几乎无影响。正常人应用咪唑安定后，机体对$CO_2$反应性降低，15 min后恢复，对患有阻塞性肺部疾病患儿其作用更明显。咪唑安定用于儿童全麻术后躁动的研究发现：先静脉注射负荷剂量(0.05～0.1 mg/kg)作为镇静诱导，然后用微量泵持续静脉输注0.05～0.2 mg·$kg^{-1}$·$h^{-1}$，根据患儿镇静程度调整剂量，尽量保持患儿处于镇静Ramsy 3级(仅对呼唤有反应)。给药后下颌稍显松弛，呼吸幅度、频率、潮气量有所降低，面罩吸氧状态下监测脉搏、血氧饱和度基本不变，其他各项指标均正常。也有报道认为，镇静剂量(0.07～0.1 mg/kg)的咪唑安定会造成中枢性呼吸抑制，可能是使气道阻力、呼吸肌做功增加所致。

### (二) 丙泊酚

丙泊酚的呼吸抑制作用依赖于丙泊酚的输注速度，给予单次注射剂量后呼吸会有明显的抑制，这是由于丙泊酚起效太快，动脉血$CO_2$浓度还来不及增高到抵消药效作用的数值。如采用缓慢给药的方式，成人即使血药浓度大于3 μg/ml，也能维持自主呼吸，但也有50%的患儿在血药浓度为1.33 μg/ml引起一定程度的呼吸抑制。单纯使用丙泊酚可以用于无疼痛刺激操作的麻醉，对有明显刺激的操作不能提供足够的麻醉深度。丙泊酚血药浓度的增加会引起上呼吸道口径减小，很可能引起通气道梗阻，这一效应在婴幼儿尤为显著，因此需尤为谨慎。丙泊酚对呼吸系统的影响具体表现在潮气量、分钟通气量、呼吸频率降低，呼气末$CO_2$浓度升高，而且会减弱机体对低氧和高碳酸血症对呼吸的兴奋性。

关于丙泊酚呼吸抑制的机制：丙泊酚主要抑制呼吸中枢，丙泊酚对呼吸动、静态顺应性及呼气阻力无明显影响，表明丙泊酚对呼吸力学影响不明显。Kashiwagi等曾用新生大鼠进行了实验研究，发现丙泊酚通过激活氯离子通道，作用于γ-氨基丁酸(γ-aminobutyric acid，$GABA_A$)受体β亚基，产生抑制性突触后电位，抑制延髓呼吸中枢吸气前神经元和呼气神经元冲动的传出，而$GABA_A$受体拮抗剂能够拮抗丙泊酚的呼吸抑制。Nieuwenhuijs等也证明了丙泊酚主要通过抑制呼吸中枢的化学感受器，削弱$CO_2$对呼吸中枢的刺激。丙泊酚血浆浓度为 0.75 μg/ml 和 1.5 μg/ml 时，可使 $CO_2$ 反应性分别下降 20%和 34%。但也有研究结果显示：轻度镇静，即传统认识的理想镇静深度（Ramsay 评分 2～3 分）时已明显地抑制患儿的通气功能（$V_{ins}$、$V_{exp}$、MV 和 $RR_{sp}$）；而深度镇静时，其对通气功能的抑制程度更为明显。轻度镇静和深度镇静时的 $P_{peak}$、$P_{mean}$、和 $R_{airway}$ 显著增高，$C_{dyn}$ 则显著降低；而深度镇静时更为严重，均提示丙泊酚可抑制患儿通气功能和改变呼吸动力学。

## （三）芬太尼

经典的阿片受体可分为 μ、δ、κ 3 种类型，不同类型受体有不同的存在位点及生理作用。其中 μ 受体对呼吸的抑制作用最为肯定，研究的也最多。$\mu_1$ 受体主要作用是镇痛、镇静，使心率减慢；$\mu_2$ 受体则与呼吸抑制、欣快感和生理依赖性相关；δ 受体通过调节或拮抗 μ 受体所致的呼吸抑制而发挥其调节呼吸的功能。而主要分布于大脑皮质的 κ 受体对呼吸功能影响较小。阿片类药物对呼吸的影响主要是通过抑制脑桥嘴背侧神经元的自发放电来实现。在延髓和脑桥的腹侧表面，特别是孤束核和疑核被认为是阿片受体产生呼吸抑制的重要部位。

静脉应用芬太尼对呼吸驱动力、呼吸时间、呼吸肌活动均有抑制作用。主要表现为呼吸频率减慢，静脉注射后 5～10 min 呼吸频率减慢至高峰，持续约 10 min 后逐渐恢复。Ferquson 等研究芬太尼对呼吸模式的作用，结果显示：芬太尼应用后，吸气持续时间增加 30%，呼气持续时间增加 95%，潮气量的增加与吸气时间成比例，而吸气起始时的气流增加率有所减少。

麻醉性镇痛药用于小儿麻醉时，其对呼吸影响的个体差异很大，单次静脉注射芬太尼 1 μg/kg，可能产生长达 4 h 的严重呼吸抑制，有些小儿表现出手术中自主呼吸尚可维持，但手术结束气管导管拔除后呼吸停止，或 $SpO_2$ 不能维持正常。单次静脉给芬太尼 2 μg/kg，部分小儿包括 6 个月内的婴儿可以全无呼吸抑制。如反复多次注射，则可产生蓄积作用，作用持续时间延长。注药 20～90 min 后血药浓度可出现第二个较低的峰值。因此芬太尼如反复注射或大剂量注射，可在用药后 3～4 h 出现延迟性呼吸抑制，临床上极应引起警惕。

## （四）瑞芬太尼

瑞芬太尼是纯 μ 型阿片受体激动剂，清除半衰期仅 9.5 min，具有起效快、作用时间短、恢复迅速、无蓄积作用、麻醉深度易于控制等优点。Bouillon 等的研究结果强调，瑞芬太尼是一种强效的呼吸抑制剂，在单次静脉推注的情况下很有可能出现临床显著的低通气状态。Babenco 等的研究结果显示，单次静脉推注瑞芬太尼的呼吸抑制最早在给药后 2.5 min 出现，50%患儿出现呼吸抑制的效应位浓度 $EC_{50}$ 为 1.12 ng/ml。有研究发现瑞芬太尼 3 $\mu g \cdot kg^{-1} \cdot h^{-1}$ 静脉输注可达到安全而有效的镇静作用，超过 7.5 $\mu g \cdot kg^{-1} \cdot h^{-1}$ 则呼吸抑制的发生率明显提高。同时辅以异氟烷吸入或丙泊酚静脉输注，可使患儿保留自主呼吸的瑞芬太尼最大输注速率为 3 $\mu g \cdot kg^{-1} \cdot h^{-1}$。

瑞芬太尼致呼吸抑制的程度与等效剂量的芬太尼相似，但持续时间较短，停药后恢复更快，停止输注后 3～5 min 自主呼吸恢复。此药也可引起肌僵硬，但发生率较低。血浆靶控输注瑞芬太尼对呼吸的抑制作用主要表现为呼吸频率减慢或呼吸暂停，并在用药后 5～10 min时最为明显，这与瑞芬太尼的效应浓度变化相一致。Noseir 等的研究结果显示，瑞芬太尼也会产生剂量依赖的呼吸频率减慢及 $PetCO_2$ 的上升，且这种抑制与注射速度有关，减慢注药速度可减少呼吸抑制的发生率。另外，肝功能不全病人对瑞芬太尼引起的呼吸抑制作用更为敏感，小剂量即可使分钟通气量降低 50%以上，而对肾功能不全患儿呼吸抑制与正常人无差异。

年龄在药物对呼吸控制的影响方面呈复杂的非线性关系，瑞芬太尼在小于 2 个月婴儿体内分布容积几乎是稍大儿童的 2 倍(小于 2 月小儿平均为 452 ml/kg，2～6 岁儿童为 240 ml/kg)，年幼儿童的清除率也明显高于年长儿童。这和其他阿片类药物代谢和年龄的相关性是相反的。静脉输注丙泊酚联合瑞芬太尼抑制切皮时的体动，儿童所需的瑞芬太尼输注速率比成人高 2 倍多。不同年龄段的小儿保持自主呼吸麻醉状态对瑞芬太尼的最大耐受剂量个体差异很大，从 0.05～0.3 $\mu g \cdot kg^{-1} \cdot min^{-1}$不等。当瑞芬太尼剂量为 0.05 $\mu g \cdot kg^{-1} \cdot min^{-1}$时，90%的患儿能保持自主呼吸，而当剂量为 0.3 $\mu g \cdot kg^{-1} \cdot min^{-1}$时，90%的患儿无法保持自主呼吸。年龄小尤其是 3 岁以下的患儿，在不超过 0.35 $\mu g \cdot kg^{-1} \cdot min^{-1}$的较高剂量下也能保持自主呼吸，这和成人对瑞芬太尼的低耐受性完全不同。即使是对同样年龄和体重的儿童，尽管血浆半衰期相对固定，由于个体受体的敏感性不同，瑞芬太尼产生显著呼吸抑制的剂量也存在很大的差异。

### (五) 舒芬太尼

舒芬太尼与芬太尼相比，对 $\mu_1$受体和 $\mu_2$受体的亲和力不同，有更高的选择性，舒芬太尼的镇痛作用强、作用时间长，且其呼吸抑制比芬太尼轻而短暂。舒芬太尼抑制呼吸的机制同其他阿片类药物一样，主要是通过激动脑干呼吸中枢 $\mu_2$受体产生剂量依赖性呼吸抑制。这种呼吸抑制的特点为呼吸中枢对 $CO_2$的反应性降低，使平静时 $PaCO_2$升高和 $CO_2$反应曲线右移，也可影响脑桥和延髓呼吸中枢，延长呼吸周期，降低呼吸频率。大剂量时可使呼吸停止，但患儿意识清楚却不能激发呼吸动作。另外，舒芬太尼的时量相关半衰期为芬太尼的 1/7，因此蓄积的危险性也大大减少。Conti 等研究结果显示，舒芬太尼对呼吸动力、分钟通气量、呼吸频率和呼吸模式并无显著影响。

## 二、吸入麻醉药

吸入麻醉药通过降低机体对 $CO_2$的反应，影响呼吸时间造成浅快呼吸。吸入麻醉药对中枢和外周化学感受器都产生效应，区别在于对呼吸反应的时间上。药物可以直接作用外周感受器产生敏感快速的反应，而弥散至中枢感受器则需更长的时间，作用起效时间相对延迟。即使是低浓度的吸入麻醉药对外周感受器也有明显的效应。

### （一）七氟烷

吸入药物浓度较高时，对呼吸的影响大。其对呼吸的影响是由兴奋到抑制程度逐渐加深的过程。惠京波等研究显示，小儿在静注氯胺酮(1 mg/kg)1 min 后吸入 7%七氟烷，在吸入诱导初期对小儿的呼吸产生一定的兴奋作用，此种兴奋与大脑皮质异常放电形成的类似癫痫样电位有关。吸气和呼气时间缩短，这或许是机体呼吸中枢发挥调节作用，从而避免过度通气、使机体维持正常的 $PaCO_2$ 及酸碱平衡的内环境。七氟烷持续吸入 3 min 后，与吸入诱导前相比吸气相平均流速、最大流速、平均流量分别减小了 47%、40%、47%，呼气相平均流速、最大流速、平均流量分别降低了 50%、42%、50%，呼吸频率降低 42%。这可能是较深麻醉状态下呼吸中枢及外周呼吸肌受到不同程度的抑制所致。呼吸的原动力降低，呼吸动作减弱，肺内压与大气压之间压力差减小，分钟通气量随即逐渐减小。而吸气和呼气时间有所延长，这可能与机体呼吸中枢调节有关，此时段呼吸中枢的调节虽受到一定程度的麻醉抑制，但依然能发挥作用。只是作用有限且已不能维持机体的足够通气。该时期平均吸气速度与最大吸气速度之比、平均呼气速度与最大呼气速度之比是减小的，说明呼吸的气流通过气道已不够平顺，这可能与此时期已存在上气道梗阻有关。从麻醉生理角度来讲，小儿在不能维持足够通气之前，应该有一段呼吸频率增加、呼吸幅度减小及呼吸时间的相应调节的代偿期。但本研究中可能此时期短暂或实验方法的局限而未能体现出来。在辅助通气继续吸入七氟烷 2 min 后与吸入诱导前相比吸气相平均流速、最大流速、平均流量分别减小了 64%、59%、64%，呼气相平均流速、最大流速、平均流量分别降低了 66%、61%、66%，呼吸频率降低了 66%，从趋势来看较前一时段进一步下降，而吸气、呼气时间则不再延长。这说明此时呼吸调节中枢及外周呼吸肌肉可能受到更大的抑制，对外源性化学刺激如高 $CO_2$ 反应性下降，故不能发挥有效的作用；同时也说明通过辅助通气可明显加深麻醉。此时段小儿平均吸气速度与最大吸气速度之比、平均呼气速度与最大呼气速度之比与前一时期相似，可能说明在上气道梗阻程度并未进一步加剧。

### （二）氟烷

Stuth EA 等研究发现氟烷通过持续地阻断 N-甲硫氨酸-D-天冬氨酸受体及 γ 氨酪酸受体抑制呼吸神经元，氟烷的呼吸抑制作用是由于降低兴奋性，而不是增强抑制机制，同时，氟烷选择性地干扰颈动脉血管球感受器对缺氧的反应。氟烷吸入麻醉主要伴发原发性的呼吸性酸中毒，而没有激发代谢性的代偿作用且无并发缺氧的现象，当停止吸入氟烷后，这种血气的变化都可回到正常值，即去除引起呼吸性酸中毒的原发性因素，停止麻醉后

20 min就可使机体酸碱平衡恢复。氟烷用于小儿气管异物取出的麻醉时,可以使麻醉诱导平稳且易于控制。

### (三)异氟烷

异氟烷能降低海马脑片灌流液中兴奋性氨基酸 Asp 和 Glu 的浓度,而对抑制性氨基酸 Gly 和 GABA 的浓度无影响。通常停止吸入麻醉时,呼气末吸入麻醉药的浓度为 0.4 MAC,病人已经初醒,呼之能应,但 0.1 MAC 的异氟烷就足以抵消低氧性通气反应,而这种浓度在小儿吸入麻醉手术后可能持续数小时,临床表现呼吸频率正常,呼吸时胸廓、腹部起伏良好。

## 三、药物的相互作用

镇静麻醉药(丙泊酚)和阿片类药物(瑞芬太尼)联合使用比单独使用一种有明显的优势,联合应用的协同作用可以抑制机体对伤害性刺激(内镜检查、插管、切皮等)的体动和自主神经反应,联合应用时即使在较低剂量也会对呼吸系统产生协同的抑制作用。在临床使用的相关剂量下,瑞芬太尼对呼吸的抑制作用高于丙泊酚。阿片类药物和丙泊酚联合使用比单独使用丙泊酚对呼吸频率的影响要弱。丙泊酚的使用可使 $CO_2$ 曲线右移,而阿片类药物影响 $CO_2$ 曲线的斜率,药物对呼吸行为的控制($CO_2$ 曲线的斜率)和对呼吸的化学影响控制($CO_2$ 曲线的平移)不同。只有在完全的理解和考虑到两者的相互作用是才能很好的联合使用同时保持自主呼吸。在氯胺酮作基础麻醉或吸入安氟醚、异氟烷麻醉诱导时为加深麻醉用 0.5 mg/kg 丙泊酚静脉推注,可能发生即刻呼吸停止,远远比单纯丙泊酚静脉麻醉诱导时呼吸抑制发生得早。而在丙泊酚和咪唑安定合用时,丙泊酚的呼吸抑制作用明显高于咪唑安定。

小儿麻醉中常常需要保持自主呼吸,在保证适度的麻醉深度和快速苏醒的同时避免了并发症的发生。然而,小儿常用的静脉麻醉药丙泊酚和瑞芬太尼有潜在的呼吸抑制作用,年龄越小的儿童对瑞芬太尼的呼吸抑制作用的耐受力越强。静脉缓慢注射药物的方式更能稳定的保持自主呼吸而避免采用辅助通气。而吸入麻醉药在联合静脉麻醉药应用时,对呼吸抑制会产生协同作用,适当减少用量是保持自主呼吸的关键。

**参 考 文 献**

1 Kashiwagi M, Okada Y, Kuwana S. A neuronal mechanism of propofol-induced central respiratory depression in newborn rats. Anesth Analg, 2004,99:49-55.

2 Ferquson LM, Drummond GB. Acute effects of fentanyl on breathing pattern in anaesthetized subjects. Br J Aneasth, 2006,96(3):384.

3 吴新民,叶铁虎,岳云,等. 国产注射用瑞芬太尼有效性和安全性的评价. 中华麻醉学杂志, 2003,

23(4):245－248.

4 Bouillon T, Brulin J, Radu-Radulescu L, et al. A model of the ventilatory depressant potency of rimifentanil in the non-steady state. Anesthesiology,2003,99:779－87.

5 张熙哲，吴新民. 腰麻病人瑞芬太尼和舒芬太尼呼吸抑制的半数有效血浆靶浓度. 中华麻醉学杂志，2007,27:58－61.

6 Conti G, Andrea A, Antonelli M, et al. Sedation with sufentanil in patients receiving pressure support ventilation has no effects on respiration: a pilot study. Can J Anesth, 2004,51(5):494－499.

7 Weldon BC, Bell M, Craddock T. The effect of caudal analgesia on emergence agitation in children after sevoflurane versus halothane anesthesia. Anesth Analg,2004,98(2):321－326.

8 Constant I, Seeman R, Murat I. Sevoflurane and epileptiform EEG changes. Paediatr Anaesth, 2005,15(4):266－274.

（胡智勇）

# 第二章

# 麻醉药理学进展

## 第一节　小儿麻醉前用药

### 一、概述

由于患儿对父母依赖性强、独立性及自我控制能力差、易对陌生人或陌生环境产生恐惧等特点，会增加麻醉医师的操作难度。国外20世纪90年代的调查显示，约有65%的患儿可能发生术前焦虑，高达25%的患儿需要肢体束缚才能完成麻醉诱导。对患儿不当的麻醉前处理会增加患儿的分离恐惧，使术后不合作状态概率增高，导致术后治疗更加困难，同时还可能导致患儿的术后行为障碍等不良后果，因此合理的小儿麻醉前用药显得更为重要，使用恰当的麻醉前用药不但能使麻醉诱导顺利，并可减少患儿术后行为障碍等不良后果的发生。

在美国，90%的患儿术前用药是咪唑安定，其次是氯胺酮与芬太尼。新药如右旋美托咪啶等肾上腺素受体激动剂已逐步应用于临床，对不合作患儿显现出良好的镇静作用。镇静和抗焦虑应当是麻醉前用药的主要目的，利用阿片类药物来达到这一目的是不恰当的。

目前有多种可供选择的麻醉前用药，来减轻患儿焦虑程度，使患儿安静合作，完成麻醉诱导及临床诊疗，但是还没有一种药物既能满足临床需要又无不良反应，因此在临床用药过程中要根据外科手术的要求、患儿疾病的严重程度、发育状况、生理特征等因素制定具体的用药方案，权衡各术前用药的利弊和相互间的影响。此外，术前应配合其他非药物的方法，如麻醉医师术前访视，通过患儿父母或护理患儿的医务人员的帮助与患儿建立亲密关系，对消除患儿紧张焦虑情绪可起到积极的作用。

## 二、麻醉前用药

### (一) 小儿麻醉前用药的目的

(1) 镇静与消除不安,使麻醉诱导顺利。

(2) 减轻情绪障碍。

(3) 抑制口腔、呼吸道分泌物。

(4) 抑制异常反射。

(5) 减轻疼痛。

(6) 预防吸入性肺炎等。

### (二) 小儿麻醉前用药的常用途径(表 2-1)

表 2-1 小儿麻醉前用药的常用途径

| 途 径 | 优 点 | 缺 点 |
|---|---|---|
| 鼻腔 | 效果确切 | 不适感 |
| 口腔 | 无痛、简单 | 显效慢 |
| 舌下 | 效果确切 | 吐出或咽下 |
| 肌注 | 效果确切、显效快 | 疼痛、误入静脉 |
| 直肠 | 效果确切 | 不适感、诱发排便、起效时间不确定 |

**1. 鼻腔给药** 经鼻腔给药不通过肝脏的首过效应,直接经鼻黏膜吸收,血药浓度高于口腔给药。该法具有起效快、用药量小、镇静效果好的特点。药物偏酸性时可产生烧灼感,大多数患儿表现不安、紧张、呼吸急促,有时药物可能误吸入呼吸道导致呛咳、屏气等,药物的刺激可引起鼻腔分泌物增多,给药时如小儿挣扎易引起药物丢失。此方法并不能完全被小儿所接受,与口服用药相比,婴儿更适合于鼻腔给药。当鼻部处于疾病期时应避免鼻腔给药。

**2. 直肠给药** 直肠静脉丛血运丰富,药物吸收快,不通过肝脏首过效应,生物利用率高,效果确切。但药物吸收不规则,用药量偏大,使用常规剂量时镇静效果仅能达到 60%～70%。若加大单一给药剂量,易产生苏醒延迟。另外,直肠置管给药,对于年幼的儿童,容易从直肠脱出,对于大龄儿童直肠给药很难实施,并且易损伤肠管,不宜作为常规用药途径。

**3. 舌下含服给药** 与直肠给药相似,不通过肝脏的首过效应,直接经舌下组织吸收,起效快。能否使用该方法取决于药物的味道及患儿的合作度。

**4. 经口腔黏膜透皮给药** 在美国有 5%的麻醉前用药是经口腔黏膜给入,如透黏膜芬太尼。经口腔黏膜吸收的糖棒式芬太尼具有良好的口感,芬太尼易透过口腔黏膜快速吸收,镇静效果显著，但要关注呼吸和 $SpO_2$ 的改变。

另外有人将咪唑安定和阿托品做成草莓味的棒棒糖给患儿含服，取得了较好的镇静、抗焦虑的效果。这种用药方式虽然新颖，但是无法按小儿体重给药。另外，咪唑安定与阿托品的药味均较苦涩，较长时间含服小儿难以接受。

**5. 口服用药** 口服给药途径是儿童麻醉前用药较为理想的途径。计算好时间，使药物刚好能在患儿离开父母或诱导时起效。当患儿拒绝服药时，可让患儿父母或患儿信任的人与患儿一起饮用相同的饮料，患儿饮料内加入药物，这样可打消患儿疑虑。口服用药更适于小儿，是小儿最易接受的麻醉前用药方式。

**6. 肌注给药** 肌注给药效果确切，起效快，但由于注射引起的疼痛，如果患儿既往有过注射的经历，往往难于接受，哭闹、挣扎难免。但对极不合作或发育迟缓的患儿却是一种有效的方法。

## 三、小儿麻醉前常用药物

### （一）苯二氮䓬类

苯二氮䓬类（benzodiazepines，BZ）主要作用于脑干网状结构和大脑边缘系统，选择性与苯二氮䓬类受体结合，经过一系列反应，产生抗焦虑、镇静催眠、抗惊厥及肌肉松弛的作用。同时具有降低血压的作用，其降压程度与药物剂量、给药途径、机体状态相关。在儿童术前抗焦虑与镇静的苯二氮䓬类药物中，以咪唑安定（midazolam）、地西泮（diazepam）为代表。

**1. 咪唑安定** 咪唑安定具有镇静和抗焦虑作用，由于其脂溶性高，口服吸收迅速，加入添加剂后易为患儿接受，已在临床广泛应用。在美国及其他一些国家，麻醉医生将咪唑安定与芬太尼或氯胺酮混合口服，以提高镇静和抗焦虑作用。应用咪唑安定后可达到患儿与父母容易分离和接受麻醉面罩的效果，但难以预测给药后短期或长期的术后行为障碍以及药物使用的安全性。咪唑安定通过提高患儿焦虑阈值达到减少焦虑的目的，因而对焦虑阈值较高的患儿疗效较理想，但对于具有过度攻击行为的患儿应当禁用。咪唑安定产生可逆性的顺行性遗忘，能回忆起用药前发生的事件，因此麻醉医生在给患儿使用咪唑安定时应十分谨慎，应在一个友好的氛围中进行，若患儿在麻醉准备间哭闹，并不建议此时强行给药，以避免患儿的不良回忆。

咪唑安定通过肝微粒体酶 CYP3A 的氧化机制发生羟化，代谢为 1 -羟基咪唑安定，后者与咪唑安定对中枢神经系统具有相似的作用。咪唑安定具有苦味，加入糖剂虽然有较大改善，但并不能完全消除。咪唑安定口服的生物利用度约 9%～71%（平均 36%），变异性与大多数的儿童口服药相似。甜果汁或糖浆可以增加香味，这也可能导致生物利用度的降低，因为这些辅助剂可能改变药物的 pH 值进而影响咪唑安定的吸收。虽然生物利用度与药品辅助剂的临床关系尚不明确，但是葡萄柚、深紫色桑葚、野葡萄、石榴、深紫色木莓等果汁可使CYP3A催化的咪唑安定1-羟化受到抑制，进而影响其生物利用度。1998年Roche实验室制造了一种咪唑安定糖浆，它口感舒适，比静脉剂型咪唑安定的pH值低，能增加咪唑安定的生物利用度。

咪唑安定术前不同给药方式的剂量、起效时间和维持时间详(见表2-2)。

**表2-2 咪唑安定不同给药途径及剂量**

| 途　径 | 剂量(mg/kg) | 起效时间(min) | 维持时间(min) |
|---|---|---|---|
| 口服/直肠 | 0.5～0.75(极量20 mg) | 20～30 | 90 |
| 滴鼻/喷雾 | 0.2～0.5 | 10～20 | — |
| 静脉 | 0.5～1岁:0.05～0.1<br>>5岁:0.025～0.5 | 2～3 | 45～60 |

摘自 the Federation of the European Association of paediatric Anesthesia European Conference on Paediatric Anesthesia, Budapest, October 2006. (Bozkurt P. Curr opin Anesthesiol, 2007, 20: 211-215)

咪唑安定口服后5～10 min产生镇静效果，能成功将患儿与父母分离的最短时间是10 min，药效高峰在20～30 min，45 min内镇静作用消失。镇静作用表现为患儿流露出幸福感以及失去平衡，抗酸药可以使口服咪唑安定的作用时间缩短约4 min。如果麻醉诱导需要延迟，可谨慎地追加0.25 mg/kg，但是在0.5 mg/kg的剂量上增加药量并不能增强镇静与抗焦虑作用，反而增加恢复期的不良反应。

过量的咪唑安定可以静脉注射10 μg氟马西尼拮抗，极量1 mg。

**2. 地西泮**　地西泮的胃肠道吸收良好，有糖浆、片剂、直肠栓剂等制剂，口服后1～2 h血浆浓度达峰值，不足之处是半衰期长，可能影响术后恢复。术前60～90 min口服，剂量为0.2～0.3 mg/kg。

值得注意的是，苯二氮䓬类药物起效后患儿自主意识消失，因此给药时间必须计算准确。应当将患儿置于病床上或是在父母怀中，必须有医护人员在场监护，不得让患儿单独留在病床而无人看护。

### (二) 作用于肾上腺素受体的药物

**1. 可乐定**　可乐定是一种$\alpha_2$肾上腺素受体激动剂，通过激活中枢神经系统内的突触后$\alpha_2$肾上腺素受体产生镇静和降低交感神经张力，导致外周血管扩张和血压下降、心率减慢。作为儿童术前口服镇静药，镇静作用与口服咪唑安定相当，镇痛作用机制尚不明确。术前30～40 min口服2～4 μg/kg的可乐定可产生足够的镇静和抗焦虑作用，作用时间可大于90 min，常常需要辅助给氧。当其血浆浓度为0.3～0.8 ng/ml时既可产生满意的镇静又不引起血流动力学改变。可乐定可能降低心脏对阿托品的敏感性，这在小儿应当引起重视。与苯二氮䓬类药物的区别是：① 可乐定的镇静作用类似普通的倦怠与嗜睡状态，病人通常是清醒的；② 可乐定不但不具有顺行性遗忘反而能促进记忆。应根据具体时间和需要来决定使用咪唑安定还是可乐定。它可减少七氟烷、非甾体抗炎药的用量，同时降低使用七氟烷后出现精神症状的发生率。可乐定能使孤独症、智障患儿产生良好的镇静作用。

**2. 右旋美托咪啶**　右旋美托咪啶是一种新型亲脂性的 α-羟甲基衍生物，它比可乐定有更强的 $\alpha_2$受体亲合力。口服后吸收较好，镇静作用与可乐定相似，生物利用度还需进一步研究。患儿在术前 30～50 min 口服 1 μg/kg（推荐 3～4 μg/kg）的右旋美托咪啶后，具有良好的镇静作用，神经性行为障碍的患儿也能顺利地接受静脉置管，无不良并发症发生，患儿父母满意度高。单次静脉注射 0.5～1.0 μg/kg 的右旋美托咪啶（5～10 min 给完），持续静脉输注 0.5～1.0 $\mu g \cdot kg^{-1} \cdot h^{-1}$ 可产生有效的镇静作用，并维持自主呼吸，降低突发躁动的发生率。右旋美托咪啶作为严重不合作儿童的术前用药，已取得令人满意的效果。

## （三）抗胆碱药

抗胆碱药通过阻滞副交感神经节后纤维所支配的效应器细胞膜上的毒蕈碱型受体（M型胆碱受体），具有减少腺体分泌，保持呼吸道通畅，减少术后呼吸道并发症，减少迷走神经反射等作用。

**1. 阿托品**　是小儿麻醉前用药最常用的抗胆碱药，可抑制腺体分泌，减少呼吸道分泌物，尤其是对并发上呼吸道感染或使用氯胺酮的患儿，具有更加重要的意义。并可松弛支气管平滑肌、降低呼吸道阻力。预防诱导时的心动过缓，降低新生儿和小于 3 个月的婴儿诱导时低血压的发生率。常规剂量对中枢神经系统影响轻微。口服后 1 h 达高峰，0.05 mg/kg。肌内注射剂量为 0.02 mg/kg，作用维持约 1 h，可与氯胺酮（2～3 mg/kg）或咪唑安定（0.1～0.15 mg/kg）抽在一个注射器里肌注。静脉注射 0.01 mg/kg，可在诱导时给予，作用维持约 30 min。使用后心率一般增加明显，抑制汗腺分泌可能导致体温升高（阿托品热，atropine fever），禁用于窄角型青光眼。

**2. 盐酸戊乙奎醚（penehyclidine hydrochloride，长托宁）**　是我国研制的国家一类新药，为 3-(2-环戊基-2 羟基-2-苯基乙氧基)奎宁环烷的盐酸盐。能通过血-脑屏障，兼有中枢和外周双重抗胆碱作用，有较强的抑制腺体分泌作用，可降低术后恶心呕吐的发生。选择性阻滞 $M_1$、$M_3$胆碱受体，对心脏和突出前膜 $M_2$胆碱受体无明显作用，因而不增快心率。半衰期长约 10 h。常用剂量 0.01～0.02 mg/kg 术前30 min肌注或 0.01 mg/kg 术前 15 min 静脉注射。

不良反应少见，多与用药剂量过大有关。

（1）中枢抗胆碱能综合征（central anticholinergic syndrome）　小儿大脑发育不完善，药物易透过血脑屏障，导致该药在脑内血药浓度增高，出现意识丧失、躁动、谵妄、幻觉等症状。

（2）热潴留　该药有较强的抑制汗腺分泌作用，不能有效散热所致。

(3) 腹胀和尿潴留。

(4) 预防 应考虑该药半衰期长、抑制腺体分泌作用明显的特点，小儿用药严格控制剂量，从最小剂量开始，以减少不良反应。

### (四) 口服透黏膜芬太尼

糖果形状的口服透黏膜芬太尼具有舒适的口感，易透过口腔黏膜迅速吸收，吮吸糖棒后15～30 min 血药浓度达到峰值，10～20 μg/kg 就可以产生足够的镇静作用。但是咀嚼或是吞服会降低药效及其生物利用度。镇静、抗焦虑作用不如咪唑安定强，并可发生皮肤瘙痒、增加恶心、呕吐发生率及呼吸抑制的风险等。

### (五) 其他药物

**1. 氯胺酮** 口服氯胺酮 4～6 mg/kg 加阿托品 0.02～0.04 mg/kg，15 min 后产生镇静作用，使患儿与父母安静分离及诱导顺利，持续 20～25 min。氯胺酮 4～6 mg/kg 与咪唑安定 0.25～0.5 mg/kg 合用，可增加镇静深度，较两者单独使用，患儿更易与父母分离及接受面罩操作。患儿可以耐受口服较大剂量的氯胺酮(15 mg/kg)，这与氯胺酮口服后产生较高的肝脏首过效应有关，但仅有 16%的口服剂量具有生物利用度，反可增加呕吐等不良反应的发生。50 mg透黏膜氯胺酮与 0.5 mg/kg 的咪唑安定比较，前者并无更多的优越性，但术前口服氯胺酮可以减少患儿突发躁动的发生率，同时不延迟术后恢复时间。在儿童应尽量避免肌内注射，但是对于极度不合作的患儿可以采用肌内注射。肌内注射 4～5 mg/kg 的氯胺酮可以使 93%～100%的患儿在 5 min 内产生有效的镇静，作用时间为 45 min 左右。对这类患儿还可将氯胺酮(2～3 mg/kg)与咪唑安定(0.1 mg/kg)联合肌内注射，但这种方法会延迟恢复时间及推迟解除监护的时间。

**2. 七氟烷** 七氟烷是一种新型吸入麻醉药，无明显异味，患儿容易接受，但难以避免患儿呛咳。经面罩吸入大流量(2～3 MAC)的七氟烷用于患儿术前镇静，这种操作可能引起患儿过度恐慌，出现某些不可预知的不良后果。

## 四、特殊疾病患儿的麻醉前用药

与正常儿童相比，患神经障碍(脑瘫等)、发育障碍、行为异常、孤独症、精神障碍、人格障碍等精神心理疾病的儿童更易出现焦虑，这些儿童的麻醉与术前准备更具复杂性。与情绪稳定的患儿相比，情绪不稳定的患儿术前更易出现紧张、焦虑情绪，并以诱导前最为明显。这些患儿往往诱导期合作较差，苏醒期发生躁动的趋势明显，术后易发生行为适应不良现象，特别在术后第 1 周最为明显。因此不合作或伴发有精神疾患的患儿，术后行为异常和不良心理状态发生率较高。应根据患儿心理个性的特点，有针对性的采取适当的干预措施，如术前术后给予适当的药物镇静，或进行必要的心理干预，以减轻患儿的焦虑情绪，避免因苏醒期躁动发生误伤、出血等不良后果；在术后第1周内，密切关注患儿行为变化，予以情感支持，进行心理疏导，以减少术后适应不良现象的发生，使患儿在生理和心理两方面能得到较好的恢复。

### （一）脑瘫

由于大范围的脑功能障碍，这类儿童出现完全或部分的瘫痪和步态异常。由于交流障碍，麻醉医师会对部分严重脑瘫患儿的术前管理感到非常棘手。如果患儿的智力发育正常，他们仍可能出现交流障碍、行为异常和注意力涣散。由于术前镇静药产生镇静的同时会引起肌痉挛，因此对呼吸肌已受损的儿童应用术前镇静药应十分谨慎。在静脉注射前应用局麻药涂抹穿刺部位（例如恩纳），以减轻刺激。这类患儿的父母多非常了解自己孩子的行为举动，可以让其父母在麻醉准备间等到患儿入睡后再离开。

### （二）孤独症

这类患儿表现出局限性、重复性、刻板性行为和多动，常常感到恐惧和无原因的大发脾气。对环境的轻微变化即会感到压抑，表现出拒绝合作、不能容忍被别人强行限制活动、拒绝口服药物等，从而产生破坏性行为。对麻醉前已使用过精神类治疗药物的患儿，在使用麻醉前用药以及麻醉药时应考虑药物间的相互作用。可乐定已经成功用于孤独症及全身发育障碍儿童获得良好的镇静作用。澳大利亚研究小组报道了相关的经验，麻醉医师首先与患儿父母进行电话沟通，告知麻醉进程，同时完成患儿的麻醉问卷调查。在进行麻醉诱导前30 min将咪唑安定（加或不加氯胺酮）放在患儿喜欢的饮料中，让患儿父母陪同患儿一起饮用相同的饮料（父母喝的饮料中不含药物）。

### （三）精神障碍

抗精神病药物在儿童精神障碍治疗中有所应用，但这类药物尚未被FDA许可用于儿童。这类药品多为片剂，对精神障碍患儿的镇静效果比正常儿童差，药物疗效的不确定性等问题有待研究。有学者建议：氟哌啶醇0.01～0.15 mg/kg静脉滴注；利培酮片0.02～0.06 $mg \cdot kg^{-1} \cdot d^{-1}$；奥氮平片0.15～0.20 $mg \cdot kg^{-1} \cdot d^{-1}$；喹硫平片4 $mg \cdot kg^{-1} \cdot d^{-1}$，最大量450 mg/d等可用于病情严重患儿。

### （四）躁狂症

突发躁狂是不合作患儿麻醉研究的热点之一。疾病期间患儿突发躁狂的发生率明显增加。因溶解度低的吸入性麻醉剂可能增加突发躁狂的发生及严重程度，所以对于不合作患儿应禁用这类药物。建议术前使用长效的镇静药，手术期间继续使用镇静药。镇痛药、镇吐药应在躁狂发生前使用。这类患儿如在陌生的环境中醒来会引起患儿的极度不安，如果恢复室条件允许，在患儿术后苏醒早期，应尽量允许患儿父母在麻醉恢复室陪护。

## 参考文献


1 Cox RG, Nemish U, Ewen A, et al. Evidence-based clinical update: does premedication with oral midazolam lead to improved behavioural outcomes in children? Can J Anaesth, 2006, 53(12): 1213-1219.

2 Finley GA, Stewart SH, Buffett-Jerrott S, et al. High levels of impulsivity may contraindicate midazolam premedication in children. Can J Anesth, 2006, 53(1): 73-78.

3 Stewart SH, Buffett-Jerrott SE, Finley GA, et al. Effects of midazolam on explicit vs implicit memory in a pediatric surgery setting. Psychopharmacology(Berl), 2006, 188(4): 489-497.

4 Marshall J, Rodarte A, Blumer J, et al. Pediatric pharmacodynamics of midazolam oral syrup. J Clin Pharmacol, 2000, 40(6): 578-589.

5 Kim H, Yoon YJ, Shon, et al. Inhibitory effects of fruit juices on CYP3A activity. Drug Metab Dispos, 2006, 34(4): 521-523.

6 Bozkurt P. Premedication of the pediatric patient-anesthesia for the uncooperative child. Curr Opin Anaesthesiol, 2007, 20(3): 211-215.

7 Lammers CR, Rosner JR, Crockett DE, et al. Oral midazolam with an antacid may increase the speed of onset of sedation in children prior to general anaesthesia. Paediatr Anaesth, 2002, 12(1): 26-28.

8 Almenrader N, Passariello M, Coccetti B, et al. Premedication in children: a comparison of oral midazolam and oral clonidine. Paediatr Anaesth, 2007, 17(12): 1143-1149.

9 Sumiya K, Homma M, Watanabe M, et al. Sedation and plasma concentration of clonidine hydrochloride for preanesthetic medication in pediatric surgery. Biol Pharm Bull, 2003, 26(4): 421-423.

10 Bergendahl H, Lonnqvist P, Eksborg S. Clonidine in paediatric anaesthesia: review of the literature and comparison with benzodiazepines for premedication. Acta Anaesthesiol Scand, 2006, 50(2): 135-143.

11 Nishina K, Mikawa K, Uesugi T, et al. Oral clonidine premedication reduces minimum alveolar concentration of sevoflurane for laryngeal mask airway insertion in children. Pediatr Anesth, 2006, 16(8): 834-839.

12 Ibache ME, Munoz HR, Brandes V, et al. Single-dose dexmedetomidine reduces agitation after sevoflurane anesthesia in children. Anesth Analg, 2004, 98(1): 60-63.

13 Zub D, Berkenbosch J, Tobias J. Preliminary experience with oral dexmedetomidine for procedural and anesthetic premedication. Pediatr Anaesth, 2005, 15(11): 932-938.

14 Nichols DB, Berkenbosch JW, Tobias JD. Rescue sedation with dexmedetomidine for diagnostic imaging: a preliminary report. Paediatr Anaesth, 2005, 15(3): 199-203.

15 Isik B, Arslan M, Tunga AD, et al. Dexmedetomidine decreases emergence agitation in pediatric

patients after sevoflurane anesthesia without surgery. Pediatr Anesth, 2006, 16(7): 748-753.

16 庄心良,曾因明,陈伯銮,主编.现代麻醉学.第三版.北京:人民卫生出版社,2003.

17 Lin C, Durieux ME. Ketamine and kids: an update. Pediatr Anesth, 2005,15(2): 91-97.

18 Van Der Walt JH, Moran C. An audit of perioperative management of autistic children. Paediatr Anaesth, 2001, 11(4): 401-408.

19 Jensen PS, Buitelaar J, Pandina GJ. Management of psychiatric disorders in children and adolescents with atypical antipsychotics: a systematic review of published clinical trials. Eur Child Adolesc Psychiatry, 2007, 16(2): 104-120.

20 G. Edward Morgan, Maged S. Mikhail, Michael J. Murray. Clinical Anesthesiology. 第一版.北京:人民卫生出版社,2007.

（衡新华）

# 第二节　吸入麻醉药

早在19世纪,随着七氟烷代替了氟烷,麻醉安全性得到了进一步的提高,对吸入麻醉药药代动力学的更多认识,使吸入麻醉药的临床应用发生了较大的改变。近年来在小儿吸入麻醉的研究中发现,一些新的吸入麻醉药如地氟烷、七氟烷与氟烷一样会引起苏醒期躁动,双频谱指数(bispectral index, BIS)不随MAC的增加而降低,Duchenne肌营养不良(Duchenne's muscular dystrophy, DMD)患儿接受吸入麻醉时出现高血钾和心肌抑制等问题。但是,吸入麻醉仍是小儿麻醉的主要方法,随着新型麻醉药应用于临床,麻醉的诱导和苏醒更快,吸入麻醉的应用领阈或可扩大,但如何安全有效地使用吸入麻醉药、吸入麻醉药的麻醉深度监测、DMD患儿能否使用吸入麻醉药、吸入麻醉药引起的苏醒期躁动和其他一些问题仍需进一步研究。

## 一、苏醒期躁动

### (一)原因

从19世纪60年代开始,每种新的吸入麻醉药都被报道有苏醒期躁动的发生,地氟烷和七氟烷也不例外。小儿苏醒期躁动的原因有:① 患儿术后缺乏足够的镇痛,吸入麻醉后的快速苏醒导致了苏醒期躁动;② 患儿没有语言表达能力,医生不能很好地区分疼痛与苏醒期躁动;③ 吸入麻醉药溶解度越低,躁动发生率越高;④ 缺乏评估苏醒期躁动的敏感而特异的指标。小儿麻醉苏醒期躁动(pediatric anesthesia emergence delirium，PAED)评分表对患儿苏醒期躁动的评估和判定有一定的指导意义。

### (二) 发生率

不同吸入麻醉剂的苏醒期躁动发生率不同：七氟烷≈地氟烷>异氟烷≫氟烷。为排除疼痛与苏醒期躁动相混淆，对行磁共振检查的小儿，在检查前分别给予七氟烷和氟烷麻醉，用PAED评分表评估苏醒期躁动，发现七氟烷苏醒期躁动的发生率高于氟烷。学龄前儿童行疝修补手术，术毕行神经阻滞镇痛，使用自制的评分表估计苏醒期躁动，发现用异氟烷维持麻醉苏醒期躁动的发生率较七氟烷低66%。由于评估方法系采用非标准的评分表，该结论未能得到广泛认同。Mayer等采用PAED评分表法对七氟烷与地氟烷麻醉下进行扁桃体和增殖腺切除术的患儿进行苏醒期躁动的评估，发现七氟烷苏醒期躁动的发生率是地氟烷的2倍。尽管这组观察的样本较少，疼痛可能影响观察结果，但是作者第一次使用可复制的评分表评估了苏醒期躁动的发生率。

### (三) 预防

**1. $\alpha_2$受体激动剂** 在七氟烷或异氟烷麻醉下施行外科小手术的患儿，应用可乐定2 mg/kg，使苏醒期躁动发生率降低了50%，但引起患儿术后恢复时间延长，唤醒时间延长50%，增加25%的患儿停留在麻醉复苏室，大于3倍以上的患儿嗜睡。另外一组研究观察不支持上述观点，Lankinen等用非标准评分表评估接受镇痛的学龄前儿童七氟烷麻醉后的苏醒期躁动，可乐定1.5 mg/kg静脉注射与安慰剂比较，可乐定并没有降低苏醒期躁动的发生率；然而5-羟色胺受体阻滞剂托烷司琼0.1 mg/kg静脉注射，使苏醒期躁动的发生率下降了大约50%，这意味着5-羟色胺受体阻滞剂对降低苏醒期躁动的发生有积极的作用。但这需要用标准评分表进行复查，且要观察其他5-羟色胺受体阻滞剂在这方面的疗效。

右旋美托咪啶对苏醒期躁动发生率的影响尚不确定。Guler等观察发现，3～7岁儿童七氟烷麻醉下行扁桃体切除术，手术结束前静注右旋美托咪啶0.5 μg/kg，并未减少苏醒期躁动的发生率。Shukry等的一组观察却显示，给患儿静注右旋美托咪啶0.2 $\mu g \cdot kg^{-1} \cdot min^{-1}$，结果右旋美托咪啶与安慰剂比较可减少苏醒期躁动发生率66%。然而，门诊外科使用右旋美托咪啶是不理想的，因为它的半衰期长达2 h。此外，费用可能比其他方法偏高。

**2. 其他药物** Dalens等研究显示，学龄前儿童吸入麻醉下行MRI检查，分别给予0.25 mg/kg氯胺酮或0.1 mg/kg纳布啡，使用非标准五点评分法评估，发现两种药物分别减少苏醒期躁动发生率60%和90%，且没有苏醒延长。此外，有报道丙泊酚也能降低苏醒期躁动发生率。

## 二、双频谱指数

双频谱指数(BIS)临床上用于监测成人麻醉深度,目前该方法也已用于患儿。但是由于小儿氟烷麻醉时 BIS 值不能正确的估计麻醉深度,所以 BIS 监测不适用于小儿氟烷麻醉深度的估计。随着七氟烷取代氟烷,研究转向七氟烷浓度与 BIS 的关系。

Kim 等观察了小儿七氟烷麻醉中 BIS 的变化。健康小儿没有行神经阻滞下,发现 3% 七氟烷浓度时 BIS 最低;当七氟烷浓度增加到 4%时,BIS 值反而增加,而理论上 BIS 值应随麻醉药物浓度的增加而减少,提示 BIS 的运算法则不适合估计七氟烷小儿麻醉深度。

Edwards 等将七氟烷控制在 3%以内,以防止 BIS 值出现反常变化,结果发现:在相同的MAC 下,氟烷的 BIS 值比七氟烷的高 50%,这种差异可用脑电图解释,氟烷麻醉产生快速模式,而七氟烷和其他麻醉剂产生慢速模式。氟烷觉醒阈值超过 60,氟烷麻醉中 BIS 值增加是反常的,如何用 BIS 值估计氟烷吸入麻醉的麻醉深度有待研究。

Tirel 比较了小儿氟烷与地氟烷 BIS 值的关系,与 Edwards 的研究有相同之处,即在相同的MAC 下,氟烷的 BIS 值比地氟烷的高。1 MAC 时的 BIS 值与年龄呈反比,即越年幼的小儿 BIS 值越大。与七氟烷和地氟烷相比,氟烷麻醉 1 MAC 时 BIS 值持续增大的机制仍不十分清楚,更反常的是七氟烷浓度到 2 MAC 时,BIS 值仍然在增加。

在小儿吸入麻醉中,由于过早地停用或减少麻醉药浓度可能诱发术中知晓。在 MAC 试验中,1 MAC 单纯吸入麻醉下,却没有术中知晓的报道。

## 三、Duchenne 肌营养不良

Duchenne 肌营养不良(Duchenne's muscular dystrophy, DMD)的病理生理、与吸入麻醉药的关系在过去 20 年中已逐渐被认识。尽管如此,DMD 小儿围术期仍可发生心跳骤停。下面两例病案报道,心跳骤停的原因,均有可能与吸入麻醉药有关,是否应该避免吸入麻醉剂应用于 DMD 患儿,值得进一步研究。

报道一:5 岁男孩,无 DMD 病史,给予七氟烷和异氟烷麻醉后,在麻醉复苏室发生高钾性心跳骤停,尸检确诊为 DMD。作者认为只有禁止对男性小儿实施吸入麻醉,才能预防这类心跳骤停。建议对所有患儿详细询问有无神经肌肉发育异常的病史和相关的体格检查,尽管这些检查的敏感性和特异性有待临床验证。

对于 DMD 患儿,什么年龄段使用琥珀胆碱是危险的? 根据研究,DMD 患儿在小儿期使用琥珀胆碱可发生肌肉破坏的情况,而到了青年期使用琥珀胆碱,则不再发生肌肉破坏的现象。显然,对于 DMD 患儿使用琥珀胆碱是危险的。Sick 儿童医院对患有 DMD 病史的青年行脊柱侧凸手术治疗时,仍使用琥珀胆碱气管插管,多年观察没有发生意外,这些研究支持小儿肌肉发育失调，骨骼肌降解，青年期这种现象停止的观点。

报道二：患 DMD 的青年男性行脊柱侧凸手术治疗，地氟烷麻醉 4 h 后，射血分数为 25%，拟诊断是地氟烷引起的心肌抑制和心肌病。DMD 患儿在各年龄段，都容易合并心肌病。该青年确诊患 DMD，极有可能并存心肌病，实施麻醉时应设计一套安全、合理的麻醉方案，不影响心肌的收缩力。该报道地氟烷使用 4 h 后发生心跳骤停，当时的血容量、钙、镁报道中未曾提及，短暂的心跳骤停原因难定，是否与地氟烷麻醉有关不能肯定。

应当认识到 DMD 患儿，尤其是男性患儿，以及合并有心肌病或心肌抑制者，在吸入麻醉下即使不使用琥珀胆碱都可能发生高钾血症。以上人群考虑使用其他麻醉剂是合理的，如丙泊酚（虽然丙泊酚在小儿心导管检查中产生剂量依赖的心肌抑制）、氯胺酮、右旋美托咪啶等。低浓度吸入麻醉剂辅助苯二氮䓬类、鸦片类和$N_2O$应是合理安全的。但是，没有 DMD 临床症状的男性小儿是否能使用吸入麻醉药值得探究。在没有任何证据证明小儿患有 DMD 或恶性高热的情况下，没有必要使用丹曲林预防 DMD 的并发症。

## 四、其他相关研究

相同 MAC 下，吸入麻醉药的血气分配系数决定了苏醒时间。地氟烷的血气分配系数比异氟烷、七氟烷的低，所以苏醒时间快，恢复也快。在早产儿中，地氟烷同样比七氟烷麻醉苏醒快，地氟烷在气管插管中气道反应最小。对于 4 岁以上的小儿，地氟烷麻醉患儿住院天数更短，但对小于 4 岁的小儿住院天数则无影响。对年龄小于 6 岁的小儿用七氟烷诱导后发现，肺活量法的意识消失时间比潮气量法快。在术后随访中发现采用七氟烷诱导，一些年长儿抱怨七氟烷的臭味。

地氟烷麻醉的苏醒时间与麻醉持续时间的长短无关，异氟烷麻醉的苏醒时间随手术时间的增加而延长。这与吸入麻醉剂的水溶性是一致的，地氟烷水溶性最差，在组织中没有蓄积。

维持恒定的呼气末吸入麻醉药浓度，手术结束后才停药。这是吸入麻醉苏醒的标准设计，但在实际临床工作中，手术结束时吸入麻醉药浓度已经逐渐降低，这可能会减弱血气分配系数对苏醒的影响。

### 参考文献

1 Cravero J, Surgenor S, Whalen K. Emergence agitation in paediatric patients after sevoflurane anaesthesia and no surgery: a comparison with halothane. Paediatr Anaesth, 2000, 10:419-424.

2 Sikich N, Lerman J. Development and psychometric evaluation of the Pediatric Anesthesia Emergence Delirium scale. Anesthesiology, 2004, 100:1138-1145.

3 Bortone L, Ingelmo P, Grossi S, et al. Emergence agitation in preschool children; double-blind, randomized, controlled trial comparing sevoflurane and isoflurane anesthesia. Pediatr Anesth, 2006,

16:1138-1143.

4 Mayer J, Boldt J, Rohm KD, et al. Desflurane anesthesia after sevoflurane inhaled induction reduces severity of emergence agitation in children undergoing minor ear-nose-throat surgery compared with sevoflurane induction and maintenance. Anesth Analg, 2006, 102:400-404.

5 Malviya S, Voepel-Lewis T, Ramamurthi RJ, et al. Clonidine for the prevention of emergence agitation in young children: efficacy and recovery profile. Pediatr Anesth, 2006, 16:554-559.

6 Lankinen U, Avela R, Tarkkila P. The prevention of emergence agitation with tropisetron or clonidine after sevoflurane anesthesia in small children undergoing adenoidectomy. Anesth Analg, 2006, 102:1383-1386.

7 Guler G, Akin A, Tosun Z, et al. Single-dose dexmedetomidine reduces agitation and provides smooth extubation after pediatric adenostonsillectomy. Pediatr Anesth, 2005, 15:762-766.

8 Shukry M, Clyde MC, Kalarickal PL, Ramadhyani U. Does dexmedetomidine prevent emergence delirium in children after sevoflurane-based general anesthesia? Pediatr Anesth, 2005, 15:1098-1101.

9 Petroz G, Sikich N, van Dyk H, et al. A phase 1, two center study of the pharmacokinetics and pharmacodynamics of dexmedetomidine in children. Anesthesiology, 2006, 105:1098-1110.

10 Dalens B, Pinard AM, Letourneau D-R, et al. Prevention of emergence agitation after sevoflurane、anesthesia for pediatric cerebral magnetic resonance imaging by small doses of ketamine or nalbuphine administered just before discontinuing anesthesia. Anesth Analg, 2006, 102:1056-1061.

11 Kim HS, Oh AY, Kim CS, et al. Correlation of bispectral index with end-tidal sevoflurane concentration and age in infants and children. Br J Anaesth, 2005, 95:362-366.

12 Edwards JJ, Soto RG, Bedford RF. Bispectral Index TM values are higher during halothane vs. sevoflurane anesthesia in children, but not in infants. Acta Anaesthesiol Scan, 2005, 49:1084-1087.

13 Girshin M, Mukherjee J, Clowney R, et al. The postoperative cardiovascular arrest of a 5-year-old male: an initial presentation of Duchenne's muscular dystrophy. Pediatr Anesth, 2006, 16:170-173.

14 Smelt WLH. Cardiac arrest during desflurane anesthesia in a child with Deuchenne's muscular dystrophy. Acta Anaesth Scand, 2005, 49:268-269.

15 Yemen TA, McClain C. Muscular dystrophy, anesthesia and the safety of inhalational agents revisited: again. Pediatr Anesth, 2006, 16:105-108.

16 Sale SM, Read JA, Stoddart PA, et al. Prospective comparison of sevoflurane and desflurane in formerly premature infants undergoing inguinal herniotomy. Br J Anaesth, 2006, 96:774-778.

17 Lejus C, Bazin V, Fernandez M, et al. Inhalation induction using sevoflurane in children: the single-breath vital capacity technique compared to the tidal volume technique. Anaesthesia, 2006, 61:535-540.

（衡新华）

# 第三节　肌肉松弛药

## 一、概述

1942年，在麻醉中引入肌松药被Foldes描述为一种具有更多优点、令人激动的改变。肌松药的引入可以在麻醉药的安全浓度下提供满意的手术状态并使与麻醉过深的相关并发症降低，这种方法称之为“平衡麻醉”。平衡麻醉从事实上摒弃了这样一种概念：即由于过长的手术时间或患者的极端年龄使得患者不适于进行麻醉。另外，基于肌松药的平衡麻醉无疑有利于心脏手术、器官移植手术以及近年流行的微创手术的发展。

近年来出现的一些改变，减少甚至消除了肌松药在儿科麻醉中的应用，这些改变包括：引入更新型的低毒、更短效的麻醉药和辅助药(如丙泊酚、七氟烷和瑞芬太尼)，以及喉罩(laryngeal mask airway，LMA)的引入。许多儿科手术中，喉罩已经替代气管内导管成为一种控制气道的方法。另外，在小儿中使用琥珀胆碱(Succinylcholine，SCh)的安全性一直引人关注。本文的目的在于回顾这些发展，明确肌松药目前的地位以及在儿科麻醉中影响肌松药选择的因素。

## 二、平衡麻醉

### (一) 无肌松药的麻醉诱导

**1. LMA的置入**　一项早期研究注意到小儿LMA的设计仅只是将成人LMA按比例缩小，而不是根据小儿解剖特点设计的。而且现有可用的小儿LMA的型号规格范围是不充分的。从那以后，小儿LMA设计和型号规格的不断改进，再加上具有推动作用的临床经验，这些因素促进了小儿中LMA的使用。

使用丙泊酚有助于LMA的置入，因为丙泊酚具有抑制咽喉部反射的作用。小儿置入LMA时丙泊酚的$ED_{90}$是5.4mg/kg，而术前使用咪达唑仑该剂量降为3.6mg/kg。小儿置入LMA($MAC_{95LM}$)时七氟烷的最低肺泡浓度$MAC_{95}$是2%，合用33%和67% $N_2O$时七氟烷的最低肺泡浓度分别降至1.7%和1.1%。由于无需使用肌松药即可很容易置入LMA，因此在控制气道方面LMA越来越受到欢迎，这也导致了肌松药用量的下降。

**2. 气管插管** 无肌松药时，使用静脉或吸入麻醉药物只有在深麻醉状态时才能完成气管插管。

(1) 静脉麻醉药物的使用 由于担心小儿应用 SCh 的危险性，因此催生了一些使用丙泊酚和短效阿片药物后所产生气管插管条件的研究。这些研究中，使用丙泊酚 3～4 mg/kg 和阿芬太尼 15～20 μg/kg 或瑞芬太尼 1～2 μg/kg 可以使 35%～90%的小儿产生满意的插管条件。相比较其中两项研究，给予硫贲妥钠 5 mg/kg 和 SCh 1.5～2 mg/kg 可以使超过 95%的小儿产生满意的插管条件。一项研究发现，瑞芬太尼的剂量从 2 μg/kg 增至 3 μg/kg 可以改善插管条件，但会产生显著的心动过缓和低血压。近期研究发现，对 12 名婴儿使用丙泊酚 4 mg/kg 和瑞芬太尼 3 μg/kg 提供可接受的插管条件，并且血流动力学稳定。然而所有这些研究是在健康小儿中进行的，因此在面对患儿时，使用上述这些方法时产生的不良反应可能会更明显。另外，使用不恰当的肌松药可能会使患儿误吸胃内容物的风险增加。

(2) 吸入麻醉药的使用 对于那些由于静脉开放困难或恐针的小儿，对其使用静脉麻醉诱导是困难的，因此吸入诱导和插管是一种常用的方法。尽管氟烷已经沿用了许多年，但现在已被七氟烷大量取代，因为后者的刺激性气味更小、引起心血管抑制和心律失常的发生率更低。在 1～9 岁年龄组的小儿中，七氟烷的插管 MAC($MAC_{50TI}$)要高于 $MAC_{50}$ 的 2%，达到 2.7%～3.0%。另一项研究中，给 2～8 岁年龄组的小儿吸入 5%七氟烷，80%和 100%的小儿可以顺利进行气管插管时七氟烷的呼气末浓度分别是 4.0%和 4.5%。本研究中七氟烷呼气末浓度达到 4.5%的时间是 3.5 min。合用 33%和 66% $N_2O$ 可以使七氟烷的 $MAC_{50TI}$ 从 2.7%分别降至2.2%和 1.6%。相同的，预注芬太尼 1 μg/kg 或瑞芬太尼 1 μg/kg 并以 0.25～1 $\mu g \cdot kg^{-1} \cdot h^{-1}$ 持续输注，这一方法也可使七氟烷的 $MAC_{50TI}$ 减少约 40%。

有研究发现，在 3～12 岁的小儿中，8%七氟烷合用 66% $N_2O$(3 min 后插管)，丙泊酚 3 mg/kg和阿芬太尼 10 μg/kg 以及丙泊酚 3 mg/kg 和 SCh 1 mg/kg(均为 1 min 后插管)这三种诱导方法所产生的可插管率分别是 87.5%、52.5%和 97.5%。在吸入组中，插管时七氟烷的呼气末浓度是 4.2%，这与早期研究的结果一致，该结果表明几乎所有小儿达到成功插管条件的七氟烷呼气末浓度要高于 4%。这些结果表明吸入麻醉药优于静脉催眠药和短效阿片药的联合应用，但单独使用吸入药时所需的呼气末浓度较高。尽管没有一项研究报道七氟烷高呼气末浓度时在小儿中出现严重的心律失常或低血压，但一项早期的有关 90 个健康小儿的研究发现，1 MAC 七氟烷时新生儿和婴儿低血压(收缩压降低 30%或更多)的发生率是 27～66%，儿童低血压的发生率为 0～8%。上述研究表明，七氟烷呼气末浓度高于 4%用于插管时(婴儿和儿童分别是 1.3 MAC 和 1.6 MAC)，会产生潜在的降低血压作用，尤其是在较小年龄的患儿中。

## （二）使用肌松药的平衡麻醉

**1．麻醉诱导和维持** 以硫贲妥钠联合 $N_2O$ 进行诱导，并给予 2 倍 $ED_{95}$ 剂量美维库铵或罗库溴铵，分别在90 s和 70 s 后可以观察到 98％和 100％的患儿出现满意的插管条件。同样的一项 2～6 岁年龄组 60 名小儿的研究中发现，吸入七氟烷达到 1 MAC 的麻醉深度，并注射 0.3 mg/kg 罗库溴铵（约 1 倍 $ED_{95}$）2 min 后所有的患儿均可出现良/优的插管条件。氟烷浅麻醉时给予 1 倍 $ED_{95}$ 阿曲库铵或异氟烷浅麻醉时给予 1 倍 $ED_{95}$ 维库溴铵也可观察到大多数小儿出现良/优的插管条件。在这些研究中没有观察到心血管不良反应的发生。这些研究结果与来自成人的资料相吻合，表明插管时最好采取均衡的方法进行麻醉，给予浅/中等深度的睡眠和镇痛并联合使用非去极化肌松药，这一方法能取得最好的插管条件，同时不良反应的发生减到最少。

自从 Gray 和 Halton 发表了里程碑式的论文，在手术中使用大剂量非去极化肌松药这一观点被理想化，因为这样可以产生完全的麻痹，有利于进行机械通气。然而，随着低毒、短效麻醉药和辅助药的引入，这一传统观点正在受到挑战。即使插管剂量肌松药的作用完全消退，七氟烷-瑞芬太尼或丙泊酚-瑞芬太尼联合使用产生的适当深度的麻醉可以保持患者不发生体动反应和低血压；这一深度也足以抑制自主呼吸，有利于进行机械通气。这些技术的优势在于通常术中无须补充额外的非去极化肌松药，术后也不必进行拮抗。然而，肌松药的按时给予有利于外科医生的操作，并能使麻醉药在婴儿和儿童中的剂量最小化。

**2．肌松药的选择**

（1）去极化肌松药 直到 20 世纪 90 年代初期，由于 SCh 起效快速和作用时间短，曾是小儿辅助气管插管的主要肌松药。尽管可能并发许多的问题，如心律失常、高血钾、咬肌痉挛、神经肌肉阻滞时间延长以及恶性高热等，但当时确实广泛使用 SCh。然而在报道一例未确诊的营养不良性肌病患儿发生高钾性心跳骤停后，美国 FDA 在药物包装盒上加以警告：小儿使用 SCh 仅限于紧急插管或需要紧急气道保护的病例，或者无法开通静脉通路时可以肌注给药。从那时起，儿科麻醉使用 SCh 的趋势开始下降。1996 年的调查发现英国 84％麻醉医生常规在小儿中使用 SCh 进行插管，1999 年则只有 45％仍在使用，而且这一下降趋势仍在继续。

（2）非去极化肌松药 选择小儿麻醉中非去极化肌松药的使用有赖于对患儿的安全性、使用的方便性以及临床具体情况等方面的考虑。就对患儿的安全性而言，1967 年引入的潘库溴铵是一个成功的例子。潘库溴铵是一种强效的非去极化甾类肌松药，没有箭毒的组胺释放和降低血压的作用。然而，对于大多数儿科手术而言，潘库溴铵的作用时间显得过长。因此随着 20 世纪 80 年代中等时效肌松药阿曲库铵和维库溴铵的引入，潘库溴铵的应用呈下降趋势。随着上述药物的成功，还有 3 种其他非去极化肌松药在儿科麻醉中占有一席之地：甾类肌松药罗库溴铵，苄异喹啉类肌松药顺式阿曲库铵和美维库铵。

## 三、肌松药的临床应用

### （一）去极化肌松药

在引起终板去极化的药物中，只有 SCh 仍用于临床实践。SCh 虽然有许多不良反应，但由于它是唯一超快起效、超短作用时间的肌松药，目前临床应用仍较广。

小儿比成人对 SCh 略有耐药，插管剂量需 1～2 mg/kg。新生儿则需 2～3 mg/kg。10 岁以下的患儿不需进行预箭毒化，因为在此年龄组肌颤并不常见。除非给予阿托品或格隆溴铵（胃长宁），小儿经常发生心动过缓。当小儿静脉给药困难时，SCh 可用 4 mg/kg 进行肌注，4 min 后可提供足够的插管条件。然而，这种给药方法不能作为常规选择。

SCh 可引起窦性心动过缓伴结性或（和）室性逸搏，尤其小儿更易发生，有报道小儿和成人在追加第二次剂量时发生心跳停止。患肌强直和肌营养疾病的小儿，有报道在疾病被诊断前使用琥珀胆碱后出现高钾血症，随之发生心跳骤停。这也使 SCh 在儿科麻醉中的应用逐渐减少。

### （二）非去极化肌松药

**1. 阿曲库铵**　阿曲库铵是一种中等时效的双季胺苄异喹啉类化合物。在体内通过两条代谢途径降解。一条途径是 Hofmann 效应，速率随温度和（或）pH 增加而增加的非酶性降解。另一条是非特异性酯水解途径。后者所涉及的是一组与血浆或乙酰胆碱酯酶不同的组织酯酶。给予标准插管剂量的阿曲库铵 0.5 mg/kg（约 2 倍 $ED_{95}$），在新生儿出现 95％颤搐抑制的时间要快于儿童（0.9 min vs 1.4 min），恢复到 10％颤搐高度的时间新生儿也要快于其他两组。与阿曲库铵相关的不良反应主要是组胺释放。通常沿静脉的走向出现皮疹或红斑，并随之向外周分布。偶尔伴随红斑出现更严重的组胺释放反应，如低血压、心动过速或支气管痉挛。剂量超过 2 倍 $ED_{95}$ 常会出现心血管系统的改变。

各年龄组均快速恢复。中等时效以及常用剂量阿曲库铵，由于其严重不良反应的低发生率使得作者在儿科麻醉肌松药的选择中，将阿曲库胺作为万能药。小儿中如果阿曲库胺插管剂量减半，则平均插管时间将从 90 s 增至 150 s，但恢复至 10％的时间（即能进行拮抗的时间）降低至 18 min。

**2. 顺式阿曲库铵**　具有商业价值的阿曲库铵混合物由 10 种异构体组成，顺式阿曲库胺是其中的一种。和阿曲库铵相似，顺式阿曲库胺是一种中等时效的肌松药，体内依赖 pH

和温度进行自主降解。然而，顺式阿曲库胺的效能比阿曲库铵强约 3 倍，这也使该药具有更显著的特点以及更少的组胺释放。效能增强所伴随的主要缺点是起效时间的延长，需要相对高的剂量0.15 mg/kg(约 3 倍 $ED_{95}$)，才能在 2 min 取得满意的插管条件。进一步增加药物剂量(4 倍 $ED_{95}$)并不会缩短起效时间。与儿童比较，药物的效能增强可能与其作用时间在婴儿中延长 5～10 min 有关。在选择顺式阿曲库铵或阿曲库铵时，必须对这些药物在婴儿中的作用特点加以权衡，如顺式阿曲库铵的不良反应虽然减少，但插管时间延长并且恢复较慢。

**3. 美维库铵** 美维库铵与阿曲库铵的结构相似，其作用时间较短与被正丁酸基血浆胆碱酯酶代谢有关。美维库铵在不同年龄儿童间(3～6 年 vs 10～14 年)的药代和药效参数没有明显差异。在硫贲妥钠联合 $N_2O$ 麻醉时，给予 0.2 mg/kg 美维库铵(约 2 倍 $ED_{95}$)90 s 后 98%的儿童可以产生满意的插管条件。给药后 1～2 min 产生最大阻滞，9～10 min 后恢复至 25%。与七氟烷或丙泊酚合用时，药物在前者的起效时间较快，作用时间也较长。由于美维库铵被正丁酸基血浆胆碱酯酶水解，该酶的缺乏会使药物的作用延长。和阿曲库铵相似，在治疗剂量下美维库铵即明显表现出显著的组胺释放作用。

美维库铵是临床唯一使用的短效非去极化肌松药。正因为如此，那些需要气管插管和(或)深度肌松的短时间手术可以选择美维库铵。也可选择那些中等效能肌松药并减少剂量，如阿曲库胺。2009 年在德国调查发现，年龄低于 5 岁的小儿如果要选择肌松药进行气管插管，麻醉医生更愿意使用美维库铵。因为其较短的作用时间，美维库铵几乎不需要拮抗。近来研究表明，在新生儿 ICU 使用美维库铵作为肌松药进行插管，插管时间和插管次数均会减少，同时严重低氧饱和度的发生率也降低。

**4. 维库溴铵** 维库溴铵是由潘库溴铵分子脱甲基形成的一种单季胺甾类肌松药。潘库溴铵分子结构上的唯一改变产生了一种新的分子，这种分子具有更严格的药理选择性和较短的作用时间。维库溴铵通过肝脏进行代谢，代谢产物具有活性，并由肾脏清除出体外。由于新生儿和婴儿器官功能的不成熟，100 μg/kg 维库溴铵(约 2 倍 $ED_{95}$)可以产生超过 90%的神经肌肉阻滞并且维持时间达 1 h，而在儿童只有 18 min。

儿科麻醉使用维库溴铵时需要注意一个问题：其活性在新生儿和婴儿中会明显延长。在小儿 ICU 中停止维库溴铵输注后，有报道神经肌肉阻滞时间显著延长(超过 24 h)。患有遗传性过敏症的年长儿童可以选择维库溴铵作为肌松药。

**5. 罗库溴铵及其拮抗剂** 罗库溴铵的结构与维库溴铵相似，但起效更快。快速起效是效能降低的结果，效能降低需要增加剂量加以补偿。罗库溴铵体内代谢很少，主要经肾脏清除。七氟烷显著增加罗库溴铵的效能。$N_2O$ 麻醉时，标准插管剂量的罗库溴铵 0.6 mg/kg (约 2 倍 $ED_{95}$)在婴儿的作用时间要长于儿童(42 min vs 27 min)。新生儿 0.6 mg/kg 剂量的作用时间较婴儿(5～12 月)长，因此应减少剂量(0.45 mg/kg)。然而，与维库溴铵不同的是，罗库溴铵在低年龄人群中保持了中等效能肌松药的特征。1～2 倍 $ED_{95}$ 的罗库溴铵仅会轻微增加心率,对动脉血压没有影响。预注利多卡因或瑞芬太尼可以减轻罗库溴铵的注射痛。在可能存在未确诊肌营养不良的患儿,尤其是男孩中,当 SCh 相对禁忌时可以使用罗库溴铵进行快诱导。

小儿使用硫贲妥钠 5 mg/kg 和阿芬太尼 10 μg/kg 诱导麻醉后,注射 0.6 mg/kg 罗库溴铵 60 s 后能产生满意的插管条件。因此仔细评估气道排除困难插管后,罗库溴铵可以作为快诱导时替代 SCh 的肌松药。

不远的将来可能会有一种新的逆转神经肌肉阻滞的药物投入应用。sugammadex,原名 ORG 25969,通过选择性与罗库溴铵结合恢复正常的神经肌肉功能,而不影响乙酰胆碱、烟碱样受体或乙酰胆碱酯酶功能,该药与维库溴铵和潘库溴铵的结合能力稍弱。sugammadex 只与含有甾核的肌松药结合。苄异喹啉类药物,如阿曲库铵、顺式阿曲库铵、美维库铵以及琥珀胆碱不受 sugammadex 的影响。sugammadex 可以在 2 min 内拮抗罗库溴铵的深度阻滞而没有心血管反应。sugammadex 的投入使用将会增加罗库溴铵的临床应用,并在快诱导时增加罗库溴铵的安全性。当出现 2 个 TOF 颤搐反应高度时,sugammadex 的有效拮抗剂量是 2 mg/kg。

## 四、总结

随着其他新型麻醉药物的出现,肌松药在儿科麻醉中的使用正在减少;然而,均衡的措施在小儿气管插管时可以提供最佳的插管条件。所谓均衡措施指浅/中等深度的麻醉并配伍用一种非去极化肌松药,这种方法还能减少不良反应的发生。那些需要深度肌松的外科手术仍然需要使用肌松药,肌松药还能减少麻醉药在婴幼儿中的用量。当然,最主要的是要根据实际临床情况选择肌松药及其剂量。

### 参考文献


1 Foldes FF. The final steps leading to the anesthetic use of muscle relaxants. In: Fukushima K, Ochiai R, editors. Muscle relaxants. Tokyo: Springer, 1995: 8-12.

2 Mason DG, Bingham RM. The laryngeal mask airway in children. Anaesthesia, 1990, 45:760-763.

3 Goudsouzian NG. Muscle relaxants in children. In: Cote CJ, Todres D, Goudsouzian NG, Ryan JF, editors. A practice of anesthesia for infants and children. Philadelphia: Saunders, 2001: 196-215.

4 Batra YK, Al Qattan AR, Ali SS, et al. Assessment of tracheal intubation conditions in children using remifentanil and propofol without muscle relaxant. Paediatr Anaesth, 2004, 14:452-456.

5 Crawford MW, Hayes J, Tan JM. Dose-response of remifentanil for tracheal intubation in infants. Anesth Analg, 2005, 100:1599-1604.

6 Blair JM, Hill DA, Bali IM, et al. Tracheal intubation conditions after induction with sevoflurane 8% in children. Anaesthesia, 2000, 55:774-778.

7 McCluskey A, Meakin G. Dose-response and minimum time to satisfactory intubation conditions after mivacurium in children. Anaesthesia, 1996, 51:438-441.

8 Rodney GE, Reichert CC, O'Regan DN, et al. Propofol or propofol/alfentanil compared to thiopentone/succinlycholine for intubation of healthy children. Can J Anaesth, 1992, 39:A128.

9 Gray TC, Halton J. A milestone in anaesthesia? (D-tubocurarine chloride). Proc R Soc Med, 1946, 39:400-410.

10 Ledowski T, Paech MJ, Patel B, et al. Bronchial mucus transport velocity in patients receiving propofol and remifentanil versus sevoflurane and remifentanil anesthesia. Anesth Analg, 2006, 102: 1427-1430.

11 Imbeault K, Withington DE, Varin F. Pharmacokinetics and pharmacodynamics of a 0.1 mg/kg dose of cisatracurium besylate in children during $N_2O/O_2$/propofol anesthesia. Anesth Analg, 2006, 102: 738-743.

12 ShangGuan W, Lian Q, Li J, Gao F. Clinical pharmacology of cisatracurium during nitrous oxide-propofol anesthesia in children. J Clin Anesth, 2008, 20(6):411-414.

13 Meakin G, Meretoja OA, Perkins R, et al. Tracheal intubating conditions and pharmacodynamics following cisatracurium in infants and children undergoing halothane and thiopental - fentanyl anesthesia. Paediatr Anaesth, 2007, 17:113-120.

14 Hadimioglu N, Ertugrul F, Ertug Z, et al. The comparative effect of single dose mivacurium during sevoflurane or propofol anesthesia in children. Paediatr Anaesth, 2005, 15:852-857.

15 Stergaard D, Gätke MR, Berg H, et al. The pharmacodynamics and pharmacokinetics of mivacurium in children. Acta Anaesthesiol Scand, 2002, 46(5):512-518.

16 Nauheimer D, Fink H, Fuchs-Buder T, et al. Muscle relaxant use for tracheal intubation in pediatric anaesthesia: a survey of clinical practice in Germany. Paediatr Anaesth, 2009, 19(3):225-231.

17 Roberts KD, Leone TA, Edwards WH, et al. Premedication for nonemergent neonatal intubations: a randomized, controlled trial comparing atropine and fentanyl to atropine, fentanyl, and mivacurium. Pediatrics, 2006, 118:1583-1591.

18 Burmester M, Mok Q. Randomised controlled trial comparing cisatracurium and vecuronium infusions in a paediatric intensive care unit. Intensive Care Med 2005, 31:686-692.

19 Woloszczuk-Gebicka B, Wyska E, Grabowski T, et al. Pharmacokinetic-pharmacodynamic relationship of rocuronium under stable nitrous oxide-fentanyl or nitrous oxide-sevoflurane anesthesia in children. Paediatr Anaesth 2006, 16:761-768.

20 Naguib M. Sugammadex: another milestone in clinical neuromuscular pharmacology. Anesth Analg 2007, 104: 575-580.

（衡新华）

# 第四节 笑气($N_2O$)与小儿麻醉

## 一、概述

虽然人们通常会认为笑气($N_2O$)是相对无害的,但是它对维生素 $B_{12}$ 代谢异常的小儿有着严重的影响。这些异常反应与遗传或环境有关,但直到接触 $N_2O$ 几天或几周后才会出现症状。虽然引起明显的遗传疾病并不多见,但是使用 $N_2O$ 在单核苷酸多形症患儿产生的并发症受到了相当的关注。$N_2O$ 可能会直接或间接影响婴幼儿和老年人的大脑,但这种临床影响目前尚不确定。

$N_2O$ 已经被广泛使用了几十年,但在某些临床特殊情况应该避免使用 $N_2O$,特别是一些有遗传疾病的患儿,使用 $N_2O$ 后会出现严重的后果。在 2007 年以前,没有任何关于 $N_2O$ 和婴幼儿麻醉的综述,尤其是关于 $N_2O$ 对婴幼儿大脑的作用。

最近发表的几篇文献主要针对 $N_2O$ 的临床作用,对其是在临床麻醉中仍然扮演着重要的角色,还是已经成为一种“过时的麻醉剂”展开了讨论。大量的关于成人的临床追踪也被实施,并用以观察 $N_2O$ 的临床效果,但这些调查与实验都不是专门针对儿童麻醉的。关于 $N_2O$ 对遗传疾病影响的讨论与研究也是不全面的,甚至根本没有提及到,更不是针对下文提及的 $N_2O$ 对遗传疾病的影响。

1772 年 Joseph Priestley 首先合成了 $N_2O$。1799 年 Humphrey Davy 在他的朋友 Coleridge 和 Roget 的鼓励下,首先体会到了 $N_2O$ 令人轻松发笑的精神作用并将 $N_2O$ 应用于娱乐消遣中。在 1844 年 11 月 $N_2O$ 作为一种麻醉剂第一次被 Horace Wells 使用,但直到 1956 年 $N_2O$ 才被得到认可并开始投入使用。1949 年在科技新时代杂志《Popular Science》上发表了一篇关于在家庭实验室中有关 $N_2O$ 合成方法的说明。

尽管较早以前就有两篇关于 $N_2O$ 不良反应的个案报道,但是直到 1956 年,$N_2O$ 与血液系统疾病密切相关的报道,才第一次被 Lassen 发表于柳叶刀杂志上。他们报道了几例破伤风患儿在连续使用几天 $N_2O$ 后发展为再生障碍性贫血的病例。他们发现这些发展为再生障碍性贫血的患儿与那些没有发展成血液疾病的患儿区别是,前者使用了 $N_2O$ 而后者没有。在一个 10 岁男孩身上所作的调查发现,男孩在使用 50%的 $N_2O$ 4 天后出现了粒细胞的减少,随即停止 $N_2O$ 的使用,接下来的几天里患儿逐渐出现了血小板的减少。骨髓活检提示恶性贫血和巨幼红细胞的改变。停止吸入 $N_2O$ 后的血液图片也支持该诊断。一张类似的血液图片也曾在一位心脏外科手术的患儿身上被报道,这个患儿术中和术后持续吸入

50%的 $N_2O$ 24 h。

1978 年，Sahenk 等人报道了一起由于使用 $N_2O$ 作为消遣而引起的精神疾病的病例。Layze 报道了两位牙医和一位医院技术人员在一星期内接触了几次使人愉悦的 $N_2O$ 最终发展为感觉性多神经性病变，因此人们决定停用 $N_2O$。Layze 在接下来的文章中报道了 15 例类似的患者，其中有 14 例是牙科医生，这种多神经性病变与维生素 $B_{12}$ 缺乏有关。这些牙医并不是 $N_2O$ 的使用者，但他们存在严重的职业暴露。这项研究发现 $N_2O$ 的吸入浓度变化范围多数在 30%～80%之间，也有一些浓度从未超过 50%。维生素 $B_{12}$ 和激素治疗并不能逆转这一病程。在对 18 000 例牙医及牙医助手的调查中，Brodsky 提出暴露于 $N_2O$ 是患多神经病变的相对独立因素。

$N_2O$ 不可逆转地使维生素 $B_{12}$ 的钴元素氧化，它使具有活性的钴(Ⅰ)转变为失活的钴(Ⅱ或Ⅲ)，在一定程度上类似于铁元素的减少从而使血红蛋白转化为高铁血红蛋白。在这个反应里 $N_2O$ 被分解为 $N_2$ 和 $O_2$。虽然在 1968 年 $N_2O$ 的危害被 Banks 在实验室发现，但是这项发现并未很快在医疗界得到重视。最终这个发现引发了一项科学研究，即 $N_2O$ 对依赖维生素 $B_{12}$ 的酶系统变化的作用。

## 二、$N_2O$ 与新陈代谢疾病

甲硫氨酸是一种必需氨基酸。它以腺苷甲硫氨酸的活性形式存在，为许多生物化学反应提供甲基。甲硫氨酸脱甲基的产物是高半胱氨酸。它的再次甲基取代作用是由依赖维生素 $B_{12}$ 的甲硫氨酸合成酶催化的。维生素 $B_{12}$ 的失活造成甲硫氨酸代谢障碍是 $N_2O$ 影响新陈代谢的关键所在。

### (一) $N_2O$ 对甲硫氨酸合成酶的影响

甲硫氨酸合成酶是一种胞液生化(溶质)酶，它催化高半胱氨酸与甲基四氢叶酸转化成甲硫氨酸与四氢叶酸盐的反应。这种酶的缺乏可显著地引起巨幼红细胞的改变，使生长发育迟缓，精神运动性阻滞，出现神经病学问题。

$N_2O$ 抑制这种酶首先在大鼠身上被发现，使用 50%的 $N_2O$ 30 min 会导致酶的活性降低，使用 6 h 后会导致这种酶的缺乏。在另一个实验中，给小鼠吸入 0.1 大气压的 $N_2O$ 4 h，50%的酶活性受到抑制，如果使用 0.8 大气压的 $N_2O$ 4 h，酶的活性需要 2～4 d 才能恢复。不久以前 Culley 等在一篇报道中提出，在相当于中年的(18 个月)大鼠身上使用 70%的 $N_2O$ 4 h，会产生持久的记忆力减退，在此之前大鼠大脑皮质甲硫氨酸合成酶活性明显降低。虽然这篇简短的报道有所暗示，但是这项研究并没有试图证明甲硫氨酸活性的破坏与记忆力的损害有直接关系。人类这种抑制开始出现的时间比这种小型啮齿类动物晚的多。甲硫氨酸合成酶缺乏的患儿，体内的酶活性已经降低，而有可能不是 $N_2O$ 使其恶化的。与

维生素 $B_{12}$ 相关的新陈代谢途径受到抑制从而产生的结果现在并不清楚，短暂地给甲硫氨酸合成酶缺乏的患儿使用临床相关浓度水平的 $N_2O$ 所能带来的影响也是未知的。但是，当患儿在这种条件下时，避免使用 $N_2O$ 是合理的。

### （二）$N_2O$ 与高胱氨酸尿症

高胱氨酸尿症是第二种常见的氨基酸代谢性疾病。它是一种常染色体的隐性遗传疾病，是由于参与甲硫氨酸分解和高半胱氨酸转化为甲硫氨酸相关的 3 个基因中的 1 个基因出现异常所引起的疾病。最常见的类型：Ⅰ型，95％的患儿都是Ⅰ型，它主要是缺乏胱硫醚合成酶，而这种酶催化高半胱氨酸和丝氨酸成为胱硫醚。这种类型利用维生素 $B_6$ 成为余因子，它并不被 $N_2O$ 所影响。它有两种亚型，一类是维生素 $B_6$ 反应型，另一类维生素 $B_6$ 非反应型。Ⅱ型是由于四氢化甲基转移酶的缺乏所导致的。Ⅲ型是由于缺乏亚甲基四氢叶酸还原酶(5，10-methylenetetrahydrofolate reductase，MTHFR)。这种酶的缺陷最终导致了半胱氨酸的反转录，导致胶原蛋白横向连接减弱。这些患儿都有马方综合征的临床表现：晶状体浑浊，漏斗胸，过早出现冠心病，动静脉瘘，骨质疏松，脊柱侧弯。与马方综合征不同的是具这些综合表现的患儿有关节缺乏灵活性，智力发育迟缓的可能。这些患儿主要在Ⅲ型中发现，据推测它主要是由于甲硫氨酸的缺乏。甲硫氨酸通过它的活化型 S-腺苷甲硫氨酸，在很多化学反应中是甲基供体，包括髓鞘装配、神经传递素合成和脱氧核糖核酸成一系列快速增生反应。自发性的血栓性栓塞大概是血管壁内皮消失胶原脱落或由高半胱氨酸引起的凝血因子Ⅻ活化反应的一种后遗症。术前评估包括冠心病的风险，可能出现的低血糖，对肝素无应答的自发性的血栓的风险。

报道过一例 3 个月大的患Ⅲ型高胱氨酸尿症的婴儿在使用 $N_2O$ 后造成严重后果的病例。这种病是由于复合体异型结合，包括新的甲基四氢叶酸还原酶突变，而它继承了两个普通的甲基四氢叶酸还原酶的多形性，这与酶活性降低密切相关。这个事先并未确诊的婴儿 4 d 内两次使用 $N_2O$。在第一次使用 $N_2O$ 25 d 后疾病突然发作并最终发展为呼吸暂停，期间伴有肌张力减退和反射消失。手术后 46 d 患儿由于呼吸停止而死亡。尽管小儿麻醉医师对甲基四氢叶酸还原酶以及它与高胱氨酸尿的关系通常有着一定的认识，但是高胱氨酸尿是一种并不常见的疾病。

Lacassi 报道了一例在 10 周内两次使用 $N_2O$ 的患儿最终发展成骨髓病和巨幼红细胞性贫血。进一步的分析指出半胱氨酸的水平升高，维生素 $B_{12}$ 的水平降低。神经病学发现，神经上的影响可由补充叶酸和维生素 $B_{12}$ 来解决。

由于高半胱氨酸和过早出现的冠心病之间的密切关系，已经证实了成人血浆高半胱氨酸的水平升高有患冠心病的风险，同时高半胱氨酸的水平也和患儿预后有关。综上所述，今后测量成人的血浆高半胱氨酸水平是极有可能的，在实施麻醉以前筛查所有患儿的升高的高半氨酸水平和测量血浆中的甲硫氨酸水平。假如发现高胱氨酸水平升高和甲硫氨酸水平降低同时出现，不论是偶然还是有其他原因，他/她的家庭成员包括儿童，都有可能属于同一种单核苷酸多形性，而且在暴露于 $N_2O$ 的条件下会面临危险。

### （三）$N_2O$ 与甲基丙二酸血症

甲基丙二酸血症是由于几种酶中的一种缺陷导致的甲基丙二酸的积聚。这其中包括甲基丙二酸辅酶 A 变位酶或钴肽转腺苷酶综合体缺少引起了受损的变位酶作用。或者是钴肽转腺苷酶综合体和甲基丙二酸辅酶 A 变位酶(引起甲基丙二酸尿和高胱氨酸尿)都缺少。

这种疾病像其他许多代谢性疾病一样，在蛋白质的分解代谢增加的同时伴有严重的代谢性酸中毒、酮症和高氨血症，个别患儿可能出现生长发育迟缓、骨质疏松、低血糖和反复呕吐。

Rask 指出普通患儿 24 h 连续使用 $N_2O$ 可使肾脏的甲基丙二酸增长 3 倍。Sharar 报道了在麻醉中一位 11 岁的女孩由于甲基丙二酸辅酶 A 变位酶的缺乏患上甲基丙二酸血症。这种线粒体互补酶通常以维生素 $B_{12}$ 作为辅助因素将甲基丙二酸辅酶 A 转换为琥珀酰辅酶 A，由于这种生化酶作用不足，它的酶作用物甲基丙二酸辅酶 A 被转换为甲基丙二酸。他们在理论上提出 $N_2O$ 的风险在于它作用于维生素 $B_{12}$ 所依赖的酶，这种风险是可以被避免的。更有趣地是，Deacon 更早一些提出至少在大鼠，维生素 $B_{12}$ 所依赖的酶并不被 $N_2O$ 影响，所以尽管真正的临床研究尚不明确，但避免使用 $N_2O$ 是有先见之明的。

（衡新华）

## 第五节　笑气($N_2O$)与维生素 $B_{12}$

### 一、$N_2O$ 对维生素 $B_{12}$ 的直接影响

各种因素都会引起维生素 $B_{12}$ 的缺乏。有一些病例报道了回肠末端切除或者贫血由于其缺乏维生素 $B_{12}$，在外科手术时使用了 $N_2O$ 后造成严重的神经系统病变。这种麻醉使用 $N_2O$ 的时间持续在 90～235 min 之间，外科手术后 14 d～周症状开始出现。强加的饮食控制引也可起维生素 $B_{12}$ 的缺乏。有两个典型的病例显示了婴儿由于饮食性维生素 $B_{12}$ 缺乏而导致的神经系统和血液系统的病变。Felmet 报道了一例 8 个月大的婴儿在持续使用了 $N_2O$ 80 min 后出现了骨髓破坏和严重的神经系统病变。他仅被母乳喂养而其母亲自身缺乏维生素 $B_{12}$。McNeely 报道了一例不明诱因维生素 $B_{12}$ 缺乏(但是患儿母亲是位素食主义者

且坚持母乳喂养)的 6 个月大的女婴在行外科手术时使用了 3 h 的 $N_2O$，3 周后患儿出现了肌张力减退和贫血。在成人中，Rosener 和 Dichgans 报道了一例 50 岁的维生素 $B_{12}$ 缺乏的患者，她在 10 年中只吃苹果、坚果及生菜，不吃任何谷、豆物。在需要手术时她患上了巨红细胞性贫血。她在行盆骨骨折修复术时吸入了 66%的 $N_2O$ 2 h。4 周后她发展成步态不稳、下肢感觉减退，6 周后她不能行走，巨红细胞性贫血更为严重。在注射维生素 $B_{12}$ 后她的状况有所好转，但并不能完全恢复功能。

维生素 $B_{12}$ 缺乏也在青少年的苯丙酮尿症中被报道。这些患儿的日常饮食被控制蛋白质的摄入，当然也包括维生素 $B_{12}$ 的摄入被限制。尽管没有其他文献资料证明这一点，但是人们一定对氨基酸代谢性疾病的治疗仅仅是对蛋白质摄入的限制。

## 二、$N_2O$ 对神经系统的影响

在过去的几年里，已有试验证明 $N_2O$ 对神经系统有毒性。这一发现在某些领域仍在引起争论，临床调查尚不明，但在广泛使用 $N_2O$ 的地方，这一发现应当被提及。近来一些评论讨论了麻醉剂对婴幼儿大脑的影响，首先是对 NMDA 和 GABA 的影响，而这里首先被提及的是大多数人所知的氯胺酮。这些评论证实了在人类没有像动物实验那样有确切的数据证实 $N_2O$ 可引起神经细胞受损。

据研究 $N_2O$ 对发育中和成年老鼠大脑有神经毒害作用。有趣的是在病理生理学方面，发育中的大脑与成年的大脑并不同。对于发育中的老鼠，$N_2O$ 的吸入引起脑细胞的死亡。Jevtovic - Todorovic 等认为单独使用 $N_2O$ 并无作用。在一定程度上，用很低浓度的异氟烷(0.75%)能增强神经细胞的凋亡(幼年老鼠)。然而，Januszewski 在最近的幼年老鼠海马切片研究中发现，$N_2O$(75%)和异氟烷(0.75%)不论独立使用和还是联合使用都能明显的增加 caspase - 3 的表达。

在试验中不论是成年鼠还是老年鼠单独使用 $N_2O$ 都会造成其脑神经的损害。对于成年鼠，一次使用 $N_2O$ 3 h 会造成短暂的细胞液泡形成，一次使用 $N_2O$ 8 h 会造成神经细胞的凋亡。在这些动物中，神经系统的改变表现在肿胀的线粒体、内质网和未凋亡细胞的空泡形成。有趣的是，大脑细胞凋亡一般发生在快速成长的幼脑中，而不是成年大脑。尽管是我们还没有研究出 $N_2O$ 与快速运转的大脑 DNA 新陈代谢的相互作用，但这暗示着对成年大脑的作用是由于 $N_2O$ 作用于 NMDA 受体感受器。

## 三、总结

$N_2O$ 与维生素 $B_{12}$ 之间不可逆的关系导致了一些恶性的有害效果。暴露在临床水平的 $N_2O$ 中短暂的一段时间便会出现严重的维生素 $B_{12}$ 缺乏症状，且出现这种临床症状一般都

会推迟几周时间。尽管这些症状只出现在相对少数具有与维生素 $B_{12}$ 间接相关的新陈代谢紊乱的患儿身上，可在大多数具有单核苷酸多态性基因的人群中的总体影响并不明确。动物实验的证据表明，$N_2O$ 对未成熟的和已经成熟的大脑均有显著的影响。然而，对于人类胚胎和婴儿来说，他们的大脑的成熟过程要比啮齿类动物慢很多，$N_2O$ 对其的影响还有待进一步的研究。

## 参 考 文 献

1 Myles PS, Leslie K, Silbert B, et al. A review of the risks and benefits of nitrous oxide in current anaesthetic practice. Anaesth Intensive Care, 2004, 32: 165 - 172.

2 Jahn UR. Nitrous oxide—an outdated anaesthetic. Best Pract Res Clin Anaesthesiol, 2005, 19: 391 - 397.

3 Smith I. Nitrous oxide in ambulatory anaesthesia: does it have a place in day surgical anaesthesia or is it just a threat for personnel and the global environment? Curr Opin Anaesthesiol, 2006, 19: 592 - 596.

4 Myles PS, Leslie K, Silbert B et al. Evaluation of nitrous oxide in the gas mixture for anesthesia: a randomized controlled trial(the ENIGMA Trial)(abstract). Anesthesiology, 2005, 103: A681.

5 Lassen HCA, Henricksen E, Neukirch F et al. Treatment of tetanus. Severe bone-marrow depression after prolonged nitrous-oxide anesthesia. Lancet, 1956, 1: 527 - 530.

6 Amess JAL, Rees GM, Burman JF et al. Megaloblastic haemopoiesisin patients receiving nitrous oxide. Lancet, 1978, 2: 339 - 342.

7 Layzer RB. Myeloneuropathy after prolonged exposure to nitrous oxide. Lancet, 1978, 2: 1227 - 1230.

8 Brodsky JB, Cohen EN, Brown BW, et al. Exposure to nitrous oxide and neurologic disease among dental professionals. Anesth Analg, 1981, 60: 297 - 301.

9 Banks RGS, Henderson RJ, Pratt JM. Reactions of gases in solution. Part Ⅲ: some reactions of nitrous oxide with transition-metal complexes. J Chem Soc(A), 1968, 2886 - 2889.

10 Koblin DD, Watson JE, Deady JE, et al. Inactivation of methionine synthetase by nitrous oxide in mice. Anesthesiology, 1981,54: 318 - 324.

11 Culley DJ, Raghavan SV, Yukhananov R, et al. Nitrous oxide decreases cortical methionine synthase and produces lasting memory impairment in rats [Abstract]. Anesthesiology, 2006,105: A1182.

12 Selzer RB, Rosenblatt DS, Laxova R, et al. Adverse effect of nitrous oxide in a child with 5,10-methylenetetrahydrofolate reductase deficiency. N Engl J Med, 2003, 349: 45 - 50.

13 Stampfer MJ, Malinow MR, Willett WC, et al. A prospective study of plasma homocyst(e)ine and risk of myocardial infarction in US physicians. JAMA, 1992, 268: 877 - 881.

14 Nygard O, Nordrehaug JE, Refsum H et al. Plasma homocysteine levels and mortality in patients with coronary artery disease. N Engl J Med, 1997, 337: 230 - 236.

15 Erbe RW, Salis RJ. Severe methylenetetrahydrofolate reductase deficiency, methionine synthase and

nitrous oxide—a cautionary tale. N Engl J Med, 2003, 349: 5-6.

16 Sharar SR, Haberkern CM, Jack R, et al. Anesthetic management of a child with methylmalonyl-coenzyme A mutase deficiency. Anesth Analg, 1991, 73: 499-501.

17 Rosener M, Dichgans J. Severe combined degeneration of the spinal cord after nitrous oxide anaesthesia in a vegetarian [Letter]. J Neurol Neurosurg Psychiatry, 1996, 60: 354.

18 Mellon RD, Simone AF, Rappaport BA. Use of anesthetic agents in neonates and young children. Anesth Analg, 2007, 104:509-520.

19 Januszewski A, Ma D, Halder S, et al. Xenon protects against the toxic effect of isoflurane during synaptogenesis in vitro(abstract). Br J Anaesth, 2007, 98: 295P.

20 Jevtovic-Todorovic V, Beals J, Benshoff N, et al. Prolonged exposure to inhalational anesthetic nitrous oxide kills neurons in adult rat brain. Neuroscience, 2003, 122: 609-616.

（衡新华）

# 第六节　右旋美托咪啶在小儿麻醉中的应用

右旋美托咪啶(dexmedetomidine，Dex)是一种新型高选择性 $\alpha_2$ 肾上腺素能受体激动药，由于其 $\alpha_2$ 受体的选择性($\alpha_2/\alpha_1$ 为 1 620∶1)远高于可乐定($\alpha_2/\alpha_1$ 为 220∶1)，半衰期约为 2 h(可乐定为 6～10 h)，效价比可乐定高 3 倍，比传统可乐定有更强的镇静、镇痛和抗焦虑效应。1999 年，美国 FDA 批准右旋美托咪啶作为镇静剂，由于其可能造成血压先升高继而降低和心动过缓，所以只推荐短期(<24 h)应用。右旋美托咪啶于 2000 年 3 月在美国上市，2004 年 1 月在日本上市。

## 一、右旋美托咪啶的药理作用

右旋美托咪啶分布包括一个快速分布相(分布半衰期 6 min，清除半衰期 2 h)和一个稳定分布相。右旋美托咪啶进入血液后 94% 与白蛋白和 $\alpha_1$ 球蛋白结合，分布容积(1.33 L/kg)。右旋美托咪啶在肝脏代谢，少量通过大便和尿液排出体外。小儿的容积分布时间与年龄成负相关。因此小于 2 岁的患儿比年长的患儿有着更大的分布容积(3.8 L/kg vs 2.2 L/kg)和更长的消除半衰期(139 min vs 96 min)。

右旋美托咪啶进入人体后与 $\alpha_2$ 肾上腺素受体结合可以产生镇静镇痛和抗焦虑的作用。同时可通过抑制交感活性，增强副交感神经的作用，从而引起血压下降和心率减慢，并有抗心律失常作用，也有呼吸抑制的作用，但比阿片类轻。另外还具有利尿，抗呕吐，抑制胃酸分泌神经保护等作用。临床上在重症监护治疗和临床麻醉中有着广泛的应用。

## 二、在临床麻醉中的应用

右旋美托咪啶对清醒病人有着良好的镇静，可以产生类似于类似Ⅱ相睡眠的镇静状态的镇静。术前给药可以减少患儿焦虑，减少术后躁动、恶心、呕吐的发生率，并可减少术中所需要镇静镇痛药物剂量。对于维持术中血流动力学稳定，有效减轻气管插管、手术和麻醉应激反应等有一定的益处。很多学者采用随机对照双盲的研究，充分说明了右旋美托咪啶的有效性。

Yuen 研究发现与口服咪唑安定 0.5 mg/kg 比较，口服右旋美托咪啶 0.5 μg/kg 和 1 μg/kg患儿均能安静地离开父母，口服右旋美托咪啶 1 μg/kg 甚至在诱导时也比咪唑安定组有更好的镇静状态。Sakurai 给予患儿在术前 1 h 口服右旋美托咪啶 3～4 μg/kg 与口服地西泮 0.7 mg/kg 比较，发现右旋美托咪啶组可以达到 Rammsay 评分 5 分的良好镇静状态，而对于呼吸循环没有明显的影响。

Ibacache 等对于 90 例 1～10 岁在骶管阻滞复合七氟烷麻醉下行腹部和会阴部手术的患儿麻醉诱导后分别静脉注射安慰剂、右旋美托咪啶 0.15 μg/kg 和 0.3 μg/kg，发现其术后躁动的发生率分别为 37%、17%和 10%，并且不增加其苏醒、拔管时间和不良反应的发生率。AL-Zaben 等对 48 例在全麻下行尿道下裂修补术的患儿全麻诱导后给予右旋美托咪啶 1 μg/kg，然后以 0.7 $\mu g \cdot kg^{-1} \cdot h^{-1}$持续用药，两组术中采用芬太尼镇痛，静注吗啡，口服扑热息痛术后镇痛。与空白对照组比较，右旋美托咪啶组所用芬太尼和吗啡的量和在术后 24 h 以后的对乙酰氨基酚(扑热息痛)量明显减少。在手术结束时疼痛评分和行为学评分也低于对照组。右旋美托咪啶组术中心率和平均动脉压也明显低于对照组。Guler 等在 3～7 岁行扁桃体切除术的患儿手术结束前 5 min 给予右旋美托咪啶 0.5 μg/kg 可以减少术后躁动的发生，并且能达到更好的术后镇痛效果。因此在小儿麻醉中采用右旋美托咪啶进行麻醉诱导能有效地降低七氟烷麻醉术后躁动的发生率并且取得更好的术后镇痛效果。Erdil 对于 90 例 2～7 岁在七氟烷麻醉下行腺样体切除术的患儿诱导后分别给予芬太尼 2.5 μg/kg、右旋美托咪啶0.5 μg/kg和生理盐水。手术结束后右旋美托咪啶组的拔管时间比对照组和芬太尼组短，而芬太尼组的睁眼时间比其他两组长。右旋美托咪啶组的术后躁动的发生率 17%和芬太尼组(13%)都明显低于对照组(47%)。因此右旋美托咪啶 0.5 μg/kg 和芬太尼 2.5 μg/kg 具有相似的血流动力学，对术后躁动的预防有类似的效果。

右旋美托咪啶对于门诊手术也有良好的镇静作用。Shukry 等选择了 50 例行门诊手术的患儿，在诱导后静脉输注右旋美托咪啶 0.2 $\mu g \cdot kg^{-1} \cdot h^{-1}$取得良好的镇静效果，并且不延长苏醒时间。Mahmoud 对于患有睡眠呼吸暂停综合征(OSAS)的患儿要行 MRI 睡眠检查(磁共振成像睡眠的研究)进行的回顾性分析。其中 52 例采用右旋美托咪啶镇静，30 例采用丙泊酚镇静，右旋美托咪啶组和丙泊酚组需要应用人工气道的患儿分别为12%和35%而需要辅助通气的患儿两组分别为2%和10%。因此右旋美托咪啶可以为有呼吸暂停综合征的患儿进行诊断性检查提供更加良好的检查条件。

## 三、右旋美托咪啶在小儿重症监护中的应用

很多研究表明，右旋美托咪啶用于ICU中机械通气的镇静效果优于苯二氮䓬类药物，并可以减少谵妄的发生率，降低患儿的死亡率。其优点是有显著镇静作用而只极轻度减少每分钟的换气量。

右旋美托咪啶对重症病人的生理及心理方面需求有着独特的协同作用，最初进入临床也是推荐应用于重症监护治疗使用呼吸机病人的镇静。但是由于其对心血管系统的影响，所以只推荐短期应用(<24 h)。Carroll对于ICU中60例平均1.5岁(0.1～17.2岁)患儿采用右旋美托咪啶镇静的回顾性研究，其中53%的患儿应用右旋美托咪啶补充镇静，41%的患儿为停用其他镇静剂改用右旋美托咪啶以利于拔管。在所有患儿中右旋美托咪啶的有效剂量为0.7 $\mu g \cdot kg^{-1} \cdot h^{-1}$(0.2～2.5 $\mu g \cdot kg^{-1} \cdot h^{-1}$)，镇静时间23 h(3～451 h)80%的患儿没有并发症。主要的并发症为低血压(9%)、高血压(8%)和心动过缓(3%)。出现不良反应后无需处理或停止用药后恢复。

总结以往众多学者的研究右旋美托咪啶在临床麻醉和重症监护中参考推荐剂量(见表2-3)。

**表2-3　右旋美托咪啶的推荐剂量**

| | 途径　方式 | 剂　量 |
|---|---|---|
| 术前 | 口服 | 0.3～0.5 μg/kg |
| 术中 | 静脉　负荷量 | 0.3～1 μg/kg |
| | 静脉　维持量 | 0.5～0.7 $\mu g \cdot kg^{-1} \cdot h^{-1}$ |
| ICU中应用 | 静脉 | 0.7 $\mu g \cdot kg^{-1} \cdot h^{-1}$ |

## 四、右旋美托咪啶对于心血管系统的作用

在临床麻醉中右旋美托咪啶对于循环的抑制作用存在争议。AL-Zaben在试验中就发现，应用右旋美托咪啶的患儿血压和心率都低于对照组。Hayashi等对于10例10岁以下在丙泊酚复合瑞芬太尼全凭静脉麻醉下行心脏手术的患儿以右旋美托咪啶1 μg/kg，10 min后静脉维持0.7 $\mu g \cdot kg^{-1} \cdot h^{-1}$，整个手术过程中收缩压、舒张压、心率、中心静脉压都没有明显的变化。在此试验中并没有出现血压的巨大波动，但是对于一些危重患儿的应用还需审慎。在ICU长期使用的患儿则有引起血压波动，心动过缓的报道。在Carroll的

观察中就看到长期应用右旋美托咪啶镇静的患儿发生低血压、高血压、心动过缓分别为9%、8%和3%。而Tobias报道了两例脑外伤的患儿在ICU内采用右旋美托咪啶和瑞芬太尼镇静，结果出现了严重的心动过缓。因此在监护室应用需注意患儿的血压波动和心率变化。

## 五、右旋美托咪啶的神经保护作用

近年来的研究发现右旋美托咪啶对于神经系统有保护作用。在动物实验中，越来越多的证据表明很多全麻药物包括吸入药、苯二氮䓬类药物、氯胺酮等都有诱导神经细胞凋亡。在体和体外动物实验研究均发现右旋美托咪啶可以避免这些药物的不利作用而对神经系统产生保护作用。幼鼠试验发现右旋美托咪啶可以减轻异氟烷引起的认知功能障碍。在脊髓损伤模型的幼鼠采用右旋美托咪啶静脉注射可以预防吗啡鞘内注射引起的腹侧脊髓变性。由此推断右旋美托咪啶可能对于使用了麻醉剂和镇静剂的患儿具有神经保护作用。

### 参考文献


1 Vilo S, Rautiainen P, Kaisti K, et al. Pharmacokinetics of intravenous dexmedetomidine in children under 11 yr of age. Br J Anaesth, 2008,100(5):697-700.

2 冯征,王志萍.$\alpha_2$肾上腺素受体激动药及其临床应用进展.国外医学·麻醉与复苏分册,1997,18(5)273-276.

3 Mason KP, O'Mahony E, Zurakowski D, et al. Effects of dexmedetomidine sedation on the EEG in children. Paediatr Anaesth, 2009,19(12):1175-1183.

4 Yuen VM, Hui TW, Irwin MG, et al. A comparison of intranasal dexmedetomidine and oral midazolam for premedication in pediatric anesthesia: a double-blinded randomized controlled trial. Anesth Analg, 2008, 106(6):1715-1721.

5 Sakurai Y, Obata T, Odaka A, et al. Buccal administration of dexmedetomidine as a preanesthetic in children. J Anesth, 2010,24(1):49-53.

6 Ibacache ME, Muñoz HR, Brandes V, et al. Single-dose dexmedetomidine reduces agitation after sevoflurane anesthesia in children. Anesth Analg, 2004,98(1):60-63.

7 Al-Zaben KR, Qudaisat IY, Al-Ghanem SM, et al. Intraoperative administration of dexmedetomidine reduces the analgesic requirements for children undergoing hypospadius surgery. Eur J Anaesthesiol, 2010,27(3):247-252.

8 Guler G, Akin A, Tosun Z, et al. Single-dose dexmedetomidine reduces agitation and provides smooth extubation after pediatric adenotonsillectomy. Paediatr Anaesth, 2005,15(9):762-766.

9 Erdil F, Demirbilek S, Begec Z, et al. The effects of dexmedetomidine and fentanyl on emergence characteristics after adenoidectomy in children. Anaesth Intensive Care, 2009,(4):571-576.

10 Shukry M, Clyde MC, Kalarickal PL, et al. Does dexmedetomidine prevent emergence delirium in

children after sevoflurane-based general anesthesia? Paediatr Anaesth, 2005, 15(12):1098-1104.

11 Mahmoud M, Gunter J, Donnelly LF, et al. A comparison of dexmedetomidine with propofol for magnetic resonance imaging sleep studies in children. Anesth Analg, 2009,109(3):745-753.

12 Taiji K. Dexmedetomidine hydrochloride (Precedex), a new sedative in intensive care, its pharmacological characteristics and clinical study result. Nippon Yakurigaku Zasshi, 2004,124(3):171-179.

13 Carroll CL, Krieger D, Campbell M, et al. Use of dexmedetomidine for sedation of children hospitalized in the intensive care unit. J Hosp Med, 2008, 3(2):142-147.

14 Hayashi D, Kunisawa T, Kurosawa A, et al. Effect of the initial loading dose of dexmedetomidine on hemodynamics in pediatric patients undergoing cardiac surgery. Masui, 2010,59(3):362-365.

15 Tobias JD. Bradycardia during dexmedetomidine and therapeutic hypothermia. J Intensive Care Med, 2008,23(6):403-408.

16 Istaphanous GK, Loepke AW. General anesthetics and the developing brain. Curr Opin Anaesthesiol, 2009, 22: 368-373.

17 Sanders RD, Maze M. Alpha 2-adrenoceptor agonists. Curr Opin Investig Drugs, 2007, 8: 25-33.

18 Sanders RD, Xu J, Shu Y, et al. Dexmedetomidine attenuates isoflurane-induced neurocognitive impairment in neonatal rats. Anesthesiology, 2009, 110: 1077-1085.

19 Kakinohana M, Oshiro M, Saikawa S, et al. Intravenous infusion of dexmedetomidine can prevent the degeneration of spinal ventral neurons induced by intrathecal morphine after a noninjurious interval of spinal cord ischemia in rats. Anesth Analg, 2007, 105: 1086-1093.

（祝胜美）

# 第七节 瑞芬太尼

瑞芬太尼是一种新型合成的镇痛剂，选择性作用于 $\mu$ 受体，具有阿片类药物的典型作用和不良反应包括镇痛、镇静、呼吸抑制、肌张力增高和心动过缓。镇痛作用与芬太尼相当。它由非特异性血液及组织酯酶代谢，迅速水解为无生物活性的代谢物瑞芬太尼酸，具有起效快、代谢快与药量及时间无关的特点。1996 年美国 FDA 批准瑞芬太尼用于临床，2003 年瑞芬太尼正式进入国内市场，应用于临床以来，由于其良好的可控性，成为越来越多的麻醉医生首选的阿片类药物。

## 一、药代动力学

瑞芬太尼被非特异性酯酶水解代谢，其代谢受年龄、性别和体重的影响不大，不受肝、肾功能状况影响。即使长时间持续输注，停药后血浆药物浓度下降一半的时间仍为 3～6 min。分布容积随年龄增长而降低，婴儿(＜2 个月)的分布容积最大。清除率新生儿较低，2 个月～2 岁婴幼儿清除率较高，其后随年龄增长逐渐降低。各个年龄段的半衰期($t_{1/2}\beta$)无明显区别(3.4～5.7 min)。

## 二、瑞芬太尼在全麻诱导和气管插管中的应用

瑞芬太尼是一种强效阿片类镇痛剂，但是具有明显的呼吸抑制作用。成人单次静脉注射 0.5 μg/kg 的瑞芬太尼呼吸抑制作用 2.5 min 达到高峰，15 min 呼吸可以完全恢复。因此瑞芬太尼可用于全麻诱导和气管插管。

Park 研究发现在 7 岁以下小儿不用肌松剂插管试验中，以 8%七氟烷和 50% $N_2O$ 麻醉诱导，复合应用 1 μg/kg 或 2 μg/kg 瑞芬太尼可以把插管成功率从 56.3%提高到 96.9%和 100%。Hume-Smith 采用序贯法研究婴幼儿不使用肌松药采用瑞芬太尼麻醉插管 $ED_{50}$ 的年龄特性。根据年龄分为三组：(0～3 月)、(4～12 月)和(1～3 岁)，以丙泊酚 5 mg/kg 复合瑞芬太尼诱导后 60 s 插管。瑞芬太尼的初始剂量 3 μg/kg，调整剂量 1 μg/kg(总的范围1～6 μg/kg)。结果发现三组患儿的 $ED_{50}$ 分别为 3.1(2.5～3.8)μg/kg、3.7(2.0～5.4)μg/kg和 3.0(2.1～3.9)μg/kg，$ED_{95}$ 分别为 5.0(3.0～7.0)μg/kg、9.4(1.5～17.4)μg/kg 和 5.6(2.9～8.4)μg/kg。三组患儿 $ED_{50}$ 和 $ED_{95}$ 组间比较没有统计学差异。增加剂量可以使插管成功率增加。有 2 例患儿在瑞芬太尼达到 6 μg/kg 时出现耐药，可能与术前服用抗胆碱能药物有关。丙泊酚复合瑞芬太尼用于不用肌松剂的小儿插管或喉罩置入时，瑞芬太尼可以减少丙泊酚的用量。Park 的研究认为，以丙泊酚诱导置入喉罩时的 $ED_{50}$ 为 5.45±0.21 μg/ml，置入喉管时的 $ED_{50}$ 为 5.58±0.23 μg/ml。当复合瑞芬太尼 7.5 μg/ml 时，丙泊酚的 $ED_{50}$ 减少了 1/2。分别为 2.57±0.22 μg/ml 和 2.59±0.2 μg/ml。

总之瑞芬太尼复合丙泊酚或吸入麻醉药，在不使用肌松剂的情况下也可以提供满意的插管条件。但是，瑞芬太尼是一种超短效的药物，在诱导成功后应该立即以合适的剂量维持麻醉。

## 三、瑞芬太尼在短小手术中的应用

由于瑞芬太尼具有短效，镇痛效果确切等优点，所以在一些短小手术和有创操作中有良好的利用价值。但是由于瑞芬太尼有呼吸抑制的不良反应，其应用的安全性又成为很多麻醉医生担心的要点。

Abu-Shahwan 对 42 例小于 7 岁的小儿以丙泊酚复合瑞芬太尼麻醉保持自主呼吸进行肠镜检查的安全性和有效性研究中发现以七氟烷、$N_2O$ 和 $O_2$ 吸入诱导后以丙泊酚 50～

$80\mu g \cdot kg^{-1} \cdot min^{-1}$复合瑞芬太尼 $0.1\mu g \cdot kg^{-1} \cdot min^{-1}$维持。所有患儿都安全有效地完成了手术。所有患儿在给药后血压、心率、呼吸频率都下降。但是没有出现呼吸抑制及 $SpO_2$下降问题。

Glaisyer 对一组儿童(2.5～9.8 岁)进行如骨髓穿刺、鞘内化疗等有创操作的麻醉进行了比较发现丙泊酚复合瑞芬太尼全凭静脉麻醉在苏醒质量和苏醒时间都优于丙泊酚复合七氟烷及 $N_2O$ 吸入麻醉。术中出现呼吸抑制采用辅助通气以维持足够的氧合。Hayes 在儿童进行腰椎穿刺时所需要的瑞芬太尼剂量研究中发现，当复合丙泊酚 2 mg/kg 或 4 mg/kg 时，瑞芬太尼 $ED_{98}$分别为 1.5±1.0 μg/kg 和 0.52±1.06 μg/kg. 与丙泊酚 4 mg/kg 复合瑞芬太尼 0.5 μg/kg 组比较，丙泊酚 2 mg/kg 复合瑞芬太尼 1.5 μg/kg 组呼吸暂停时间较长(110 min vs 73 min)，苏醒时间较早(10 min vs 23 min)。因此，增加瑞芬太尼的剂量可以使苏醒更快，但是呼吸抑制作用增强，安全性降低。

对于阿片类药物引起术后呕吐的问题，Pinsker 对 115 例拔牙和补牙患儿行两种麻醉方式进行比较，认为吸入 7%～9%地氟烷或者吸入 3.2%～3.6%地氟烷复合瑞芬太尼 $0.2\mu g \cdot kg^{-1} \cdot min^{-1}$，两组患儿苏醒质量和呕吐率没有区别。

## 四、瑞芬太尼的术中应用和麻醉质量

瑞芬太尼作用时间短，效价强，可控性好，持续输注或单次给药后，不管时间长短和剂量大小，在停药 10～15 min 自主呼吸都可以恢复。很少需要纳洛酮拮抗，没有术后因药物残留而引起的呼吸抑制。研究发现丙泊酚复合瑞芬太尼全凭静脉麻醉用于小儿时，以丙泊酚 2～2.5 mg/kg 和瑞芬太尼 1 μg/kg 诱导，并以丙泊酚 $3\ mg \cdot kg^{-1} \cdot h^{-1}$和瑞芬太尼 $0.5\mu g \cdot kg^{-1} \cdot min^{-1}$维持麻醉，与吸入地氟烷比较，瑞芬太尼组患儿术后躁动少，自主呼吸恢复较快，停药后 11 min 可以拔管，17 min 达到离开恢复室标准。

在患儿术后睡眠影响的研究发现，丙泊酚复合瑞芬太尼全凭静脉麻醉或七氟烷吸入麻醉的 4～6 月龄患儿在腭裂术后均会出现睡眠障碍，大约 10 d 可以恢复。而七氟烷麻醉组的患儿 1 周内睡眠障碍程度较轻。

Ragab 比较了 70 例行需要控制性降压行鼻内镜术的患儿(降压目标：平均动脉压 50 mmHg)随机分为两组，一组采用平衡麻醉，艾司洛尔控制性降压；另一种采用丙泊酚复合瑞芬太尼全凭静脉麻醉降压。结果发现采用瑞芬太尼降压组失血量小于艾司洛尔降压组，手术野也更清晰，利于手术操作。

Eltaschig 比较了 81 例 2～12 岁患儿斜视矫治术应用芬太尼麻醉和瑞芬太尼麻醉术后恶心和疼痛的发生率，发现两组术后恶心、呕吐发生率没有统计学差异，但是瑞芬太尼组平均呕吐次数较少，而芬太尼组术后疼痛较少。

## 五、瑞芬太尼引起的痛觉过敏

近年来有动物实验表明该类药物呈现剂量依赖的阿片耐受及痛觉超敏现象，这一现象在使用短效阿片类药物如瑞芬太尼后更加明显，可能与瑞芬太尼作用时间短有关。Dirks证实瑞芬太尼的术后超敏与脊髓背角含 $\mu$ 受体神经元的敏感化有关，认为中枢敏感化是主要原因。Zhao 在大鼠实验中发现临床上发现的瑞芬太尼所引起的快速持续的 NMDA 受体激活，导致痛觉过敏和快速耐药。瑞芬太尼所引起的 NMDA 强化是由于 $\mu$ 和 $\delta$ 受体激活所致。并且 $\delta$ 起主要作用因此高选择性 $\delta$ 受体抑制剂可能降低瑞芬太尼引起的痛觉过敏或快速耐药。瑞芬太尼引起的快速的阿片类药物耐受或称作痛觉过敏与 NMDA 系统激活有关。因此，推测小剂量 NMDA 受体拮抗剂氯胺酮可以抑制这种快速耐药性，并降低这类患儿术后镇痛所需要的吗啡用量。在很多成人的研究中这种推测也得到了证实。Engelhardt 在小儿脊柱侧弯矫治术中采用瑞芬太尼为主的麻醉经常引起痛觉过敏。34 例 12～18 岁行脊柱侧弯矫治术的患儿随机分为两组，试验中在诱导后静注 0.5 mg/kg 氯胺酮，随即以 4 $\mu g \cdot kg^{-1} \cdot min^{-1}$ 持续静注至手术结束，采用等容量的生理盐水作为对照。在术后 24 h、48 h、72 h 的吗啡用量和镇静镇痛评分，两者没有明显区别。因此，得出小剂量氯胺酮并不能对抗由于瑞芬太尼引起的痛觉过敏的结论。McDonnell 研究了 40 例全身麻醉下行脊柱侧弯矫治术的患儿，随机分为两组，一组以瑞芬太尼为主要镇痛药物，在开始输注瑞芬太尼前试验组给予吗啡 150 $\mu$g/kg，对照组同等容量的生理盐水。结果发现：在术后 24 h 内两者所需要镇痛药物的量、疼痛、镇静、恶心和呕吐评分均没有明显的差别。因此吗啡并不能减轻瑞芬太尼引起的痛觉过敏。虽然很多学者的研究认为氯胺酮可以预防痛觉过敏的发生，但是通过上述两项结论相仿的试验研究来看，在不辅助其他镇痛剂时单纯的预防痛觉过敏仍然达不到术后镇痛的效果。

总之，瑞芬太尼作为一种起效快，作用时间短，效价强的麻醉性镇痛药以其良好的可控性已经在小儿麻醉中得到了广泛的应用，但要预防呼吸抑制、恶心、呕吐等不良反应。并且针对其代谢快和痛觉过敏的现象，做好患儿术后镇痛的工作。

### 参考文献

1 Ross AK, Davis PJ, Dear Gd GL, et al. Pharmacokinetics of remifentanil in anesthetized pediatric patients undergoing elective surgery or diagnostic procedures. Anesth Analg, 2001, 93(6): 1393-1401.

2 Park KS, Park SY, Kim JY, et al. Effect of remifentanil on tracheal intubation conditions and haemodynamics in children anaesthetised with sevoflurane and nitrous oxide. Anaesth Intensive Care, 2009, 37(4):577-583.

3 Hume-Smith H, McCormack J, Montgomery C, et al. The effect of age on the dose of remifentanil

for tracheal intubation in infants and children. Paediatr Anaesth, 2010, 20(1):19－27.

4 Park HJ, Lee JR, Kim CS, et al. Remifentanil halves the EC50 of propofol for successful insertion of the laryngeal mask airway and laryngeal tube in pediatric patients. Anesth Analg, 2007, 105(1): 57－61.

5 Abu-Shahwan I, Mack D. Propofol and remifentanil for deep sedation in children undergoing gastrointestinal endoscopy. Paediatr Anaesth, 2007, 17(5):460－463.

6 Glaisyer HR, Sury MR. Recovery after anesthesia for short pediatric oncology procedures: propofol and remifentanil compared with propofol, nitrous oxide, and sevoflurane. Anesth Analg, 2005, 100 (4):959－963.

7 Hayes JA, Lopez AV, Pehora CM, et al, Coad ministration of propofol and remifentanil for lumbar puncture in children: dose-response and an evaluation of two dose combinations. Anesthesiology, 2008, 109(4):613－618.

8 Pinsker MC, Carroll NV. Quality of emergence from anesthesia and incidence of vomiting with remifentanil in a pediatric population. Anesth Analg, 1999, 89(1):71－74.

9 Grundmann U, Uth M, Eichner A, et al. Total intravenous anaesthesia with propofol and remifentanil in paediatric patients: a comparison with a desflurane-nitrous oxide inhalation anaesthesia. Acta Anaesthesiol Scand, 1998, 42(7):845－850.

10 Steinmetz J, Holm-Knudsen R, Eriksen K, et al. Quality differences in postoperative sleep between propofol-remifentanil and sevoflurane anesthesia in infants. Anesth Analg, 2007, 104(4):779－783.

11 Ragab SM, Hassanin MZ. Optimizing the surgical field in pediatric functional endoscopic sinus surgery: a new evidence-based approach. Otolaryngol Head Neck Surg, 2010, 142(1):48－54.

12 Eltzschig HK, Schroeder TH, Eissler BJ, et al. The effect of remifentanil or fentanyl on postoperative vomiting and pain in children undergoing strabismus surgery. Anesth Analg, 2002, 94 (5):1173－1177.

13 Dirks J, Miniche S, Hilsted KL, et al. Mechanisms of postoperative pain: clinical indications for a contribution of central neuronal sensitization. Anesthesiology, 2002, 97(6):1591－1596.

14 Zhao M, Joo DT. Enhancement of spinal N-methyl-D-aspartate receptor function by remifentanil action at delta-opioid receptors as a mechanism for acute opioid-induced hyperalgesia or tolerance. Anesthesiology, 2008, 109(2):308－317.

15 Engelhardt T, Zaarour C, Naser B, et al. operative low-dose ketamine does not prevent a remifentanil-induced increase in morphine requirement after pediatric scoliosis surgery. Anesth Analg, 2008,107(4):1170－1175.

16 McDonnell C, Zaarour C, Hull R, et al. Pre-treatment with morphine does not prevent the development of remifentanil-induced hyperalgesia. Can J Anaesth, 2008, 55(12):813－818.

（祝胜美）

# 第八节　氯　胺　酮

氯胺酮于 20 世纪 60 年代合成，70 年代应用于临床以来，曾一度是全麻的必选药物，尽管有苯环己哌啶的精神不良反应，但对呼吸循环影响较小，故仍有使用的价值。是目前仍在使用的唯一的苯环己哌啶类药。在小儿麻醉，特别是手术室外麻醉中广泛应用。单独注射氯胺酮时不呈类自然睡眠状，而呈木僵状。麻醉时眼睛可睁开，各种反射如角膜反射、咳嗽反射与吞咽反射可依然存在，对麻醉与手术失去记忆，神志完全消失，但肌张力增强、眼球呈凝视状或震颤，外观似浅麻醉，但镇痛效果好，尤其体表镇痛明显。

氯胺酮的分子式是[2 -(0 -氯苯基)- 2 -甲氨基，环己酮]，化学结构与苯环己哌啶相似，有两个旋光异构体或对映体：S(＋)氯胺酮和 R(－)氯胺酮。目前临床上使用的氯胺酮是含有数量相同的两种对映体的混合产物。近年来对其的深入研究发现氯胺酮除了麻醉性镇痛作用外还具有抗炎、脑保护、促进细胞凋亡、解除支气管痉挛和对抗由阿片类药物引起的痛觉过敏等作用。

## 一、氯胺酮的抗炎作用

在感染性休克、脓毒血症、严重创伤、烧伤及缺血再灌注损伤等危重病人中，细胞内 $Ca^{2+}$ 超载，细胞内腺苷酸环化酶(AC)活性下降，使细胞内环磷酸腺苷(cAMP)含量下降，蛋白激酶活力降低，引起前炎性细胞因子如肿瘤坏死因子(TNF - α)和白细胞介素(IL - 6，IL - 8)等分泌增加。这些前炎性细胞因子可以引起一系列炎症反应，并与氧自由基共同造成组织损伤，破坏生物膜卵磷脂成分，造成组织和器官损伤直至器官衰竭。很多研究表明氯胺酮对血液中促炎性细胞因子如 TNF - α、IL - 6 有直接的抑制作用。其机制可能是氯胺酮阻止内质网中 $Ca^{2+}$ 的释放及受体介导的 $Ca^{2+}$ 的内流，降低细胞内 $Ca^{2+}$ 浓度，提高细胞内 cAMP 的含量，进而抑制细胞产生过多的前炎性细胞因子。Sakai 等研究发现，静脉注射氯胺酮 2 mg/kg、5 mg/kg、10 mg/kg 均能抑制内毒素诱导的小鼠脑细胞 NF - κB 表达升高。Roytblat 等研究发现体外循环手术麻醉诱导过程中给予 0.25 mg/kg 的氯胺酮可明显抑制患儿体内 IL - 6 水平的升高，改善患儿的预后。

## 二、氯胺酮的脑保护作用

传统观点认为氯胺酮能增加脑血流，可导致颅内压与脑脊液压力升高，脑代谢与脑氧代谢率($CMRO_2$)亦随之增多。颅内压升高的患儿是应用氯胺酮的相对禁忌证。Kaul 早在 1976 年就观察到在 10 例使用氯胺酮的脑积水患儿，有 7 例颅内压降低，只有 3 例升高。Pfenninger 等研究发现不论事前有无颅内压升高，若控制通气维持 $PCO_2$ 正常，即使用氯胺酮(0.5～5 mg/kg)也不会使颅内压增高。氯胺酮对脑血流有轻度增加作用，这种增加作用依赖当时的血管阻力。最近的研究也证实在颅内压升高行机械通气的患者，即使不额外进行降低血压和脑灌注压的措施，氯胺酮也可以有效的降低颅内压。Bar-Joseph 对颅内压升高并维持在＞18 mmHg 的患儿单剂量静脉推注氯胺酮 1～1.5 mg/kg 后颅内压降低了 30%(从 25.8±8.4 mmHg 到 18.0±8.5 mmHg，$P<0.01$)，脑灌注压从 54.4±11.7 mmHg升高到 58.3±13.4 mmHg($P<0.05$)。

## 三、氯胺酮对支气管平滑肌的影响

氯胺酮具有支气管平滑肌松弛作用，可用于治疗对常规处理无效的哮喘持续状态。目前氯胺酮是治疗儿童急性支气管哮喘的二线推荐药物。氯胺酮麻醉时肺顺应性增加，呼吸道阻力降低，使支气管痉挛缓解，肺的换气功能得到改善。Youssef-Ahmed 回顾了 17 例 5 个月到 17 岁(6±5.7 岁)在 PICU 接受机械通气治疗的难治性支气管哮喘患儿，发现在使用氯胺酮前、使用后 1 h、8 h、24 h 氧合指数($PaO_2/FIO_2$)从(116±55)升至(174±82)，(269±151)和(248±124)($P<0.01$)。动态顺应性从(5.782±2.8)$cm^3/cm\ H_2O$ 升至(7.05±3.39)$cm^3/cm\ H_2O$、(7.29±3.37)$cm^3/cm\ H_2O$ 和(8.58±3.69)$cm^3/cm\ H_2O$($P<0.01$)。$PaCO_2$ 和吸入气峰压在使用氯胺酮前后也有同样趋势的改善。

## 四、氯胺酮抑制痛觉过敏的作用

近年来超短效阿片类药物瑞芬太尼的广泛应用为临床麻醉提供了更好的可控性，但是其引起的痛觉过敏越来越受到麻醉医生的重视。瑞芬太尼引起术后痛觉过敏的机制仍不完全清楚，Dirks 证实瑞芬太尼的术后超敏与脊髓背角含 $\mu$ 受体神经元的敏感化有关，认为中枢敏感化是主要原因。Guntz 的动物实验也证明瑞芬太尼停药后，含 $\mu$ 受体的神经元通过上调 cAMP 通路，大量激活 NMDA 受体。最终使疼痛中枢敏感化。NMDA 系统与痛觉过敏有关提示 NMDA 受体的拮抗药可能会预防瑞芬太尼导致的痛觉过敏。氯胺酮是 NMDA 受体非特异性拮抗药，国内外已有研究将氯胺酮用于预防瑞芬太尼引起的痛觉过敏，氯胺酮可抑制突触前膜谷氨酸盐的释放和加强突触后膜中 $Mg^{2+}$ 对 NMDA 受体通道的堵塞，通过阻断疼痛发生的中心环节抑制疼痛中枢敏感化的产生。很多学者研究证实氯胺酮对于预防瑞芬太尼引起的痛觉过敏是有效的。杭黎华等发现氯胺酮预防腹腔镜手术瑞芬太尼引起的痛觉过敏的 $ED_{95}$ 为 0.62 mg/kg。Joly 在儿童腺样体扁桃体切除术前预先给予亚临床剂量的氯胺酮(0.5 mg/kg),发现术后可以提供安全有效的镇痛效果。而与上述作者的结论相反,Engelhardt 在氯胺酮是否能预防瑞芬太尼引起的痛觉过敏的研究中,将 34 例 12～18 岁行脊柱侧弯矫治术的患儿随机分为两组,试验中在诱导后静注 0.5 mg/kg 氯胺酮,随即以 4 $\mu g \cdot kg^{-1} \cdot min^{-1}$ 持续静注至手术结束,采用等容量的生理盐水作为对照。比较术后 24 h、48 h 及 72 h 的吗啡用量,镇静镇痛评分,两者并没有区别。因此,小剂量氯胺酮预防瑞芬太尼引起的痛觉过敏也许与手术创伤、给药时机、手术大小、是否镇痛完善等可能也有关。

## 五、氯胺酮促进细胞凋亡的作用

氯胺酮的一个很重要不良反应就是可以使正常人出现精神症状,这些精神症状从认知简化,记忆缺失到出现精神分裂症,以前认为这种不良反应不会发生在儿童身上,现在看来也是不确定的,并且这种作用可能与氯胺酮促进神经细胞凋亡作用有关。

最近的研究发现,小于 4 岁的幼儿在使用 NMDA 受体阻滞药后可能引发成年后认知功能障碍。氯胺酮是 NMDA 受体非特异性拮抗药,而 NMDA 受体通过不同亚型的选择性表达,调节神经元细胞 $Ca^{2+}$ 的内流,对神经元的迁移、突触的可塑性进行复杂调控,并参与长时程增强(LTP)的建立,与中枢神经系统的发育及学习、记忆有密切关系。在大脑的快速发育期,NMDA 受体处于过度敏感期,使表达 NMDA 受体的神经元对 NMDA 受体激动剂过度敏感。过度激活 NMDA 受体可使大脑产生包括神经元坏死和细胞凋亡在内的神经损害。NMDA 受体阻滞药可使幼年大鼠发育中的大脑产生广泛的凋亡性神经退行性变。而这一作用是因为长期暴露于氯胺酮后 NMDA 受体上调,随即通过内生性谷氨酸盐过度刺激谷氨酸能系统引起并强化发育中神经系统的细胞凋亡。Ikonomidou 等在 7 日龄的大鼠腹腔内注射强效 NMDA 受体拮抗剂 MK-801,发现广泛的以细胞凋亡为特征的脑神经元退行性改变。用氯胺酮在相同的时间间隔连续 7 次,每次 20 mg/kg,出现 MK-801 同样的神经退化现象。随后大量啮齿类动物研究表明氯胺酮有促进神经细胞凋亡的作用。在 7 天的小鼠氯胺酮能够呈剂量依赖性激活细胞凋亡蛋白酶前酶。在 14 天小鼠减弱,在 21 天小鼠没有这种作用。Slikker 等报道,给妊娠 122 天的母恒河猴静脉注射氯胺酮,维持稳定的麻醉状态达 24 h 后,再经 6 h 的洗脱期,最后检查胎猴的额叶皮质的脑组织,在新皮质表面层以及原脑皮质观察到明显的神经元凋亡。而啮齿类动物神经元退行性变主要发生在海马、丘脑、基底神经节,下丘脑和杏仁核。灵长类更接近于人类,这些研究对于了解药物对人类的影响有更重要的意义。但是这些研究中的凋亡是否影响整体脑功能,受损的脑组织是否能够恢复,还有待于进一步研究。

**参 考 文 献**

1 王涛,陈莉,孙薇,等.大鼠局灶脑缺血再灌注损伤炎性细胞因子的变化及意义.脑与神经疾病杂志,

2001,9(1):4－6.

2 Ichi T, Takenaka I, Ogatea m, et al. Ketamine suppresses endotoxin induced tumor necrosis factor aipha production in mice. Anesthesiology, 1994,80(2):402－407.

3 Sakai T, Ichiyama T, Whitten CW, et al. Ketamine suppresses endotoxin-induced NF-kappaB expression. Can J Anaesth, 2000,47(10):1019－1024.

4 Roytblat L, Talmor D, Rachinsky M, et al. Ketamine attenuates the interleukin-6 response after cardiopulmonary bypass. Anesth Analg, 1998,87(2):266－271.

5 张立生.巴比妥类与非巴比妥类镇静药.庄心良,曾因明,陈伯銮.现代麻醉学.北京:人民卫生出版社,2003:463－495.

6 Kaul HL, Jayalaxmi T, Gode GR, et al. Effect of ketamine on intracranial pressure in hydrocephalic children. Anaesthesia, 1976,31(5):698－701.

7 Pfenninger E, Cui J G, Oconnor WT, et al. Spinal cord stimulation attenuates augmented dorsal horn release ofexcitatory amino acids in mononeuropathy iva a GABA ergic mechanism. Pain, 1997, 73(1):87－95.

8 Bar-Joseph G, Guilburd Y, Tamir A, et al. Effectiveness of ketamine in decreasing intracranial pressure in children with intracranial hypertension. J Neurosurg Pediatr, 2009,4(1):40－46.

9 DeNicola LK, Gayle MO, Blake KV. Drug therapy approaches in the treatment of acute severe asthma in hospitalised children. Paediatr Drugs, 2001,3(7):509－537.

10 Youssef-Ahmed MZ, Silver P, Nimkoff L, et al. Continuous infusion of ketamine in mechanically ventilated children with refractory bronchospasm. Intensive Care Med, 1996,22(9):972－976.

11 Dirks J, Miniche S, Hilsted KL, et al. Mechanisms of postoperative pain: clinical indications for a contribution of central neuronal sensitization. Anesthesiology,2002,97(6):1591－1596.

12 Guntz E, Dumont H, Roussel C, et al. Effects of remifentanil on N-methyl-D-aspartate receptor: an electrophysiologic study in rat spinal cord. Anesthesiology, 2005,102(6):1235－1241.

13 Aspinall RL, Mayor A. A prospective randomized controlled study of the efficacy of ketamine for postoperative pain relief in children after adenotonsillectomy. Paediatr Anaesth,2001,11:333－336.

14 Joly V, Richebe P, Guignard B, et al. Remifentanil-induced postoperalive hyperalgesia and its prevention with small-dose ketmnine. Anesthesiology,2005,103:147－155.

15 Engelhardt T, Zaarour C, Naser B, et al. Operative low-dose ketamine does not prevent a remifentanil-induced increase in morphine requirement after pediatric scoliosis surgery. Anesth Analg, 2008,107(4):1170－5.

16 Yu SP, Yeh C, St rasser U, et al. NMDA receptor-mediated $K^+$ efflux and neuronal apoptosis. Science, 1999, 284: 336－339.

17 Shi Q, Guo L, Patterson TA, et al. Gene expression profiling in the developing rat brain exposed to ketamine. Neuroscience, 2010,166(3):852－863.

18 Ikonomidou C, Bit tigau P, Koch C, et al. Neurotransmitters and apoptosis in the developing brain. Biochem Pharmacol, 2001,62:401－405.

19 Slikker W Jr, Zou X, Hotchkiss CE, et al. Ketamine-induced neuronal cell death in the perinatal rhesus monkey. Toxicol Sci, 2007,98(1):145－158.

（祝胜美）

# 第九节 血管加压素

血管加压素是一种抗利尿激素，在下丘脑合成，贮存在垂体后叶的一种含有9个氨基酸的肽类激素。目前认为血管加压素主要通过3种受体介导发挥其活性作用，分别为$V_{1a}$、$V_{1b}$和$V_2$。$V_{1a}$分布于血管、消化道、子宫平滑肌、肝细胞、血小板，主要作用是使血管收缩、子宫收缩、肠蠕动、肝糖原合成、血小板聚集；$V_{1b}$分布于垂体，主要作用是促进促肾上腺皮质激素（ACTH）释放；$V_2$分布于肾小管，可增加水钠潴留能力，在心血管系统也有分布，具有舒张血管的能力，但弱于$V_1$的缩血管作用。其生理浓度很低，在调节机体水平衡方面发挥着重要的作用：促进肾小管对水的重吸收，从而保留了水分，浓缩尿液成为高渗尿，而对正常的血压调节没有重要意义。当给药剂量远远大于其发挥抗利尿激素效应时，它可作为一种非肾上腺素能样的强力周围血管收缩药发挥作用，收缩小动脉及毛细血管，尤其对内脏血管，可降低门静脉压和肺循环压力，有利于血管破裂处血栓形成而止血。平滑肌的收缩可产生一系列的生理效应，包括皮肤苍白、恶心、小肠痉挛、排便感和支气管痉挛，对女性还可引起子宫收缩。对食管静脉曲张破裂出血，肺出血有良好的治疗效果。在腹部血管造影时，血管加压素可以促进胃肠道平滑肌收缩，减少肠道内气体的影响。治疗肺出血、食管及胃底静脉曲张破裂出血、尿崩症等。近年来，垂体后叶素也用于复苏、感染性休克、小儿心脏手术。

## 一、在心肺复苏方面的应用

2005年在美国AHA心肺复苏指南中指出，在心肺复苏中传统肾上腺素能药物无效时，可持续静滴血管加压素有效（作为Ⅱb级推荐）。近年来，Lindner等发现复苏成功患者的内源性血管加压素水平明显高于未能建立自主循环者。这一发现说明，外源性血管加压素可能对心跳骤停患者有益。Chen在窒息性心跳骤停的大鼠模型血管加压素心肺复苏试验中也发现0.4 U/kg的血管加压素可用于心肺复苏，增大血管加压素的剂量并不能改善心肺复苏的成功率。并且剂量增大后会出现心动过缓。目前尚无可靠的临床标准供临床医生用来评价CPR的有效性。决定心跳骤停复苏成功的一个重要因素是冠状动脉灌注压（CPP＝主动脉舒张压－左室舒张压），与心肌灌注和自主循环恢复有关。无论人或动物

CPP 达到 20～30 mmHg 均可预测自主循环恢复。血管加压素可直接通过 $V_{1a}$受体和(或)通过增加内源性儿茶酚胺、非儿茶酚胺类介质、血管紧张素Ⅱ及内皮素的缩血管效应,使外周血管收缩,从而提高冠状动脉灌注压,降低冠状静脉 $PCO_2$ 及减轻酸血症,增加心肌血流量,提高自主循环恢复率。但是对于复苏成功者,应用血管加压素者比肾上腺素复苏成功者心脏指数降低,可能是由于前者外周血管阻力增加所致。短暂心室颤动后行 CPR 时,血管加压素可增加冠状动脉灌注压、重要器官的血流量、室颤增幅频率和大脑氧的输送。类似结果也在心跳骤停和电机械分离较长时间后出现。而且血管加压素在自主循环恢复后不会造成心动过缓。小儿外周血管阻力和冠状动脉灌注压不足,因此复苏更加困难。血管加压素在小儿的应用目前还没有明确的数据,一个幼猪实验模型显示肾上腺素优于血管加压素,但是也有的实验认为两者各有优势虽然多数基础研究结果支持血管加压素在复苏中有许多有益的作用,但已发表的临床试验结果还难以令人满意。Duncan 关于北美 176 家医院 1 293 例发生心跳骤停患儿的分析,发现给予血管加压素的患儿心跳停止的时间比没有使用的更长(中位数 37 min vs 24 min)。通过多因素分析,发现血管加压素对自主循环恢复不利,而对 24 h 的后期复苏和出院率没有影响。

## 二、在血管舒张性休克中的应用

研究证实感染性休克时血管对血管收缩药物敏感度降低,以致血管持续扩张,导致严重低血压,这类患者预后差。血管扩张性感染性休克的标准治疗包括抗生素、扩容剂、缩血管药物和正性肌力药物。近年来的若干研究提示小剂量血管加压素相对高剂量儿茶酚胺更能有效增加血管阻力和血压。血管加压素在正常条件下主要通过肾抗利尿作用调节血管渗透压。然而近期许多研究表明,在某些应激的条件下(如出血、感染性休克)血浆血管加压素显著升高,提示内源性血管加压素通过其缩血管作用来维持血压。此外,该药可提高儿茶酚胺的升压反应。一组由日本和美国合作开展的临床研究对输入药理剂量儿茶酚胺依然无效的患者给予血管加压素持续静滴(0.04 U/min),共 16 h,结果治疗前收缩压为 69.13±11.97 mmHg,MAP 为 49.18±7.38 mmHg;治疗后分别为 96.68±21.95 mmHg、62.94±12.57 mmHg,说明低剂量血管加压素在难治性休克治疗中可能有一定的作用。血管加压素在小儿休克中的应用仍然因为以往的研究结果不一致和其潜在的不良反应而颇受争议。一个出生仅 8 天的婴儿由于感染性休克引起的严重低血压在多巴胺、米力农和肾上腺素复合应用无效时加用血管加压素 7 μg/kg,每日 2 次,取得了满意的升压效果,也提示我们在大剂量儿茶酚胺应用无效时,血管加压素也是一个不错的选择。一项对于严重小儿舒血管性休克的研究表明血管加压素能够保证血流动力学平稳而心脏功能没影响,有可逆的尿潴留和肌酐一过性升高,对肝功能没有影响,对血小板的生成有抑制作用。因此,血管加压素在严重的小儿舒血管性休克应用有能保证良好的循环状态,其肾功能和血小板的抑制作用可以忽略。而在另一些小儿方面的研究，结果并不显示血管加压素能够给感染性休克的患儿带来乐观的结果。在一项关于小儿血管舒张性休克的多中心随机对照试验中，实验组给予小剂量的血管加压素(0.000 5～0.002 U·$kg^{-1}$·$min^{-1}$)，结果发现小剂量的血管加压素并没有明显的优势，虽然没有统计学差异，但是血管加压素有增加患儿死亡率的趋势。Choong对从1967～2007年所有medline、embase和cochrane library的主要研究血管加压素的文章进行分析发现：血管加压素在成人血管舒张性休克和心跳骤停中是有效的，在小儿中的应用证据不足。研究指出小剂量应用血管加压素在儿茶酚胺类药物撤离时血压更容易保持稳定，儿童血管加压素的剂量是从成人推测而来。因此血管加压素也给小儿休克和心跳骤停的治疗带来了希望，但是由于经验不足，应用时要小心。

## 三、在心脏手术中的应用

孙杰等用垂体后叶素(主要成分血管加压素)代替去甲肾上腺素应用于冠状动脉搭桥病人手术中维持血压，取得了良好的效果，认为血管加压素可以作为心脏手术中升压药的另一种选择。

Matok在一项关于小儿心脏手术后的严重的低心排的治疗中应用血管加压素能够明显的改善循环，呼吸和肾功能。但是文章也指出它的安全性和有效性还需要进一步的研究证实。小儿心脏手术后严重的心功能低下和低血压由多种原因引起，可能与体外循环(CPB)炎症反应有关，也可能是也可能与CPB后血浆血管加压素(AVP)浓度下降和内毒素释放有关。AVP减少的原因可能有潜在的神经激素作用提高心脏充盈压，激活心房牵张受体，通过迷走神经抑制AVP的释放；CPB后ANP常升高而可抑制AVP分泌。因为术后血管加压素分泌不足引起，因此补充外源性的血管加压素在儿茶酚胺类药物无效时更显现出良好的效果。而最新的研究又有不同的结果，Morrison研究发现小儿在体外循环术后不会出现内源性血管加压素不足。术后的低血压不是由于血管加压素水平降低引起的。很多研究显示血管加压素对心脏术后小儿的低心排性休克有效不是由于外源性血管加压素替代的影响。

总之，血管加压素在小儿的应用目前还没有一个统一的标准。血管加压素可使血小板数量显著降低，对于尿量和肌酐水平也会有影响。这种作用在加大剂量和持续输注是更显著，在应用时应当注意监测。

### 参 考 文 献

1 Lindner KH, St rohmenger HU, Ensinger H, et al. Stress hormone response during and after cardiopulmonary resuscitation. Anesthesiology, 1992,77(4):662-668.

2 Chen MH, Song FQ, Xie L, et al. Dose-response of vasopressin in a rat model of asphyxial cardiac arrest. Am J Emerg Med, 2009, 27(8):935-941.

3 Kern KB, Niemann JT. Coronary perfusion pressure during cardiopulmonary resuscitation. In: Paradis NA, Halperin HR, Nowak RM, eds. Cardiac Arrest: The Science and Practice of Resuscitation Medicine. Baltimore Williams & Wilkins, 1996: 270 - 285.

4 Duncan JM, Meaney P, Simpson P, et al. Vasopressin for in-hospital pediatric cardiac arrest: results from the American Heart Association National Registry of Cardiopulmonary Resuscitation. Pediatr Crit Care Med, 2009, 10(2):191 - 195.

5 Holmes CL, Patel BM, Russell JA, et al. Physoilogy of vasop-ressin relevant to management of sap tic shock. Chest, 2001, 120: 998 - 1002.

6 Tsuneyoshi I, Yamada H, Kakihana Y, et al. Hemodynamic and metablic effect of low-dose vasop ressininfusions in vasodilatory sep tic shock. Crit Care Med, 2001, 29: 487 - 493.

7 Nathan BM, Sockalosky J, Nelson L, et al. The use of hormonal therapy in pediatric heart disease. Front Biosci(Schol Ed), 2009 1(1):358 - 375.

8 Matok I, Leibovitch L, Vardi A, Terlipressin as rescue therapy for intractable hypotension during neonatal septic shock. Pediatr Crit Care Med, 2004, 5(2):116 - 118.

9 Jerath N, Frndova H, McCrindle BW, et al. Clinical impact of vasopressin infusion on hemodynamics, liver and renal function in pediatric patients, 2008, 34(7):1274 - 1280.

10 Choong K, Bohn D, Fraser DD, et al. Vasopressin in pediatric vasodilatory shock: a multicenter randomized controlled trial. Am J Respir Crit Care Med, 2009, 180(7):632 - 639.

11 Choong K, Kissoon N, Vasopressin in pediatric shock and cardiac arrest. Pediatr Crit Care Med. 2008 Jul;9(4):372 - 9. Front Biosci(Schol Ed), 2009, 1(1):358 - 375.

12 孙杰,朱敬明,王灿琴,等. 垂体后叶素对冠状动脉搭桥患者血流动力学的影响. 南京医科大学学报(自然科学版), 2009, 29(1):106 - 109.

13 Matok I, Rubinshtein M, Levy A. Terlipressin for children with extremely low cardiac output after open heart surgery. Ann Pharmacother, 2009, 43(3):423 - 429.

14 Levin RL, Degrange MA, Bruno GF, et al. Met hylene bluereduces mortality and morbidity in vasoplegic patient s after cardiac surgery. Ann Thorac Surg, 2004, 77(2):496 - 499.

15 Zerbe RL, Henry DP, Robert son GL, et al. Vasopressin response to orthostatic hypotension: etiologic and clinical implications. Am J Med, 1983, 74(2):265 - 271.

16 Rosenzweig EB, Starc TJ, Chen JM. Intravenous arginine-vasopressin in children with vasodilatory shock after cardiac surgery. Circulation, 1999, 100(19 Suppl): Ⅱ182 - 186.

17 Morrison WE, Simone S, Conway D, et al. Levels of vasopressin in children undergoing cardiopulmonary bypass. Cardiol Young, 2008, 18(2):135 - 140.

18 Jerath N, Frndova H, McCrindle BW, et al. Clinical impact of vasopressin infusion on hemodynamics, liver and renal function in pediatric patients. Intensive Care Med, 2008, 34(7): 1274 -1280.

(祝胜美)

# 第十节　曲　马　多

曲马多是一种中重度的镇痛药，由于呼吸抑制轻等优点，近年来在小儿术后镇痛和慢性疼痛中有广泛的应用。

## 一、曲马多的药理学特性

曲马多是一种非阿片类中枢性镇痛药，市售的曲马多是消旋体，其右旋体作用于阿片受体，但是亲和力弱，与 $\mu$ 受体的亲和力相当于吗啡的 1/6 000，对 $\kappa$ 和 $\delta$ 受体的亲和力为 $\mu$ 受体的 1/25。通过抑制神经元突触对去甲肾上腺素的再摄取，并增加神经元外 5 -羟色胺的浓度，从而影响痛觉传递产生镇痛作用。脊髓 5 - $HT_7$ 受体和羟氨酸能下行传导系统在曲马多和其代谢产物脱氧甲基曲马多的镇痛和抗痛觉过敏中发挥了重要作用。5 -羟色胺受体抑制剂昂丹司琼因为有增强脊髓水平疼痛的传递作用所以能够降低曲马多的效价。其作用强度相当于吗啡的 1/10，与哌替啶（度冷丁）相当。曲马多的不良反应如呼吸抑制、恶心、呕吐、便秘、镇静等的发生率低于阿片类药物，临床剂量的曲马多对于心率血压没有影响。并且相对于阿片类药物，曲马多对 Oddis 括约肌作用较轻，能减少或治疗术后寒颤，没有成瘾风险等优点。因此，近年来在小儿的术后镇痛和慢性疼痛中有广泛的应用。

曲马多吸收后经过肝脏代谢，90%经过肾脏排泄。静脉注射后 3.6～11.4 min 血清浓度达到峰值，可以维持有效血药浓度 5 h。1～12 岁的儿童血清浓度可能上升得更快。小儿所需的药量按单位体重与成人一致。

曲马多肌内注射与口服同效，口服几乎完全吸收。成人口服后 10～20 min 起效，25～30 min 达到峰值，维持 4～8 h。口服后经过肝脏有首过消除效应。胶囊的生物利用度 64%，栓剂为 70%。有研究发现 4～7 岁的小儿给予口服 1.5 mg/kg 曲马多水剂，在 30 min 内可达峰值，持续药效时间可达 7 h，因此小儿药代动力学接近成人。

另外有研究发现，在 1～6 岁的小儿通过直肠给药后吸收完全，并且吸收率变化很小。动物研究发现曲马多经直肠给药后达到峰值的时间是 2.4±1 h，代谢时间是 3.9±1.1 h。

小儿经骶管给药后达到药物浓度峰值的时间与静脉给药相当。Murthy 等推测硬膜外给药后的镇痛作用也是广泛的系统作用。

## 二、曲马多在临床麻醉中的应用

曲马多在小儿小手术麻醉和术后镇痛有着广泛地应用。研究发现，曲马多 2 mg/kg 复合丙泊酚在日间手术麻醉能提供满意的镇静镇痛效果并且清醒迅速完全。术前 30 min 口服曲马多水剂 1.5～3 mg/kg 复合 0.5 mg/kg 咪唑安定对于拔牙的患儿可以产生良好的镇痛效果，而术前口服曲马多片剂 1 mg/kg 或 2 mg/kg，术后 8 h 后再口服 1 mg/kg 曲马多片剂，可以达到有效的镇痛效果。

有研究显示术前静脉、口服给予曲马多与安慰剂组相比，可以减少术后其他镇痛药物的应用。在手术结束前应用曲马多作为小儿术后镇痛不但能提供满意的镇痛效果，而且能够减少术后烦躁的发生。Fan 等研究发现在手术结束前静脉给予曲马多 1 mg/kg 能有效降低术后疼痛和术后躁动的发生率或减轻躁动的程度。手术结束前 30 min 内给予曲马多 1～2 mg/kg可提供满意的镇痛效果，而用曲马多可致术后患儿镇静程度增加。有助于小儿术后情绪的稳定，减少吸痰、拔管等因素引起的烦躁和哭闹，且不增加拔管时间、术后低氧血症、恶心、呕吐、反流、误吸等不良反应发生率，提高了患儿全麻拔管期的苏醒质量。Thomas 等的研究表明曲马多与吗啡相比在扁桃体手术后镇痛效果相当。在成人的研究中发现，曲马多 2～2.5 mg/kg 可以达到与哌替啶丁 0.5 mg/kg 一样的预防术后寒颤的作用，并且不会出现过度镇静的状态。由于曲马多呼吸抑制轻，能提供满意的镇痛效果等优点其在日间手术应用也具有广泛的前景。曲马多在小儿的应用剂量(见表 2-4)。

**表 2-4　曲马多的小儿推荐剂量**

| 途　径 | 剂形，方法 | 剂　量 |
|---|---|---|
| 口服 | 水剂 | 2～3 mg/kg |
| 口服 | 片剂 | 1～2 mg/kg |
| 直肠 | 栓剂 | 1.5～3 mg/kg |
| 静脉 | 单次推注 | 1～2.5 mg/kg |
| 静脉 | 持续 | 0.1～0.25 mg/kg |

近年来病人自控镇痛(PCA)技术的发展有效地缓解了术后疼痛问题，为病人降低了手术的恐惧心理，减少了并发症的发生。小儿自控能力差，且药效学和药代学与成人有明显的差异，药量不易掌握，担心呼吸抑制等，因此小儿术后镇痛受到限制。近年来很多学者采用各种方法比如让家长帮助患儿执行镇痛，请护士帮助等为患儿提供满意的镇痛，减轻其痛苦。曲马多在小儿术后持续镇痛中由于其呼吸抑制轻等优势被很多学者所重视。在一项 3 个月到 13 岁患儿行膀胱手术的术后镇痛中，采用曲马多术后镇痛研究表明开始以6 mg·$kg^{-1}$·$d^{-1}$逐渐减至 2 mg·$kg^{-1}$·$d^{-1}$镇痛效果满意，没有出现过度镇静和氧饱和度下降等，但是 17.6%的患儿发生呕吐。Moyao-García 观察 1～10 岁术后需要继续镇痛的患儿手术结束前静脉注射曲马多 1 mg/kg 并以 2.0 μg·$kg^{-1}$·$min^{-1}$持续泵注与注射纳布啡 100 μg/kg并以 0.2 μg·$kg^{-1}$·$min^{-1}$持续泵注。发现曲马多组比纳布啡组取得更好的术后镇痛效果，但是曲马多组的患儿呕吐发生率更高。而另一项关于新生儿术后采用曲马多负荷量 1～2 mg/kg，然后持续给予曲马多 0.1～0.2 mg·$kg^{-1}$·$h^{-1}$，进行术后镇痛，有

80%的患儿会发生高碳酸血症。该学者认为曲马多可能对新生儿的呼吸中枢有一定的影响。因此采用曲马多进行术后镇痛时要密切监测。国内学者采用曲马多($3\ mg \cdot kg^{-1} \cdot d^{-1}$)联合芬太尼($7\ \mu g \cdot kg^{-1} \cdot d^{-1}$)用于腹部手术患儿的术后镇痛与芬太尼单独应用效果相当,但不良反应发生率明显低于后者。

**1. 曲马多在椎管内的应用** 国内外也有一些学者在骶管或硬膜外应用曲马多以达到术后镇痛的效果。刘金锋等观察 2～10 岁行睾丸牵引术和腹股沟疝囊结扎术的患儿采用曲马多 1～2 mg/kg 复合氟哌利多骶管注射与骶管注射吗啡 0.03～0.05 mg/kg 能达到同样的镇痛效果。Laiq 在 60 例骶管阻滞下尿道下裂手术患儿在麻醉诱导后行骶管穿刺并采用布比卡因(0.25%，0.5 ml/kg)或布比卡因(0.25%，0.5 ml/kg)复合曲马多(1 mg/kg)术后骶管镇痛效果比较,发现复合曲马多术后镇痛效果更好更持久。药物从硬膜外脂肪中慢慢释放,从而影响镇痛时间。但是关于曲马多应用于硬膜外或蛛网膜下腔的神经毒性研究却很少。曲马多应用于硬膜外或蛛网膜下腔是否会引起一些细胞形态,生理或行为学的改变没有确切的定论。因此,虽然曲马多应用于硬膜外或蛛网膜下腔还处于探讨阶段,暂时不宜推广。

**2. 曲马多在区域阻滞也有应用** Kargi 采用曲马多 1 mg/kg 复合 5%丙胺卡因区域组织行包皮环切,取得比单纯应用局麻药有更好的镇痛效果。Akkaya 对于 66 例行扁桃体切除术的患儿随机分为两组,一组采用曲马多 2 mg/kg 静脉镇痛,另一组在扁桃体周围用曲马多 2 mg/kg(用生理盐水稀释到 2 ml)进行局部浸润麻醉。手术结束 1 h 内两组没有明显差别,在手术结束后 24 h 内第一组所需要的镇痛药剂量明显高于第二组。而在术后恶心、呕吐、镇静和出血等情况两组没有明显的区别。

## 三、曲马多在治疗慢性疼痛中的应用

口服曲马多对于成人慢性疼痛非常安全有效的。已经成为 WHO 晚期癌痛用药指南第二阶梯用药。同样,曲马多除了对于小儿术后镇痛有良好的效果以外也可以用于慢性疼痛的治疗。Rose 曾报道了对于各种慢性疼痛的 113 例 7～16 岁患儿采用曲马多 1 mg/kg 口服,每隔 4～6 h 追加一次,总共服用 7～30 d。69%的患儿疼痛明显减轻。恶心、呕吐、头晕、头痛、嗜睡、疲倦和瘙痒等不良反应不明显,没有一例患儿发生呼吸抑制。但是口服曲马多用于小儿的慢性疼痛,其药代动力学和药效动力学参数都是从成人数据推测而来,其在小儿应用时是否与成人一致,还需要更多的试验验证。

综上所述,曲马多由于具有镇痛确切、不良反应少等优点,在小儿术后镇痛有着明显的优势。

### 参 考 文 献

1 Bozkurt P. Use of tramadol in children. Paediatr Anaesth, 2005, 15(12):1041-1047.

2 Yanarates O, Dogrul A, Yildirim V, et al. Spinal 5 - HT7 receptors play an important role in the antinociceptive and antihyperalgesic effects of tramadol and its metabolite, O-Desmethyltramadol, via activation of descending serotonergic pathways. Anesthesiology, 2010,112(3):696 - 710.

3 李快春,马剑锋,徐坚等.曲马多对丙泊酚吸入麻醉下小儿日间手术术后镇痛的影响.温州医学院报,2004,34(4):298 - 299.

4 Pendeville PE, VonMontigny S, Dort JP, et al. Double-blind randomized study of tramadol vs. paracetamol in analgesia after day-case tonsillectomy in children. Eur J Anaesthesiol, 2000, 17: 576 - 582.

5 Fan KT, Lee TH, Yu KL, et al. Influences of tramadol on emergence characteristics from sevoflurane anesthesia in pediatric ambulatory surgery. Kaohsiung J Med Sci, 2000,16(5):255 - 260.

6 朱素洁,李红宝,徐志新等. 静注曲马多预防小儿全麻苏醒期躁动的临床观察.临床麻醉学杂志,2009,25(1):18 - 20.

7 唐文,舒仕瑜,徐颖.曲马多对儿童腹腔镜手术全麻拔管期苏醒质量的影响.儿科药学杂志,2007,13(2):32 - 34.

8 Thomas E, Elizabeth S, Graham J, et al. Tramadol for pain relief in children undergoing tonsillectomya comparison with morphine. Peadiatr Anesth, 2003,13:249 - 252.

9 Griessinger N, Rosch W, Schott G, et al. Tramadol infusion for pain therapy following bladder exstrophy surgery in pediatric wards. Urologe A, 1997, 36: 552 - 556.

10 Mohta M, Kumari N, Tyagi A, et al. Tramadol for prevention of postanaesthetic shivering: a randomised double-blind comparison with pethidine. Anaesthesia, 2009,64(2):141 - 146.

11 Moyao-García D, Hernández-Palacios JC, Ramírez-Mora JC, et al. A pilot study of nalbuphine versus tramadol administered through continuous intravenous infusion for postoperative pain control in children. Acta Biomed, 2009,80(2):124 - 130.

12 Mikhel'son VA, Zhirkova IuV, Beliaeva ID, et al. Postoperative analgesia with tramadol in newborn children using the method of continuous intravenous infusion. Anesteziol Reanimatol, 2003, 1: 24 - 28.

13 秦秦. 芬太尼复合曲马多在小儿全麻术后镇痛的临床研究.陕西医学杂志, 2006,35(5) 579 - 581.

14 刘金锋,李文志,张瑞芹,等.小儿硬膜外曲马多与吗啡术后镇痛的比较.实用疼痛学杂志,2005,2:85 - 87.

15 Laiq N, Khan MN, Tahmeedullah, et al. Comparison of caudal bupivacaine and bupivacaine-tramadol for postoperative analgesia in children undergoing hypospadias surgery. J Coll Physicians Surg Pak, 2009, 19(11):678 - 81.

16 Kargi E, I ikdemir A, Tokgöz H,Comparison of local anesthetic effects of tramadol with prilocaine during circumcision procedure. Urology, 2010,3:672 - 675.

17 Akkaya T, Bedirli N, Ceylan T, et al. Comparison of intravenous and peritonsillar infiltration of tramadol for postoperative pain relief in children following adenotonsillectomy. Eur J Anaesthesiol, 2009,26(4):333 - 337.

18 Rose JB, Finkel JC, Arquedas-Mohs A, et al. Oral tramadol for the treatment of pain of 7－30 days' duration in children. Anesth Analg, 2003, 96: 78－81.

19 Anderson BJ, Palmer GM. Recent developments in the pharmacological management of pain in children. Curr Opin Anaesthesiol, 2006,19(3):285－292.

（祝胜美）

# 第三章

# 麻醉学技术进展

## 第一节　小儿全凭静脉麻醉新进展

静脉麻醉的历史最早可追溯到1656年。静脉麻醉相对于吸入麻醉一直处于配角地位，多数用于全麻诱导、辅助吸入全麻、基础麻醉或短小手术，直到近20年静脉麻醉才在临床广泛使用。仅以静脉麻醉药物完成的麻醉即全凭静脉麻醉（total intravenous anesthesia，TIVA），仍然是目前短小手术操作中最常使用的麻醉方法之一。10年前Watcha题为“患儿静脉麻醉”的文章，介绍了适用于儿科的静脉麻醉药。随着更多复杂的给药技术的引入（例如Diprafusor和Paedfusor），瑞芬太尼和中长链丙泊酚等新药的应用，以及对所用药物药理作用的深入了解，TIVA应用有了更大的进展。静脉麻醉药可以单次或重复注射给药，但一个可调节速度的连续给药技术有其如下的优势：更好的血流动力学稳定性，稳定的麻醉深度，更好的可控性和快速的苏醒，潜在的更小用药总量，更少的环境污染和毒性。

### 一、输注设备

最简单的连续静脉输注系统由一个简单的注射泵和连接管组成，麻醉医师给予预定的速率编程，目前临床实践最常应用于肌松药，丙泊酚或瑞芬太尼的静脉输注。这种简单的手动输注系统由麻醉医师控制（手动控制输注系统），麻醉医师有意识地运用控制动力学，例如丙泊酚输注期间成人的剂量指数递减规则是按10～8～6 $mg \cdot kg^{-1} \cdot h^{-1}$的原则。如果有详细的药物代谢动力学参数，计算机程序可以无需人工干预，独立进行精确快速的计算，自动给药。靶控输注技术（target controled infusion，TCI）包括开环控制系统和闭环控制系统。开环控制系统是药物输入情况不受输出支配调节，即不存在可测量的反馈信号。但该药物浓度设定点是由麻醉医师决定的。该系统基于模型的调控为人们熟知，以商用Diprafusor为代表。闭环控制系统在任何时候向系统输入（即药物注射）都是以反馈信号为指导的（例如脑干听觉诱发电位、脑电双频指数BIS、血压、脉搏等），又称为反馈TCI麻醉。在这里，有一个可测量的反馈信号来完成循环。如BIS作为衡量麻醉镇静深度的指标已获得公认。可以用BIS作为反馈控制变量进行某些药物如丙泊酚靶控输注麻醉。如将BIS反馈控制值设定为50，当高于此值时继续给药；低于此值时停止给药，始终维持麻醉于比较稳定的深度，可以有效节约药量，缩短病人的清醒时间。

### （一）开环控制系统

在1996年年底，Astrazeneca公司的Diprafusor作为成人丙泊酚靶控输注（TCI）设备被引进到100多个国家，该靶控输注设备使麻醉医师可以输注丙泊酚到目标靶血浆浓度或目标效应室浓度，并且在出现不适当的麻醉深度迹象时可以改变设定点。该设备提供一个BET格式（B＝负荷剂量，E＝终末消除，T＝药物从中央室向周边室的转移）和一个复杂的运算法则。

许多研究已经证实了Diprafusor的效果。因为成人的药代动力学与儿童不同，Diprafusor不推荐用于16岁以下的患儿。简言之，儿童有一个较大的中心容积分布，几乎是成人的两倍，并且对全凭静脉麻醉中使用的药物有更快的清除率。Absalom等根据已发表的儿童动力学参数，改良Diprafusor开发了Paedfusor系统。在一项使用Paedfusor的研究中，得到中位数误差（Medial performance error or bias，MDPE，描述误差的方向，即超过或低于预测）为4.1%，该数值远低于类似情况中成人使用Diprafusor靶控输注系统的MDPE。Varveris和Morton对施行简单择期手术的36个月到16岁的儿童进行了研究比较，证实了使用Paedfusor的易用性、临床疗效及无不良反应。有研究表明：患儿插入喉罩自主呼吸时，血浆丙泊酚浓度为8 μg/ml，相当于计算效应部位浓度为4.29±1.05 μg/ml。气管插管等强烈刺激时要求有更高的丙泊酚剂量。平均丙泊酚总剂量与年龄成反比。证实了不同年龄组中分布容积和清除率的不同。

### （二）闭环控制系统

这一类型的输注系统还没有用于商业，只是用于成人的临床研究。Leslie等研究行结肠镜检查只给予丙泊酚的成人，认为BIS可能是使用丙泊酚镇静闭环控制回路的一个较理想控制变量。Morley等把BIS作为控制目标，比较了使用闭环控制回路或手动控制的全凭静脉麻醉（丙泊酚/阿芬太尼）和全身麻醉（异氟烷/$N_2O$），研究认为除了方便以外，闭环系统与麻醉管理常规调整技术相比，没有显示出任何临床优势。尽管闭环系统不是最完善的，但这项技术会进一步发展。要想在临床上更具优势，该系统需要有更好的传感器技术及人工检测。

大多数的反馈系统使用一种特定的药物作为输入，一种特定的信号作为输出。而在临床上，同时给予多种药物，同时监测多个生理变量，这是闭环系统和目前的临床实践之间存在的缺陷。随着对不同临床目标点的静脉麻醉药半数有效浓度($EC_{50}$)的研究，麻醉药相互作用的研究，不同临床目标点的静脉麻醉药相互作用的 $EC_{50}$ 研究，以及药物相互作用在不同事件中药效学响应曲面的研究促进了临床麻醉药效学的发展，使 TCI 的单纯药代动力学模式向药代-药效模式(PK-PD Models)转换，即两种药同时使用，自动根据其相互作用计算各自新的 $EC_{50}$～$EC_{95}$ 范围。

而最近报道的通过呼气末气体浓度可以实时监测丙泊酚静脉血药浓度，这将使静脉麻醉管理像吸入麻醉一样方便可控。更可为反馈系统提供一个实时反馈信号。

## 二、输注设备的可靠性

输注法则基于群体药代动力学，不能覆盖全部个体。一般麻醉常规要求达到 95%的药物有效率，目的在于保持一个较窄的治疗窗以保证适当的麻醉深度并可以及时苏醒。目前没有可靠的技术监测 TIVA 中的药物血浆浓度和 TIVA 中增加的风险预警，尤其是同时应用肌松药时。临床应用吸入麻醉技术时，有呼气末的药物浓度监测是安全的。因设备或操作者失误等可致患儿肌松时清醒，导致评估 TIVA 的麻醉深度不确定性的文献报道增多。但是，由 Sandin 及 Nordstrom 等人进行的两项研究，不赞同这种意见。这两项研究都是前瞻性研究，分别包含 11 785 个患儿和 1 000 个患儿，都给予了肌松技术。给予常规麻醉和呼气末 $CO_2$ 监测，术中麻醉知晓的发生率是 0. 18%，而 TIVA 中麻醉知晓的发生率是0. 2%。使用 BIS 或其他脑电图衍生监测设备如中潜伏期听觉诱发电位，能够减少这种知晓发生率的说法是不可靠的，因为这些仪器的灵敏度不是 100%。Sandin 等指出，依据他的研究结果，为避免一例遭受知晓痛苦的案例，861 个患儿需要使用一个 100%敏感度的设备进行监测，显然这是不可行的。患儿的知晓更难界定，并且与成人的数据无相关性。最近针对儿童的大样本调查是在 1973 年，报道术中的知晓发生率是 5%，但随后进行的两个较小样本的研究不支持这么高的术中知晓率。近期有关儿童术中知晓的调查研究未见报道。关于儿童知晓的解释几乎不为人所知，监测设备(例如 BIS)用于儿童尚未进行精确地校准。

## 三、TIVA 药物的静输即时半衰期

在麻醉的诱导、维持和苏醒三个阶段中，最不可预知的是麻醉苏醒阶段。静输即时半衰期(context sensitive half time)的概念是 1992 年由 Hughes 第一次详细阐述的：终末消除半衰期阐明的是一种药物的单室模型；但在临床麻醉中，几乎不能描述其在溶液中的多室模型。Hughes 使用一个仿真器，连续维持一个 1～500 min 的 BET 型的输液模型，要求减少 50%的中央室药物浓度作为静输即时半衰期，其中 context 指的是输液时间。这种仿真器模拟麻醉中的输液，以维持一个恒定的中央室药物浓度。这种仿真器，不像传统的终末消除

半衰期，解释了药物由血浆向周边室转移时网状转移分布过程的影响以及减少滴速的反向影响。中央室药物浓度的减少反映临床相关性即是药物依赖性。对静输即时半衰期的理解，为药物选用提供了导向，并能指导适时停药。

## 四、TIVA 药物安全性

已报道有很多儿童高钾性心脏骤停死亡患儿的死因与营养障碍性疾病患儿吸入挥发性麻醉剂有关；恶性高热是易感人群联合使用琥珀胆碱和挥发性麻醉剂引起的；代谢可产生有毒物质(florideion，地氟烷产生的一氧化碳以及七氟烷与钠石灰反应形成的 A－七氟烷)；吸入麻醉药导致较严重的环境污染，特别是在使用面罩和无气囊的气管插管麻醉期间。丙泊酚适宜连续给药而无环境污染，使用期间可能发生过敏和感染，但严重事件极为罕见的。近年报道的丙泊酚输注综合征(propofol infusion syndrome，PIS)虽然罕见，但应引起重视(详见后述)。瑞芬太尼被血浆和组织中的非特异性酯酶迅速水解，安全无污染。

## 五、TIVA 的常用药物

### (一) 丙泊酚(propofol)

是一短效的静脉麻醉药，已广泛的应用于临床麻醉。由于丙泊酚麻醉诱导起效快、苏醒迅速且功能恢复完善、术后恶心呕吐发生率低等特点，适合于小儿手术麻醉的选择。丙泊酚的药代动力学特征包括起效快、清除快且快速再分布到外周组织，因此其静输即时半衰期短。与成人比较，小儿丙泊酚的分布容积较大(小儿 0.52 L/kg，成人 0.27 L/kg)，中央室较大和清除率较高，因而按体重计算小儿丙泊酚的诱导剂量较大，维持期的输注速率也较成人高，才能达到合适的麻醉深度。小儿年龄愈小，按体重计算所需丙泊酚的剂量相对愈大，一般 10～15 岁的儿童，1.5 mg/kg 的丙泊酚即可达到诱导深度，而 3～9 岁的儿童需要 2.5 mg/kg，而 3 岁以下者诱导剂量达到3 mg/kg，并且其诱导剂量存在个体差异。在小儿麻醉开始 30 min 内，为维持所希望的血浆丙泊酚浓度，其所需输注速率较成人高 50%～100%。在 McFarlan 等的研究中丙泊酚输注期间成人的剂量指数递减规则是按 10～8～6 $mg \cdot kg^{-1} \cdot h^{-1}$ 的原则，而在小儿为达到相同的靶浓度需按 15～13～11～10～9 $mg \cdot kg^{-1} \cdot h^{-1}$ 的原则。丙泊酚的药物作用消失主要是由于药物从中央室重新分布所致，而不是药物自体内消除。与成人相比，维持相应的血药浓度，儿童需要更大的诱导剂量和更快的输注速度，这意味着在输液结束时，儿童体内比成人有更多的药物残留，因而在小儿丙泊酚麻醉后苏醒时间较成人延长。McFarlan 等对丙泊酚静输即时半衰期的研究证实了这一推测：丙泊酚静脉输注 1 h 成人静输即时半衰期是6.7 min，而小儿静输即时半衰期是10.4 min；丙泊酚静脉输注 2 h 成人静输即时半衰期是 9.5 min，而小儿静输即时半衰期是 19.6 min。

小儿应用丙泊酚，其心血管反应较成人为轻，但诱导时输注速度太快易致心率减慢和低血压，且呼吸抑制作用比较明显。而 TCI 能维持效应室或血浆丙泊酚浓度在有效范围内，避免了有效浓度的波动而带来的术中知晓、循环抑制、呼吸抑制等并发症。但由于在小儿丙泊酚的诱导剂量存在明显的个体差异，因此临床上使用丙泊酚 TCI 需要根据脑电双频谱指数、心率、血压等指标自动反馈调节给药速率，从而提高小儿麻醉的安全性。在小儿麻醉中丙泊酚 TCI 已应用于：① 丙泊酚 TCI 联合硬膜外麻醉；② 全麻诱导；③ 全麻维持；④ ICU 小儿的镇静。

虽然丙泊酚是一种较为理想的静脉麻醉药，但在临床应用过程中存在一些缺点，如注射时疼痛，严重的过敏反应和微生物快速生长。丙泊酚注射时疼痛的发生率高达 33%～50%，应选择肘前大静脉注射，麻醉诱导时同时给予利多卡因，或氯胺酮或瑞芬太尼可以减轻或消除注射丙泊酚引起的疼痛。新上市的中长链丙泊酚脂肪乳注射液明显减轻了传统丙泊酚的注射疼痛，也降低了高脂血症发生，适应证扩展到 1 个月以上的婴幼儿。

此外，有一些病例报道在危重患儿长时间（>48 h）、大剂量（>4 $mg \cdot kg^{-1} \cdot h^{-1}$）输注丙泊酚后可引起严重的代谢性酸中毒、高脂血症、横纹肌溶解、肾功能衰竭、难治性心力衰竭等严重并发症，甚至死亡，即丙泊酚输注综合征（propofol infusion syndrome，PIS）。PIS 多见于小儿，也可发生于成人，但是必须强调的是 PIS 非常罕见，并且在临床麻醉实践中是难以发现的。有关 PIS 的发生机制尚不清楚，目前认为可能与代谢异常和呼吸链的损害有关。有两篇报道也许对临床麻醉有益。第一例是 18 岁的患者，以 6 $mg \cdot kg^{-1} \cdot h^{-1}$输注丙泊酚 5 h 后出现与丙泊酚输注综合征相似的临床症状，但没有诊断丙泊酚输注综合征，经过支持治疗后该患者恢复。第二例是 2 岁的儿童，以 5 $mg \cdot kg^{-1} \cdot h^{-1}$输注丙泊酚 72 h 后，出现丙泊酚输注综合征的特征表现，经过血液透析而痊愈。他们对丙泊酚输注综合征的发病机制描述如下：丙泊酚通过间接地抑制长链脂肪酸向线粒体内运输，影响脂肪酸氧化作用；中短链脂肪酸通过弥散持续穿透线粒体，但呼吸链的第二个复合物会引起一个继发抑制，抑制它们的代谢；合成底物的缺乏和脂肪酸类的叠加造成了其临床特征。

尽管丙泊酚仍是小儿麻醉的一个安全有效的麻醉药和儿科 ICU 中安全镇静药，但必须强调其使用的安全性。目前认为在临床上使用丙泊酚持续输注时应避免长时间（>48 h）和大剂量（>4 $mg \cdot kg^{-1} \cdot h^{-1}$），以减少 PIS 的发生。

### （二）瑞芬太尼（remifentanil）

是继阿芬太尼之后新合成的超短时强效的 $\mu$ 阿片受体激动药，它具有起效快、作用时间短、恢复迅速、无蓄积作用等优点。虽然有文献报道将瑞芬太尼应用于 2 岁以下的儿童，但在 2 岁以下儿童的应用仍未被许可。由于瑞芬太尼的作用时间短，因而可能更适合于术后疼痛较轻的门诊外科手术麻醉。

瑞芬太尼的化学结构特殊，含有独特的酯键，由血浆和组织中的非特异性酯酶迅速水解。离体实验证实瑞芬太尼的水解不依赖于血浆假性胆碱酯酶，其清除亦不受胆碱酯酶抑制剂如新斯的明的影响。成人研究显示静注瑞芬太尼后起效快、分布容积小、能够快速再分布和清除，清除率(CL)是肝血流量的数倍，以肝外代谢为主。$T_{1/2\alpha}$ 0.5～1.5 min，$t_{1/2\beta}$ 5 min～8 min，血浆和效应室达到平衡时的一半时间为1.3 min。瑞芬太尼血浆药物浓度降低50%的时间(3～10 min)不依赖于输注的剂量和输注的持续时间，即瑞芬太尼的清除不依赖于用药的剂量。有研究提示新生儿和小儿瑞芬太尼的药代动力学特征与成人相仿。

瑞芬太尼经静脉途径给药，推荐的负荷剂量0.5～1 μg/kg，接着以0.2～0.5 $\mu g \cdot kg^{-1} \cdot min^{-1}$的速率输注。更快速率(1～2 $\mu g \cdot kg^{-1} \cdot min^{-1}$)的输注用于冠状动脉旁路移植手术。在静脉输注的速度大于0.5 $\mu g \cdot kg^{-1} \cdot min^{-1}$时可能发生低血压和心动过缓。当同时应用吸入麻醉药时，推荐输注瑞芬太尼的开始速率为0.25 $\mu g \cdot kg^{-1} \cdot min^{-1}$。在各类外科手术的成人麻醉诱导期间，瑞芬太尼可以减轻患者对插管的紧张反应，使未用肌松剂的情况下气管内插管更容易。瑞芬太尼也使丙泊酚为基础的TIVA诱导过程中的喉罩通气道(laryngeal mask airway)的插入更容易。由于瑞芬太尼清除快，可以在即将或者接近手术结束时，给予长效的阿片类药物，或者TIVA结合局部区域麻醉。

在小儿麻醉中，瑞芬太尼已用于：① 麻醉诱导及维持；② TIVA；③ TCI；④ 小儿心脏手术麻醉；⑤ 小儿ICU镇静和术后镇痛。

研究证实瑞芬太尼应用于小儿麻醉具有以下特点：① 起效迅速，易于调节；② 术后镇痛作用弱；③ 停药后恢复快；④ 预先或应用抗胆碱能药能预防或治疗瑞芬太尼引起的心动过缓或低血压；⑤ 与年长儿比较，<2个月的小儿清除更快；⑥ 所测定的静输即时半衰期与模型的结果高度一致。

在美国斯坦福，把丙泊酚和瑞芬太尼混合使用，通常把0.1 mg瑞芬太尼加到100 mg丙泊酚，形成1∶1 000混合液，用0.10～0.20 $\mu g \cdot kg^{-1} \cdot min^{-1}$的瑞芬太尼和100～200 $\mu g \cdot kg^{-1} \cdot min^{-1}$的丙泊酚维持麻醉，一些较强烈的刺激如喉镜和气管镜检查时瑞芬太尼浓度要加倍(1∶500)，操作持续45～60 min时药量也要减少。

由于丙泊酚和短效合成阿片类药物瑞芬太尼的药物代谢动力学和药效学特性，TIVA应用更广泛和可能；伴随着药物代谢动力学模型、BIS和听觉诱发电位等麻醉深度监测与计算机技术的结合，研制复杂的药物输注系统成为可能，经静脉途径给药的麻醉和吸入麻醉一样可控制。在将来，麻醉深度还可以通过监测呼气末的麻醉药(如丙泊酚)浓度来指导给药。

## 参 考 文 献

1 Watcha MF. Intravenous anaesthesia for paediatric patients. Curr Opin Anaesthesiol, 1993, 6: 515-522.

2 Absalom A, Amituke D, Lal A, et al. Accuracy of the Paedfusor in children undergoing cardiac surgery or catheterization. Br J Anaesth, 2003, 91: 507-513.

3 Varveris DA, Morton NS. Target controlled infusion of prop-ofol for induction and maintenance of anaesthesia using the Paedfusor: an open pilot study. Paediatr Anaesth, 2002,12:589 - 593.

4 Leslie K, Absalom A, Kenny GNC. Closed loop control of sedation for colonoscopy using bispectral index. Anaesthesia, 2002,57:690 - 709.

5 Morley A, Derrick J, Mainland P, et al. Closed loop control of anaesthesia: an assessment of the bispectral indexes as the target of control. Anaesthesia, 2000,55:953 - 959.

6 Sandin RH, Enlund G, Samuelsson P, et al. Awareness during anaesthesia: a prospective case study. Lancet, 2000,355:707 - 711.

7 Nordstrom O, Engstrom AM, Persson S, et al. Incidence of awareness in total IV anaesthesia based on propofol, alfentanil and neuromuscular blockade. Acta Anaesthesiol Scand, 1997,41:978 - 984.

8 McKie BD, Thorpe EA. Awareness and dreaming during anaesthesia in a paediatric hospital. Anaesth Intensive Care, 1973,1:407 - 414.

9 McFarlan CS, Anderson BJ, Short TG. The use of propofol infusions in paediatric anaesthesia: a practical guide. Paediatr Anaesth, 1999,9:209 - 216.

10 Davidson AJ. Awareness and paediatric anaesthesia. Paediatr Anaesth, 2002,12:567 - 568.

11 Hμghes MA, Glass PSA, Jacobs JR. Context-sensitive half-time in multicompartment pharmacokinetic models for intravenous anaesthetic drμgs. Anesthesiology, 1992,76: 334 - 341.

12 Gandolfl AJ, White RD, Sipes IG. Bioactivation and covalent binding of halothane in vitro: Studies with [3H] and [14C] halothane. J Pharmacol Exp Ther, 1980,214:721 - 725.

13 Sharples A. Pollution: just a whiff of gas? Paediatr Anaesth, 2003,13:467 - 472.

14 Marx T. Global pollution - the anaesthetist's contribution. Anaesthesia, 1999,54:301 - 302.

15 Kataria BK, Ved SA, Nicodemus HF, et al. The pharmaco-kinetics of propofol in children using three different data analysis approaches. Anesthesiology, 1994,80: 104 - 122.

16 Mehta N, DeMunter C, Habibi P, et al. Short term propofol infusions in children. Lancet, 1999, 354: 866 - 867.

17 Evers AS, Miller RD. Real-time monitoring of propofol in expired air in humans undergoing total intravenous anesthesia. Anesthesiology, 2007,106:665 - 674.

18 Wolf AW, Weir P, Segar P, et al. Impaired fatty acid oxidation in propofol infusion syndrome. Lancet, 2001,357:606 - 607.

19 Davis PJ, Stiller RL, Wilson AS, et al. In vitro remifentanil metabolism: effects the whole blood constituents and plasma butyrylchoinesterase. Anesth Analg, 2002, 95:1305 - 1307.

20 Mani V, Morton NS. Overview of total intravenous anesthesia in children. Paediatr Anaesth, 2009, 20:211 - 222.

21 Manullang J, Egan TD. Remifentanil's effect is not prolonged in a patient with pseudocholinesterase deflciency. Anesth Analg, 1999,89:529 - 530.

（吕帼英　李克忠）

## 第二节　小儿区域阻滞进展

许多关于小儿区域阻滞技术和日常临床实践的研究，已证实其用于儿童围术期疼痛控制的安全性和有效性。区域阻滞，特别是连续区域阻滞、新型局麻药和超声引导下的区域阻滞应用有了较大进展。

### 一、连续区域阻滞

单次注射区域阻滞已广泛用于儿童，其镇痛效应仅能持续数小时。连续区域阻滞可提供长时间的镇痛，甚至比中枢镇痛更安全，只是儿童只有连续锁骨下阻滞和连续坐骨神经阻滞的报道，很少有其他连续区域阻滞的研究报道。由于长时间手术和术后镇痛的需要，以及痛苦的康复和理疗等镇痛的需要，连续区域阻滞在成人已广泛应用于日常临床实践，以达到有效的镇痛、积极理疗及最佳的功能恢复。连续区域阻滞的导管可保留数天，到目前为止，成人有出院仍保留导管输注的报道，相信将来这种方法也将应用于儿童。最近的一项研究报道了使用一次性弹性泵施行连续区域阻滞治疗儿童复发性复杂区域疼痛综合征获得成功。迄今发表的研究结果，都强调了通过外周导管镇痛的良好疗效和安全性，只报道了极少数药物渗漏等不良事件，长期输注未见其他并发症或不良反应发生的报道。连续区域阻滞至少和硬膜外镇痛一样有效，但产生不良反应较少。持续坐骨神经阻滞联合浅全身麻醉，可以为下肢手术创造更好的手术条件及给予更好的术后止痛。另外，在连续区域阻滞的第一个24 h应该考虑给予镇静，以减少持续注射引起的不适。连续区域阻滞被认为是儿童下肢术后镇痛的安全有效技术，在类似的急性疼痛，患儿采用自控性区域神经阻滞也取得良好效果。这两种技术都是有效和令人满意的，与连续区域阻滞比，使用0.2%罗哌卡因的患儿自控性区域阻滞，用更小剂量的罗哌卡因就可为小儿骨科手术提供充足的术后镇痛，总血浆药物浓度更低。总之，在小儿术后肢体疼痛治疗中，连续区域阻滞或患儿自控性区域阻滞应该是麻醉医师的首选。

### 二、新型局麻药和辅助用药

罗哌卡因和左旋布比卡因是新型局部麻醉药，这种长效的局麻药比布比卡因对心血管影响更少。左旋布比卡因在儿童骶管麻醉中是有效的，推荐剂量为2.5 mg/kg。它起效迅速，适用于手术麻醉，大于97.5%的患儿能达到术后镇痛目的。在儿童下腹部手术中，它与消旋布比卡因有同等的效力。罗哌卡因和左旋布比卡因在外周神经、骶尾部、腰/胸部硬膜外麻醉中有良好的疗效。骶管麻醉后，相对于布比卡因，罗哌卡因和左旋布比卡因能生产更轻的运动神经阻滞。此外，在1～17岁儿童，等浓度5 mg/ml罗哌卡因鞘内注射麻醉，按0.5～20 ml/kg给药都有成功的报道。等浓度罗哌卡因鞘内注射麻醉在儿童的阻滞效果与成人类似，但在儿童给予更大剂量罗哌卡因的安全性值得进一步研究。

最近的一项研究提供了连续硬膜外输注的药代动力学数据。硬膜外输注0.2～0.4 $mg \cdot kg^{-1} \cdot h^{-1}$罗哌卡因在新生儿和一岁以内的婴儿能达到满意的镇痛效果。由于血浆游离罗哌卡因浓度不受输注时间的影响，因此术后硬膜外输注可安全地使用罗哌卡因48～72 h。新生儿游离罗哌卡因的含量高于婴幼儿，但低于成人中枢神经系统毒性阈值浓度(0.35 mg/L或更大)。这不应排除在新生儿使用罗哌卡因输注，但建议在小儿出生的前几个星期应谨慎。事实上，儿童的身高和年龄对左旋布比卡因的清除率影响最大。在确定安全的硬膜外输注治疗方案时，这些方面都应充分考虑。清除减少和较慢的吸收半衰期对降低新生儿和较小的婴幼儿的$T_{max}$有影响。此外，腹股沟手术的患儿，髂腹股沟和髂腹下神经阻滞，推荐使用2 mg/kg的0.5%左旋布比卡因。

由于药效学和药代动力学的优势，罗哌卡因和左旋布比卡因已经替代布比卡因应用于临床局部麻醉。已使用不少辅助用药，但最近有报道指出，在中枢阻滞中可乐定表现出了明显的优势。有研究表明，0.125%布比卡因的骶管麻醉中加2 μg/kg可乐定能延长术后镇痛时间，且没有任何的呼吸或循环方面的不良反应。但在髂腹股沟/髂腹下神经阻滞中加入可乐定却没有发现任何益处。

## 三、超声引导和区域阻滞

超声准确定位局麻药的给药部位的方法已经在区域阻滞中得到普及，超越了传统的坐标定位技术和神经刺激技术。超声实现了相关解剖结构的非侵入性成像，进而在直视下进针。超声引导的区域阻滞技术优于依靠主观感觉的盲穿技术。下肢手术通常需要使用多种神经阻滞，因为每个区域阻滞都有失败的可能，并且局部麻醉剂的可用剂量是有限制的，因此，以前常选用中枢神经阻滞。超声的使用提高了区域阻滞的成功率，降低局部麻醉药量30%～50%，从而可以在局麻药最大剂量范围内进行多处外周神经阻滞。

最近使用超声对很多区域阻滞进行了研究。通过超声的应用，脐旁阻滞和髂腹股沟阻滞已得到改进。在实时超声引导下，将0.25%左旋布比卡因0.1 ml/kg双侧注入腹直肌鞘和腹直肌后方，能够为脐疝修补术提供足够的镇痛。儿童的后腹直肌鞘深度不易预测，这使得超声引导更适用于这一区域阻滞技术。超声引导应用于儿童髂腹股沟/髂腹下神经阻滞，重新评估了髂腹股沟神经阻滞时局麻药的剂量，0.25%左旋布比卡因的剂量减少到0.075 ml/kg即能满足麻醉需要。尽管局部麻醉药量较低，术中及术后镇痛对局麻药的需要量显著低于常规方法。最近，有研究报道指出，超声引导神经定位对那些目前的神经定位技术不能起效的患儿更有益的，例如肌肉组织对刺激反应缺失的患儿。

下肢手术的儿童，联合使用超声引导和神经刺激技术行臀肌下坐骨神经置管术，以完成术中麻醉和术后镇痛。在超声引导下进行坐骨神经置管，可视下将局麻药通过导管注入，所有患儿都达到了成功的坐骨神经阻滞。

连续的硬膜外阻滞仍是小儿局部阻滞的基础。然而，胸段和高位腰段穿刺时硬膜穿刺针直接引起或过量麻醉药引起的脊髓意外损伤的风险，令人担忧。为了减少这种风险，研究人员一直关注低位腰段或骶尾段阻滞（即避开脊髓）和由尾部向头部方向置管。使用传统的硬膜外麻醉，包括负压定位技术，很难确定导管的最佳置入位置。新方法包括硬膜外电刺激和硬膜外导管定位，主要是超声引导确定有关的神经解剖，实时监测穿刺以及导管的置入过程。Tsui 技术使用短导管连接到神经刺激器。麻醉平面的确定与导管末端水平有关，熟练专家有 89％的成功率。然而，这种测试只能在不使用肌松药和硬膜外局麻药时使用。另一方面，尽管最近的一项对加拿大儿科学院麻醉医师的调查表明，对各个年龄组的儿童，要证实是否在硬膜外腔，负压技术都优于生理盐水技术。一项对超声引导和负压技术比较的研究表明：超声引导可减少骨接触，更快地定位，直接观察到神经轴索结构，距皮肤的深度以及局麻药在硬膜外腔的扩散。此外，该研究已经证明，超声能定位导管末端本身或通过注入一些生理盐水后观察导管在硬脊膜的位移来推断它的位置。

正确的导管末端位置对成功的麻醉阻滞和避免并发症发生是必不可少的。超声评估被应用于脊髓成像和寻找骶尾椎扩大的间隙（即骶管位置）。超声成像下的盐水试验确定硬膜外腔位置的成功率是 96.5％，在 2 岁以下儿童中成功率为 100％。这些结果表明，在骶尾部阻滞中，超声成像下的盐水试验是定位正确导管位置的可靠指标。它安全，便于快速操作，并且可以提供更多有用的信息。

## 参 考 文 献


1 Fisher P, Wilson SE, Brown M, DiTunno T. Continuous infraclavicular brachial plexus block in a child. Paediatr Anaesth, 2006, 16:884－886.

2 Dadure C, Bringuier S, Nicolas F, et al. Continuous epidural block versus continuous popliteal nerve block for postoperative pain relief after major pediatric surgery in children: a prospective, comparative randomized study. Anesth Analg, 2006, 102:744－749.

3 Vas L. Continuous sciatic block for leg and foot surgery in 160 children. Paediatr Anaesth, 2005, 15: 971－978.

4 Dadure C, Motais F, Ricard C, et al. Continuous peripheral nerve blocks at home for treatment of recurrent complex regional pain syndrome I in children. Anesthesiology, 2005, 102:387－391.

5 Ivani G, Mossetti V. Continuous peripheral nerve blocks. Paediatr Anaesth, 2005, 15:87－90.

6 Van Geffen GJ, Gielen M. Ultrasound-guided subgluteal sciatic nerve blocks with stimulating

catheters in children: a descriptive study. Anesth Analg, 2006,103:328 - 333.

7 Duflo F, Sautou-Miranda V, Pouyau A, et al. Efficacy and plasma levels of ropivacaine for children: controlled regional analgesia following lower limb surgery. Br J Anaesth, 2006,97:250 - 254.

8 Ecoffey C. Local anesthetics in pediatric anesthesia: an update. Minerva Anesthesiol, 2005, 71: 357 - 360.

9 Mazoit JX, Baujard C. Local anaesthetics: what can the pure S enantiomers contribute? Ann Fr Anesth Reanim, 2006, 25:408 - 412.

10 Frawley GP, Downie S, Huang GH. Levobupivacaine caudal anesthesia in children: a randomized double-blind comparison with bupivacaine. Paediatr Anaesth, 2006, 16:754 - 760.

11 Breschan C, Jost R, Krumpholz R, et al. A prospective study comparing the analgesic efficacy of levobupivacaine, ropivacaine and bupivacaine in pediatric patients undergoing caudal blockade. Paediatr Anaesth, 2005,15:301 - 306.

12 Imbelloni LE, Vieira EM, Sperni F, et al. Spinal anesthesia in children with isobaric local anesthetics: report on 307 patients under 13 years of age. Paediatr Anaesth, 2006, 16:43 - 48.

13 Bosenberg AT, Thomas J, Cronje L, et al. Pharmacokinetics and efficacy of ropivacaine for continuous epidural infusion in neonates and infants. Paediatr Anaesth, 2005,15:739 - 749.

14 Chalkiadis GA, Anderson BJ. Age and size are the major covariates for prediction of levobupivacaine clearance in children. Paediatr Anaesth, 2006,16:275 - 282.

15 Ala-Kokko TI, Raiha E, Karinen J, et al. Pharmacokinetics of 0.5% levobupivacaine following ilioinguinal - iliohypogastric nerve blockade in children. Acta Anaesthesiol Scand, 2005, 49: 397 - 400.

16 Yildiz TS, Korkmaz F, Solak M, Toker K. Clonidine addition prolongs the duration of caudal analgesia. Acta Anaesthesiol Scand, 2006,50:501 - 504.

17 Dagher C, Yazigi A, Rkaibe N. Clonidine as adjuvant for bupivacaine in ilioinguinal block does not prolong postoperative analgesia in pediatric and also in adult patients. Paediatr Anaesth, 2006,16: 224 - 225.

18 Marhofer P, Frickey N. Ultrasonographic guidance in pediatric regional anesthesia. Part 1: theoretical background. Paediatr Anaesth, 2006,16:1008 - 1018.

19 Roberts S. Ultrasonographic guidance in pediatric regional anesthesia. Part 2: techniques. Paediatr Anaesth, 2006,16:1112 - 1124.

20 Cronin K. Ultrasound in regional anaesthesia - removing the blindfold? Anaesth Intensive Care, 2005,33:717 - 718.

（李克忠　吕帼英）

# 第三节　婴幼儿蛛网膜下腔阻滞

众所周知，手术会导致患儿潜在的循环、代谢、免疫以及凝血功能的应激反应。即便是常规的并不复杂的手术，也会引起术后短期的静态能量消耗和儿茶酚胺分泌增加。而且，这种能量的消耗与手术的严重程度直接相关。手术应激程度越强，术中及术后血浆儿茶酚胺、血糖和糖异生物质的改变就会越严重而且持久。不同的麻醉技术对手术造成应激反应的方式具有其独特性。蛛网膜下腔阻滞是一种有效地减轻手术应激反应的方法。Wolf 及其同事研究表明，行大手术治疗的婴儿，区域阻滞和蛛网膜下腔阻滞比应用大剂量阿片类药物镇痛能更有效的抑制心血管反应和应激反应，其中蛛网膜下腔阻滞最有效，它能有效地减轻应激反应，改善预后。

儿童蛛网膜下腔阻滞是一项快速便捷的技术，儿童可以在手术室迅速恢复。而皮肤至蛛网膜下腔的穿刺路径很简单，因此这项技术对每一位麻醉医师来说都很容易掌握。

## 一、蛛网膜下腔阻滞的适应证

蛛网膜下腔阻滞适用于大部分手术时间较短的婴幼儿下腹部和下肢手术。与在成人中的应用效果一样，它起效迅速、镇痛效果确切、肌松良好。国外文献报道蛛网膜下腔阻滞尤其适用于容易引起术后呼吸系统并发症的高危婴幼儿，包括早产儿、低体重儿、支气管发育不良、患有慢性呼吸道疾病等的患儿。这些患儿全麻术后发生呼吸系统并发症的概率明显增加，而应用蛛网膜下腔阻滞对呼吸功能几乎无影响，又能大大减轻全身麻醉的不良反应，术后镇痛良好，对生理功能影响少，操作简单，患儿术后恢复迅速。蛛网膜下腔阻滞也适用于孕后 60 周以下早产儿，尤其是那些发生过新生儿呼吸窘迫和贫血症（血细胞比容低于 30％）的早产儿，这些患儿全麻（包括七氟烷吸入麻醉）后更易发生延迟性呼吸暂停。然而，据美国儿童研究院疝外科治疗中心统计，小儿蛛网膜下腔阻滞的应用率仅为 15％。一些麻醉学专家认为蛛网膜下腔阻滞仅适用于短小手术，但蛛网膜下腔阻滞后行髂腹股沟神经和髂腹下神经阻滞则可延长阻滞时间。由于蛛网膜下腔阻滞是一项效果确切且安全的麻醉技术，所以在一些发展中国家很常用。预行大手术的患儿可经鞘内注射麻醉药作手术后镇痛。由于可能发生延迟性呼吸抑制，故术后必须严密监测。选用这种技术前需考虑到蛛网膜下腔阻滞扩散的平面和持续时间，患儿越小，麻醉持续时间越短，早产儿蛛网膜下腔阻滞持续时间不足 45 min（局麻药为利多卡因时）或 60～70 min（局麻药为布比卡因或左旋布比卡因时）。

蛛网膜下腔阻滞特别适用于那些麻醉医师不希望用全麻和气管插管的患儿。上呼吸道感染在低龄患儿比较常见，一年大约有3～9次。在急性呼吸道感染期间及感染后早期，气管插管会增加呼吸道并发症的风险。在这些患儿，蛛网膜下腔阻滞不太可能造成并发症，可以使择期手术顺利进行而不被取消。喉痛、声嘶和吞咽困难是气管插管常见的并发症，但是如果手术在区域麻醉下进行，没有气道操作的话，就可避免这些并发症发生。

饱胃也是蛛网膜下腔阻滞的适应证。蛛网膜下腔阻滞不影响保护性气道反射，发生误吸的风险很低。在儿童，恶心、干呕和呕吐在全麻手术后很常见，如果用了阿片类药物，风险更高。同气管插管和吸入麻醉相比，区域阻滞麻醉技术很少产生恶心和呕吐。因此，蛛网膜下腔阻滞对那些有较高术后恶心、呕吐风险的患儿是一个不错的选择。

蛛网膜下腔阻滞还可用于那些有明显肺部疾患和神经肌肉疾病的患儿，以避免全身麻醉而使原有的呼吸功能不全恶化。局部麻醉不会诱发恶性高热，因此蛛网膜下腔阻滞还可用于那些易患恶性高热的患儿。

对于那些害怕失去知觉的大龄患儿来说，区域阻滞技术是替换全身麻醉的一个不错的选择。

大多数不发达国家的儿童，生活在一种经济资源、药物和医疗设备都比较有限的环境中，相比于全身麻醉，蛛网膜下腔阻滞是一种相对安全经济的选择。

## 二、蛛网膜下腔阻滞的禁忌证

每一位儿科麻醉医师都必须掌握儿童蛛网膜下腔阻滞的专业知识和技能。然而，在实施此项操作之前，不仅要考虑它的优点，还要考虑到这项技术的局限性和禁忌证。对那些罹患穿刺部位感染、进行性退行性轴突病变疾病、颅内压增高、严重凝血紊乱和低容量血症的患儿，应该避免使用蛛网膜下腔阻滞。有妨碍无菌备皮的皮肤病、败血症、菌血症以及对局麻药物过敏也是蛛网膜下腔阻滞的禁忌证。蛛网膜下腔阻滞的相对禁忌证包括脊柱变形和凝血异常。单次给药蛛网膜下腔阻滞的持续时间不允许手术操作持续超过75～90 min。

## 三、蛛网膜下腔阻滞常用的局麻药物

氨基脂类局麻药丁卡因和胺酰类局麻药利多卡因与布比卡因是小儿蛛网膜下腔阻滞最常用的局麻药。脂类和酰胺类药物在代谢、溶液稳定性以及潜在致过敏反应等方面各不相同。首先，脂类药物是在血浆中被假胆碱酯酶水解，而酰胺类药物是在肝脏内由酶类降解。其次，氨基脂类药物在溶液中不稳定，由此可导致长期存放后产生蛛网膜下腔阻滞不全。相反，酰胺类局麻药非常稳定。最后，氨基苯甲酸(一种脂类局麻药物代谢后形成的代谢产物)能引起过敏感应。而在酰胺类局麻药，过敏反应非常罕见。

临床工作中，通常根据体重计算局麻药的剂量。其他的参数，比如身高，可能会导致药物过量。然而，在那些过度肥胖的儿童，根据体重得出的药物剂量仍可能导致药物过量。因此，对于这些儿童，应该应用稍微小一些的剂量（见表 3-1）。

丁卡因常用于小儿的蛛网膜下腔阻滞。在婴儿，高比重丁卡因 0.4 mg/kg 麻醉持续时间是 80～90 min，合用肾上腺素，持续时间可延长至 2 h 以上。在 1～2 岁的儿童，高比重的丁卡因 0.3 mg/kg 合用苯肾上腺素可产生感觉阻滞（胸椎 $T_3$～$T_5$），持续时间 70 min；在青少年持续时间更长，在 3 h 以上。

由于作用时间短，利多卡因并不是年幼儿童蛛网膜下腔阻滞的理想局麻药。当应用合适剂量的利多卡因 1 mg/kg，感觉阻滞在 30 min 后逐渐减弱，在某些儿童甚至更快。即使应用过量的利多卡因 3 mg/kg 且合用肾上腺素，感觉阻滞的平均持续时间也不会超过 50 min。而且，因为应用利多卡因蛛网膜下腔阻滞以后患儿恢复达到回家的标准同应用布比卡因是相同的。所以，同布比卡因相比，利多卡因在小儿麻醉中不具备任何优势。

布比卡因常用于婴儿麻醉，剂量是 0.3～0.5 mg/kg，可以提供 60 min 的感觉阻滞（胸椎 $T_1$～$T_6$）。更高剂量的布比卡因，达到 1.0 mg/kg，即使合用肾上腺素，也不能使感觉阻滞的时间延长，但有可能提高麻醉的成功率。

Kokki 教授推荐体重 10 kg 以下的小儿应用布比卡因的剂量是 0.5 mg/kg，体重11～19 kg 的小儿剂量是 0.4 mg/kg，体重 20 kg 及以上的小儿剂量是 0.3 mg/kg。这些剂量可以产生胸椎 $T_3$～$T_5$ 水平的感觉阻滞，持续时间是 75～85 min。然而，临床实践显示剂量稍低也可能产生足够的麻醉效果，不过还需要更进一步的研究。

**表 3-1　根据体重小儿局麻药剂量的选择**

| 药　物 | 体重(kg) | 剂量(mg/kg) | 预期麻醉持续时间(min) |
|---|---|---|---|
| 布比卡因 | ≤10 | 0.4～0.5 | 75 |
| | 11～19 | 0.3～0.4 | 80 |
| | ≥20 | 0.25～0.3 | 85 |
| 丁卡因 | ≤10 | 0.4～0.5 | 75 |
| | 11～19 | 0.3～0.4 | 80 |
| | ≥20 | 0.25～0.3 | 85 |
| 丁卡因（加肾上腺素） | ≤10 | 0.4～0.5 | 120 |
| | 11～19 | 0.3～0.4 | 120 |
| | ≥20 | 0.25～0.3 | 120 |

## 四、局麻药物的比重

用于蛛网膜下腔阻滞的局麻药溶液常用注射用水，生理盐水和葡萄糖配方制成低比重，等比重或高比重液体。在理论上，通过选择合适比重的局麻药溶液和患儿体位，可以引导局麻药物达到需要麻醉的脊髓节段。然而，我们尚不能明确在儿童药物的比重能否影响组织的特征。在一项儿童麻醉的研究中，应用高比重布比卡因蛛网膜下腔阻滞的成功率高于等比重布比卡因。然而，应用两种不同比重溶液进行蛛网膜下腔阻滞，阻滞成功的特征是相似的。这也可能用穿刺技术来解释阻滞成功率的区别，而不是两种不同比重溶液的确切区别。这些结果说明进一步的研究以确定是药物的比重影响了蛛网膜下腔阻滞的成功率，还是穿刺技术导致了成功率的差别是有必要的。最近研究显示在蛛网膜下腔阻滞穿刺时，抽吸脑脊液可以使小儿的感觉阻滞更加完善。因此，精确确定穿刺针正确位置比局麻药物浓度更重要。

## 五、阻滞过程

儿童的脊柱比较灵活，椎体间隙容易辨认，蛛网膜下腔穿刺比较容易。蛛网膜下腔阻滞穿刺点在脊柱腰段，同腰部硬膜外麻醉。患儿取坐位时较易穿刺，但侧卧位操作对患儿尤其是高危婴儿更安全。操作过程中头部应始终处于伸展位。一般不在鞘内放置导管。目前蛛网膜下腔阻滞常用局麻药为丁卡因和布比卡因，所需用量很少；左旋布比卡因和罗哌卡因用于蛛网膜下腔阻滞也有较好的应用前景，但国内尚无循证医学证据支持，应慎用。局麻药常为高比重溶液，等比重溶液也有效，而且可降低因不慎移动患儿下肢致麻醉平面上移的危险。丁卡因中加用肾上腺素可使麻醉时间延长 30%～50%，但布比卡因中加肾上腺素却无此作用。

合适的腰麻穿刺针应该是易于操作，穿刺疼痛轻，穿刺成功后脑脊液能够快速流出，穿刺后并发症的发生率低。穿刺针应该带管芯，这样可以避免穿刺时将皮肤或皮下组织带入蛛网膜下腔，能够保证穿刺针通畅。研究表明，同 25～27G 穿刺针相比，22G 穿刺针腰穿后头痛的发生率高 2～3 倍。50 mm 的 25G 脊髓穿刺针较适用于幼儿，而 90 mm 的 27G 穿刺针适用于学龄儿童和青少年。穿刺针尖的设计，不论是刀刃式还是笔尖式，并不影响阻滞的成功率或穿刺后并发症的发生率，也不影响蛛网膜下腔阻滞的质量，扩散或麻醉持续时间。

7 岁以下的儿童使用 0.3～0.4 mg/kg 的布比卡因，7 岁以上的儿童使用 0.25～0.3 mg/kg的布比卡因，可以产生 T3～T5 胸椎体水平的阻滞，持续时间为 75～85 min。高比重和等比重的布比卡因都可以应用。当需要延长麻醉时间时，腰-硬联合麻醉是一个合适的选择，也可以采用连续蛛网膜下腔阻滞。

小儿蛛网膜下腔阻滞平面的测定通常比较困难。如果不用镇静药物，小儿虽然清醒但通常过度焦虑哭闹；如果镇静过度，则无法正确评估麻醉平面。常用的检测麻醉平面的方法包括切皮反应、冷刺激法和针刺法。Dalens 等推荐应用经皮电刺激法进行麻醉平面的测定，与以上方法相比，电刺激法更精确、可重复，经济易行。

在蛛网膜下腔阻滞合并镇静治疗时，在幼儿常出现氧饱和度下降，再大一些的儿童常出现低血压和心动过缓，因此在蛛网膜下腔阻滞时，应当进行适当的监测，当出现不良反应时，必须立即进行积极地治疗。

## 六、不良反应和并发症

蛛网膜下腔阻滞的主要不足是持续时间短。伤害性感受在麻醉后不久就开始恢复，因此有些专家建议清醒患儿应采用骶管麻醉而非蛛网膜下腔阻滞，另一种方法是蛛网膜下腔阻滞后立即行髂腹股沟神经和髂腹下神经阻滞。这不仅消除手术疼痛，而且术后镇痛充分，也明显降低了全身中毒的危险性。因无法进入蛛网膜下腔导致蛛网膜下腔阻滞失败也很常见，发生率为25%以上。术中移动患儿双腿会增加蛛网膜下腔阻滞危险性，可导致高比重局麻药向头端扩散，继而呼吸抑制，须气管内插管辅助通气直至自主呼吸恢复。其他并发症同硬膜外麻醉。儿童腰穿会出现与成人相同的不良反应。而且，腰穿后头痛与年龄无关。尽管腰穿后头痛在儿童很常见(发生率4%)，但是通常症状比较轻而且持续时间较短。

### 参 考 文 献

1 Anand KJ & Aynsley-Green A. Measuring the severity of surgical stress in newborn infants. Journal of Pediatric Surgery, 1988, 23: 297 - 305.

2 Wolf AR, Doyle E & Thomas E. Modifying infant stress responses to major surgery: spinal vs extradural vs opioid analgesia. Paediatric Anaesthesia, 1998, 8: 305 - 311.

3 Kokki H, Heikkinen M & Ahonen R. Recovery after paediatric daycase herniotomy performed under spinal anaesthesia. Paediatric Anaesthesia, 2000, 10: 413 - 417.

4 Tobias JD. Spinal anaesthesia in infants and children. Paediatric Anaesthesia, 2000, 10:5 - 16.

5 Abajian JC, Mellish RW, Browne AF, et al. Spinal anesthesia for surgery in the high-risk infant. Anesthesia and Analgesia, 1984, 63: 359 - 362.

6 Rowney DA & Doyle E. Epidural and subarachnoid blockade in children. Anaesthesia, 1998, 53: 980 - 1001.

7 van DerWalt J. Anaesthesia in children with viral respiratory tract infections. Paediatric Anaesthesia, 1995, 5: 257 - 262.

8 Schrelner MS, O'Hara I, Markakis DA & Politis GD. Do children who experience laryngospasm have an increased risk of upper respiratory tract infection? Anesthesiology, 1996, 85: 475 - 480.

9 Sessler DI. Temperature monitoring and management during neuraxial anesthesia. Anesthesia and Analgesia, 1999, 88: 243 - 245.

10 Tobias JD & Mencio GA. Regional anesthesia for clubfoot surgery in children. American Journal of Therapeutics, 1998, 5: 273 - 277.

11 Parkinson SK, Little WL, Malley RA, et al. Use of hyperbaric bupivacaine with epinephrine for

spinal anaesthesia in infants. Regional Anesthesia, 1990, 15: 86-88.

12 Rice LJ, DeMars PD, Whalen TV et al. Duration of spinal anaesthesia in infants less than one year of age. Comparison of three hyperbaric techniques. Regional Anesthesia, 1994, 19: 325-329.

13 Kokki H, Tuovinen K & Hendolin H. Spinal anaesthesia for paediatric day-case surgery: a double-blind, randomized, parallel group, prospective comparison of isobaric and hyperbaric bupivacaine. British Journal of Anaesthesia, 1998, 81: 502-506.

14 Kokki H, Heikkinen M, Turunen M, et al. Needle design does not a. ect the success rate of spinal anaesthesia or the incidence of postpuncture complications in children. Acta Anaesthesiologica Scandinavica, 2000, 210-213.

15 Blaise G & Roy WL. Spinal anaesthesia forminor paediatric surgery. Canadian Anaesthetists' Society Journal, 1986, 33: 227-230.

16 Brown TC, Eyres RL & McDougall RJ. Local and regional anaesthesia in children. British Journal of Anaesthesia, 1999, 83: 65-77.

17 Sitzman BT & Uncles DR. The e. ects of needle type, gauge, and tip bend on spinal needle deection. Anesthesia and Analgesia, 1996, 82: 297-301.

18 Standl T, Eckert S & Schulte am Esch J. Postoperative complaints after spinal and thiopentone-isourane anaesthesia in patients undergoing orthopaedic surgery. Spinal versus general anaesthesia. Acta Anaesthesiologica Scandinavica, 1996, 40: 222-226.

19 Gentili M, Huu PC, Enel D, et al. Sedation depends on the level of sensory block induced by spinal anaesthesia. British Journal of Anaesthesia, 1998, 81: 970-971.

20 Ikuta Y, Shimoda O, Ushijima K & Terasaki H. Skin vasomotor re-ex as an objective indicator to assess the level of regional anesthesia. Anesthesia and Analgesia, 1998, 86: 336-340.

（李传刚　李克忠）

## 第四节　骶管麻醉

骶管麻醉通过骶裂孔实施，是小儿尤其是婴幼儿最常用的硬膜外麻醉方式。骶裂孔是骶尾联合上方一“V”字形裂隙，因第4、5骶椎椎弓闭合不良所致。其底端为两个极易扪及的骨性突起，即骶角。背侧壁为骶尾韧带，它是黄韧带在骶部的延续。经骶裂孔很容易进入骶部硬膜外间隙。小儿骶管裂孔相对较大，体表标志明显，且骶骨背面平、骶角突出易扪及，穿刺成功率较高，而且小儿骶管容积小，蛛网膜囊位置较低，局麻药物浸润完全，能够满足下腹部、会阴部以及下肢大部分手术的要求，并且连续骶管麻醉的应用，也可满足长时间手术的要求。小儿骶管内蛛网膜囊位置较低，如穿刺过深，亦有误入蛛网膜下腔造成全脊髓麻醉的可能。骶管麻醉应使用短斜面穿刺针以免刺破硬脊膜。随着年龄增长小儿骶骨轴线偏离腰椎中轴，骶裂孔更难定位，甚至可能闭锁。

婴幼儿骶管腔充满脂肪和疏松的网状结缔组织，这使得局麻药很容易扩散。6～7岁儿童硬膜外间隙脂肪变得更紧密，局麻药不易扩散。脂肪内含许多无瓣膜的血管，意外的血管内注药可立即导致局麻药全身扩散，引起中毒症状。骶管腔与腰骶部神经丛周围间隙相通（特别是腰骶干），所以有必要注入足够剂量的局麻药以补充流失量才能获得满意的感觉阻滞平面。

## 一、适应证和禁忌证

骶管麻醉能满足多数低位手术要求（主要是脐以下），包括疝囊结扎术、泌尿道、肛门、直肠手术、骨盆以及下肢手术等。骶管麻醉主要用于ASA 1～2级的婴儿和幼儿，并通常复合浅全身麻醉。也可用于孕后50～60周以下以及早产儿（怀孕37周以前出生的婴儿）麻醉。因其硬膜外间隙脂肪呈液态，导管置入很容易，能提供持续时间较长的无痛感。包括美国在内的许多国家都常采用骶管麻醉，但穿刺部位接近肛区，括约肌功能失调的患儿有细菌感染的可能，一些国家因此对使用骶管麻醉有顾虑。经骶管可放置导管直达腰部和胸部硬膜外间隙，而无需选用经腰椎或胸椎棘突间隙硬膜外阻滞。

骶管麻醉的同时可将镇痛药加入局麻药中进行术后镇痛，所以容易被患儿及其家长接受。可单次给药或连续给药，选用低浓度的长效局麻药如0.1%或0.125%布比卡因或0.2%罗哌卡因，两者都具有长效的优势。可联合的镇痛药有氯胺酮、曲马多、可乐定、阿片类药等，但应注意术后的监护。

骶管麻醉的禁忌证主要有骶骨畸形、脊膜突出和脑脊髓膜炎。

## 二、阻滞过程

骶管麻醉时患儿取侧卧位，患侧在下。也可取俯卧位，骨盆下垫一厚枕，尤其是早产儿，也可双腿屈曲成蛙状，使其更舒适也便于固定身体。从骶尾联合沿脊柱向上扪及两侧骶角，三者构成一个三角形，靠近顶端进针。皮肤到骶管的距离几乎不受患儿体重和年龄的影响，且均低于20 mm。有多种穿刺方式，最可靠的方法是垂直于皮肤进针，刺破骶尾韧带，然后改为与皮肤呈20°～30°角，前行2～3 mm即进入骶管腔。若需镇痛使用套管针时应与皮肤成45°角进针，以避免针芯拔出后套管扭结。近年来有人应用超声引导进行骶管穿刺，提高了穿刺和麻醉的成功率。

放置导管必须使用适当的器具，置入导管前测定骶裂孔到预置点的距离。约1/3患儿导管位置不准确，所以注药前需借助放射学检查确定导管尖端的位置。骶管导管的隧道可降低感染发生率，但使置管技术更复杂。

骶管麻醉局麻药用量可参考许多数学模式和方程式计算，其中最可靠的是Busoni和Andreucetti的计算公式，Armitage的计算公式更实用。分别注射0.5 mg/kg、1 mg/kg、1.25 ml/kg局麻药可达骶、腰部上段和胸部中段感觉阻滞平面。大剂量局麻药(1.25 ml/kg)偶尔可导致过高平面(超过$T_4$椎体)。如果所需局麻药超过1 ml/kg，则不宜采用骶管麻醉，最好选择更高位硬膜外麻醉。

Hong等比较了不同容量/浓度的罗哌卡因对骶管麻醉阻滞平面的影响，结果显示高容量低浓度(与低容量高浓度相比)的罗哌卡因扩散平面更广，持续时间更长。

## 三、药物中毒的预防

在进行小儿区域阻滞麻醉时，穿刺针误入血管导致局麻药中毒是非常危险的。在儿童骶管麻醉中这种并发症发生率可高达0.4%。判断这种并发症的首要技术就是应用试验剂量，其标准是从成人文献延伸而来，心率增加20～30次/min作为鉴别特征。随后研究表明婴儿和儿童应用成人标准会导致试验剂量敏感性偏低。这些研究提出了新的儿科标准，包括心率增加10次/min或收缩压增加15 mmHg，心电图T波波幅增高超过25%；这些研究也表明血流动力学的变化并不总是在早期发生，某些患儿在注射后60～90 s才出现心率或血压的改变。在氟烷或异氟烷麻醉期间，在应用阿托品或大剂量肾上腺素(0.5～0.75 μg/kg)后上述血流动力学标准的敏感性增加；而在七氟烷麻醉期间，其血流动力学标准的敏感性并没有明显改变。尽管大剂量的肾上腺素可以增加试验剂量的敏感性，但是仍要考虑这种大剂量的肾上腺素可能导致室性心律失常的发生。在七氟烷麻醉期间，术前应用阿托品可延长试验剂量导致的心动过速和高血压的持续时间。

随后的观察提示T波幅度的改变或ST段的改变是鉴别药物误入血管更敏感的指标。另外，心率减慢或形成结性或窦性心动过缓虽非常见，但却是误入血管的特异征象。其中T波幅度的改变发生最早，接着是心率的改变，然后是收缩压的改变。这些心电图的改变可能主要是与局麻药(布比卡因)有关，而与肾上腺素不一定有关。

因为标准试验剂量合并0.5 μg/kg肾上腺素使用有较多问题，有人提出异丙肾上腺素更敏感。在早期的研究中，异丙肾上腺素的敏感性随着剂量的增大而增加(0.05～0.075～0.1 μg/kg)，而不伴有心律失常的增加。尽管研究结果令人鼓舞，提示异丙肾上腺素比肾上腺素在异氟烷或氟烷麻醉中更加敏感，但没有关于异丙肾上腺素潜在的神经毒性的资料，因而限制了它在临床中的应用。

总之，在儿童区域阻滞的操作过程中，应当采取几个步骤来减少药物误入血管的可能性。目前的文献支持应用肾上腺素试验剂量(0.5 μg/kg)进行上述的检验。尽管上述任何一种方法的敏感性都达不到100%，但是在所有综述的研究中，其特异性都是100%。注射生理盐水或局麻药物都没有出现假阳性结果(心率,血压),提示在应用试验剂量后任何心电图的明显改变(心率增加超过 10 次/min)或血流动力学改变(收缩压增加超过 15 mmHg)都可被当做药物误入血管的指示。不仅是心率和收缩压的改变,T 波的改变也增加了试验剂量的敏感性,有助于对药物误入血管的认知。T 波改变发生最早,然后是心率改变,再是血压的变化。心电图改变的确切机制尚不明确。T 波的改变在单独应用肾上腺素,或单独应用局麻药物,或两药合用时出现。应用异丙肾上腺素并不发生 T 波改变,提示其机制并不仅仅是 β 肾上腺素能受体的效应。

局麻药误入血管的上述改变可能在给予试验剂量后 60～90 s 后出现,提示给予试验剂量后,在给予剩余的局麻药物溶液之前,适当的观察时间是 90 s。在氟烷麻醉或异氟烷麻醉期间可以通过术前应用阿托品增加试验剂量敏感性。

另外一个需要考虑的因素是大多数研究都是应用全试验剂量静脉注射。在临床中这种情况可能并不会发生,仅仅是给药剂量的一部分进入全身循环系统。已有的研究表明,不论是肾上腺素还是异丙肾上腺素,机体对试验剂量的反应是剂量相关性的,因此如果只有半量的试验剂量入血,其敏感性的降低是可以预见的。这一现象可以用某些临床中发生的假阴性结果来解释。由于没有一种方法是 100%的敏感,因此,如果可能,麻醉医师应该考虑将局麻药的剂量分成几个部分给药。即使试验剂量的反应是阴性的,也不建议将全部的局麻药溶液快速全量给药。将全量药物分次注入,每次 0.1～0.2 ml/kg,每次注射后观察 90s。其他减少误入血管毒性的因素包括限制局麻药的总剂量,应用最低有效浓度和容量,以及应用新型的低心脏毒性的新局麻药物。在全凭静脉麻醉期间还需要更进一步的研究,一些新的麻醉药物比如丙泊酚或雷米芬太尼能够显著影响心率,导致试验的精确性不高等。另外,新型局麻药物比如罗哌卡因或左旋布比卡因对肾上腺素能药物对心率、血压和心电图的不同影响仍需要进一步的评估。

## 四、并发症

骶管麻醉并发症发生率极低,约为 1/1 000,药液误入皮下软组织可导致阻滞失败;血管或骨质内注药可致全身中毒;鞘内注射可致全蛛网膜下腔阻滞;刺入盆腔内脏或血管也见报道;尿潴留、呕吐发生率较低。尽管对血流动力学影响甚微,但 8 岁以上小儿常发生低血压,并且局部血流分布有明显改变,如肺动脉阻力增加、主动脉血流减少、下肢血管阻力降低;小儿术前过度禁食术后偶尔发生延迟性虚脱。其他并发症包括细菌感染(硬膜外脓肿少见)、神经阻滞平面不理想(如过高、过低、单侧阻滞)等。阻滞完全失败率达 3%～5%,尤其 7 岁以上儿童失败率更高,但即使在更年幼的儿童,失败率仍相当高。法国和比利时的研究机构报道了 5 例小儿骶管或低位硬膜外麻醉后严重的并发症:1 例四肢麻痹,1 例截瘫,3 例死亡。年龄都<3 个月,虽未得出局麻药与此有结论性的关系,但应引起足够的重视。合适的

器具、适当的技巧和严格遵守基本安全操作规范，可避免这些并发症的发生。

## 参考文献


1 Crighton IM, Barry BP, Hobbs GJ. A study of the anatomy of the caudal space using magnetic resonance imaging. Br J Anesth, 1997, 78: 391.

2 Cucchiaro G, De Lagausie P, EI-Ghonemi A, et al. Single dose caudal anesthesia for major intraabdominal operations in high-risk infants. Anesth Analg, 2001, 92: 1439.

3 Gerber A. Spinal and caudal anaesthesia in ex-premature babies. Baillieres Clin Anaesthesiol, 2000, 14:673.

4 Aprodu GS, Munteanu V, Filciu G, et al. Caudal anesthesia in pediatric surgery. Rev Med Chir Soc Med Nat Iasi, 2008, 112(1):142-147.

5 Valairucha S, Seefelder C, Houck CS. Thoracic epidural catheters placed by the caudal route in infants: The importance of radiographic confirmation. Paediatr Anaesth, 2002, 95: 326.

6 Tobias JD, Rasmussen GE, Holcomb GW Ⅲ, et al. Continuous caudal anaesthesia with chloroprocaine as an adjunct to general anesthesia in neonates. Can J Anaesth, 1996,43:69-72.

7 Flandin-Blety C, Barrier G. Accidents following extradural analgesia in children: the results of a retrospective study. Paediatr Anaesth, 1995,5:41-46.

8 Menzies R, Congreve K, Herodes V, et al. A survey of pediatric caudal extradural anesthesia practice. Paediatr Anaesth, 2009, 19(9): 829-836.

9 Kozek-Langenecker S, Chiari A, Semsroth M. Simulation of an epidural test dose with intravenous isoproterenol in awake and in halothane-anesthetized children. Anesthesiology, 1996,85: 277-280.

10 Sethna NF, Sullivan L, Retik A, et al. Efficacy of simulated epinephrine-containing epidural test dose after intravenous atropine during isoflurane anesthesia in children. Reg Anesth, 2000,25:566-572.

11 Tanaka M, Nitta R, Nishikawa T. Increased T-wave amplitude after accidental intravascular injection of lidocaine plus bupivacaine without epinephrine in sevoflurane-anesthetized child. Anesth Analg, 2001,92:915-917.

12 Tanaka M, Nishikawa T. Evaluating T-wave amplitude as a guide for detecting intravascular injection of a test dose in anesthetized children. Anesth Analg, 1999,88:754-758.

13 Kozek-Langenecker S, Marhofer P, Jones K, et al. Cardiovascular criteria for epidural test dosing in sevoflurane and halothane-anesthetized children. Anesth Analg, 2000,90:579-583.

14 Tanaka M, Kimura T, Goyagi T, et al. Evaluating hemodynamic and T wave criteria of simulated intravascular test doses using bupivacaine or isoproterenol in anesthetized children. Anesth Analg, 2000,91:567-572.

15 Tanaka M, Nishikawa T. The efficacy of a simulated test dose in sevoflurane-anesthetized children: a dose response study. Anesth Analg, 1999,89:632-637.

16 Khalil S, Campos C, Faraq AM, et al. Ropivacaine compared with bupivacaine in children.

Anesthesiology, 1999,91:1279 - 1284.
17 Y Gunes MD, M Secen MD. Comparison of caudal ropivacaine, ropivacaine plus ketamine and ropivacaine plus tramadol administration for postoperative analgesia in children. Pediatric Anesthesia,2004,14:557 - 563.
18 Joshi W, Connelly NR, Dwger M, et al. A comparison of two concentrations of bupivacaine and adrenaline with and without fentanyl in paediatric inguinal herniorrhaphy. Paediatr Anaesth, 1999, 9:317 - 320.

（李传刚　李克忠）

# 第五节　小儿区域麻醉的争议

区域麻醉是儿科麻醉的重要组成部分。许多情况下，区域麻醉可作为儿童术中及术后疼痛治疗的最佳选择。面对日益复杂的治疗，越来越多的身体素质较差的患儿需行急诊手术，这对麻醉选择提出更高的要求；全身麻醉技术的不断改善，也提出一些涉及区域麻醉技术与其他麻醉技术的优点和风险比较的问题。本文将从六个方面讨论一下有关区域麻醉的争论问题。

## 一、全身麻醉下区域麻醉的安全性

成人在全身麻醉下行区域麻醉阻滞的安全性，目前存在一些争议，争议主要集中在全身麻醉下行胸段硬膜麻醉上。而在儿童全身麻醉下行区域麻醉阻滞已被广泛接受。

### （一）流行病学数据

儿童麻醉已广泛接受全身麻醉下行区域神经阻滞。在一项对患儿进行的大型多中心前瞻性研究表明了这一模式的安全性：只报告了 23 例不良影响，均较轻微且没有长期持久的不良后果。在一项类似的研究中对成年患者进行全麻下给予局部阻滞麻醉，清醒后发生了并发症，并发症程度相当严重，包括死亡和永久性的神经损伤。

但是，成人全身麻醉下的局部阻滞操作比患儿风险高一直受到质疑。在一个涉及 4 298 例成年病人的研究中，全麻下放置腰部硬膜外导管未发现有严重并发症（暂时或永久性的神经后遗症及死亡）。尽管研究的样本数量没有足够大，但这项研究至少表明大部分成人全身麻醉复合局部阻滞是安全的。硬膜外麻醉并发症发生率大约是 1/5 000。虽然成人全身麻醉下的局部神经阻滞的高风险没有证实，但在能正常配合操作的成年人却没有什么优势，故全身麻醉下行局部神经阻滞操作值得商榷。

### (二) 成人和儿童之间的差异

在儿童，很多理由支持浅全身麻醉下的局部神经阻滞。首先，感觉倒错很难以定义，在幼儿身上甚至更不可能掌握。其次，只有周围神经干(包括脊髓神经根)具有内在的感觉神经，而脊髓或脑部没有感觉神经纤维。此外，硬膜外置管麻醉和全麻下区域阻滞麻醉已经发展了几十年，其麻醉方式已被证明完全符合循证医学和安全实践的标准。同时应该注意，儿童不容易配合，在关键时刻一个小失误可能会导致非常严重的后果，这也是提倡全麻下区域阻滞麻醉的理由之一。

现有的数据支持儿童在浅全身麻醉下行局部神经阻滞操作，并且现有的证据更加支持全麻下操作会降低在区域麻醉时操作失误带来的潜在危险的发病率。至少因为许多小儿害怕穿刺针及对陌生的手术环境而感觉恐惧，在全身麻醉下实行局部神经阻滞技术就明显地体现了在小儿心理上有益的效应。

## 二、新型局部麻醉药

在过去50年，利多卡因和布比卡因已广泛应用于儿童，其药理学特性在各年龄段儿童中得到充分评估。以前，只关注利多卡因和布比卡因的剂量，而没有明确规定其容量和浓度。手术后的持续注入，导致了包括死亡等并发症的偶然发生。一方面，对这些主要不良反应的临床研究，改善了现有局部麻醉剂的安全，其毒性并发症的发生已经从过去20年来的医学文献中消失了；另一方面，随着药理学的研究，生产出了毒性更低和安全性更高的局麻药：罗哌卡因和左旋布比卡因。

### (一) 罗哌卡因

罗哌卡因(ropivacaine)在各年龄段患者的应用已得到很好的评价。在成人，等效剂量的罗哌卡因跟消旋布比卡因毒性相当，但镇痛效果更好和运动阻滞更轻；因此，少量的浓缩液即可等效的用于术后止痛，从而减轻对机体的毒性，尤其是心脏毒性。

布比卡因在肝脏主要由细胞色素P450 CYP3A4代谢，而罗哌卡因主要是由CYP1A2的异构体代谢。出生时这两个细胞色素都是不成熟的，但CYP1A2似乎比CYP3A4更晚成熟。此外，血管外注射后，罗哌卡因达到血浆峰浓度比布比卡因迟，罗哌卡因峰浓度要在注射后2 h出现。通常，血浆峰浓度($C_{max}$)延迟，最大峰值浓度($T_{max}$)也降低，这种在毒性安全方面的有益效果已在某些儿科研究中发现。也有研究报道，$C_{max}$和$T_{max}$是并行增加的，对于相对年幼的两个年龄组，罗哌卡因的清除率较低。这些数据是从局部麻醉药单次注射的研究中获得，总的血药浓度在较年幼儿一组更高，表现为游离罗哌卡因多。连续注射后的药代动力学研究显示一个更有趣的分布现象：在一个设计好的实验中，对比了四组年龄段的患儿，即 0～30 d、31～90 d 、90～180 d 和 181～365 d 四组，给予 0. 2 mg・$kg^{-1}$・$min^{-1}$的罗哌卡因持续输注 72 h。结果发现罗哌卡因血药浓度没有明显的变化，包括罗哌卡因主要的代谢产物 2，6 - pipecoloxylidide(PPX)的血药浓度也没变化。罗哌卡因的清除率随着年龄而增加，从新生儿的 33 ml・$kg^{-1}$・$min^{-1}$到年龄最大一组的 163 ml・$kg^{-1}$・$min^{-1}$。另外，研究显示布比卡因的药代动力学特性表现出明显的不同，持续输注布比卡因，其血浆浓度增加却没有达到稳态浓度水平，同时清除率也随注射时间增加而按比例的减少。

### （二）左旋布比卡因

布比卡因(Bupivacaine)为长效酰胺类局麻药，是左旋布比卡因(Levobupivacaine)和右旋布比卡因两种光学异构体的混合物(50：50)；其不良反应多与右旋体有关；左旋布比卡因不仅毒性小，而且麻醉和镇痛作用强，维持时间与布比卡因相当。与罗哌卡因相比，左旋布比卡因的药代动力学研究较少。已知它的药物动力学特性和消旋布比卡因非常相似，然而其药效性能显著不同。体外研究表明，左旋布比卡因比右旋布比卡因或消旋布比卡因在治疗指数上没有优势。然而体内研究表明，左旋布比卡因在常用浓度的神经阻滞中，有更小的峰值效应。对于成人志愿者的研究表明，与消旋布比卡因相比，左旋布比卡因产生更少的负性肌力作用、更少的 QTc 延长期间隔(ECG 表现)以及更少的中枢神经系统抑制。

左旋布比卡因是一种长效麻醉剂，无论是硬膜外阻滞、蛛网膜下腔阻滞还是臂丛神经阻滞，都能够产生剂量依赖性的麻醉效应。对于儿童，目前还没有进行持续输注后的药代动力学研究，对于小于 3 个月的婴儿单独注射左旋布比卡因后，由于 CYP3A4 和 CYP1A2 的亚型细胞色素 P450 不成熟，其清除率仅为成年人的一半，并且 $T_{max}$延迟(注射 50 min 后)，但程度比罗哌卡因轻(注射 12 min 后)。

临床研究表明，在成人和儿童，相同浓度和剂量的左旋布比卡因对于外周神经阻滞、骶管麻醉和腰麻的麻醉效能与罗哌卡因和消旋布比卡因相比没有明显差别。但对于婴幼儿，单次给药，左旋布比卡因可能提供比罗哌卡因和布比卡因更好的治疗指数；对于连续输注，左旋布比卡因的研究很少，而罗哌卡因更可控，因此是更安全的选择。

## 三、局麻辅助用药

局部麻醉药都具有潜在的毒性作用，并且使用安全范围相对狭窄，为了提高麻醉质量或者延长麻醉时间经常在低浓度的局麻药中添加一些辅助用药，但其应用颇有争议。

### （一）肾上腺素

肾上腺素作为麻醉辅助用药已被临床使用许多年。它的安全性是公认的，主要用于延长外周神经阻滞的时间。在局麻药中加 1∶100 000～1∶20 000 的肾上腺素能降低局麻药的血浆峰浓度，可以降低经皮浸润麻醉的峰浓度约 50%，降低肋间、硬膜外和臂丛神经阻滞的血浆峰浓度 20%～30%。

### （二）麻醉性镇痛药

阿片类药物能有效地用于患儿，但其不良反应限制了其广泛使用。曲马多用于硬膜外麻醉，可提供等效剂量哌替啶相同的镇痛作用，但没有呼吸抑制作用，这种镇痛作用不同于静脉注射相同剂量的曲马多。

### （三）可乐定

可乐定，$\alpha_2$受体激动剂，主要是治疗高血压，也是一种有效的镇静、镇痛药，特别是可乐定 1～3 μg/kg 辅助用于椎管内麻醉时，镇静镇痛效果明显。但有报道其辅助用于外周神经阻滞时效果不明显。可乐定作为辅助局部麻醉用药，显著改善了患儿的麻醉，但其在小儿及新生儿身上存在迟发的呼吸抑制作用，临床应高度重视。

### （四）氯胺酮

氯胺酮是 N-甲基-D-天冬氨酸（NMDA）受体的非竞争阻断剂，降低背侧神经元的活性，还能结合许多其他受体如阿片受体。1 mg/kg 氯胺酮辅助用于骶管麻醉或硬膜外麻醉能产生镇痛作用，但没有明显的呼吸抑制和精神症状。但商用氯胺酮溶液中添加的防腐剂有可能发生神经毒性等问题。不添加防腐剂的溶液，如 S-氯胺酮（2 倍相当于消旋型的效应）在某些欧洲国家允许使用，并认为是安全的，但是还需要更多的临床研究。

### （五）咪唑安定和新斯的明

局麻药复合咪唑安定（50 μg/kg）和新斯的明（2 μg/kg）能够延长镇痛的时间。咪唑安定的作用机制涉及脊髓中的 GABAa/苯二氮䓬系统；而新斯的明机制不清楚，可能涉及脊髓毒蕈碱受体。硬膜外（或脊髓）新斯的明可抵消局部麻醉药的降压作用（对交感神经活动的抑制效应），而且往往增加呼吸频率。然而，新斯的明可能发生剂量依赖性恶心和呕吐，并且许多商用溶液中配伍了对羟苯甲酸和对羟基苯甲酸甲酯，临床安全性还需要更多的研究。

### （六）其他添加剂

其他添加剂如右旋美托咪啶、皮质类固醇、三环类抗抑郁药、透明质酸和脂类等，偶尔被用于患儿的周围神经阻滞麻醉、硬膜外麻醉或者鞘内注射。临床使用安全性尚未确定，建议谨慎使用。

## 四、硬膜外空间识别技术

硬膜外腔精确识别对硬膜外麻醉的安全和成功至关重要。

### (一)阻力消失的技术

大多数麻醉医师使用阻力消失技术(LORT)以确定针尖端抵达硬膜外腔。医学文献上报道了许多争论，包括注射器的类型和使用的媒介(空气、生理盐水、利多卡因、$CO_2$、$N_2O$及空气混合盐水)。每种技术都有其优点和缺陷。加拿大儿科麻醉医师最近的一项调查显示，生理盐水作为媒介的阻力消失技术是最流行的技术，不受儿童年龄和注射水平得影响。有趣的是，这项研究显示，实践操作中最重要因素是有效的培训，而最不重要的是“各种指导方针”。阻力消失技术虽然简单使用，但患儿骶管或硬膜外麻醉时应避免使用气体阻力消失法。有报道 3 ml 空气注入婴儿腰椎硬膜外腔导致空气栓塞发生循环系统衰竭的病例。

### (二)新定位技术

最近几年，电刺激和超声检查识别硬膜外腔的评估方法应用于临床，特别是在患儿。Tsui 等人对猪模型的实验研究表明，引起运动反应的阈值电流在硬膜外需要量(3.45±0.73 mA)是蛛网膜下腔(0.38±0.19 mA)的 10 倍多。在患儿，11.1±3.1 mA 电流强度刺激下能确认尾侧(肛门括约肌收缩位置)及绝缘硬膜外针放置位置(肌肉段抽搐)。这种技术并不能取代 LORT，但它可能对穿刺困难的患儿会有所帮助，也可能用于教学目的。

超声检查可用于儿童硬膜外导管插入和置放时神经轴索结构的识别。同样，这种技术也不能取代 LORT，因为它需要相当复杂和昂贵的设备，但它在特殊情况下如脊柱侧突患儿的硬膜外导管置放非常有用。

## 五、控制导管位置

传统置入硬膜外腔导管是盲探的方式。同样的技术通常用于沿神经路径放置导管，以便持续阻滞，但周围神经导管的尖端最终定位是未知的，可能会脱出或者移位。

### (一)导管定位原理

导管定位控制仍然引起许多争议，其中涉及的第一个问题是有无必要去控制导管的位置以及控制其位置的优点是什么。导管可以在任何方向迁移、扭结、转向甚至绕着神经根弄成一个卡扣或打上一个结，导管置入的长度越大，导管出现问题的风险越大。

控制导管移行有如下几种技术：通过 X 线拍片定位，可以通过一个染色的对照物或者不透X线的导管；电刺激术是通过一个刺激导管或通过导管注入生理盐水；心电图或超声波引导下的定位等。所有这些技术费用昂贵，费时，其安全性和有效性并不能得到保证。

### （二）硬膜外导管置入

新生儿置入远距离的硬膜外腔导管相对容易，可以很容易的用无创检查手段检验。由于导管相关并发症的发生率与置入导管的长度正相关，因此在患儿导管置入硬膜外腔的长度不应超过2～3 cm。如果有丰富的小儿胸部硬膜外麻醉经验，可以经骶管向上置入硬膜外导管达到所需的胸部水平，但一定要评估这样做的风险。

### （三）外周神经阻滞导管的置入

导管沿着外周神经的置入。神经间隙不同于真正的硬膜外腔，是个虚拟的间隙。严重并发症比较少见，常见的问题是导管移位。对于局部麻醉导管尖端精确定位的控制，目的在于长时间的连续外周神经阻滞。特别在高风险人群如早产和（或）病情严重的婴儿，当阻滞操作中遇到阻力或者硬膜外导管置入了很长一段距离时必须精确定位导管的尖端位置。外周导管置管同硬膜外导管置管一样可被控制定位，特别适用于对染料对照物播散的对比以及超声波术和电刺激技术。可刺激导管的价格昂贵，但目前已证明该技术是安全可靠的。超声引导技术是目前最可行的技术。

## 六、骨筋膜室综合征的危险性

骨筋膜室综合征不多见，常出现在挤压综合征、蛇咬伤、凝血异常状态和几乎所有四肢创伤患儿。某些外伤及手术创伤更容易导致这种并发症，如肱骨髁上骨折后的移位、胫骨干骨折（特别是脊髓内固定针固定治疗后）以及患儿前臂骨折髓内固定后。

### （一）病理生理学和病原学因素

上下肢由不能伸展的筋膜分为几个肌腔隙，其内走行有神经和血管。这些腔隙内压力维持在较低水平，以利静脉血液回流。肌肉坏死，腔隙内注射大量的液体，外伤水肿，血肿或外部挤压如创伤包扎都会不可避免增加腔隙内压力，使血流中断，并根据局部创伤和意识状态，产生“止血带”式的疼痛、感觉迟钝或两者相结合。

### （二）主要症状和诊断

典型的症状可概括为“5P”综合征，即苍白（pallor）、感觉异常（paresthesias）、无脉（pulseless）、瘫痪（paralysis）以及拉伸骨筋膜室时产生的疼痛（pain）。早期几乎所有患儿都会产生一种深在的、持续的、不能准确定位的疼痛，疼痛与损伤程度有时不成比例，在拉伸骨筋膜室内的肌肉群时加重。感觉异常（如针刺感）也是常见的典型症状，是皮神经受累的表现。肢体瘫痪往往发生于病程晚期。触诊可感觉到受累骨筋膜室张力升高明显。引起骨筋膜室综合征的压力一般都低于动脉血压，通常不会出现“无脉”的表现。骨筋膜室综合征必须早发现，及时行筋膜切开减压治疗，以保证肢体在发生不可逆转的病变之前，恢复充足的血液供应。

近年关于骨筋膜室综合征的研究发现，骨筋膜室综合征的发生进展主要是在机体损伤时的高能代谢后。用不同的设备测定筋膜内压力，有 90% 的病例其内压力明显高于 30 mmHg。对没有骨筋膜室综合征临床证据的儿科肱骨髁上骨折前瞻性研究表明，掌深侧筋膜靠近骨折处的压力较高，大于 30 mmHg。筋膜室内压力增加的最重要因素是骨折类型（Ⅲ型更重于Ⅱ型）、减轻压力方法（切开复位比闭合复位造成更大的压力）以及屈肘（屈肘 120°平均压力近 35 mmHg，明显高于在 90°时的压力）。

骨筋膜室综合征最敏感的临床指标是对止痛药的需求量的增加，止痛药的剂量和使用频率均增加，并且这一指征早于其他症状约 7.3 h。因此，给予常规剂量的麻醉镇痛药或者局麻药都不能有效缓解疼痛或者控制疼痛不再有效时，可能有助于诊断是否存在筋膜室综合征。随着技术的发展，儿童不需任何镇痛剂的剧痛不再被当做骨筋膜室综合征的症状。

应使用无创方法评估远端肢体组织的灌注和氧供，如近红外分光镜检查及硬度测量仪等。对于风险不断增加的病人，应对筋膜内压力进行技术简单又便宜的有创测压。

疼痛管理主要是以改善患儿的舒适度为目的。区域麻醉技术作为一种镇痛技术，本身不会引起明显的并发症，并且其利/弊比要比其他麻醉技术更高。由于操作中用到的针、导管以及盲插技术等，每项预防措施都应当小心谨慎，以确保设备的安全定位。应用控制性定位的同时，不应引入新的缺陷或危险。对于婴幼儿，有必要考虑在浅的全身麻醉下行局部阻滞操作，特别病情需要严格稳定的患儿。根据临床需要选择合适的麻醉方式，用足够剂量和合适浓度的局部麻醉药，以保证获得理想的麻醉效果。只要运用恰当，局部麻醉在许多情况下能代表最好的技术为患儿在术中及术后提供足够的镇痛。

## 参 考 文 献

1 Benumof JL. Permanent loss of cervical spinal cord function associated with interscalene block performed under general anesthesia. Anesthesiology, 2000,93:1541－1544.

2 Kao MC, Tsai SK, Tsou MY, et al. Paraplegia after delayed detection of inad-vertent spinal cord injury during thoracic epidural catheterization in an anesthetized elderly patient. Anesth Analg, 2004, 99:580－583.

3 Drasner K. Thoracic epidural anesthesia: asleep at the wheal? Anesth Analg, 2004,99:578－579.

4 Horlocker TT, Abel MD, Messick JM Jr, et al. Small risk of serious neurologic complications related

to lumbar epidural catheter placement in anesthetized patients. Anesth Analg, 2003,96:1547－1552.

5 Rosenquist RW, Birnbach DJ. Epidural insertion in anesthetized adults: will your patients thank you? Anesth Analg, 2003,96:1545－1546.

6 Mazoit JX, Dalens BJ. Pharmacokinetics of local anaesthetics in infants and children. Clin Pharmacokinet, 2004,43:17－32.

7 Hines RN, McCarver DG. The ontogeny of human drug-metabolizing enzymes: phase I oxidative enzymes. J Pharmacol Exp Ther,2002,300:355－360.

8 Karmakar MK, Aun CS, Wong EL, et al. Ropivacaine undergoes slower sys-temic absorption from the caudal epidural space in children than bupiva-caine. Anesth Analg, 2002,94:259－265.

9 Ala-Kokko TI, Karinen J, Raiha E, et al. Pharmacokinetics of 0.75% ropiva-caine and 0.5% bupivacaine after ilioinguinal-iliohypogastric nerve block in children. Br J Anaesth, 2002, 89: 438－441.

10 Grau T, Leipold RW, Conradi R, Martin E. Ultrasound control for presumed difficult epidural puncture. Acta Anaesthesiol Scand, 2001,45:766－771.

11 Suresh R. Thoracic epidural catheter placement in children: are we there yet? Reg Anesth Pain Med, 2004,29:83－85.

12 Dadure C, Raux O, Troncin R, et al. Continuous infraclavicular brachial plexus block for acute pain management in children. Anesth Analg, 2003,97:691－693.

13 Dadure C, Capdevila X. Continuous peripheral nerve blocks in children. Best Pract Res Clin Anaesthesiol, 2005, 19:309－321.

14 Morin AM, Eberhart LH, Behnke HK, et al. Does femoral nerve catheter pla-cement with stimulating catheters improve effective placement? A randomized, controlled, and observer-blinded trial. Anesth Analg, 2005,100:1503－1510.

15 Uzun N, Savrun FK, Kiziltan ME. Electrophysiologic evaluation of peripheral nerve injuries in children following the Marmara earthquake. J Child Neurol, 2005,20:207－212.

16 Cascio BM, Wilckens JH, Ain MC, et al. Documentation of acute compart-ment syndrome at an academic health-care center. J Bone Joint Surg Am, 2005,87:346－350.

17 Bhattacharyya T, Vrahas MS. The medical－legal aspects of compartment syndrome. J Bone Joint Surg Am, 2004,86-A:864－868.

18 Lejus C. What does analgesia mask? [editorial]. Paediatr Anaesth, 2004, 14:622－624.

19 Dunwoody JM, Reichert CC, Brown KL. Compartment syndrome associated with bupivacaine and fentanyl epidural analgesia in pediatric orthopaedics. J Pediatr Orthop,1997, 17:285－288.

（李克忠　吕帼英）

# 第六节　超声引导下的区域阻滞

区域阻滞有着众多优势：能够减少术中应激、减少阿片类药物使用、术后早期拔管以及有效术后镇痛等。但是传统阻滞技术的应用并不广泛，主要由于盲探穿刺技术不仅失败率高，还容易损伤神经或发生血管内注射，导致严重不良反应。出于经验的缺乏以及对并发症的畏惧，临床应用的区域阻滞儿童少于成人。过去十多年，解剖超声无论在技术还是临床应用上都有了较快发展。通过高频探头可直视局麻药的分布，提高区域阻滞质量，避免上下肢神经和椎管内阻滞时的并发症，如神经内注射和血管内注射等。超声引导使麻醉医师能够确保穿刺精确定位，并可动态监测区域阻滞的实施过程。与传统区域阻滞时的神经探查技术，如神经刺激器以及依赖阻力消失的穿刺技术等相比，具有显著优势。

区域阻滞技术成功的必要条件是确保局麻药在神经结构周围的最佳分布，借助可视化超声技术的协助，可有效达到这一目标。超声引导下的区域阻滞较传统神经探查技术的潜在优势包括：① 直视神经；② 直视解剖结构（血管、肌肉、骨骼、肌腱），有利于辨认神经；③ 注射时可直接或间接观察到局麻药的分布，并在局麻药分布不均的情况下有可能及时改变针的位置；④ 避免不良反应（如局麻药神经内注射以及局麻药误入血管）；⑤ 避免使用神经刺激仪肌肉收缩引起的疼痛（如骨折时）；⑥ 减少局麻药的用量；⑦ 起效时间更快；⑧ 阻滞时间更长；⑨ 改善阻滞质量。

超声引导技术的临床应用需要高级超声设备和严格的临床培训。麻醉医师必须完全理解相关的解剖结构，同时具备扎实的超声理论基础和实践能力来辨别神经结构。在超声引导的区域阻滞中，麻醉医师的操作技术决定了神经阻滞的成功与否。专家建议初学者可在上级医师的指导下先由外周神经阻滞开始。

## 一、工作原理

### （一）概述

神经阻滞的效果来自局麻药而非探针所致。传统的区域阻滞技术使用盲探技术来感知神经分布，阻滞效果难说完美，往往导致严重的不良反应。十多年前开始应用于临床的神经刺激仪，一度被认为是区域阻滞中确认神经位置的金标准，但它同样无法保证充分的神经阻滞效果（如行腋路臂丛神经阻滞）。此外，电流的刺激对神经组织也有一定的伤害。

直至超声引导定位技术应用于临床，明确探针与神经的相对位置以及客观评价局麻药注射后在神经周围的分布情况才成为可能。超声引导下可直视神经，指导探针到达最佳位置，可以提供安全有效的阻滞效果；还可动态监测局麻药的分布，可使得局麻药的用量得以最小化。

La Grange 等在 1978 年最早将超声引导技术应用于神经阻滞，他们应用多普勒超声探查成功施行了锁骨上臂丛神经阻滞。过去 10 年内，这一技术取得了巨大进展。最新的区域麻醉超声图像较数年前也有了长足的发展。毋庸置疑，这一技术将引领区域阻滞的未来趋势。但超声引导技术完全替代传统技术用于区域阻滞，可能还需要另外一个 10 年或更久。这不但需要知识层面的转变还需要物资设备的支持。

### （二）设备

依赖于高频超声提供的高分辨率的图像，神经组织实际上是“可视”的。但是，超声频率越高，其组织穿透的能力越小。绝大多数神经阻滞设备需要频率在 10～14 MHz 之间，宽谱带的换能器则能够覆盖波段在 5～12 MHz 或 8～14 MHz，可以完美解决这一问题，提供较好的浅表组织结构图像的同时，保证低频范围内的良好穿透深度。

神经组织内的结缔组织（神经束膜和神经外膜）可以一种非均质性方式反射超声波，反射角度和强度决定于超声波与神经长轴的角度，仅在声束定向垂直于神经的长轴时才能捕捉到神经产生的回声。因而，线阵式换能器因为能够发射平行声束较扇区换能器具有优势，使神经的回声将只显示在图像的中心。

大多数现代超声系统都可以用于引导区域阻滞，使用时必须安装相关软件使浅表组织和骨骼肌肉结构同时可见，高分辨率的超声系统（HRUS）随机附带可优化组织对比显像效果的软件；彩色和脉冲多普勒成像也可用于辨别血管；高容量硬盘也是不可或缺的设备之一，用于储存图像以及短片序列；同时配备的 CD 刻录机可将获取的资料直接以各种格式录制在光盘上进行储存。

近年来，便携式超声设备也有较大发展。这些设备的成本远低于大型的超声系统。

### （三）外周神经的声图像表现

外周神经根据其大小、探测的超声频率以及与声束成角的不同，声波图像可表现为弱回声（暗结构）或强回声（亮结构）。通常进行横截面探测，神经多表现为由一个相对强回声区域包绕的多个圆形或椭圆形的弱回声区（见图 3－1）。这些强回声组织即神经束，而弱回声背景则是神经元结构间的结缔组织。在纵截面图像上，外周神经则表现为一系列相对强回声带，特征性地将弱回声带分割成多条不连续的回声条纹（见图 3－2）。由于束状是外周神经超声图像的主要表现，这种表现被称为“成束状”，相对于肌腱的“成纤维状”，主要表现为多重强回声的连续线。由于超声并不能分辨神经内的最细单位，高分辨超声系统所探测到的神经束的数目并不能反映神经纤维的真正数目。成束状是粗大外周神经（如正中神经、尺神经和桡神经）的典型表现，但较细神经（如喉返神经和迷走神经）的超声表现并不相同。

除了被骨骼和大血管覆盖，绝大多数的外周神经可被超声全程探测。

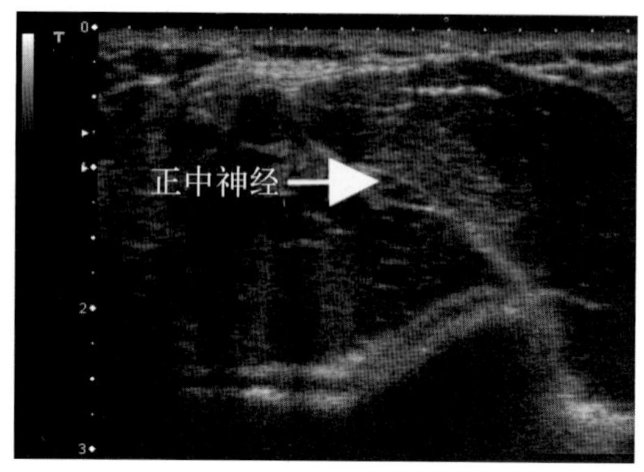


**图 3－1　正中神经横断面，由 8～14 MHz 的线性探针（东芝医疗系统，塔斯廷，加利福尼亚）通过雅利欧系统探测**

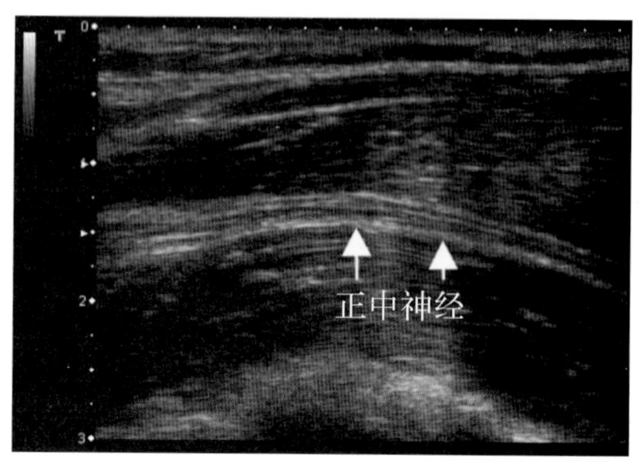


**图 3－2　正中神经失状面：位于尺骨下，由 8～14 MHz 的线性探针通过雅利欧系统探测**

## （四）操作

在超声引导下行神经阻滞的首要步骤就是识别靶组织的所有解剖结构。所有可调的超声参数，如穿透深度、频率以及探测位置等，都应根据特定类型的阻滞方法调整至最佳。事先必须消毒皮肤和探头，绝大多数的消毒方式可用于超声探头，导电胶也必须是无菌的（亦可使用导尿时应用的凝胶），操作时，也可用无菌手套包裹探头。

第二步是行皮下浸润，用于减轻操作时的疼痛。通常使用 22G，40～80 mm 长的穿刺针进行神经阻滞。根据神经阻滞类型的不同，进针处应位于超声探头探查的横截面的近端或远端的 5～10 mm 处。图 3－3 显示只有在与探头发射的超声平面相交时，穿刺针才会被声像图所显示（交叉面技术）。它被识别为一个弱回声的结构，并显示为一个背侧的阴影。此外，穿刺针的直接运动和组织的移位也可被探知。穿刺前用局麻药排空针心内的空气非常重要。一旦穿刺针处于合适的位置，就可以在声像图的动态监测下给予局麻药，直至神经阻滞被其包围（见图 3－4）。如果局麻药扩散的方向不理想，可适当地调整穿刺针的位置。

通过声像图动态监测局麻药的扩散可以在有效阻滞的同时最小化局麻药的用量，这在复合神经阻滞的操作（如股神经、股外侧皮神经和闭孔神经“三合一”阻滞或坐骨神经阻滞）

中尤为有利，适用于年幼以及体弱的患儿。

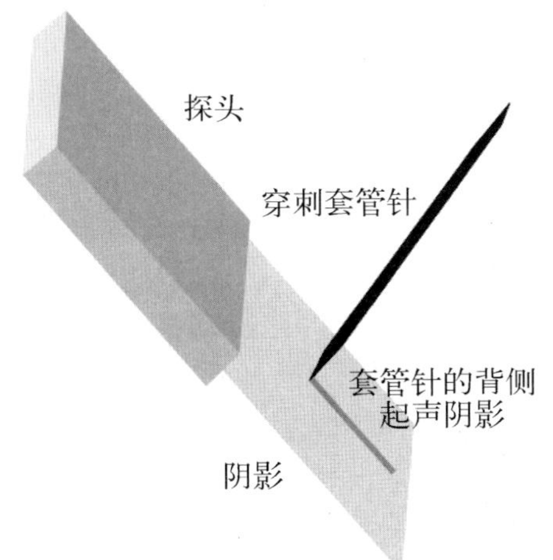


图 3－3 穿刺套管针与超声平面关系图(交叉面技术)：线性探头产生了一幅矩形截面图像。频率依赖的穿透深度决定了超声探头的尺度(超声频率越高，穿透深度越小)。在这个横截面里，套管针可以旋转任意角度，它被识别为一个弱回声的结构，并显示为一个背侧的阴影

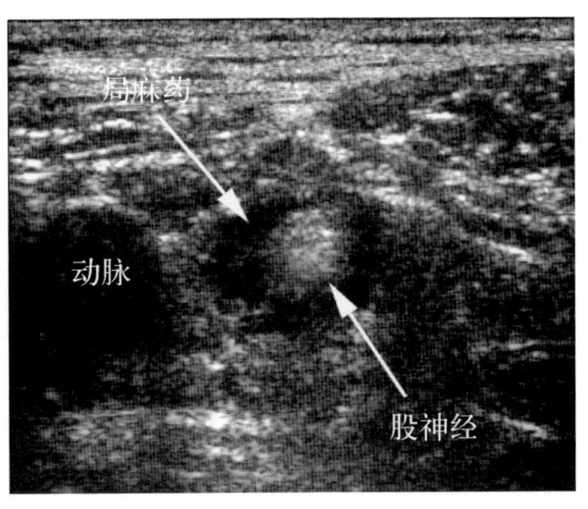


图 3－4 局麻药超声图：呈液态的局麻药，无法产生回声，清晰地包绕在股神经周围

## 二、超声引导下的区域阻滞在儿童中的应用

### (一) 概述

儿童个体较小，操作范围内的解剖结构更为精细；且区域阻滞常常需要在复合全身麻醉下实施，这样使神经损伤很难被观测到，大大增加了区域阻滞的危险性。超声引导穿刺技术可用于大多数类型的小儿神经阻滞，有助于避免传统方法引起的严重不良反应，深受儿科麻醉医师的欢迎。

在儿童，神经十分贴近皮肤，因此可以使用高频线性超声探头(10 MHz 及以上)。髂腹股沟/髂腹下神经阻滞、下肢神经阻滞(“三合一”阻滞、坐骨神经阻滞及桐窝神经阻滞)和臂丛神经阻滞是常用的区域阻滞技术。

## （二）髂腹股沟/髂腹下神经阻滞

髂腹股沟/髂腹下神经阻滞技术操作简便，成功操作后少量的局麻药即可取得良好的术中镇痛效果，不良反应较少。传统操作技术是根据解剖位置（髂前上棘）行盲探操作，成功率非常低。Marion 等应用超声技术探测 62 名行盲探阻滞儿童的药物分布，结果仅有 14%的患儿局麻药包绕在正确的神经周围，取得良好的阻滞效果。而在其余 86%的患儿中，局麻药只是分布在附近的组织结构中（髂肌 18%、腹横肌 26%、腹内斜肌 29%、腹外斜肌 9%、皮下 2%及腹膜 2%），其中 45%是以失败告终。但是辅以超声引导，结果完全不同。在小儿，髂腹股沟/髂腹下神经很容易被探测到（见图 3－5），它位于髂前上棘内侧腹外斜肌和腹内斜肌中间，可视下操作便捷有效。Willschke 等证实了该技术在儿童中应用的有效性，操作熟练的医师成功率可达 100%。同时辅以超声引导可大大减少局麻药的用量，仅需使用0.075 ml/kg的 0.25%的左旋布比卡因，即可满足麻醉和手术需要。

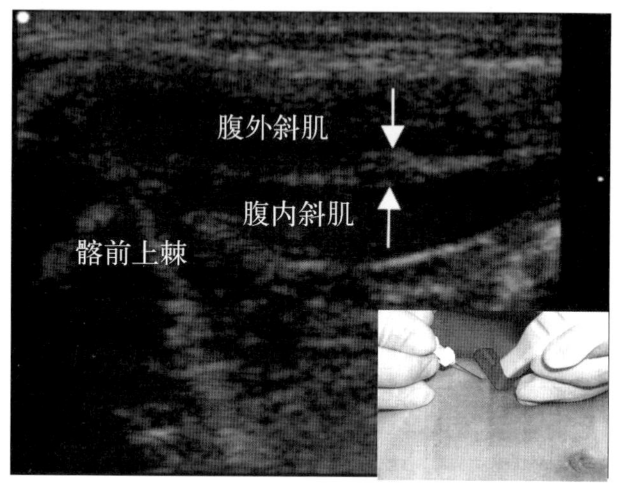


**图 3－5　探头位置与穿刺进针方向关系及超声表现图：髂腹股沟神经阻滞（交叉面技术）。髂腹股沟神经（箭头所指）在侧腹外斜肌和腹内斜肌中间**

## （三）下肢神经阻滞

近年来，下肢神经阻滞也常用于儿童。相对于常用的骶管阻滞，下肢神经阻滞技术较为简便灵活，局麻药用量少，不良反应更低；作为外周神经阻滞的一种，几乎没有椎管内阻滞的严重不良反应。但是应用神经刺激仪进行操作的成功率却较骶管阻滞为低。在成人，由于坐骨神经走向变异性较大，披覆的筋膜和肌肉会反射和削弱超声，探测坐骨神经较困难。但是，儿童坐骨神经位置表浅，使用高频超声可以获得很好的声像图。U. Oberndorfer 等应用超声引导技术辅以坐骨神经（臀下位点或腘窝位点）以及股神经阻滞，在儿童取得了良好的效果。图 3－6 和图 3－7 分别显示超声引导下行坐骨神经和股神经阻滞时探头的位置和进针点。较之传统的神经刺激技术，超声引导技术可以提供更长的阻滞时间更少的局麻药用量以及更好的阻滞效果，能安全用于各年龄段的儿童。超声引导不仅提高了操作成功率，还能满足各种类型的下肢阻滞类型要求。

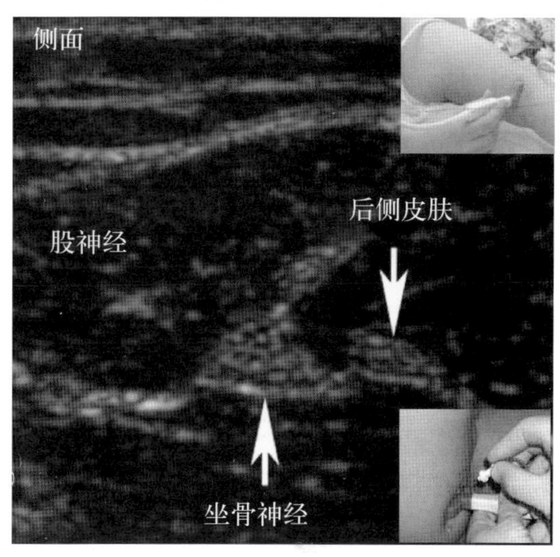


图 3-6 探头位置与穿刺进针方向关系及超声表现图:坐骨神经阻滞(交叉面技术),上图为腘窝位点,下图为臀下位点

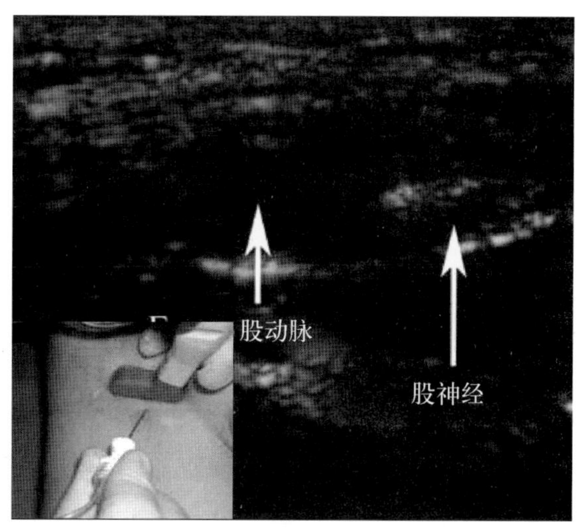


图 3-7 探头位置与穿刺进针方向关系及超声表现图阻滞(交叉面技术)

## (四) 臂丛神经阻滞

腋路阻滞(见图 3-8)是最常应用于儿童的臂丛神经阻滞技术。但由于肌皮神经自喙突水平较早离开神经鞘,腋路往往阻滞不全。在超声引导下,有经验的麻醉医师可以在腋窝分辨臂丛各神经分支并在直视下注入局麻药,桡神经最先被阻滞,然后是尺神经、正中神经,最后是肌皮神经,超声技术可使腋路阻滞有效而完全。其他位点进行小儿臂丛神经阻滞,因为其操作风险较大以及成功率较低,使用一直受到限制。臂丛神经在前、中斜角肌的肌间沟处由根分出干结构,此处解剖位置相对固定,普遍应用于成人。锁骨上阻滞(肌间沟法)和锁骨下阻滞则由于气胸的风险较高,必须由经验丰富的麻醉医师实施操作。锁骨下阻滞法的优势在于可以同时阻滞腋神经和肌皮神经,但导致气胸的风险更大,且操作困难,儿童应用更少。现在,经由超声引导可安全进行锁骨上/下臂丛神经阻滞(见图 3-8)。对于技术熟练的麻醉科医生,可完全避免气胸的发生,大大增加了操作的安全性和成功率。

在施行上肢手术的儿童,Vienna 研究小组比较了应用传统神经刺激技术和超声引导技术辅助行臂丛神经阻滞的效果,研究结果认为超声引导技术可避免神经刺激导致肌肉收缩引起的疼痛,同时起效更快、阻滞时间更长。

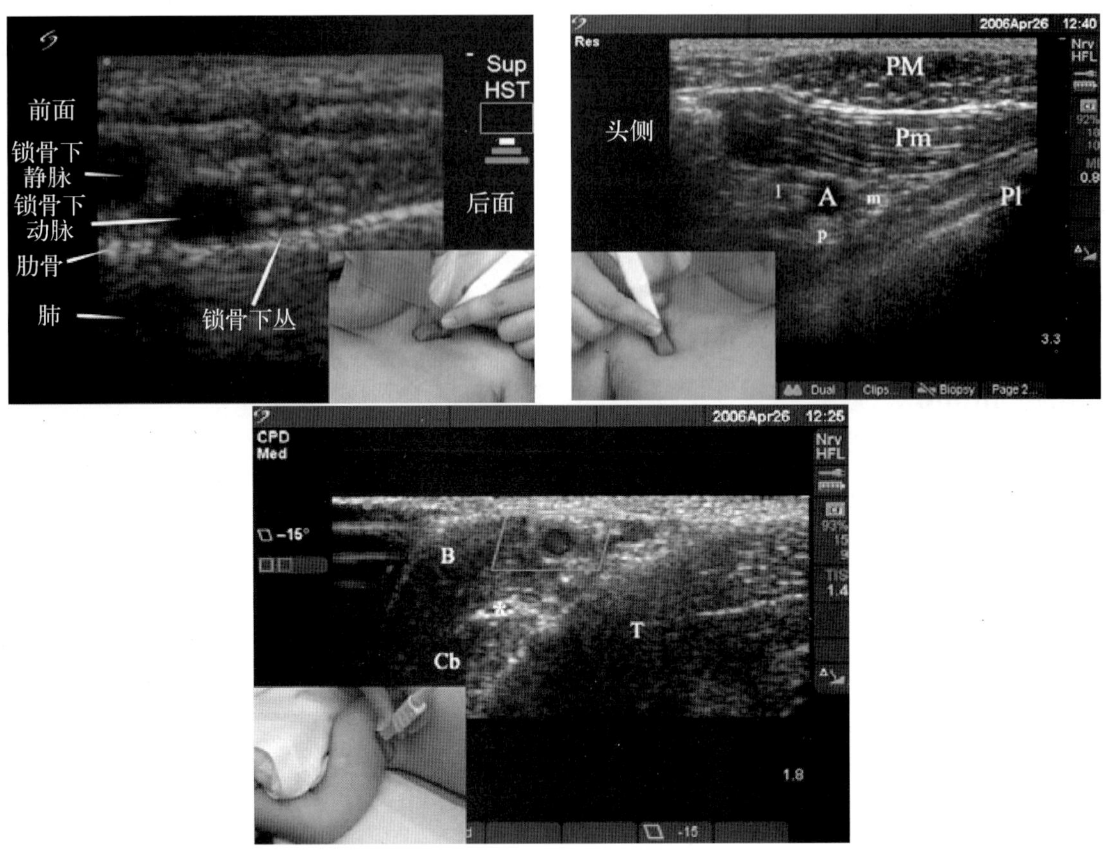


图 3 - 8 臂丛神经阻滞探头位置及超声表现图：锁骨上（上左）、锁骨下（上右）、腋路（下）

## （五）前臂神经阻滞

虽然这一操作并不常见，但前臂是学习基础超声探测以及探头/探针技巧的最佳位置。在这里可以清楚探测到上肢三大神经（桡神经、正中神经以及尺神经），随着经验的累计，更可以探测它们从腋窝发出至腕部的全程走向。理论上我们可以在神经走行的任意位置对其进行阻滞，只要 1～2 ml 局麻药就可以取得满意的效果。虽然腕部是这些神经最表浅的地方，高频探头可以清晰探测，但是腕部操作空间较小、肌腱众多，容易与神经混淆。区分肌腱与神经的方法主要根据神经的走行，其次肌腱的声像图表现为强回声的细纤维型，与关联的肌肉相连。通常，我们选择距肘窝三分之一处进行上臂神经阻滞（见图 3 - 9）。

## （六）预防骶管阻滞不良反应

骶管阻滞是最常用的小儿区域阻滞技术。有报道，骶管阻滞的失败率在 11%以下，

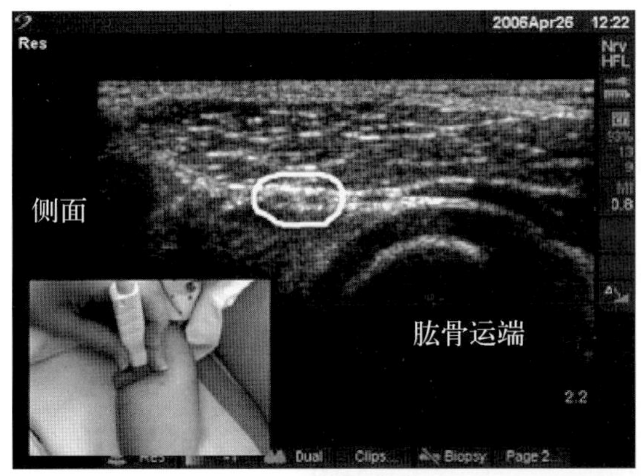


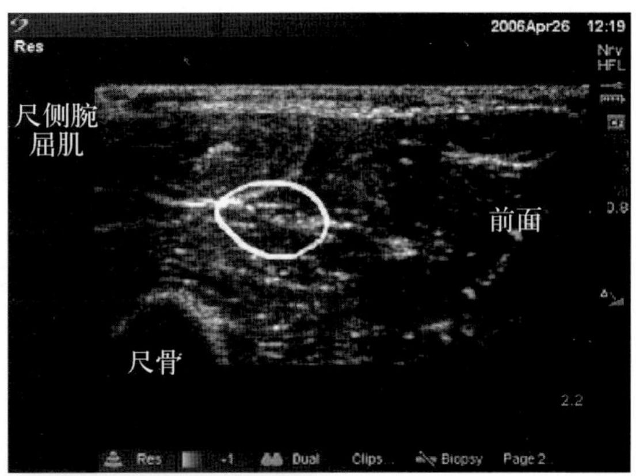


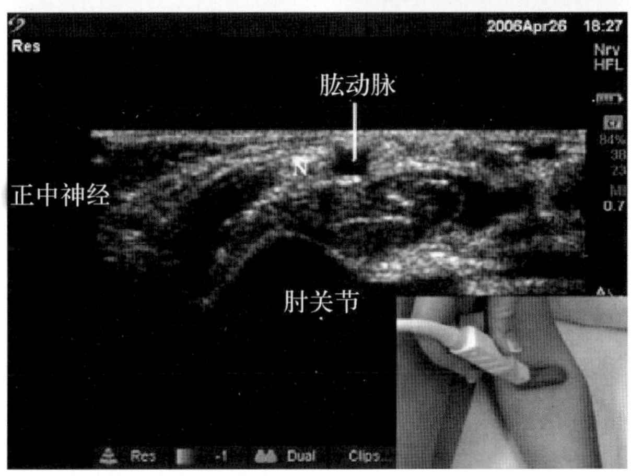


图 3－9　前臂神经阻滞探头位置及超声表现图：桡神经（上左）、尺神经（上右）、正中神经（下图）

发生不良反应的比例在 1.5：1 000。导致操作失败的原因主要有未能明确骶裂孔位置（主要发生于大龄儿童和肥胖儿童）、血管内注射以及鞘内注射。尤其是后两项，单靠回抽无血或无脑脊液的方法并不可靠。超声引导骶管阻滞可以大大减少这两项不良反应的发生。在超声引导下注入试验剂量的生理盐水后可以观察到生理盐水将硬膜外腔隙扩展（见图3－10），明确穿刺针的位置，预防血管内注射和鞘内注射。

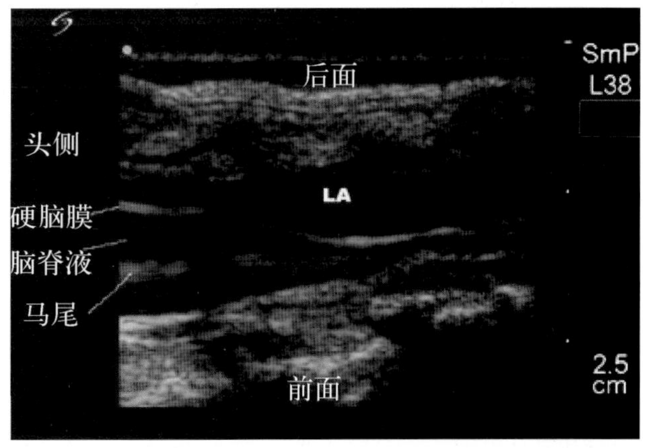


图 3－10　骶管声像图：注入局麻药后，药液将硬膜外腔扩展

### （七）辅助硬膜外置管

超声引导的神经阻滞技术还能应用于儿童硬膜外置管技术（见图 3－11）。儿童行硬膜外置管前先使用超声技术探知并确认患儿的轴索结构，记录影像的位置和深度；操作时应用无菌材料包裹探头，在直视下置入硬膜外导管于相应层次并达到预期位置。在超声引导下所有的解剖结构都清晰可辨；超声探测的硬膜外腔深度的准确率高达 88%。这一技术可安全用于婴幼儿和年长儿。

### （八）腰丛神经阻滞的探索

在儿科领域，由于操作相对困难，在使用传统技术时，很多适用于成人的阻滞方法，并不能全部用于儿童。出于谨慎，只能选择一部分常用于成人的阻滞方法。但超声引导的安全性和有效性使得适用于儿童的阻滞方式和范围更加宽泛多样。由此，L. Kirchmair 等将超声技术应用于 32 名儿童行 $L_3$～$L_4$ 以及 $L_4$～$L_5$ 椎旁腰丛阻滞（见图 3－12），证实了应用该技术使腰丛阻滞在儿童的可行性，同时提出较之患儿的年龄，腰丛神经与皮肤的距离更多地与患儿的体重相关。

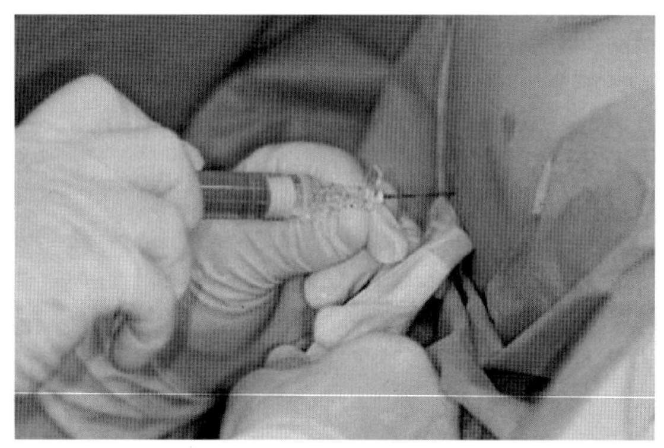

图 3－11　超声引导下硬膜外穿刺置管图

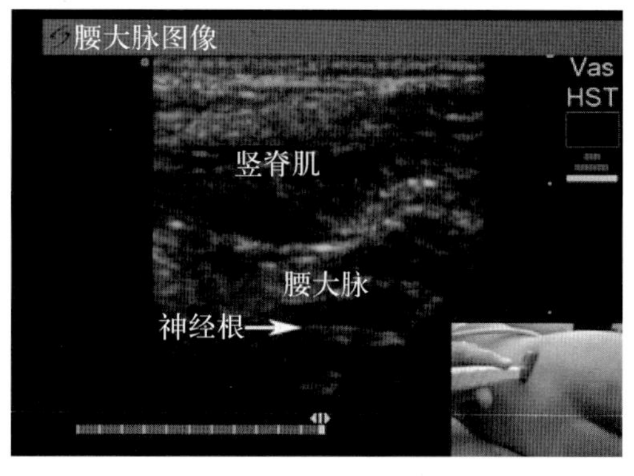


图 3－12　探头位置及超声表现图(腰丛)

## 三、总结

超声引导下的区域阻滞是一个不断发展和令人兴奋的技术，极大地提高了操作的准确性和成功率，同时减少不良反应。在儿童，这一技术应用更为简便有效，大大增加了区域阻滞的安全性。随着相关设备朝着更精细、更轻巧便携、更廉价的方向发展，我们可以预期到这一技术在全球的普遍推广。同时，需要建立相关的理论培训和操作技能训练，使我们的麻醉医师能熟练掌握这一技术，使之更好地服务于临床，使患儿受益。

## 参 考 文 献

1 P. Marhofer, M. Greher, S. Kapral. Ultrasound guidance in regional anaesthesia. Br J Anaesth, 2005, 94: 7-17.

2 Weintraud M, Marhofer P, Bosenberg A, et al. Ilioinguinal/iliohypogastric blocks in children: where do we administer the local anesthetic without direct visualization? Anesth Analg, 2008, 106: 89-93.

3 Willschke H, Bosenberg A, Marhofer P, et al. Ultrasonographic-guided ilioinguinal/iliohypogastric nerve block in pediatric anesthesia: what is the optimal volume? Anesth Analg, 2006, 102: 1680-1684.

4 Oberndorfer U, Marhofer P, Bosenberg A, et al. Ultrasonographic guidance for sciatic and femoral nerve blocks in children. Br J Anaesth, 2007, 98: 797-801.

5 Roberts S, Ultrasonographic guidance in pediatric regional anesthesia. Part2: techniques. Paediatr Anaesth, 2006, 16: 1112-1124.

6 Rapp H, J, Folger A, Grau T, Ultrasound-guided epidural catheter insertion in children. Anesth Analg, 2005, 101: 333-339.

7 Kirchmair L, Enna B, Mitterschiffthaler G, et al. Lumbar plexus in children. Anesthesology, 2004, 101: 445-450.

（许文妍　张马忠）

# 第七节　深度镇静和浅麻醉

医疗技术发展到今天，疾病诊断需要依靠许多先进的诊断学技术，比如影像学检查或者内镜技术。但是很多儿童在这些诊疗过程中无法配合，辅以镇静治疗是常用的措施。镇静的主要目的是减少或消除诊疗过程中的不良反应，具体来说就是要解除焦虑、控制疼痛以及消除儿童过度危险的运动。镇静不充分可能会对儿童产生心理创伤。同时，镇静程度也会影响一些诊疗的质量，如影像学检查的成像效果尤其受运动的影响，镇静时间的长短也须与诊疗过程相匹配。

儿童常需镇静辅助诊疗过程，这种需求十分巨大，即使在三级甲等医院科室配备完整的条件下，仅靠麻醉医师仍然无法满足需求。某些儿童可以通过适度镇静辅以教导等行为方法使其合作，然而当患儿无法合作且无麻醉医师在场的情况下，也可由非麻醉医师执行深度镇静或浅麻醉来使检查得以完成。

## 一、镇静水平及定义

镇静和镇痛实际上是个连续的意识状态过程，临床人为将其划分为不同水平。表 3－2 是由美国麻醉医师协会采纳及定义的不同镇静水平。

**表 3－2　美国麻醉医师协会定义的全身麻醉和不同镇静水平**

| 镇静水平 | 反　应 | 气　道 | 自主呼吸 | 心血管功能 |
|---|---|---|---|---|
| 最小镇静 | 对语言指令反应正常 | 不受影响 | 不受影响 | 不受影响 |
| 程序镇静/镇痛（清醒镇静） | 对针对性的语言指令或触觉刺激有反应 | 无需干预 | 充足的 | 通常可维持 |
| 深度镇静/镇痛 | 对重复的伤害性刺激有反应 | 可能需要干预 | 可能不足 | 通常可维持 |
| 全身麻醉 | 即使伤害性刺激也不易唤醒 | 通常需要干预 | 常常不足 | 可能受抑制 |

我们通常说的适度镇静，主要是指程序镇静（procedural sedation），以前称为“清醒镇静（conscious sedation）”，其实它最适合的名字叫做“程序镇静和镇痛（procedural sedation and analgesia）”，这是一种患儿容易被唤醒的状态。在这种状态下患儿对于言语及触觉刺激有自主反应，通气和心血管功能维持正常。而在全身麻醉状态下，患儿意识丧失，伤害性刺激无法将其唤醒，且常常需要气道支持，心血管功能可能受到抑制。

深度镇静和浅麻醉其实是一种介于程序镇静和全身麻醉之间的状态。深度镇静的概念在 20 世纪 90 年代产生于美国，有一个晦涩的定义：“患儿不易被唤醒”，而且这一镇静状态“可能伴随部分或完全保护性反射的消失”；包括“无法保持自主呼吸”。达到深度镇静需使用低于麻醉剂量的强效镇静药物，是对于不合作的小儿实施镇静的一个重要技术。影像学诊断通常是无痛的，但是它要求患儿保持静止，对于无法配合的儿童，必须通过镇静手段使其入睡。磁共振检查时，更需要维持相当的镇静深度。

凭借多年的临床实践，我们知道在健康患儿使用某些镇静药物，几乎不会产生生命体征的严重抑制。也就是我们所说的“睡眠镇静”或“安全睡眠”：使用该技术时，患儿不易唤醒，安全范围很大，几乎无气道反射及呼吸消失的可能。这一定义已被皇家联合医师和放射科医师联合委员会接受，并将“宽广安全范围”这一术语用于不易导致对语言指令无反应、也不易产生呼吸抑制的药物进行评价。这种安全药物被认为可以由非麻醉医师用于施行深度镇静。但拥有“宽广安全范围”的药物，通常镇静效能较弱，并非每次使用都能成功。有时，剂量过度可致意识消失时间延长。因此，深度镇静常常不尽如人意，无意中可导致患儿进入麻醉状态，虽然为时短暂，但频率较高。深度镇静有别于传统麻醉之处还在于：传统麻醉往往需要呼吸支持，充足的镇静深度足以保证对伤害性刺激无体动。

如果使用麻醉剂量的药物使患儿进入“熟睡”状态，持续一小段时间，药物追加缓慢且追加剂量小于麻醉剂量，那么，虽然患儿处于熟睡状态，但实际上还是容易唤醒。此外，在这一状态下，患儿对语言指令反应甚微，但是苏醒较快。这一技术称为“浅麻醉”或“最小麻醉”。我们必须强调，浅麻醉只在有经验的麻醉医师的实施下，才能保证安全。

要区分深度镇静和浅麻醉这两种技术，必须基于使用某种特定药物后对意识水平的影响而不是意识水平本身。也就是说，我们必须通过观察几千例患儿的用药情况才能知道药物可以产生的效应是深度镇静还是麻醉。

## 二、镇静技术的实施

### (一) 无痛影像学检查

**1. 低于 15 kg 患儿施行深度镇静**　最常用的方法就是口服水合氯醛或三氯福司(Triclofos，50～100 mg/kg，极量 1 g)，可使 95%的患儿入睡，持续作用 30～60 min，可以充分满足磁共振检查所需。水合氯醛的口味很差，不易被小儿接受且有胃肠道刺激效应；而三氯福司相对容易被接受但起效较慢。许多研究表明，水合氯醛可能会导致不可预期的镇静延迟。可供选择的还有司可巴比妥，对 90%小于 5 岁的儿童有效。

**2. 超过 15 kg 患儿施行深度镇静**　这一年龄段的不合作患儿施行镇静较为困难。如果使用水合氯醛，所需总用量较大且常会引发呕吐；进行较长时间的磁共振检查，单独使用苯二氮䓬类药物亦不能满足临床要求；而司可巴比妥用于这一年龄段小儿则容易产生异常反应。英国伯明翰儿童医院的现行方案是复合使用三氯福司和 $H_1$ 受体阻断药阿利马嗪(alimemazine)，可在 20 kg 以下患儿达到有效镇静。早年使用的方案还有肌注吗啡复合口服阿利马嗪，以及口服替马西泮与氟哌利多，后者因小儿易出现锥体外系反应现已淘汰。目前最新的药物是右旋美托咪啶，其最大优势在于有效镇静的同时还能保持患儿处于可唤醒状态。该药需静脉使用，复合咪唑安定或水合氯醛可取得良好效果。

**3. 浅麻醉**　氯胺酮是目前国内行小儿浅麻醉技术最常用的静脉麻醉药，尤其适用于 1～5 岁的小儿。氯胺酮具有呼吸兴奋作用及良好的镇痛、镇静效果，但它亦具有中枢交感神经兴奋作用，使血压升高，心率加快，口腔分泌物增加，故术前应常规给阿托品(有禁忌证者除外)。术中呼吸抑制并不多见，多因注速过快所致，需加强呼吸管理，保持呼吸道畅通，常规吸氧并加强监测。氯胺酮可致不随意运动，从而使磁共振成像失败；偶有致幻和致呕吐作用，患儿常常有躁动、哭闹等精神症状；若出现抽搐或惊厥，静脉注射硫贲妥钠能迅速控制。氯胺酮与镇静药(如苯二氮䓬类药物)配伍使用可减少其并发症的发生率。

静注戊巴比妥(极量 5 mg/kg)在北美国家应用较多，但很多患儿用药后会产生气道梗阻和反常兴奋；短时间 CT 检查也可使用硫贲妥钠，其代谢快，效果可靠。

丙泊酚是执行浅麻醉技术的理想静脉药物，能快速诱导、快速苏醒。半衰期只有5 min左右，消除半衰期大约2 h，因其起效快、持续时间短及良好的恢复特征而成为实施浅麻醉技术应用最多的静脉麻醉药。丙泊酚能够抑制恶心和呕吐的发生，也不会触发大脑皮质癫痫样电活动。由于丙泊酚分布容积大、清除率快，儿童单位体重较成人需要更大的剂量。诱导剂量后，维持量输注速度6 mg·$kg^{-1}$·$h^{-1}$可使几乎所有的患儿无体动，呼吸抑制的发生率在1%～2%之间，发生时仅需简单的呼吸支持措施即可。但有时单独使用丙泊酚偶尔可能无法抑制不随意运动。

吸入麻醉药物由于诱导方便，可控性强，体内消除迅速，苏醒快速，一直被广泛用于浅麻醉技术。七氟烷是作为新型挥发性麻醉药有着极低的血气分配系数、较高的肺泡通气量和功能残气量比值等优势，使其起效极为迅速；对心血管的抑制也较小。和同样起效迅速的地氟烷相比，七氟烷很少发生气道激惹现象，而且它具有果香，较易为患儿所接受。但是七氟烷麻醉容易产生苏醒期躁动，单独使用七氟烷后恶心、呕吐发生较多。使用七氟烷以及其他挥发性麻醉药吸入诱导后，儿童必须置于维持气道开放的固定体位以便术中持续吸入麻醉气体，检查中无需再行气道支持。术中吸入气体浓度无法精确调节，但可根据呼出气体浓度指导用药。

### （二）胃肠镜检查

作为一种诊断性检查，胃镜检查的时间通常短于10 min，且无不愉快的后遗效应，即使行全身麻醉也无需气管插管。但必须强调两大安全点：第一，内镜可压迫气道造成气道梗阻，尤其在小婴儿；其次，失弛缓症非常危险，镇静或麻醉前必须保证胃内容物排空。若临床出现这两种情况，行气管插管可保证安全。结肠镜检查时由于肠腔扩张产生疼痛感，有助于提示肠穿孔的发生。全身麻醉可降低肠道张力，相比较而言，深度镇静对于结肠镜检查更为安全。

**1. 深度镇静** 阿片类药物与苯二氮䓬类药物复合或单独使用$N_2O$都是常用的镇静方式。常用方案为咪唑安定、芬太尼及氯胺酮复合，但必须谨慎用药。即使术前评估充分，行胃镜检查时仍有发生喉痉挛和低氧血症的可能，尤其是小婴儿，内镜置入食管后很容易压迫气道，造成缺氧，需严密监测生命体征及氧合情况。若发生苏醒延迟可酌情使用纳洛酮及氟马西尼拮抗。该法在缺少监测、或缺乏复苏技能的非麻醉人员使用时安全性降低。短效丙泊酚及七氟烷苏醒迅速，麻醉成本降低。

**2. 浅麻醉** 诱导时给予丙泊酚（2～3 mg/kg）足可抑制内镜置入时的咽反射，检查期间可持续输注或间断小剂量推注维持，阿片类药物并非必需。术中需配备具有呼气末$CO_2$探头的鼻导管给氧。若胃镜检查时间长达15～30 min以上，麻醉时可使用带有内镜入口的气道装置，如面罩或喉罩，会给操作带来更大的安全保证。

麻醉医师关心的问题主要是检查者的操作是否会导致胃内容物误吸的潜在危险，以及非麻醉专业人员判断及使用镇静药物的能力。811 例由内科医师使用丙泊酚施行患儿胃肠镜检查的经验表明，氧饱和度下降（$SpO_2$＜90％）的发生率为 16％，如同时给氧发生率降至 3％。发生低氧的 6 例患儿中 3 例是小婴儿（占所有参与研究的小婴儿的 12％），需要辅以加压面罩手控通气给氧；6 例中 3 例取消了检查。所有患儿均未发生误吸或需要气管插管。儿科麻醉医师类似的报道表明，57 例麻醉患儿仅有 1 例因为喉痉挛使用了琥珀胆碱后插管。由于丙泊酚起效和恢复迅速，越来越多的非麻醉专业人员倾向于使用丙泊酚镇静。麻醉领域小儿镇静创新很少，原来由麻醉医生在手术室内施行的小儿镇静正逐步进入急救医学领域。就目前来说，镇静技术还是需要专业化，实施镇静的过程也需要无痛，如在镇静过程有产生疼痛的情况，最好加入镇痛药，同时合理选择相关药物。

### （三）先天性心脏病患儿的镇静

心脏病患儿由于疾病的特殊性，患儿的病情一般较重，且先天性心脏病十分复杂，此类患儿的镇静即使是对有经验的麻醉医师也是一种挑战。无论是深度镇静还是全身麻醉技术，都需要有经验丰富的麻醉医师参与执行，以保证患儿安全。术前必须详细评估患儿病情、心肺功能以及其他器官功能，根据不同的病理解剖特点详细制定麻醉方案，术中需严密检查血流动力学及氧合，及时调整麻醉方案和用药（详见第十一章有关内容）。

## 三、镇静评估与监测

### （一）镇静评估方法

**1. 镇静评分量表**　必须实时记录镇静深度，通常应每 5 min 评估一次镇静水平以保证患儿保持不动。正确使用镇静量表有利于镇静药物的使用，获得更好的镇静深度，过度镇静发生率更低，镇静药和麻醉药用量更少，甚至能减少血管活性药物的使用。使用镇静量表是以病人为中心的管理策略的内容之一。专家推荐用合理、方便、有效的评估工具常规进行镇静水平和躁动评估，因为它有助于达到最理想的以病人为中心的镇静管理。

常用镇静评分量表包括 Ramsay 量表、SAS 量表、运动活力评估量表（MAAS，见表 3－3）、UMSS（*The University of Michigan Sedation* Scale）量表等。可用于儿童镇静评估的有 COMFORT 量表，Hartwig 镇静量表，温哥华镇静苏醒量表（VSCS），威斯康辛儿童医院镇静量表（改良 Ramsay 量表），新生儿疼痛、躁动和镇静量表，密西根大学镇静量表等。其中，只有 UMSS 评分法是根据儿童进行无痛影响学检查制定。

虽然目前临床可用的镇静量表很多，但在患儿使用有所限制，其中临床最常用的小儿镇静量表是 COMFORT 量表（见表 3－4）。除了意识水平以外，它还能评估许多其他参数，包括面部表情、肌张力、生理值和躁动水平。合适的镇静水平的 COMFORT 值为 17～26 分。

对机械通气的患儿，目标 COMFORT 评分为 14～18 分。COMFORT 量表不包括对吸痰的刺激反应，因此既可用于机械通气儿童也可用于非机械通气儿童。由于 COMFORT 量表中的生理指标受镇静药物影响更大，因而认为单纯使用 COMFORT 量表中的行为指标进行镇静评估效果更好(The COMFORT Behavioural Scale)。COMFORT 量表的主要不足在于它同时对镇静和疼痛进行评估，针对性不强。

**表 3－3 Ramsay 量表、SAS 量表、MAAS 量表**

| 评分 | 0 | 1 | 2 | 3 | 4 | 5 | 6 | 7 |
|---|---|---|---|---|---|---|---|---|
| Ramsay | — | 紧张，激动，不安 | 合作，有定向力，安静 | 对指令有反应 | 入睡，但对轻碰或较大的声音刺激有较快的反应 | 入睡，但对轻碰或较大的声音刺激有缓慢的反应 | 入睡，对刺激无反应 | — |
| SAS | — | 应对伤害性刺激无反应 | 安静，但对指令无反应 | 安静，较难唤醒 | 安静，合作 | 激动，但可听从指令安静 | 很激动，无法安静 | 剧烈的激动，有袭击他人倾向 |
| MAAS | 无反应 | 只对伤害刺激有反应 | 对碰触或叫名字有反应 | 安静，合作 | 不安，合作 | 躁动 | 危险躁动，不合作 | — |

**表 3－4 COMFORT 量表**

| 评分 | 5 | 4 | 3 | 2 | 1 |
|---|---|---|---|---|---|
| 觉醒 | 过度警觉 | 充分清醒警觉 | 困倦 | 浅睡眠 | 深睡眠 |
| 安静/躁动 | 惊慌 | 非常焦虑 | 焦虑 | 轻度焦虑 | 安静 |
| 呼吸 | 对抗机械通气，咳嗽或窒息 | 积极对抗机械通气或规律咳嗽 | 对机械通气偶尔咳嗽或抵抗 | 对通气很少反应的自主呼吸 | 无咳嗽或自主呼吸 |
| 体动 | 包括躯干和头部的激烈活动 | 限于四肢的激烈活动 | 经常轻度体动 | 偶尔轻度体动 | 无体动 |
| 血压 | 持续升高 15%以上 | 经常升高 15%或更多 | 偶尔升高 15%或更多 | 血压处于基线 | 血压低于基线 |
| 心率 | 持续升高 15%以上 | 经常升高 15%或更多 | 偶尔升高 15%或更多 | 心率处于基线 | 心率低于基线 |
| 肌张力 | 肌肉强直手指脚趾弯曲 | 肌张力增加手指脚趾弯曲 | 正常肌张力 | 肌张力受限 | 肌肉完全松弛 |
| 面部表情 | 面部肌肉扭曲 | 全面部肌紧张 | 部分面部肌紧张 | 面部肌张力正常；无面部肌紧张 | 面部肌肉松弛 |

**2. 脑电图监测** 目前常用于临床监测镇静深度的脑电指标包括脑电双频指数(BIS)、听觉诱发电位指数(AEP index)、熵指数(entropy)等，其中以 BIS 更为常用。但是通过测量 BIS 或听觉诱发电位直接监测脑功能是不可取的，虽然这些指数在自然睡眠和镇静时的改变是一致的。但是无论 BIS 还是熵，都没有充足的婴幼儿应用经验。随着经验的积累，BIS

监测或许可以辅以某些镇静技术监测小儿的意识状态，如丙泊酚镇静，但七氟烷肯定无效。无论是何种脑电监测技术都不会准确提示患儿是否会对外来刺激产生体动。因为体动可以仅由脊髓引发，并不一定需要更高级的意识中枢来控制。

**3. 间接评估方法**　其他间接评估镇静深度的方法还有脉搏氧饱和度和呼气末 $CO_2$ 监测。这两项监测可以提供患儿呼吸和氧合的情况，以便及时发现镇静过度导致的呼吸抑制。尤其是呼气末 $CO_2$ 监测，通过放置鼻导管探头，可以得到良好的波形（图 3－13）。同时必须配备供氧设备。

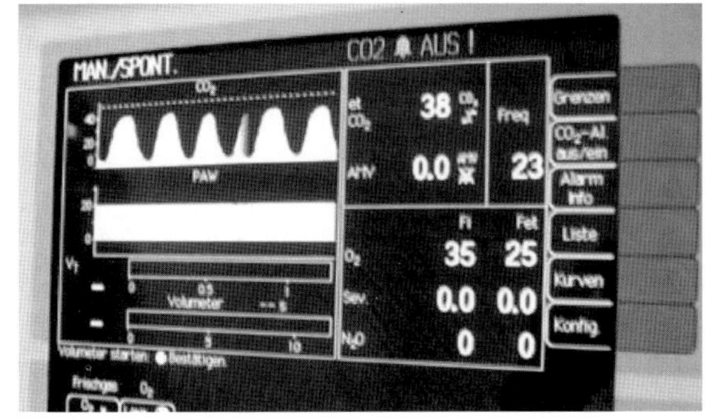


**图 3－13　屏幕截图：深度镇静时监测患儿自主呼吸情况及呼气末 $CO_2$ 浓度**

## （二）监测内容

必须包括：① 专职医生全程监测；② 氧合：临床体征，脉搏、血氧饱和度；③ 通气：监测 $EtCO_2$；④ 循环：持续监测 ECG、血压和心率。具体标准如下：

**1. 监测人员要求**

（1）必需实时监测患儿的各项生命体征，同时配备各项必须的监测设备。

（2）整个过程中，实施镇静医师自始至终必须在场。

（3）实施镇静人员因故不得不暂时离开时，必须托付可以担当的在场人员对患儿进行监测。

（4）必须确保现场有可正常运行的监测设备。在高风险工作场合如放射线，需要远距离监测患儿时，必须保证有可正常运行的远程监测设备。

**2. 基本监测内容**

（1）血压：可间隔适当的周期。

（2）呼吸：必须持续监测。

（3）氧合：可间隔适当的周期监测患儿的氧合状态。如果使用氧饱和度计监测外周氧合，还必须经常观测患儿的情况来了解中央氧合情况。

**3. 监测设备**　实施深度镇静和浅麻醉时的监测设备应等同于实施全身麻醉，但麻醉机可以或缺，镇静失败导致呼吸抑制时可通过简易呼吸囊替代麻醉机。

（1）脉搏氧饱和度仪：在正确使用时，脉搏氧饱和度仪能够提示动脉氧饱和度水平，并能识别动脉搏动。实施镇静时，每个患儿必须单独使用一台脉搏氧饱和度仪。

（2）心电记录器：必须行心电监测。

（3）$CO_2$ 监测仪：重要的必备设备。

（4）无创血压监测：是必备监测设备。

（5）其他设备：当临床需要时，必须配备相应生理参数的监测仪。

## 四、小儿镇静的安全性问题

实施镇静或浅麻醉前必须制定一整套程序化的指导方针。除镇静实施细则外还须包括患儿筛选标准、镇静协议书、镇静前禁食以及相关医务人员必须掌握基本生命支持阶段（心肺复苏第一阶段）的技能等。

**1. 患儿筛选** 实施镇静前严格选择患儿是保证安全的关键。很多儿童不适合由非麻醉医师实施深度镇静技术，需要由麻醉医师在场决定镇静方案或实施全身麻醉。禁忌证包括：① 气道异常（包括扁桃体肥大以及上下呼吸道大解剖异常）；② 颅内压升高；③ 意识水平减低；④ 睡眠呼吸暂停病史；⑤ 呼吸衰竭；⑥ 心力衰竭；⑦ 神经肌肉疾病；⑧ 肠梗阻；⑨ 呼吸道活动性感染；⑩ 存在对镇静药物过敏/先前出现不良反应；⑪ 即使充分术前准备，患儿仍旧哭吵剧烈（呼吸道分泌物骤增）；；⑫ 存在行为障碍的大孩子（对他们的镇静往往失败）；；⑬ 家长/监护人/患儿拒绝。

（1）病史采集。必须全面了解患儿的整体情况来决定是否由麻醉医师实施镇静或改行全身麻醉。内容包括出生和生长发育情况、既往史、现病史、手术麻醉史、过敏史、用药史以及是否合并各系统疾患。特别是近 1 周内是否有感冒症状等。

（2）全面体格检查是对患儿全身情况的一个基本了解。无论是否麻醉医师实施镇静都必须在充分了解患儿全身情况的基础上对与麻醉安全有直接关系的器官进行仔细检查。尤其在以下几个方面：① 颌面部情况，包括张口度、甲颏距离、气管位置、头部活动度等，对 6～10 岁的患儿还要着重关心换牙情况，口腔内有无松动的乳牙。② 呼吸和循环系统：观察患儿的呼吸幅度和频率，测定患儿的血压和脉搏并听诊呼吸音和心音是否正常。心肺功能的评估是术前评估最重要的内容，对保证镇静的安全实施尤为重要。③ 营养状况和意识状态：面黄肌瘦和神情淡漠的患儿若非疾病本身造成，都值得关注是否合并其他系统疾患。

（3）除外详细的病史采集和必要的体格检查外，相关的实验室检查也是不可缺少。一般而言，由非麻醉医师实施镇静的患儿大多身体健康、合并其他系统性疾病较少，除疾病相关检查外，镇静前仅需几项简单的检查即可：① 胸部 X 线片；② 血常规检查；③ 出凝血时间（行椎管内麻醉的患儿必须检查）；④ 肝、肾功能检查。对有相关症状的患儿还必须行其他相关检查。

**2. 禁食禁饮** 镇静后食管括约肌舒张，胃内容物容易反流，导致误吸性肺炎，所以，患儿必须遵守严格的禁食禁饮规定。但禁食原则的应用目前争论较多：饥饿使患儿拒绝入睡；有研究认为，在急诊科对未禁食患儿实施镇静少有危害，未禁食小儿实施镇静很普遍。所以对实施深度镇静技术的儿童，我们允许检查前 3～4 h 进食。Schwartz 等人对 248 例深度镇静下行胃镜检查的患儿，使用前述禁食方案和常规禁食方案，胃液量和 pH 值无显著区别。对于术前禁饮时间，许多研究证明，术前 2 h 饮用水或果汁等饮料并不增加残留胃内容物。相反，饮水可冲淡胃液，刺激胃排空，减少胃液量，且与胃内容物的 pH 值无关。尤其在小婴儿，对水的单位需求量较大，长时间禁水可造成脱水。对于行浅麻醉的患儿，必须术前 6 h 禁固体食物和牛奶，前 2 h 禁饮清液体。

**3. 药物剂量** 如果实施镇静或浅麻醉时无麻醉医师在场，必须严格限制药物的剂量，即使因此导致镇静失败。如果镇静失败，可以考虑由麻醉医师在已用镇静药物的基础上实施麻醉。

**4. 人员培训** 无论是否有麻醉医师参与其中，任何实施镇静的人员都必须具备应对和处理不良反应的能力。通常应该具有临床麻醉、重症监护和急救护理等相关背景知识。非麻醉专业人员实施小儿镇静必须经过专业培训，培训的主要内容是镇静和心肺复苏的理论和实践技能，包括气道管理及静脉技能。为了保证安全，对培训合格者还需经行周期性考核，考核周期一般在 1 个月左右，可根据各医院情况制定，培训及考核须由麻醉科负责。

相信通过不断的学习和实践，非麻醉专业人员也能够从容实施小儿深度镇静和浅麻醉技术。但初期必须由麻醉医师指导，以防潜在的安全隐患。

**5. 小儿镇静不良事件的流行病学资料** 2000 年 Cote 等收集了来自 FDA 药物不良事件报告系统、美国药典以及小儿专家调查等体系共 118 份有关小儿镇静不良事件的报告，这些不良事件的结果最严重的是导致患儿死亡。他们根据这些报告回顾了各种镇静不良事件的促成因素。在总共 95 起确认存在促成因素镇静不良事件的中，有 51 起导致患儿死亡；9 起造成永久性神经损伤；21 起虽没有对患儿造成进一步伤害，但也延长了患儿的住院时间；只有 14 起没有造成任何后果。95 起事件中患儿的平均年龄在 5.7±5.5 岁（范围从 1 个月～20 岁，见图 3－14），体重在 21.9±17.3 kg（范围从 2.5～75 kg），其中的 71 起可以确定事发地点，在非医院机构（诊所或独立的影像诊断中心）中进行的镇静患儿在年龄和体重上都要大于在医院机构（医院、急诊科或外科中心）镇静的患儿，也更健康。在不良事件促成因素排序中，呼吸问题作为第一促成因素（如氧饱和度下降、呼吸暂停、喉痉挛等）占 80%以上，其发生与医疗机构的属性无关。但是心跳骤停在非医院机构不良事件中作为第二因素（53.6%相对 14%）或第三因素（25%相对 7%）的比例大大提高（见图 3－15）。急救能力不足被认为是导致非医院机构更多不良后果（57.1%相对 2.3%）的决定因素。非医院机构较之医院机构发生导致死亡或永久性神经损伤的不良事件更多（92.8%相对 37.2%，见图 3－16）。使用 $SpO_2$ 监测与不良事件成功排除（住院时间延长/无后果）相关，与之相对的是缺乏监测常常导致发生不良事件的恶性后果（死亡/永久神经损伤）。在医院机构，所有使用 $SpO_2$ 监测的患儿发生不良事件都能成功排除，但是在非医院机构，5 例使用 $SpO_2$ 监测发生不良事件中的 4 例仍然导致恶性后果，反应了非医疗机构缺乏评估与急救能力。

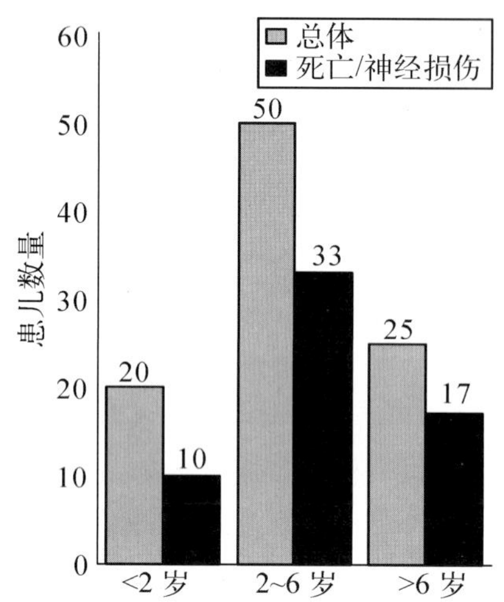


图 3-14　Cote 调研中 95 起存在促成因素镇静不良事件中患儿年龄分布图。可以看到，绝大多数患儿的年龄在 2～6 岁，但是年龄与不良事件的结果没有联系

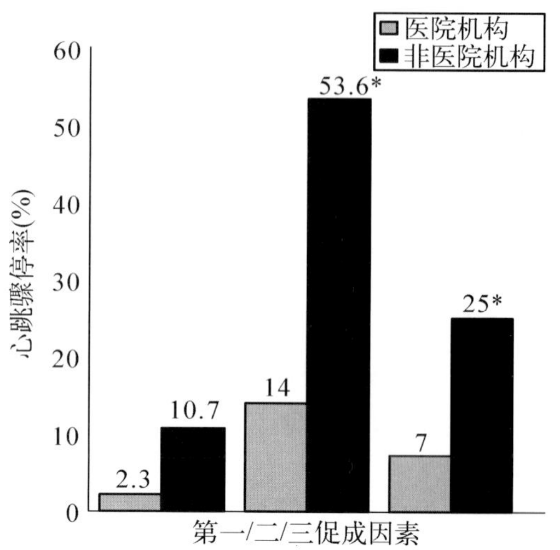


图 3-15　Cote 研究中心跳骤停作为第二以及第三促成因素，在非医院机构的发生率显著升高（* $P<0.001$）

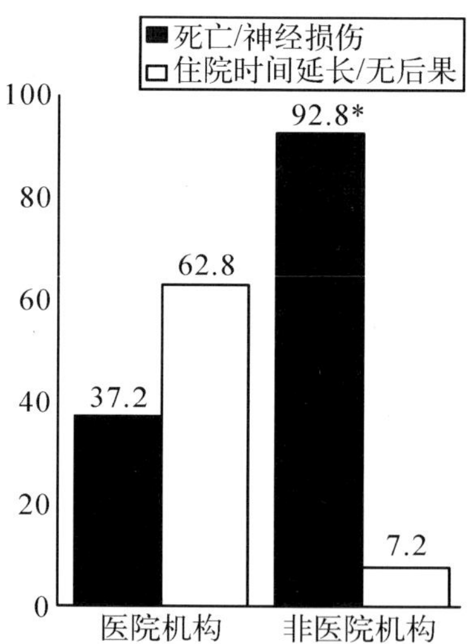


图 3-16　Cote 研究中医院机构与非医院机构儿童镇静不良事件的后果比较。可以发现非医院基础机构发生死亡或永久性神经损伤的数量远高于医院机构（* $P<0.001$）

有关小儿镇静安全性问题很难通过前瞻性的研究进行评估。从流行病学的角度来考虑，要检测其安全与否，需要进行大规模、大样本协作性研究才能探测到稀少事件的发生。事实上，要研究证实死亡率从 1/5 000 降到 1/20 000 至少要求每一研究小组需要 50 000 以上的受试对象。而且，安全性及并发症也必须进行界定。许多研究将低血压、低氧和气道阻塞作为安全指标来研究，研究期间，如果小儿未死亡或未受实质性伤害，这项技术就被认为是安全有效的。其实比镇静药物更重要的是，必须有一个强有力的评估和救援系统，这包括监测人员、急救设备及药品的准备及使用。

未来的方向包括如何确定各种镇静方案的有效性和风险，为此需要进行大规模的临床试验或数据库来确定危险事件的发生率。鉴于目前非麻醉专业人员进行小儿镇静逐渐增多的趋势，麻醉学家应该努力倡导适当的标准，比如能够将患儿从麻醉状态中解救出来的能力，这些能力（资格）应该进行确定和考核。这些人员必须熟悉如何评估镇静程度，熟悉药物、剂量及其拮抗剂，镇静过程中的监测应该同麻醉过程中的监测相一致。所有适合不同年龄段的设备必须随时可用并进行常规检查。这样的镇静团队才能成为合格的团队，安全性才会不断提高完善。

## 参考文献


1 Sury M R J, Smith J, H, Deep sedation and minimal anesthesia. Pediatr Anaesth, 2008, 18:18 - 24.

2 SIGN. Safe Sedation of Children Undergoing Diagnostic and Therapeutic Procedures. A National Clinical Guideline. Scottish Intercollegiate Guidelines Network, 2004.

3 Serafini G, Ongaro L, Rossi A, et al. Anesthesia for MRI in the Pediatric patient. Minverva Anesthesiol, 2005, 71:361 - 366.

4 李永旺. 小儿镇静的现状. 麻醉与监护论坛, 2006, 13:114.

5 Ganesh A, Watcha MF. Bispectral index monitoring in pediatric anesthesia. Current Opinion in Anaesthesiology, 2004, 17: 229 - 234

6 Alexander E, Carnevale FA, Razack S. Evaluation of a sedation protocol for intubated critically ill children. Intensive Crit Care Nurs, 2002, 18: 292 - 301.

7 Ista Erwin RN, Monique VD, Dick T, et al. Assessment of sedation levels in pediatric intensive care patients can be improved by using the COMFORT "behavior" scale. Pediatric Critical Care Medicine, 2005, 6: 58 - 63.

8 Cote CJ, Nottermlan DA, Karl HW, et al. Adverse Sedation Events in Pediatrics: A Critical Incident Analysis of Contributing Factors. Pediatrics, 2000, 105:805 - 814.


（许文妍　张马忠）

# 第八节 头颈部阻滞

近年来，随着快通道麻醉的开展和提倡安全苏醒，越来越多的外周神经阻滞技术应用于小儿术中辅助麻醉以及术后镇痛。在众多镇痛方案中阿片类药物有恶心呕吐、皮肤瘙痒、嗜睡甚至呼吸抑制等不良反应；非甾体类抗炎药有潜在出血风险，且镇痛效能不足；而外周神经阻滞具有操作简便、镇痛效果确切、不良反应轻微的优势。

儿科手术中头颈部手术的种类很多，包括神经外科、整形外科与耳鼻喉科手术。儿童由于头颈部解剖标志容易定位，操作比较简便。主要是阻滞感觉神经末梢，神经损伤的风险较阻滞运动神经为低；而且感觉神经仅需极少量局麻药即可被阻滞，即使在新生儿和小婴儿也可安全实施（见表 3－5）。

头颈部主要的感觉支配神经是三叉神经，外加 $C_2$～$C_4$ 颈神经根支配枕部和耳后区域（见图 3－17）。

**表 3－5 可被阻滞的头颈部神经及其分支**

| 三叉神经 | 颈浅丛 | 迷走神经耳支 |
| --- | --- | --- |
| $V_1$ 分支 | 滑车上神经 | 枕大神经 |
| | 眶上神经 | 耳大神经 |
| $V_2$ 分支 | 眶下神经 | 颈横神经 |
| | 腭大神经 | |
| $V_3$ 分支 | 颏神经 | |
| | 下颌神经 | |

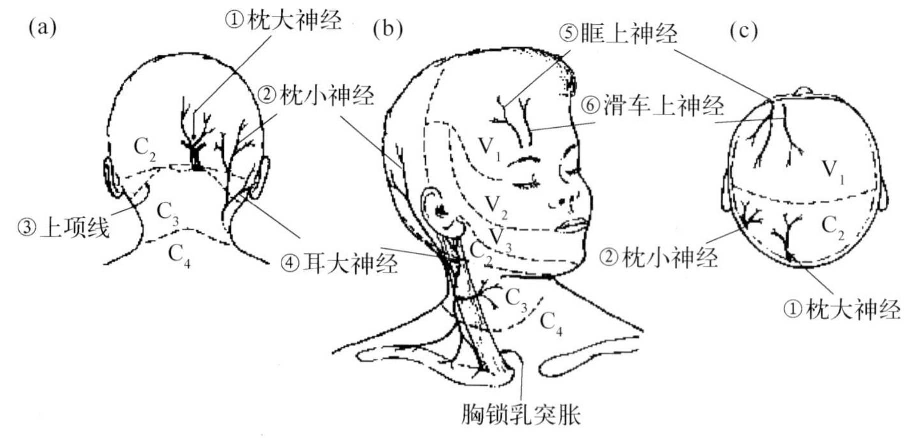


**图 3－17 头颈部感觉神经分布图**

## 一、三叉神经

三叉神经是第五对脑神经(V),也是最粗大的一支,有三个感觉终端分支——眼支($V_1$,感觉神经)、上颌支($V_2$,感觉神经)以及下颌支($V_3$,混合神经,司感觉及咀嚼肌运动),它们各自通过三个不同的小孔(眶上孔、眶下孔和通常位于瞳孔中线水平的颏孔)出颅(见图 3-18)。

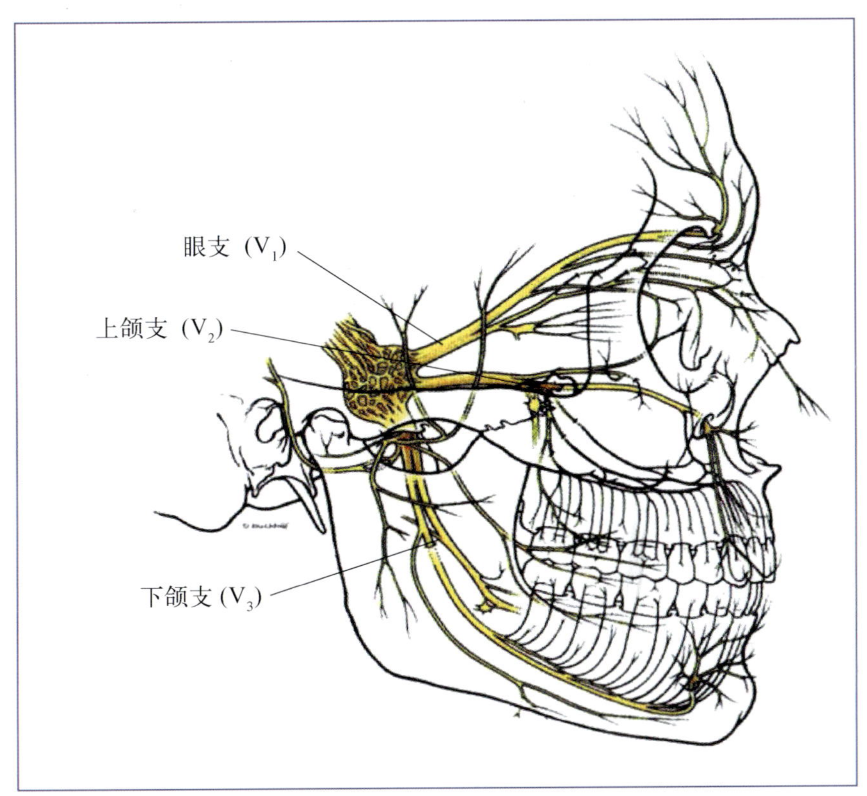


**图 3-18　三叉神经分支示意图**

### (一) 眼支:眶上神经与滑车上神经阻滞

**1. 解剖**　三叉神经眼支是感觉神经,支配头皮、前额、上睑、角膜、额窦、鼻腔黏膜以及部分脑脊膜。眼支经眶上孔入眶后从上睑提肌和骨膜间向上走行,后分为眶上神经与滑车上神经。眶上神经通过眶上孔出颅,其位置高于提睑肌和骨膜中间的位置。滑车上神经似乎在中间的位置通过眶上口支配上眼睑中间部分和前额中间部分的感觉。

**2. 适应证**　眼支阻滞主要用于额部开颅手术、前额部脑室-腹腔分流术、Ommaya 贮器安装术(埋于皮下,Ommaya 贮器可用于引流脑脊液或贮存药物用于局部化疗)以及部分整形外科手术如前额色素痣或皮样囊肿切除术。

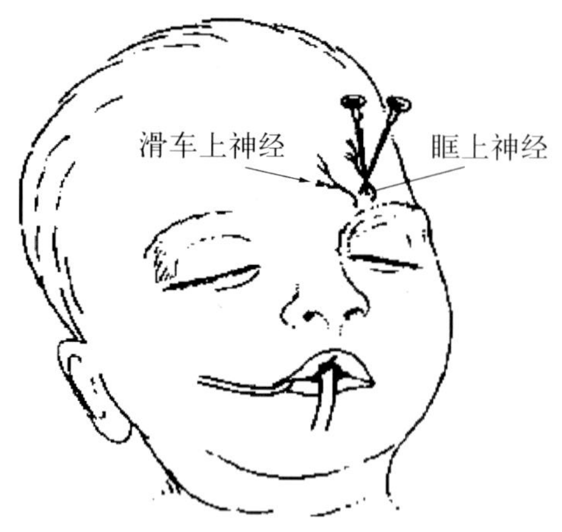


**图 3－19　眶上神经与滑车上神经阻滞示意图：手指沿着眉毛向中间可触及眶上孔，经此处垂直刺入 27G 探针后回抽无血可注入局麻药。继续阻滞滑车上神经：退针至皮内后再向内侧数毫米进针，进针方向为朝鼻侧骶侧**

**3. 操作技巧**　儿童全身麻醉后取仰卧位，沿术侧眼眶边缘向中线触及眶上孔，在儿童这一解剖位置十分清晰。选用 27～30G 探针由孔刺入皮下，回抽无血后注入加入肾上腺素（1∶200 000）的 0.25％布比卡因1 ml，形成一个皮丘。若需继续阻滞滑车上神经则需先将针至皮内后再向内侧 0.5 cm 方向进针继续注入 0.5 ml 同种局麻药。注药后轻柔按摩浸润部位可使局麻药更好地扩散，同时可防止皮下血肿的产生（见图 3－19）。

**4. 并发症**　主要有血肿形成；局麻药误入血管；操作时可能误伤眼球，虽罕见，但需严防。

## （二）上颌支

上颌支也是感觉神经。

**1. 眶下神经**

（1）解剖　上颌支到达眶下孔后称为眶下神经，是三叉神经上颌支的终末分支；包括眼睑下支、鼻外侧支、鼻内侧支以及上唇支等四大分支，由眶下动脉和静脉伴随。支配的感觉范围包括眼睑下部至唇上部、牙齿和齿龈、鼻黏膜、腭部和口腔顶部、上颌窦、筛窦、蝶窦以及部分脑脊膜。

（2）适应证　眶下神经阻滞主要用于唇裂修补术、鼻窦内镜手术、鼻成形术、鼻中隔修补术、鼻尖重建术及经蝶骨垂体切除术等。

（3）操作技巧　眶下孔是主要的神经阻滞位点，但该处的触诊相对较困难。过去主要通过解剖尸体和有关成人的研究来明确眶下孔的解剖位置。Bosenberg 和 Kimble 通过解剖 15 例婴儿尸体后成功在 4 例唇裂修补术患儿面部定位眶下孔。通过 CT 定位可以得知，大多数儿童眶下孔位于下眼眶水平距中线 2.5 cm 处。不同年龄的患儿可通过相关公式计算出眶下孔的位置，即：眶下孔距中线的位置＝21 mm＋0.5×年龄。阻滞方法有两种：口外进路和口内进路，口内径路发生血肿的风险较低。

1）口外进路：这一途径行神经阻滞效果可达 24 h。进针点定位于瞳孔垂直线和鼻翼水平线的交点。通过手指沿下眼眶触诊眶下孔的位置后，从该点朝眶下孔方向刺入 27G 探针直至碰及骨面，退回1～2 mm，回抽无血后注入加入肾上腺素（1∶200 000）的 0.25％布比卡因 0.5～2 ml。整个过程中手指必须始终处于眶下孔上方以防针尖的进一步刺入眼球。注药后轻压浸润部位防止血肿产生。

2）口内进路：用手指沿下眼眶触诊眶下孔位置后，翻起上唇，将27G探针在第一前磨牙（犬齿）处沿齿龈和黏膜相交处刺入颊黏膜，针尖朝头直至眶下孔骨面，退回1～2 mm，回抽无血后注入局麻药。整个过程中手指必须始终处于眶下孔上方以防针尖的进一步刺入眼球。注药后轻揉浸润部位使局麻药更好扩散，同时可防止血肿产生（见图3－20）。

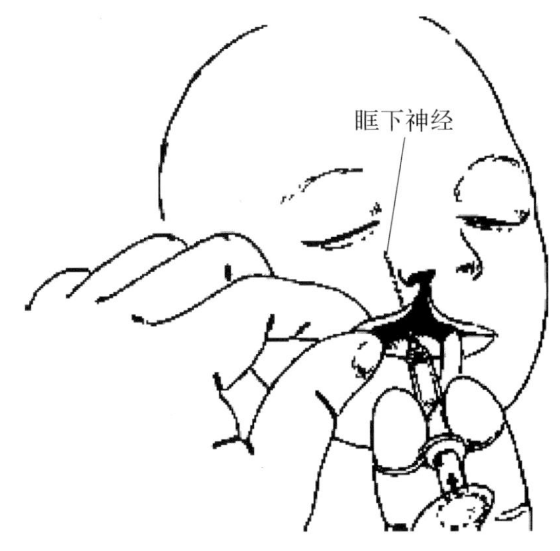


**图3－20　口内径路行眶下神经阻滞示意图：翻起上唇，经颊黏膜刺入27G探针朝向眶下孔，回抽无血后注入0.5～1 ml局麻药**

（4）并发症：主要有局麻药误入血管、血肿形成以及刺伤眼球。由于阻滞时间较长，上唇部可维持长时间的麻木感，以至于影响喂食，儿童有时会咬伤上唇；阻滞前必须将这一情况告知事先家长和年长儿。

（5）应用报道：眶下神经阻滞是广泛应用于小儿头面部手术的阻滞方法之一。尤其在新生儿以及小婴儿行唇腭裂修补术时，有关眶下神经阻滞的应用报道较多。Ahuja等对计划接受唇裂修补术的患儿用局麻药和普通盐水行眶下神经阻滞进行了比较，结果发现用局麻药行神经阻滞组其疼痛评分显著改善。1999年发表的对儿童行眶下神经阻滞和传统的由外科医生在切口周围行局部浸润麻醉进行双盲、随机比较的研究显示，前者疼痛评分显著改善且局麻药的需求量显著减少。由于阻滞时间较长，还可有效进行术后镇痛。Simion等对46例行一期唇裂修补术的患儿使用眶下神经阻滞或芬太尼镇痛进行随机对照后得出，眶下神经阻滞镇痛效果与芬太尼静脉镇痛效果相当，虽然前者上唇麻木稍影响喂养，但避免了应用阿片类药物的不良反应，值得推广。

**2. 腭神经**

（1）解剖　腭神经支配口腔硬腭、软腭、扁桃体以及鼻腔黏膜的感觉。是上颌神经蝶腭支的终末感觉分支，分布于腭部，分为前、中、后三支。前支（腭大神经）经腭鞘管下降穿腭大孔至硬腭，在硬腭槽中穿行直至切牙位置。支配齿龈、硬腭的黏膜与腺体。中支神经穿腭小孔支配腭垂、扁桃体以及软腭的感觉。后支经腭鞘管下降从腭大孔后的一个特殊开口穿出，支配软腭、扁桃体及腭垂的感觉。中支与后支加入舌咽神经的扁桃体支一起组成环绕扁桃体的神经丛。

（2）适应证　腭裂修补术。

（3）操作技巧　患儿全身麻醉后处后仰位，保持张口状态，用特制的Dingman张口器固定。确认第二磨牙位置，腭大孔位于硬腭与软腭交界处的前侧，第二磨牙的前中侧。使用

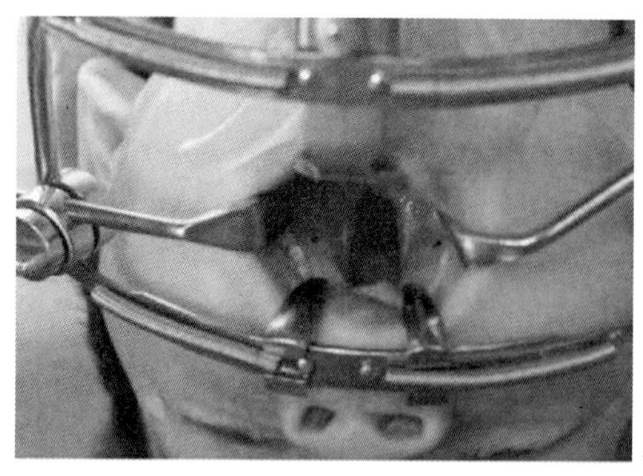

图 3-21 腭大神经阻滞：腭大孔位于硬腭与软腭交界处之前，第二磨牙中间。在腭大孔前侧黏膜下注入局麻药即可完成阻滞。黑点示腭大孔位置

27G 探针刺入腭大孔开口稍前处黏膜，注意避免直接刺入腭大孔中，回抽无血后注入 1 ml 局麻药即可完成阻滞（见图 3-21）。

（4）并发症　主要有局麻药误入血管以及神经内注射。

### （三）下颌支-颏神经

三叉神经下颌支是包含感觉神经和运动神经的混合神经。其终末支为颏神经，常用于儿童神经阻滞。

**1. 解剖**　颏神经为感觉神经，经颏孔出下颌骨，行经口三角肌下分为三支：一支向下支配下颚的皮肤；两支向上支配下唇的皮肤和黏膜。这些分支与面神经的有关分支相互交通。颏孔位于下颌骨颏隆突水平，在第一前磨牙和犬齿间，与瞳孔在一直线上。

**2. 适应证**　颏神经阻滞主要用于下唇血管瘤切除术、与下颚皮肤、下门齿有关的整形外科手术。

**3. 操作技巧**　与眶下神经阻滞相同，有口外进路与口内进路两种阻滞方法。推荐使用口内进路行颏神经阻滞。患儿全身麻醉后取头后仰位，翻起下唇，确认下犬齿和第一前磨牙的位置后，用 27G 的探针从中间朝颏孔处刺入，进针深度在 1 cm 左右，回抽无血后注入加入肾上腺素（1∶200 000）的 0.25%布比卡因 1～2 ml。注药后轻揉浸润部位使局麻药更好扩散，同时可防止血肿产生（见图 3-22）。

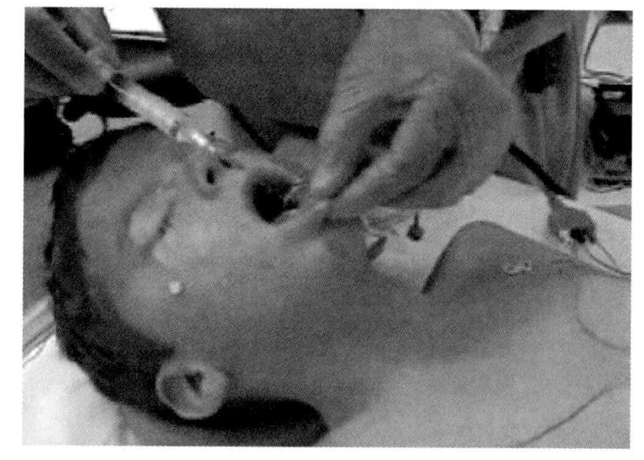

图 3-22 口内进路行颏神经阻滞

**4. 并发症**　主要有局麻药误入血管及血肿生成。

## 二、颈浅丛

### （一）概述

**1. 解剖**　颈神经 $C_1 \sim C_4$ 的前支构成颈丛，分为浅支和深支。颈浅丛环绕胸锁乳突肌锁骨头的腹侧，支配颈部、耳郭后以及肩部皮肤的感觉，包括枕小神经、耳大神经、颈横神经

以及锁骨上神经4个分支。

耳大神经是颈浅丛升支中最大的神经。它起源于第三及第四颈神经根，绕胸锁乳突肌后缘穿出深筋膜，从胸锁乳突肌锁骨头后方颈阔肌深部上升到达腮腺，然后分为前支和后支。前支支配覆盖腮腺的皮肤感觉并在腮腺腺体内与面神经分支相互交通；后支司乳突部以及外耳后部皮肤，并与枕小神经、迷走神经耳支以及面神经耳后支相交通。

**2. 适应证** 颈浅丛阻滞可用于中耳乳突手术、耳成形术、迷路手术、人工耳蜗植入术、耳郭后皮肤痣以及囊肿切除术；双侧颈浅丛阻滞可用于甲状腺切除术及改良甲状软骨成形术。

耳大神经阻滞已经成功应用于儿童中耳乳突术以及耳成形术的镇痛。儿童行中耳乳突手术后有着极高的恶心、呕吐发生率，而术后予阿片类药物镇痛更可增加恶心、呕吐的发生，行耳大神经阻滞后，可减少围术期阿片类药物的使用。一项前瞻性研究提示，耳大神经阻滞和静脉给予吗啡镇痛效果相当，但吗啡镇痛患儿术后恶心呕吐的发生率(75%)增加，耳大神经阻滞儿童仅为35%。

**3. 操作技巧** 患儿麻醉后取头后仰位并旋转至对侧。消毒颈部后确定环状软骨以及胸锁乳突肌后缘的位置。使用27G探针，将针头屈曲60度后从胸锁乳突肌后缘环状软骨水平($C_6$水平)刺入皮下，回抽无血后注入加入肾上腺素(1∶200 000)的0.25%布比卡因2 ml。注药后轻揉浸润部位使局麻药更好扩散，同时防止血肿产生(见图3-23)。

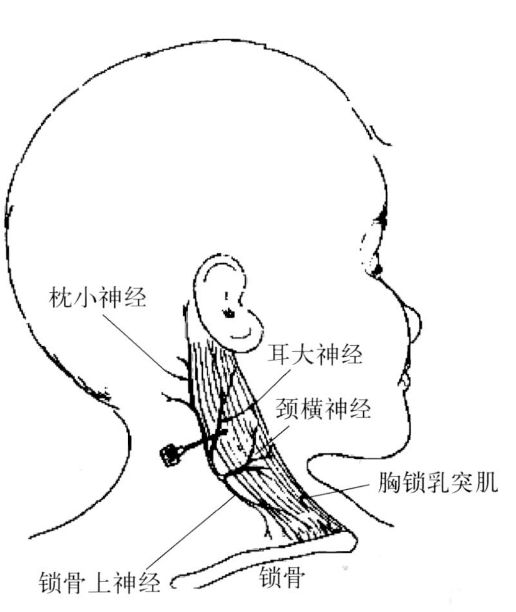


**图3-23 颈浅丛阻滞示意图：标记胸锁乳突肌后缘位置及环状软骨($C_6$)水平位置后，使用27G探针，将针头屈曲60度后从标记线交点刺入皮下，回抽无血后注入局麻药1～2 ml**

**4. 并发症** 主要有局麻药误入血管、颈深丛阻滞后致Horner综合征、单侧膈神经麻痹以及血肿形成。

## (二) 枕大神经

**1. 解剖** 枕大神经起源于$C_2$颈神经根后支，穿出颈后筋膜后，与枕动脉中部相交后走向枕后部外侧，支配头皮后部感觉。

**2. 适应证** 枕大神经阻滞主要用于枕部颅脑外科手术、改良脑室腹腔分流术、枕神经痛。

**3. 操作技巧** 患儿麻醉后取俯卧位或头后仰位并转向对侧。沿上项线在枕骨隆突的下侧及外侧扪及枕动脉搏动后，使用27G探针在动脉附近刺入皮下，注意避开动脉，回抽无血后注入加入肾上腺素(1∶200 000)的0.25%布比卡因2～3 ml。注药后轻揉浸润部位使局麻药更好扩散，同时防止血肿产生(见图3-24)。

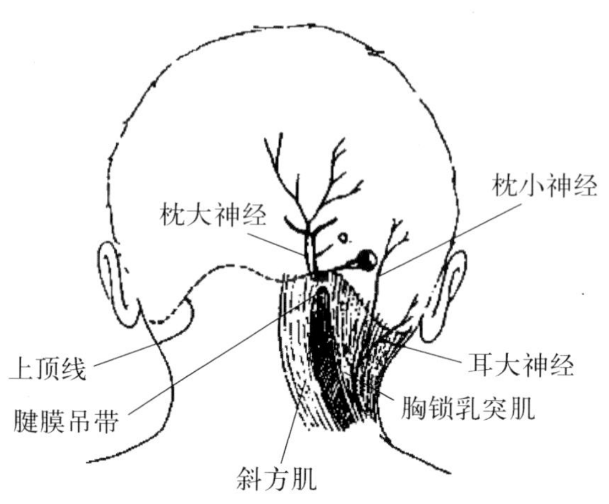


**图3-24 枕大神经阻滞示意图：沿上项线在枕骨隆突下侧和外侧处触及枕动脉搏动后，避开动脉在旁边刺入27G探针，回抽无血后注入局麻药**

**4. 并发症** 很少见，局麻药误入血管是最常见的并发症，操作时需要谨慎，边注药边回抽可能会更安全。

## (三) 迷走神经耳支(Arnold神经)

这是最新的用于儿童的头颈部阻滞技术，得益于鼓膜穿刺置管术镇痛方案的探索。

**1. 解剖** Arnold神经是迷走神经耳支的终末神经，支配外耳道及鼓膜下部(该处是慢性中耳炎行鼓膜置管的常用位置)的感觉。它穿行于乳突与颞骨间的鼓乳裂中，并分为两支：一支加入耳大神经后支；另一支分布于耳郭后部及外耳道后部的皮肤。

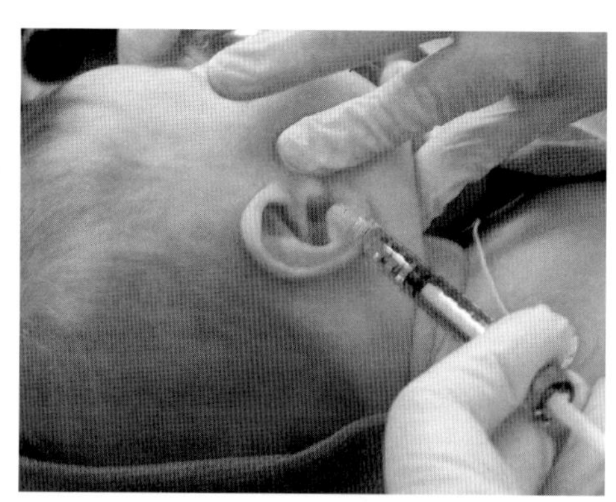

**图3-25 Arnold神经阻滞：轻按患儿耳屏触及鼓乳裂后，使用30G探针至皮下，回抽无血后注入0.2 ml局麻药**

**2. 适应证** 鼓膜穿刺及置管术。

**3. 操作技巧** 患儿麻醉后取头后仰位并转向对侧，轻按患儿耳屏触及鼓乳裂后，使用27～30G探针刺入皮下，回抽无血后注入加入肾上腺素(1∶200 000)的0.25%布比卡因0.2 ml，注药后轻揉浸润部位(见图3-25)。

**4. 并发症** 罕见血肿形成。

**5. 应用报道** Voronov 等对 200 例行鼓膜穿刺置管术患儿进行的一项前瞻性的双盲随机对照研究表明，使用 Arnold 神经阻滞较之静脉芬太尼行术后镇痛效果相当，不良反应轻微。

## 三、小儿头颈部神经阻滞展望

长久以来头颈部神经阻滞技术在儿童中的应用一直较少，静脉使用阿片类药物进行镇痛是其主要的治疗方法，但是这一镇痛方案有着令人难以承受的不良反应，如恶心、呕吐、皮肤瘙痒以及呼吸抑制。应用头颈部外周神经阻滞技术可提供术中及术后良好的镇痛效果，更可辅以开颅手术术中唤醒的需要。不良反应极低是头颈部神经阻滞技术最大的优势。此外，由于被阻滞的神经都是巨大的神经分支，阻滞位点并不需要十分精确，操作较为简便，可安全应用于儿童。学习和掌握头颈部神经的详细解剖结构特点是保证操作安全实施的前提，轻柔、仔细操作可进一步提高阻滞技术的安全性和成功率。相信通过不断的学习和实践，更多的麻醉医师会逐渐将这一技术应用于儿童。

### 参 考 文 献


1 Suresh S, Voronov P. Head and neck blocks in children: an anatomical and procedural review. Pediatr Anesth, 2006, 16:910－918.

2 Belvis D, Vornnov P, Suresh S. Head and neck blocks in children. Techniques in Regional Anesthesia an Pain Management, 2007, 11:208－214.

3 Voronov P, Suresh S. Head and neck blocks in children. Curr Opin Anaesthesiol, 2008, 21: 317－322.

4 Simion C, Corcoran J, Iyer A, et al. Postoperative pain control for primary cleft lip repair in infants: is there an advantage in performing peripheral nerve blocks? Pediatr Anesth, 2008, 18:1060－1065.

5 Voronov P, Tobin MJ, Billings K, et al. Postoperative pain relief in infants undergoing myringotomy and tube placement: comparison of a novel regional anesthetic block to intranasal fentanyl-a pilot analysis. Pediatr Anesth, 2008, 18:1196－1201.


（许文妍 张马忠）

# 第九节 区域麻醉的流行病学调查

儿童由于难以取得其配合，施行区域麻醉技术（单次注射或留置导管）通常需要在患儿镇静的情况下实施。有关儿童实施区域麻醉的流行病学调查，近 15 年来主要有以下 3 项大规模的研究：① 1994～1995 年由法语儿科麻醉医师协会（association des anesthésistes-réanimateurs pédiatriques d'expression française，ADARPEF）进行的一项前瞻性调查；② 前次调研 10 年后，ADARPEF 再一次对儿童区域阻滞麻醉技术的开展情况进行流行病学调查；③ 英国人 Llewellyn 与 Moriarty 在 2007 年报道的一项长达 5 年的有关儿童硬膜外持续镇痛的流行病学调查。

## 一、ADARPEF 流行病学资料比较

1996 年，历经为期一年的调查后，ADARPEF 发表了调查结果。在总共进行的85 412 例小儿麻醉中，61 003 例为单纯全身麻醉，另外 24 409 例复合了区域阻滞。椎管内麻醉共 15 013 例，绝大多数为骶管阻滞，占所有区域阻滞的 60%以上。而外周神经阻滞（包括局部麻醉技术，如气管表面麻醉和浸润麻醉）仅占全部区域阻滞的 38%（局部麻醉超过 20%）。

10 年之后 ADARPEF 重新予以调查统计（见表 3－6）。根据其下 46 家医疗机构从 2005 年 11 月至 2006 年 1 月进行的共 32 905 例小儿麻醉中，25 180 例为单纯全身麻醉，有 7 883 名儿童接受了区域阻滞麻醉。其中外周神经阻滞技术为 4 839 例（4 617 例使用单次注射技术，222 例为置管后持续输注），椎管内麻醉为 2 762 例（2 278 例为单次注射，484 为置管后持续输注）。可以看到，10 年后，外周神经阻滞技术的比例显著上升，占了全部区域阻滞技术的将近 70%，当然，超过 90%的区域阻滞技术是在全身麻醉的基础上开展的。

**表 3－6　ADARPEF 前后 10 年两项调研的基本数据统计**

| | 1994 | 2006 | *P* |
|---|---|---|---|
| 区域阻滞复合全身麻醉 | 5 604 | 7 601 | <0.05* |
| 单纯使用区域阻滞技术 | 266 | 282 | <0.05 |
| 区域阻滞总数 | 5 870 | 7 883 | <0.05 |
| 全身麻醉总数 | 14 519 | 25 180 | <0.05 |
| 小儿麻醉总数 | 20 389 | 32 905 | |

仅比较相应的 11 月、12 月及次年 1 月共 3 个月的数据
* 前后 10 年比较相应数据有显著统计学差异

相隔 10 年的前后两项调查，使用的是完全相同的方法学，进行前后对照发现（见表 3－7）：2005～2006 年这 3 个月的数据显示，骶管阻滞较 10 年前显著减少，但硬膜外置管行持续输注的例数明显增多。此外，外周神经阻滞也较 10 年前大大增加，从 12.4% 增至 25.4%。

表 3-7 ADARPEF 前后 10 年两项调研的详细数据比较

| | 1994 | 2006 | P |
|---|---|---|---|
| 椎管内麻醉 | | | |
| 骶管阻滞 | | | |
| 单次注射 | 2 944 | 2 101 | <0.05* |
| 留置导管 | 5 | 35 | <0.05 |
| 硬膜外阻滞 | | | |
| 单次注射 | 352 | 64 | <0.05 |
| 留置导管 | 200 | 449 | <0.05 |
| 蛛网膜下腔阻滞 | | | |
| 单次注射 | 125 | 256 | <0.05 |
| 留置导管 | 1 | 0 | |
| 椎管内麻醉总数 | 3 627 | 2 905 | <0.05 |
| 外周神经阻滞 | | | |
| 躯干阻滞 | | | |
| 肋间神经阻滞:单次注射 | 29 | 11 | <0.05 |
| 阴茎神经阻滞:单次注射 | 427 | 1 050 | <0.05 |
| 四肢阻滞 | | | |
| 锁骨上神经 | | | |
| 单次注射 | 68 | 15 | <0.05 |
| 留置导管 | | 5 | |
| 腋神经 | | | |
| 单次注射 | 112 | 173 | ns |
| 留置导管 | | 18 | |
| 腰丛 | | | |
| 单次注射 | 46 | 256 | <0.05 |
| 留置导管 | | 68 | |
| 骶丛 | | | |
| 单次注射 | 43 | 274 | <0.05 |
| 留置导管 | | 131 | |
| 外周神经阻滞总数 | 725 | 2 001 | <0.05 |
| 四肢神经阻滞置管总数 | 11 | 222 | <0.05 |

ns:无统计学差异;仅比较相应的 11 月、12 月及次年 1 月共 3 个月的数据
* 前后 10 年比较相应数据有显著统计学差异

## 二、蛛网膜下腔阻滞

得益于先进的医疗科技(如低血气分配系数的挥发性麻醉药、喉罩应用、静脉氧饱和度监测等),多数临床机构仍旧倾向于给新生儿及小婴儿实施全身麻醉。在 ADARPEF 最近

一次的调研中，在总共 7 883 例小儿区域阻滞中，蛛网膜下腔阻滞占 256 例，其中仅 168 例没有复合全身麻醉(168 例中的 75%为小于 6 个月的婴儿)。

蛛网膜下腔阻滞用于儿童的临床报道较多。在一项前瞻性的研究中，Imbelloni 等报道了他们在 18 个月内对 307 例小于 12 岁儿童实施蛛网膜下腔阻滞的情况，这一操作是在复合全身麻醉的基础上进行的。另有两项回顾性的研究总结了蛛网膜下腔阻滞在儿童中的应用及发展：① Williams 等总结了 25 年来对 1 554 例小于 1 岁的儿童施行蛛网膜下腔阻滞的经验；② Kachko 等回顾了 8 年来对 505 例小于 7 个月的小婴儿进行蛛网膜下腔阻滞的临床实践。

Imbelloni 等在 2001 年 5 月至 2002 年 8 月间观测了 307 例小于 13 岁的巴西患儿使用不同等比重液(0.5%布比卡因、0.5%左旋布比卡因及 2%利多卡因)实施蛛网膜下腔阻滞的效果。感觉神经阻滞的起效时间为 2.36±0.95 min；手术持续时间为 1.29±0.83 h；麻醉后苏醒室的滞留时间为 39.72±26.84 min；麻醉平面位于胸椎 $T_9$～$T_4$(平均 $T_6$)。所有患儿运动神经阻滞的起效时间均小于 2 min，并在手术伊始的改良 Bromage 评分(0 分为无运动阻滞，1 分为不能屈曲髋关节，2 分为不能屈曲膝关节，3 分为不能屈曲踝关节，4 分为不能动脚趾)都达到 3 分，手术结束时 75%的患儿评分在 0 分和 1 分(其中 0 分患儿 29%，1 分患儿 46%)。大于 1 岁的患儿平均 3.79±0.73 h 后可以行走。不良反应中 5 例患儿出现了穿刺后头痛(postdural puncture headache，PDPH)，临床表现较轻微；1 例患儿出现低血压和心动过缓；没有患儿出现低氧，也没有一过性神经根症状出现。患儿行蛛网膜下腔阻滞的平均费用在 49 雷亚尔(巴西货币)，而全身麻醉的平均费用在 105 雷亚尔。

为了解蛛网膜下腔阻滞在小婴儿中应用的安全性与有效性，Walliams 等回顾了 Vermont 儿童医院自 1978 年以来的小于 1 岁儿童行蛛网膜下腔阻滞操作的流行病学资料。在总共 1 554 例患儿中，成功实施腰段蛛网膜下腔阻滞穿刺操作的概率为 97.4%(即针芯见有脑脊液回流)，平均操作时间在 10 min；其中的 1 483 例患儿蛛网膜下腔阻滞效果可满足手术的需要(95.4%)。主要的不良反应是心动过缓(心率<100 次/min，共 24 例患儿，占 1.6%)、氧饱和度下降($SpO_2$<90%，共 10 例患儿，占 0.6%)、阻滞平面过高(共 56 例，占 3.8%)。其中 10 例患儿因平面过高抑制自主呼吸，5 例借助呼吸皮囊通气后恢复，另 5 例接受了气管插管。在这项长达 30 年的回顾性研究后，作者认为蛛网膜下腔阻滞可安全有效地应用于小婴儿，且并发症很少，是除全身麻醉外下腹部及下肢手术不错的麻醉方式。

出于同样的目的，Kachko 等回顾了以色列主要三级医院自 1998 年以来共 505 例小于 7 个月的小婴儿使用 0.5%布比卡因实施蛛网膜下腔阻滞的流行病学资料，也同样得出安全有效的结论。蛛网膜下腔阻滞操作通常由住院医师和主治医师进行，成功率在 95.3%，初次穿刺成功率在 69.9%。平均穿刺次数在 1.41 次，平均布比卡因使用剂量在 0.66±0.16 mg/kg，28.1%的患儿需要先予静脉咪唑安定镇静。5 例患儿因麻醉平面消退最终改为全身麻醉(1.04%)，其中 4 例患儿的手术时间均超过 90 min，而 1 例患儿平面在 30 min

内即消退。不良反应中有 9 例患儿发生心动过缓(心率小于 100 次/min,不伴随低氧),占 1.8%;3 例患儿发生高位蛛网膜下腔阻滞(0.62%),且都是早产儿,但没有心动过缓和低血压的临床表现;4 例患儿发生呼吸暂停(0.8%),无一例外都是早产儿,并且事先都接受过咪唑安定或丙泊酚镇静;没有感染发生。

在有关成人的报道中,蛛网膜下腔阻滞最主要的不良反应是心动过缓、呼吸抑制以及高位蛛网膜下腔阻滞(全脊麻),但很少存在阻滞不全。Williams 及 Kachko 在儿童中观察到的情况与之相似。两份报道中心动过缓的发生率为 1.6%及 1.8%。Kachko 小组报道 505 例儿童中的 4 例发生了呼吸抑制,占总数的 0.8%;Williams 报道 1 554 例中的 10 例患儿因麻醉平面过高发生呼吸抑制,其中 5 例最后改为气管插管全身麻醉。儿童蛛网膜下腔阻滞的维持时间较成人要短暂得多。这一缺点限制了这项技术的应用。但在 Williams 和 Kachko 小组的报道中,仅 1%的患儿需要改为全身麻醉,这说明合理选择麻醉方式的重要性,同时也说明麻醉医师需要加强与外科医师的沟通,了解手术情况。

## 三、硬膜外麻醉

在 ADARPEF 研究小组 1996 年的调研中,硬膜外麻醉(包括单次注射和留置导管)不良事件的发生率在 15∶10 000,包括 2 例穿刺后头痛(postdural puncture headaches, PDPH)、3 例局麻药入血、2 例出现一过性神经症状以及一些更小的技术问题。

N. Llewellyn 与 A. Moriarty 为了定量硬膜外持续镇痛的不良反应,进行了一项长达 5 年(2001～2005 年)的前瞻性调研,并在 2007 年发表了临床调查报告。研究对象是英国及爱尔兰行硬膜外持续镇痛(epidural infusion analgesia, ELA)的儿童,分别来自 21 家医疗机构,总数达到 10 633 例。这项调研将儿童按年龄分为 4 组,其中新生儿 529 例、小于 1 岁的患儿 1 726 例、1～8 岁的患儿 4 136 例、大于 8 岁的患儿 4 242 例(见图 3-26);同时将不良反应由重至轻分为 3 个等级(1 级严重,2 级中等,3 级较轻),并对所有产生不良反应的儿童进行为期 6 个月至 1 年的随访。统计结果显示,在总共 10 633 例接受硬膜外置管的患儿中有 96 例患儿出现不良反应(见表 3-8),发生于全部 21 所医疗机构中的 16 所;其中 56 例与导管置入及留置有关(1∶189),且大多为轻度不良反应(3 级,42 例)。发生 9 例中度不良反应(2 级,约 1∶1 100),5 例严重不良反应(1 级,约 1∶2 000);仅有 1 名患儿在 1 年后还留有后遗效应(1∶约 10 000)。5 例严重不良反应包括 2 例硬膜外脓肿、

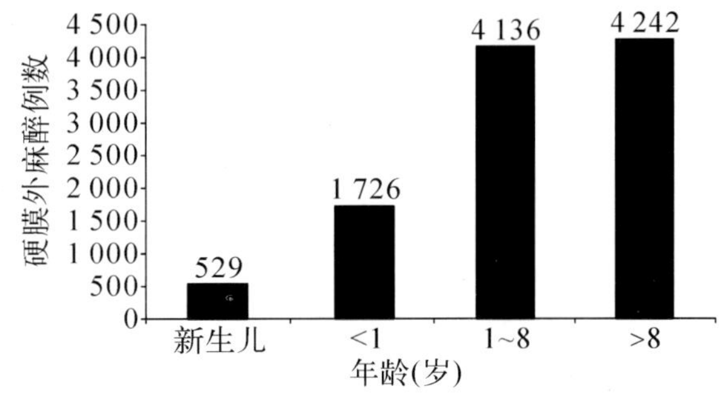


**图 3-26　总共 10 633 例儿童年龄分布图**

1例感染(假性脑膜炎)、1例PDPH以及1例误注药物后导致马尾综合征。造成这一神经损伤的原因是错误设定了推注泵参数,这名4个月3.2 kg的小婴儿在术后1年仍症状明显。另外的40例不良反应也被认为与EIA相关,其中33例为发生压疮;4名患儿出现骨筋膜间室综合征,直至术后24 h才被诊断,使用EIA并没有掩盖发现病情。新生儿组发生不良事件的比例较其他年龄组更高。

**表3-8 Llewellyn与Moriarty流行病学调查中的不良事件资料**

| 1级(5例) | | 2级(8例) | | 3级(43例) | |
|---|---|---|---|---|---|
| 感染-硬膜外脓肿 | 2 | 用药不当-呼吸停止 | 1 | 用药不当 | 10 |
| 感染-假性脑膜炎 | 1 | 用药不当-癫痫大发作 | 1 | 局部感染 | 25 |
| 严重穿刺后头痛 | 1 | 局麻药中毒 | 1 | 穿刺后头痛 | 5 |
| 误注药物-致马尾综合征 | 1 | 外周神经损伤 | 5 | 外周神经损伤 | 1 |
| | | | | 意外蛛网膜下腔阻滞 | 2 |

在所有行EIA的患儿中,新生儿组行骶管置管的比例较高(占新生儿行硬膜外置管总数的52%),而行胸段硬膜外置管的操作较少(见表3-9)。此外,除了1例17岁的青少年是在清醒下进行麻醉操作外,其余所有的患儿都是在全身麻醉下进行硬膜外置管操作。

**表3-9 不同年龄组儿童硬膜外置管位置表**

| 置管位置 | 新生儿 | <1岁 | 1~8岁 | >8岁 | 总数 |
|---|---|---|---|---|---|
| 骶管 | 276(52)* | 476(28) | 140(3) | 29(1) | 921 |
| 腰段 | 178(34) | 838(49) | 2 645(64) | 2 565(60) | 6 226 |
| 胸段 | 75(14) | 412(24) | 1 351(33) | 1 648(39) | 3 486 |
| 总数 | 529 | 1 726 | 4 136 | 4 242 | 10 633 |

* 括号内的数字为计算得的百分比

在一项前瞻性的研究中,Saudan等报道了将硬膜外置管技术应用于儿童的安全性。不良事件发生率为2%,其中1例为有癫痫史的患儿发生了抽搐,另1例则是怀疑局麻药入蛛网膜下腔。

ADARPEF在2006年报道的为期3个月的调查中,统计数据显示有53例区域阻滞的不良事件(表3-10),其中38例发生于椎管内麻醉后(137∶10 000)。而在10年前的调查中,总共15 013例椎管内麻醉的不良事件仅25例。这一数据证明了外周神经阻滞的安全性,在总共9 396例操作(包括2 977例气管阻滞)中仅15例发生不良反应。这38例不良事件中,24例发生于骶管阻滞后,发生率为112∶10 000。在全部的19例穿刺出血的报道中,大多发生于椎管内麻醉,尤其在骶管阻滞后,令人担忧局麻药入血的情况。

## 四、外周神经阻滞

ADARPEF 在 2006 年报道的区域麻醉的流行病学调查中详细描述了有关外周神经阻滞的临床应用情况。在这份调查中，外周神经阻滞不良事件的发生率接近 30∶10 000（见表 3-10），大多数很轻微且未见后遗效应的报道。只有两例不良事件值得关注：一例是行股神经置管后导管留滞无法取出，最终只得通过外科手术取出；另一例是行髂腹股沟-髂腹下神经阻滞时，探针刺入腹腔内组织。后者也见于 Amaury 及 Frigon 的相关报道。

**表 3-10　ADARPEF 流行病学调查中 53 例区域麻醉的不良事件**

| 不良反应类型 | 区域阻滞类型 | 例数 |
|---|---|---|
| 椎管内麻醉：38 例 | | |
| 穿刺出血 | 骶管阻滞 | 8 |
| | 腰段硬膜外置管 | 3 |
| | 腰段硬膜外穿刺 | 2 |
| | 蛛网膜下腔阻滞 | 2 |
| 操作失败 | 骶管阻滞 | 9 |
| 局麻药入血 | 骶管阻滞 | 4 |
| | 骶管置管 | 1 |
| | 腰段硬膜外穿刺 | 1 |
| | 胸段硬膜外穿刺 | 1 |
| | 腰段硬膜外置管 | 1 |
| 刺破硬脊膜 | 腰段硬膜外穿刺 | 2 |
| 运动阻滞延迟 | 骶管置管 | 1 |
| 导管脱出 | 腰段硬膜外置管 | 1 |
| 尿潴留 | 骶管置管 | 1 |
| 腓神经功能受损(非由神经阻滞引起) | 腰段硬膜外置管 | 1 |
| 外周神经阻滞：15 例 | | |
| 操作失败 | 髂腹股沟-髂腹下神经阻滞 | 2 |
| | 耻骨下阴茎神经阻滞 | 2 |
| | 腘窝后坐骨神经阻滞 | 1 |
| 穿刺出血 | 腰大肌肌沟阻滞 | 1 |
| | 腰大肌肌沟置管 | 1 |
| | 耻骨下阴茎神经阻滞 | 2 |
| 穿刺点疼痛 | 股神经置管 | 1 |
| 混淆手术侧 | 髂腹股沟-髂腹下神经阻滞 | 1 |
| 影响股神经功能 | 髂腹股沟-髂腹下神经阻滞 | 1 |
| 置管困难 | 胸椎旁间隙置管 | 1 |
| 刺入腹腔内组织 | 髂腹股沟-髂腹下神经阻滞 | 1 |
| 导管滞留体内导致手术取出 | 股神经置管 | 1 |

根据 ADARPEF 在 2005 年 11 月、12 月及 2006 年 1 月的调查结果统计

一直以来，神经刺激仪是麻醉医师施行外周神经阻滞的常用工具。Gurnaney 等历时 5 年，收集了总共 660 例 2～18 岁患儿使用神经刺激仪的流行病学资料。患儿的平均年龄在 13.8 岁，使用的电流范围在 0.2～1 mA，神经阻滞的成功率为 96%。除 2 名患儿分别发生足大趾和足背长时间阻滞(>72 h)外没有其他不良反应发生。研究中发现，使用低刺激阈值(0.1 ms 内<0.5 mA)和高刺激阈值(0.1 ms 内>0.5 mA)进行外周神经阻滞，两者的成功率相似。他们的结论认为操作时不必强求过低的刺激阈值，以免造成神经内注射。

随着超声引导技术应用于神经阻滞，这一新型技术带来了崭新的操作体验(详见第三章第六节)。超声引导使得穿刺操作可见，还可以直接观察局麻药的分布，减少药量的同时大大增加了操作的成功率。此外，超声引导还让麻醉医生重新认识了神经内注射。Kapur 等认为注射压力对于评估是否神经内注射是很重要。通过对犬坐骨神经的实验，证明若注射时出现高压，则提示发生神经束内注射，后者可以导致神经损伤。最近，Tsui 等总结了一个更好、更方便且可以反复使用的方法来限制注射压力，这就是压缩空气注射技术。通过保持注射器的空气压缩在 50%或以下，可以保证注射压力低于可使神经严重受损的压力值，即 1 293 mmHg。

儿童区域麻醉正在历经转变，越来越多的麻醉医师倾向于外周神经阻滞和置管持续阻滞。虽然大量的临床报道证明区域阻滞的不良反应相对轻微，但是在实施神经阻滞，尤其在对新生儿或小婴儿行区域麻醉仍需十分谨慎，避免不良反应的发生，建议的主要措施如下：① 充分术前评估，选择合适的麻醉方式。② 充分了解阻滞区域的神经解剖结构。③ 先进技术辅助操作可使区域麻醉更安全。

## 参 考 文 献


1 Lacroix F. Epiemiology and morbidity of regional anaesthesia in children. Current Opinion in Anaesthesiology, 2008, 21:345 - 349.

2 Giaufre E, Dalens B. Epidemiology and morbidity of regional anesthesia in children: A one-year prospective survey of the French-language society of pediatric anesthesiologists. Anesth Analg, 1996, 83:904 - 912.

3 Llewellyn N, Moriarty A. The national pediatric epidural audit. Paediatr Anaesth, 2007, 17: 520 - 533.

4 Imbelloni LE, Vieira EM, Sperni F, et al. Spinal anesthesia in children with isobaric local anesthetics: report on 307 patients under 13 years of age. Paediatr Anaesth, 2006, 16:43 - 48.

5 Williams RK, Adams DC, Aladjem EV, et al. The safety and efficacy of spinal anesthesia for surgery in infants: the Vermont infant spinal registry. Anesth Analg, 2006, 102:67 - 71.

6 Kachko L, Simhi E, Tzeitlin E, et al. Spinal anesthesia in neonates and infants-a single-center experience of 505 cases. Paediatr Anaesth, 2007, 17:647 - 653.

7 Gurnaney H, Ganesh A, Cucchiaro G. The relationship between current intensity for nerve

stimulation and success of peripheral nerve blocks performed in pediatric patients under general anesthesia. Anesth Analg, 2007, 105:1605－1609; table of contents.

（许文妍　张马忠）

# 第十节　人工通气的肺保护

机械通气自 20 世纪 50 年代应用于临床以来，已经成为治疗急性肺损伤的主要治疗方法，大大降低了呼吸衰竭的死亡率，在儿童重症监护室中的使用极为普遍。同时机械通气作为全身麻醉的必要技术，可用于外科手术中辅助通气，也可作为神经肌肉疾病患儿的常规通气支持方式。

如今，机械通气已不仅是一项治疗肺部疾病的支持手段，不同的呼吸支持策略，可以对肺部疾病转归产生截然不同的巨大影响，左右疾病的进程。不合理的通气策略可造成机械通气性肺损伤（ventilation-induced lung injury，VILI），使疾病进一步恶化。短期肺损伤可造成肺泡破裂，导致气胸、纵隔气肿或肺间质水肿，长期肺损伤可造成机械通气严重的致残并发症——支气管肺发育不良（bronchopulmonary dysplasia，BPD），只有选择合适的通气模式才能保护肺组织，改善预后。

## 一、机械通气性肺损伤

不恰当的机械通气策略可以导致很多问题，如高压力或高容量对肺组织的伤害，造成血流动力学紊乱；吸入氧浓度（$FiO_2$）过高可造成氧毒性，特别对新生儿；甚至损伤其他器官导致多器官功能衰竭（multiorgan failure，MOF），尤其是并存未控制的炎症反应时。

### （一）容量性损伤

动物试验已经证实，对健康的肺组织进行高压通气可损伤内皮细胞与上皮细胞，改变毛细血管通透性，造成非流体静力性肺水肿。损伤的程度与吸气峰压（peak inspiratory pressure，PIP）及通气时间呈正相关。Dreyfuss 等对动物模型行高 PIP 通气时分别给予高潮气量（tide volume，$V_T$）或低 $V_T$后，观察到肺组织发生了不同的改变，只有给予高 $V_T$的组别才会产生肺损伤。此外，在对事先使用铁肺形成气道负压的动物模型进行大 $V_T$通气后也会产生肺水肿。这都说明了导致这类损伤的主要原因是过大的 $V_T$，而非气道压力。这类损伤被称为容量性损伤（见图 3－27）。

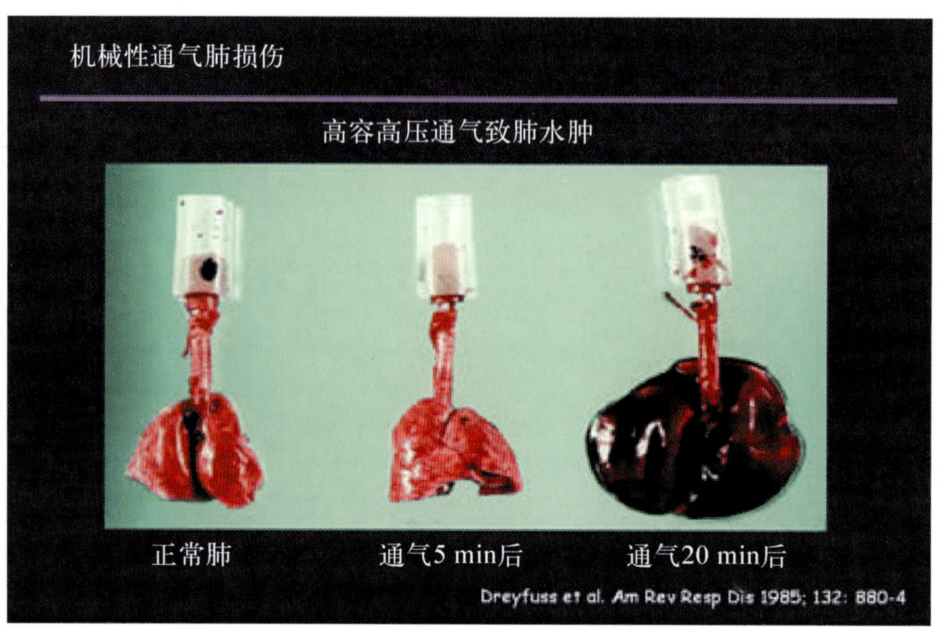


**图 3-27　高容高压通气致肺水肿，左、中、右图分别是正常肺、通气 5 min 及 20 min 后的肺组织**

## （二）不张性损伤

急性呼吸窘迫综合征（acute respiratory distress syndrome，ARDS）时，病变的肺泡组织在呼气末的闭合容积严重减少，导致肺泡萎陷；肺泡表面活性因子减少可加重肺泡塌陷，致肺容量逐渐丢失、肺内分流以及呼气不稳定。机械通气时小气道重新开放和肺泡的剪切力和拉张力可导致 VILI 的发生。每个呼吸周期肺泡的闭合与复张可造成进行性的肺组织损伤，这类损伤被称为不张性损伤。

## （三）生物性损伤

实验性研究证明，VILI 的有害性远胜于单纯的肺上皮细胞和内皮细胞的机械破坏。最新研究认为，机械通气也是一种炎症前期刺激因子，主要分子机制可能为机械力量被细胞感知，通过细胞内信号转导使细胞激活和细胞因子的大量释放从而导致肺损伤。不良肺通气策略导致的容量性损伤（高 $V_T$）以及不张性损伤不仅可促进炎性介质（如肿瘤坏死因子 TNFα）的释放，还促进肺组织释放细胞因子到体循环。可见，不良通气策略不仅仅是损伤肺部，还进一步危害全身各器官的安全，甚至导致全身 MOF。降低肺应激，控制炎症，减少吸入氧浓度（$FiO_2$）至最低水平以及使用肺保护性策略是降低生物性肺损伤的基础。

## 二、儿童机械通气的肺保护策略

在 20 世纪 80 年代中期，肺保护策略以及非通气肺的再膨胀理论促进了选择性支气管插管肺隔离技术的发展。虽然大规模儿童临床研究并未证实这一技术的有效性，但是它包含的理论却值得关注。到了 90 年代，科学家们不仅仅是只关注于肺的重新开放，更关注肺组织在整个呼吸循环中开放的情况。这一时期的目标是减少因支持终末支气管重开放的压力和剪切力而导致的肺损伤。这一概念，即“打开肺部，并保持其开放”理论至今都是成人及小儿通气技术的理论要点。无论是否存在肺不张，它在通气开始就将肺组织打开或复张并将在整个通气过程中持续维持这一状态。一旦肺部被开放，我们可以采取很多技术来保持其开放状态。

### (一) 肺开放技术

机械通气的目的不仅是进行有效的气体交换(健康的肺)，更是为了有效地治疗肺部疾患。因此，必须及时复张萎陷的肺组织以减少通气变化对有效通气的肺组织造成伤害。因为当存肺叶萎陷时，健侧肺组织需要代偿性膨胀以维持正常的气体交换。肺开放技术包括肺复张操作(recruitment maneuver，RM)，即持续增加肺内压，从而使尽可能多的肺组织得到复张。RM 可改善氧合，减少 $CO_2$ 潴留，缓解病情。为了使肺泡持续开放，对新生儿、小婴儿以及儿童可进行多次 RM 操作。

**1. 简易呼吸囊**　应用简易呼吸囊进行人工通气是简便而有效的复张方式，可缓解肺泡组织通气的不均一性并使萎陷的肺泡重新复张。可以在通气开始或治疗不张倾向时(如吸痰后)实施，不需要其他特别的设备和额外的辅助人员。需要注意的是，存在非均匀性肺组织病理改变时或当吸气压力没有得到严格控制时，通气良好的组织过度膨胀会导致气压伤(间质性肺气肿)。所以，实施人工通气必须良好控制吸气压力，从而减少不良反应的发生。

**2. 呼气相停顿**　在使用容量控制通气时，可通过延长呼气相停顿时间(时间压力曲线上的一个方波)来达到使更多肺泡复张的目的(见图 3－28)。用于治疗具有肺泡萎陷特征时(如健康肺在麻醉时的通气)更为有效。当吸气末气流停顿时，推迟呼气相的开始时间有助于气体在肺泡内的重新分布，使得萎陷的肺泡逐渐复张。此方法的缺点是复张的时相并非在吸气峰压这一最佳肺泡复张阶段。

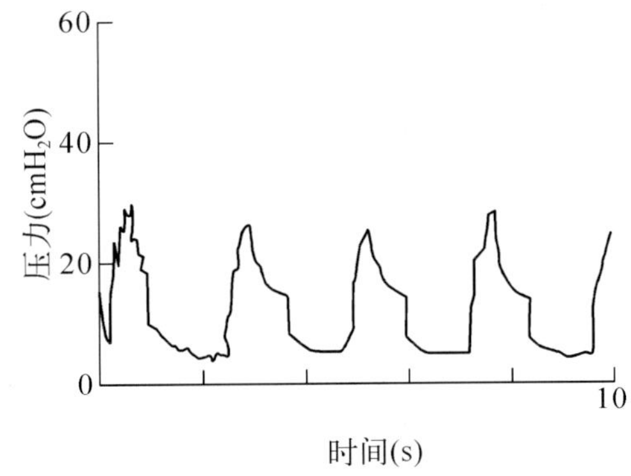


**图 3－28　容量控制通气时，延长呼气相停顿时间(时间压力曲线上的一个方波)改善气体在肺泡内的重分布，来达到使更多肺泡复张的目的**

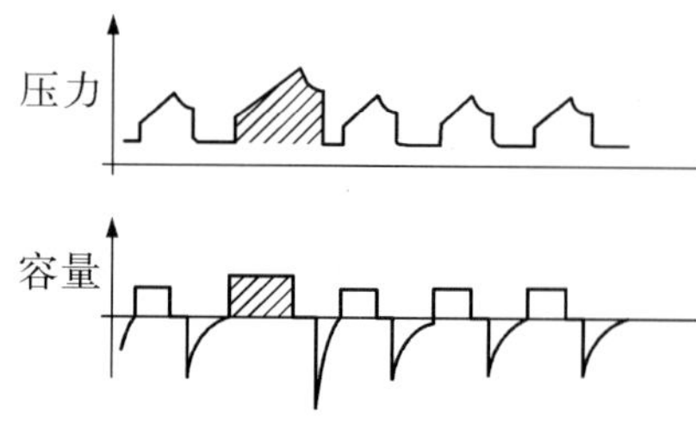


图 3-29 “深呼吸”策略，由呼吸机周期地给予一次两倍潮气量的通气有利于肺泡的复张

**3. “深呼吸”策略** 机械通气时周期性地给予一次“深呼吸”也是一个很好的方法。这一新型的通气策略尚处于探索阶段，目前应用于 70 岁以下的成人麻醉中以改善手术时机械通气导致的肺不张。此方法的特点是在通气时由呼吸机自动给予一个或几个 2 倍潮气量的“深呼吸”以膨胀萎陷的肺泡组织（见图 3-29）。初步的研究已证实此方法式在治疗成人 ARDS 的有效性。但还需要进一步的大量临床研究才能将此方法在儿童中推广应用或成为常规治疗方案。

**4. 俯卧位通气** 另一个有效的肺泡复张方法是在机械通气时将患儿处于俯卧位。近年来，对 ARDS 的研究发现，肺部病变并不是均匀分布的，存在“重力依赖区”的肺组织病变重和“非重力依赖区”病变轻的特点；前者的肺泡组织较后者顺应性明显下降。人为地改变肺重力依赖区的部位，这样可以使背侧的肺组织得以复张，改善通气/血流比例失调，增加痰液由肺泡向气管和主支气管的引流。改变体位可应用于所有行机械通气的儿童，改善通气和肺顺应性，有利于气体交换、减少吸入氧浓度从而降低氧中毒的发生；显著地改善气体交换，且罕有不良反应（见图 3-30）。翻转患儿时同样需要谨慎，避免气管导管意外脱出，诸如血流动力学不稳定或组织压伤等在儿童很少发生。

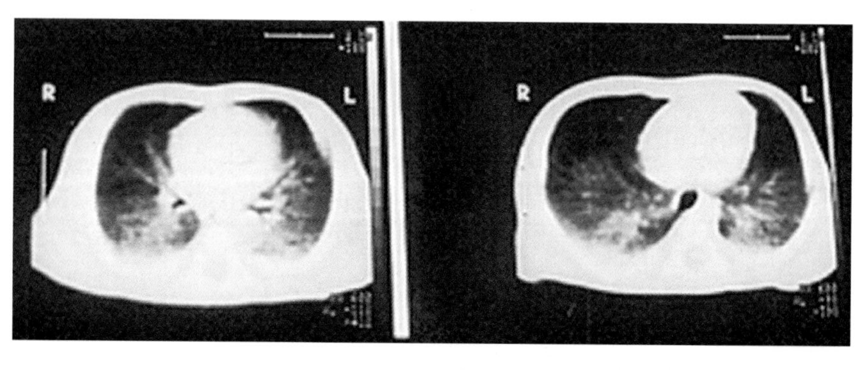


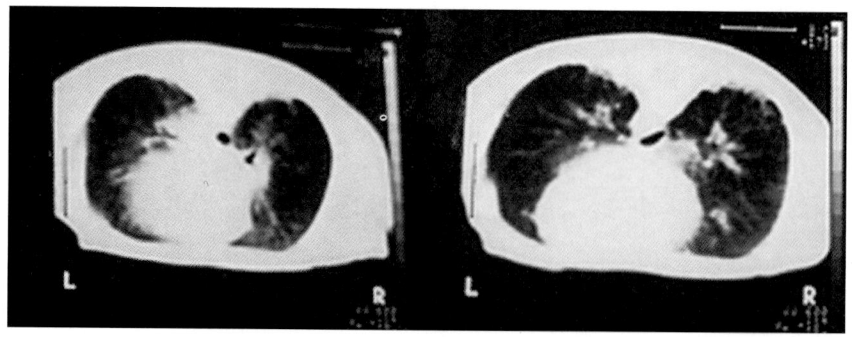


图 3-30 上图：脓毒症导致 ARDS 的患儿仰卧位胸部 CT 片，背部两侧肺组织因通气不良而萎陷；下图：同一患儿改俯卧位通气 15 min 后的 CT 片，可见背侧的不张区域分泌物完全吸收

**5. 清理肺部分泌物**　最新研究证实充分吸引肺部分泌物可以有效地复张实变和阻塞的肺组织。这不仅有利于复张肺泡，还可改善气体交换从而降低吸入氧浓度。我们有这样的经验：患有神经肌肉疾病的患儿，因为咳嗽功能丧失，排痰困难，常常并发肺炎或呼吸衰竭。这让我们了解到充分吸引肺部分泌物可以改善通气，并且有着重要的临床意义。科学家们正在积极研发相关的装置，可用于易化吸痰以及机械通气或辅助通气时模拟咳痰。现在研究较多的是高频胸壁振荡、咳嗽辅助吹吸器以及用于清除分泌物的 RTX 呼吸器等，在成人和儿童领域取得的初步数据显示了它们良好的应用前景。

**6. 支气管肺泡灌洗**　支气管肺泡灌洗技术（bronchoalveolar lavage, BAL）通常应用于取出有形物质阻塞支气管（如囊性纤维化、蛋白沉积症），以去除有形物质使萎陷的肺泡重新开放。一些研究将 BAL 技术与补充表面活性物质配合用于胸外伤以及误吸的治疗，取得了令人振奋的疗效，该法也可用于治疗毛细支气管炎。使用 BAL 技术 1 h 后缓慢滴注肺表面活性物质可补充 BAL 技术所丢失的量，此方法可减轻误吸引起的化学性损伤、肺炎以及胸外伤等导致的组织坏死，这些都可导致 ARDS。评估这一策略对成人和小儿疗效的临床对照试验正在进行中。

**7. ARDS 时实施 RM 应注意的几个问题**　① 在 ARDS 早期，肺水肿较明显，应用 RM 的效果较好。而在中晚期，由于肺实质严重损伤、实变或明显纤维化形成，RM 的效果很有限。② 胸壁顺应性较差（如肥胖，腹胀等）对肺泡复张有限制作用，使 RM 的效果下降。③ 如果吸入氧浓度过高，复张的肺泡可能会因为 $O_2$ 吸收过快而在短时间内再次萎陷，因此，复张后吸氧浓度尽可能降低至可以维持基本氧合的最低水平。④ 采用简易呼吸囊行人工复张时常用的持续时间为 30～60 s，压力为 2.94～4.41 kPa，若 RM 持续时间少于 10 s，压力幅度低于 2.94 kPa，则氧合改善不明显，但 RM 持续时间过长，压力过高，会出现一过性高碳酸血症，血压降低，并可能出现气压伤。⑤ 使用 RM 后，复张的肺泡维持在开放状态的时间主要与呼气末正压（positive end expiratory pressure, PEEP）水平有关，如果 PEEP 值高于肺泡临界关闭压水平，一次 RM 的效果最长可持续约 4 h。

## （二）保持肺开放技术

当肺开放后，必须保持其在整个通气阶段处于开放状态。当肺持续开放时，可使肺泡适度膨胀、改善氧合、延长表面活性因子补充时间，从而可以保护肺组织抵御 VILI，同时降低对吸入高氧浓度要求。

**1. 呼气末正压通气**　PEEP 可以帮助肺泡在呼气末保持开放，前提是要合理设定所需的 PEEP 值。

压力-容量曲线（P-V 曲线）能够反映呼吸系统的弹性特征。正常静态呼吸 P-V 曲线吸气支呈“S”型，“S”曲线的左下方转折点称低位拐点（low inflection point，LIP），曲线右上方的转折点称高位拐点（upper inflection point, UIP）。LIP 是塌陷肺泡周期性开放的标志，而 UIP 则是肺泡过度膨胀的信号。PLIP 表示 P-V 曲线上 LIP 相对应的压力值，这一刻的压力可以克服小气道阻力，代表大部分肺泡复张所需的压力值。PEEP 的肺保护机制是：① 增加功能残气量(FRC)，改善通气/血流比值；② 减少肺泡周期性塌陷和复张产生的剪切力，降低气压伤的危险；③ 通过呼气末肺泡内正压的支撑作用，防止肺泡塌陷，改善气体交换。

高水平的 PEEP 理论是一种保护性通气策略，但会使顺应性较好的肺泡容积过大及功能残气量(FRC)增加诱发气压伤。如果 PEEP 水平过低，不能防止肺泡在呼气末塌陷，难以纠正低氧血症，同时也不能消除塌陷肺泡反复复张产生的剪切力损伤。适当水平的 PEEP 既可使低顺应性低通气的肺泡开放，又不致正常顺应区肺泡过度扩张，减轻肺损伤，此压力值被视为最佳 PEEP。理论上最佳 PEEP 值等于或略高于 PLIP(见图 3－31)。临床上最佳 PEEP 选择有一定困难，目前多数研究认同施行肺复张术并随后逐步降低 PEEP 而调定 PEEP 在最佳水平的作法。Amato 选择高出 PLIP 2 cm $H_2O$ 左右的 PEEP 值，取得了良好的临床效果。静态 P-V 曲线 LIP 测定法是目前临床可行的最佳 PEEP 的选择方法，且新一代的呼吸机装配有不脱机条件下测定 P-V 曲线的系统，以高于 PLIP 2～3 cm $H_2O$ 压力为最佳 PEEP，这已被大多数学者认可。随着 PEEP 通气策略作用研究的进展，一些资料研究表明最佳 PEEP 的选择应权衡 3 种因素：① 肺形态学图形；② P-V 曲线形状；③ 使用不同 PEEP 观察气体交换。

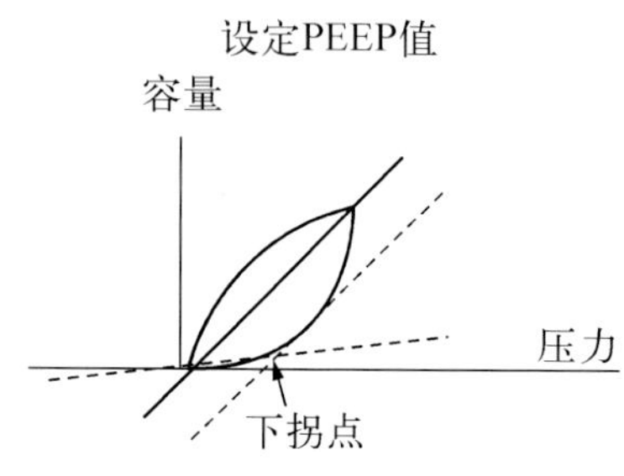

**图 3－31　设定 PEEP 值，需高于压力容量曲线的下拐点**

**2. 其他保持肺开放技术**　高频振荡通气也是维持肺开放的一种较好的通气模式，详见后述。

## (三) 儿童 ARDS 的肺保护通气策略：限制潮气量、降低气道压力、增加 PEEP

基于众多强有力的实验证据，ARDS 时的通气策略必须严格按照避免容量性损伤(使用 5～8 ml/kg 的小 $V_T$ 以及低气道平台压的通气策略)和不张性损伤(给予最佳 PEEP)，使通气保持在一个理论上的安全范围(见图 3－32)。采用压力或容量控制通气时，必须调整压力-容积曲线以避免肺过度膨胀或肺单位和肺泡萎陷。大量临床应用报道证实了通过限制吸气峰压、小 $V_T$ 通气(5～8 ml/kg)、使用肺复张技术、给予充分的 PEEP 适当的允许性高碳酸血症以及减

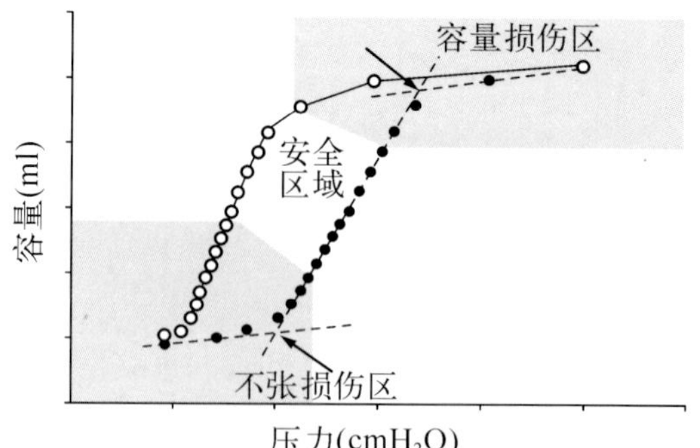

**图 3－32　由 ARDS 动物模型实验得到的静态呼吸容量-压力关系图，阴影部分为致机械通气肺损伤的区域，空白区域为理论上的安全区域。箭头示曲线的上、下拐点**

少高氧暴露时间等肺保护通气策略，可以降低成人重症 ARDS 的死亡率。虽然大多数 ARDS 的治疗方案来源于对成人的临床经验，但是根据所有的实验和临床数据，我们有理由相信，这些治疗原则中的大部分可以适用于治疗儿童 ARDS。

**1. 小 $V_T$、低气道平台压**　小 $V_T$(6～8 ml/kg)通气是指相对于常规 $V_T$(10～12 ml/kg)通气而言。2000 年美国 ARDS 协作网络的临床研究结果明确证实了小潮气量(6 ml/kg)比传统的大潮气量(12 ml/kg)能够明显降低 ARDS 患儿的病死率。从此，应用大潮气量的方法得到了否定，并且国际上比较一致的看法是在 ARDS 患儿应当采用小的潮气量；然而，是否一定要采用 6 ml/kg 的小潮气量，看法仍有不同，更多学者认为应该根据患儿的个体化特征设定潮气量，并保持吸气平台压力小于 30 cm $H_2O$。

选用压力调节容量控制通气(pressure regulated volume controlled, PRVC)可以减少容量性损伤和气压伤的发生。这种通气模式是指持续监测患儿的肺顺应性和气道阻力，自动调整气道压力及流速，以最低的峰吸气压，达到预设的目标潮气量。可用于以下情况：① 降低高通气峰压，例如早产儿、肺气肿等；② 支气管和细支气管痉挛，例如哮喘、细支气管炎等；③ 所有那些必须降低 PEEP 水平以避免发生血流动力学并发症的患儿。尤其适用于那些肺顺应性和气道阻力快速变化者，如使用了表面活性物质和支气管扩张剂的患儿。PRVC 对急性肺病变、需要高峰压以开放肺实变、昏迷或深度镇静的患儿(例如神经外科患儿)和呼吸机脱机过程中的作用还需要进行大量的临床对照试验来评价。

**2. 合理的 PEEP。**

**3. 允许性高碳酸血症**　降低潮气量和气道平台压，势必会导致 $PaCO_2$ 升高。允许性高碳酸血症不是肺保护性机械通气想要得到的结果，但在某些情况下却是不可避免的。从对 VILI 的认识来看，获得正常的血气交换已不是机械通气的主要目标，重点是如何保护正常区域的肺组织和促进尚未发生不可逆性损伤区域的肺泡功能的恢复，故优先考虑如何避免肺损伤的发生。基于高气道压的危害，Hickling 提出并在成人 ARDS 患者身上验证了容许性高碳酸血症(permissive hypercapnia，PHC；即允许 $PaCO_2$ 保持在 60～80 mmHg，pH 值维持在 7.25～7.35)通气策路的可行性。他们的观点是，若 $CO_2$ 潴留是逐渐发生的，那么 pH 值的逐渐降低可通过肾脏保留碳酸氢盐来部分代偿，pH 值将不至发生明显降低，患者能很好地耐受。PHC 时潮气量降低使胸内压降低；$PaCO_2$ 升高可使儿茶酚胺释放增加，引起容量血管收缩，可使静脉回流增加，心排血量显著增加。Sinclair 等的相关研究报道，3 h 内 PHC 对肺损伤有保护作用，机制可能与高碳酸血症改善肺通气/血流比值，使氧解离曲线右移，降低组织代谢水平有关。

但是高碳酸血症性酸中毒与心肌收缩能力降低、脑血管扩张、脑出血、癫痫发生阈值降低、高钾血症和肺内分流增加有关。最近的实验研究显示高碳酸血症能够改变新生小猪大脑皮质神经细胞的能量代谢，增加转录因子磷酸化，并且上调凋亡蛋白的表达。Lang 等的研究提示高碳酸血症能够放大肺的炎症反应。这些都可能破坏新生儿脑和肺的完整性。

Woodgate 与 Davies 通过循证医学的方法，收集大量有关新生儿不同机械通气策略随机对照研究资料(PHC 通气策略与以实现正常血碳酸值为目标的通气策略)后，得到如下主要结果：① 对包括两项涵盖 269 名新生儿的资料进行 Meta 分析后认为没有明显的证据显示 PHC 通气策略可以降低患儿的死亡率或减少慢性肺部疾病的发生；② 在其他预后指标中，PHC 与常规通气策略相比没有明显差别；③ 仅有一项临床对照研究报道 PHC 通气策略可以降低 501～750 g 体重组新生儿慢性肺部疾病的发生；④ 没有神经系统后遗症的报道。由此他们提出：在减少病死率、降低慢性肺部疾患以及减少神经系统并发症等方面，PHC 通气策略并没有显著的优势。并提出，只有当大量临床试验确定了接受机械通气支持治疗的新生儿、婴幼儿和儿童中 $CO_2$ 的安全范围并且阐明了肺保护性通气策略在获得相应治疗目标中的作用后，才推荐在实施肺保护性通气策略的情况下采用高水平 $PaCO_2$ (>55 mmHg)。

### (四) 高频振荡通气(high frequency oscillatory ventilation，HFOV)

HFOV 是目前公认最完善的高频通气技术。基于超生理频率的小潮气量理论，通气频率高达 5～15 Hz(300～900)次/min，整个呼吸周期始终有气流存在，从而使气道内始终保持一定的压力即 Auto-PEEP，减少肺泡萎陷；极高的频率，可使顺应性好的肺泡和顺应性差的肺泡之间产生往复式排灌现象，使气体充分混合和弥散，避免了正常肺泡过度膨胀，对肺泡起到保护作用。HFOV 的高频率正好是人体肺脏的共振频率；当肺脏处于共振的环境时，小气道的阻力最小，可进行直接肺泡通气。HFOV 通气时，$V_T$ 接近于解剖死腔，使肺泡免于经历闭合与重开放的呼吸循环，不会造成容量性与不张性损伤，使机械通气易于达到容量-压力关系中的安全区域。此外，还具有更小的心血管反应以及更少抑制内源性表面活性物质的生成优势。

动物模型已经证实 HFOV 通气治疗急性肺损伤较传统的非保护性通气策略更具有优势。但是当 Rotta 等将 HFOV 与肺保护性通气策略比较时，两种通气方式在改善氧合、减轻肺部炎性反应、减少肺损伤方面具有相似的疗效(图 3 - 33)。然而，同样在他们的研究中，使用肺保护性通气策略产生的较高压力以及高碳酸血症可对血流动力学造成较大的影响；而使用 HFOV 通气时，血流动力学保持正常。

在临床实践中，早期使用 HFOV 治疗严重的急性呼吸衰竭可以减少继发慢性肺部疾病。对新生儿呼吸衰竭早期采用 HFOV 进行通气支持较传统机械通气更有利于肺部疾病的治疗。早期应用 HFOV 可以较早地促进肺复张，最终缩短机械通气治疗时间，从而减少继发肺部疾病(BPD)的发生。这与成人使用 HFOV 通气治疗 ARDS 的临床疗效相似。

我们已经进入了肺保护通气时代。机械通气不仅仅是治疗肺部疾患的辅助技术，肺保护通气正作为一种积极的治疗方式，影响肺部疾患的发生。

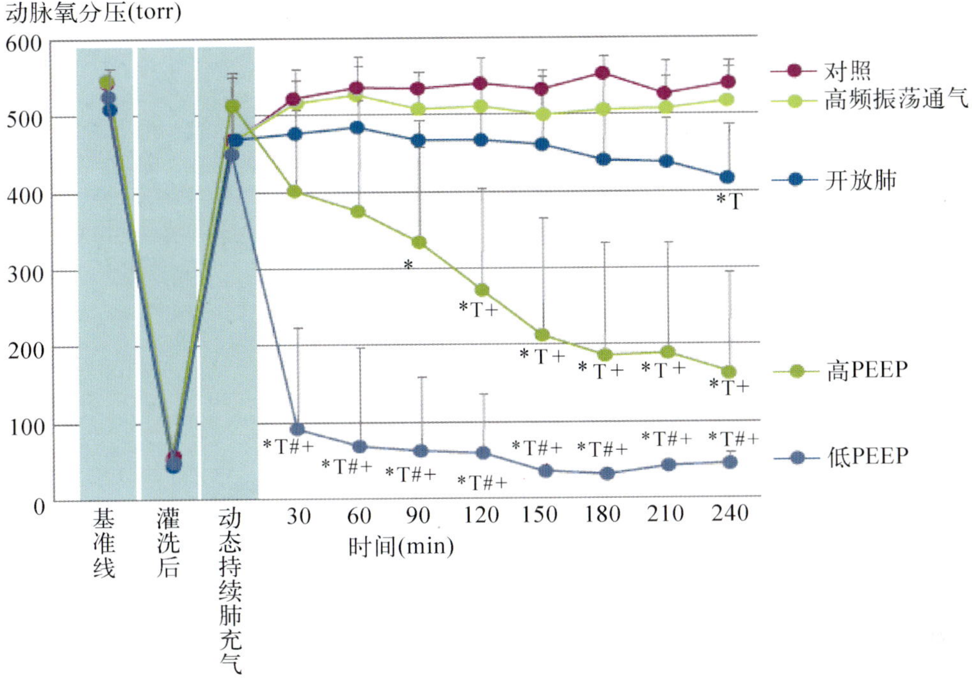


**图 3-33　使用不同的通气模式，在不同时间点测量 $O_2$ 分压。数据表示为均数±标准差；BL＝基准线；HFOV＝高频振荡通气；LAV＝灌洗后；PEEP＝呼气末正压；SI＝动态持续肺充气；＊＝与 BL 相比 $P<0.05$；T＝与 HFOV 相比 $P<0.05$；#＝与传统机械通气模式-高 PEEP 相比 $P<0.05$；+＝与开放肺技术相比 $P<0.05$**

## 参考文献


1　Marraro GA. Protective lung strategies during artificial ventilation in children. Pediatr Anaesth, 2005,15:630-637.

2　Rotta AT. Lung-protective ventilation in pediatrics. Business briefing: US Respiratory Care, 2006: 1-4.

3　张秀梅，王莹. ARDS 机械通气肺保护性策略的研究进展. 青海医药杂志，2006, 36:62-64.

4　连文喜，陈晓. 新生儿呼吸窘迫综合征机械通气肺保护性策略研究概述。实用临床医学，2009, 10: 121-123.

5　Woodgate PG, Davies MV. Permissive hypercapnia for the prevention of morbidity and mortality in mechanically ventilated newborn infants. Cochrane Database Syst Rev 2001;2:CD002061, reviewed and confirmed in The Cochrane Library, Issue 1, 2005.


（许文妍　张马忠）

# 第四章

# 麻醉监测进展

## 第一节　心排血量监测

维持心血管功能稳定在临床麻醉中至关重要，但是术中心血管功能监测的实现具有一定的难度，尤其是小儿心血管功能监测。心排血量也称心排血量，是反映心脏泵功能的重要参数之一，准确测定心排血量及相关的血流动力学指标有利于及时反映心血管系统状态并指导治疗。随着技术的发展，心排血量目前有多种检测方法和操作形式，在临床上特别是对危重患儿的抢救和液体治疗的指导起到重要作用。本节主要阐述心排血量监测的生理学基础、相关技术原理、检测方法和进展。

### 一、心排血量监测的生理学基础

在小儿麻醉和手术过程中，药物作用、生理改变和手术操作可对小儿的心血管系统功能的稳定性和组织灌注产生较大影响，而术前已存在的疾病和器官功能障碍可能加重这一影响。麻醉管理需要保证组织细胞的氧供（$DO_2$），可通过公式计算得出：氧供（$DO_2$）＝心排血量（CO）×血氧含量（$CaO_2$），而手术过程中心排血量很难直接测量。

心血管功能参数监测可以帮助临床决策。标准的监测参数中只有动脉血压的监测，根据平均动脉压（MAP）＝体循环血管阻抗（SVR）×心排血量（CO），在低排高阻和高排低阻状态下血压可能是相同的。所以在只有动脉血压监测的情况下，一般只能由临床医师根据患儿的情况对心排血量做出判断。但是已有的研究显示，即使是在重症监测治疗病房，要对心排血量做出准确无误的判断都十分困难。麻醉中患儿的情况瞬息万变，做出准确的判断更为困难。

临床上通常用心排血量和其他参数的“正常值”来判断患儿的情况（见表4－1），尤其是对在麻醉状态下或有特殊心血管疾病和全身性疾病的患儿。

表 4-1　血流动力学参数

| 参　　数 | 正常值 |
| --- | --- |
| 心指数=心排血量/体表面积 | 3.5～5.5 L・$min^{-1}$・$m^{-2}$ |
| 体循环血管阻抗指数=79.9×(平均动脉压-中心静脉压)/心指数 | 800～1600 dyn・s・$cm^{-5}$・$m^{-2}$ |
| 每搏指数=心指数/心率 | 30～60 ml・$m^{-2}$ |
| 氧供=心指数×动脉氧含量 | 570～670 ml・$min^{-1}$・$m^{-2}$ |
| 动脉氧含量=(1.34×Hgb×$SaO_2$)+($PaO_2$×0.03) ml/L | |
| 氧剩余系数 Ω=$SaO_2$/($SaO_2$-$SvO_2$) | 3.6～4.2 |

充分的组织灌注和氧供十分重要，可由中心静脉氧饱和度或近红外光谱仪(NIRS)测得的局部血红蛋白氧饱和度估算出来。低 $SvO_2$ 提示氧供需不平衡，是心血管功能不全的早期表现。MAP、CO、SVR 和 $SvO_2$ 都是全身性变量，体现多个区域循环系统的总体情况。局部循环显著障碍的患儿，其 MAP 和 CO 可在正常范围，只有监测区域灌注(例如 NIRS)，才能够反映局部的循环状况。心血管系统在低灌注时出现包括交感兴奋在内的一系列改变，并通过血流再分布，使脾脏、肌肉和其他循环的血液重新分布到大脑和心脏等重要器官。这些变化出现较早，并且与机体内稳态的调节直接相关，它们可能是心血管功能不全的早期征象，具有监测的价值。

如果存在简易、经济又准确的连续无创心排血量监测方法，将和 $CO_2$ 及脉搏氧饱和度监测一样应用于所有手术中。在这类监护仪的开发过程中，随着技术的成熟，它们不仅能够满足最初的监测目的，并且还延伸出其他的有用功能。新技术的临床应用主要取决于其监测变量的价值、监测的准确性、有效性、反应速度、易用性、无创性和花费。

理论上，心排血量监测在以下几种情况下十分必要：先天性或获得性心脏疾病、休克状态、多器官功能衰竭、心肺疾病。心排血量监测还可以帮助加深对疾病的理解，用来评估新疗法的效果。麻醉时监测心排血量可帮助明确并及时纠正低排状态，因而非常重要。

目前，尽管仅有有限的证据表明监测小儿心排血量有益，但是持续的低排状态明显增加患儿病死率。小儿感染性休克并发心源性休克的概率明显高于成人，延误 1 h 可导致死亡率成倍增加。因此，需要对小儿实行更完善的心血管功能监测。

越来越多的证据表明，$SvO_2$ 和 NIRS 监测已成为判断小儿心脏手术预后和疗效的有效工具。研究发现，在治疗左心发育不良综合征的 Norwood 手术中，应用 $SvO_2$ 监测指导，可明显降低病死率。NIRS 也经常在心脏手术中用于大脑灌注的监测。在小儿重症监测治疗病房，同时进行两个部位的 NIRS 监测，降低了休克和术后肾功能障碍的发生率。

## 二、心排血量监测方法及其基本原理

心排血量(CO)也称心排量，目前有多种监测方法和操作形式。从临床操作上可分为有创,无创和微创三种:通过 Swan-Ganz 导管的热稀释法,Fick 法和染色剂稀释法属于有创方法;微创监测形式有经食管多普勒超声学监测和不通过 Swan-Ganz 导管的热稀释法;无创检测包括核素心血池显像、胸腔阻抗法和部分重复呼吸法。监测方法上可以分为直接、间接、连续和非连续测量心排量。

**1. 基于指示剂的监测技术** 基本原理是测定某一指示剂随时间在血液中的浓度变化,由 Stewart-Hamilton 方程计算心排血量。应用此法监测心排血量应满足以下条件:指示剂无损耗、与血液充分混合、相对稳定的血流动力学、无分流及指示剂对循环无影响。其理论是 19 世纪 90 年代的 Stewart 提出,并由 Hamilton 完善。

(1) 热稀释法 20 世纪 50 年代 Fegler 提出应用热稀释法测量心排量。直到 70 年代,Swan 和 Ganz 医生用一根特殊的热敏肺动脉导管证实了这种方法的可靠性和可重复性。经肺动脉热稀释法(pulmonary artery thermodilution, PATD)是成人最常用的监护心排血量的方法。该方法通过置有温度传感器的 Swan-Ganz 漂浮导管(四腔导管:血压、指示剂、温度传感器、漂浮气囊)注射冷生理盐水,测量温度-时间曲线下面积,由 Stewart-Hamilton 方程确定心排血量(见图 4-1)。尽管 PATD 存在一定的误差,仍是临床上心排血量监测的“金标准”。PATD 属于有创性检查,专业性要求较强,不能长期连续监测,且容易出现并发症,因而促使其他检测方法的出现。

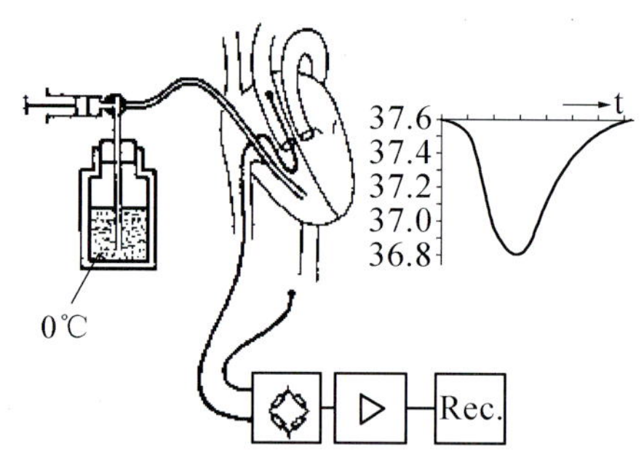


**图 4-1 热稀释法心排血量检测的技术原理**

脉搏指示剂连续心排血量(pulse indicator continuous cardiac output, PiCCO)监测技术属于经肺热稀释法监测,临床的初步研究显示,它不但创伤小、并发症减少以及医护人员维护需求减少从而使医疗成本大大减低,而且在连续监测 CO、肺水含量等方面都有较好的临床应用价值和前景。通过中心静脉导管注射指示剂,而在远端的带有温度传感器的股动脉导管监测温度(见图 4-2),分析动脉压力波形曲线下面积,根据改良 Steward-Hamilton 方程计算心排血量。同时可计算胸内血容量(intrathoracic blood volume, ITBV)、血管外肺水(extravascular lung water, EVLW)、肺毛细血管通透性指数(pulmonary vascular permeability index, PVPI)、全心舒张末期容积(global end-diastolic volume, GEDV)、每搏量变异

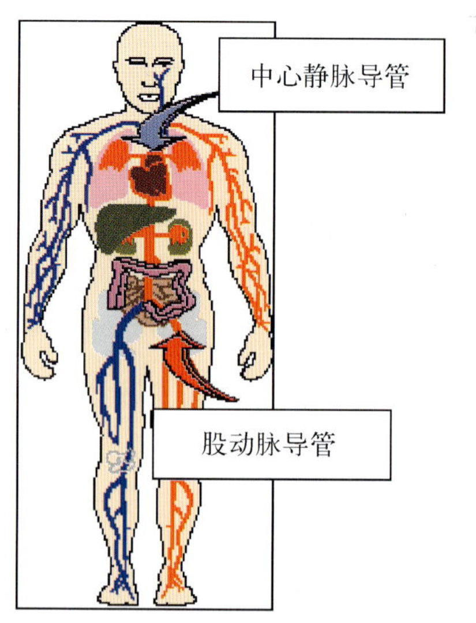


**图 4-2 脉搏指示剂连续心排血量监测(PiCCO)**

(stroke volume variation, SVV)、脉压变异(pulse pressure variation, PPV)、全心射血分数(global ejection fraction, GEF)、心脏功能指数(cardiac function index, CI)、外周血管阻力(SVR)等参数。此技术之所以得到临床医师的重视与推荐,不仅因为它是一项微创、低危、简便、精确、连续监测 CO 的技术,提供对临床具有特殊意义的重要监测指标,提高危重症血流动力学监测的准确性,也适用于危重新生儿和婴儿。

(2) *锂稀释法* 锂稀释法以锂作为指示剂,采用经肺稀释技术监测心排血量。锂指示剂连续心排血量(pithium indicator cardiac output, LiDCO)监测技术通过中心静脉或粗大外周静脉注射锂指示剂,用特殊设计的锂浓度传感器监测锂水平。一个专用的滚动泵使血液流经传感器,传感器感受电压的变化,并根据 Nernst 方程计算锂浓度。这种方法需要事先测定血液中血红蛋白和钠离子的浓度。影响该方法准确性的因素包括:病人正在进行锂治疗或短时间内(<15~20 min)使用了肌肉松弛剂。使用校正的 Steward-Hamilton 方程计算心排血量。

最近有研究比较了 PATD、PiCCO、LiCO 在患儿中的应用,表明 3 种方法监测心排血量的一致性很高,偏差小。

**2. 基于超声的监测技术** 超声心动图简便、直观、可重复性强,因而被用于心功能的监测,同样可用于心排血量的监测。但应用这一技术时,需要考虑以下可能引起测量误差的问题:声波反射的角度、根据血管中血液流动的特点计算流量、成像时的血管横断面。

(1) *经食管超声心动图* 进行超声心动图检查时,根据流经主动脉瓣或肺动脉瓣的血流速度和瓣膜口直径可计算心排血量,同时可提供其他许多信息。目前,经胸和经食管超声心动图都用作心功能的评价,尤其对先天性心脏病患儿,这类疾病往往存在心内或心外分流,或者左/右心室流出道的改变。另外,通过超声心动图观察左右心室收缩和舒张功能,并计算肺循环和体循环血流比,还可以指导治疗。

(2) *经食管多普勒* 利用连续波多普勒超声技术,超声探头经食管测量主动脉血流量或肺动脉血流量,监测左/右心排血量。利用声波的多普勒效应,显示多普勒频移,监测心脏及血管的血流动力学状态,显示回声方式属于 D 型(见图 4-3)。测得数据通过软件分析计算,能实时监测安静时呼吸对 CO 的影响,监护仪显示数据,目前此类仪器能测量出的血流动力学参数约 10 个。多普勒探头的位置和信号的获取与操作者的技术熟练程度有关。这一方法准确性高,重复性好,并可进行连续无创监测,适合于患儿。监护仪有多种型号的探头,可用于 3 kg 以上的患儿。

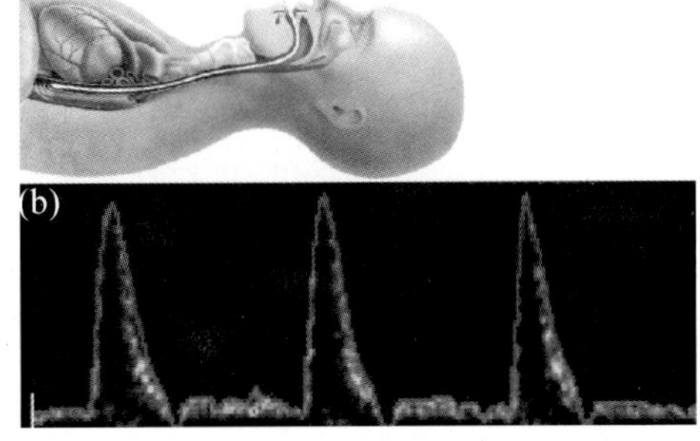


**图 4-3 经食管多普勒监测心排血量**
(a) 经食管多普勒探头的放置位置;
(b) 监护仪显示的波形

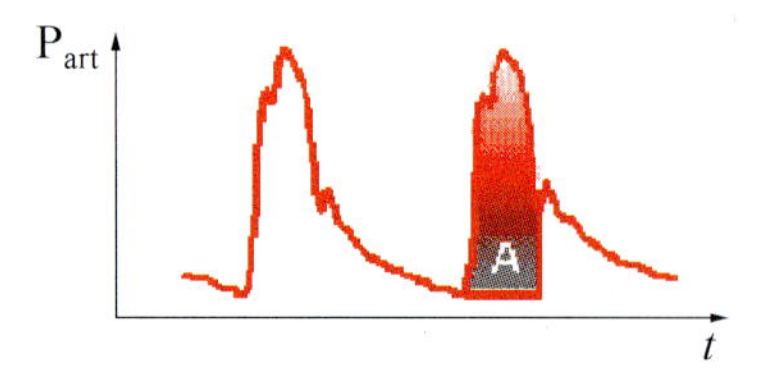


图 4－4　动脉脉搏轮廓分析法测量心排血量

注：图中红色的 A 区域代表心排血量

**3. 动脉脉搏轮廓法**　测量心排血量的动脉脉搏轮廓法最初由 Otto Frank 于 1899 年提出。此后，建立了各种推算每次心脏搏动时射出血量的血压轮廓公式。计算心排血量也是手术中直接动脉血压监测的重要目的，但是主动脉根部阻力、主动脉顺应性和全身血管阻抗等因素导致主动脉内压力和流量非线性相关，使心排血量计算方法十分复杂(见图 4－4)。这一方法的优点是能够持续提供实时的监测数据，成人和小儿的研究都证明，在血流动力学稳定的情况下，此方法能够准确地监测心排血量，但是当血流动力学剧烈变化时，会产生明显的偏差。

**4. 中心静脉血氧饱和度**　混合静脉血氧饱和度($SvO_2$)可以动态反映全身氧供需平衡的变化。动态观察发现，中心静脉血氧饱和度($ScvO_2$)与混合静脉血氧饱和度的变化趋势具有相关性，这一价值远大于两者绝对值是否等同的意义。将光导纤维插入中心静脉导管，可以持续准确地监测中心静脉血氧饱和度。在临床上，$ScVO_2$ 可用于指导血管活性药种类及剂量的选择、PEEP 的调节、判血容量及心排量、感染性休克早期 6 h 的复苏治疗、重大手术及创伤预后的预测、血液透析相关性低血压的监测等。

**5. 近红外光谱仪**　近红外光谱仪(near-infared spectroscopy，NIRS)的基本原理与脉搏氧饱和度仪相似，但 NIRS 可监测动脉和静脉的氧合血红蛋白浓度。其原理是基于 Lambert-Beer 定律，根据血红蛋白对不同波长光线的吸收差异评价组织的氧合，测量人体组织氧饱和度($rSO_2$)。测量过程中假设光路径长度和散射系数保持不变，而通常情况下这两个条件并不能严格成立。另外还需要假设颅脑外层组织对测量结果的影响可以忽略不计，这个假设条件适用于婴儿，对于成人则会产生较大的误差。近红外光谱仪可以无创连续监测组织中的氧合血红蛋白($HbO_2$)和还原血红蛋白(Hb)的浓度，最早应用于新生儿的脑氧合监测。与脑氧合监测相关的研究在 NIRS 研究中占了相当大的比重。NIRS 脑氧合监测仪的商业化产品也已通过 FDA 批准。其测量值主要受到血红蛋白浓度、动脉氧饱和度、氧摄取比例和血流量的影响。

虽然 NIRS 最初设计应用于脑氧监测，但目前也可用于身体其他部位，监测区域的血流量和组织氧合程度。在小猪内毒素休克动物模型的研究中，分别在皮肤表面和肝脏表面放置 NIRS 探头监测，结果表明其测量值与肝脏氧合指数、血流量及心排血量等有很好的相关性。NIRS 组织氧检测技术检测到的血氧饱和度为测定区域动脉、静脉、毛细血管中血液的混合值。由于目前还没有其他的标准方法来测量这种混合的饱和度，通常的作法是利用一个血液参数可调节的仿真模型来验证 NIRS 的测量结果。

**6. 胸阻抗法**　胸阻抗法是根据胸腔电阻抗的动态变化，来测定心功能的一种非创伤性方法。它反映了血管容积或血流变化引起的阻抗变化。工作原理是通过胸腔电生物阻抗

(TEB)对每个心动周期中胸部电阻抗的变化监测,测定血流动力学、评价心血管功能和计算心排量。电信号通过胸部传导时寻找阻力最小的路径,血液具有导电性的,胸部的血液主要集中在主动脉,所以大多数电信号沿着主动脉传导。每次心脏搏动,主动脉的血容量和血流速度都会变化,导致电信号传导的阻抗或阻力相应的变化。根据这些经时变化的阻抗计算每次心脏搏动的泵血量(即搏出量),通过电极进行生物电变化的监测和软件分析结果。尽管阻抗法以阻抗变化反映CO无创伤又快速,但大多认为以阻抗法测定CO影响因素太多,如肥胖、放置胸腔引流管、机械通气、发热、水肿、胸膜渗液、心律失常、严重的心瓣膜病、急性心肌梗死和血流动力学不稳定等因素均会导致监测结果准确性的下降,难以应用于临床,尤其用于危重病人。

**7. 部分重复呼吸法** 部分重复呼吸法计算的无创CO是基于呼吸气体分析,通过传感器组件(包括重复呼吸活瓣和呼吸环路管道)进行监测。设计上使用$CO_2$作为指标,衍生出不同的Fick方程计算心排血量,属于无创监测。此类设备主要用于呼吸气体和呼吸动力学检测,传感器置于患儿气管导管与呼吸回路Y型接头之间,重复呼吸阀由监测装置自动控制。呼吸阀启动,吸入和呼出气体流经重复呼吸环路时改变气流方向;呼吸阀不启动时,外加的重复呼吸容积被旁路,并恢复正常通气。

## 三、小儿麻醉中的应用

小儿在体型和组织结构上与成人的差异,很大程度上限制了一些监测设备的使用。有创监测应用于小儿时并发症的发生率大大增加,此外,小儿手术麻醉中的生理变化快,对多次血液采样的耐受性差,这些都是与成人不同之处,在选择监测方法和仪器时应慎重考虑。

实际心排血量的测定是应用血流动力学评估患儿心功能的重要指标之一,对帮助临床医生合理治疗,指导抢救,使患儿转危为安起到重要作用。使用哪种监测方法进行心排血量评价,需根据医生操作技术水平、患儿情况、经济承受能力和使用成本等多种因素考虑。

### 参 考 文 献


1 Thompson JP, Mahajan RP. Monitoring the monitors-beyond risk management. Br J Anaesth, 2006, 97: 1-3.

2 Tibby SM, Hatherill M, Marsh MJ, et al. Clinicians' abilities to estimate cardiac index in ventilated children and infants. Arch Dis Child, 1997, 77: 516-518.

3 Ceneviva G, Paschall JA, Maffei F, et al. Hemodynamic support in fluid-refractory pediatric septic shock. Pediatrics, 1998, 102:e19.

4 Han YY, Carcillo JA, Dragotta MA, et al. Early reversal of pediatric-neonatal septic shock by community physicians is associated with improved outcome. Pediatrics, 2003, 112: 793-799.

5 Thompson AE. Pulmonary artery catheterization in children. New Horiz, 1997, 5: 244-250.

6 Tibby SM, Murdoch IA. Monitoring cardiac function in intensive care. Arch Dis Child, 2003, 88: 46-52.

7 Tweddell JS, Ghanayem NS, Mussatto KA, et al. Mixed venous oxygen saturation monitoring after stage 1 palliation for hypoplastic left heart syndrome. Ann Thorac Surg, 2007, 84: 1301-1310 (discussion 10-1).

8 Hoffman GM. Pro: near-infrared spectroscopy should be used for all cardiopulmonary bypass. J Cardiothorac Vasc Anesth, 2006, 20: 606-612.

9 Hoffman G. Reduction in critical indicators of shock by routine use of two-site NIRS in pediatric ICU patients. American Society of Anesthesiologists Annual Meeting, 16 October 2006, Chicago, 2006: p. A803.

10 Hoffman G. Perioperative perfusion assessed by somatic NIRS predicts postoperative renal. American Society of anesthesiologists Annual Meeting, 26 October 2005, Atlanta, 2005: p. A1327.

11 de Wilde RB, Schreuder JJ, van den Berg PC et al. An evaluation of cardiac output by five arterial pulse contour techniques during cardiac surgery. Anaesthesia, 2007, 62: 760-768.

12 Calamandrei M, Mirabile L, Muschetta S, et al. Assessment of cardiac output in children: a comparison between the pressure recording analytical method and Doppler echocardiography. Pediatr Crit Care Med, 2008, 9: 310-312.

13 Nahum E, Skippen PW, Gagnon RE, et al. Correlation of transcutaneous hepatic near-infrared spectroscopy readings with liver surface readings and perfusion parameters in a piglet endotoxemic shock model. Liver Int, 2006, 26: 1277-1282.

14 Nahum E, Skippen PW, Gagnon RE, et al. Correlation of nearinfrared spectroscopy with perfusion parameters at the hepatic and systemic levels in an endotoxemic shock model. Med Sci Monit, 2006, 12: BR313-BR317.

（张 卫 江 来）

# 第二节 脑 监 测

麻醉管理可影响小儿手术预后，尤其是大手术后，例如神经外科手术和心血管手术。应用脑功能诊断和监测设备可帮助改善这类患儿的预后。理想的脑监测手段应具有以下特点：无创、可重复或连续监测脑血流量、脑氧合状态及其变化情况。以这些信息为基础估计并调节脑血流量的决定因素（脑代谢率、脑灌注压、动脉血氧含量和动脉 $CO_2$ 分压的变化等），可以帮助维持最佳脑血流量和代谢平衡。本节内容包括脑监测项目介绍及其监测方法。

## 一、脑血流量、脑容积和颅内压

在正常生理情况下，颅腔容积及其内容物的体积是相适应的，并在颅内保持着相对稳定的压力。这种压力就是指脑组织、脑脊液和血液对颅腔壁上所产生的压力，即颅内压。颅内压主要有两种压力因素组成并维持着，即脑脊液的液体静力压和脑血管张力变动的压力，这两种压力调节着颅内压在正常生理情况下的波动，维持着中枢神经系统内环境的稳定，保证了中枢神经系统各种生理功能的完整。正常情况下，脑血容量的变化范围较大，取决于脑血管的扩张和收缩程度。脑血容量与脑血流量直接相关的，麻醉科医生能够通过调节脑血流量控制颅内压。脑血流量可通过下列公式计算：脑血流量(CBF)＝(平均动脉压－颅内压)/脑血管阻力。脑血流量的恒定可通过调节脑血管阻力和全身血管加压反应来实现。

**1. 颅内压(intracranial pressure, ICP)监测**　颅内压增高是导致病情恶化、预后不良的常见原因之一，颅内压增高可使脑灌注压下降，导致神经元缺血或损伤，因此，调节和控制颅内压是麻醉科医生在小儿手术中面临的一个重要挑战。对于已存在颅内高压或颅内高压高危因素的患儿，必需进行颅内压监测来指导治疗，尤其是已有颅内病理改变的昏迷患儿。

(1) *有创颅内压监测*　将颅内压监视装置经颅骨髓穿刺孔置入颅内，并通过体外的压力转换装置监测颅内压。这种方法较为准确，但是必须通过手术实现，并有可能出现颅内感染等并发症。测压装置可放置的部位包括：脑室内(通常为侧脑室)、脑实质内、蛛网膜下腔、硬膜下腔和硬膜外腔。压力转换器将接收到的压力讯号转换为电讯号，并在监护仪上显示压力波形。可使用的颅内测压装置包括颅内导管、蛛网膜下腔螺栓、颅内光纤和微电极感应器等。侧脑室导管连接体外压力转换装置是最准确、最经济并且最可靠的小儿颅内压监测方法，这种方法同时可对颅内高压的患儿进行治疗性脑脊液引流。脑室内光纤测压可达到相同的准确性，但价格昂贵；脑实质内导管或光纤测压与脑室内测压相似，但容易出现测量偏差；蛛网膜下腔、硬膜下腔和硬膜外腔测压的准确性则更差。

(2) *无创颅内压监测*　目前已有的无创颅内压监测技术有：视网膜静脉压测量法、鼓膜移位法、闪光视觉诱发电位法(fVEP)、经颅多普勒超声(TCD)、前囟测压、无创脑电阻抗法和近红外光谱法(NIRS)。其中前囟测压计主要用于新生儿和婴儿颅内压监测，由于前囟脑组织的影响，其测量值较实际值稍高；fVEP易受年龄、脑代谢和全身代谢情况的影响；鼓膜移位法等不能连续监测，对于不能合作、不安静的患儿不适用；无创脑电阻抗法是脑水肿的灵敏监测指标。以NIRS获得的信息计算ICP敏感性较高，具有良好的应用前景，但目前尚处于研究阶段。TCD是目前应用最广的无创颅内压监测技术，本节将在后面对其工作原理和应用作详细介绍。

**2. 脑灌注压(cerebral perfusion pressure, CPP)监测**　监测ICP的主要是为了能够连续监测脑灌注压，因为CPP是平均动脉压和颅内压之差。大多数情况下，CPP易于调节，这有利于临床预防脑缺血。颅脑损伤后，脑血流自动调节功能紊乱，甚至完全丧失，脑血流量直接受 CPP 的影响，故保持脑血流的相对稳定，有利于减轻脑的继发性损害，促进脑功能的恢复，因此 CPP 动态监控对患儿重型颅脑损伤救治具有指导意义。在进行 CPP 监控的同时，必须明确小儿应维持的 CPP 下限。Adelson 等人在重型颅脑损伤患儿的治疗指南中提出了有关 CPP 调控的意见，指出应将 CPP 严格控制在 40 mmHg 以上，而维持 CPP 在 40～65 mmHg 之间是治疗的最佳选择。

## 二、经颅多普勒超声

经颅多普勒超声（transcranial doppler sonography, TCD）是利用超声多普勒效应从枕窗、颞窗、眼窗等头部生理性的孔或颅骨较薄的部位，全面检测颅底动脉血流及一系列生理参数指标的检查方法。主要用来监测颅内大血管的血流动力学变化，可检测到的动脉有：大脑中动脉、大脑前动脉、大脑后动脉、前交通动脉、后交通动脉，颈内动脉终末段、颈内动脉虹吸段、颈内动脉颅外段及椎动脉颅内段、基底动脉等。TCD 能反映脑血流动态变化，观察脑血流自身调节机制。TCD 用于评价成人和小儿颅内循环，还被用于监测脑血流量、脑灌注压和颅内压。通过 TCD 检查获得的信息包括血流速度、脉冲指数、音频信号及频谱图波形（见图 4－5）。正常大脑中动脉（MCA）血流速度的收缩期峰值、舒张末期值和平均值分别为 42 cm/s、12 cm/s 和 20 cm/s。在一系列病理状态下，血流速度可出现异常，例如脑血流量不足时表现为血流速度减慢而脉冲指数升高。

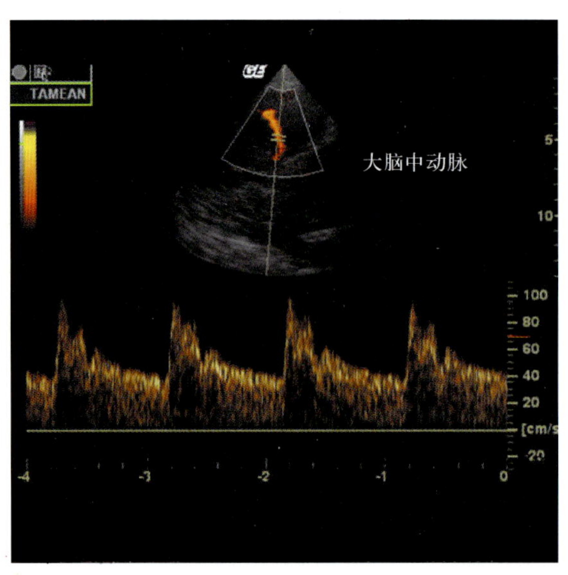


图 4－5 经颅多普勒超声显示的频谱波形图

通过记录 MCA 的血流速度结合 ICP 监测，可以帮助了解 CPP 变化与大脑灌注之间的关系。在正常情况下，舒张末期血流速度约为最大流速的 40%，阻力指数约为 0.6。早期的血流速度加快主要表现为舒张期流速增加和阻力指数下降，被认为是大脑反应性充血的表现。当 ICP 增高时，脑血管自动调节功能减退，脑循环变慢，脑血流减少，收缩期、舒张期及平均血流速度均降低，而反映脉压差的搏动指数和阻力指数明显增大，同时频谱形态也有相应的变化。随着 ICP 的升高，舒张期血流速度下降而收缩期血液流速峰则越来越尖锐。当 ICP 与动脉舒张末期压力相等时，血流频谱图的舒张期波形消失，如果这时 CPP 进一步下降，就会出现反向的舒张期血流波形。但脑血管活性受多种因素影响，ICP 和脑血流速度的关系会发生变化，脑血管痉挛时出现的流速增加需与脑充血相鉴别，否则会影响判断。

## 三、脑氧合监测

当 CPP 下降，大脑灌注减少时会出现组织缺氧，而且组织缺氧程度与 CPP 成反比。大脑是人体中对缺血缺氧最为敏感的器官，持续的低灌注状态会导致脑缺血、神经元损伤甚至凋亡。因此，对脑氧合状态的监测至关重要，目前已有多种不同方法进行脑氧合监测。

### （一）颈静脉球部血氧饱和度监测($SjO_2$)

血液从脑静脉窦流出后进入颈内静脉球，颈内静脉球为颈内静脉起始部膨大成球的部分，其内不含颈外静脉的血液，因此能准确反映脑组织氧供和氧耗关系。临床上对脑血流量影响较大的手术如心肺转流（CPB）条件下心脏手术、神经外科手术、大血管手术等的临床麻醉监测，以及危重复苏病人如心脑复苏后病人、休克病人的监测等方面有重要参考价值。$SjO_2$监测可间接了解脑氧供需平衡状况，指导麻醉手术期间的处理及预测神经系统功能。在一些医院的重症监测病房，连续的 $SjO_2$ 监测，结合间断测量颈动-静脉氧含量差值（$AJDO_2$）和乳酸含量差值（AJDL），已被常规用于检测脑缺血。颈静脉球部插管的禁忌证包括出血倾向、局部感染、颈部外伤和脑静脉回流减慢等情况。另外对于 15 kg 以下小儿，减慢脑静脉回流存在 ICP 升高的可能，以及较难放置检测用的光纤导管（4Fr），也不适宜监测 $SjO_2$。小儿颈静脉球部插管的并发症不多见，因此被认为可以安全的使用。

$SjO_2$监测主要有以下几个局限性：① 仅能反映大脑整体的氧合状态；② 不提供脑血流量（CBF）和脑氧代谢率（$CMRO_2$）的数值，但能反映脑氧供需的平衡状况；③ 受血红蛋白氧离曲线的影响，氧离曲线左移 $SjO_2$偏高，右移 $SjO_2$偏低；④ 在脑缺血时，脑组织的氧摄取依赖于氧供，无法预测 $AJDO_2$与脑血流量的关系；⑤ 长时间监测需要重新校正监测仪（每 12 h 一次），并且会增加感染和静脉血栓的发生概率。应根据 $SjO_2$的正常值分析检测结果，脑氧监测指标的正常值（见表 4－2）。

**表 4－2 小儿 CBF、$CMRO_2$、$AJDO_2$、$SjO_2$和 OER 的正常值**

| | |
|---|---|
| CBF | 65±16.5 ml·$min^{-1}$·$100g^{-1}$ |
| $CMRO_2$ | 3.02±1.0 ml·$min^{-1}$·$100g^{-1}$ |
| $SjO_2$ | 60%～80% |
| $AJDO_2$ | 4.86±1.61 ml $O_2$/100 ml 血液 |
| OER | 20%～40% |

OER：氧摄取率；CBF：脑血流量；$CMRO_2$：脑氧代谢率；$SjO_2$：颈静脉球部血氧饱和度；$AJDO_2$：颈动-静脉氧含量

### （二）其他脑氧合监测方法

由于 $SjO_2$ 监测的局限性，随着科技发展，出现了其他脑氧合监测的方法。近红外光谱仪（NIRS）是近期发展的麻醉中无创脑氧合监测法。虽然 NIRS 是监测脑氧供需的有效设备，但是其用于小儿脑氧合监测上存在争议，因此尚需进一步的研究证实其对小儿脑氧合监测的有效性。还有人提出在颅脑外伤患儿监测脑组织 $O_2$ 分压（$PbO_2$）的办法，并证明它能更好地反映区域脑组织氧合状态。

## 四、脑电生理监测

脑电图（EEG）波幅和频率的降低与脑缺血的程度一致，在脑缺血的瞬间即可出现 EEG 改变，当脑缺血恶化时，EEG 呈现等电位。但是，EEG 变化依赖于网状激动系统的活动，并且对脑缺氧、疼痛刺激和麻醉药物十分敏感。EEG 对癫痫样电活动和皮质缺血的检测非常有用，已被用作手术中非器质病变癫痫灶的辨认（如脑发育不良）。

根据脑电图数据分析得出的脑电双频指数（BIS）可用于麻醉深度的监测，并已被证明与多种麻醉药有很好的相关性，其中包括丙泊酚和七氟烷等。在下节麻醉深度监测中详述。

目前为止，已有很多先进的脑监测方法并且仍在不断改进。虽然这些方法被证明在围术期的监测中十分有效，但是每种方法都有其局限性。迄今为止，仍没有脑监测的“金标准”，为了更好地进行脑监测和改善患儿预后，应联合使用多种监测方法监测脑功能指导治疗。

### 参 考 文 献

1 Adelson PD, Bratton SL, Carney NA, et al. Guidelines for the acute medical management of severe traumatic brain injury in infants, children, and adolescents. Chapter 7: Intracranial pressure monitoring technology. Pediatr Crit Care Med, 2003, 4: S28 - S30.

2 Adelson PD, Bratton SL, Carney NA, et al. Guidelines for the acute medical management of severe traumatic brain injury in infants, children, and adolescents. Pediatr Crit Care Med, 2003, 4: S1 - S75.

3 Paut O, Bissonnette B. Effects of temperature and haematocrit on the relationships between blood flow velocity and blood flow in a vessel of fixed diameter. Br J Anaesth, 2002, 88: 277 - 279.

4 Saliba EM, Laugier J. Doppler assessment of the cerebral circulation in pediatric intensive care. Crit Care Clin, 1992, 8: 79.

5 Bruzzone P, Dionigi R, Bellinzona G, et al. Effects of cerebral perfusion pressure on brain tissue $PO_2$ in patients with severe head injury. Acta Neurochir Suppl (Wien), 1998, 71: 111 - 113.

6 van den Brink WA, van Santbrink H, Steyerberg EW et al. Brain oxygen tension in severe head injury. Neurosurgery, 2000, 46: 868 - 876.

7 Gupta AK, Hutchinson PJ, Al-Rawi P, et al. Measuring brain tissue oxygenation compared with jugular venous oxygen saturation for monitoring cerebral oxygenation after traumatic brain injury. Anesth Analg, 1999, 88: 549-553.

8 Aneja R, Heard AM, Fletcher JE, et al. Sedation monitoring of children by the Bispectral Index in the pediatric intensive care unit. Pediatr Crit Care Med, 2003, 4: 60-64.

（张　卫　孙　瑗）

# 第三节　麻醉深度监测

在全身麻醉手术中，患儿术中知晓的发生率约为1%～2%，由此可造成患儿心理不愉快，恐惧手术，对医生产生不信任感以及有关的逆反心理。因此应确保患儿意识处于完全消失状态，避免术中知晓；同时又要防止麻醉药过量，节约麻醉药品，利于及早苏醒、降低医疗费用和减少并发症。近年来，随着生物、物理及计算机技术的进展，有一些监测大脑皮质和脑干麻醉水平的方法已经问世。但是这些监测技术都是根据已有成人脑电图搜集的数据建立并发展起来的。成人清醒和麻醉状态下脑电图的变化十分明显；目前已知小儿清醒状态脑电图随年龄的增长逐渐改变，而对小儿麻醉状态下的脑电图特点所知甚少。已有的麻醉深度监护技术能否应用于小儿尚不明确，本节主要介绍几种麻醉深度监测技术及其在小儿应用的可靠性。

## 一、小儿麻醉深度监测的意义

麻醉深度监测不仅能够减少成人术中知晓的发生率，并且可以减少术中麻醉药物的用量和术后恶心、呕吐的发生，促进患儿术后恢复。由于生理和解剖的差异，小儿麻醉与成人有较大差别，是否对小儿进行麻醉深度监测尚有争议。但是小儿麻醉后的苏醒期躁动和谵妄，增加术后并发症和术后护理的难度；而且小儿麻醉药物的药理作用特点也与成人不尽相同。麻醉深度监测可以帮助临床准确应用药物，避免不必要的并发症，尤其是在丙泊酚持续输注时。研究表明小儿术中知晓的发生率与成人相当，然而其发生的原因尚不明确。术中知晓可能对小儿的心理成长有一定的影响，因此，在患儿进行麻醉深度监测，避免术中知晓的发生十分有必要。

## 二、麻醉深度监测方法

一个理想的麻醉深度监护仪必须满足许多条件：① 不管麻醉药物浓度变化如何，都能准确监测麻醉深度，并与临床镇静表现有较好的相关性；② 数据正确可靠，有较高的时间分辨率；③ 对所有的麻醉药能用一个共同的尺度范围进行麻醉分级；④ 能为临床医师提供决定性的帮助；⑤ 抗电磁干扰能力强；⑥ 经济有效，使用方便。要达到这样一个目标，还需要进一步研究和完善用于麻醉深度检测的分析方法，同时还要利用多种相关的医学信号，以得到一个较为全面的综合指标。以下介绍目前已有的一些麻醉深度监测方法及其在小儿麻醉的应用。

**1. 心率变异性(HRV)** HRV 被认为是自主神经系统对心血管调节的反应。通常将 HRV 划分为高频(>0.1 Hz)和低频(0.05～0.1 Hz)两种。高频反映副交感神经活性，与呼吸周期和呼吸性窦性心律不齐(RSA)的变化有关，主要通过压力感受器介导。低频由调节心脏的交感和副交感共同介导，与外周血管舒缩张力和压力反射有关。全身麻醉可显著抑制 HRV，可将其用作监测麻醉深度的指标。正常人静息时 HRV 在 70 左右，大于 80 表示存在急性疼痛，50～60 表示镇痛较浅，30～40 表示镇痛适宜，在患儿意识消失后对刺激的反应较为敏感。

影响 HRV 的因素很多，中枢神经系统对心率的控制只是其中的一个影响因素，其他如手术刺激强度、体重、年龄、昼夜节律、心血管疾病、糖尿病等均可影响 HRV，因此个体差异也较大，无法确定其围术期的正常值，只能取用其前后的变化作为对照。因此，尽管 HRV 作为自主神经调节心血管功能的反映，对麻醉非常有用，可通过这些变化解释血流动力学变化的某些机制，但作为麻醉深度的监测指标仍很不理想。有学者在比较了脑电双频谱指数(BIS)、听觉诱发电位(AEP)、近似值(ApEn)和 HRV 等指标，结论是 HRV 作为麻醉深度监测，其可靠性均不如其他几项指标。

**2. 脑电双频指数(bispectral index, BIS)** 全身麻醉时，脑电图频率随麻醉加深或变浅呈顺序变化，与麻醉药浓度呈函数关系。将常规的 EEG 信号通过计算机数字转化处理，得出意识水平与不同频率成分定量监测的关系，此即为 BIS 值的来源。BIS 是将 EEG 的功率和频率经双频分析得出的混合信息拟合成一个最佳数字，对于成人而言，BIS 值 85～100 代表正常状态，65～85 代表镇静状态，40～65 代表手术麻醉状态，低于 40 可能呈现爆发抑制。虽然对于小儿目前尚无统一标准，但 BIS 作为一种能持续和可靠地测定镇静、催眠药物作用的方法，已被广泛应用，它可以同步、定量地反映患儿的镇静程度。BIS 监测与目前临床常用的镇静评分方法有良好的相关性，BIS 也可作为小儿患儿镇静程度的监测指标。研究表明 BIS 值与小儿呼气末七氟烷、异氟烷浓度呈负相关。最近也有研究证明了 BIS 与丙泊酚浓度间存在相关性，通过 BIS 可指导丙泊酚的诱导剂量，不但减少了丙泊酚的过多使用，而且能够维持血流动力学的稳定。BIS 用于小儿麻醉深度监测时，随着药物浓度的增加，BIS 值也相应地降低并呈一定的量效关系。BIS 值同样会受神经阻滞的影响，研究表明骶管阻滞可以降低幼儿全麻时的 BIS 值，而腰麻则降低婴儿的 BIS 值。

但是，BIS 值主要源自对成人 EEG 的资料分析，这一针对成人的设备和 BIS 运算法则是否同样适用于小儿，尚没有明确的定论。BIS 值较大的个体差异将可能影响 BIS 监测在小儿麻醉中的应用。虽然有不少文献显示 BIS 监测在小儿全身麻醉中的应用价值与成人相似，但由于小儿在生长发育过程中，随着年龄的增长，自身的 EEG 形式存在着显著的差异。因此，很有必要对不同年龄阶段小儿对 BIS 的反应进行系统的研究。

**3. 频谱熵(spectral entropy)** 频谱熵是在 Shannon 熵的基础上，结合时域和频域分析的熵。频谱熵可以明确区分特定频域对计算熵值的影响。状态熵(state entropy, SE)和反应熵(response entropy, RE)是其中的两个参数，SE 反映脑电主要频域(0.8～32 Hz)的作用，RE 反映脑电和额肌肌电活动的共同作用，频域在 0.8～47 Hz 之间。SE 和 RE 可以区分有意识和无意识状态，还可通过额肌电活动反映镇静程度和疼痛反应，体现了麻醉深度监测中应用多种方法进行综合分析的趋势(如脑电分析结合肌电)。85～100 表示正常清醒状态，40～60 代表麻醉状态。在全麻期间，如果麻醉深度适当，RE 与 SE 相等；如果疼痛刺激使面部肌肉出现高频活动，则 RE 迅速变化。一项在 1 月～12 岁的小儿中进行的研究显示，麻醉中 SE/RE 均降低，在苏醒时则升高，麻醉状态下的熵值与清醒后有显著差异。另外也有研究表明，在年龄较大的幼儿，频谱熵和 BIS 值与七氟烷浓度均有很好的相关性，然而在婴儿麻醉状态下，这种相关性并不清楚。

**4. 听觉诱发电位指数(AEP index, AEPI)** 听觉诱发电位(AEP)能可靠反映多种麻醉药物的麻醉深度，并能监测术中知晓，但临床分析 AEP 波非常繁琐且困难。对 AEP 曲线的连续片段的不同振幅进行数学处理，衍化出 AEP index，类似于意识水平的评分，可较好反映 AEP 曲线的形态，已被临床用于评估麻醉深度。中潜伏期听觉诱发电位(MLAEP)属于听觉刺激后 10～100 ms 内的听觉诱发电位(AEP)成分。Mantzaridis 等提出将 MLAEP 波形振幅数量化为听觉诱发电位指数 AEPI。有研究比较 AEPI 与 BIS(脑电双频谱指数)监测丙泊酚麻醉深度，发现 BIS 在麻醉苏醒期逐渐升高，而 AEPI 值从意识消失到清醒呈突然升高状态。因此认为 BIS 只能监测麻醉药物引起的脑电抑制，而不能反映觉醒状态的变化，即 BIS 可预测麻醉后意识恢复、麻醉药物清除情况以及镇痛水平；AEPI 则能较好监测从意识消失到清醒的过渡期，能较好预测患儿对刺激引发的体位反应。AEPI 中又以用 ARX 模式提取得出的听觉诱发电位指数(A-line ARX Index, AAI)最为常用，DANMETER 公司在 MTA 基础上采用外因输入的自动回归(autoregressive model with exogenous input , ARX)模式获得 AEPI。这种利用 A - line 监测仪(丹麦)ARX 模式提取 MLAEPs，得出的 AEPI，临床上也称 AAI(A - line ARX Index)。在对 20 例 7 岁以下小儿眼科手术的研究中发现，诱导后 AAI 下降，但在麻醉和清醒状态有一定的重叠。

**5. Narcotrend 指数** Narcotrend 监测仪[Narcotrend(R), MonitorTechnik, Bad Bramstedt, Germany]是一种新的以脑电分析为基础的麻醉深度监测仪，已在欧洲用于临床麻醉和催眠深度监测(见图 4 - 6)。它是应用 Kugler 多参数统计分析方法对脑电信号进行计算机处理，基于大量处理过的脑电参数进行脑电自动分级，将脑电图(EEG)分为从字母

A(清醒)到F(伴有爆发性抑制增多的全身麻醉)6个阶段14个级别的量化指标，即A、B0－2、C0－2、D0－2、E0－1、F0－1，重新形成从0(清醒)到100(等电位)的伤害趋势指数(Narcotrend index，NI)，并同时显示α、β、γ、δ波的功率谱变化情况和趋势。阶段A表示清醒状态，B是镇静状态(0级、1级、2级)，C是浅麻醉状态(0级、1级、2级)，D是常规普通麻醉状态(0级、1级、2级)，E是深度麻醉状态(0级、1级、2级)，F阶段(0级、1级)是脑电活动的消失。

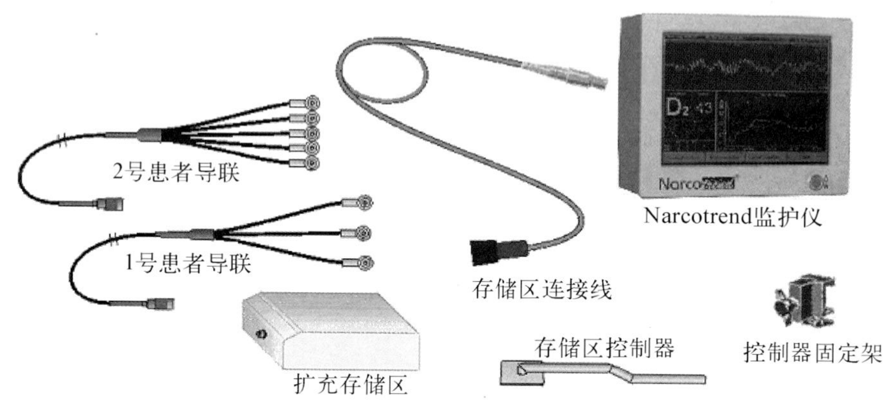


**图4－6 Narcotrend监护仪及其附属设备**

对Narcotrend进行的可行性研究发现，Narcotrend对麻醉深度和镇静水平的判断，预测概率PK为0.90，相关系数γ为0.90。临床4 630个静脉麻醉病例药物监测证明，Narcotrend是一可信性较高的新型麻醉深度监测方法。关于Narcotrend指数在小儿麻醉深度监测应用的研究显示，Narcotrend指数与七氟烷和地氟烷浓度呈负相关。

**6. 脑状态指数(cerebral state index，CSI)** 关于CSI在小儿麻醉深度监测方面的研究十分有限。有研究显示，在小儿麻醉中CSI和BIS、AAI以及镇静评分都有很好的一致性。

## 三、小儿麻醉深度监测的益处

由于小儿与成人的差异，在麻醉深度监测指导下用药可以减少麻醉药的用量。研究表明，进行麻醉深度监测明显减少了小儿手术中的丙泊酚消耗量，但苏醒时间没有明显改变。麻醉中AAI监测被证明不仅能够减少丙泊酚的用量，并且缩短了苏醒时间。

小儿麻醉深度监测还可降低浅麻醉的发生率。小儿在浅麻醉状态容易出现喉痉挛、支气管痉挛等严重并发症，因而在手术中应避免麻醉偏浅。一项双盲观察研究显示，吸入麻醉下刺激引起声门闭锁的BIS值与七氟烷浓度无相关性，但与氟烷浓度有很好的相关性。可能氟烷有较强的抗伤害性刺激的作用。

麻醉深度是对镇静水平、镇痛水平、刺激反映程度等指标的综合反应，而这些指标的中枢反应区域又不尽相同，所以麻醉深度必须是多指标、多方法综合检测的结果。在近几十年，出现了 BIS、AAI、Narcotrend、频谱熵等多种麻醉深度监测方法，BIS 监测仪是研究最多应用最广的。但仍缺乏小儿深度监测的应用研究，仅有的证据显示麻醉深度监测在年龄较大的幼儿中有较好的应用价值，但不能正确反映婴儿的麻醉和镇静深度。尚需进一步研究小儿麻醉深度监测的方法。

## 参考文献


1 Ganesh A, Watcha MF. Bispectral index monitoring in pediatric anesthesia. Curr Opin Anaesthesiol, 2004, 17:229-234.

2 Johansen JW. Update on bispectral index monitoring. Best Pract Res Clin Anaesthesiol, 2006, 20:81-99.

3 Schultz B, Kreuer S, Wilhelm W, et al. The Narcotrend monitor. Development and interpretation algorithms. Anaesthesist, 2003, 2:1143-1148.

4 Vereecke HE, Vasquez PM, Jensen EW, et al. New composite index based on midlatency auditory evoked potential and electroencephalographic parameters to optimize correlation with propofol effect site concentration: comparison with bispectral index and solitary used fast extracting auditory evoked potential index. Anesthesiology, 2005, 103:500-507.

5 Constant I, Nghe MC, Boudet L, et al. Reflex pupillary dilatation in response to skin incision and alfentanil in children anaesthetized with sevoflurane: a more sensitive measure of noxious stimulation than the commonly used variables. Br J Anaesth, 2006, 96:614-619.

6 Davidson AJ. Measuring anesthesia in children using the EEG. Paediatr Anaesth, 2006, 16:374-387.

7 Munoz HR, Cortinez LI, Ibacache ME, Leon PJ. Effect site concentrations of propofol producing hypnosis in children and adults: comparison using the bispectral index. Acta Anaesthesiol Scand, 2006, 50:882-887.

8 Davidson AJ, Kim MJ, Sangolt GK. Entropy and bispectral index during anaesthesia in children. Anaesth Intensive Care, 2004, 32:485-493.

9 Davidson AJ, Huang GH, Rebmann CS, et al. Performance of entropy and Bispectral Index as measures of anaesthesia effect in children of different ages. Br J Anaesth, 2005, 95:674-679.

10 Myles PS, Leslie K, McNeil J, et al. Bispectral index monitoring to prevent awareness during anaesthesia: the B-Aware randomised controlled trial. Lancet, 2004, 363:1757-1763.

11 Davidson AJ, Huang GH, Czarnecki C, et al. Awareness during anesthesiain children: a prospective cohort study. Anesth Analg, 2005, 100:653-661.

12 Lopez U, Iselin-Chaves I, Habre W, et al. Incidence of awareness during general anaesthesia in children. Br J Anaesth, 2004, 93:490P.

13 Sadhasivam S, Ganesh A, Robison A, et al. Validation of the bispectral index monitor for measuring the depth of sedation in children. Anesth Analg, 2006, 102:383-388.

14 Vivien B, Di Maria S, Ouattara A, et al. Overestimation of Bispectral Index in sedated intensive care

unit patients revealed by administration of muscle relaxant. Anesthesiology, 2003, 99:9-17.

15 Triltsch AE, Nestmann G, Orawa H, et al. Bispectral index versus COMFORT score to determine the level of sedation in paediatric intensive care unit patients: a prospective study. Crit Care, 2005, 9:R9-R17.

（张　卫　李静洁）

## 第四节　脑血管手术的神经生理监测

神经生理监测技术是目前神经外科和脊柱外科领域受到广泛关注的一项新技术，通过对神经生理活动各项指标的监测，避免术中神经损伤和预防术后神经功能受损。必须依赖各种方式的神经电生理检查监测术中的神经功能。术中神经生理监测能促进神经外科手术的发展，最大限度地减少神经损伤。小儿脑血管疾病，例如脑动静脉畸形、海绵状血管瘤等，术中进行必需的神经生理监测，以免脑缺血、脑损伤的发生，改善手术预后。本节着重阐述目前常用的神经生理监测手段在术中的应用；分析脑电图、诱发电位、肌电图在术中应用的原理、方法、结果判断的要点；讨论麻醉对电生理监测的影响、术中监测的特殊要求、优缺点和发展前景等。

术中神经生理学监测技术（neurophysiological intraoperative monitoring，NIOM）始于1953年，此后在实验及临床工作中得到了广泛的应用与发展。近年来虽然影像学检查（如CT、MRI等）在临床广泛应用，但其只能说明结构性的改变。神经电生理测试可阐明功能性的变化，其中诱发电位能表明轴突传导、突触传递的细胞及分子系统的完整性或功能解剖学损伤的范围。理想的术中监测系统应该满足以下标准：① 使用简易，不妨碍外科操作；② 实时监测；③ 监控所得数据必须在出现不可逆转的损害前检测到预兆性变化；④ 监测必须能确定术中发生的病理变化性质。NIOM已被广泛用于成人脑血管手术中，包括脑动脉瘤、中枢神经系统动静脉畸形、颈动脉内膜切除术等手术的术中监测。所有脑血管手术中小儿占12％～18％，目前尚无小儿脑血管手术中有关NIOM的前瞻性研究，仅有病例报道和临床观察。在小儿神经外科手术中，神经损伤的发生率与成人相似，NIOM可以帮助降低术中神经损伤的发生率。

### 一、肌电图

用肌电图仪记录神经和肌肉的生物电活动，对其波形进行测量分析，可以了解神经、肌肉的功能状态，肌电图的变化是反映传出神经功能的间接指标。目前常用的方法有三种：

① 针极肌电图：亦称普通肌电图，是将特制的针电极刺入肌腹，或用表面电极置于肌肉表面皮肤，在示波器上或记录纸上观察肌肉在静止、轻收缩、重收缩三种状态下的电位变化，判断损害源于神经源性或肌源性。② 神经传导速度测定：也即运动神经传导速度（MCV）和感觉神经传导速度（SCV）测定。系在神经干的近端（MCV）或远端（SCV）给以脉冲刺激，在远端效应肌（MCV）或近端神经走行部位（SCV）接收波形，根据测得的潜伏期和距离，即可计算出运动神经或感觉神经传导速度，主要用于了解神经传导功能情况。③ 其他：如重复频率试验，F 波、H 反射、牵张反射等检查以及单纤维肌电图检查等，可进一步了解神经、肌肉、神经-肌肉接头以及脊髓反射弧的功能状态。

术中应用肌电图监测需要区域化和周围神经包括脑神经的完整性。多个肌电极针通常被放置到肌肉内进行检查。肌电图通过低噪声放大器连续记录，其记录显示直观，并通过扬声器提供听觉反馈，因此可以看到并听到肌电活动的变化。术中可应用消毒的探针定位某一特定外周神经。

术中自发或诱发肌电活动都受到监控，此外，直接的神经电刺激可以帮助定位神经结构。需注意的是，自发肌电活动不能保证周围神经的完整性，仅当可引出持续的诱发肌电活动时，才可确定远端神经和肌肉的完整性。

颅神经监测用于可能损伤面神经的外科手术中，包括颅后窝手术（如听神经瘤）、前庭神经切断术、颞骨手术和腮腺手术。三叉神经、舌咽神经、迷走神经、副神经和舌下神经功能也可通过肌电图监测。通过对手术区域进行电刺激，可以评估周围神经的完整性，而自发肌电活动则表示手术操作部位在神经周围。

## 二、诱发电位

诱发电位（evoked potential，EP）是一种客观、定量检测神经传导功能的方法，指对神经系统某一特定部位（包括从感受器到大脑皮质）给以相宜的刺激，使大脑对刺激（正性或负性）进行信息加工，检出与刺激有固定时间间隔（锁时关系）和特定位相的生物学反应。因此，EP 有其空间、时间和相位特征，即 EP 必须在特定的部位进行刺激，在其相关部位才能检测出来。EP 的潜伏期与刺激之间有较严格的锁时关系，这与自发脑电的脑电图（EEG）长时、自发、周期性地出现是有区别的。外源性诱发电位按刺激的类型和模式可分为：感觉诱发电位（sensory evoked potentials，SEPs）和运动诱发电位（motor evoked potentials，MEPs）。感觉诱发电位包括躯体感觉诱发电位（somatosensory evoked potentials，SSEPs）、视觉诱发电位（VEP）和听觉诱发电位（AEP）；运动诱发电位包括电刺激 MEP 和磁刺激 MEP。

**1. 体感诱发电位（Somatosensory Evoked Potentials，SSEPs）**　通过刺激（大多是电刺激）外周传入神经，使用经颅电极记录 SSEPs。由于非特异性脑电图背景活动的存在，必须取所得诱发电位的平均值，以提高信号的信噪比。

正中神经是术中上肢监测最常用的刺激部位，而下肢常用部位是位于内踝后方的胫后神经，其他常用的部位还有尺神经和腓总神经。

电极针一般用来减少人为干扰信号，记录电极放置在头皮和颈椎。另外，电极可放置在厄尔布点，记录上肢 SSEPs；放置于腰骶部椎体的棘突上方，记录下肢 SSEPs。如果术野可直接暴露损伤部位，电极可直接放置于硬膜外腔，通常放于损伤部位的近端。由于手术室的监护设备和其他设备所释放的电磁干扰，在监测过程中需要适当的屏蔽。

所记录到的诱发电位的波幅、波形及潜伏期，还应与实验室的正常数据对比。在摆体位和手术操作开始前记录基础电位线十分重要，相对于基线的变化是反映神经功能障碍的最重要指标，另外，麻醉剂可以显著改变电位反应。

SEP 是反映脑部功能的生理性指标，SEP 与脑血流量的相关性尤为显著。有研究证实，在颅内压高至难以用药物控制时 SEP 还存在的患儿，经双侧开颅减压后其神经功能可得到一定恢复，提示 SEP 存在时脑部功能有恢复的可能性。SEP 的改变与脑水肿的形成存在直接相关。颈动脉手术包括动脉内膜切除术中，SSEPs 的改变是大脑缺血的敏感指标，SSEPs 监测可帮助医生决定是否在手术中进行分流。在脑动脉瘤手术中，SSEPs 的变化提示上一级血管分支出现阻塞，需要改变动脉夹的位置。在不可逆的脑缺血发生之前即可出现 SSEPs 的改变，N20 峰的幅度和潜伏期、中枢传导时间（CCT）以及 N14 和 N20 峰潜伏期的差异是动脉瘤术中大脑半球功能的可靠指标。主动脉阻断时出现的 SSEPs 改变，尤其是短时间内的变化，提示极有可能发生神经损伤。

感觉运动皮质的定位：运动皮质的定位对于最大程度降低邻近区域手术后对侧肢体运动障碍的发生至关重要。直接皮质刺激是一种定位技术，但它有其局限性。记录体感诱发电位时发现初级感觉皮质和运动皮质的点位波形是互为镜像的图像，这种大脑中央沟两侧“时相逆转”的特点对感觉运动皮质的定位十分有用。

**2. 脑干听觉诱发电位（brainstem auditory evoked potentials, BAEPs）** 听觉传导通路主要由三级神经元组成。第一级神经元为双极细胞，其胞体位于耳蜗内的蜗（螺旋）神经节内，周围支至内耳的螺旋器（Corti 器），而中枢支组成蜗神经，入脑桥终于蜗神经核。第二级神经元的细胞体在蜗神经核内，它们发出的纤维一部分形成斜方体越到对侧向上行，另一部分在同侧上行。上行纤维组成外侧丘系，其大部分纤维止于内侧膝状体。第三级神经元的细胞体在内侧膝状体内。其轴突组成听辐射，经内囊枕部至颞横回（是大脑皮质的中枢部分，相当于人的头部两侧太阳穴上方，大脑的这部分叫颞叶，中间横的凸起的一条叫颞横回，是听觉神经细胞的密集处，它对外界声音起着精确的分析综合作用）。

脑干听觉诱发电位（BAEP）是一项对脑干受损较为敏感的客观指标，是由声刺激引起的神经冲动在脑干听觉传导通路上的电活动，能客观敏感地反映中枢神经系统的功能。BAEP 记录的是听觉传导通路中的神经电位活动，反映耳蜗至脑干相关结构的功能状况，凡是累及听通道的任何病变或损伤都会影响 BAEP。往往脑干轻微受损而临床无症状和体征时，BAEP 已有改变。

BAEP 是耳机发放短声刺激后 10 ms 内记录到的 6～7 个阳性波（见图 4－7）。这些波存在多位点复合性起源可能性，但也可简单地认为Ⅰ波是听神经动作电位，Ⅱ波起源于耳蜗神经核，Ⅲ波来自脑桥上橄榄复合核与斜方体，Ⅳ波与Ⅴ波分别代表外侧丘系和中脑下丘核，Ⅵ波与Ⅶ波是丘脑内膝状体和听放射的动作电位波形。因此，Ⅰ、Ⅱ波实际代表听觉传入通路的周围性波群，其后各波代表中枢段动作电位。Ⅰ波～Ⅴ波等前 5 个波最稳定，其中波Ⅴ波幅最高，可作为辨认 BAEP 各波的标志。正常情况下，Ⅰ波/Ⅱ波或Ⅵ波/Ⅶ波常融合形成复合波形。Ⅰ波潜伏期代表听觉通路的周围性传导时间，而Ⅰ波～Ⅴ波波间潜伏期（IPL）系脑干段听觉中枢性传导时间，也代表脑干功能的完整性。脑干听觉传导通路与脑干其他结构的发育基本一致，故 BAEP 检测不仅可反映脑干听觉功能的发育，而且在一定程度上可反映出整个脑干功能的发育状态。

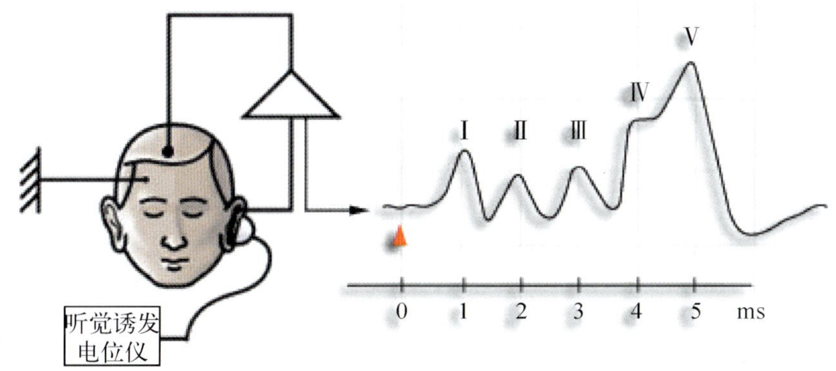


**图 4－7　脑干听觉诱发电位监测的波形图**

BAEP 监测是反映脑干功能信息的一项敏感指标，其广泛应用颅后窝手术中听觉和脑干功能的监测，对防止术中神经功能损伤，降低并发症及判断麻醉深度有着重要意义。听觉在麻醉状态下最后消失，在清醒时最先恢复。麻醉药可使 BAEP 发生特定的变化，视觉和体觉很容易被麻醉药所抑制，而听觉在麻醉中并不是突然消失的，随着麻醉程度的加深逐渐被抑制。全身麻醉手术中 BAEP 测试结果一般符合以下三条规律：① 随麻醉药用量（或浓度）的变化而逐渐变化；② 随着手术刺激强度而变化；③ 随患儿意识的变化而变化。麻醉药从低浓度至高浓度依次使Ⅴ、Ⅲ、Ⅰ波潜伏期延长，表明麻醉药首先抑制脑干上段，继而抑制脑干下段，最后抑制蜗神经。浓度较高时，Ⅰ～Ⅲ、Ⅰ～Ⅴ、Ⅲ～Ⅴ波峰间潜伏期显著延长，Ⅴ波波幅显著降低，表明麻醉药高浓度时还可显著抑制中枢神经传导速度和中枢神经系统兴奋性。BAEP 由诱发电位指数演化而成，可反映毛细胞至原始听皮质的电活动，BAEP 不仅能反映皮质且能反映皮质下的脑电活动，因此，BAEP 不仅可以预测意识消失，还可以预测体动反应和术中知晓。

对神经功能损伤的监测主要用于桥小脑角手术，包括听神经瘤和脑膜瘤，或用于三叉神经痛和面肌痉挛微血管减压手术。主要监测参数包括Ⅲ波和Ⅴ波的峰值、Ⅴ波的潜伏期、Ⅰ波～Ⅴ波波间潜伏期和Ⅰ波～Ⅲ波波间潜伏期。这些参数的变化是由于手术中对小脑和脑干的不当牵拉所致，应改变牵开器的位置。

**3. 运动诱发电位(motor evoked potentials, MEPs)** 运动诱发电位是继体感诱发电位后，为检查运动神经系统功能而设计的一项神经电生理学检查方法。MEP是指应用电或磁刺激皮质运动区产生的兴奋，通过下行传导径路，使脊髓前角细胞或周围神经运动纤维去极化，在相应肌肉或神经表面记录到的电位。多数学者认为MEP是沿皮质脊髓束、红核脊髓束等位于脊髓前索和前外侧索的运动束传导，其中脊髓束是MEP的主要传导途径。MEP是由一组不同极性的波组成，其潜伏期和波幅各不相同。通常第一个波叫D波或直接波，呈单个的正相波，它的潜伏期较短，是皮质运动区第Ⅴ层锥体细胞的轴突始段兴奋的结果，其传导不经过突触传递，受麻醉药物的影响最小。D波之后的一系列波称为I波或间接波，表现为5个左右的正相/负相波，是联络纤维间接兴奋锥体细胞所致，潜伏期长，易受外界因素影响。所以，临床上多用D波的潜伏期和波幅作为监护指标。在小儿脊柱侧弯手术中应用MEP监测可避免术中唤醒试验的不良刺激，同时减少外周运动神经损伤的发生。

MEP是一种极为有效的神经电生理学检测方法，对于监护运动神经系统的完整性具有良好的敏感性与特异性。MEP与SEP联合用于术中监测可克服假阴性的出现，从而提高手术的安全性。但仍有许多问题尚未解决，例如联合监护的标准是什么，如何提高波形的稳定性等问题。

**4. 视觉诱发电位(visual evoked potentials, VEPs)** 视觉诱发电位指的是视觉器官受到光或图形刺激后在特定部位所记录到的电位变化，一般是指在枕叶皮质所记录到的电位(皮质视觉诱发电位)的改变。主要用于观察视神经和视觉传导通路功能的变化(实际上视区皮质功能也有关)。因此，从视网膜到视皮质任何部位神经纤维病变都可产生异常的VEP。

对于在视觉通路附近的手术实行VEP监测十分必要，可避免手术操作对视觉通路的损伤。VEP可用来评估视觉通路结构的完整性，但它不能检测视野缺损的存在。应用VEP进行眼眶手术的术中监护，可减少致盲率，使手术操作由临床经验解剖阶段逐步进入功能解剖阶段。随着这项技术的不断完善和发展，将在临床上更有使用价值。但术中使用这一技术还处于起步阶段，需要进一步研究，以确定其充分的临床效用。

## 三、脑电图

脑电图(electroencephalography，EEG)是在头部按一定部位放置8～16个电极，经脑电图机将脑细胞固有的生物电活动放大并连续描记在纸上的图形，反映皮质锥体细胞的总和电位活动。锥体细胞的尖端树突相互平行，产生细胞外电流的总和。正常情况下，脑电图有一定的规律性，当脑部尤其是皮质有病变时，规律性受到破坏，波形即发生变化，对其波形进行分析，可辅助临床对及脑部疾病进行诊断。脑波按其频率分为：δ 波（1～3 c/s）、θ 波（4～7 c/s）、α 波（8～13 c/s）、β 波（14～25 c/s）、γ 波（25 c/s 以上），δ 和 θ 波称为慢波，β 和 γ 波称为快波（见图4－8）。依年龄不同其基本波的频率也不同，如 3 岁以下小儿以 δ 波为主，3～6 岁以 θ 波为主，随年龄增长，α 波逐渐增多，到成年人时以 α 波为主。但年龄之间无明确的严格界限，如有的儿童 4、5 岁枕部 α 波已很明显。正常成年人在清醒、安静、闭眼时，脑波的基本节律是枕部 α 波为主，其他部位则是以 α 波间有少量慢波为主。判断脑波是否正常，主要是根据其年龄，对脑波的频率、波幅、两侧的对称性以及慢波的数量、部位、出现方式及有无病理波等进行分析。许多脑部病变可引起脑波的异常，如颅内占位性病变（尤其是皮质部位者）可有局限性慢波；散发性脑炎，绝大部分脑电图呈现弥漫性高波幅慢波；脑血管病、炎症、外伤、代谢性脑病等都有各种不同程度的异常，但脑深部的病变阳性率很低。脑电图表现没有特异性，必须结合临床进行综合判断。脑电图对癫痫有决定性的诊断价值，在癫痫发作间歇期，脑电图可有阵发性高幅慢波、棘波、尖波、棘-慢波综合等所谓"痫性放电"表现。为了提高脑电图的阳性率，可依据不同的病变部位采用不同的电极放置方法，如鼻咽电极、鼓膜电极和蝶骨电极，在开颅时也可将电极置于皮质（皮质电极）或埋入脑深部结构（深部电极）。

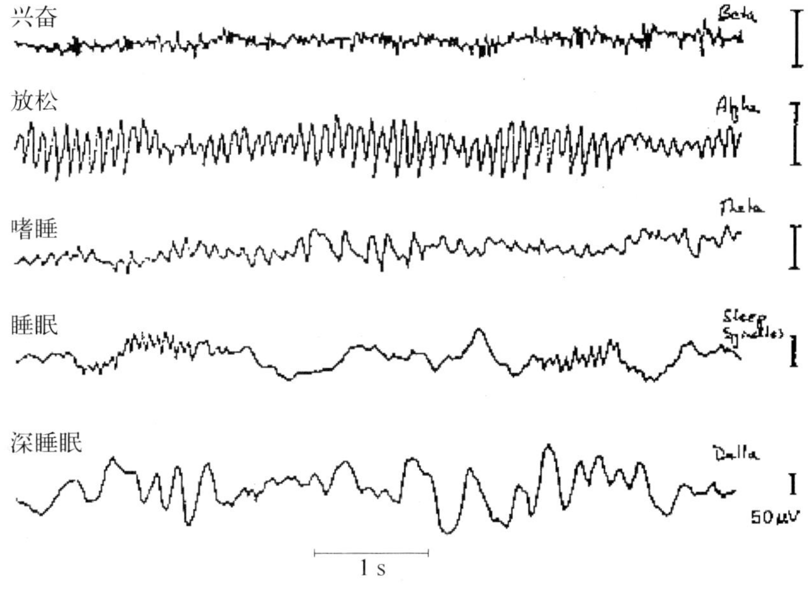


**图 4－8　脑电图的 5 种常见波形**

对于术中脑电记录最重要的要求是必须了解随麻醉加深后的脑电图预期变化。在麻醉诱导期，经常可观察到位于前部的间断 δ 活动，或者短暂的爆发抑制。麻醉期间可见到弥漫性的较快变化，β波减慢逐渐变为α波，并叠加于δ和θ波之上，这一变化与麻醉深度有关。较深的麻醉状态下可能出现爆发抑制。

术中脑电图可出现弥漫的、单侧的或局部的变化。弥漫性变化的原因主要是麻醉深度的改变。任何不能以麻醉深度变化解释的脑电图变化可能反映全身性血压变化引起的脑血流变化。大脑一侧或局部出现的快波消失伴随慢波增加的变化是一种重要的脑电图现象，通常反映了局部血管直径改变所致的局部脑血流变化。

术中脑电图监测最常用于颈动脉内膜切除术，脑电图变化是脑血流急性改变的可靠指标，如颈动脉夹闭时的脑电图改变。脑电图变化通常会在30s内出现，提示需要适当的分流。术中和术后的血管栓塞也可出现相应的局部脑电图变化。

### （四）麻醉药对诱发电位和脑电图的影响

麻醉药通过抑制脑代谢而改变脑电图波形，而不同的麻醉药对诱发电位的影响则不尽相同。

吸入麻醉药，包括含氟吸入麻醉药和$N_2O$，对脑代谢都有剂量依赖性的抑制作用。它们均抑制诱发电位并延长其潜伏期。它们主要抑制皮质诱发电位反应，而对皮质下、脊髓和外周的作用较轻。在高浓度时，可抑制大脑皮质癫痫样放电。

巴比妥类药物降低诱发电位的波幅延长潜伏期，但即使在高剂量时，仍可记录到诱发电位活动。它们还增加脑电图的β波活动。快速起效的巴比妥类药物(如美索比妥)，有时会导致EEG癫痫样活动。低剂量时，依托咪酯可增加诱发电位的波幅，但延长潜伏期；诱导剂量时，依托咪酯在延长潜伏期同时抑制波幅。氯胺酮不影响或轻微增加诱发电位波幅。阿片类镇痛药轻微降低诱发电位幅度，基本对术中连续监测诱发电位无影响。苯二氮䓬类药物通常会降低诱发电位幅度而对其潜伏期几乎没有影响。像巴比妥类一样，它们增加EEG的β波，但减少癫痫样活动。

肌肉松弛剂对诱发电位几乎没有影响，同时可减少肌肉不自主活动引起的干扰信号；在神经肌肉阻滞完全时，也可抑制刺激诱发的肌肉活动。

小儿脑血管手术占神经外科手术的很大比例，术中和术后对小儿神经功能的保护十分重要，因此应在小儿脑血管手术中进行必要的神经生理监测来避免神经损伤。本节所述的各种神经生理监测技术均可应用于小儿脑血管手术。应用这些监测技术可帮助术中即使确认脑缺血，给予及时的处理措施，在小儿脑血管疾病的围术期治疗中非常有益。

## 参考文献

1 Smith ER, Butler WE, Ogilvy CS. Surgical approaches to vascular anomalies of the child's brain. *Curr Opin Neurol*, 2002,15:165-171.

2 Sala F, Kran MJ, Deletis V. Intraoperative neurophysiological monitoring in pediatric neurosurgery: why, when, how? *Child's Nerv Syst*, 2002,18:264-287.

3 Harper CM, Nelson KR. Intraoperative electrophysiological monitoring in Children. *J Clin Neurophysiol*, 1992,9:342－356.

4 Hinojosa A, Alam M, Lyon R, et al. Transcranial motor evoked potentials during basilar artery aneurysm surgery: technique application for 30 consecutive patients. *Neurosurgery*, 2004, 54: 916－924.

5 Paulsen RD, Steinberg GK, Norbash AM, et al. Embolization of rolandic cortex arteriovenous malformations. *Neurosurgery*, 999,44:479－484.

6 Chang SD, Lo´pez JR, Steinberg GK. The usefulness of electrophysiological monitoring during resection of central nervous system vascular malformations. *J Stroke Cerebrovasc Dis*, 1999, 8: 412－22.

（张 卫）

# 第五节 经皮二氧化碳($CO_2$)监测

血气分析是手术中和重症监测病房中用来了解病人通气情况和检查酸碱平衡状态的手段，其中动脉 $CO_2$ 分压（$PaCO_2$）是判断通气效率的金标准。经皮 $CO_2$ 分压（transcutaneous carbon dioxide，TC－$CO_2$）监测是将电极直接放置于皮肤上，连续无创测定 $CO_2$ 张力的一项新技术，与 $PaCO_2$ 有较好的相关性，能反映 $PaCO_2$ 的变化。TC－$CO_2$ 最早由 Severinghaus 等提出，作为一种无创监测手段用于新生儿重症监测治疗，现已成功应用于血管创伤监护、整形外科、高压氧治疗等诸多不同领域，并且应用于不同年龄患儿。其优点不仅在于无创性，而且可以实行动态监测。与呼气末 $CO_2$（$ETCO_2$）监测相比，在正常人两者精确度相似，而在有分流和肺通气/血流比例失调的患儿中，TC－$CO_2$ 更为准确。TC－$CO_2$ 通常用于无法实行 $ETCO_2$ 监测时（如高频通气、无创通气等）、存在呼吸系统疾病的自主呼吸患儿（如哮喘持续状态）及酮症酸中毒治疗过程中代谢状态的监测。本节主要阐述 TC－$CO_2$ 的技术原理、临床应用以及与其他 $CO_2$ 监测方法的比较。

## 一、经皮 $CO_2$ 监测技术

**1. 技术原理** 经皮 $CO_2$ 监测仪通过加热局部皮肤达到 42～43℃，引起局部血管扩张，使毛细血管 $CO_2$ 分压与动脉 $CO_2$ 分压十分接近，$CO_2$ 极易透过血管壁到达探测仪的膜感受器，从而获得 TC－$CO_2$ 读数。临床上使用的 TC－$CO_2$ 监测仪，主要通过测量探头内一种电解质溶液的 pH 值，计算 TC－$CO_2$ 数值。电解质溶液与皮肤由一层滤过膜隔开，当毛细血管内的$CO_2$经过滤过膜进入电解质溶液后，溶液的pH值发生相应的改变。但监护仪测得的TC－$CO_2$数值稍高于$PaCO_2$，其主要原因是：① 外部加热，局部温度升高改变了$CO_2$在血液中的溶解度；② 温度每升高1℃，组织代谢率增高4%～5%，$CO_2$生成增加；③ 表皮细胞代谢产生$CO_2$。目前临床上使用的监护仪根据电极的工作温度和测得的TC－$CO_2$数值计算$PaCO_2$。

**2. 使用中的注意事项**

（1）TC－$CO_2$需要较长的准备时间。复合型的脉搏氧饱和度和TC－$CO_2$监测仪的校正时间和平衡时间都较短。

（2）TC－$O_2$/$CO_2$监测仪的工作温度为43℃，因此在使用中，每隔4 h应更换电极放置的部位，以免局部皮肤烧伤或形成水疱。而在使用复合型的脉搏氧饱和度和TC－$CO_2$监测仪，可以延长更换监测部位的时间，通常建议一天内更换两次即可。但是，在早产儿或皮肤敏感的患儿，应适当增加更换频率。

（3）探头内气泡形成、不正确的放置方法、滤过膜损坏和校正不当等因素都会影响监测仪的准确度。另外，皮肤厚度、组织水肿、局部组织低灌注和使用血管收缩药等也可影响监测仪的准确度。

（4）TC－$O_2$/$CO_2$探头可放置于体表任何平滑的皮肤表面，新生儿与婴儿可放置于胸部或腹部皮肤，成人则可置于上臂内侧，因为此处受水肿和脂肪组织的影响较小。复合型的脉搏氧饱和度和TC－$CO_2$监测探头置于耳垂，最大程度避免了脂肪组织的影响，但在脑部手术时无法使用，另外在小婴儿由于探头大小问题也限制其应用。

## 二、经皮$CO_2$监测的临床应用

经皮$CO_2$监测最初在1960年提出，后来研究证实在20～74 mmHg范围内，皮肤表面$CO_2$分压与动脉$CO_2$分压呈线性相关。皮肤局部加温连续测定气体分压的技术最初用于新生儿$O_2$分压监测仪，预防组织高氧合状态对眼部的损伤。后来这一技术被用于测量$CO_2$分压，虽然TC－$CO_2$最初用于ICU内新生儿的监测，但是经过改进和发展现在已被广泛应用于新生儿以外的其他人群，例如机械通气及自主呼吸患儿的监测、酮症酸中毒患儿代谢状态的监测等多种领域。下面就其应用范围分别介绍：

**1. 机械通气监测** TC－$CO_2$的一个重要用处就是对呼吸衰竭患儿气管插管后机械通气或辅助通气效率的监测和评价。对于因肺实质疾病而出现分流或死腔的患儿，这种TC－$CO_2$尤为有效。高频辅助通气时，无法使用$ETCO_2$监测，这时TC－$CO_2$成为唯一可行的无创$CO_2$分压监测方法。另外，TC－$CO_2$还可用于先天性心脏病手术患儿围术期的监测，因为这类患儿手术后仍可能存在分流或通气/血流比例失调，所以$ETCO_2$监测准确性差。

成人的一项研究表明，血流动力学不稳定引起的低组织灌注会影响TC－$CO_2$监测的准

确性。心排血量降低时(心指数≤1.5 L·$min^{-1}$·$m^2$),TC－$CO_2$与$PaCO_2$的差值增大,并且TC－$CO_2$与心指数成反比。用于评价各种临床环境中心排血量和组织灌注状态。

**2. 自主呼吸和无创通气的监测** 实际上,非侵入性的无创通气方法在ICU中更为有用,因为可以使患儿保持清醒、损伤小且应用简便。虽然$ETCO_2$也可用于这类患儿的监测,但是在经鼻通气时需要Y形导管进行气体采样分析$CO_2$分压,而在经口通气的患儿$ETCO_2$监测就更加困难,这就显示了TC－$CO_2$在这类患儿监测中的优越性。

对于自主呼吸的患儿,TC－$CO_2$可及时发现患儿因呼吸抑制出现的高碳酸血症,包括在手术后苏醒和患儿硬膜外自控镇痛的过程中。TC－$CO_2$在婴幼儿呼吸系统急症病例的监测中也非常有用,例如哮喘持续状态。研究表明,在7～15岁小儿哮喘持续状态时,TC－$CO_2$与$PaCO_2$的差值约为4.5 mmHg(0.6 kPa),而且这一关系在应用β受体兴奋剂后不变。TC－$CO_2$监测是患儿上呼吸道梗阻治疗过程中的可靠客观指标。

**3. 术中监测** 由于手术中通常都有气管插管,$ETCO_2$仍然是术中持续$CO_2$监测的最常用方法,但是影响ICU患儿$ETCO_2$监测准确性的因素同样会影响术中监测。虽然目前有关TC－$CO_2$监测在手术中应用的研究尚不多见,但已有的研究表明,无论在成人还是小儿,TC－$CO_2$估计术中动脉$CO_2$分压的指标更可靠。

一些手术,主要是开胸手术,术中需要单肺通气,这种通气方式会影响$ETCO_2$监测的准确性。研究表明,在单肺通气时,TC－$CO_2$的准确性更高。

**4. 通气暂停试验** 创伤或缺氧-缺血后脑死亡的诊断需要脑功能(包括呼吸功能)不可逆性停止的记录,其中一个诊断标准是当$PaCO_2$≥60 mmHg时仍无自主呼吸。通气暂停试验是确定这一现象的方法,在暂时停止机械通气的过程中,通过血气分析检测$PaCO_2$,观察是否超过60 mmHg。由于不同个体$PaCO_2$上升的速度不同,很难确定采血的时机。为了防止过长时间通气暂停、高碳血症引起的血流动力学改变和继发的低氧血症,往往需要频繁地采血,这不仅增加工作量,还对患儿造成不必要的损害。TC－$CO_2$监测可以用于通气暂停试验来确定血气分析的最佳采血时机。研究表明,在通气暂停试验中,当TC－$CO_2$≥80 mmHg时,所有患儿的$PaCO_2$≥60 mmHg,两者的差值范围在2～8 mmHg。

**5. 酸碱平衡状态监测** 根据$PaCO_2$与pH值和血清碳酸氢根浓度的关系,$CO_2$分压的变化可以反映pH值变化。在糖尿病酮症酸中毒时,分钟通气量的增加和$PaCO_2$下降可以部分代偿代谢性酸中毒。在治疗过程中随着代谢性酸中毒的改善,$PaCO_2$会逐渐回升至正常值。TC－$CO_2$可间接反映$PaCO_2$的水平,由公式$PaCO_2$＝(1.5×血清碳酸氢根浓度)＋8 mmHg,可计算血清碳酸氢根浓度,从而了解患儿的代谢状态。

**6. 评价组织灌注** 如前所述,当组织灌注不足时,TC－$CO_2$与$PaCO_2$的关系会发生改变,因此认为,TC－$CO_2$监测可用于评价局部皮肤和组织灌注状态。在整形外科皮瓣移植术后,TC－$CO_2$可作为评价移植皮瓣血液供应的无创性客观指标。在主动脉缩窄矫正术中,TC－$CO_2$监测可用于了解夹闭动脉远端的组织灌注状态。也可识别高位脊髓缺血患儿。

呼气末 $CO_2$ 与经皮 $CO_2$ 是目前临床上最常用的两种无创性 $CO_2$ 监测方法，两者的准确性相似。其中 $ETCO_2$ 是手术中 $CO_2$ 监测的主要手段，因为它不仅能反映动脉 $CO_2$ 分压，还能及时反映气道状态。但是在先天性心脏病、通气/血流比例失调以及术中特殊通气模式等情况下，TC - $CO_2$ 的准确性更高。另外，在高频通气、通气暂停试验和无创通气等状态下，$ETCO_2$ 监测无法进行或有局限时，应采用 TC - $CO_2$ 监测，反映动脉 $CO_2$ 水平。尽管 TC - $CO_2$ 与 $ETCO_2$ 相比有一定的优越性，但目前仍不能取代 $ETCO_2$ 监测。通过分析呼气末 $CO_2$ 曲线可以判断心肺复苏的有效性，确认肺栓塞和评价肺功能，这些都是 TC - $CO_2$ 监测做不到的。因此，在 ICU 重症患儿和重大手术的监测中，应考虑联合使用这两种无创 $CO_2$ 监测方法以更好的掌握患儿情况。

## 参考文献


1 Grenier B, Verchere E, Meslie A, et al. Capnography monitoring during neurosurgery: reliability in relation to various intraoperative positions. Anesthesiology, 1999, 88: 43 - 48.

2 Short JA, Paris ST, Booker BD, et al. Arterial to end-tidal carbon dioxide tension difference in children with congenital heart disease. Br J Anaesth, 2001, 86: 349 - 353.

3 Severinghaus JW. Methods of measurement of blood and gas carbon dioxide during anesthesia. Anesthesiology, 1960, 21: 711 - 726.

4 Johns RL, Lindsay WJ, Shephard RH. A system for monitoring pulmonary ventilation. Biomed Sci Instrum, 1969, 5: 119 - 121.

5 Eberhard P, Mindt W, Kreuzer F. Cutaneous oxygen monitoring in the newborn. Paediatrician, 1976, 5: 335 - 369.

6 Tremper KK, Shoemaker WC, Shippy CR, et al. Transcutaneous $PCO_2$ monitoring on adult patients in the ICU and the operating room. Crit Care Med, 1981, 9: 752 - 755.

7 Tobias JD, Wilson WR Jr, Meyer DJ. Transcutaneous monitoring of carbon dioxide tension after cardiothoracic surgery in infants and children. Anesth Analg, 1999, 88: 531 - 534.

8 Tschupp A, Fanconi S. A combined ear sensor for pulse oximetry and carbon dioxide tension monitoring: Accuracy in critically ill children. Anesth Analg, 2003, 96: 82 - 84.

9 Kopka A, Wallace E, Reilly G, et al. Observational study of perioperative $PtcCO_2$ and $SpO_2$ in non-ventilated patients receiving epidural infusions or patient-controlled analgesia using a single earlobe monitor (TOSCA). Br J Anaesth, 2007, 99:567 - 571.

10 Storre JH, Steurer B, Kabitz HJ, et al. Transcutaneous $PCO_2$ monitoring during initiation of non-invasive ventilation. Chest, 2007, 132: 1810 - 1816.

11 Nosovitch MA, Johnson JO, Tobias JD. Noninvasive intraoperative monitoring of carbon dioxide in children: end-tidal versus transcutaneous techniques. Paediatr Anaesth, 2002, 12: 48 - 52.

12 Task force for the determination of brain death in children: guidelines for the determination of brain

death in children. Neurology, 1987, 37: 1077-1078.

13 Greenhalgh DG, Warden GD. Transcutaneous oxygen and carbon dioxide measurements for determination of skin graft ''take''. J Burn Care Rehabil, 1992, 13: 334-339.

14 Tobias JD. Noninvasive carbon dioxide monitoring during one-lung ventilation: end-tidal versus transcutaneous techniques. J Cardiothor Vasc Anesth, 2003, 17: 306-308.

15 Oshibuchi M, Cho S, Hara T, et al. A comparative evaluation of transcutaneous and end-tidal measurements of $CO_2$ in thoracic anesthesia. Anesth Analg, 2003, 97: 776-779.

16 Cox P, Tobias JD. Noninvasive monitoring of $PaCO_2$ during one-lung ventilation and minimal access surgery in adults: end-tidal versus transcutaneous techniques. J Min Access Surg, 2007, 3: 8-13.

17 Dullenkopf A, Dibernardo S, Berger F, et al. Evaluation of a new combined $SpO_2$/$PtcCO_2$ sensor in anaesthetized paediatric patients. Pediatr Anesth, 2003, 13: 777-784.

（张 卫）

# 第五章

# 输液与输血

## 第一节　围术期液体治疗

围术期液体治疗是指在围术期为适应手术患儿的全身状况、手术类型或者预期疗效而进行的液体治疗，是维持患儿生命体征稳定的重要措施。

### 一、体液的总量和分布

水是体液的主要成分。成人的体液约占体重的60%。体液分为细胞内液(intracellular fluid,ICF)及细胞外液(extracellular fluid,ECF)。ICF是细胞进行生命活动的基质，约占体重的40%。ECF是细胞进行新陈代谢的周围环境。新生儿的ECF约占体重的45%，随年龄增加逐渐降低，成人约占体重的20%。ECF又分为血浆(plasma volume,PV)和组织间液(interstitial fluid volume,IFV)两部分。体液的总量和分布随年龄不同而变化(见表5-1)。

表5-1　不同年龄人体的体液组成

| | 足月儿(%) | 6月婴儿(%) | 2～14岁(%) | 成人 |
|---|---|---|---|---|
| 总体液量(TBW) | 80 | 80 | 70 | 60 |
| 细胞内液(ICF) | 35 | 40 | 40 | 40 |
| 细胞外液(ECF) | 45 | 40 | 30 | 20 |
| 组织间液(IFV) | | 34.5 | 25 | 16 |
| 血浆　(PV) | | 5.5 | 5 | 4 |
| 全血容量 | 85 ml/kg | 80 ml/kg | 80 ml/kg | 60～65 ml/kg |

(摘自《麻醉手术期间液体治疗专家共识(2007)》，中华医学会麻醉学分会)

ICF以$K^+$为主，ECF以$Na^+$为主，$Na^+$是形成ECF渗透压的主要物质，维持正常的ECF容量，尤其是有效循环血容量，是液体治疗的关键和根本。

血液是由 60%的血浆和 40%的红细胞、白细胞和血小板组成，其中 15%分布于动脉系统，85%分布于静脉系统。血浆中含有无机离子（主要是 $Na^+$ 和 $Cl^-$）和溶于水的大分子有机物（主要是白蛋白、球蛋白、葡萄糖和尿素），白蛋白是维持 ECF 胶体渗透压和血管内血浆容量的主要物质。

组织间液分布于血管与细胞之间，机体代谢产物可在其间进行交换，过多的组织间液将通过淋巴管汇流入血管内。正常血管内皮允许水分子和小分子物质（如 $Na^+$ 和 $Cl^-$）自由通过，但限制大分子物质（如白蛋白或人工合成胶体）的通过，使其保留在血管内。

## 二、术前禁食

术前禁食是择期手术的常规，以避免胃内容物引发的呼吸道并发症。然而，有许多研究证实健康小儿和青少年禁食达 8 h 与麻醉诱导前 2～3 h 仍口服液体的小儿相比较，其残存的胃容量及胃液均无明显不同。此外，缩短禁食时间可提高患儿的舒适度，减少水分的丢失，这对婴幼儿十分重要。因此，现代小儿麻醉的趋势，是允许口服清液直到麻醉前 2～3 h。这些液体可以为橘汁、软饮料或水。

胃的生理学研究表明，正常情况下胃对液体的负荷排空很快。在第 1 h 内，胃排空 80%以上的液体负荷。胃的生理学研究支持缩短禁食时间，但这种情况只适合于非急诊手术，且不伴有食管或胃肠功能紊乱等危险因素的患儿。对于存在吞咽困难、胃食管反流、中枢神经系统受损或尿毒症的患儿，还应针对具体情况进行个体化考虑。

目前对择期手术的术前禁食时间的指导（见表 5－2）。

**表 5－2　择期手术禁食指南**

| 食　物 | 最少禁食时间(h) |
|---|---|
| 清水 | 2 |
| 母乳 | 4 |
| 婴儿配方奶 | 4(<3 个月)～6(>3 个月) |
| 非人奶 | 6 |
| 便餐 | 6 |

## 三、脱水

脱水常见于小儿急诊外科手术，如幽门梗阻、胃肠炎、脐疝、坏死性肠疝等。在许多情况下如呕吐、寒颤、发热时也会出现脱水。小儿体重减轻的程度是反映脱水程度最好的指标。但临床上，脱水的程度主要依据症状来评估，麻醉医师必须能识别脱水的体征表现：组织弹性差和黏膜干燥，脱水约 5%；囟门凹陷、心动过速和少尿，脱水约 10%；脱水达 15%时，出现低血压、眼球凹陷、淡漠；由淡漠发展为昏迷时，表示脱水达 20%。

纠正 1%的脱水需要补充 10 ml/kg 的液体，如一个体重 8 kg 的小儿脱水 10%，需补液 8×10×10 ml/kg=800 ml。补液的速度取决于脱水的严重程度。尽管通常的临床估计很重要，但经常不能准确估计体液恢复的程度。监测尿量是评估容量状态的最基本的手段，应达到 1 ml·kg$^{-1}$·h$^{-1}$的尿量。对大多数没有心脏病的小儿，可用中心静脉压估计充盈压。动脉内置管不仅可持续监测血压，还可监测酸碱状态。低血容量常伴有明显的碱缺失，待脱水纠正后，则代谢性酸中毒得以改善，意味着组织灌注已恢复。对脱水患儿的麻醉诱导应该谨慎，若有可能应推迟手术，待脱水获得纠正或部分纠正后再进行。

## 四、术中液体治疗

术中液体治疗的目的是补充术中正常的生理需要量以及麻醉和手术所导致的循环血容量改变和液体缺失，维持良好的组织灌注和内环境稳定，避免细胞代谢紊乱和器官功能损伤。术中液体治疗可分为维持液和补充液两部分。维持液的需要量与代谢密切相关，婴幼儿的代谢率比成人高，故需相对较多的液体。补充液主要取决于失液量，包括术前禁食水、疾病过程（如幽门梗阻）、液体的转移程度、第三间隙丢失以及失血量等。

### （一）维持液的需要量

维持液体治疗指正常机体维持 24 h ICF 和 ECF 容积所需要的液体和电解质的治疗。1957 年 Holliday 和 Segar 评估了卧床患儿的代谢需求，体重 3～10 kg 的小儿热卡消耗量为 100 kcal·kg$^{-1}$·d$^{-1}$，体重 10～20 kg 的小儿每日热卡消耗量为 1 000 kcal+50 kcal/kg，体重>20 kg 的小儿每日热卡消耗量 1 500 kcal+20 kcal/kg。

正常情况下，1 ml 水可代谢为 1 kcal 热量，因此，对于清醒小儿，热卡和水的消耗可以认为是等同的。小儿的补水原则，即每小时维持量（4/2/1 原则）和日维持量（见表 5-3）。

**表 5-3　根据小儿体重计算的每小时维持量(4/2/1 原则)和日维持量**

| 体　重 | 每小时液体需要量 | 每日液体需要量 |
|---|---|---|
| <10 kg | 4 ml/kg | 100 ml/kg |
| 10～20 kg | 40 ml+2 ml/kg | 1 000 ml+50 ml/kg |
| >20 kg | 60 ml+1 ml/kg | 1 500 ml+25 ml/kg |

例如：15 kg 小儿每小时需要量：40+(2×5) =50 ml/h
15 kg 小儿每日需要量：1 000+(50×5) =1 250 ml/d

在同一研究中，Holliday 和 Segar 根据人乳中分离出的电解质量计算电解质的维持量。小儿每日钠和钾的需求量分别是 3 mmol/kg 体重和 2 mmol/kg 体重，这种组合成分的电解质液是低张性电解质液。此文章发表后，近 10 年儿科的常规静脉补液是 1/4～1/3 张的盐水。但是许多研究发现，患儿在许多情况下(如急诊和术后阶段)，常发生低钠血症，因此，输入液体已经逐渐由等张晶体液代替。

1988 年 Lindahl 发现术中麻醉小儿的能耗要低于 Holliday 和 Segar 计算的 50%，但他认为 166 ml 的水在麻醉状态下会代谢为 100 cal 热量。因此，两个研究在液体需求量方面的观点是一致的。

术中生理需要量的计算应从患儿进入手术室开始计算，直至手术结束送返病房，即每小时维持量×在手术室停留的小时数，主要选择等张晶体液。

## (二) 补充液的需要量

补充液可分为四方面：术前累计缺失量、第三间隙缺失量、麻醉引起的血管扩张和术中失血量。

**1. 术前禁食所致的液体缺失量或术前累计缺失量** 术前液体缺失量和脱水状况的评估各有不同，择期手术患儿没有或者只有慢性进行性的液体丢失，而急诊手术或严重外伤患儿却处于动态的血液或肠液丢失状态，很难评估他们的液体平衡情况。

择期手术的术前液体缺失通常由术前禁食所致。新的禁食指南实施时希望将禁食引起的缺失量减到最少。然而，此指南并不总是可行的或者适用的，许多患儿在手术前禁食时间较长。禁食缺失量的计算方法是：每小时维持量×禁饮小时数。

1975 年，Furman 等主张禁食缺失量的 50%在第 1 h 补充，剩余 50%在第 2、3 h 内补充。1986 年，Berry 提出根据小儿的年龄和创伤严重程度制订的液体治疗指南(见表 5 - 4)。考虑到较小儿的 ECF 丢失较多，因此，婴幼儿在麻醉后第 1 h 的补液量比较大儿的量多。但是，这个指南只适用于过去的“午夜后禁食”，即禁食达 6～8 h 的患儿。如果患儿在术前禁食时间较短，或术前已接受静脉输液，则第 1 h 的补液量可以减少。在临床上，应视具体情况而作适当调整。

**表 5 - 4 根据小儿年龄和组织损伤程度制定的平衡盐溶液液体治疗指南**

1. 第 1 h：加下面的第 3 条
   ≤3 岁 25 ml/kg
   ≥4 岁 15 ml/kg
2. 其他时间(加下面的第 3 条)
   维持量＋创伤所致失液量＝每小时基础液
   维持液＝4 ml · $kg^{-1}$ · $h^{-1}$
   维持液＋轻度创伤＝6 ml · $kg^{-1}$ · $h^{-1}$
   维持液＋中度创伤＝8 ml · $kg^{-1}$ · $h^{-1}$
   维持液＋重度创伤＝10 ml/kg/h
3. 补充失血 1∶1 血液或胶体液，或 3∶1 晶体液

(摘自：Berry F. Practical aspects of fluid and electrolyte therapy. In：Berry F，ed. Anesthetic Management of Difficult and RoutinePediatric Patients. New York：Churchill Livingstone，1986：107 - 135.)

**2. 第三间隙缺失量** 术中体液的分布与转移涉及“第三间隙”的概念。一般而言，第一间隙是指组织间液。第二间隙是指快速循环的血浆。第一间隙和第二间隙在毛细血管壁侧相互交换成分，处于动态平衡状态，都属于功能性 ECF。手术创伤可使 ECF 转移分布到损伤区域，引起局部水肿；或因疾病致体液淤滞于腔体内（如肠麻痹、肠梗阻时大量体液积聚于胃肠道内），这部分液体虽均衍生于 ECF，但功能上却不再与第一间隙和第二间隙有直接的联系，故称这部分被隔绝的体液所在的区域为第三间隙。

术中第三间隙缺失量取决于手术操作范围。小手术 1 $ml \cdot kg^{-1} \cdot h^{-1}$（如腹股沟斜疝），腹部大手术 15～20 $ml \cdot kg^{-1} \cdot h^{-1}$，未成熟儿的坏死性小肠结肠炎可达 50 $ml \cdot kg^{-1} \cdot h^{-1}$。这些数字只是指导原则，还要依据患儿的反应做适当调整。相对于较大儿和成人，较小儿的 ECF 比重大，因此，小儿越小，丢失 ECF 的相对比例越大。第三间隙损失量应当用晶体液（生理盐水或乳酸林格液）补充。在神经外科手术中，第三间隙缺失量应当忽略不计。

**3. 麻醉导致的血管扩张** 麻醉药物和麻醉方法均会引起血管扩张，使循环血容量相对减少，通常在麻醉开始即应遵循个体化的原则及时输注晶体液或胶体液，以维持有效循环血容量。全麻时血管扩张所致的缺失量一般为 5～7 ml/kg。

**4. 术中失血量** 手术失血会引起红细胞、血浆、凝血因子和血小板减少，需进行针对性的处理（详见本章第二节内容）。

## 五、液体的选择

### （一）避免高/低血糖的原则

在过去的 20 年中，对于是否使用含糖液作为术中维持液体一直是争论的焦点。众所周知，特别是在新生儿，低血糖可引起脑损伤。为避免小儿在围术期出现低血糖，过去提倡在术中常规应用激素，但是当时的人们却低估了高血糖的风险。大量研究已证实，尽管术前禁食，由于对麻醉和手术的应激反应使血糖增加，多数患儿的血糖水平仍属正常。即使延长禁食时间，在术前发生低血糖的风险也很低（1%～2%）。因此，大多数患儿没必要在围术期使用含糖液，也没必要去监测血糖。

在临床上广泛关注的问题是围术期高血糖。高血糖可引起渗透性利尿、继发性脱水和电解质紊乱。例如，对脱水的患儿输入葡萄糖液，必然会引起中至重度的高血糖，后者引起的渗透性利尿又进一步减少血容量。此外，动物研究显示，高血糖可增加缺氧/缺血性脑病或脊髓损伤的风险。婴儿在深低温心脏停搏体外循环手术中的高血糖与术后神经性功能缺损有关。因此，应该避免术中发生高血糖。

然而，也有研究发现，行日间手术的患儿存在无症状性低血糖；还发现有少数患儿在术中输入无糖液体，其血糖的实际表现为降低。因此，有学者提出，为达到平衡，可用低浓度的含糖液，在术中得以维持正常的血糖水平。一般来说，>4～5岁的患儿在术中常规使用无糖等张液。对于婴幼儿，可以输入含有1%～2%葡萄糖的乳酸林格液，葡萄糖以120～300 mg·$kg^{-1}$·$h^{-1}$的速度输注，可以维持可接受的血糖水平，又可以阻止脂肪代谢。

新生儿和早产儿对葡萄糖有特殊需要，可能是由于葡萄糖储备不足和胰岛素经胎盘从母体转移至胎儿所致。对这些小儿至少应输入5%葡萄糖液，而母亲患糖尿病的新生儿应接受10%葡萄糖液。对这些患儿应测定术前血糖水平，并通过经常测定血糖水平以指导葡萄糖的输入。除糖以外，液体中还应含有足够量的电解质，可应用1/4～1/2浓度的生理盐水。新生儿可通过增加尿量排除多余的水，因此，对稍超负荷容量的调节能力胜过对低钠溶液的耐受。由于新生儿的远曲肾小管对醛固酮缺乏足够的反应力，尿中极易丢失钠，所以新生儿手术中应予补充。如使用不含电解质的5%葡萄糖液溶液，容易引起低钠血症，尤其当血钠低至120 mmol/L，可引起水中毒并导致脑水肿和抽搐。

围术期使用含钠、低糖或无糖等溶液仍然需要一个指导原则。Way等报道，在英国有60%麻醉医生在术中，以及75%的外科医生在术后，仍然常规使用低张葡萄糖液。严重的医源性低钠血症引起的并发症发生率甚至病死率在英国和其他国家都有报道，这种状况急需改变。

## （二）选择溶液的原则

术中所需的液体大多是为补充术前禁食或术中第三间隙丢失的量。如前所述，这些丢失的液体主要是ECF。因此，此部分溶液应该包括有高钠、高氯和低浓度碳酸氢盐、钙和钾的溶液。对于术中失血，应先以晶体液或胶体液补充(每1 ml失血以3 ml晶体液或1 ml胶体液补充)，如乳酸钠林格液等，这样还可以防止低钠血症的发生。小儿患儿也应与成人一样不单纯依靠输血来补充失血。

**1. 晶体液** 乳酸钠林格液的离子浓度与血浆近似，并且含有乳酸根，在肝脏能转化为碳酸氢盐，可作为缓冲剂。由于小儿的血浆容量小，电解质易被稀释，小儿更易发生低钠血症，故在常规输液治疗时，应当用乳酸林格液补充ECF的丢失。但由于其稍低张的状态，当用于颅脑外伤患儿时，应注意此点。

生理盐水含154 mmol/L的$Na^+$，其浓度与细胞外间隙近似，含154 mmol/L的$Cl^-$，远高于生理浓度(98～107 mmol/L)。应用生理盐水可能导致高氯性酸中毒。虽不像乳酸性酸中毒那样可以致命，但高氯性酸中毒的危害也较大。健康志愿者输入50 ml/kg的生理盐水后，出现了主观情绪改变及腹部不适，并且补液后首次排尿时间长于乳酸钠林格液组。虽然还没有确切的证据说明死亡率与术后高氯性代酸有关，但乳酸林格液仍可能是大手术(如脊髓融合术或肾移植等)中的最好的晶体液。

**2. 胶体液**

(1) 明胶溶液　明胶是由牛胶原制成的一种多肽。国际上的指南对于明胶的生产过程有特殊的要求以尽量减少其传播疯牛病(bovine spongiform enceohalopathy,BSE)的风险,明胶的扩容效力明显低于白蛋白或羟乙基淀粉:仅相当于输入量的70%~90%。肾脏的快速排除作用使其扩容效果持续时间较短,仅与晶体液相当。输入明胶后可能发生对动物蛋白及其交联物质的过敏和类过敏反应。明胶基本对凝血功能无不良影响,且无剂量限制,明胶液为轻度低张液。

(2) *羟乙基淀粉(hydroxyethyl starch,HES)* HES溶液是由玉米淀粉加入等张盐溶液中制备而成的。其含有α-1,6糖苷键及α-1,4糖苷键连接的支链化葡萄糖分子,即羟基化支链淀粉。支链淀粉可被内源性的α-1,4淀粉酶快速裂解。羟基化可显著减慢其降解的速度,延长其在血管内的半衰期。

有多种HES溶液,其物理及化学特性与溶液浓度、平均分子量、取代级及C2/C6的比值有关。高分子量(如450000),高取代级(如0.7)的HES溶液可以有明显的蓄积作用及不良反应,包括容量超负荷、干扰凝血功能及瘙痒。大的HES分子可被网状内皮系统吞噬或被α淀粉酶水解。作为HES裂解产物的小HES分子(<70000)可被肾小球滤过经尿排出。

HES(450/0.7)的血浆扩容效力可长达>24 h;HES(200/0.6)为6 h;HES(200/0.5)和HES(130/0.4)约为4 h。100 ml 6%HES的扩容效力相当于100~120 ml全血,10%HES的扩容效力相当于140%的输入量。因为存在一定不良反应,特别是对凝血功能的干扰,HES的输入量有一定限制。10%HES(200/0.7)的限量为20ml·$kg^{-1}$·$d^{-1}$,6%HES(200/0.5)为33 ml·$kg^{-1}$·$d^{-1}$,6%HES(130/0.4)为50ml·$kg^{-1}$·$d^{-1}$。更小分子量HES (70000)也具有较强扩容效力。

在败血症或感染中毒性休克患儿中应用HES(200/0.6)作为血浆扩容剂,是导致急性肾衰的一项独立危险因素。HES(200/0.5)用于脑死亡的肾移植供者的容量恢复时,可导致肾移植受者的肾功能损害。目前最新的HES(6%,130/0.4)有更低的分子量及取代级,因此其在体内的蓄积更少,不良反应也更少。可快速代谢的HES溶液即使在围术期大量应用也不会增加肾损害的风险,用于脑外伤患儿也是安全的。

由于HES以生理盐水作为溶液,HES也可能导致高氯性酸中毒。类过敏反应虽罕见,但仍可能发生。

(3) *白蛋白* 白蛋白是天然血液制品,分子量介于60 000~69 000,虽然有传播疾病的风险,但其仍然是新生儿和小婴儿的扩容治疗时使用的主要胶体液。5%白蛋白的渗透压为20 mmHg(2.67 kPa),接近于生理胶体渗透压,能够维持血压和血浆胶体渗透压,因此是小婴儿比较理想的胶体液。已证实未足月儿在低血压时使用4.5%的白蛋白比20%的白蛋白更加有效。此说明白蛋白的容量治疗在维持或重建心血管稳定性方面比浓度更重要。

### (三) 晶体液与胶体液的并用

目前,尚没有证据证明在围术期选择胶体液还是晶体液影响到病死率或发病率,也没有发现病死率与某种液体的使用有关。在这种情况下，如何选择液体并没有一个通用的原则。近年来，成人的液体治疗策略倾向于“晶胶并用，各尽其能，速度适中，个体化原则”，即用晶体液补充功能性 ECF 的丢失；用胶体液补充血浆容量的丢失，并密切关注动态的容量变化过程，尽可能小量均分滴注，满足维持足够的心排血量所需要的血容量，并需充分评估容量输注后的血流动力学改变与组织灌注情况。

小儿术中的液体治疗首选晶体液（生理盐水或乳酸林格液）。其优点包括经济、对凝血影响小，无过敏，无输血引起的传染性疾病的风险。通常，乳酸林格液 15～20 ml/kg 在15～20 min 以上时间输注可重建心血管稳定。输注总量 30～50 ml/kg 的晶体液后，为维持血管内渗透压稳定应该使用胶体液（白蛋白或合成胶体）。

小儿使用明胶已有多年的历史，小婴儿也可使用明胶。羟乙基淀粉（HES）制剂正逐渐广泛用于成人和小儿的扩容治疗，但是，评估小儿使用 HES 的有效性和耐受性研究的数量有限。有 3 例研究婴幼儿全麻或心脏手术中用 5%HES 或 20%白蛋白的比较。在这些研究中，HES 同白蛋白一样有效，也没有所预见不良反应的发生。但是，最近有研究重新评估了 HES 使用后的短期和长期不良反应。许多国家的医疗官方限定 HES 的日允许输入量和持续输注的时间。大多数小儿麻醉医生和儿科医生认识到 HES 的不良反应，因此，在未足月儿和新生儿都不使用 HES，新生儿胶体液的选择只有明胶或白蛋白。

## 六、术后液体治疗

大多数患儿在术后 3 h 内允许口服补液。日间手术的患儿在出院前，通常被要求早期口服补液。有研究报道阻止术后口服补液，可减少日间手术呕吐的发生率，但是这种观点已发生改变。对于小手术，术中予足量的晶体液可减少麻醉后恶心、呕吐的发生率。

如果不能早期口服补液（如腹部手术），静脉输液的持续时间不应超过 5 d，当需要长期胃肠外营养支持时，则应监测中心静脉压。术后液体治疗应该提供基础代谢的需求，并补充胃肠道丢失量（如胃肠减压）和额外丢失量（如发热）。

低钠血症是术后最常见的电解质紊乱，多见于术中输注低张液的 ASA Ⅰ级的小儿。主要原因是清除游离水的能力减低。其他原因还包括：垂体或肾上腺激素分泌不足，脑损伤，脑肿瘤所致盐丢失或抗利尿激素（antidiuretic hormone，ADH）分泌过多，术后低血容量、应激或疼痛所致血清 ADH 升高。ADH 分泌异常综合征和低张液体可造成稀释性低钠血症。重度低钠血症（$<$120～125 mmol/L）可导致短暂或永久的脑损伤，临床症状包括意识水平下降、定向力障碍、呕吐、癫痫发作。急性症状性低钠血症是医学急症，需要迅速处理。高张氯化钠可用于提高血钠水平至 125 mmol/L，高于此水平癫痫发生的风险降低。对于无症状且血容量正常的低钠血症患儿，可以限制入量。正常容量或高容量者可使用利尿剂。术中和术后早期避免输入低张液，可以预防术后低钠血症的发生。

2008 年，Murat 和 Dubios 提出术后液体治疗的临床指南。

(1) 迅速纠正低血容量。

(2) 有 ADH 高分泌风险的大手术后，血容量正常的患儿术后第 1 d 的维持液量应减少 1/3。

(3) 液体选择应考虑到患儿对钠和能量的需求以及溶液的渗透压。在术后早期 5%葡萄糖液能够提供能量支持。为限制溶液的渗透压，可以选择含有 5%葡萄糖的电解质溶液，其电解质包括 NaCl 4 g/L、KCl 2 g/L，所有的额外丢失量(胃管，胸腔引流等)由乳酸林格液来补充。

(4) 对于急症患儿每日至少检测 1 次血钠和血糖浓度。

(5) 应该考虑到隐性液体的输入，如稀释抗生素或镇痛药的液体。应当用生理盐水稀释药品，任何时候都应该避免输入大量的无电解质液，尤其是婴儿。

(6) 切记此指南只是一个提纲，对于病情不稳定的患儿，最重要的是进行个体化的液体治疗。

## 七、总结

由于年龄与体液的含量和分布相关，婴幼儿的维持液量相对较多，术中为维持有效循环血容量所补充的第三间隙丢失量也相对较多。近年来许多研究对低钠血症和高血糖的风险进行了再评估，发现低钠血症和高血糖更易导致或加重短暂性或永久性的脑损伤。由于当前的文献对于成人使用 HES/白蛋白的短期/长期效果还有质疑，因此，对于婴幼儿应该如何选择胶体液的问题尚待解决。

### 参考文献

1 中华医学会麻醉学分会:麻醉手术期间液体治疗专家共识(2007)。

2 Holliday M, Segar W. The maintenance need for water in parenteral fluid therapy. Pediatrics. 1957; 19: 823 - 832.

3 Lindahl SG. Energy expenditure and fluid and electrolyte requirements in anesthetized infants and children. Anesthesiology, 1988, 69: 377 - 382.

4 Choong K, Kho ME, Menon K, et al. Hypotonic versus isotonic saline in hospitalised children: a systematic review. Arch Dis Child, 2006, 91: 828 - 835.

5 Dearlove OR, Ram AD, Natsagdoy S, et al. Hyponatraemia after postoperative fluid management in children. Br J Anaesth, 2006, 97: 897 - 898.

6 Hoorn EJ, Geary D, Robb M, et al. Acute hyponatremia related to intravenous fluid administration in hospitalized children: an observational study. Pediatrics, 2004, 113: 1279 - 1284.

7 Moritz ML. Reducing risks of hospital acquired hyponatremia. Pediatr Neurol, 2005, 33: 75 - 76.

8 Holliday MA, Ray PE, Friedman AL. Fluid therapy for children: facts, fashions and questions. Arch Dis Child, 2007, 92: 546 - 550.

9 Holliday MA, Friedman AL, Segar WE, et al. Acute hospital-induced hyponatremia in children: a physiologic approach. J Pediatr, 2004, 145: 584 - 587.

10 Cote CJ. NPO after midnight for children - a reappraisal. Anesthesiology, 1990, 72: 589 - 592.

11 ASA Task Force on preoperative fasting. Practice guidelines for preoperative fasting and the use of pharmacologic agents to reduce the risk of pulmonary aspiration: application to healthy patients undergoing elective procedures. Anesthesiology, 1999, 90: 896 - 905.

12 Furman E, Roman D, Lemmer L, et al. Specific therapy in water, electrolyte and blood-volume replacement during pediatric surgery. Anesthesiology, 1975, 42: 187 - 193.

13 Berry F. Practical aspects of fluid and electrolyte therapy. In:Berry F, ed. Anesthetic Management of Diffcult and Routine Pediatric Patients. New York: Churchill Livingstone, 1986, pp. 107 - 135.

14 Takil A, Eti Z, Irmak P, et al. Early postoperative respiratory acidosis after large intravascular volume infusion of lactated ringer's solution during major spine surgery. Anesth Analg, 2002, 95: 294 - 298, table.

15 O'Malley CM, Frumento RJ, Hardy MA, et al. A randomized, double-blind comparison of lactated Ringer's solution and 0.9% NaCl during renal transplantation. Anesth Analg, 2005, 100: 1518 - 1524, table.

16 Aun CS, Panesar NS. Paediatric glucose homeostasis during anaesthesia. Br J Anaesth, 1990, 64: 413 - 418.

17 Murat I, Dubios MC. Perioperative fluid therapy in pediatrics. Pediatric Anesthesia, 2008, 18: 363 - 370.

（梅弘勋　韩如泉）

# 第二节　输血治疗

## 一、循环血容量和允许失血量的估计

估计患儿的血容量(estimated blood volume，EBV)十分重要，这与血制品和其他液体的输入量密切相关(见表 5 - 5)。此外，麻醉医生还要在开始输入红细胞(RBC)悬液之前计算允许失血量。患儿的 EBV 一般与年龄和体型部分相关。年幼儿的血容量占体重的比重较高，而肥胖小儿的比重较低。估计完患儿的循环血容量后，可以进一步简单地计算最大允

许失血量(maximal allowable blood loss,MABL)。简单的计算公式是:

$$MABL=(初始 Hct-目标 Hct)/初始 Hct\times EBV$$

**表 5-5 按年龄或体重估计循环血容量**

| 年 龄 | 估计血容量(ml/kg) |
|---|---|
| 未成熟儿 | 90～100 |
| 足月儿～3 个月 | 80～90 |
| >3 个月小儿 | 70 |
| 肥胖小儿 | 65 |

例如,体重为 25 kg 的患儿,血容量为 70 ml×25 kg≈1 750 ml。如果初始 Hct 为 36%,目标 Hct 为 21%,那么,MABL=(36－21) /36×1 750≈730 ml。

此出血量可以按 3∶1 的平衡盐溶液(如乳酸钠林格液)补充,即约 2 200 ml,或 1∶1 的 5%白蛋白或 1∶1 的 HES 补充,即 730 ml。当估计失血量达到这个目标容量时应当开始输入 RBC 悬液。当然,早产儿和足月儿,紫绀型先天性心脏病患儿,通气/血流比例明显失调,以及高代谢和呼吸衰竭的患儿,最好维持一个较高的目标水平。相反,在血制品筛选较差的国家,最好在更低的目标 Hct 下(如血红蛋白 50 g/L)再输血。

由于 RBC 悬液的 Hct 大约是 70%,每输入 100 ml R BC 悬液提供的 RBC 约为 70 ml。在上述的例子中,如果失血量超出 MABL 150 ml,并且预计目标 Hct 为 30%,那么应当从下列公式计算补充量:

补充的血容量(150 ml)×目标 Hct(30%)=45 ml 100%RBC

RBC 悬液的 Hct 约为 70%

那么,45 ml/0.70≈65 ml RBC 悬液

65 ml RBC 悬液(Hct70%)相当于 30%Hct 全血 150 ml。

通常可以简化计算,超出 MABL 的每毫升失血可以输入 0.5 ml RBC 悬液,这会导致比目标 Hct30%稍高的 Hct,但是由于所有这些计算都是估计的,最终的结果通常很接近目标水平。

## 二、大量输血和凝血障碍

大量出血的定义为失血量≥1 倍血容量。

大量出血导致的凝血障碍是由于血小板降低(稀释性血小板减少)和凝血因子减少共同作用的结果。一般的经验算法是当失血量相当于 1 倍血容量时血小板减少约 40%,当失血量达到 2 倍血容量时,血小板再减少基础值的 20%,当失血量达到 3 倍血容量时,血小板进一步减少基础值的 10%。这样丧失 3 倍血容量而不补充血小板,血小板计数比基础水平降

低约 70%。这就是为什么在估计有大量出血的手术时，患儿术前血小板计数的基础水平特别重要，如果患儿血小板计数的基础值很低，那么在术中出血量达 1 倍血容量时就有病理性出血的风险，而那些术前血小板计数特别高的患儿可能在出血量达到 4 倍或 5 倍循环血容量时也不需要输入血小板。

继发于凝血因子稀释的凝血障碍，主要与所输入的血制品的种类和量有关。全血中含有除了不稳定的凝血因子（Ⅴ因子和Ⅷ因子）以外的所有凝血因子，包括正常水平的纤维蛋白原；而其他凝血因子的含量只有正常水平的 20%～50%。输入全血后，虽然不稳定的凝血因子（Ⅴ因子和Ⅷ因子）的含量减少，但是在出血量达到 3 倍血容量以下时一般不会出现凝血障碍。但是，现代的血库很少会使用这么大量的全血，通常是用白蛋白，HES，晶体液和 RBC 悬液来补充失血。这种补血的方式下会较早出现多种凝血因子缺乏，这是由于大约 80%的凝血因子已经随着血浆丧失。在这种情况下，一旦失血量达到 1 倍血容量时就要考虑到凝血因子缺乏。

凝血障碍的评估主要依赖于特殊的实验室检查，检查结果应该迅速反馈给麻醉医生以便于术中评价凝血情况。当检查结果回报很慢或难以迅速获得时，最简单的方法是将采取的血样置于没有抗凝剂的试管内，观察凝血块形成的速度和有无血块溶解。当所有的凝血参数在正常范围内，没有凝血异常的情况下凝血块应当在 4～8 min 内形成，并且不会溶解。血小板计数可以用来提示是否需要通过输血来提高血小板含量。通常，血小板计数 $>50\times10^9$/L（50000/$mm^3$ 为正常，除非预计还有更多出血，否则不需要处理。很显然，心肺旁路手术（cardiopulmonary bypass，CPB）是一种特殊的情况，由于体外循环机的破坏使血小板功能受损。凝血酶原时间（prothrombin time，PT）可以反映有关所谓的外源性凝血系统（Ⅶ、Ⅹ、Ⅴ因子，以及凝血酶原和纤维蛋白原）的情况，可以接受的水平是 INR<1.5（比正常水平延长不超过 1.5 倍）。部分凝血活酶时间（partial thromboplastin time，PTT）可以反映所谓的内源性凝血系统（凝血因子Ⅻ、Ⅺ、Ⅸ、Ⅷ、Ⅹ、Ⅴ、凝血酶原和纤维蛋白原），当其水平<50 s（不超过正常值的 1.5 倍）时一般不需要处理。当纤维降解产物明显升高，同时伴有纤维蛋白原水平降低，常提示弥漫性血管内凝血（disseminated intravascular coagulation，DIC）。在这种情况下，需要给予冷凝蛋白质或新鲜冰冻血浆。更精密的检测，如血小板功能分析仪（platelet function analyzer，PFA）可以检测血小板的功能，在小儿，此项检查比出血时间更可靠。血栓弹力图（thromboelastography，TEG）可以提供有关凝血块形成和溶解速度的信息，是一种能够快速评价各种治疗干预的有效方法。在大多数情况下，无论是 PFA 还是 TEG 都不能用于预测围术期出血。以下将讨论治疗凝血障碍的新方法。

输血治疗的新进展，如重组凝血因子补充治疗，可能会使我们目前对大量出血导致的稀释性血小板减少和多种凝血因子缺乏的治疗发生根本性的转变。这种治疗技术可以补充特定的凝血因子，减少异体血制品的输入，传染病传播和输血反应。

## 三、重组 FⅦa 因子

使用重组的Ⅶa 因子(recombinant factor Ⅶa,rFⅦa)是一种很新的,但是目前价格很昂贵的治疗出血的方法。这个产品的开发是用于治疗体内有Ⅷ因子和Ⅸ因子抗体的血友病病人的出血。但是,进一步的研究发现此药有更多的适应证,如由于其他原因而导致凝血障碍的病人(见图 5 - 1)。目前的凝血瀑布反应模型的基础是,组织因子—Ⅶa 因子复合物(tissue factor-factor Ⅶa complex,TF-FⅦa)的形成是在体止血的主要初始事件(见图 5 - 2)。这个模式图与传统的将内源性和外源性通路分开的凝血瀑布反应不同,有助于解释有足够量的重要因子(如Ⅶ、Ⅹ、Ⅴ、Ⅷ和Ⅺ)而缺少其他因子(如Ⅻ因子)时,临床上无出血倾向的表现。组织因子通常位于血管壁的深部,只有在血管受到损伤时才会暴露于循环中。组织损伤导致内皮细胞释放组织因子,这样组织因子与激活的Ⅶ因子(Ⅶ→Ⅶa)形成复合物。因子Ⅶa 再激活因子Ⅹ(Ⅹ→Ⅹa)和凝血酶原,凝血酶原促进在损伤的部位产生血栓,形成纤维凝血块。rFⅦa 也能激活血小板表面的因子Ⅸ和Ⅹ(Ⅸ→Ⅸa 和Ⅹ→Ⅹa),使产生足够量的额外的血栓。激活的血小板的表面为激活凝血因子Ⅷ(Ⅷ→Ⅷa)和Ⅺa,以及为激活的因子Ⅹ和Ⅴ(Ⅴ→Ⅴa)的进一步相互作用产生血栓提供场所。有效的止血需要在激活的血小板存在的情况下完成整个血栓形成的过程。因此,在有凝血反应的部位,给予 rFⅦa 可以促进止血,对凝血功能正常和异常的病人都有效。

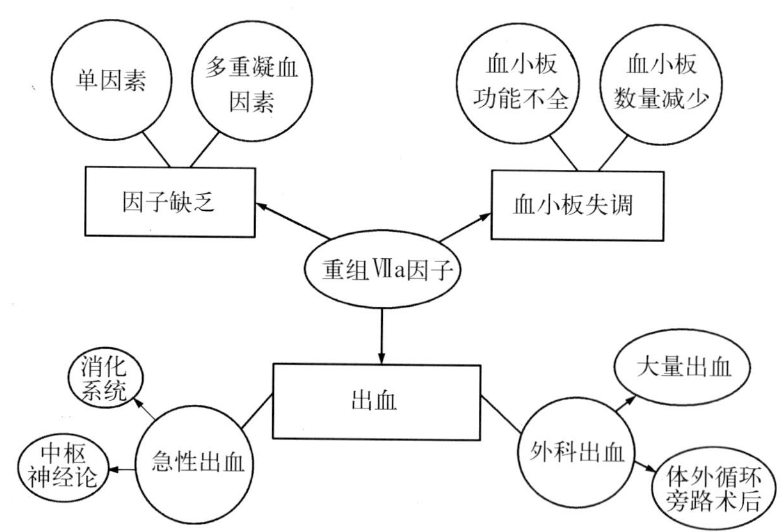


**图 5 - 1　使用重组Ⅶa 因子后预期的反应(摘自 Dejgaard A. Update on Novo Nordisk's clinical trial programmeon NovoSeven. Blood Coagul Fibrinolysis. 2003; 14Suppl. 1: S39 - S41.)**

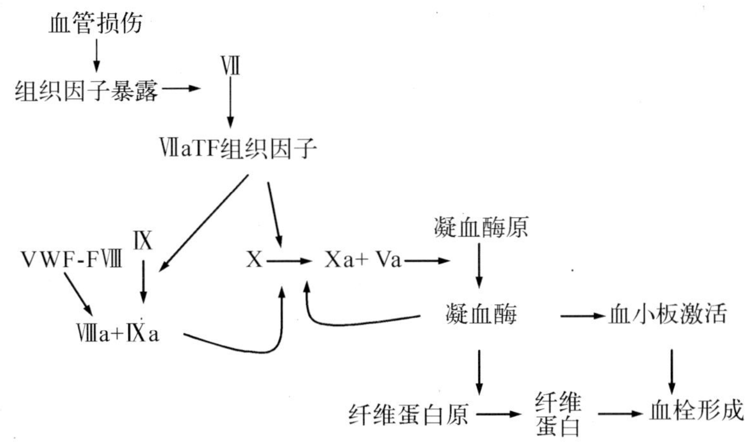


**图 5－2　目前的凝血瀑布反应示意图。组织因子(TF)的释放和因子Ⅶ的激活(FⅦa)启动止血过程。FⅦa 通过产生凝血酶，激活因子Ⅹ(FⅩa)和因子Ⅸ(FⅨa)成为凝血反应的中心。凝血酶的产生使激活的血小板表面进一步激活因子Ⅴ，Ⅷ和Ⅸ。(摘自 Barcelona S，Thompson A，Cote C. Intraoperative pediatric blood transfusion therapy：a review of common issues. Pediatric Anesthesia，2005，15：814－830.)**

血友病患儿使用 rFⅦa 的药代动力学已经被广泛研究。要特别注意的是，与成人相比，小儿使用 rFⅦa 的半衰期较短(1.3 h，成人 2.7 h)，清除较快(67 ml・$kg^{-1}$・$h^{-1}$，成人 37 ml・$kg^{-1}$・$h^{-1}$)。失血的患儿和血友病患儿之间也有差异。对少数肝硬化和肝移植患儿的研究显示药代动力学也有变化。在外科手术中处理血友病的初始剂量为静脉给予 rFⅦa90～120 μg/kg。在外伤和外科手术患儿的研究中使用的是较大剂量(达到 200 μg/kg)。由于 rFⅦa 的半衰期相对较短，间隔 2～3 h 后需重复使用，要考虑到使用此药的昂贵费用。

在下列患儿使用 rFⅦa 后可以达到满意的止血效果：重型创伤患儿大量输血后，CPB、肝损伤或肝移植患儿，以及未控制的消化道出血或腹腔内出血的患儿。有凝血障碍的神经外科患儿为了纠正凝血异常，也可以在术前使用 rFⅦa，以止住颅内出血。

在成人，使用 rFⅦa 可以缩短 PT，促使损伤部位止血。血浆化验的敏感性较差，如 PT，只能反映最少量激活的因子Ⅶ，其结果不符合临床预后，因此，这些血浆化验只适用于监测 rFⅦa 治疗的反应。使用 TEG 比较适合，这是全血化验，可以检测是否能有效止血，包括凝血酶产生的速度，以及在激活血小板存在的情况下纤维蛋白凝块的强度、弹性和降解。这种检测方法用于监测有高效价Ⅷ因子抑制剂的血友病患儿对 rFⅦa 的治疗反应更加可靠，也可以用于监测正常个体对抗凝治疗的反应。

给予 rFⅦa 有利于促进损伤部位止血，而不会激活身体其他部位的凝血反应。尽管已经证明 rFⅦa 可以用于许多种情况，但是直到撰写本文时为止，美国食品药品管理局(United States Food and Drug Administration，FDA)还没有批准这种药物用于创伤和手术病人。此药最初是用于,并且 FDA 只批准用于:血友病或 von Willebrand 病伴有抗体升高的病人,或者先天性Ⅶ因子缺乏的病人。在小儿治疗方面的数据很有限,但是无对照的病例研究提示在多种病理性出血的情况下可用此药治疗。此外,rFⅦa 的免疫原性较低,还可以消除输入血制品可能发生的病毒或细菌感染的风险。在不久的将来,rFⅦa 可能会成为麻醉医生可以使用的治疗凝血障碍的新武器。这种药物的治疗费用巨大,其使用需要有明确的授权。可能的并发症包括过敏反应、抗体形成和血栓形成。

## 四、输入血小板

通常大多数需要手术患儿的血小板计数在正常范围内,但是那些有慢性炎症、功能性无脾或脾切除术后的患儿,可能有血小板计数升高。感染、化疗导致的骨髓抑制,或有凝血障碍的患儿有血小板减少的风险。其他系统功能正常的患儿要保持血小板计数高于 $50\times10^9$/L 以维持止血。慢性血小板减少症患儿,即使血小板低至(10～20)$\times10^9$/L(10 000～20 000 $mm^{-3}$)也不一定有出血倾向。免疫性或非免疫性的外周血小板破坏,会缩短输入的血小板存活的时间。但是,如果预计有大量出血,还是应该在围术期输入血小板。对于这些患儿,应当请小儿肿瘤科医生和血液科医生会诊,制订术前的输血计划。

## 五、特殊情况

### (一) 外伤

外伤是小儿死亡的首要原因。受伤后当时出血或入院后出血,占所有外伤死亡原因的 39%。小儿外伤的死亡率和致残率的主要原因是重要器官的氧供减少。由于贫血和低血容量都会减少氧供,因此正确输血和容量复苏至关重要。尽管对失血和低血压的外伤患儿快速输液治疗可能有效,但是对于钝器伤和重型颅脑外伤的患儿,补液后并不能建立稳定的血流动力学。对这些患儿输液过多可能会导致脑水肿、肺水肿或凝血障碍。

小儿外伤的评估和成人不同,主要是由于小儿在仰卧位时,失血量达到血容量的 20% 时仍可以维持正常的血压,因此小儿外伤的处理比较困难。在外伤的小儿,体位性低血压和脉压变窄可能比心动过速或收缩压降低更敏感,因此,对这些小儿的有创监测非常有用,不能忽略。动脉置管可以实时监测血压变化,中心静脉压可以反映心脏充盈压,尤其是不能估计失血量时,如内出血和颅脑外伤。我们的经验是中心静脉压降低 2～3 mmHg,可能就反映出失血量达到循环血容量的 20%。同样,动脉脉搏波形减小(脉搏波切迹消失或迁移)提示低血容量,单纯从生命体征可能无法判断。继发于低灌注的代谢性酸中毒和尿量减少浓缩,也可以提示低血容量。容量状况的正确评价有助于解释血红蛋白水平。容量减少的小儿可能检测到的血红蛋白水平正常，但是，一旦容量复苏以后，血红蛋白水平就会降低，提示明显的贫血。

和成人一样，长骨骨折、腹膜后出血或腹部钝器伤都可能会引发大量的内出血。小儿所特有的是闭合性颅脑损伤也可能会导致大量出血。婴幼儿的颅骨骨折开放，使大量血液积聚在此。较小儿在闭合性颅脑损伤后可能会继发失血性休克，较大儿和成人则不会如此。

容量复苏应当首先开放粗的静脉通路。低血容量小儿的外周静脉通路开放可能会非常困难。有报道，在脱水的小儿能够在股静脉或肘前静脉成功置入长度较短、管薄较壁的导管。当静脉通路不能开放时可以从骨通路给予液体、药物和稀释的血制品。

很多年以来，用胶体液代替晶体液的有效性一直有争议。已有研究显示，对重型颅脑损伤伴有低血压的病人和贯通伤的病人，用高张盐溶液和右旋糖酐处理，与用生理盐水复苏相比较，可以明显提高生存率。但是，还没有对小儿的随机对照研究报道。此外，高张盐溶液、右旋糖酐以及羟乙基淀粉可能会引起外伤患儿凝血障碍。这些溶液可能通过干扰Ⅷ因子和von Willebrand因子而影响凝血，导致von Willebrand综合征。

严重外伤的小儿可能需要大量输血。大量输血继发的代谢改变包括低温、高血钾、低血钙和低血镁。有低灌注和低温的小儿在大量输血后还有可能发生凝血障碍。尽管稀释性血小板减少是大量输血患儿发生凝血障碍的首要原因，但是大多数的研究显示这只是输入全血的结果。既然现在大多数的输血治疗，尤其是外伤患儿，使用的是RBC悬液，凝血因子稀释可能与血小板减少一样也是凝血障碍的重要原因。实际上，当输入1.5倍血容量后，临床上已经可以检出凝血因子稀释的实验室指标（PT和PTT达到正常水平的1.5～2倍）。另一方面，血小板计数原来正常（$>150\times10^9/L$）的情况下，输血量不高于2倍血容量，一般不会引起临床上明显的凝血障碍。

### （二）新生儿

新生儿在麻醉和输血方面是一个特殊的挑战。新生儿输入红细胞后与较大儿和成人相比，较少发生的并发症是溶血反应。因为在生命最早的3～4个月里，体内还没有产生抗红细胞抗原的异种抗体。在最初判定ABO/Rh血型后，一般不必再重复检测抗体。Rh-D抗原暴露是例外，婴儿很少发生由于ABO不匹配造成的溶血反应，这是由于他们的免疫系统发育不全。因此，小于4个月的婴儿输入RBC悬液，可能既不需要检测血型，也不需要交叉配血。对于年龄大于4个月的患儿，溶血反应一直是输血相关的致死和致残的重要原因。

未成熟婴儿在大量输血后可能发生低血钙和低温。以前有报道，体质虚弱的新生儿常发生输血相关的疾病转移，在直接由亲属作为供血者时需要引起特别的注意（输血前应辐照血制品）。在新生儿输血时常规使用白细胞过滤器，可能会降低非溶血性发热性输血反应，巨细胞病毒（cytomegalovirus，CMV）传播感染和输血引起的免疫抑制。

### （三）心脏手术

小儿在体外循环(CPB)后发生止血困难的情况比成人多见。患有紫绀型先天性心脏病的患儿有缺氧和红细胞增多症的风险。缺氧会通过影响血小板功能使出血时间延长，患有先天性心脏病的患儿在术前有 PT 和 PTT 异常，以及 von Willebrand 因子异常的发生率很高(19%)。凝血因子减少可能是由于心衰使肝脏充血所致。DIC 也会消耗凝血蛋白。由于这类患儿围术期出血的风险增加，在术前要全面评估，考虑各方面因素。

新生儿在心脏手术后出血的风险增加，在某种程度上是由于凝血系统还未成熟。此外，许多新生儿由于修补手术复杂，需要较长时间进行 CPB，深度低温或停循环，所有这些都可能会导致围术期出血的风险增加；年龄越小，发生围术期出血的风险越大。

CPB 泵的容量相对较大，会明显稀释小儿的凝血因子和血小板水平。现代的 CPB 泵使用较小的容量，不至于由于血液稀释造成凝血障碍。在 CPB 循环中持续超滤血液，有助于升高患儿的血红蛋白，并可保持较高的凝血因子水平和血小板数量。在术中通过采集患儿的全血进行血液稀释，在 CPB 后再回输先前采集的血液，可以成功地减少心脏手术后异体输血。在 CPB 前采集全血以备 CPB 后回输，可以减少血小板因暴露于 CPB 机的损伤而保留血小板功能，并可以补充凝血因子。这个技术只限于在较大儿中使用。这些患儿也可以在术中使用血液回收(如 cell saver)。

抑肽酶是一种丝氨酸蛋白酶抑制剂，用于防止 CPB 后常见的纤维溶解和血小板激活。如果给予大剂量抑肽酶，可以减少小儿复杂心脏手术的出血。除了止血功能，抑肽酶还可以改善术后氧合，缩短术后机械通气时间，这可能是由于其抗炎作用。一些研究显示抑肽酶对小儿并无益处，有过敏反应和肾损伤的可能。但是，还有一些研究发现其风险较小，在小儿外科手术中使用大剂量抑肽酶，可以减少费用。在小儿使用抑肽酶后过敏反应的风险比成人降低至少一半(1.2%和 2.7%)。为了进一步降低过敏反应的发生率，建议两次使用抑肽酶的间隔时间至少 6 个月以上。对于高危患儿，可以在外科医生准备迅速开始旁路手术时，给予 10 000 KIU 试验量，并且还应给予抗组胺药。

### （四）扁桃体切除术和腺样体切除术

扁桃体切除术是小儿外科最常见的手术之一。尽管围术期输血的情况很罕见，但是这种手术有时会发生大量出血，甚至危及生命。大多数早期出血发生于术后 4～6 h。晚期出血主要发生于术后 5～10 d。晚期出血一般与早期出血相关。无论是早期出血还是晚期出血，小儿都可能将大量出血吞咽，导致评估出血量十分困难。由于口咽部疼痛导致摄入水分减少而出现低血容量性血液浓缩，小儿血细胞比容升高。必须仔细评估患儿的容量状态和实验室检查，以备再次手术。监测仰卧位和坐位时的血压和心率，有助于评估小儿的血容量状态。

目前在术前对手术出血的风险进行预测的方法还没能被所有的耳鼻喉科医生普遍接受。许多研究已经显示术前出血病史，或者常规化验 PT、PTT 和出血时间都不能准确预测术后出血的可能。但是，对于既往有大出血病史的患儿，化验检查可能对预测有帮助。即便如此，化验检查（如 PT、PTT）有时也无法预测出血倾向。血小板功能分析仪（platelet function analyzer，PFA）是一种相对较新的技术，可以评价止血功能，尤其适用于怀疑血管性血友病或内源性血小板缺陷的患儿。越来越多的血液科医生在正式会诊时，会建议最合适的手术前准备。例如，对于患有血管性血友病中最常见类型的患儿，如果经过适当的去氨加压素（desmopressin，1-deamino-8-D-arginine vasopressin，1－二氨基－8－D－精氨酸血管加压素，DDAVP）治疗，可以完成无出血的扁桃体手术，对于此病的其他亚型，需要使用冷沉淀或从血浆提取的Ⅷ因子和 von Willebrand 因子。内源性血小板缺陷患儿可以通过输入血小板来防止出血。如果没有获得患儿的家族史、病史和化验检查，就不可能在术前正确评估，术中就有可能发生大量的，无法控制的出血。外科手术技巧是除了病史以外，影响术后止血的最重要的因素。

### （五）整形外科手术

许多小儿骨科手术不需要输血就可以完成。但是，不能使用止血带的手术（如股骨截骨术或脊柱融合术）会引起大量出血。失血的发生率和严重性主要取决于外科医生的技术水平。一些技术如血液稀释和控制性低血压可以用来减少异体输血，但是在脊髓监测中发现这些技术会影响脊髓血流，因此我们不再提倡使用控制性低血压和极度血液稀释的联合技术。如果降压，只能降至中度水平（平均动脉压 65～75 mmHg），并且一般不允许血红蛋白低于 80 g/L。如果患儿在手术的早期发生异常出血，必须检查患儿的体位，以确保支撑物和垫枕没有移位致使腹腔内压力升高，导致机械性梗阻而升高静脉压。

在大型脊柱融合手术后还要考虑骨表面可能会继续出血，因此，应在术中输血使这些患儿在术毕时血红蛋白水平在 100～110 g/L 之间。使用抑肽酶、氨基己酸、氨甲环酸或 DDAVP 都不能明显减少失血。

### （六）神经外科手术

研究显示，小儿在神经外科手术后通过检测血栓弹性图（TEG）提示具有高凝状态。但是，神经外科手术止血困难的主要原因是大量出血和继发的稀释性凝血障碍或 DIC。外伤导致的神经组织损伤也会导致组织凝血酶原释放，通过 FⅦa 激活凝血瀑布反应。血管畸形切除术和血管肿瘤切除术（如脉络丛肿瘤），以及外伤所致的硬膜外或硬膜下血肿的小儿术中大量快速出血的风险极大。颅脑外伤和摇晃综合征的小儿发生 DIC 的风险特别大。对于这些病例，临床医生应事先预见到风险并使用有创监测（动脉和中心静脉监测），用粗大的静脉导管开放静脉，并且使用血液加温设备。择期进行脑肿瘤切除术的小儿除非发生凝血因子稀释，一般很少发生凝血障碍。

### （七）烧伤

烧伤的小儿可能会发生各种凝血因子异常。这些异常部分是由于烧伤，伴有或不伴有败血症，以及外科重建手术中的容量丧失。大面积烧伤后早期会发生消耗性凝血障碍和微血管溶血过程，因此常常会发生贫血、血小板减少和凝血障碍。在烧伤后的 3～5 d，会发生典型的抗炎症反应，纤维蛋白原、血小板和各种凝血因子明显升高，可以见到血小板计数超过 $1\,000\times10^{9}$/L($1\,000\,000\ mm^{-3}$)，纤维蛋白原超过 20 g/L，这些异常使烧伤的小儿发生血栓的情况很罕见。与开始发生败血症相反，血小板可能会发生突然减少。切除烧伤组织也会引起大量失血，可以通过在取皮和移植部位下方注射含有稀浓度的肾上腺素来减少出血。此外，由于皮肤受损，对机体不再提供正常的绝缘作用，使机体容易发生低体温，手术室温度应当设定为较高的温度(35℃)。尽管这样对医生来讲很不舒适，但是通过一系列的血小板计数和 PT、PTT 检查来决定是否输血。血小板计数高于 $50\times10^{9}$/L($50\,000\ mm^{-3}$)时一般不会发生异常出血。还应该注意中心静脉可能阻力很大，不能够快速输入 RBC 悬液，尤其是有多部位损伤者。在手术中放置一个粗大的较短的股静脉导管有助于快速输血。

### （八）肾移植

肾衰患儿的贫血有多种原因。在肾衰的进展过程中，促红细胞生成素的产生减少，循环中的毒素引发溶血导致红细胞寿命缩短，继发性铁和叶酸缺乏。此外，血液透析的患儿比腹腔透析的患儿贫血更重，这是由于血液透析造成的慢性失血和促红细胞生成素进行性减少。尽管如此，肾衰患儿的贫血(Hct 25%)是慢性的，因此，只要患儿保持等血容量，一般可以耐受。这类患儿术前输血的阈值应当低于那些急性贫血和不能耐受贫血患儿的输血阈值。过去往往在移植手术之前输血，目的是通过输血诱导免疫抑制。随着更多的免疫抑制剂的出现(如环孢霉素)，这类患儿移植手术前输血的方法已经在大多数情况下不采用了。实际上，有些证据表明对小儿移植者输血可能会升高移植排斥率。人重组促红细胞生成素(human recombinant erythropoietin，rhEPO)在肾衰患儿使用几个月以后可以有效升高血红蛋白水平。在肾移植手术前用促红细胞生成素治疗足够长的时间，可能有助于增加患儿的携氧能力(如活体供体)。

肾衰患儿的尿毒症有可能导致血小板功能障碍，因而有出血倾向。尽管发生血小板减少的情况较少，但是一个较常见的问题是血小板功能障碍。血小板功能障碍的原因是多方面的，有时可以用透析的方法处理。如果有持续的出血时间延长，除了透析，还可以输入血小板和 DDAVP 治疗。

小儿肾移植与成人不同，供体和受体之间的器官大小的差异会很大。常见到小儿接受成人供体的肾脏。在这种情况下，在打开血管夹之前有大量血液(150～250 ml)隐藏于器官内，这可能占接受器官的小儿血容量的很大一部分，再灌注时可能会发生高血容量和高血压。中心静脉压监测有助于发现这个问题，而在这类患儿尿量并不能反映血容量的状况。有时在移植肾再灌注前已经输入 1 U RBC 悬液。

### （九）肝移植

肝移植的患儿常伴有贫血。慢性疾病、营养缺乏和潜血会使血红蛋白水平降低。这些患儿常因各种原因而伴有凝血障碍，包括脾亢和凝血因子生成减少，但是并不仅限于这些。维生素 K 吸收障碍导致维生素 K 依赖的因子Ⅱ、Ⅶ、Ⅸ和Ⅹ的产量减少，PT 和 PTT 延长。血小板减少可能是由于门静脉高压导致的脾功能亢进、DIC 或血浆容量升高使血小板稀释。尽管还没有研究显示小儿肝移植手术的术前凝血功能检查与术中失血量之间的相关性，但是术前检查可以反映肝脏疾病的严重性，可以作为基础值和术中的检查值比较。血红蛋白水平，血小板计数，PT 和 PTT 水平以及全血凝血分析（如 TEG），可以用来指导围术期输注血制品。

肝移植的小儿比肝移植的成人要冒更大的风险，即术中更可能需要大量输血。婴儿与较大儿和成人相比较，在肝移植手术中输血的可能性较大。肝移植手术之前做过腹部外科手术会增加出血。小儿肝功能衰竭最常见的病因是胆道闭锁，肝移植之前常做过腹部外科手术（如 Kasai 肝门肠吻合术）。在小儿，常使用供体肝脏的一部分，经常为活体供体肝脏的一叶或一段，或者是从尸体上采取的肝脏分成两部分分别供给两个患儿使用。使用缩小的移植物也常引起术中出血增加。

对这些患儿要开放足够的静脉通路。应在上肢放置大管腔的静脉导管，因为术中可能需要夹闭下腔静脉。如果在上肢无法建立足够的静脉通路，应当在锁骨下或颈静脉置管。如果有凝血异常，在颈部区域放置中心静脉导管时要特别小心，因为如果发生血肿将会很难控制出血。对这类患儿在超声引导下置管会很有帮助。医院的血库必须组织很好，设备优良，能够应付这些患儿大量输血的需要（多倍血容量）。对于这些患儿，应该准备 1 倍血容量的交叉配血的 RBC 悬液，5～15 单位的新鲜冰冻血浆和 2～4 单位的血小板。在输入 1 倍血容量的血液后，不再需要交叉配血，只使用同血型红细胞即可。麻醉医生必须准备好处理大量输血的并发症，包括低温、低血钙、低血镁和高血钾。这些患儿发生枸橼酸盐诱导的低血钙比较特殊，因为肝功能衰竭以及在移植过程中的无肝阶段导致的枸橼酸盐代谢能力下降。如果预期有快速大量输血，需要输入氯化钙以避免由于钙离子水平的快速波动而导致的血流动力学不稳定。

## 六、总结

本节是为了阐述临床上围术期输血实践中的一些观点，提供有助于合理输血和处理相关并发症的策略，介绍最新的关于凝血瀑布反应和重组凝血因子替代疗法的观点。我们认为最重要的问题是通过越来越先进的检测手段，使血液越来越安全。

**参 考 文 献**

1 Barcelona S, Thompson A, Cote C. Intraoperative pediatric blood transfusion therapy: a review of common issues. Pediatric Anesthesia, 2005, 15: 814 - 830.

2 Dejgaard A. Update on Novo Nordisk's clinical trial programmeon NovoSeven. Blood Coagul Fibrinolysis, 2003, 14Suppl. 1: S39 - S41.

3 Cote CJ, Liu LM, Szyfelbein SK, et al. Changes in serial platelet counts following massive blood transfusion in pediatric patients. Anesthesiology, 1985, 62: 197 - 201.

4 Cote CJ. Blood, colloid, and crystalloid therapy. Anesth Clin North Am, 1991, 9: 865 - 884.

5 Barcelona SL, Coté CJ. Pediatric resuscitation in the operating room. Anesthesiol Clin North Am, 2001, 19: 339 - 365.

6 Miller RD. Complications of massive blood transfusions. Anesthesiology, 1973, 39: 82 - 93.

7 Butenas S, Brummel KE, Bouchard BA, et al. How factor Ⅶa works in hemophilia. J Thromb Haemost, 2003, 1: 1158 - 1160.

8 Seremetis S. Dose optimization of recombinant factor Ⅶa in the treatment of acute bleeding in haemophilia-associated inhibitors. Blood Coagul Fibrinolysis, 2003, 14 Suppl 1: S29 - S30.

9 Midathada MV, Mehta P, Waner M, et al. Recombinant factor Ⅶa in the treatment of bleeding. Am J Clin Pathol, 2004, 121: 124 - 137.

10 Goodnough LT, Shander A, Brecher ME. Transfusion medicine: looking to the future. Lancet, 2003, 361: 161 - 169.

11 Drews RE. Critical issues in hematology: anemia, thrombocytopenia, coagulopathy, and blood product transfusions in critically ill patients. Clin Chest Med, 2003, 24: 607 - 622.

12 Mossinger H, Dietrich W, Braun SL, et al. High-dose aprotininreduces activation of hemostasis, allogeneic blood requirement and duration of postoperative ventilation in pediatric cardiac surgery. Ann Thorac Surg, 2003, 75: 430 - 437.

13 Krishna P, Lee D. Post-tonsillectomy bleeding: a meta-analysis. Laryngoscope. 2001; 111: 1358 - 1361.

14 Goobie SM, Soriano SG, Zurakowski D, et al. Hemostatic changes in pediatric neurosurgical patients as evaluated by thrombelastograph. Anesth Analg, 2001, 93: 887 - 892.

（梅弘勋　韩如泉）

## 第三节　异源性输血

虽然异体输血在许多情况下可以挽救患儿的生命，但异体输血还存在着血型不合，传播疾病以及免疫抑制等众多的并发症。对于小儿来说，我们做出输血的决定时应尤为慎重，因为输血并发症的持续作用在小儿比成人更长，小儿输血后平均生存期可超过 70 年。异体输血的另一个问题是成本越来越高。目前尚缺乏对输入异体红细胞效率的评价，现在的输血指南也只是基于一些专家根据动物实验及有限的临床研究得出的观点。输血的决定不应只依据血红蛋白的浓度做出，而还应参考诸如心率、血压、ST 段的改变、混合静脉血氧饱和度、氧耗和血清乳酸浓度等其他生理指标。另外，还应考虑术后继续出血的可能性。因为目前从血制品传播疾病的角度考虑，各国血制品的质量还存在很大差异，为尽量减少血源性传染病的传播，选择更低的血红蛋白浓度作为输血指征更为适宜。

## 一、术前准备

术前红细胞压积越低，围术期输血的可能性越大。因而，择期手术术前应将患儿的血细胞比容和血红蛋白浓度调至适宜的水平。

缺铁是小儿因营养缺乏而致贫血的最常见原因。口服铁剂可能需数月才能纠正贫血。现代的静脉内铁剂似乎是一种安全、快速的有效补铁替代方法。静脉内应用铁剂约 10 d 可达作用峰值。现代的铁剂，如葡萄糖酸钠铁和硫酸亚铁比老式的右旋糖酐铁等更为安全，后者可能导致易感者发生类过敏反应。人重组促红细胞生成素（human recombinant erythropoietin，rhEPO）自 1997 年已开始在美国应用。现在尚无小儿患儿术前应用 EPO 的有关指南，因此在治疗前，可能有必要先确定治疗目标，以逐步达到目标，如血红蛋白浓度 130 g/L。有多种可供选择的剂量，如：术前及术后早期每日 180 IU/kg，术前 3 周开始每周应用 3 次，手术当日再静脉注射 1 次，或术前 3 周开始每周应用 3 次，每次 300 IU/kg，同时每天补充铁剂。

EPO 增加血红蛋白浓度的效果常受限于患儿体内的铁储备，因而为了使其效果更佳，常需补充外源性铁。

## 二、输血策略

首先，计算输血需要量（见表 5－6、图 5－3）。

**表 5－6 计算可耐受的失血量和输血量的公式**

| |
|---|
| 可耐受的失血量＝EBV×（术前 Hct－可接受的最低 Hct）/术前 Hct，EBV 与年龄相关 |
| 可耐受的失血量＝患儿的 Hct 达到可接受的最低水平前失血量 |
| 可接受的最低 Hct＝根据患儿的临床状况决定患儿可接受的最低 Hct 水平 |
| 预计的输血量＝预计失血量－可耐受的失血量 |

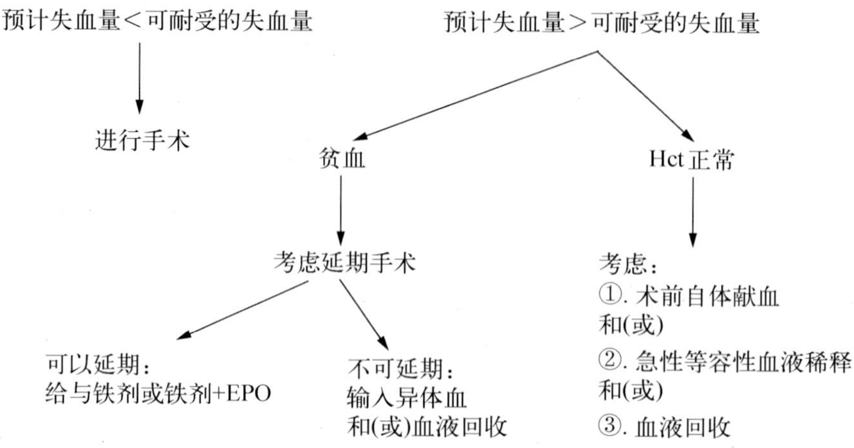


**图 5-3　减少异体输血的策略**

## 三、术中输液

为保证胃排空，小儿常需术前禁食。然而，术前 2～3 h 给小儿喂食少量清液可减少胃内容物量并增加胃液的 pH。诱导前 2～3 h，给予少量水、苹果汁或晶体液也可减少患儿干渴和饥饿的程度。因此，一般不限制诱导前 3 h 前的清液摄入。但对于存在吞咽困难、胃食管反流、中枢神经系统受损或尿毒症的患儿，还应针对具体情况进行个体化考虑。

补液应先选择平衡液以补充循环血容量。对于低龄患儿，尤其是早产儿，可使用含糖液，但只能以慢速滴注作为维持量，而不能用于补充液体缺失量或补充失血，否则可导致稀释性低钠血症和高渗性非酮症高血糖。含游离水的溶液(如 5%的葡萄糖液)其中的水可快速移动至血管外，进入组织间隙促进组织水肿，特别是脑水肿的发生。

在手术的前几个小时内应先补充术前明显的液体缺失量。

应先以晶体液或胶体液补充失血(每毫升失血以 3 ml 晶体液或 1 ml 胶体液补充)，如乳酸钠林格液等，这样还可以防止低钠血症的发生。患儿也应与成人一样不单纯依靠输血来补充失血。

目前补液的晶胶比问题还存在争议。无论作何选择，关于补液效果的临床研究均提示补液时机及剂量可能比输入何种液体更为重要。

## 四、减少异源性输血的策略

### (一) 自体输血

术前储存式自体输血，急性等容血液稀释及血液回收均已成功用于小儿。

**1. 术前储存式自体输血(preoperative autologous blood donation，PAD)** PAD是患儿可应用的一种安全、有效的血液保护措施。小儿可每4 d采一次血，直到术前72 h。采血量可依据体重计算(表5-7)。这些血液保存在血库里，在手术当天取出为特定的患儿使用。这个过程在理论上可以减少输血相关的感染性疾病的发生(细菌感染除外)，减少组织不相容性的发生率。在从血库取出血液时必须作交叉配血，但是，在处理血液、标记、检验和最终核对的过程中还是有可能发生错误，因此，输入自体血也不是没有风险的。

**表5-7 小儿PAD计划的采血量**

| 体重(kg) | 采血量(ml) |
|---|---|
| 20～30 | 100 |
| 30～35 | 250 |
| 36～42 | 325 |
| 43～48 | 400 |
| >48 | 450 |

尽管静脉通路常难以建立，低龄儿也可采用PAD。Mager报道，46例1岁左右的患儿中仅6列因为静脉通路难以建立或家长反对而未能应用PAD。

准备进行大型骨科手术的青春期少年对于积极的采血措施(两次共采相当于20%循环血容量的血)也可良好的耐受。在8～25 kg作整形外科手术或腹部外科手术的患儿，应用PAD能够成功地减少异体输血。

自体血经常以全血的形式保存，含有除因子Ⅴ和Ⅷ以外的全部正常浓度的凝血因子。全血放置时间超过7 d以后快速输注也会有发生高血钾和低血钙的风险。自体血的血细胞比容低于红细胞悬液。为保护凝血因子的活性，还可以在采血后立即分离出血浆，并立即冷冻。

虽然PAD较昂贵，但相对于急性血液稀释及血液回收有一个重要的优势：术前红细胞的量有实际的增加。术前采血可使体内内源性促红素水平明显升高，其后仍可维持正常水平。成人一周采血1U，体内红细胞容积可扩充220～350ml，相当于在基本红细胞生成的基础上又多生成1～1.75U的红细胞。若每周采血两次，则内源性促红素的反应更强，可相当于又多生成2～3U的红细胞。外源性人重组促红素也可用于进一步促进红细胞生成。

采血可降低骨髓置换红细胞的能力，而后者又决定了PAD的效率。当轻度贫血时，会发生由PAD促成的乏铁红细胞生成，此时骨髓反应常不足且需附加治疗。采血期测定红细胞计数、血细胞比容、血红蛋白、血清离子、血清铁、网织红细胞计数、网织红细胞成熟指数(reticulocyte maturity index，RMI)及内源性促红素水平，显示红细胞计数、血细胞比容、血红蛋白及血清离子浓度明显下降，但正常成人其水平仍维持在正常范围内，血清铁水平无明显变化。网织红细胞计数、网织红细胞成熟指数(RMI)及内源性促红素水平显著增高。为增强采血的效果，常需对采用 PAD 的患儿补充铁剂。目前尚无临床证据证明静脉补铁优于口服。但其对于需尽快手术的严重营养不良，铁储备明显降低的患儿可能较适宜。

**2. 急性等容血液稀释(acute normovolemic hemodilution，ANH)** ANH 即在术前采集患儿全血并补充晶体液或胶体液以维持患儿正常循环血量的血液保护方法。其原理是术前抽血使患儿在术中处于相对贫血的状态，以减少术中红细胞的丢失，当手术的主要出血步骤结束后，再将红细胞回输，其并不是一种新方法。此法在 1974 年首先应用于成人，多年后开始有其用于小儿的报道。

(1) ANH 采血量的计算

$$V = EBV\,\frac{Hct_0 - Hct_f}{Hc_m}$$

公式中：V＝采血量，EBV＝估计血容量，$Hct_0$＝初始血细胞比容，$Hct_f$＝采血后血细胞比容(大多为 30％)，$Hc_m$＝平均血细胞比容＝0.5($Hct_0$＋$Hct_f$)。

可从动脉监测通路采血以避免因小儿静脉穿刺困难而造成的技术问题。根据我们的经验也可采用较粗的套管针置入颈内静脉采血。

采血的同时应补充晶体液(3 ml vs. 1 ml 血)或胶体液(1 ml vs. 1 ml 血)。采集的血液存入含抗凝剂的标准储血袋内(放在天平上以计量血液)。必须对采血量进行准确定量。采血前对储血袋称重，以避免放出过多的血液，这对较小儿尤其重要。采血后应对储血袋内的血反复混合，以防血凝块形成。采血及回输时应保持严格无菌。采集的血液可存放于室温下以保护血小板的功能，可待术中主要出血步骤结束后，或 Hct 降至该患儿可接受的最低 Hct 时回输。若抽血后 6 h 以后才回输，则需要冰箱保存。冷藏血必须于采血后 24 h 内输入。输血的顺序应与采血的顺序相反：采的第 1 袋血因其 Hct 及凝血因子最高而应最后输注。当术中患儿的 Hct 达到输血指征时，可回输自体血而免于输注异体血。

ANH 的效率可由其所节约的红细胞量来计算。根据数学模型估算，对于出血多，且目标血红蛋白浓度和基础血红蛋白浓度差距大的手术效率较高。患儿须有较高的初始 Hct。应依据患儿的临床状况确定个体化的目标 Hct(输血阈值)。一项荟萃分析显示，ANH 对于术中需大量输血的患儿较为有效。对照研究显示，肝切除术中 ANH 也较为有效。

(2) 血液稀释的代偿机制 ANH 对组织氧合的维持依赖于全身及微循环水平的生理调节，使心排血量增加，血液释放氧增加。红细胞数量的突然下降，可降低血液黏稠度及外周血管阻力，增加心排血量。在低龄儿，Hct 降至 16％时，由于全身血管阻力下降及每搏量增加，使心指数从 $3.3\ L\cdot min^{-1}\cdot m^{-2}$)升至 $4.4\ L\cdot min^{-1}\cdot m^{-2}$)，氧摄取量增加 50％。

维持组织氧供的机制主要依赖于充足的循环血量。若心排量可进行有效代偿，则 Hct 为 25％～30％时的组织氧供与 Hct 为 35％～45％时相当。

(3) 稀释的安全界限 该界限值目前还不清楚。当进行 ANH 时，小儿似乎更易恢复，但这方面报道所包含的病例数尚少，且尚不清楚各年龄段小儿用于血液稀释的安全性。尽管如此，术中血液稀释 Hct 降至 20%～24%，似乎是安全的，进一步的血液稀释是不适当的，否则发生神经系统并发症的风险较高。

临界血红蛋白浓度为 35～47 g/L(Hct 约 12%～14%)，且其与用于血容量补充的液体种类无关。在此 Hct 下，冠状动脉已最大限度的扩张，冠状动脉血流量完全依赖于心排量。血液稀释可明显减弱机体对吸入麻醉药引起的心血管抑制的耐受性。

Fontana 等报道，小儿(平均年龄 12.5±1.5 岁)血液稀释使血红蛋白降至 30±8g/L 时，总氧耗无明显变化。然而必须注意的是，临界血红蛋白浓度为 35～47 g/L，安全范围是很有限的。我们无法排除局部缺氧的可能性。

低龄儿的生理特点较为不同，其氧耗较高，在稀释性贫血的情况下，其代偿主要依赖于心动过速，同时心肌耗氧也增加了。尽管如此，有报道，1～3 岁的小儿，血液稀释后 Hct 降至 14%～17%(血红蛋白浓度 47～57 g/L)也是安全的。但对于新生儿，尤其是早产儿，目前还没有明确的需输血的贫血程度标准。

基于以上原因，我们并不推荐血液稀释至血红蛋白浓度降至 60g/L 以下。

不仅是贫血，对凝血功能的影响也是限制血液稀释安全的另一个问题。血液稀释对凝血功能的影响不但是因为血小板及凝血因子的减少，而且也由于红细胞的减少，因为其对正常止血功能也有重要作用。凝血功能也可能被输入的扩容液进一步损害。

(4) *扩大的术中等容血液稀释*　吸氧可改善患儿对贫血的耐受，当血红蛋白浓度很低时氧在血浆中的溶解明显增加。吸入高浓度氧是一种简单、安全、有效的增大术中大量失血患儿血流动力学及组织氧合的安全范围的措施。该方法对于创伤患儿在向医院运送的途中也特别有效。

中度低温可降低组织需氧，增加血浆中溶解的氧量，提高组织与氧的结合力。但低温同时还可增加血红蛋白与氧的亲和力，使氧离曲线左移。因此，低温对于临界血液稀释的作用仍不清楚。

**3. 血液回收**　术中出血被收集于储血罐内，经离心机清洗和浓缩后后，将红细胞的生理盐水悬液回输给患儿。

血液回收可得到具有正常氧合能力的新鲜的自体红细胞，平均血细胞比容为 0.5，但应牢记，回收血中不含血小板及凝血因子。其最重要的一个优势是急诊手术中也可应用。对于大出血的成年患者，血液回收机可每小时提供 10 U 的红细胞。其不但可减少异体输血的风险，节约血源，还可为大出血的创伤患者提供充足的时间准备异体血源。

近来，据估计至少回收 2 U 出血才能使血液回收具有较好的效益-花费比，这点尤其限制了其在儿科手术中的应用。Copley 等报道，少年脊柱融合手术中应用 ANH 效价比较好，但血液回收则较差。但近来一项研究显示，血液回收用于小儿髋臼成形术时效价比较高。同样，狭颅症成形术中，应用血液回收对减少异体输血较为有效。我们只能说血液回收可能更适用于某一类手术。

小儿离心杯(容量为 70 ml)可用于儿科手术。只需 40 ml 红细胞即可将离心杯充满,这也意味着,其可仅处理不足普通离心杯 225 ml 容积的 1/3 的血液,并快速回输给患儿。

血液回收的应用也有一些限制。肿瘤手术、脂肪栓塞及术野存在污染的条件下均不能应用。虽然离心机清洗及过滤可清除绝大多数细菌(>99%),若存在肠穿孔的可能时,尽量不应用。另外,由于与空气混合吸引,红细胞的破坏要多于直接从体腔中吸引出的血。

### (二) 其他可用于小儿的减少异体输血的技术

**1. 抗纤溶药** 抑肽酶及止血芳酸可减少心脏、骨科、头面部或五官科以及器官移植手术中的出血。为达到足够的血浆浓度,用药剂量需依据体重或体表面积计算;在心脏手术中,其剂量还必须考虑体外循环管路中的预冲液量。

抑肽酶用于心脏手术中的作用目前研究较多。其主要通过抑制纤溶酶起作用。其用于二次儿科心脏手术中可减少异体输血;尽管其价格较高,但应用时效价比也较高。对其用于小儿心脏修补手术中的效率尚有争论。但也应注意其可能致敏小儿,类过敏反应的发生率也相对较高(0.3%~0.9%)。

另一个关于抑肽酶的研究热点是其抗炎作用。虽然其用于成年人中度低温的体外循环手术时,对全身炎症反应并无明显影响,但高剂量抑肽酶用于婴幼儿可减弱其炎症反应,且有利于术后恢复过程。

体外循环术后的凝血功能障碍与血小板功能障碍有关。初步的研究结果显示抑肽酶对血小板的黏附有直接影响。其可能对小儿肺移植手术也较为适宜。抑肽酶及止血芳酸也可用于肝移植手术,但该类手术中应注意血栓及血栓栓塞性并发症的发生。其用于小儿颅骨重建手术中,也可减少输血。

止血芳酸在美国应用的比在欧洲多,其不良反应更少,但其作用效果仍有争议。近来有研究显示,其可减少脊髓侧索硬化症患儿围术期的输血量。止血芳酸的一个重要优势就是其价格较低,但抑肽酶似乎效果更好。

**2. 纤维蛋白酶** 纤维蛋白酶主要由纤维蛋白质、凝血酶及抑肽酶(牛源的)构成,在应用前即刻与氯化钙相混合。其起效快;数周内可被消除。

**3. 重组激活的凝血Ⅶ因子(recombinant activated factor Ⅶ, rFⅦa)** 无法控制的大出血是创伤患儿的重要死因之一,这样的患儿常存在由类似于 DIC 的消耗性凝血因子减少,低体温、纤溶亢进、血液稀释、大量输血及包括代酸、低钙血症在内的代谢异常导致的复杂凝血功能障碍。以上所有问题均可导致严重的出血,且这样的出血常常难以控制。rFⅦa 可通过促进组织源性凝血酶的形成来促进止血。但目前 rFⅦa 仅被批准用于血友病患儿,在一些国家(如以色列)其也可用于发生不可控出血的创伤患儿。

## 五、展望

### (一) 容量动力学

目前失血量、蒸发失液量及第三间隙丢失液量的估计方法均很粗糙。一般认为约需相当于 3～5 倍失血量的林格液才可以达到等容补充血容量的目的。我们可以通过将输入液体分布速率及清除速率计算在内的动力学模型来优化容量治疗方案。在过去的几年中,发展了一种以血红蛋白作为血液稀释标准的新型容积动力学输液模型。输入的液体分布的时间过程,可由计算机模拟或实验得到的容量动力学直方图来研究,药代动力学的原理也可用于液体治疗时血液稀释时间过程的研究,其还可用于描述液体向体腔分布的过程。其可用于比较输入不同种类液体的作用,以及不同生理状态下输入同类液体的作用。

### (二) 人适氧载体

可用于临床以代替输入异体红细胞的人适氧载体目前还在研制中。该产品主要有两种类型:基于血红蛋白的氧载体及全氟化碳乳剂。

**1. 基于血红蛋白的氧载体(hemoglobin-based oxygen carriers,HBOC)**　HBOC 由过期的库存红细胞、动物或重组的血红蛋白制成。重组的血红蛋白由大肠杆菌合成,非人或动物源性。该溶液具备 S 形的氧离曲线,可在动脉血 $O_2$ 分压较低时携带相对较多的氧。

自然条件下的血红蛋白与 NO 可有强烈的反应。这种继发于血红蛋白渗出至实质组织的反应可导致多种不良反应,其中最重要的不良反应为全身及肺血管的收缩。运用重组技术及位点变异技术,再加上一些化学或物理改良(如脂质体封装技术),可使血红蛋白与 NO 的反应率下降,改善其安全性。

目前,在欧洲或北美还未应用人造氧载体,但牛血红蛋白(HBOC－201)已在南非被批准应用。

**2. 全氟化碳乳液(Perfluorocarbon emulsions,PFC)**　PFC 是在血红蛋白分子中化学性插入了碳-氟化合物,其并不在体内代谢。因其不溶于水,故需制成乳化剂。

与血红蛋白氧的化学结合不同,PFC 携氧是通过气体溶解的方式,其可增加血浆中溶解氧的量,还可促进红细胞与组织间的氧弥散。

由于 $O_2$ 分压与氧含量存在线性关系,因此为满足临床需要,常需较高 $O_2$ 分压以使其可携带较多的氧。

在心脏及骨科手术中已有较多关于其应用的Ⅲ期临床研究。但近来一项研究因其应用过程中的神经系统不良反应而被迫终止。

多项研究显示，增强的等容血液稀释，即 ANH 与 HBOC 或 PFC 的联合应用可减少异体输血。

但目前还没有一项研究足以保证人造氧载体可安全的用于临床，过去 20 年中制造的人造氧载体目前均未被批准应用于临床（南非除外），而且未来几年中制造出一种可与组织广泛相容且安全的人造氧载体的希望也很小。

## 六、总结

在理想条件下，可完全依靠术前储备式自体输血、术中等容血液稀释及血液回收来使手术患儿不必输注异体血。联合应用多种血液保护技术，即使术中出血量较大，如颅缝早闭修补术，也可避免异体输血。如果实在无法避免异体输血，例如在小儿体外循环的心脏手术中，也可通过改良超滤、使用更小容积的循环管路、围术期储备式自体输血、术中血液回收及应用抗纤溶药来尽量减少异体输血。

有两个问题限制了无输血手术的发展：极度贫血状态下并发症的发生率及死亡率，以及其对患儿术后恢复和住院时间的影响。目前这方面小儿患儿的数据尚缺乏，但在接受心脏手术的成人患儿中，术后血红蛋白浓度＜80 g/L 的患者中，血红蛋白浓度每下降 10 g/L，死亡概率即增加 2.5 倍。此外，还应考虑贫血对患儿术后活动和康复的影响。

我们的最终目的是：在保证患儿安全的前提下，尽可能减少输注异体血。

### 参考文献


1 Bogumila WG. How to limit allogenic blood transfusionin children. Pediatric Anesthesia, 2005, 15: 913－924.

2 Copley LA, Richards BS, Safavi FZ, et al. Hemodilution as a method to reduce transfusion requirements in adolescent spine fusion surgery. Spine, 1999, 24: 219－222.

3 Perez-Ferred A, De Vincente J, Gredilla E, et al. Use of erythropoietin for bloodless surgery in a Jehovah's witness infant. Paediatr Anaesth, 2003, 13: 633－336.

4 Letts M, Perng R, Luke B, et al. An analysis of a preoperative pediatric autologous blood donation program. Can J Surg, 2000, 43: 125－129.

5 Weiskopf R. Efficacy of acute normovolemic hemodilution assessed as a function of fraction of blood volume lost. Anesthesiology, 2001, 94: 439－446.

6 Fearon JA. Reducing allogenic blood transfusions during pediatric cranial vault surgical procedures: a prospective analysis of blood recycling. Plast Reconsts Surg, 2004, 113: 1126－1130.

7 Dalmau A, Sabate A, Koo M, et al. The prophylactic use of tranexamic acid and aprotinin in orthotopic liver transplantation: a comparative study. Liver Transplant, 2004, 10: 279－284.

8 Carsons JL, Noveck H, Berlin JA, et al. Mortality and morbidity in patients with very low postoperative Hb levels who decline blood transfusion. Transfusion, 2002, 42: 812－818.

9 Stowell CP. Hemoglobin-based oxygen carriers. Curr Opin Hematol, 2002, 9: 537-543.

10 Winslow RM. Alternative oxygen therapeutics: products, status of clinical trials, and future prospects. Curr Hematol Rep, 2003, 2: 503-510.

（梅弘勋　韩如泉）

# 第六章

# 小儿气道管理与困难气道

## 第一节　上呼吸道感染患儿的麻醉

在传统观念中对于呼吸道感染患儿倾向于推迟择期手术。但近年来大量研究使临床医师对上呼吸道感染患儿的麻醉相关并发症风险和感染导致气道高反应性的机制有了更深入的理解，越来越多的文献支持有选择性的推迟此类患儿的手术。虽然上呼吸道感染急性期或近期有过上呼吸道感染的患儿围术期发生并发症的风险增加，但大多数并发症易于控制，且不会留有长期后遗症。因此，麻醉医师必须权衡手术麻醉的利弊，同时考虑到一些潜在的并发症发生的可能，并为其做好充分的准备，才能制定出最佳的麻醉管理方案。

### 一、小儿呼吸系统解剖生理

#### (一) 呼吸系统解剖特点

**1. 口腔**　口与鼻一样，都是呼吸道的起始部分，其间有舌和牙齿。

(1) 婴幼儿的舌部相对较大，给气管插管时咽喉镜暴露声门带来困难。

(2) 婴幼儿乳牙一般于出生后 6 个月长出，恒齿于 6 岁时开始长出，至 12 岁时乳牙全部换成恒齿。乳牙或新近长出的恒齿的齿根较浅，缺乏周围组织的有力支撑易被碰落。因此，小儿麻醉期间应重视保护牙齿。

**2. 鼻腔**　鼻腔前经鼻孔通外界，后经鼻后孔通咽腔，主要由骨和软骨覆以黏膜而成。

(1) 婴儿鼻腔较狭窄，容易被鼻腔分泌物或黏膜水肿所阻塞，影响呼吸气流通过气道。由于婴儿呼吸主要经过鼻腔，一旦发生鼻道梗阻很难转为经口呼吸，因此必须保证鼻道通畅清洁，防止因鼻腔阻塞而发生呼吸困难。

(2) 鼻咽部淋巴组织丰富，腺样体增大。虽然增大的腺样体不影响经鼻气管插管，但可能引起腺样体组织脱落，造成鼻腔出血，气道阻塞。小儿患儿出现上呼吸道阻塞症状的病因很多，最常见的原因就是扁桃体或腺样体肿大。

(3) 婴儿鼻孔大小与环状软骨处气管口径相似，气管导管如果能通过鼻孔，一般也能顺利进入气管。

**3. 喉**　喉向上与咽腔相通，向下至环状软骨下缘与气管相通，它以软骨支架围成腔隙，包含关节和肌肉，内衬黏膜。

(1) 成年人喉的位置上界正对颈椎 C4～C5 之间，下界平 C6 下缘。小儿喉的位置比成人高，婴儿时期喉头位置位于颈椎 C3～C4 平面，随着年龄的增大，小儿喉的位置逐渐下降。

(2) 婴儿的会厌软骨较大、较硬，与气管纵轴向外成角，在声门上方向后突出 45°，会厌短，呈“Ω”形或“U”形，常下垂妨碍声门显露。气管插管时，患儿头部应处于中间位置或颈部轻度屈曲，不宜采用头部过伸位，这样有助于完成气管插管。有时患儿声门暴露困难，使用直形喉镜片可解决问题。

(3) 10 岁以上的小儿，喉腔中最狭窄的位置位于声门裂，而对于 10 岁以下的小儿，最狭窄的部位则位于声门裂以下的环状软骨处。婴幼儿环状软骨处呈圆形，气管导管通过环状软骨后行控制呼吸或肺脏扩张时，可无明显漏气，因此婴幼儿一般不需用带套囊的气管导管。由于环状软骨水平无伸张能力，过粗的气管导管可压迫气管黏膜造成声门下区水肿，拔管后气道阻力明显增高，甚至导致急性喉梗阻。

**4. 气管与支气管**　气管与支气管连接在喉与肺之间，以“C”形软骨为支架，包含平滑肌和结缔组织，内衬黏膜。

(1) 婴幼儿的气管短。3 个月以下的婴儿平均气管长度仅为 5.7 cm，门牙龈起算长度比鼻孔起算长度要相差 1.5～2.5 cm。新生儿气管直径仅为 3.5～4.0 mm，轻度的喉头水肿即可造成严重的通气障碍，如环状软骨处黏膜水肿 1 mm，气管直径可减少 50%。

(2) 婴儿气管支气管分叉高，位于第二胸椎平面，而成人在第五胸椎平面。气管支气管分叉处所成角度左右支气管相似，气管导管如果插入过深，导管进入左右两侧支气管的机会相等。

(3) 婴儿支气管的平滑肌较儿童少，哮喘发作时，用支气管扩张药治疗常无效。

**5. 肺和肺泡**　新生儿肺泡数目少，婴儿期肺容量的增加主要依赖于肺泡数的增加，至 8 岁以后肺体积的增加主要是靠肺泡的扩大。

**6. 胸廓**　婴幼儿的肋骨呈水平位，胸廓小，不稳定，膈肌位置高，纵隔在胸腔所占位置大，容易引起呼吸抑制。

婴幼儿呼吸系统在解剖方面的许多特点决定了他们的呼吸道在麻醉手术期间易于阻塞。同时，婴幼儿的头部和舌相对较大，颈部较短，也是呼吸道易于阻塞的原因。

### (二) 呼吸系统生理特点

**1. 呼吸肌生理**　婴幼儿呼吸肌发育不全，胸廓扩张主要靠膈肌，膈肌位置高，腹部较膨隆,纵隔在胸腔所占比例大,呼吸肌力量弱,任何原因造成的呼吸做功增加都可引起呼吸肌早期疲劳,导致呼吸暂停、$CO_2$蓄积和呼吸衰竭。

**2. 呼吸功能**

(1) 婴幼儿的潮气量小,约为 6~7 ml/kg,呼吸频率较快,约为 30~40 次/min,每千克体重的肺泡通气量和耗氧量是成人的 2 倍,主要靠增加呼吸频率来满足高代谢的需要。

(2) 婴幼儿残余气量与肺活量之比、呼吸道无效腔与潮气量之比均较成人大,肺换气量少,呼气后肺部存在较大量的余气。新生儿时期就存在功能性余气,足以保持对吸入气的缓冲。

(3) 婴幼儿的肺泡数目少,每千克体重的有效肺泡面积是成人的 1/3,耗氧量是成人的两倍,呼吸储备功能有限,肺换气率不佳。

(4) 新生儿总呼吸顺应性的绝对值很小,仅 5 ml/cm $H_2O$,但比顺应性和成人相同。比顺应性是指总呼吸顺应性与肺总容量或功能性余气的比值。呼吸道阻力主要来自大气道及上呼吸道,阻力分布不均匀,上呼吸道阻力可受体位影响而发生改变。呼吸道阻力增加时,呼吸做功也增加,小气道易患疾病,导致呼吸困难。

(5) 新生儿的血红蛋白与氧的亲和力非常高,但由于胎儿血红蛋白缺乏 2,3-DPG,血气分析显示 $PaO_2$稍偏低,血浆 $HCO_3^-$低,有轻度呼吸性碱中毒及代谢性酸中毒。小儿的其他指标均与成人接近。

由于呼吸系统的生理特点,婴幼儿存在着缺氧、$CO_2$蓄积的潜在可能,因此,小儿麻醉期间应注意避免缺氧以及能引起 $O_2$分压降低的诸因素。

总之,小儿呼吸系统无论从解剖上还是生理上都有着与成人不同的特点,呼吸节律不规则,各种形式的呼吸均可出现,麻醉时应重视呼吸的管理。

## 二、上呼吸道感染对患儿的影响

### (一) 气道高反应性

一般小儿每年会发生 6~8 次上呼吸道感染。其中有 95%为病毒感染,大约 30%~40%为鼻病毒,其他还包括冠状病毒、呼吸道合胞病毒、副流感病毒等。

病毒侵入呼吸道黏膜可导致气道对分泌物或潜在的刺激性麻醉气体敏感性增高。有不断增加的证据表明,化学介质和神经反射在支气管收缩的病因学中扮演着重要的角色。病毒入侵部位炎性介质的释放,如缓激肽、前列腺素、组胺、白介素等都与支气管收缩有关。刺激迷走神经末梢的毒蕈碱受体($M_2$)可以抑制乙酰胆碱的释放,而在病毒感染的部位毒蕈碱受体可被病毒的神经氨酸苷酶所抑制,乙酰胆碱释放增加,导致支气管收缩。

### （二）呼吸系统并发症

呼吸道感染引起呼吸道敏感性和分泌物增加，可能增加喉痉挛、支气管痉挛和手术期间低氧的发生率。有研究发现，有上呼吸道感染症状的患儿围术期发生呼吸系统并发症的风险是正常患儿的 2～7 倍。一旦行气管插管，此类患儿发生呼吸系统并发症的风险则是正常患儿的 11 倍。

上呼吸道感染患儿发生呼吸系统并发症的危险因素包括：气管插管、早产儿（＜37 周）、有气道高反应性疾病史、被动吸烟、涉及气道的手术、有大量分泌物、鼻塞。

## 三、麻醉前评估和准备

### （一）麻醉前评估

如果患儿行急诊手术，应询问是否有上呼吸道感染，这可以提醒麻醉医师注意患儿存在潜在并发症的可能，并对麻醉管理方案进行修正以减少相关麻醉风险。

选择性手术的患儿如果有上呼吸道感染症状则需要进行仔细的术前评估，包括详细的病史和体格检查。需行肺部听诊以排除下呼吸道受累可能，如果诊断有疑问可考虑行胸片检查。此外，还要评估是否有发热、呼吸困难、咳嗽、咳痰、鼻塞、嗜睡、喘鸣。有两个大样本前瞻性研究显示，鼻塞、咳痰、气道高反应性疾病均可能导致呼吸系统并发症。从患儿父母那也可以得到一些有价值的信息，因为他们能敏锐地察觉患儿身体状况的改变，如患儿是否有上呼吸道感染症状，这有助于鉴别症状是感染还是非感染因素引起的。有研究发现，在预测喉痉挛发生方面，由父母证实上呼吸道感染比单纯依赖症状进行判断更有意义。对于有先天性心脏病的患儿来说，诊断上呼吸道感染更复杂，因为上呼吸道感染的症状会与充血性心衰的症状相混淆。

虽然不加区分地推迟上呼吸道感染的患儿的手术可以避免并发症的发生，但这会增加患儿父母感情和经济上的负担。而且，这种操作模式也不适合当前需手术病例不断增加、要求加快床位周转率的医疗环境。一般而言，如果患儿出现并不复杂的上呼吸道感染症状（如无热度、有清亮分泌物且身体其他方面均健康）或是非感染引起的症状，则可以施行手术。如果患儿症状较严重，如有脓性分泌物、有痰的咳嗽、体温＞38℃、嗜睡或有肺部累及的征象，其选择性手术至少要推迟 4 周。同样的，如果发生可疑的细菌感染，则要行抗生素治疗，手术至少需要推迟 4 周。

实验室检查可以确诊上呼吸道感染，但在实际操作中尚无一种经济高效的方法。鼻咽试纸或病毒分离的实际操作有困难；测量白细胞计数对于判断上呼吸道感染也有限制，因为不是所有上呼吸道感染患儿的白细胞计数都升高；胸片对于上呼吸道感染患儿的诊断也有一定限制,如下呼吸道感染患儿胸片发现改变之前已有症状出现。

评估有上呼吸道感染的患儿是否适合行手术,需要权衡利弊。我们需要考虑到患儿的主要症状、年龄、手术是否紧急、伴随的疾病(如哮喘、心脏病)以及手术的种类。另一个需要考虑的是患儿以往上呼吸道感染发生的频率,如果一个患儿每年要发生 6～8 次上呼吸道感染,那就很难确定一个患儿无症状期来行选择性手术。决定是推迟还是继续进行手术需要具体情况具体分析,需要考虑到患儿是否存在一些高危因素以及麻醉医师自身处理上呼吸道感染患儿的经验。找出可导致呼吸系统并发症发生的危险因素和察觉发生并发症的可能性,这对于麻醉医师优化麻醉管理策略以及对可能发生的事件进行合适的处理是必须的。

### (二) 麻醉前禁食

禁食是为了让胃有足够的时间排空,防止麻醉期间胃内容物反流入肺造成损伤。对于需要接受全身麻醉和手术的患儿尤其要禁止术前进食。小儿禁食遵循"2－4－6－8"原则,即限制流质 2 h;小于 6 个月的患儿吃母乳需要提前 4 h;大于 6 个月的患儿需要禁食6 h;两岁以上的小儿禁食时间为 8 h;如果患儿进食了固体食物如烤面包、麦片、带果肉的果汁(果粒橙等)都需禁食 8 h。牛奶或婴儿配方奶需要 6 h 排空,因为决定胃排空的主要因素是脂肪,因此牛奶和配方奶可看成是固体食物。小儿禁食时间超过 12 h 可发生低血糖并有代谢性酸中毒倾向,还可能引起脱水,使小儿外周静脉的穿刺更加困难,因此小儿禁食时间以不超过 8 h 为宜。

### (三) 麻醉前用药

麻醉前用药主要包括麻醉性镇痛药、镇静药、抗胆碱药等,多在麻醉诱导前 1～2 h 经肌内注射给予(见表 6－1)。麻醉前用药对于减少患儿及其家属术前焦虑非常有效。麻醉前使用少量阿托品,剂量为 0.02 mg/kg,肌内注射,可防止反射性心动过缓,明显减少分泌物并减弱迷走神经介导的气道高反应性。阿托品的不良反应是引起热潴留,对已经有高热或脱水的患儿,可经静脉注射给药,剂量为肌注药量减半。

**表 6－1 婴幼儿麻醉前用药剂量(mg,肌内注射)**

| 年龄 | 体重(kg) | 吗啡 | 哌替啶 | 阿托品 | 咪唑安定 | 氯胺酮 |
|---|---|---|---|---|---|---|
| 新生儿 | 3.3 | — | 3.0 | 0.15 | — | 10 |
| 6 月 | 8.1 | — | 7.0 | 0.2 | 0.04 | 25 |
| 1 岁 | 10.6 | 1.0 | 10.0 | 0.2 | 0.05 | 30 |
| 2 岁 | 14.0 | 1.5 | 12.0 | 0.3 | 0.07 | 45 |
| 3 岁 | 15.0 | 2.0 | 15.0 | 0.3 | 0.075 | 45 |

针对那些容易产生极端焦虑和痛苦的患儿,术前使用镇静药非常有效。通常,1 岁以内

的婴儿在麻醉前无需使用镇静药物；对1岁以上的小儿，可视具体情况在麻醉前给予适当的镇痛镇静药物。哌替啶1 mg/kg或吗啡0.08～0.1 mg/kg肌内注射，镇静镇痛效果非常满意，但由于会产生呼吸抑制，近年来已较少使用。目前常采用咪唑安定0.05 mg/kg肌内或静脉注射，或者口服咪唑安定0.25～0.5 mg/kg，镇静效果好。如果联合应用氯胺酮，可加深镇静程度。肌内注射咪唑安定0.05 mg/kg合用氯胺酮3～4 mg/kg，或者口服咪唑安定0.25～0.5 mg/kg合用氯胺酮4～6 mg/kg，可产生良好的镇静及抗焦虑作用。使用氯胺酮时必须加用阿托品，以减少由于分泌物增多引起喉痉挛的潜在危险。

小儿麻醉前用药途径还可采用直肠灌注法，但由于操作较繁琐，且镇静效果不一致，目前应用较少。舌下及鼻腔内药液滴入也可作为小儿麻醉前用药途径，但鼻腔内滴药常使小儿感到不适，而且吸收不如舌下用药快，所以应用也不广。

## 四、麻醉管理

上呼吸道感染患儿麻醉管理的关键是尽可能减少分泌物和避免刺激敏感的气道，因为痰液和过多的分泌物被证实是导致不良气道事件发生的危险因素之一。在深麻醉下吸出气道分泌物是十分重要的，这不仅可以减少分泌物对气道的刺激，对于防止黏液堵塞支气管或气管导管也是十分重要的。

呼吸道感染会影响分泌物的性质，因此保证患儿充足的补液是十分重要的，所有患儿都需要静脉内液体治疗，除非手术过程十分短暂。气道湿化对有上呼吸道感染的小儿也非常重要，尤其对长时间的手术。虽然目前没有证据证明气道湿化对于上呼吸道感染小儿的效用，但有助于减少气道干燥和防止分泌物浓缩，并维持正常的呼吸道纤毛清除系统的功能。麻醉前使用支气管扩张药物也被认为是减少气道并发症的一种方法。有研究发现，在支气管高反应性的成年患者中，复合使用沙丁胺醇和皮质激素，比单独吸入沙丁胺醇更能有效地降低插管引起的支气管收缩。

### （一）麻醉方法的选择

对于有上呼吸道感染的患儿应尽可能避免气管插管，因为它可以明显增加气道并发症的风险，对于幼儿尤其如此。虽然面罩吸入麻醉发生并发症的风险较小，但它并不对所有的手术都适用，例如口咽部、颈部、大的胸部手术和腹部手术，以及持续时间大于2 h的手术。使用喉罩发生呼吸系统并发症（包括支气管痉挛、动脉血氧饱和度下降）的概率较小。有研究发现使用喉罩不良事件的发生率远低于气管插管。

无论选择何种麻醉方法，所有的患儿都必须行脉搏血氧饱和度监测，尤其在气管插管、拔管以及术后早期。

### （二）麻醉诱导和维持

麻醉诱导过程中要保持患儿气道温暖湿润，避免干燥的混合麻醉气体刺激已经发炎的上呼吸道而触发咳嗽、喉痉挛和支气管痉挛。

麻醉诱导和维持药物的选择对于上呼吸道感染患儿十分重要。过去，常选择氟烷作为此类患儿的吸入麻醉药。目前在一些医院，氟烷已被七氟烷所取代，尤其是在诱导时。有研究发现，在有轻度上呼吸道感染的患儿使用七氟烷或氟烷的并发症发生率相似，但使用七氟烷的患儿恢复更快。也有研究认为使用七氟烷发生并发症的概率要低于使用氟烷，尤其是诱导和维持均使用七氟烷时。不论使用什么麻醉药物，必须保证麻醉足够深以抑制气道反射，尤其是需要插管的患儿。需要注意的是有些麻醉药可增强气道反射，例如，在没有合用其他药物削弱气道反射或未达到适当的麻醉深度时，硫贲妥钠可导致支气管痉挛。丙泊酚和氯胺酮对气道高反应性的患儿是有益的。

麻醉诱导时一旦呼吸道阻塞，为了维持气道开放，可使患儿颈部后仰，下颌向前向上托起。如果患儿鼻道不通畅，应使其保持张口姿势，适度连续正压通气，气道压控制在 10～15 cm $H_2O$。麻醉较浅无法放置口咽通气道时，患儿更能耐受鼻咽通气道，但放置前应充分润滑，动作要轻柔，防止鼻黏膜损伤和鼻出血。

如果放置通气道不能解除气道梗阻的话，往往是因为分泌物的吸入刺激了呼吸道黏膜而诱发喉痉挛，此时通气道的放置将使情况更糟糕。如果患儿声门紧闭，持续较高压力的正压通气会使分泌物积聚于喉部，不但可加重喉痉挛，引起胃膨胀，更严重的是，还可干扰肺部气体交换，增加胃内容物反流误吸的可能。正常患儿可以耐受短暂的喉痉挛，使用加压面罩吸入纯氧，间断正压通气（40～60 mmHg），在呼气末同步压入 $O_2$ 可以使部分 $O_2$ 进入声门，防止严重低氧的发生。如果患儿出现心动过缓，氧饱和度持续下跌，应立即静脉给予琥珀胆碱 2 mg/kg、阿托品 0.02 mg/kg，或者 5 mg/kg 琥珀胆碱肌注，不管是否进行气管插管，都应保证气道开放。

### （三）气管插管患儿术后拔管

手术结束后，气管内插管的患儿根据手术要求和患儿情况不同，拔除或者保留气管导管。拔除气管导管应持谨慎的态度，严格掌握患儿的拔管指征，防止拔管后出现呼吸道梗阻。拔管前必须具备以下条件：① 患儿应完全清醒、睁眼、皱眉；② 肌肉松弛药的残余作用已被完全逆转，麻醉性镇痛药的呼吸抑制作用也已消失，患儿自主呼吸良好，潮气量和每分通气量恢复正常；③ 患儿咽喉反射、吞咽反射、咳嗽反射已完全恢复；④ 口、鼻、咽喉和气管内分泌物都已被吸净，胃内容物也已被吸净；⑤ 估计拔管后无引起呼吸道梗阻的因素存在。气管导管拔除后，需根据小儿的清醒程度、呼吸道通畅程度以及肢体活动度的综合评分来决定其能否离开麻醉苏醒室。评分标准（见表 6－2）。

表 6-2　离开麻醉苏醒室的综合评分

| 项　目 | | 评分 |
|---|---|---|
| 清醒程度 | 完全清醒 | 2 |
| | 对刺激有反应 | 1 |
| | 对刺激无反应 | 0 |
| 呼吸道通畅程度 | 可按医嘱咳嗽 | 2 |
| | 不用支持可维持呼吸道通畅 | 1 |
| | 呼吸道需支持 | 0 |
| 肢体活动度 | 肢体能有意识的活动 | 2 |
| | 肢体无意识的活动 | 1 |
| | 肢体无活动 | 0 |

苏醒评分总分为 6 分，如能达到 4 分，则可安全返回原病房。

由于气管导管拔除时患儿完全清醒，可导致血压升高、心率增快，循环波动明显甚至发生呼吸系统并发症。现有研究表明，应用丙泊酚使患儿在一定麻醉状态下拔管，可抑制拔管刺激产生的应激，有效稳定患儿的循环功能，减少呼吸系统并发症。拔管后为了预防和改善低氧血症，可采用 BiPAP 呼吸模式进行呼吸支持。但对于存在困难气道、分泌物较多以及口腔颌面部手术的患儿，选择麻醉状态下拔管应慎重。

对于气管导管拔除后不能保证气道通畅的患儿，应使用适当的镇静药物，保留患儿的气管导管或是做预防性气管切开，使患儿安全平稳地渡过围术期。

# 第二节　小儿气道解剖与评估

在小儿全身麻醉并发症中，气道及呼吸并发症的发生率最高。新生儿成长至成人的过程中，气道的形状、大小及位置随生长发育而发生改变。小儿的气道解剖结构特点易发相关疾病，因此需要对小儿气道进行综合评估，包括病史、临床检查及特殊检查程序。

气道功能主要包括发声、嗅觉、消化、湿化加热吸入气体。综合评估小儿气道有助于更好地了解其气道解剖结构。

## 一、小儿气道的解剖特点

### （一）颅骨

颅骨是由脑膜及软骨样脑颅骨发展而来。颅底在颅脑底部、咽、腭及面部的交互影响下逐渐成形。在婴儿时期，脑组织的迅速发育起主要作用；而对于新生儿及小儿，鼻部影响作用更大；此外，随着营养需求的改变及语音发育，咽部也会影响颅底的发育。由于小儿头部所占比例较大，颈部肌肉发育相对不全，导致颈部活动度受限，仰卧位可能引起气道梗阻。

### （二）鼻

**1. 外鼻** 鼻起源于颅脑外胚层，由外鼻、鼻腔及鼻窦构成。外鼻由骨和软骨构成之家，外覆以软组织和皮肤。鼻骨成对，其上缘、外侧缘和下缘分别与额骨、上颌骨额突和鼻外侧软骨上缘连接。鼻腔由鼻中隔分开，由后鼻孔与鼻咽部相通。鼻中隔最前下部分黏膜内血管吻合成丛，即 Little 区，鼻出血常在此区域发生。鼻黏膜感觉神经为三叉神经之眼神经和上颌神经分支。

**2. 鼻腔** 在发育过程中，鼻腔的延展受到腭部发育融合的影响，颊鼻腔内间质组织若未能吸收、穿透，与口腔相通，构成原始后鼻孔，形成后鼻孔闭锁。小儿鼻部较软且大，黏膜及淋巴组织相对较丰富。此外，小儿鼻孔较狭窄，易被分泌物、黏膜水肿、血液或者不适宜的面罩所阻塞，引起上呼吸道梗阻。尤其是 6 个月以内小儿主要经鼻腔呼吸，可能造成呼吸功增加，增加了小儿全身麻醉气道管理难度。

**3. 鼻窦** 婴幼儿鼻窦发育不成熟。上颌窦及筛窦出生时虽已形成，但直至 2 岁后才开始发育，至 12 岁发育充分；额窦在 1 岁前尚未发育，2 岁时开始出现；蝶窦出生时即存在，5～6 岁时才增宽。婴儿可患鼻窦炎，但以筛窦及上颌窦最易感染。

### （三）咽

咽是上呼吸道的主要组成部分，它与鼻腔、口腔及喉分别组成鼻咽、口咽及咽喉部。

**1. 鼻咽** 鼻咽位于鼻腔后部软腭上方，连接口咽及咽峡，吞咽时关闭，感觉支受到三叉神经及舌咽神经支配。在发育过程中，随着颅骨及腭部的发育，鼻咽部深度逐渐增加。小儿咽部相对狭小及垂直，鼻咽部淋巴组织丰富，包括鼻咽扁桃体和腭扁桃体。前者在 4 个月即发育，如增殖过大即引起增殖体肥大；后者在 1 岁末逐渐退化，因此，扁桃体炎多发生在年长儿，婴幼儿少见。小儿咽后壁间隙组织疏松，有颗粒型淋巴滤泡，1 岁内最明显，故婴儿期多发咽后壁脓肿。此外，婴幼儿咽鼓管宽、短且直，呈水平位，故上呼吸道感染后易并发中耳炎。

**2. 口咽** 口咽部由软腭延伸至喉头，在其入口处有丰富的淋巴组织，即 Waldeyer 环，由舌根部的舌扁桃体、双侧腭扁桃体、鼻咽部咽扁桃体及鼓管扁桃体组成。这些淋巴组织炎症可能使清醒患儿呼吸费力，也可能因相关组织增生或咬肌痉挛导致咽喉镜暴露困难。因性别及种族差异导致的口咽部间隙差异可引发相关睡眠呼吸异常。另外，有报道一些小儿出现病理性不对称扁桃体。

小儿舌体相对较大，减少了口腔间隙，使其更易发生气道梗阻。舌肌张力降低也使小儿气道更易发生被动梗阻。婴幼儿仰卧位吸气或经鼻被动呼气时，舌体易与软腭相贴合。

## (四) 喉

喉位于咽与气管之间，由舌根延伸至环状软骨。在吞咽及咳嗽时它可以保护支气管树。从孕妇怀孕 3 周起呼吸系统开始发育，在妊娠 41 天时可以明确分辨喉，妊娠 7 周形成环状软骨及甲状软骨。声门最初在妊娠 10 周时由声带分开而形成，如果发育出现障碍可形成先天性喉闭锁。

**1. 喉软骨** 喉软骨包括甲状软骨、环状软骨、会厌软骨及杓状软骨组成。这些软骨由韧带连接，喉肌支配运动。

(1) 甲状软骨 喉软骨中最大的软骨为甲状软骨，位于舌骨下方，环状软骨上方。由左右两块方形软骨板构成，两半在前方愈合形成前角，两板后缘游离，向上、下各有一对突起，即上角与下角。下角与环状软骨构成关节。

(2) 环状软骨 环状软骨是喉与气管中唯一完整的软骨环。位于甲状软骨下方，构成喉的底座。出生时，环状软骨位于下缘对应于第 4 颈椎，至 6 岁时对应第 5 颈椎，而成人环状软骨对应第 6 颈椎。由于小儿环状软骨较小且已形成完整的软骨环，该位置黏膜水肿可以引起小儿严重气道梗阻。在经历反复气管插管或暴露时小儿可能发生声门下痉挛。

(3) 杓状软骨 成对的杓状软骨位于环状软骨的后上方，呈三棱锥形，尖朝上，底朝下。

(4) 会厌软骨 是喉的活瓣，与开放或关闭喉口有关。下端借韧带连于甲状软骨前角的后面。形似树叶，上宽下窄。

(5) 环甲膜 环甲膜位于甲状软骨和环状软骨之间，环状软骨弓部上缘以环甲膜与甲状软骨相接。当发生急性气道梗阻或喉上部梗阻时可以经环甲膜穿刺或切开。

**2. 喉腔** 喉腔位于喉口至环状软骨下缘，是喉壁围成的管形腔，向上通咽，向下通气管。

(1) 喉腔侧壁结构 其侧壁有上下两对黏膜皱襞，上方的一对称为前庭襞，两侧前庭襞间的裂隙称为前庭裂；下方的一对称为声襞，其内含有韧带和肌纤维，共同构成声带，声带具有发音功能，两侧声襞及两侧杓状软骨间的裂隙称为声门裂，是喉腔最狭窄的部位。发声时，呼出的气流通过声门裂，可以引起声带振动，发出声音。未充分麻醉的手术刺激或局部刺激可以引起声带内收反射，引起喉痉挛。

(2) 喉头 喉头为叶状结构，通过韧带与甲状软骨后缘相连。成人喉头较宽，其轴与气管平行。婴儿喉头狭窄且软，直式咽喉镜片易于提起喉头，适合用于婴儿气管插管。通过咽喉镜发现，新生儿喉头游离端皱褶更深，在一些婴儿中呈 V 形。到 4～5 岁时，通常可以通过弯形咽喉镜片暴露声带。由于小儿喉的位置更高，可能由于舌根与喉口的成角，导致喉部暴露困难。

**3. 神经** 喉由迷走神经的分支喉返神经及喉上神经支配。喉上神经支配杓状会厌襞及声门裂以上的黏膜；喉返神经支配环杓侧肌、甲杓肌、声带肌、杓会厌肌、甲会厌肌及环杓后肌。当喉头被直式咽喉镜提起时，可能因迷走反射引起心动过缓及低血压。若使用弯式咽喉镜，由于镜片头端置于喉头与舌根的成角之间，理论上可以降低由舌咽神经传导的引起的心动过缓。喉返神经损伤可以引起声带麻痹，双侧声带麻痹可以引起吸气时活瓣样阻塞，导致呼吸困难。

小儿气道情况高度复杂，其支持软骨发育尚不成熟，在气道阻塞时可能更易引起气道塌陷。有研究显示，在小儿全身麻醉过程中可能由于喉肌张力降低，造成软腭及喉头水平气道梗阻。

## 二、小儿气道评估

了解小儿气道解剖结构功能，对小儿气道病理情况分析具有重要意义。小儿气道评估可从病史、体格检查、临床检查及睡眠等方面开展，但由于小儿配合度差，给获取小儿病史及各项检查增加了一定的困难。

### （一）病史

需要了解小儿出生发育过程中有无异常、有无麻醉并发症史尤其插管困难的经历及气道手术史、是否出现进食时间延长、吞咽时伴呛咳或恶心、呼吸困难，有无不能耐受运动等的病史。

### （二）体格检查

小儿平日的体重指数及特征性面容可以一定程度反映其是否存在气道问题。肥胖的小儿可能在静息时出现呼吸异常；张口呼吸或经常流口水的小儿可能存在扁桃体肥大或腺样体肥大；观察小儿的黏膜，可以发现因低氧血症引起的继发性发绀。一些先天发育异常的小儿常存在头面部发育异常，包括下颌骨发育不良，张口受限及小口，甚至在一些无明显发育异常的小儿中发现严重小下颌。

因此，在体格检查过程中，应仔细检查小儿有无鼻腔堵塞、鼻中隔偏斜、门齿前突或松动，检查颏、舌骨、甲状软骨、气管位置是否居中；检查张口度，尽力张口时，上下切牙的距离小于患儿自己两个手指的宽度可能会伴随困难气道；检查颈后仰程度，寰枕关节活动度缩小会导致喉镜暴露声门不良；观察下颌骨和腭骨的形状大小，有无小下颌。此外，由于小儿合作度差，检查口腔和舌时常难以完全看到咽峡部和腭垂，Mallampati 评分方法在小儿可能不适用。

### （三）临床检查

**1. 临床检验**　肺功能检测对评估小儿气道有一定意义。排除休克或低灌注情况，脉搏氧饱和度可以很好地反映所有年龄阶段小儿动脉氧合情况。动脉血气分析对于存在慢性气道梗阻及代偿性呼吸性酸中毒小儿具有重要意义。然而，动脉穿刺对小儿来说是一种创伤性操作，可能加重其潜在气道梗阻程度，甚至造成明显的气道塌陷，因此在某些情况下可采取毛细血管血液分析。

**2. 影像学检查**　是一种非创伤性手段，可以评估小儿气道解剖结构。头影测量X线摄影可以用来研究小儿颅骨与软组织之间的关系。最近，计算机断层扫描及磁共振成像越来越多地被运用于小儿气道解剖结构分析。

**3. 内镜检查**　包括纤维支气管镜及其他硬质内镜。在非全身麻醉情况下，通过鼻黏膜完善局部麻醉后，甚至可以运用小内径的纤维支气管镜对新生儿进行经鼻检查，具体观察鼻道、后鼻孔、咽及喉等结构。另外，间接喉镜有助于评估舌基底大小、会厌移动度、喉部视野以及后鼻孔情况。硬质支气管镜及直接喉镜检查必须在全身麻醉情况下进行。

### (四) 睡眠研究

睡眠相关的呼吸异常包括打鼾、上呼吸道梗阻综合征、睡眠呼吸暂停综合征。临床上可观察小儿有无睡眠不安宁、颈伸长头后仰的睡姿、梦游或与气道阻塞相关的遗尿症状等症状。多导睡眠图是罹患重度睡眠呼吸紊乱小儿的最佳研究手段。睡眠时的鼻内镜检查可发现小儿睡眠时呼吸梗阻的部位。

小儿气道评估的目的是判断采用直接喉镜显露声门的可能性。困难气道的识别需要患儿合作下的精确测量和详尽的呼吸道临床资料。由于患儿合作性较差，呼吸道资料不完善，小儿麻醉医师必须随时作好处理声门显露困难和气管插管困难紧急情况的准备。

# 第三节　小儿上呼吸道梗阻

## 一、喉软化症

喉软化症又可称先天性喉鸣，是因喉部组织软弱松弛，吸气时喉组织塌陷，喉腔变小所引起的喉鸣。

### (一) 病因

**1. 会厌卷曲和喉组织软弱**　吸气时内部负压使喉组织塌陷，喉入口呈一狭长裂缝，两侧的杓会厌皱襞相互接近和颤动，而发生喉鸣。

**2. 吸气性杓状软骨脱垂** 有的患儿杓会厌皱襞虽软，但会厌不卷曲，吸气时杓会厌皱襞也不相互靠拢，但杓状软骨向前向下转动，其上的松弛组织向声门前部突起，阻塞声门而发生喉鸣。

### (二) 症状

其主要症状是吸气时喉鸣和胸骨上窝、肋间、上腹部凹陷，在喂食、哭闹和仰卧时加剧。喉鸣声音不一，呈颤震声、咝咝声或喔喔声。症状多数出生后即出现，有的出生后数月出现。严重者可有呼吸困难、发绀等症状。

### (三) 分型

根据异常的结构分为三型。

**1. Ⅰ型** 多余的杓状软骨脱垂入声门。

**2. Ⅱ型** 会厌卷曲。

**3. Ⅲ型** 会厌向后塌陷在声门上。

### (四) 治疗进展

大多数患儿2岁后喉腔逐渐变大，喉组织变硬，喉鸣便消失。对于一些不典型症状(如发绀、哭闹改变、喂食梗阻)，可能提示在气道上存在其他病变，可以在门诊用光纤喉镜诊断。但是，以下几种情况需要用直接喉镜检查：① 症状逐渐加重；② 不典型症状；③ 光纤喉镜诊断不明；④ 临床上或光纤喉镜检查怀疑有气道病灶。

大多数患儿不需要手术治疗。如有手术指征，可行杓会厌皱襞切开术、杓状软骨切除术、会厌悬吊术或杓会厌成形术。经过手术，80%的喉鸣可以彻底解决。另外，喉软化症往往伴随胃食管反流，因此患儿应该接受抗反流治疗。

## 二、声带麻痹

### (一) 病因

**1. 先天性畸形** 先天性迷走神经、喉返神经发育不良，常伴有其他器官的先天异常。

**2. 后天损伤** 多见于产伤，其他原因有颈部或胸部外科手术、创伤、纵隔肿物、肺动脉高压和中枢神经系统疾病。

### (二) 症状

单侧声带瘫痪表现为哭声嘶哑、吸气性喉鸣；双侧声带瘫痪有呼吸困难。

### （三）治疗进展

影像学评估在单侧和双侧声带瘫痪中都很重要，可以诊断一些相关的中枢神经（如 Arnold-Chiari 综合征）和心血管系统异常。双侧声带瘫痪必须进行磁共振检查，以除外伴有脑积水畸形的 Arnold-Chiari 综合征。

单侧声带瘫痪只需要支持疗法，健侧多能代偿，通过鼻饲喂养直到患儿有吞咽功能，也可以通过胸部物理治疗直到患儿呛咳反射完善。对于双侧声带瘫痪，其治疗的目的是改善气道，促进拔管和维持声带功能。有呼吸困难者，应予以气管切开。另外，$CO_2$激光治疗可以解除气道狭窄，但是约有 70%患儿会自行回复狭窄，所以需要每年重复治疗。目前，在伦敦儿童医院，已有 6 例患儿成功接受杓状软骨激光切除术，其中 4 例患儿气道明显改善并促进拔管。

## 三、复发性呼吸道乳头状瘤

多为喉乳头状瘤蔓延至大气管所致，为良性肿瘤。其最常见的病原体是人乳头状瘤病毒 6 型和 11 型。

### （一）病因

常见的三种学说：① 遗传性发育异常。② 局部刺激或创伤。③ 病毒感染。

### （二）症状

表现为喘鸣、咳嗽、呼吸困难、咯血和梗阻支气管远端肺段性肺炎。表面光亮呈白色或粉红色，易出血。

### （三）治疗进展

采取综合治疗，改善呼吸道症状，限制术后喉部瘢痕。手术切除可以选择以下方式：① 冷冻术；② 微创术；③ $CO_2$激光术；④ 射频消融术。目前研究表明，$CO_2$激光术会增加肺纤维化的风险，喉部瘢痕影响气道和话音质量，已经基本被其他方式取代。另外，辅助治疗病灶内西多福韦治疗仍有争议。手术治疗中，要保持患儿自主呼吸，为了防止乳头状瘤的远端播散，禁止予以气管内插管。现在，最新的微创切割器和射频消融棒已经能够触及喉和气管隆突。

## 四、声门下囊肿

位于声门下的黏液囊肿，较少见。

### （一）病因

可能是患儿气管插管后的黏膜损伤，尤其在早产儿。

### （二）症状

表现为呼吸困难或喘鸣，有时伴有声门下狭窄。声门下囊肿和声门下狭窄的关系仍不明确，两者是否均为声门下损伤的结果或声门下狭窄的黏膜损伤产生囊肿，仍然需要有关人员的研究。

### （三）治疗进展

应在直接喉镜下，行 $CO_2$ 激光术或微创切除术切除囊肿。但是 50％的病例会复发，因此应在术后 6～8 周进行再次评估。

## 五、声门下血管瘤

### （一）病因

声门下血管瘤是血管异常造成的内皮细胞增生症。近年来研究发现约有一半的声门下血管瘤病例伴皮肤血管瘤。

### （二）症状

其突出症状为喉鸣，出生时或出生后半年内出现，多为持续性，伴有轻重不等的呼吸困难。在起初的 1 年内，血管瘤逐渐扩大并造成呼吸道阻塞症状。但在随后的 2～5 年，血管瘤慢慢缩小，症状逐步减轻至消失。

### （三）治疗进展

明确诊断后，根据患儿的年龄、声门下狭窄程度、声门下血管瘤的分布及存在的合并症，选择各种治疗方式。每个治疗方式各有优缺点，临床治疗中往往综合应用。主要非手术治疗是类固醇，用于全身或者病灶内。Meeuwis 等成功报道了 6 例声门下血管瘤患儿进行瘤内注射类固醇和气管内插管，避免了气管切开术，平均后续期为 3.3 年，平均插管持续时间不过 19 d。用于全身的类固醇治疗只对 1/3 的患儿有效，并会引起气道狭窄。另外，长期使用类固醇会引起全身并发症，如生长发育迟缓、库欣综合征。因此，长期类固醇全身治疗，必须有儿科内分泌专家的参与。手术治疗：① $CO_2$ 激光切除术、直视下黏膜下切除术，切除病变组织；② 气管切开术，解除进行性气道狭窄，等待病变自行萎缩。激光汽化治疗已有成功的报道，但会增加医源性声门下狭窄的风险。直视下手术切除已被证实能够提供“一站式”的声门下血管瘤治疗。在避免气管切开和气管插管的拔管方面，已有超过90%的病例取得成功。虽然气管切开术保护了被血管瘤侵占的气道，但是它仍会引起潜在的严重并发症，包括意外拔管或导管阻塞引起的脑缺氧和死亡。

## 六、喉裂

喉裂为喉发育不良，有一裂隙存在，多发生于喉后部。

### (一) 病因

可能为遗传性，与喉组织先天性接合不良有关。

### (二) 分型

最常用的分型系统由 Benjamin 和 Ingkis 提出，根据裂隙的长度来分型

**1. Ⅰ型**　裂隙仅限于两侧杓状软骨之间，是由于杓间肌未发育所致。

**2. Ⅱ型**　环状软骨在后部中线亦有部分缺损。

**3. Ⅲ型**　不但由于两侧环状软骨弓在后部中线未融合，完全裂开，而且向下延伸至颈部第一、第二气管环，亦称喉-气管裂。

**4. Ⅳ型**　喉裂向下累及大部或全部气管，进入胸腔直至隆突，喉、气管、食管成一大腔，亦称喉-气管-食管裂。

### (三) 症状

根据喉裂的程度，症状也不同。Ⅰ型、Ⅱ型可长期无症状，有的出生后即有喉鸣。喉鸣是因为杓状软骨上过多的黏膜在吸气时向喉内脱垂所致。另外，有的患儿喂养时发生呛咳。Ⅲ型、Ⅳ型常见的症状是哭声弱或无声、咽部分泌多、吸气性喉鸣、喂养时呛咳、呼吸困难、发绀或反复性吸入性肺炎，病死率很高。

### (四) 治疗进展

诊断喉裂的金标准是在全身麻醉并保留自主呼吸下，支撑喉镜直视检查杓状软骨内切迹、气管及支气管树的情况。Ⅰ型喉裂有症状的患儿大多数情况下给予内镜下缝合修复保守治疗。内镜下缝合修复术是在患儿放置鼻咽通气管、保留自主呼吸下，在显微支撑喉镜下完成的。对于Ⅱ型、Ⅲ型喉裂的治疗，仍具有争议，一些外科医师提倡喉气管重建术。Ⅳ型喉裂的手术治疗需要耳鼻喉科与心胸外科医师的合作，但仍然有较高的病死率。目前，内镜下治疗较为推崇，它避免了术后的带管问题、气管切开和喉腔不稳定。Sandu 和 Monnier 已

有报道，4 个Ⅲ型喉裂患儿内镜治疗的成功案例，在平均 48 个月的随访期内，没有气管食管分流迹象。Rahbar 等也成功报道了 6 例内镜治疗(3 例Ⅰ型、2 例Ⅱ型、1 例Ⅲ型)。

## 七、声门下狭窄和喉气管重建

声门下狭窄是较为严重的气道问题。

### (一) 病因

**1. 先天性** 遗传因素，如唐氏综合征。

**2. 后天性** 插管后喉损伤。

### (二) 症状

表现为呼气吸气双相喘鸣，反复性哮吼，运动后呼吸困难，发育不良和反复性下呼吸道感染。

### (三) 分级

由 Myer 和 Cotton 提出，根据声门下狭窄程度分级，有助于治疗。

**1. 1 级** 狭窄不超过 50%。

**2. 2 级** 50%～70%狭窄。

**3. 3 级** 71%～99%狭窄。

**4. 4 级** 无气流。

### (四) 治疗进展

声门下狭窄的诊断仍然依靠传统的喉镜，在患儿自主呼吸下用可伸缩的气管内探针测量气道直径。当前，声门下狭窄的最佳治疗措施是喉气道重建术，选取肋软骨或者甲状软骨作软骨移植，垂直插入到喉气道组织中，扩张狭窄部分。手术治疗前，患儿不应有未治疗的心肺疾病和呼吸道感染。双侧喉气道重建术后 6 周内必须气管切开，以保护气道和移植的软骨。然而，单侧喉气道重建术后并不需要气管切开，患儿只需保留气管内导管 5～7 d。所有患儿术后必须接受胃食管反流的预防治疗，避免胃液对黏膜愈合的影响。1 级声门下狭窄可采用保守治疗，特别是先天性患儿，因为随着患儿的生长发育，气道会逐步扩大。2 级、3 级声门下狭窄需要软骨移植手术治疗。4 级声门下狭窄必须接受喉气道重建术或者气管环切除术。目前，单侧喉气道重建术成功率为 89%～96%，双侧喉气道重建术成功率为 81%～85%。

## 八、气管软化症

气管、支气管软化症是由于缺乏软骨支撑，在呼气阶段发生气道塌陷。

### （一）病因

病因机制还不清楚，可能是先天性遗传、早产儿或者长期气管内插管。

### （二）症状

表现为呼吸阶段双相喘鸣，呼气喘息，反复性下呼吸道感染，慢性咳嗽，发绀和反射性窒息。反复性下呼吸道感染和慢性咳嗽可能是由于气道炎症分泌物的残留所引起。症状的严重程度取决于塌陷累及的气道范围以及是否合并存在其他气道病变或下呼吸道异常，如喉软化症、喉裂、肺增生。气管软化症往往伴随唐氏综合征。

### （三）治疗进展

在全身麻醉自主呼吸下作气道内镜检可以诊断气管软化症，如有血管异常，可做影像学检查。气管软化症通常可以自愈，患儿一般在 2 岁症状消失。无创治疗方案包括定期胸部物理治疗和呼吸机支持治疗，呼吸机用 CPAP 模式或者 BiPAP 模式来支持气道软化的部位。如果需要手术治疗，应根据病因选择手术方案。如果是一个大范围的气管软化症，应该施行气管切开术来维持气道。

## 九、插管喉损伤

严重的插管后喉部损伤罕见。

### （一）病因

一些需要气管内插管的疾病是插管后喉损伤的病因，如声门下囊肿、后天性声门下狭窄。长期的插管会导致声门下溃疡，多在后部，甚至会引起杓状软骨炎和甲状软骨炎，最终形成瘢痕。

### （二）治疗进展

在拔管失败的情况下怀疑存在插管后喉损伤，必须行气道直接检查。在全身麻醉自主呼吸下，喉镜检查可发现特征性喉病变，如声带水肿、肉芽形成和黏膜溃疡，这对明确声门下溃疡面积和深浅至关重要。软骨炎和周围溃疡会增加声门下狭窄的风险，因此往往需要实施气管切开术。另外，一些影响因素如胃食管反流和感染应合理控制。1～2周后再次喉镜检查可以确认无瘢痕愈合，并早期拔管。另外，球囊扩张血管成形术可以软化声门下瘢痕。

# 第四节　小儿喉痉挛的预防和治疗

喉痉挛是喉部肌肉反射性痉挛使声门关闭而引起上呼吸道功能性梗阻。常见于小儿，主要因为小儿声带短、张力高、喉反射敏感，故咽喉遇到刺激则容易发生。在大多数情况下，喉痉挛是自限的。然而，如果不恰当的处理，喉痉挛也会导致严重的并发症，甚至是致命的。

## 一、发生率

喉痉挛在人群中总的发生率为0.87%，小儿的发生率约是成人2～3倍。新生儿至9岁小儿发生率较高，为1.74%，尤以3个月内的婴儿发生率最高为2.82%。此外，青少年中，男性的发生率1.21%，明显高于女性0.72%。术前伴上呼吸道感染或既往有支气管哮喘病史小儿的喉痉挛发生率最高，可达9.58%。与其他麻醉并发症相比，喉痉挛的发生率并非很高，但一旦发生，情况危急。喉痉挛的后果：心跳骤停占0.5%，负压性肺水肿占4%，误吸占3%，心动过缓占6%，氧饱和度下降占61%。

## 二、病理特点

就人体生理特点而言，喉痉挛是呼吸道自身的保护性反射，目的是避免异物或机械操作性侵害，以及有害性气体的刺激。咽腔或会厌区的感觉刺激，通过迷走神经的喉上神经传入中枢，引起声门反射性关闭，从而保护下呼吸道。但对全身来说喉痉挛危害性颇大，声门可因喉部肌肉群反射性收缩，致使双声带内收，声门部分或完全关闭，患儿出现不同程度的呼吸困难，气体不能进入呼吸道，严重可导致窒息。

吸入刺激性麻醉药、分泌物过多以及刺激气道都能诱发喉痉挛。而盆腔、腹腔、胸腔内脏神经末梢的兴奋也可能引起喉痉挛。不单纯是喉上神经受到单一刺激所致，而是反复阈上刺激引起的强烈放电活动的结果。喉部内收肌运动神经元的输出受传入兴奋的范围和强度的影响，并与喉上神经传入纤维兴奋范围的增加成正比，传入的强度大，则运动兴奋增强。因此，浅麻醉时吸入刺激性麻醉药引起分泌物增加，兴奋感受器，则发生喉痉挛的风险也增加。喉痉挛引起的缺氧和$CO_2$蓄积进一步增加咽部的应激性和迷走神经兴奋性，造成恶性循环，使喉部肌群挛缩进一步加重。因此，喉痉挛是麻醉中严重并发症之一。

## 三、危险因素

### （一）患儿因素

**1. 气道高反应** 上呼吸道感染（upper respiratory tract infection，URI）及发作期哮喘（active asthma）患儿均属气道高反应性人群，喉痉挛的发生率大大增加。气道高反应可以在 URI 痊愈后持续 6 周，所以择期手术应在 URI 痊愈后 6 周实施。

**2. 吸烟** 处于吸烟环境中的患儿全麻中喉痉挛的发生率是非吸烟环境患儿的 10 倍，所以家长要避免在小儿面前吸烟，如有相关病史，建议术前停止被动吸烟至少 48 h。

**3. 其他** 年龄与喉痉挛发生率呈负相关。伴有扁桃体或腺样体增生的、腭垂过长的、有窒息史的、有睡眠呼吸暂停综合征的患儿喉痉挛发生率增加。另外，过敏体质的患儿发生喉痉挛的概率也高于一般患儿。

### （二）麻醉因素

**1. 麻醉深度** 麻醉过浅是麻醉中发生喉痉挛的重要原因。浅麻醉状态下，喉头反射敏感，进行气管插管、拔管，放置喉罩，吸痰等操作时极易诱发喉痉挛。气道内的血液、分泌物和反流、呕吐的胃内容物也直接刺激咽喉。在喉表面麻醉不充分时施行咽喉部手术操作，也可引起喉痉挛，在缺氧和 $CO_2$ 蓄积时更易发生。

**2. 麻醉药物** 静脉麻醉药硫贲妥钠易诱发喉痉挛。氯胺酮则极少引起，如有，可能的原因是由于氯胺酮导致分泌物过多，分泌物刺激声带所致。丙泊酚较少引起喉痉挛，而七氟烷导致的喉痉挛则多于丙泊酚。吸入麻醉药中按发生喉痉挛概率高低排序为：地氟烷（50％）＞异氟烷＞恩氟烷＞氟烷＝七氟烷。吸入麻醉药导致喉痉挛总的概率为 2.3％。

### （三）手术因素

在浅麻醉下进行一些手术操作，如剥离骨膜、牵拉胆囊、肠系膜或直肠等，均可发生迷走反射性喉痉挛。扁桃体及腺样体切除术中喉痉挛发生率最高，为 21％～26％，其他手术如甲状腺手术、子宫颈扩张术、尿道下裂及植皮手术等，也与喉痉挛的发生有密切关联。

### （四）其他因素

麻醉中搬动患儿或麻醉机呼吸回路障碍可能诱发喉痉挛。另外，有报道自体输血激发发热性非溶血性输血反应而引起喉痉挛的发生。

## 四、临床症状

根据喉痉挛发作程度分为轻、中、重三度。轻度喉痉挛时仅真声带痉挛，声门狭窄，吸气时发出高亢尖锐的喉鸣音；中度喉痉挛时真假声带均挛缩，吸气和呼气都有尖喉鸣音，此时尽管患儿已增强呼吸运动，因呼吸阻力明显增加，通气量仍显著降低，$S_PO_2$下降，$PaCO_2$上升，呈现低氧血症和$CO_2$蓄积；重度喉痉挛时声门完全关闭，肋间肌和膈肌下陷，通气中断。患儿只有呼吸动作，毫无通气效果，出现明显发绀，$SpO_2$急速下降，呈现严重低氧血症和$CO_2$蓄积。开始阶段血压增高和心率加快，如气道完全性梗阻不能立即得到缓解，血压和心率将明显下降，心电图呈窦性心动过缓或心律失常，严重者可发生心脏停搏。

## 五、诊断与鉴别诊断

喉痉挛按严重程度不一，表现为部分空气进入甚至完全无气体进入。检查者可以将手或耳靠近患儿口上方去感受气体的进出，判断喉痉挛的程度。一般还有下气道阻塞引起的体征：气管牵曳(tracheal tugging)或胸腹部的矛盾运动。后期表现有氧饱和度的下降、心动过缓以及中央性发绀等。

喉痉挛与支气管痉挛(bronchospasm，BS)与声门上梗阻(supraglottic obstruction，SO)不一样。SO与部分通气喉痉挛均有吸气性喘鸣及肋间隙内凹，同时$SpO_2$均可急剧下降。此时可用直接喉镜检查患儿吸气时的声带情况，当然在这种情况下，可能并不合适直接喉镜检查。托起下颌或头后仰可以部分改善SO与喉痉挛(部分通气)患儿的通气情况。如果无效，考虑为完全性的喉痉挛，则需启动喉痉挛治疗步骤。

## 六、预防

**1. 充分认识易患因素并去除诱因** 尽量采用刺激性小的挥发性麻醉药进行诱导；诱导期间应避免各种疼痛性刺激，如检查开放性伤口或骨折区域以及按压上腹部；及时清理呼吸道血液、反流物和分泌物；防止麻醉手术期间发生缺氧和$CO_2$蓄积；维持一定的麻醉深度，避免浅麻醉下进行手术操作和咽喉部刺激。

**2. 药物预防** ① 术前应用抗胆碱药物可以减少气道的分泌物，直接减少喉痉挛的诱发因素。② 术前给予苯二氮䓬类药物可使气道平滑肌松弛而降低喉痉挛的发生率。③ 有研究显示硫酸镁可以预防喉痉挛的发生，在气管插管后，将硫酸镁15 mg/kg加入30 ml生理盐水里静脉滴注，该组患儿没有发生喉痉挛，而对照组喉痉挛发生率为25%。④ 有一项动物(猫)实验结果显示，拔管前吸入5%$CO_2$ 5min，能预防喉痉挛，机制可能是$CO_2$抑制了喉痉挛的神经反射。当然还需临床试验评估其安全性与有效性。⑤ 在拔管前单次注射 α 受体激动剂右旋美托咪啶，可减轻拔管时气道反射。

**3. 拔管方式**　一般认为，深麻醉状态到清醒状态的过渡阶段拔管是危险的。而清醒拔管或深麻醉状态下拔管可避免喉痉挛的发生，均推荐使用。如扁桃体除术患儿，在较深的麻醉状态下拔管，可以减少出血，避免出血刺激声带导致喉痉挛发生。而另一种观点认为，完全清醒后的气道具有反射保护能力，可避免气道吸入分泌物，从而降低喉痉挛的发生。有人报道一种“no touch”拔管技术，即完全清醒拔管。吸尽麻醉未醒患儿咽喉部分泌物后，置于侧卧位，不实施任何刺激操作，直至患儿睁眼后拔管。还有研究认为，在拔管前应该予以正压通气，即鼓肺，正压通气减轻了喉部内收肌反射，排除血液及黏液等异物，从而减少喉痉挛的发生概率。

**4. 中医治疗**　指压疗法以指代针，又称指针疗法，具有活血祛瘀，疏通经络，调节脏腑等功能。切按少商穴(位于拇指桡侧 0.5 cm)操作简单，不仅可以降低小儿气管拔管喉痉挛的发生率，而且可以预防喉痉挛发生时氧饱和度下降，是一种防治小儿喉痉挛安全简单的方法。

## 七、治疗

一旦出现喉痉挛应尽快采取有效措施，打断恶性循环，避免发展成重症。

首先，确定并停止停止不良刺激；抬下颌，提升舌骨，使会厌和杓会厌皱襞伸展，以开放声门裂或置入通气道；纯氧正压通气。经上述处理，通气梗阻解除效果明显，则可初步判断是轻中度喉痉挛；如无效，则考虑为重度喉痉挛。

需要立即请求支援，并同时加深麻醉(静脉或吸入)，首选丙泊酚 0.25～0.8 mg/kg，如没有静脉通道，则吸入麻醉药。如无效且 $SpO_2$ 下降至 85%及以下，静注琥珀胆碱 0.1～3 mg/kg，面罩给氧后插管。一般认为丙泊酚治疗喉痉挛的有效率为 76.9%，所以，应当先给予丙泊酚，如无效则琥珀胆碱是最后一招。由于琥珀胆碱仅在严重的喉痉挛中使用，且患儿往往缺氧严重，在这种情况下，患儿心动过缓甚至心跳骤停(cardiac arrest，CA)的发生率极高，所以在使用琥珀胆碱时需要先给予阿托品 0.02 mg/kg。给予琥珀胆碱后如发生 CA，则气管插管后可重复给予肾上腺素 5～10 μg/kg 直至心跳恢复正常。在紧急情况下采用 16 号以上粗针行环甲膜穿刺给氧或行高频通气，甚至紧急气管切开也都是救命之举。

曾有过喉上神经阻滞(superior laryngeal nerve block)成功用于拔管后的喉痉挛的报道。定位好舌骨，用 2%利多卡因 3 ml 在舌骨大角下 1 cm，即喉上神经穿过甲状舌骨膜的内侧支浸润。双侧喉上神经阻滞是否可用于喉痉挛的治疗，仍需大样本的研究证据来证实。

# 第五节　小儿困难气道管理

## 一、麻醉前评估与准备

### (一) 小儿困难气道的原因

**1. 气道生理解剖变异**　小儿气道解剖生理变异主要表现为短颌、下颌退缩、咽腔狭小、会厌过长过大等，这些因素均使暴露声门困难，导致插管困难。例如，唇腭裂患儿中常见的Pierre-Robin综合征，具有小颌、腭裂和舌后坠等畸形特征。另一种常见的Klippel-Feil综合征可因脊柱融合造成颈部后仰严重受限。颌骨发育异常造成龅牙、下颌退缩，可导致麻醉诱导后面罩通气及插管困难。

**2. 局部或全身性疾病**　引起气道困难的局部或全身性疾病包括局部炎症反应、口腔颌面部肿瘤、全身肌肉骨骼病变、内分泌疾病等。口腔颌面部的严重炎症如扁桃体炎、会厌炎、喉水肿等均会造成小儿气道困难。其他如颌面部的巨大血管瘤、颞下颌关节强直、肥胖患儿等，均可能在围术期发生面罩通气和气管插管困难。

**3. 口腔颌面部创伤**　口腔颌面部创伤会引起上呼吸道出血、异物阻塞、颌骨骨折等。还有约10%的口腔颌面创伤患儿还同时伴有颈椎损伤，需保持头部制动，从而加大插管操作难度。下颌骨骨折的患儿易发生舌后坠、牙列错位和牙关紧闭，从而导致气管插管困难。头面部烧伤的患儿创面愈合后会因瘢痕增生、挛缩，出现小口畸形、颌颈粘连，造成十分严重的插管困难。

**4. 其他**　一些生理病理方面的变化如饱食、创伤、循环功能不稳定、呼吸功能不全等可使气道解剖发生改变，或麻醉药物使用受限，潜在地增加气道管理的难度。

### (二) 术前准备

**1. 患儿的准备**　对术前已评估为困难气道的患儿，麻醉医师必须与患儿及其监护人进行访视和沟通，详细了解患儿的病史及过去史，与患儿建立感情，取得患儿的信任，减少其恐惧心理。就麻醉操作及手术的必要性及与可能发生的困难气道的危险性进行权衡，对患儿监护人进行解释，并告知一旦发生严重的面罩通气困难及气管插管困难时，可能需取消手术或进行紧急气管切开等有创操作，取得患儿监护人的同意。

**2. 术前用药**　对于存在困难气道的患儿术前是否要给予镇静药物目前仍存在争议，部分学者认为术前使用镇静药物增加了该类患儿呼吸道梗阻的风险，但目前大部分专家仍支持术前适当地应用镇静药物，这样可以缓解患儿的恐惧心理，提高痛阈，使患儿耐受气管插管操作。目前推荐使用的药物为咪唑安定 0.3～0.5 mg/kg 口服。

抗胆碱能药物阿托品可减少唾液分泌，对抗插管时的迷走神经兴奋，因此在小儿麻醉前用药中占重要地位。肌内注射剂量为 0.02 mg/kg，约 25 min 后起效，维持时间约为 1 h。

**3. 麻醉人员及插管器械的准备**　对于存在困难气道的患儿，麻醉人员于术前应进行充分准备，保证在手术室内有各类困难气道的插管器械，包括各类喉镜、各种型号的气管导管和喉罩、纤维支气管镜等。同时应配备两名以上有经验的麻醉医师，以应对各种可能的突发情况，及时做出最佳判断。

## 二、小儿困难气道的处理方法

对术前已知可能存在困难气道，一般可在患儿保留自主呼吸的状态下采用各种插管技术。对预先未知麻醉诱导后发生插管困难的患儿，应在面罩通气保证适当气体交换的前提下，选择各种气管插管技术。极端气道困难的患儿应及时采用紧急的应急措施，如喉罩、微创气管切开术等。

### (一) 已知困难气道患儿的处理

对于预计存在气管插管困难的患儿，应在术前制定出比较可靠的插管方法，准备好所需的特殊器械及各类抢救药物，以防意外。目前一般主张在镇静和充分的表面麻醉下施行气管插管，原则上无插管成功把握者不得轻易行全麻诱导。最为安全的处理是保留患儿的自主呼吸，清醒插管的关键在于患儿能够安静合作，喉头对刺激无反应。

目前常用的插管技术和器械包括以下几类。

**1. 传统的直视喉镜下气管插管**　喉镜下插管技术麻醉医师最为熟悉，但对清醒的患儿刺激非常大，因此完善的表面麻醉至关重要。患儿头颈部位置的变动可影响喉镜的暴露视野，插管时最佳视野的头位应为嗅花位。在困难插管的病例，临床上多采用修正式头位。当声门暴露不佳时，可将带管芯的气管导管弯曲成前端上翘，送至会厌下，并略向上向前推进，在患儿自然吸气时插入导管，多可获得成功。

**2. 可曲纤维光导内镜引导的气管插管**　纤维支气管镜和可曲纤维光导喉镜最为常用，可经鼻或经口插入，多采用经鼻径路，成功率较高。本方法对患儿损伤较小，刺激远远小于直视喉镜，尤其适用于咽喉部相对干燥、无血性分泌物、非紧急状态的病人。若已经多次直视喉镜下插管失败，咽喉部存在明显出血和分泌物，将影响纤维支气管镜插管的成功率。

(1) 纤维支气管镜气管插管的指征

1) 插管困难：预知的插管困难，未预知的插管困难。

2）气道受压迫。

3）颈部后仰不理想：颈椎损伤，颈椎不稳定。

4）存在牙齿损伤的高度危险：牙齿松动或脆裂，牙齿广泛整复后。

5）局麻下清醒插管。

（2）纤维支气管镜潜在并发症

1）出血、恶心、呕吐、迷走—迷走反射和发热。

2）在长时间吸引、气管内滴入利多卡因或灌洗液、应用镇静药继发呼吸抑制等情况下可能引起低氧血症，后者可诱发儿茶酚胺大量释放而引起患儿心肌缺血、心律失常、低血压，偶尔可诱发心跳骤停。为避免低氧血症，插管过程中应予以100%纯氧，并缩短操作时间，镇静药物的使用剂量应谨慎掌握。

3）喉痉挛和支气管痉挛，发生率为0.1%～0.4%，特别易见于气道高敏的患儿。插管前预防性给予支气管扩张药物可降低其发生率。

4）可能发生喉、气管、支气管黏膜损伤，偶尔发生气胸，经鼻插入纤维支气管镜可能发生鼻出血。

5）其他：如声门下水肿、上呼吸道阻塞、失声等。

（3）纤维支气管镜气管插管失败原因　纤维支气管镜插管的成功率在92%～98.5%之间，失败最主要的原因是操作经验不足。其他失败的原因还有：

1）物镜和目镜积雾。

2）局麻不完善。

3）气道解剖变异：如肿瘤压迫、感染、外伤均可造成气道解剖变异。

4）因表面麻醉不完善、会厌过长过大、镜干与导管内径的差距过大等原因造成气管导管难以推入气管。当气管导管尖端骑跨于会厌上或顶住右侧杓状软骨、声带时，可将导管逆时针旋转90°，使尖端转向12点，再轻轻推入气管，常可获得成功。

5）镜干退出困难：镜干误入气管导管的侧孔；导管偏细与镜干紧贴而润滑不足。

（4）禁忌证

1）无内镜专家指导，或患儿不够合作。

2）未经治疗的哮喘，出血倾向。

3）持续吸氧未能纠正缺氧。

4）持续高碳酸血症。

5）肺动脉高压。

纤维支气管镜具有插管成功率高、并发症少的优点，近年来在临床上已广泛使用。但是它也存在着不足，如咽喉部有明显出血、分泌物存在及操作者经验不足等都将影响其插管的成功率。此外，纤维支气管镜的价格昂贵，且光导纤维易折损，故其在国内的应用范围也受到了一定的限制。

**3. 逆行引导插管**　该方法已运用于临床多年，可经鼻或经口操作，适用于严重颌面创伤、颌面部巨大肿瘤、颞下颌关节强直等患儿。由于创伤大，病人较痛苦，故目前一般在其他插管方法失败或紧急情况下使用。

逆行技术有许多技术变异。穿刺部位一般选择为环甲膜。有人认为，虽然穿刺环甲膜可减少出血危险，但导引管在牵引过程中可能会垂直撕裂环甲膜，从而导致声音嘶哑、血肿、皮下气肿、纵隔血肿和出血流入气管等并发症。一种改良的方法是将穿刺部位改为环气管膜(环状软骨与第二气管环之间的间隙)，穿刺针尽可能沿环状软骨下缘穿入。经环气管膜逆行引导插管可避免大多数的上述并发症。此外，置入插管时角度较小，成功率增高。

逆行引导置管困难的原因主要有：① 表面麻醉不完善，咽喉部反射活跃。② 引导管管径与气管导管内径相差甚大。

**4. 喉罩**　喉罩是介于气管内插管和面罩之间的通气工具，可在紧急或非紧急状态下使用，操作简便、迅速，不需要特殊器械。喉罩对喉头和气管不会产生机械损伤，可避免气管插管时的心血管反应，对于面罩通气困难和气管插管困难的患儿可作为紧急的气道处理。但长时间使用喉罩，不能有效地防止胃内容物的反流、误吸。新型喉罩附带吸引装置，可减少这类顾虑。此外喉罩还有助于纤维光导喉镜和逆行引导法在插管中的应用。经喉罩插入气管导管，可提高长时间手术的气道安全性。

常用的喉罩分为四种型号，1 号用于新生儿，2 号用于小儿，3 号、4 号用于成人。近年来又生产出 1.5 号、2.5 号和 5 号喉罩。小儿患儿喉罩型号的选择(见表 6－3)。

**表 6－3　喉罩型号的选择**

| 型号 | 适用对象 | 标准的注气量(ml) |
|---|---|---|
| 1 | ＜5 kg | 4 |
| 1.5 | 5～10 kg | 7 |
| 2 | 10～20 kg | 10 |
| 2.5 | 20～30 kg | 14 |

喉罩的主要适应证包括：禁食、无反流和误吸危险患儿的麻醉，面罩通气困难的患儿及气管插管困难患儿的麻醉等。其绝对禁忌证包括：① 饱胃、未禁食的患儿；② 气管受压、软化的患儿；③ 胸腔内手术。喉罩的相对禁忌证包括长时间手术、咽喉部的手术、需特殊体位的手术(如俯卧位)和肺纤维化等。

**5. 其他方法**

(1) 环甲膜切开通气　在无法插管、无法通气的情况下，将导致进行性氧饱和度下降。这时必须紧急开放患儿气道。紧急情况下，环甲膜切开比气管切开更为简便、迅速，并发症更少。推荐使用微创环甲膜切开术，当无法获得微创环甲膜切开装置时，应考虑外科环甲膜切开术。12 岁以下的小儿环甲膜切开术后声门下狭窄的发生率显著增高，因此被列为禁忌。

（2）微创气管切开通气　目前，多主张施行微创的气管切开术，即不切开气管软骨环，仅在上下软骨环之间作横向扩张，置入气管切开导管。这种方法的优点在于损伤小，可避免发生术后气管狭窄，而且颈部瘢痕不凹陷，平整美观。通常，选择第2～3或第3～4气管软骨环间作为切口。操作时，用刀切开皮肤，在切口处将穿刺针置入气管内，再把钢丝通过穿刺针插入气管，留置钢丝，拔出穿刺针，然后经钢丝插入扩张器，在气管软骨环间作初步扩张，以使特制的扩张钳能顺着钢丝插入气管软骨环间作进一步的横向扩张，最后经钢丝引导插入气管切开导管。

### （二）已麻醉患儿气管插管困难的处理

昏迷或已麻醉患儿的气道困难而又需气管插管的情况有：① 已昏迷（创伤或误服药物）的患儿；② 患儿拒绝或不能耐受清醒插管；③ 术前未能识别的气管插管困难患儿，已予以全麻诱导，这是临床最多见的情况。

麻醉诱导后，多数患儿由于口咽喉部组织松弛、塌陷而影响气道的通畅，当采用口咽通气道或鼻咽通气道，拉舌头或托下颌等措施后，多数患儿能保持面罩通气良好。只要面罩通气能有效地进行，前述的用于清醒插管的技术多数能运用于已麻醉患儿的气管插管，但应注意中断通气的时间不能太长，要保证患儿有足够的气体交换。

术前未预知的气管插管困难患儿，经常规全麻下插管屡屡失败，情况相对较急。这类患儿咽喉部多数有血性分泌物，喉头结构多不清楚，可采用纤支镜、喉罩甚至微创气管切开等技术。如患儿情况不稳定，可予以肌松拮抗剂，尽快使其自主呼吸恢复。

### （三）面罩不能通气气管插管困难的患儿处理

该类患儿的发生率较低，约占麻醉总数的0.01/10 000～2.0/10 000，但情况危急，死亡率极高。当采用口咽通气道或鼻咽通气道、托下颌等措施，面罩仍无法通气，气管插管又失败时，可采用紧急通气技术，包括喉罩通气、经气管喷射通气、环甲膜或气管切开术。

**1. 喉罩通气**　喉罩是一种新型的通气道，介于面罩和气管内导管之间，通气功能比面罩确切有效。

**2. 经气管喷射通气(TTJV)**　该方法为在危急情况下对困难气道患儿采用的紧急通气方法，能快速短暂供氧，为进一步抢救提供宝贵的时间，属有创性操作，并发症较多，故不宜作常规处理，仅在紧急情况且其他方法无效时使用。

经环甲膜切开术放入导管或气管交换导管进行喷射通气和在特殊设计的直接喉镜下经气管喷射通气是保证气道易于接受的方法，在无法维持通气和（或）插管的情况下，运用TTJV可进行快速短暂供氧，赢得宝贵的抢救时间。尽管TTJV的并发症接近30%，但很少有因为采用该项技术而导致死亡的情况。TTJV的常见并发症有皮下气肿、纵隔气肿、气胸、动脉穿破出血和呼气障碍等。

**3. 环甲膜或气管切开术**　环甲膜切开比气管切开更为简便迅速，且并发症较少。对于12岁以下的小儿，由于术后声门下狭窄的发生率较高，故被列为禁忌。而对于困难气道的患儿，上述各种方法均告失败，仍无法有效实施通气者，则需行紧急气管切开，以挽救患儿生命。

### 三、困难气道患儿的术后管理

原有困难气道的患儿，拔管后一旦出现呼吸道梗阻，处理甚为困难，甚至无法进行，故应强调预防为主，严格掌握该类患儿的拔管指征。拔管指征包括：① 患儿已完全清醒，呼之能应；② 咽喉反射、吞咽咳嗽反射已完全恢复；③ 潮气量和分钟通气量恢复正常；④ 必要时让患儿呼吸空气20 min后测定血气指标达正常值；⑤ 估计拔管后无引起呼吸道梗阻的因素存在。理想的拔管方法应该是逐步、渐进和可控的，在任何时候都可以恢复对气道的控制。拔管前应尽可能吸尽口咽分泌物，并置入胃管，以防拔管后呕吐引起误吸。

综上所述，临床麻醉中应有效地识别、预测气道困难，这样就可以在术前做好充分准备，选择合适的插管技术，制定出解决困难气道的合理方案，以尽力避免气道危象的发生。一旦发生气道危象，则应立即作紧急通气处理。同时对于该类患儿拔管时也必须谨慎，掌握拔管指征。

## 第六节　喉罩在小儿困难气道的应用

### 一、麻醉手术中作为通气道的应用

小儿的呼吸道具有口咽部肌肉发育差、鼻口窄、舌体大、声门位置高，易发生呼吸道梗阻、喉镜置入困难、声门显露不清等问题，且气管插管常并发声门、软组织的损伤及其他呼吸道的并发症。喉罩（laryngeal mask airway，LMA）是运用生物工程技术结合小儿口咽部的解剖曲度和特点设计而成，它插入容易，可行自主或机械通气，与其他通气方式比较，诱发躯体、自主神经激惹反应低，可安全有效地运用于中、小手术和其他特殊检查中。LMA弥补了面罩和气管插管用于气道维持的不足。对于术前已预计为困难气道的患儿，喉罩置入方便，避免反复多次插管造成的损伤及气道并发症，也不需要过深的麻醉即能维持稳定的血流动力学。在颌面部严重发育不全的患儿，喉罩常作为临时通气道，保证患儿充足氧供后直接喉镜下插管。Stocks等报道在2例严重小颌畸形的患儿多次气管插管失败的情况下，成功置入喉罩，并维持术中气道，完成手术。Orfei 等报道 LMA 用于 3 例颌面严重畸形综合征患儿，在诱导和反复的插管过程中能提供满意的通气，其中 1 例插管失败患儿术中直接用 LMA 替代导管作为通气道。在上呼吸道感染(upper respiratory tract infection，URI)的患儿进行术前评估时，麻醉医师会建议延迟手术至症状消失，以降低 URI 带来的围术期气道并发症的发生率。AR Tait 等对 URI 的患儿分别进行 LMA 和气管插管，比较后发现气管插管患儿支气管痉挛和氧饱和度下降的发生率明显增加。

## 二、喉罩在引导插管中的应用

在预计困难气道的小儿气道管理中，直接喉镜下插管仍是大多数麻醉医师主要选择的方法。LMA 引导下的插管可分为直接盲探技术和辅助纤维支气管镜的气管插管。但患儿通过 LMA 进行盲探插管的优点并不突出，也可能造成损伤，所以不主张用于困难气道。多数麻醉医师在实施小儿困难气管插管时，用 LMA 建立呼吸道和吸入麻醉药，然后用 FOB 引导气管导管技术。这项相对并不复杂的技术已越来越普及。经统计，由 LMA 引导的 FOB 插管成功率是 90%～100%，明显高于经 LMA 的直接盲探插管。操作可在保证一定供氧通道下进行，软组织损伤小，能正确确定位置插管，并发症少。Bandla 等曾在平均年龄 6 月，平均体量 6.5 kg 的 19 个婴儿中应用，有 3 例患儿发生并发症。其中喉痉挛咳嗽 2 例，当加深麻醉后即缓解；1 例 LMA 置入困难，把 2# 喉罩改用 1# 喉罩后顺利放入。Naguib 等对 1988～2003 年期间的 1548 例患儿进行回顾性研究，患儿的年龄大于 2 岁，LMA 是作为引导纤支镜最普遍的通路，减少了插管时间，并发症发生率为 1.9%，低于直接鼻腔径路插管(3.5%)。

## 三、喉罩在紧急意外困难气道中的应用

1996 年美国麻醉学会(ASA)困难气道研究组定义 LMA 既能用于非急症又能用于急症的困难气道管理。特别推荐 LMA 为在无法通气和无法插管的情况下，极其优秀的非外科处理措施。气道管理是小儿急救治疗中的重要部分，快速有效的建立气道是决定病情好转与恶化的关键。小儿发生紧急的困难气道通常有以下特点：① 往往事先未预计到；② 小儿的心肺储备有限；③ 气道评估、检查、准备时间相对仓促；④ 原先或潜在合并复杂病情如饱胃、休克、心血管疾病、颅内压增高等。在建立气道同时常并不能顾全患儿的伤势及正在进行的药物管理。不同于在手术室中，面对择期手术患儿的困难气道时，可以求助上级麻醉医师，并可应用先进的装置，或者索性暂停手术待进一步充分准备。如果通气或插管都不可能，小儿将身处生命垂危的境界，所以熟练掌握各种可用的紧急肺通气技术比气管插管技术更重要。Berry 等如此评价 LMA：当插管人员未到或插管根本不可能时，使用 LMA 有一定

的成功率和速度的保证，不必直视喉结构，不需要其他特殊装置，操作容易培训，这是 LMA 在手术室外的潜能。对已经存在缺氧的患儿，可在不进行气管插管情况下进行通气和氧合。有报道 LMA 能在下颌骨发育不全（Pierre－Robin 综合征）患儿清醒的状态下插入，维持气道。可见 LMA 操作简便，快速，刺激创伤小，可作为暂时紧急的通气道，为气道复苏或下一步建立稳定气道提供时间。LMA 的放置对体位要求低，颈部外伤的患儿，头部完全制动，此时 LMA 对气道的建立则更显重要。在侧卧位 LMA 的成功率仍有 96％，用时平均 25 s。在意料不到的困难气道时 LMA 已成为麻醉医师第一位的助手，充分发挥它建立紧急有效的通气并能辅助插管的作用。

### 四、喉罩在小儿应用中的局限与注意

LMA 用于小儿，气道梗阻的发生率高于成人近两倍。因为小儿舌体大，声门位置偏高偏前，会厌大且松软，常会遮盖咽部，造成气道阻力大，特别在小于 1 岁的婴儿中。LMA 用于更小的患儿会发生更多的气道梗阻、通气压力高、呼气末 $CO_2$ 分压升高、喉罩漏气及气道并发症，所以 LMA 应用在小于 1 岁的婴儿时需谨慎。胃胀气和气道漏气在 LMA 的应用中时有报道，Latorre 等研究显示 90％的胃胀气与喉罩的位置有关，而小儿喉罩位置不良发生率高于成人。LMA 的位置可由纤支镜确定。在纤支镜下评价喉罩的位置分为 5 级，小儿置入喉罩后 1 级理想位置的比率只有 70％。气道漏气与 LMA 位置无太大关联，与气道峰压有关，气道峰压为 30 $cmH_2O$ 时，喉罩漏气发生率达 35％。在一项术中 LMA 正压通气的实验中证明，2＃喉罩的气道压控制在 17±4 cm $H_2O$ 是安全的。由于术前用药及术中麻醉肌松药的应用、手术操作和并发症的影响等，可明显减低食管上、下端括约肌张力和正常生理保护反射（咳嗽，屏气等反射），存在潜在反流、误吸的危险。置入非气管性通气道（如 LMA）导致反流、误吸的确切机制仍不明确，推测 LMA 套囊内压力、容量及环状软骨加压可使食管下端括约肌张力减低，或 LMA 与手术姿势（如膀胱截石位）的联合影响。研究发现膀胱截石位同时应用 LMA 为误吸的高危因素。由于小儿胃液的容量相对较多、胃内压较高、pH 值低，因此在麻醉中反流误吸的危险性相对较大。为此，凡遇胃内容量加大，喉功能不全等反流误吸高危因素的患儿，全麻、急救复苏时不宜选用 LMA。LMA 是一个声门上的通气装置，所以对于张口困难、声门和声门上梗阻（咽喉部肿瘤、脓肿、血肿等）患儿的应用是有局限的。

## 第七节　小儿气管导管

气管导管自 19 世纪末期开始应用。1939 年 Gillespie 等描述了小儿气管插管，此时已

将成人的设备改良成小儿的麻醉设备，但是依旧没有可应用于婴幼儿的设备，一直到 1940 年后开始飞速发展。

气管导管的设计特点和操作要求很多来自于国际指南，例如英国标准协会（Bristish Standards Institute）或者欧共体 CE 标志。目前有各种各样的可应用于小儿的气管导管，最近在导管设计方面的创新主要集中于对材料和设计的改进。

## 一、材料

大多数的气管导管是由聚氯乙烯（PVC）制成的，它具有便宜、透明、无毒、不含乳胶并具有热可塑性，因此可以在体内变得柔软并在气道里具可塑性。一些导管由硅胶制成，相比更加柔软并适合长时间的气管插管。增强型导管在 PVC 或者硅胶中埋入导线。不锈钢被用于激光导管，并且可能是目前 $CO_2$激光手术中最不易引起着火的材料。

## 二、设计

### （一）形状、大小

气管导管管腔通常呈圆形。每根导管的大小依据其内径（ID）而定，单位为 mm。外径（OD）则可能根据制造商和所用的材料而异。气管导管最小内径从 2 mm 开始，导管远端呈斜面开口，有一个小孔（称 Murphy 眼）。管径的大小以 0.5 mm 递增，大部分有气套囊的导管是从 3 mm 内径开始。

### （二）顶端的设计

小儿气管导管末端设计成光滑的斜面，以降低插管时的局部创伤。顶端的设计通常边缘选择为楔形斜面，更柔软，易在纤支镜插管过程中通过声门。更平、更接近于半圆形的斜面被认为能减少鼻部的损伤，因为它缩短了导管边缘和纤支镜视野的距离（见图 6－1）。

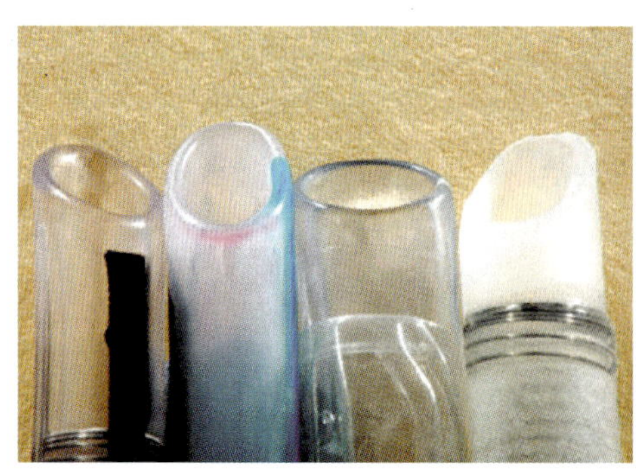

图 6－1　各种气管导管的尖端设计

很多制造商都在导管增加了一个弹性的顶端。Flex-Tip（Parker Medical，Highlands Ranch，Englewood Co，USA）导管有一个软的，有弹性的的顶端，在导管的凹面指向导管的中心。其最小内径为 3 mm。由于其斜面在插管时向后，顶端不容易碰到声带并且在纤支镜插管中容易使用。潜在的不足之处在于柔软的顶端可能折叠，部分阻塞导管，特别是在气管手术中，频繁地移动气管过程时。

很多小儿导管有 Murphy 眼，它是在导管远端的一个小孔，在斜面的对侧。如果误将导管插入一侧支气管，或者导管的顶端由于与气管壁相贴发生阻塞时，这个侧孔可以允许通气。问题是有时如更换导管，纤支镜插管或者吸引管可能会在侧孔处缠住。据报道侧孔也是气道阻塞的原因之一。有侧孔的导管由于其斜面或者侧孔的边缘锋利更易造成鼻部损伤。如果没有侧孔，气套囊可以离导管顶端更近。

### (三) 导管标记

导管的标记没有国际的标准，因此由于其种类很多，很容易造成混淆。导管的标记包括沿导管长轴的分级标记，说明离导管顶端的距离，单位是 cm。然而它们并不统一，有时序列中还有间隔，可能会在正确估计插管深度时造成困难。导管顶端的引导性标记有助于将导管置入声门，不同的生产商也各有不同，甚至同一生产商所生产的有套囊和无套囊的导管也会有差异。单独使用这些标记不能保证正确的插管深度，还需要结合临床的体征。生产商的名字、内径和外径、口插管以及鼻插管的深度也都会标记的导管上。除了激光和加强型导管，大多数的导管还有不透射线标记，通常在导管远端或者沿着导管的长轴。

### (四) 套囊

气管套囊系统由“充气套囊”、“套囊细导管”及“套囊内压测试小囊”三部分组成，有很多制造商生产带有套囊的适合小儿用的导管。套囊充气时应该是容量大压力低(HVLP)。HVLP 套囊的设计可使套囊压力在低于 25 cm $H_2O$，减少产生气管缺血性损伤的风险。套囊是用相容性材料制成，通常是 PVC 或者硅胶，但是最新的材料如超薄的聚氨酯已被成功应用。一些套囊被设计成注入生理盐水，这样可以提供一个更稳定的压力(空气会从硅胶套囊中弥散)，但是需要更长的时间以获得最初的压力平衡，并且只能短时间使用。套囊的压力可使管腔的外径明显增加，另外套囊部分充气或不充气，可能使套囊出现褶皱，这可能会损伤气管内壁。

聚氯乙烯套囊的厚度为 50～80 μm 而聚氨酯套囊只有 10 μm。在 $N_2O$ 麻醉中，需要 6 h 才能使 PVC 套囊中的压力达到稳定，而 $N_2O$ 在比较薄的聚氨酯套囊中弥散的速率要高很多，但 PVC 套囊和聚氨酯套囊中压力增高的程度是相似的，两者都需要 8～9 min的时间，以排除空气达到维持压力在 20 cm $H_2O$ 水柱水平。聚氨酯套囊的密封的压力相对比较低，因为较薄的材料产生的皱褶比较少，漏气也少，可以提供比较长时间的套囊压力。

有推测充气套囊的存在可以使气管导管维持气管的中央位置，因此就不需要侧孔。如果没有侧孔，套囊可以更加靠近导管顶端，可降低支气管内插管的风险。不同导管套囊位于导管的位置不尽相同，距导管尖端的距离也各有长短。在一些设计中，如果套囊位于声带下1 cm，则可能存在尖端位置过低的风险。

### （五）有套囊和无套囊的争论

在低龄儿童中使用无套囊的气管导管被广泛认为是安全的。美国心脏病协会（2005年）“心肺复苏和心血管急救国际指南”对小儿气管导管的选用也有新的描述。旧版（2000年）指南中曾明确表示，带套囊的气管导管不能用于8岁以下的儿童。新版（2005年）中已修改为：在住院患儿中，带套囊的气管导管与无囊导管一样能安全地用于婴儿和儿童（新生儿除外）。最近有关有套囊的气管导管的适用性反馈信息以及导管设计的最新发展鼓励在小儿麻醉中使用有套囊的导管。最近一项英国的调查显示只有5%的PICU和7%麻醉医师常规使用有套囊的导管，不使用有套囊导管的主要原因是，受访者认为在小于8岁的儿童中使用有套囊的导管并不会给气道管理带来显著益处。Murat报道1 500例用有套囊的气管插管病例中，并没有增加其术后气道并发症。相反，Holzki等的研究发现使用有套囊的气管导管进行插管后，气道损伤的发生率增加，并且调整有套囊的导管到正确位置的余地要小于无套囊的气管导管，特别是在头部移动的过程中。

所有的气管导管都与气管黏膜的局部损伤程度有关，在婴儿和低龄儿童风险最高，损伤后最严重的后果是声门下狭窄。随着喉罩使用的增加，气管导管的使用率降低，插管技术需要更长的时间来获得。第一次选择有套囊的导管可能避免多次气管插管以及与其有关的气道损伤。局部气管损伤的可能与导管的设计，导管的放置以及套囊的特点有关。在导管使用时应该经常检测套囊的压力，特别是在麻醉过程中。

虽然在临床操作中，很多情况下有套囊的导管要比无套囊的导管更有益处，但两种导管都会造成气管损伤，并给患儿带来更加严重的后果。我们并不知道有套囊的导管可能存在其他方面的不良反应，随着更多的使用和报道，有关这一课题将会得到更深入的研究。

在患儿的气管插管中，究竟如何选择带囊还是无囊的问题上的争论可能还将继续，但是，无论是有套囊的还是没有套囊的，对气管导管的仔细选择以及置入气管内的正确方法都是最重要的，这取决于临床医师的判断和技术以及患儿的指征。

## 三、特殊型气管导管

### （一）异形气管导管（preformed tube，molded angle tube）

异形气管导管有经口和经鼻两种，可分为有套囊或无套囊。经口异形气管导管外露的近端向下弯曲面对下颌，经鼻的异形管近端向上弯曲贴近前额(见图 6－2)。

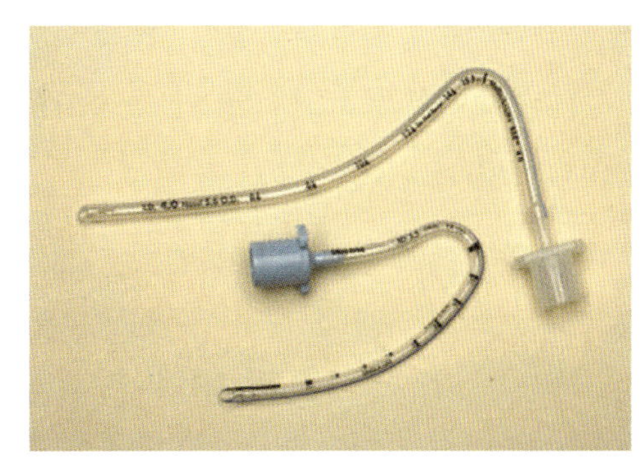

图 6－2　异形管

异形管方便应用于头颈外科手术，可避免导管发生折叠、闭塞，减少意外拔管的危险。异形管插管时要注意调整导管的位置，直至放置正确的位置。对于每一内径导管应测量其“弯曲点”的距离，避免导致插入支气管。弯曲点在导管弯曲的地方有一标记，一些作者指出在不同或相同厂商生产的经口和经鼻异形导管中，从导管尖端到弯曲点的距离可能相差几厘米。

这种有固定弯曲导管的一个缺点是如果弯曲处离远端的距离太长的话，可能造成支气管插管；如果太短，可能未置入气管。这就需要导管弯曲的部分置入口腔或退出，可能导致导管的扭折，并难以固定。

小型号的不带套囊的异型管可能较长，一项研究表明小型号带套囊的异形管较不带套囊的异形管不易导致支气管插管，但带套囊的异形管，套囊有可能位于喉水平的风险。

## (二) 柯尔(Cole)导管

柯尔导管是一种上粗下细的、不带套囊、适用于新生儿的口插管，导管的气管部分比其他部分细，导管的选择也应根据这部分的导管内径而定。柯尔导管从内径 1.5 mm 起(见图 6－3)，这种导管的设计主要通过降低导管在气管段狭窄部分的气流阻力，这种阻力比管腔相同的导管来的小，但是可能增加湍流的形成而导致阻力增加。这种导管的优点是易于放置，且不易进入支气管。但是，导管容易滑出或移位至喉部，引起气道损伤。柯尔导管推荐用于新生儿复苏和短时间通气，但也有一些机构成功用于新生儿重症病房。

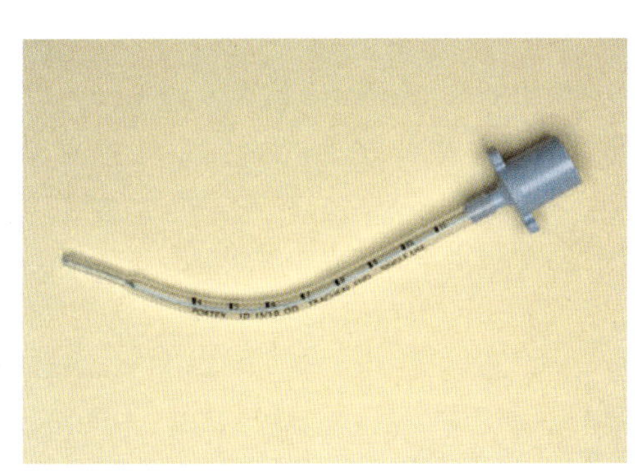

图 6－3　柯尔(Cole)导管

## (三) 加长管

用于哮喘患儿的气管导管比标准的相同内径的气管导管长，加长管适用于一些需要补偿导管额外长度的状况，在一些气道严重缩窄的患儿(如哮喘、气道软化)，应用常规的导管不合适时，可能需要使用加长管（见图 6-4）。

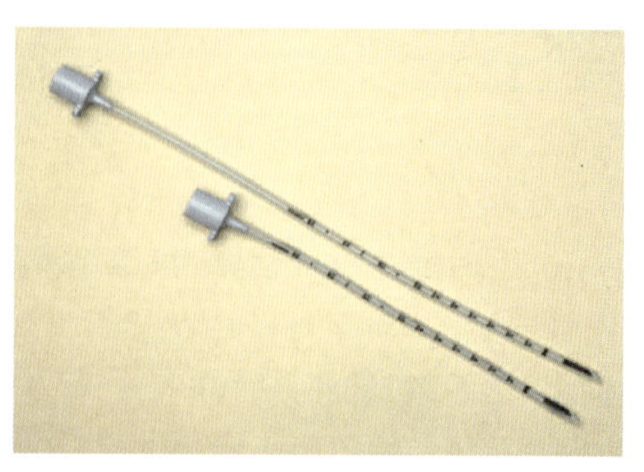

图 6-4 加长气管导管

### （四）增强型气管导管（reinforced，armored tube）

气管导管的管壁内镶有螺旋形金属圈或尼龙螺旋形丝圈，目的在于防止导管折屈或压扁。增加的弹性可能使插管变得困难，插管时常需要管芯。如果导管被牙齿咬住，可被切断或永久变形。小儿增强型气管导管特别适用于头颈部手术，如纵隔肿瘤、胃镜、经食管超声检查等，它不易受到外力的影响使导管折屈或压扁。

### （五）激光导管

专门为激光手术中保护气管导管和患儿避免受激光伤害而设计。有带套囊和不带套囊的，不同的品牌导管与不同的激光相匹配。激光导管的抗燃烧能力优于聚氯乙烯导管，外表均镶有硅树脂金属薄片或铜箔包裹，由此可抵御激光引起的高温和引燃着火危险，但导管价格十分昂贵。其不足处在于套囊和尖端部位仍未能达到完全保护的性能，故有双套囊的设计，且要求套囊改用无菌盐水充胀，盐水可充当散热器。远端的套囊先使用，以便万一近端的套囊穿孔可提供密封。

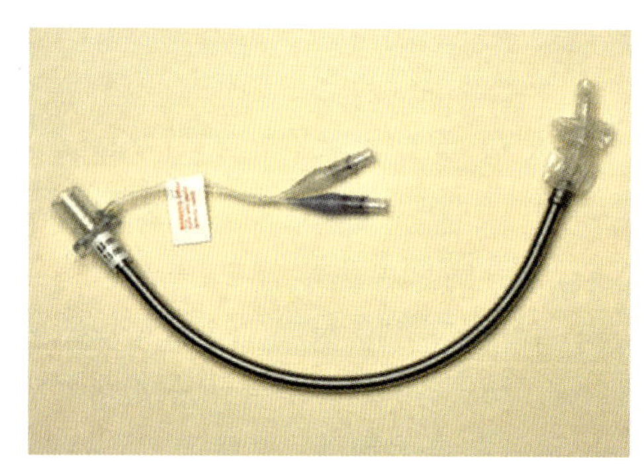

图 6-5 不锈钢激光

Laser flex 导管（见图 6-5）适用于 $CO_2$ 和 KTP 激光，因为这种导管的不锈钢干使聚焦光束产生反射，防止导管穿孔。这种导管不适合用于 Nd：YAG 激光。

### （六）肺隔离管

双腔支气管导管（double-lumen endobronchial tube，DLT），由气管和支气管的导管连接而成，最小的双腔管是 26F，内径 3.4 mm，外径 9.3 mm，相当于内径 6.5 的普通气管导管，适合年龄在 8～10 岁的儿童，更小的双腔管有文献记载，但没有常规使用。

Univent 导管由硅橡胶制成，透明而光滑，结构形状与普通单腔管基本相同。特点是在主导管内侧壁附加一根细的活动性内套管，它有两部分构成，一部分埋藏在导管内，另一部分暴露于主管外，内套管顶部有一个蓝色硅胶气囊。最小的无套囊的 Univent 导管内径3.5 mm，外径7.5/8 mm，相当于内径 6.0 的普管，适用于 6～10 岁的儿童。支气管阻塞的内套管气囊呈蓝色，利于纤维气管镜（FOB）识别，可由 FOB 导引置入相应支气管内。

不管是 DLT 还是 Univent 导管，都有一相对狭窄的内径，这就需要应用外径更细，并有足够长度的纤维气管镜，同时还需细小的吸引管。

双腔支气管导管和 Univent 导管对于小儿没有合适的型号，但是，许多胸科手术可以通过气管导管放置到气管或支气管的正确位置。

### （七）选择适用于纤维支气管镜（FOB）的导管

纤维支气管镜必须与导管相匹配，以利于导管滑动进入气管，这就像选择管芯帮助插管一样，如果较粗的导管用较细的纤支镜，易损伤纤支镜。选用异型管时，纤支镜难以实行，并可能损伤纤支镜。钝头的增强型气管导管通常较易滑出纤支镜进入气管。所有的导管都有固定的 15 mm 标准接头连接通气装置，这使得导管的内径轻微变小。纤支镜的内径也相对比预料的细一点。颞颌关节强直的小儿通常需要有套囊的导管（比预计的小一号），因为如果有漏气的话，这种患儿的喉部不好密封。同样，在一些已知道困难插管的病例，带套囊的导管可能提高导管一次选择的成功率。

## 参 考 文 献


1 Cohen MM, Cameron CB. Should you cancel the operation when a child has an upper respiratory tract infection? Anesth Analg, 1991,72:282 - 288.

2 Parnis SJ, Barker DS, Van Der Walt JH. Clinical predictors of anaesthetic complications in children with respiratory tract infections. Paediatr Anaesth, 2001,11:29 - 40.

3 Tait AR, Malviya S, Voepel-Lewis T, et al. Risk factors for perioperative adverse respiratory events in children with upper respiratory tract infections. Anesthesiology, 2001,95:299 - 306.

4 Tait AR, Knight PR. The effects of general anesthesia on upper respiratory tract infections in children. Anesthesiology, 1987,67:930 - 935.

5 Elwood T, Morris W, Martin L, et al. Bronchodilator premedication does not decrease respiratory adverse events in pediatric general anesthesia. Can J Anaesth, 2003,50:277 - 784.

6 Tait AR, Knight PR. Intraoperative respiratory complications in patients with upper respiratory tract infections. Can J Anaesth, 1987,34:300 - 303.

7 De Soto H, Patel RI, Soliman IE, et al. Changes in oxygen saturation following general anesthesia in children with upper respiratory infection signs and symptoms undergoing otolaryngological procedures. Anesthesiology, 1988,68:276 - 279.

8 Levy L, Pandit UA, Randel GI, et al. Upper respiratory tract infections and general anaesthesia in children: peri-operative complications and oxygen saturation. Anaesthesia, 1992,47:678 - 682.

9 Rolf N, Cote´ CJ. Frequency and severity of desaturation events during general anesthesia in children with and without upper respiratory infections. J Clin Anesth, 1992,4:200 - 203.

10 Kinouchi K, Tanigami H, Tashiro C, et al. Duration of apnea in anesthetized infants and children required for desaturation of hemoglobin to 95%: the influence of upper respiratory infection. Anesthesiology, 1992,77:1105-1107.

11 Schreiner MS, O'Hara I, Markakis DA, et al. Do children who experience laryngospasm have an increased risk of upper respiratory tract infection? Anesthesiology, 1996,85:475-480.

12 Bordet F, Allaouchiche B, Lansiaux S, et al. Risk factors for airway complications during anaesthesia in paediatric patients. Paediatr Anaesth, 2002,12:762-769.

13 Jones A. Anaesthetic death of a child with a cold. Anaesthesia, 1993,48:642.

14 Silvanus M-T, Groeben H, Peters J. Corticosteroids and inhaled salbutamol in patients with reversible airway obstruction markedly decrease the incidence of bronchospasm after tracheal intubation. Anesthesiology, 2004,100:1052-1057.

15 Holzman R. Anatomy and embryology of the paediatric airway. Anesthesiol Clin North America, 1998, 16: 707-727.

16 Brown OE. Structure and function of the upper airway. In: Westmore RF, Muntz HR, McGill TJI, eds. Pediatric Otolaryngology, Principles and Practice Pathways. New York: Thieme Medical Publishers, 2000: 679-688.

17 Healy GB. Introduction to Disorders of the Upper Airway. In: Westmore RF, Muntz HR, McGill TJI, eds. Pediatric Otolaryngology, Principles and Practice Pathways. New York: Thieme Medical Publishers, 2000: 763-774.

18 Wheeler M, Cote CJ, Todres ID, et al. A Practice of Anaesthesia for Infants and Children. 4th ed. Philadelphia, PA: Saunders Elsevier, 2009: 237-273.

19 Wheeler DS, Wong HR, Shanley THP, et cl. Pediatric Critical Care Medicine, Basic Science and Clinical Evidence. New York: Springer, 2007.

20 Ellis H, Feldman S, Harrop-Griffiths W. Anatomy for Anaesthetists. 8th ed. Oxford: Blackwell Publishing, 2003.

21 Dickison AE. The normal and abnormal pediatric airway. Recognition and management of obstruction. Clin Chest Med, 1987, 8: 583-596.

22 Zielnik-Jurkiewicz B, Olszewska-Sosin´ ska O. The nasal septum deformities in children and adolescents from Warsaw, Poland. Int J Pediatr Otorhinolaryngol, 2006, 70: 731-736.

23 Ohki M, Naito K, Cole P. Dimensions and resistances of the human nose: racial differences. Laryngoscope, 1991, 3: 276-278.

24 Roberts JT. Clinical Management of the Airway. Philadelphia, PA: W. B. Saunders Company, 1994.

25 King BD, Harris LC, Greifenstein FE, et al. Reflex circulatory responses to direct laryngoscopy and tracheal intubation performed during general anaesthesia. Anesthesiology, 1951, 12:556-566.

26 Shribman AJ, Smith G, Achola KJ. Cardiovascular and catecholamine responses to laryngoscopy with and without tracheal intubation. Br J Anaesth, 1987, 59: 295-299.

27 Monahan K，Kirchner HL，Redline S. Oropharyngeal dimensions in adults：effect of ethnicity，gender，and sleep apnoea. J Clin Sleep Med，2005，1：257－263.

28 Harley EH. Asymmetric tonsil size in children. Arch Otolaryngol Head Neck Surg，2002，128：767－769.

29 Zauder HL. The Macintosh laryngoscope blade. Anesthesiology，2005，102：241－242.

30 Olney DR，Greinwald JH，Smith RJH et al. Laryngomalacia and its treatment. Laryngoscope，1999，109：1770－1775.

31 Freidman EM，Vastola AP，McGill TJI et al. Chronic pediatric stridor：etiology and outcome. Laryngoscope，1990，100：277－280.

32 Yuen HW，Tan KK，Balakrishnan A. Synchronous airway lesions and associated anomalies in children with laryngomalacia evaluated with rigid endoscopy. Int J Pediatr Otorhinolaryngol，2006，70：1779－1784.

33 Mancuso RF，Choi SS，Zalzal GH，et al. Laryngomalacia：the search for the second lesion. Arch Otolaryngol Head Neck Surg，1996，122：302－306.

34 Whymark AD，Clement WA，Kubba H，et al. Laser epiglottopexy for laryngomalacia：10 years experience in the West of Scotland. Arch Otolaryngol Head Neck Surg，2006，132：978－982.

35 Martin JE，Howarth KE，Khodaei I，et al. Aryepiglottoplasty for laryngomalacia：the Alder Hey experience. J Laryngol Otol，2005，119：958－960.

36 Daya H，Hosni A，Bejar-Solar I，et al. Pediatric vocal fold paralysis. Arch Otolaryngol Head Neck Surg，2000，126：21－25.

37 Worley G，Bajaj Y，Cavalli L，et al. Laser arytenoidectomy in children with bilateral vocal fold immobility. J Laryngol Otol，2007，121：25－27.

38 Setz AC，De Boer HD，Driessen JJ，et al. Anesthetic management in a child with Arnold-Chiari malformation and bilateral vocal cord paralysis. Paediatr Anaesth，2005，15：1105－1107.

39 Freidman EM，De Jong AL，Sulek M. Pediatric bilateral vocal fold immobility：the role of carbon dioxide laser posterior transverse partial cordectomy. Ann Otol Rhinol Laryngol，2001，110：723－728.

40 Ruparelia S，Unger ER，Nisenbaum R，et al. Predictors of remission in juvenile-onset recurrent respiratory papillomatosis. Arch Otolaryngol Head Neck Surg，2003，129：1275－1278.

41 Broekema FI，Dikkers FG. Side effects of cidofovir in the treatment of recurrent respiratory papilomatosis. Eur Arch Otorhinolaryngol，2008，265：871－879.

42 Van der Walt J. Laryngospasm. In：Bissonnette B，Dalens B，eds. Pediatric Anesthesia：Principles & Practice. New York：McGraw Hill，2002：644.

43 Suzuki M，Sasaki CT. Laryngospasm：a neurophysiologic redefinition. Anesthesia for eye，ear，nose and throat surgery. In：Miller RD，ed. Miller's Anesthesia，6th edn. Philadelphia：Elsevier Churchill Livingstone，2005：2538.

44 Da Silva PSL. Negative-pressure pulmonary edema. A rare complication of upper airway obstruction

in children. Pediatr Emerg Care, 2005, 21: 751 - 754.

45 Visvanathan T, Kluger MT. Crisis management during anaesthesia: laryngospasm. Qual Saf Health Care, 2005, 14: e3.

46 Burwell DR, Jones JG. The airway and anesthesia. In: Miller RD, ed. Miller's Anesthesia, 6th edn. Philadelphia: Elsevier Churchill Livingstone, 2005: 1618.

47 Black A. Management of the difficult airway. In: Bingham R, Lloyd-Thomas A, Sury M, eds. Hatch and Sumner's Textbook of Paediatric Anaesthesia, 3rd edn. London: Hodder Arnold, 2007: pp. 315 - 329.

48 Frova G, Guarino A, Petrini F, et al. Recommendations for airway control and difficult airway management in paediatric patients. Minerva Anestesiol, 2006, 72: 723 - 737.

49 Asai T, Nagata A, Shingu K. Awake tracheal intubation through the laryngeal mask in neonates with upper airway obstruction. Pediatr Anesth, 2008, 18: 77 - 80.

50 Brooks P, Ree R, Rosen D et al. Canadian pediatric anesthesiologists prefer inhalational anesthesia to manage difficult airways. Can J Anaesth, 2005, 52: 285 - 290.

51 Paterson NA. Management of an unusual pediatric difficult airway using Ketamine as a sole agent. Pediatr Anesth, 2008, 18: 785 - 788.

52 Ellwood J, Dearlove O, Colovic V, et al. A novel case of penetrating oral trauma. Pediatr Anesth, 2008, 18: 1106 - 1107.

53 Sanders JC, Olomu PN, Furman JR. Detection, frequency and prediction of problems in the use of the proseal laryngeal mask airway in children. Pediatr Anesth, 2008, 18: 1183 - 1189.

54 Joshi NA, Baird M, Cook TM. Use of an i-gel for airway rescue. Anaesthesia, 2008, 63: 1020 - 1021.

55 Szmuk P, Ezri T, Narwani A, et al. Use of CobraPLA as a conduit for fibreoptic intubation in a child with neck instability. Pediatr Anesth, 2006, 16: 217 - 218.

56 Akca O, Wadhwa A, Sengupta P, et al. The new Perilaryngeal airway (CobraPLA) is as efficient as the laryngeal mask airway but provides better airway sealing pressures. Anesth Analg, 2004, 99: 272 - 278.

57 Bein B, Worthmann F, Meybohn P, et al. Evaluation of the pediatric Bonfils fiberscope for elective endotracheal intubation. Pediatr Anesth, 2008, 18: 1040 - 1044.

58 Watson WF. Development of the PVC endotracheal tube. Biomaterials, 1980, 1: 41 - 46.

59 Jackson Rees G. An early history of paediatric anaesthesia. Paediatr Anaesth, 1991, 1: 3 - 11.

60 Smith RM. Progress in paediatric anaesthesia in the United States. Paediatr Anaesth, 1991, 1: 65 - 73.

61 Cox R. Should cuffed endotracheal tubes be used routinely in children? Can J Anaesth, 2005, 52: 669 - 674.

62 Goel S, Lim SL. The intubation depth marker: the confusion of the black line. Paediatr Anaesth, 2003, 13: 579 - 583.

63 Dillier C, Trachsel D, Baulig W, et al. Laryngeal damage due to an unexpectedly large and inappropriately designed cuffed pediatric tracheal tube in a 13-month-old child. Can J Anaesth, 2004, 51: 72-75.

（姜　虹）

# 第七章

# 日间手术和手术室外麻醉

## 第一节　小儿手术室外的麻醉

手术室外麻醉主要指在除手术室以外的场所为接受手术、诊断性检查或治疗性操作的患儿所实施的麻醉。随着现代临床医学的发展，麻醉医师的工作范畴得到大大拓展，不仅在手术室负责各类手术的临床麻醉工作，而且越来越多地出现在手术室外的众多场所。近年来，一方面是由于非住院患儿的手术和麻醉迅速发展，我国非住院患儿手术麻醉在近十余年来也逐渐为公众所接受，同时小儿手术室外的麻醉数量及手术种类也有明显增长。近年来，麻醉与手术技术的提高，特别是起效快、作用时间短的麻醉药、镇痛药与肌松药的问世使麻醉更可控、麻醉恢复更快更完善；另一方面，各种诊断性检查和介入性治疗的种类和复杂程度不断增加，特殊的设备常有专门的操作环境，其中有些检查操作有痛苦和危险性，要求检查期间严格监护患儿和解决各种意外问题，因此，麻醉医师到远离手术室的场所进行麻醉的机会日益增加。而不同的环境所带来的限制，医疗辅助人员缺乏长期合作和经常缺少全套的监护手段和仪器都使麻醉管理工作变得更为困难。无论在手术室内或手术室外麻醉基本原则都是相同的，麻醉都必须确保患儿生命安全、舒适、便于进行各种操作。现在越来越多麻醉学者及临床工作者开始关注这些手术室之外的麻醉技术。

### 一、手术室以外患儿麻醉的一般问题

#### （一）环境特点

造成手术室外麻醉困难的因素很多，最常见的是空间设计时没有考虑到麻醉的需要，空间有限，麻醉医师难以靠近患儿，造成重大的安全隐患。操作间的大小和设计，以及放射源、摄影机、血管造影仪器、C臂透视仪、扫描仪及激光设备均妨碍麻醉医师接近患儿。麻醉期

间要尽可能接近患儿，常需要麻醉前做好相应的准备。其次这些场所常远离手术室，与不熟悉麻醉的辅助人员合作，相互配合机会少，万一发生紧急情况或麻醉仪器故障时不能得到及时帮助。另外，这些场所常常缺乏中心 $O_2$、$N_2O$、吸引器及废气排放系统。放射学操作时放射线照射增加，若要留在患儿身边应穿射线防护衣。血管造影、CT、MRI 检查和放疗操作期间，麻醉医师不能与患儿同处一室，需要通过观察窗或闭路电视观察患儿和麻醉监护设备；在暗室内操作，必须要求有适当的灯光观察患儿皮肤颜色、呼吸运动、麻醉机和监护仪、钢瓶内气体等情况。监护仪需考虑用电安全和导线隔离情况，注意检查电源输出和接地情况。

### （二）造影剂及不良反应

血管造影及其他放射学检查常使用造影剂增强扫描，造影剂是由含碘的阴离子结合各种不同的阳离子而成的盐，造影剂的作用是提高组织的相对密度，碘以其高密度低毒性，是大多数造影剂的基本成分。99%的碘迅速与组织中的阳离子结合，经肾小球滤过而无重吸收。多数造影剂是高渗性的，渗透压超过 2 000 mmol/L(2 000 mOsm/L)。较新的低渗性非离子造影剂，渗透压为 600～700 mmol/L(600～700 mOsm/L)，血管内注射产生严重并发症的发生率可降至 1/10 万。

除造影剂种类外，注射速度、剂量及造影部位等因素均可影响全身反应的发生率，冠状动脉造影和脑血管造影时全身反应的发生率高，患儿有特异反应史或对贝类和海产品有过敏反应的可能更容易发生造影剂反应。造影剂反应有轻、中、重度，轻度反应有恶心、呕吐，清醒患儿可伴有焦虑等，且有超过 1/5 的轻度反应是危重反应的前驱症状；常见的中、重度反应是低血压、荨麻疹、支气管痉挛。高张性造影剂影响血管内容量和渗透压，引起血流动力学变化，值得注意的是注入高渗性造影剂后首先出现的是短暂高血压，伴随着血管内容量、中心静脉压、肺动脉压和心排血量增加，外周血管阻力降低，血浆渗透压增加，血细胞比容降低。造影检查时出现渗透性利尿，低血容量和氮质血症的患儿应适当补液，肾功能障碍者应特别注意留置气囊导尿管并观察 1h 以上。注入造影剂后，造影剂由肾脏排出 10 min 后，渗透压和血管内容量恢复正常，达到血管内和细胞外液体成分平衡。建议在注射造影剂后对患儿进行密切观察 20 min。造影剂通过不增加血容量的机制也影响心血管系统，包括健康患儿的心律紊乱和心肌缺血，钙离子水平降低产生负性肌力作用和影响传导功能，原有心脏疾患的患儿发生率较高。不良反应还包括红细胞凝聚、与其他药物竞争蛋白结合位点、干扰补体和凝血系统、透过血脑屏障引起抽搐、引起肺水肿和心跳骤停以及作用于下丘脑引起寒颤、发热等，这些均为造影剂的毒性反应。

最严重的特异反应包括低血压、心动过速或心律紊乱，是急性毒性反应的最早体征，过敏性休克和呼吸道水肿是严重的表现，可以在应用造影剂后即刻发生，也可以在操作完成几小时后出现，迅速发展为气道梗阻和支气管痉挛，影响氧合和通气，也可致死亡，也曾见到成人呼吸窘迫综合征的报道。造影剂反应引起低血压使患儿意识丧失，有癫痫病史的患儿发生惊厥，亦可发生腹泻和其他多种胃肠道反应。已确证肾衰是造影剂的并发症之一，尤其是术前患有肾脏疾病的患儿或有糖尿病、黄疸，伴有肾血流减少的心血管疾病和多发性骨髓瘤的患儿，应避免使用造影剂。服用二甲双胍者宜停药 48 h 后再行造影检查。

## 二、手术室以外患儿麻醉的管理与实施

虽然大多数检查的操作都不痛，多数患儿不用镇静药均可耐受影像检查，而治疗性操作则需要适当镇静，特别是操作中需要患儿能被唤醒并对指令有反应时，在血管内插入导管时可用短时间的镇静。幼儿常难以达到有效镇静，且镇静药的作用时间较难预料，不良反应发生的机会也相对多一些。全身麻醉不仅可以使患儿舒适地耐受操作，还可保证足够的检查时间。全身麻醉多用于小儿、智力低下、难以交流合作的患儿；还可用于有不自主运动的患儿以防止干扰扫描，或因疼痛不能耐受长时间静卧的患儿；对于病情危重或严重损伤难以维持气道通畅的患儿，在操作时需要严密监护；对造影剂有严重过敏反应的患儿也需要麻醉医师积极处理。

### （一）麻醉前准备

麻醉前评估与一般手术患儿相同，可与主治医师讨论，以合理安排麻醉前评估、麻醉同意书签字，制订麻醉计划和麻醉后恢复计划。麻醉前应了解病史和体格检查。镇静或镇痛方法的选择应根据患儿需要、医疗条件、特殊操作及医师的经验，没有一种药物或剂量适用于所有患儿，单纯镇静可能只适用于一部分患儿，而其他的患儿则需加用阿片类镇痛药。以往主张术前应禁食 6 h。近年美国儿科学会认为麻醉前 2～3 h 喝水，不会增加误吸的危险，为安全起见，最好术前禁水 4 h。麻醉医师对可能发生的意外要有充分的准备。做好一切准备前还必须对相应的检查操作过程和可能出现的问题有清楚的了解，包括：患儿体位、是否需用造影剂、麻醉机的位置如何摆放、操作期间麻醉医师可否留在操作间、诊断或治疗仪器对麻醉监护仪的影响等。必须要求有适当的灯光便于观察患儿、麻醉机和监护仪。

在手术室外的麻醉过程中，经常要把患儿和麻醉医师分开，监护仪成为麻醉管理的必要部分。仪器设备有助于提高安全性，需经常维护保养，确保能正常使用；麻醉医师必须有充分的术前或操作前准备，以确保仪器设备功能正常。由于使用频率不高，通常习惯放置老型号的麻醉和监护仪器，因此在麻醉开始前，必须熟悉麻醉设备，确认麻醉机工作状态正常。这些地方通常无中心供氧设施，$O_2$ 发生误接或出现故障的机会更多，没有中心供气系统则应有备用 $O_2$ 钢筒。远离中心手术室，在紧急情况下最能提供有效帮助的可能是仪器设备，所以应常规准备吸引器、简易复苏器、除颤器、急救药品等。操作完毕患儿复苏应密切监护，必要时送麻醉复苏室，转运前必须确保有充分有效的监护、$O_2$、药物和复苏设备。

## (二) 麻醉方法与管理

麻醉方法和药物的选择,不仅要考虑检查或治疗类型和术者的操作熟练程度,还要考虑患儿的病理生理、病史、年龄、紧张和焦虑程度,以及给药途径、作用起效时间、持续时间和药代学作用。目前,任何镇静药和麻醉药都有一定的不良反应,因此,要求合理用药。

**1. 清醒镇静**　在手术室外患儿局麻操作时常用镇静和镇痛药,以提高患儿的舒适度、缓解焦虑、使检查能在患儿不动的状态下完成。镇静可分为清醒镇静和深度镇静,"清醒镇静"是患儿轻度的意识抑制,对外界刺激能产生反应,维持气道通畅和保护性反射。"深度镇静"是可控性的、较深程度的抑制患儿的神志,患儿可能失去气道保护性反射,有时难以维持气道通畅,另外患儿可能难以唤醒,也可能发生呼吸抑制或呼吸暂停等生理变化,深度镇静类似于全身麻醉。一般认为静脉、肌内或吸入镇静镇痛药引起患儿保护性反射消失即为麻醉。专科医师可能在检查操作时给患儿应用一定剂量的镇静药,需安全使用镇静药并监测镇静水平,深度镇静则需麻醉医师完成。

手术室外麻醉应用镇静药或麻醉药,目前尚无统一方案,原则上以镇静为主,让患儿在局麻下顺利接受检查和治疗;新生儿和小婴儿全身麻醉深度不宜过深。尽管镇静药和麻醉药种类很多,但能使患儿很好配合又无药物不良反应的理想药物尚未发现。历史上曾将水合氯醛用作心导管术的术前用药,镇静效果好,但起效时间及作用持续时间较长,并可引起剂量依赖性心肺功能抑制。哌替啶、异丙嗪、氯丙嗪合剂的临床应用已逾 40 年,但 29%的患儿达不到满意的镇静程度,恢复正常活动极慢,平均需时达 19 h。咪唑安定与芬太尼联合应用,92%的患儿可出现缺氧,50%出现窒息。因此,目前尚需探索一些更适用于心导管术的镇静或麻醉药。

**2. 全身麻醉**　常采用麻醉性镇痛药、巴比妥类、抗胆碱能药、苯二氮䓬类等药物联合应用。除肌注或静脉注射、直肠给予镇静药外,可采用静脉或吸入麻醉药进行全身麻醉,保证患儿在操作期间不动。静脉给药或吸入麻醉较直肠或肌注容易控制,诱导时间缩短、成功率高、不良反应少且恢复迅速,麻醉维持可以用静脉丙泊酚或吸入麻醉药物,气道管理可选用面罩、喉罩或气管内插管,全身麻醉并发症低于多数镇静方法,对扫描的人为干扰也少。

丙泊酚的优点在于起效快、半衰期短、苏醒迅速完全、不伴恶心、呕吐等副作用。Martin 等报道 3 例放射检查和治疗的患儿,多次应用丙泊酚麻醉,耐受气管内插管良好,平均麻醉时间 39 min。James 等研究 251 例侵入性检查患儿,证实丙泊酚麻醉高效、安全,但可出现一过性低血压、呼吸抑制和肌阵挛副作用。低血压与丙泊酚的诱导剂量、给药速度、麻醉前禁食时间长短有关;呼吸抑制与药物剂量有关。施行气管内插管可使操作方便、安全性提高。肌阵挛无明显后遗症,均可自愈,多见于婴幼儿,这与婴儿神经系统发育不全、药代动力学差异和丙泊酚剂量等有关。Williams 等研究 30 例先天性心脏病患儿心导管术应用丙泊酚麻醉期间的血流动力学变化,证实应用丙泊酚后所有患儿的体循环平均动脉压和体循环血管阻力均明显下降;体循环血流量显著增加;心率、平均肺动脉压和肺血管阻力不变;肺循环与体循环阻力比增加;对有分流的患儿,可使左向右的分流量减少,右向左的分流量增加,肺循环与体循环血流比显著下降。结论是:丙泊酚对先天性心脏病患儿的血流动力学影响主要是体循环血管阻力下降,心脏分流患儿的肺循环与体循环血流比值下降,紫绀型先天性心脏病患儿的动脉血氧饱和度下降。另一项心导管术应用静脉丙泊酚或氯胺酮麻醉效果的对比研究,证实丙泊酚麻醉诱导期,有70%患儿出现一过性平均动脉压下降,下降幅度超过基础值的20%,40%患儿氧饱和度下降5%～10%,麻醉后完全苏醒需时24±19 min,认为患儿心导管术应用丙泊酚麻醉的恢复时间明显短于氯胺酮。

咪唑安定为短效苯二氮䓬类药,适用于术前用药、麻醉诱导和麻醉维持,具有抗焦虑、镇静和抗惊厥作用,起效快、作用时间短、毒性低、镇静和睡眠起效迅速。静脉或肌内注射用药,均可出现顺行性遗忘,对心血管系统无明显影响,有短暂轻度呼吸抑制,注药部位不产生局部刺激,可与吗啡、阿托品或东莨菪碱配合使用。经鼻腔喷雾咪唑安定给药,效果不够确切,但多数患儿仍能完成操作。经双盲随机配对剂量分组研究表明,口服咪唑安定糖浆0.25～1.0 mg/kg,能产生有效的镇静和抗焦虑作用,起效快且安全,适用于6个月～16岁患儿,不良反应为呃逆、低氧血症、恶心和呕吐。

氯胺酮具有先阻断大脑联络径路和丘脑向新皮质投射的特点,因此,在意识存在时,痛觉即已明显消失;随血药浓度升高,选择性抑制大脑和丘脑。氯胺酮的起效快速、作用短暂,静脉注射后30 s或肌注后3～4 min即产生麻醉作用,但自主神经反射不被抑制,静脉注射用药的作用持续时间约5～10 min(肌注约12～25 min),可出现短暂的呼吸减慢和潮气量降低,静脉注射较快时容易发生;可引起一定程度的血压上升、脉率加快和喉痉挛;过量时引起明显的呼吸抑制,应及时施行人工呼吸,不宜使用呼吸兴奋剂。麻醉苏醒期少数患儿出现恶心、呕吐,个别出现精神症状甚至幻觉,有时伴有谵妄和躁动。为减少此类不良反应,应避免外界环境刺激,必要时静注少量安定类药。氯胺酮可引起口腔分泌物增多,应常规用抗胆碱类药。氯胺酮应禁用于上呼吸道感染患儿。氯胺酮可经直肠给药,但效果差,麻醉诱导期易出现不良反应。

咪唑安定与氯胺酮联合静脉用药,起效快,效果稳定,可获得满意的镇静状态,适用于时间较长的侵入性检查,效果优于经鼻腔喷雾咪唑安定气雾剂,其不良反应有一过性血氧饱和度下降、口腔分泌物增多、一过性睡眠障碍和苏醒期躁动,可给予吸氧、吸除分泌物和注射苯海拉明等治疗。在咪唑安定、氯胺酮联合麻醉时选用气管内插管,可保持气道通畅,麻醉安全性和可操作性均提高。单独使用氯胺酮,术后患儿可出现幻觉,联合应用咪唑安定,不仅可减少氯胺酮剂量,同时幻觉也减少。口服氯胺酮与咪唑安定方法需由麻醉科医师实施。

### (三) 监护仪器与监测项目

手术室外麻醉中和麻醉后的监测项目应以能保证患儿安全为标准. 在麻醉的全过程中,

始终有一位合格的麻醉医生在场，对患儿的氧合、通气、循环进行持续的监测和评估。无论全身麻醉和镇静，是否用镇痛药，监测应与手术室相同。麻醉仪器应与手术室一样方便使用。在某些情况下，如 MRI 和体外照射放疗期间一些基本的监测可能不能应用，但应努力保证患儿在操作期间能得到适当的监护，包括对氧供、呼吸、循环的监测。患儿氧合情况的监测需要适当的照明和接近患儿，便于根据患儿皮肤颜色进行判断，在暗室对识别发绀有困难；通气是否适当可以根据胸廓运动、观察储气囊及听诊呼吸音进行判断；气管内插管控制呼吸时应确认导管的位置，呼吸环路内应连接压力、流量等报警装置。连续心电监护和 $SpO_2$ 监测，每隔 5 min 测血压、心率，全身麻醉时应连续监测 $ETCO_2$，必要时行直接动脉压监测。CT 和 MRI 操作室为了保护其设备而室内温度通常较低，患儿会出现体温改变，小儿和危重患儿应监测体温。外照射放疗期间，所有工作人员都要离开放疗室，应通过玻璃窗或闭路电视在放疗室外连续观察患儿和监测仪，也可以用麦克风或电子听诊器监测镇静或麻醉患儿的呼吸音。

### （四）麻醉后恢复与转运

麻醉或镇静后患儿的管理与其他手术患儿一样，患儿应在麻醉恢复室（postanesthesia care unit，PACU）复苏，不能在走廊进行简单地观察。转送时患儿的情况必须稳定。有时可使患儿在转送时处于镇静或麻醉状态，然后到达恢复室内恢复。转运路程较长的患儿，转运中应有适当的连续监护，推床应配备监测仪、供氧设备、气道管理、静脉输液、复苏药物和设备。因难以识别麻醉镇静后常见的低氧血症，需在运转中及术后吸氧。出 PACU 的标准与一般手术相同。

## 参考文献


1 Alhashemi JA, Daghistani MF. Effects of intraoperative iv acetaminophen vs immeperidine on posttonsillectomy pain in children. Br J Anaesth, 2006,96:790－795.

2 Lonnqvist PA, Habre W. Midazolam as premedication: is the emperor naked or just half-dressed? Paediatr Anaesth, 2005,15:263－265.

3 Bergendahl HT, Lonnqvist PA, Eksborg S, et al. Clonidine vs midazolam as premedication in children undergoing adeno-tonsillectomy: a prospective, randomized, controlled clinical trial. Acta Anaesthesiol Scand, 2004,48:1292－1300.

4 Krauss B, Green SM. Procedural sedation and analgesia in children. Lancet, 2006,367:766－780.

5 Gozala D, Gozal Y. Pediatric sedation/anesthesia outside the operating room. Current Opinion in Anesthesiology, 2008,21:494－498.

6 Anderson K, Weismann S. Non pharmacologic methods of analgesia and sedation. Clin Pediatr Emerg Med, 2007,8:24－28.

7 Meyer S, Grundmann V, Gottschling S, et al. Sedation and analgesia for brief diagnostic and

therapeutic procedures in children. Eur J Pediatr, 2007,166:291－302.

8 Shavit I, Keidan I, Augarten A. The practice of pediatric procedural sedation and analgesia in the emergency department. Eur J Emerg Med, 2006,13: 270－275.

9 Doyle L, Colletti JE. Pediatric procedural sedation and analgesia. Pediatr Clin North Am, 2006,3: 278－292.

10 Cherny KW, Watson ML, Field SG, et al. Aspiration pneumonitis requiring intubation after procedural sedation and analgesia: a case report. Ann Emerg Med, 2007,49:462－464.

（曾横宇　韩如泉）

## 第二节　日间手术的麻醉与镇静

近年来，我国小儿日间手术逐渐增多。日间手术是指选择一定适应证的患儿在一个工作日内安排患儿住院、手术、手术后短暂观察恢复和办理出院，患儿不在医院过夜。欧美国家日间手术发展很快，约占全部手术患儿的60%。日间手术可减少学龄前儿童与父母的分离时间，减少了对双方学习和工作的影响。麻醉及疼痛治疗的新进展及日间手术的迅猛增加，使患儿住院治疗时间的相应减少成为可能。

日间手术给麻醉提出了新的挑战，目前推荐使用简单、无创的全身麻醉技术及先进的麻醉药物。理想麻醉药应具有下述特点：① 诱导快速、平稳，不引起疼痛及刺激；② 能为手术提供充分的镇静、遗忘、镇痛及肌松；③ 不良反应如心血管、呼吸抑制等较小；④ 苏醒快、无恶心呕吐等术后并发症；⑤ 麻醉深度易调节；⑥ 在术后早期能提供一定程度的镇痛作用；⑦ 效价比较好。其中，完善的镇痛十分重要，通过局部或区域阻滞、非甾体抗炎药和对乙酰氨基酚（扑热息痛）等一般都能达到较好的镇痛效果，阿片类药物常被作为镇痛不全的补救措施。术中充分镇静、遗忘对于患儿的生理、心理康复至关重要。以下就日间手术麻醉和镇静的相关问题进行重点阐述。

### 一、麻醉前准备

选择日间手术的患儿和手术种类至关重要。患儿及其家庭的充分准备可以大大降低恐惧和焦虑并使手术前准备收效更佳。

#### （一）患儿选择

小儿日间手术的开展范围是很广的，但对于那些术后出血风险高、术后可能长时间疼痛并需要复杂的镇痛或手术的需要住院治疗。对于特定的手术，日间手术的开展即便在技术上是可行，也可能因为年龄、感染、医疗条件、麻醉风险因素及小儿的社会环境因素被排除。随着手术技术、麻醉技术、疼痛治疗、抗术后恶心呕吐等水平的提高，欧洲和英国越来越多的医疗机构向着北美的一日治疗模式转变，小儿腺样体切除术和扁桃体切除术也逐步趋为日间手术。护理患儿的人员应接受过专业培训，仪器应适用而安全，清醒的患儿应能随时亲近父母。

### （二）患儿和家长的准备

麻醉前就有关事项对患儿及家长进行清晰的口头解释，术前禁食和注意事项应有明确的书面文字。让家长大致了解麻醉及手术程序，向患儿做好解释工作，提前安排他们进入手术室。可帮助患儿及家长了解日间手术病房的设施、人员及工作方式，消除他们紧张心理。应在术前告知家长患儿在麻醉或手术后可能出现行为和认知方面的改变。研究表明允许一位家长或一位家长加一位专业人士陪同患儿可明显降低患儿焦虑评分。对于严重焦虑或不合作的患儿，该方法与强迫性吸入麻醉诱导相比是个更好的替代方法。

### （三）麻醉前用药

随着新型麻醉药的增多及患儿和家长术前对相关信息的了解，对麻醉前用药的需求有所减少，现已经不常规给予患儿术前用药。部分患儿仍需要应用咪唑安定等较常用的儿科术前用药。咪唑安定由于遗忘作用和对认知的影响，有学者对常规术前应用提出质疑，认为术前应用可乐定替代咪唑安定可缓解术后早期的疼痛、减少术后寒颤、降低谵妄及躁动的发生率。采用七氟烷麻醉的学龄前儿童，术前应用可乐定替代咪唑安定可减少恢复室内的躁动，适度增加术后镇静程度。

## 二、日间手术麻醉管理与实施

### （一）麻醉选择

麻醉选择应遵循“简化技术、风险最小化”原则。

**1. 局部麻醉**　局部麻醉最安全、有效，除特殊原因外均应作为基本麻醉技术，应用于所有小儿日间手术中。

**2. 外周神经阻滞**　神经阻滞一般首选单次注射技术，其中最有效的是阴茎阻滞、髂腹股沟神经—髂腹下神经阻滞及耳大神经阻滞。髂腹股沟神经—髂腹下神经阻滞常用于儿科疝修补术。由于不同体表标记的情况不同，其成功率往往不能令人满意。有关小儿外周神经阻滞时应用辅助药物的报导很少。目前需要更大样本量研究辅助药物在小儿外周神经阻滞中的作用。持续外周导管技术在小儿区域阻滞中应用于足部手术后持续神经阻滞与持续硬膜外阻滞的镇痛效果相当。持续外周神经阻滞技术会减少尿潴留、降低术后恶心呕吐的发生率，也提高了家长的满意度。

**3. 骶管硬膜外阻滞** 骶管硬膜外阻滞广泛应用于小儿日间手术，罗哌卡因的浓度为0.125%～0.25%时很少出现运动阻滞。加入阿片类药物、$\alpha_2$肾上腺素能受体激动剂和N-甲基天门冬氨酸拮抗剂可延长罗哌卡因骶管内单次注射的镇痛时效。英国60%的小儿麻醉常规用辅助药物（氯胺酮、可乐定和阿片类药物最为常用）来提高骶管阻滞的效果。

**4. 镇痛镇静** 良好的镇痛对于小儿日间手术的成功至关重要。如没有特殊的禁忌，应常规应用非甾体类抗炎药，可以在诱导后或作为术前药的一部分给予。对乙酰氨基酚（扑热息痛）20 mg/kg作为术前药或在麻醉诱导后作为栓剂使用。有研究比较扁桃体切除术患儿术中静脉给予对乙酰氨基酸（15 mg/kg）或哌替啶（1 mg/kg）发现疼痛评分无显著差异。避免使用阿片类药物以最大程度地降低术后呕吐的发生率。阿片类药在日间手术中常作为补救用药，其中芬太尼是最常用药，其次为瑞芬太尼、阿芬太尼等。

小儿到日间病房就诊的目的可能是行诊断性或治疗性手术。首选镇静的方法，常用药物有丙泊酚，另外还有咪唑安定、地西泮、水合氯醛等。

**5. 全身麻醉** 某些手术可采用全凭静脉麻醉技术如丙泊酚 4 mg/kg 加利多卡因0.2 mg/kg，此方法呕吐的发生率低。七氟烷吸入诱导和麻醉维持，苏醒更迅速，如果同时进行良好的局麻和区域阻滞，术后躁动的发生率将会大大降低。

### （二）术中呼吸管理

**1. 气管插管** 气管插管刺激强，麻醉维持所需药物量大，术后苏醒期长且可能出现气道并发症，因此仅仅用于急诊或特殊手术如上消化道内镜检查术。头颈部位置的变动有可能引起气管导管移位，在日间手术中使用频率较少，在此不做重点介绍。

**2. 喉罩通气** 随着喉罩在简短、保留自主呼吸病例中使用经验的积累，喉罩可以作为有效的气道管理手段。应用丙泊酚可以满足置入喉罩所需的麻醉深度。小儿短小手术应用喉罩既保证镇痛镇静，又保证气道通畅。喉罩在小儿诊断性检查中的作用也逐渐受到重视。这些检查要求患儿绝对不动，又常需反复多次检查，喉罩避免了气管插管从而方便了这些检查。但当套囊的压力超过 60 mmHg 时就可能对咽壁造成缺血性损害，对那些长时间或多次在诊断性检查或放射治疗中需使用喉罩的小儿，需引起注意。头面部手术如斜视矫正术、舌系带松解术、招风耳矫形术、牙齿修复或拔牙术都可在传统喉罩或加强喉罩配合自主呼吸的技术下完成。

需注意通常喉罩不一定适用于小儿，有报道显示小儿喉罩插入位置不当的比例约为19%，这一数值大大高于成年人的10%。以 LMA 维持呼吸道的小儿有 49%可在罩内看见会厌，通常在自主呼吸状态下并不影响通气，但会影响正压辅助通气效果。

近年研究显示，能安全使用喉罩通气的小儿最低体重为 6.5 kg，这时能保证呼吸道通畅的概率与成年人相似(92%～99%)。加强型喉罩可防止喉罩塌陷并更好地附着于咽喉壁。不论是哪种类型的喉罩，任何头、颈部位置的变动如垫肩、抬头，都可能导致其移位。因此，喉罩的使用仍需由有经验的医师来管理，同时注意监测呼吸参数。

### (三) 麻醉后并发症

**1. 恶心呕吐** 斜视矫正术、睾丸固定术、胃镜检查术、既往有术后恶心呕吐的病史或晕动病、气管内插管及阿片类药物是术后恶心呕吐的主要危险因素。丙泊酚可以有效地抗呕吐，用喉罩技术和局部麻醉并避免阿片类药物可以最大程度地减少术后恶心呕吐的发生。对于既往有严重呕吐史的，5-羟色胺受体拮抗剂具有最佳的有效性和安全性且无镇静作用。有研究行扁桃体切除术的患儿，用韩氏针刺法(经皮电刺激穴位)减少恶心呕吐的作用与恩丹西酮近似，而针刺方法简单、廉价且无明显不良反应。

**2. 认知和行为改变** 日间手术患儿麻醉恢复期可能出现精神紊乱，表现为嗜睡、意识模糊，甚至人身攻击、极度的定向障碍，少数患儿可出现兴奋，部分可出现其他情感波动包括不自主哭泣等，尤其使用氯胺酮者。有报道儿科门诊拔牙术中(5～10 岁)短暂使用七氟烷-$N_2O$ 麻醉且不用术前药对患儿认知和行为的影响，术后早期阶段患儿在选择的反应时间及精神运动的协调力上有障碍，但会在 48 h 恢复，然而麻醉后一周注意力离散、突然发怒、哭喊和噩梦的发生仍较对照组更频繁(8%～20%)。长时间行为改变的发生率增加影响其临床使用。

**3. 意外损伤** 最常见的损伤包括口腔、咽、喉损伤，神经干丛损伤等。可能因此降低患儿满意度，造成患儿入院等后果。

**4. 术后疼痛** 日间手术后在家中持续镇痛的主要方式是口服镇痛剂，鼓励家长于术后 24～48 h 在局麻药阻滞作用逐渐消失前预先、规律地给患儿服用镇痛剂。大多数医院给患儿带回家足够 72 h 镇痛的药物。包皮环切术后，应教会家长很顺利地使用利多卡因凝胶。

## 三、离院标准

小儿日间手术后离院标准必须依据年龄、发育阶段、健康状况、手术种类及社会环境而调整。出院患儿生命体征和神志水平应与同龄小儿及术前水平相仿、无呼吸窘迫和喘鸣，吞咽、咳嗽和呕吐反射应完全恢复，能做与年龄相符运动。骶管阻滞或腹股沟阻滞后的下肢运动障碍会延迟安全出院的时间。

出院前外科医生和麻醉医师应就镇痛、伤口护理、活动给予清楚的指导。指导应包括对手术过程、切口种类、缝合种类及敷料的解释；控制术后疼痛的手段；开始正常进食的时间；活动的限制；允许洗澡的时间；伤口护理的注意事项。生命体征或神志水平的持续异常、气道问题、患儿的运动障碍、持续的恶心呕吐、出血、严重的疼痛、手术意外事件(如反流、误吸、支气管痉挛、恶性高热)都应该住院给予进一步护理和观察。

### 参考文献


1 Lonnqvist PA, Morton NS. Paediatric day-case anaesthesia and pain control. Current Opinion in Anaesthesiology, 2006, 19:617 - 621.

2 Ewah BN, Robb PJ, Raw M. Postoperative pain, nausea and vomiting following paediatric day-case tonsillectomy. Anaesthesia, 2006, 61:116 - 122.

3 Kain ZN, Caldwell-Andrews AA, Maranets I, et al. Sevoflurane versus halothane: postoperative maladaptive behavioral changes: a randomized, controlled trial. Anesthesiology, 2005, 102: 720 - 726.

4 Kaabachi O, Zerelli Z, Methamem M, et al. Clonidine administered as adjuvant for bupivacaine in ilioinguinal-iliohypogastric nerve block does not prolong postoperative analgesia. Paediatr Anaesth, 2005, 15:586 - 590.

5 Lee A, Done ML. The use of nonpharmacologic techniques to prevent postoperative nausea and vomiting: a meta-analysis. Anesth Analg, 1999, 88:1362 - 1369.

6 Millar K, Asbury AJ, Bowman AW, et al. The effects of brief sevoflurane-nitrous oxide anaesthesia upon children's postoperative cognition and behaviour. Anaesthesia, 2006, 61:541 - 547.

7 Krauss B, Green SM. Procedural sedation and analgesia in children. Lancet, 2006, 367:766 - 780.

8 Cote' CJ. Round and round we go: sedation — what is it, who does it, and have we made things safer for children? Pediatr Anesth, 2008, 18:3 - 8.


(曾横宇　韩如泉)

## 第三节　影像学检查的麻醉

近年来,随着各种影像学检查和介入性治疗技术种类、复杂程度以及适应证不断增加,影像学检查在小儿疾病诊断和治疗方面发挥越来越大的作用。目前小儿影像学检查手段包括各种X线(透视照片、床边照片、断层摄影、胃肠钡剂造影、胆囊管造影、脑室和脑血管造影、肠套叠空气灌肠等)检查、特殊X线检查、全身各部位CT平扫及增强扫描检查、MRI检查及全身各部位血管性及非血管性介入诊疗等。出于特殊环境下麻醉安全的考虑,总的指导原则是尽量减少麻醉尤其是全身麻醉在影像学检查中的应用。而部分小儿影像学检查中常需要镇静或全身麻醉以保证小儿能够配合,合并严重或复杂内科疾病需要进行影像学检查的患儿麻醉和镇静的安全性愈显重要。因此,儿内科、儿外科、放射科、麻醉科的密切合作有助于提高患儿安全性，减少不良事件的发生，加强影像技术在麻醉机制研究中的作用。

总体来说，影像学检查可以在清醒、镇静和麻醉三种状态下进行。结合患儿因素和影像学检查相关特点有助于决定优先使用哪种状态配合影像学检查。患儿相关的因素包括年龄、合并症、发育状态和麻醉镇静相关病史；影像检查相关因素包括影像检查的类型（MRI，CT或核医学检查）、检查时间、检查体位以及设备位置变化等等。例如，MRI检查对环境要求苛刻，限制患儿体动减少运动伪迹，存在强磁场和噪声，而且要避免低温和低湿度，另外MRI在检查过程中往往需要患儿变换体位或者变换设备线圈位置。CT和核医学成像则在这些方面比MRI要求略低，并且检查时间较短，因此可以更多地在清醒状态下完成检查。MRI检查的麻醉从其临床特点、患儿安全以及围麻醉期管理要求更高，本节重点讨论小儿MRI检查的麻醉，其麻醉管理一般原则适用于所有小儿影像学检查麻醉实施。

## 一、MRI成像原理

MRI是一种物理现象，1973年用于医学临床检测。MRI是一种生物磁自旋成像技术，它是利用原子核自旋运动，在外加磁场内，经射频脉冲激发后产生信号的特点，用探测器检测并输入计算机，经过处理转换在屏幕上显示图像。

原子核带有正电，许多元素的原子核，如$^{1}H$、$^{19}FT$和$^{31}P$等在进行自旋运动。通常情况下，原子核自旋是杂乱无规律的，但将其置于外加磁场中时，核自旋空间取向从无序向有序过渡。自旋系统的磁化矢量由零逐渐增长，当系统达到平衡时，磁化强度达到稳定值。如果此时核自旋系统受到外界作用，如一定频率的射频激发原子核即可引起共振效应。在射频脉冲停止后，自旋系统已激化的原子核，不能维持这种状态，将回复到磁场中原来的排列状态，同时释放出微弱的能量，成为射电信号，把这许多信号检出，并使之能进行空间分辨，就得到运动中原子核分布图像。原子核从激化的状态回复到平衡排列状态的过程叫弛豫过程。它所需的时间叫弛豫时间。弛豫时间有两种即$T_1$和$T_2$，$T_1$为自旋-点阵或纵向弛豫时间，$T_2$为自旋-自旋或横向弛豫时间。

MRI最常用的原子核是氢原子核质子（$^{1}H$），因为它的信号最强，在人体组织内也广泛存在。影响MRI的因素包括：① 质子的密度；② 弛豫时间长短；③ 血液和脑脊液的流动；④ 顺磁性物质；⑤ 蛋白质。MRI影像灰阶特点是，MRI信号愈强，则亮度愈大；MRI的信号愈弱，则亮度也愈小，从白色、灰色到黑色。各种组织MRI灰阶特点如下：脂肪组织、松质骨呈白色；脑脊髓、骨髓呈白灰色；内脏、肌肉呈灰白色；液体，正常速度流血液呈黑色；骨皮质、气体、含气肺呈黑色。

MRI的另一特点是流动液体不产生信号称为流动效应或流动空白效应。因此血管是灰白色管状结构，而血液为无信号的黑色。这样使血管很容易与软组织分开。正常脊髓周围有脑脊液包围，脑脊液为黑色的，并有白色的硬膜为脂肪所衬托，使脊髓显示为白色的强信号结构。MRI已应用于全身各系统的成像诊断。效果最佳的是颅脑及脊髓、心脏大血管、关节骨骼、软组织及盆腔等。

## 二、MRI检查麻醉的相关问题

### (一) MRI检查六个重要环节

**1. 磁场** 首先需要建立一个强大的均匀的磁场,强度一般在1.5～3 T。

**2. 射频脉冲** 射频脉冲指向患儿,当这些细胞被磁场中的射频脉冲超能量化后,就产生所谓的MRI。

**3. 线形恢复** 原子核被射频脉冲超能量化后,就恢复它们在磁场中原有的线形排列,根据能量化MRI状态和原始线形排列差异的比例,每个组织发射的不同脉冲射频型号。不同的原子重排率产生了的组织对比度。

**4. 磁场变时性** 利用磁场梯度可以将患儿发出的射频脉冲信号进行三维编码。在磁场变时性出现之前,图像不可能是二维或三维的。

**5. 信号读取** 每个患儿在检查之前就应该确定信号的读取次数。

**6. 傅立叶转换** 患儿的信号通过环绕患儿的脉冲射频线圈收集,然后通过计算机转换成二维或者三维图像。

### (二) MRI检查的影响因素

在MRI环境中面临的难题和上述重要环节中的三个步骤有关:强磁场、射频脉冲和磁场变时性。

**1. 强磁场的影响** 在MRI检查中使用其他设备时,要注意磁场对设备产生的影响是否会危及患儿或医生的安全,在磁场中这些设备是否能正常运行。MRI检查仪对监护仪器的影响主要取决于磁场的强度、监护仪距磁场中心的距离、磁性物质的剂量,监护仪电路系统的设计。一般建议由生物医学工程师在地面标记等高斯线,表示该点磁场强度降到某磁场强度之下。一些标准的铁磁设备不会受到磁影响可以安全的使用。磁场中的另一个危害是会导致所有磁性物质的磁性被抹去。距离磁场越近,磁干扰会影响监护仪的准确性和功能。MRI干扰也会导致变压器饱和。变压器的饱和可以导致感应电压的产生额外电流会烧坏变压器。也要考虑手术内设备对MRI的质量是否有影响。

**2. 射频干扰** 在MRI中有两大射频线圈环绕于患者周围。射频脉冲也能够诱导电涡流并导致设备短路,所以对监护仪和电缆都应该进行屏蔽。

**3. 磁场的变时性** 巨大的磁场变时性有潜在干扰神经传导诱发惊厥或导致心室纤颤,目前使用的磁场变时性均控制在生物电流密度的安全范围内,这种危险的发生率很低。

## 三、MRI 检查麻醉的环境和设备要求

### (一) 基本设施

(1) 中心气体供应系统。

(2) 电器设备要和磁性房间相匹配，任何监护仪的电插头都必须远离磁孔在高斯线之外，监护仪最好是放在 MRI 室之外，使用外部电源。

(3) 各种管道、电缆、线槽和电线很重要。不仅仅可以防止射频脉冲从 MRI 室泄露，而且可以避免外部射频脉冲的干扰。

(4) MRI 室旁边可以设置麻醉准备间，在麻醉准备间内可以使用普通的麻醉设备，如喉镜等降低了麻醉诱导的难度，在完成麻醉诱导和中心静脉穿刺后，再转移至 MRI 室手术，手术结束再转移至麻醉准备间复苏，同时在术后出现紧急情况时可以紧急追移至麻醉准备间进行抢救(因为一些抢救设备在核磁手术间使用受到限制，如除颤仪等)。

(5) 在设计麻醉机、手术床、MRI 仪的位置时，应该尽量减少磁场对麻醉设备的影响，同时尽量减少检查时患儿移动的距离。同时麻醉呼吸管路及监测管路应该足够长，保证患儿的安全。

### (二) 术中监测项目及设备

**1. 心电图**　在强磁场和射频环境中需要与 MRI 成像仪相匹配的监护设备。心电图电缆要避免导致皮肤灼伤，此外应该避免电线和皮肤相接触。必须使用特殊的电极片和探头。ECG 在静态磁场中会受到干扰，可以影响心电图各导联的 ST 段和 T 波。由于导联线穿过动态磁场和产生电容耦合电流造成信号失真，因而对心肌缺血的诊断没有价值，用射频滤过或遥控也不可能降低干扰。易发急性缺血的患儿，应该在手术前后行 12 导联心电图检查。

**2. 血压**　无创血压一般不受到影响。有创血压监测在 MRI 中使用受到一定限制。

**3. 注射泵**　需要专门的抗磁注射泵，一般 3 个一组形成工作站。

**4. 体温**　MRI 室温度较低，婴幼儿在该环境中体温容易下降，另一方面，扫描过程中产生的热量可增加患儿的体温，因此 MRI 的患者均应监测体温。应该常规使用液晶温度计，但是精确性有限。

**5. 氧饱和度**　与 MRI 相容的 $SpO_2$ 可用于大多数扫描仪，但需要进行适当防护，否则其内部的微处理器可遭到强磁场的损害。

**6. 噪声**　在扫描中核磁可产生平均 95 分贝的噪声，因此需要保护患儿和工作人员的听力。

## 四、MRI 检查麻醉管理

MRI 手术室是由介入放射、MRI 设备及手术室组合而成的复合体，属多学科相互交融

的边缘学科。MRI 检查需要各科室的医生及技术人员的共同配合完成。术前评估患儿的基本情况，选择合适的患儿，体内存在磁性植入物的患儿不适宜接受 MRI 检查。麻醉前评估中重点注意一些危险因素，例如困难气道、困难插管、建立静脉通路困难，以及循环呼吸衰竭或者恶性高热等严重麻醉并发症的病史。

### （一）小儿 MRI 麻醉方法

有些小儿可以在清醒状态下完成检查。发育正常的小儿可在舒适平卧体位下，7 岁以上者可以耐受 MRI 检查，3 岁以上者可以耐受 CT 检查。

严重神经功能缺损的患儿更容易在清醒状态下完成检查，无需建立静脉通路。保姆或其父母陪伴可以减轻焦虑、分散其注意力，用耳塞减少噪声等方法均可以提高清醒状态下检查的成功率。严重神经功能缺损对噪声无反应者更易在清醒状态下实施检查。

婴幼儿可以利用其正常习惯睡眠的时间，让患儿在自然睡眠状态下接受检查。同样，小婴儿在刻意拖延其睡眠时间后哺乳，放入检查床之后会很快入睡。高糖喂养易于其快速入睡。以上方法适用于短时间的 MRI 检查，无需建立静脉通路。

伴有神经发育疾病的患儿因使用苯巴比妥类药物镇静效果不佳更适于全身麻醉，例如多动症、自闭症、智力发育迟缓等等。这类患儿经常使用抗惊厥药物增加了他们对镇静药、镇痛药物的耐受性。根据我们的经验，快速起效的麻醉药可以增加影像检查的成功率。对于存在严重心肺疾病的患儿，尤其是检查时间较长者，我们一般采取吸入全身麻醉。绝大多数全身麻醉患儿可置入通气道或喉罩以保持气道通畅。遵循以上原则可以很好地选择合适的方法配合影像检查。

存在循环和呼吸疾病的患儿，应先尝试清醒状态下检查，不成功者可择期行镇静或麻醉状态下检查。镇静和麻醉的选择没有绝对标准。麻醉常是小儿处于深度镇静状态，在镇静或麻醉中通常使用的药物（见表 7－1）。通常使用静脉注射苯巴比妥类药物的方法提供检查中镇静，右旋美托咪啶较少引起呼吸抑制，所以更为适合。麻醉的方法则是先吸入七氟烷后建立静脉通路，然后静脉注射丙泊酚。

**表 7－1　放射镇静和麻醉中的常用药物**

| 药　物 | 剂量范围 | 注　　意 |
|---|---|---|
| 丙泊酚 | 150～200 $\mu g \cdot kg^{-1} \cdot min^{-1}$ | 窒息、气道梗阻 |
| 七氟烷 | 吸入：2%～3% | 气道梗阻、喉痉挛 |
| 水合氯醛 | 25～100 mg/kg 口服 | 苏醒延迟、肝损害 |
| 咪唑安定 | 0.3～1 mg/kg 口服 | 严重神经科疾病时单独使用已足够 |
| 芬太尼 | 1～2 $\mu g/kg$ | 镇痛作用 |
| 右旋美托咪啶 | 2～5 $\mu g \cdot kg^{-1} \cdot h^{-1}$ | $\alpha_2$ 受体激动剂，极少呼吸抑制 |

水合氯醛被广泛使用于小儿的无痛检查，常用口服剂量为 50～100 mg/kg。如果口服

30 min 后镇静无效，可给予咪唑安定 0.025～0.5 mg/kg，或戊巴比妥 4～6 mg/kg 或者氯胺酮 1～2 mg/kg 补救。水合氯醛诱导时间为 39.1±20.5 min，镇静持续时间 164±85 min。按照这种方法血氧饱和度低于 90%的患儿占 0.4%，2.4%的患儿出现呼吸道阻塞，0.2%的患儿呕吐和 1.5%的患儿出现躁动。单独使用水合氯醛进行 MRI 检查镇静的可靠性差，诱导时间较长和变异较大，镇静效果较差，失败率近 20%。

右旋美托咪啶是一种选择性的 $\alpha_2$ 肾上腺素受体激动剂。Heard 等人在 21 例 1～8 岁小儿进行 MRI 检查时使用右旋美托咪啶，8 例患儿接受右旋美托咪啶 0.5～1.5 μg/kg，继之1～1.5μg・kg$^{-1}$・h$^{-1}$持续输注，大多数患儿在 MRI 过程中出现了体动。另外 13 例患儿给予咪唑安定 0.1 mg/kg，而右旋美托咪啶单次剂量减至 1 μg/kg 和持续输注 0.5～1 μg・kg$^{-1}$・h$^{-1}$。咪唑安定显著降低了体动的发生率，无任何并发症。在这个回顾性研究中，右旋美托咪啶单独使用常常无法满足 MRI 检查需要的镇静深度。

咪唑安定、巴比妥、芬太尼联合应用于小儿深度镇静，总的成功率和并发症的发生率差异很大。丙泊酚用于 MRI 麻醉快速起效，效果确实和麻醉深度易于调节，苏醒快速，此外，还可以预防和恶心呕吐。一项前瞻性随机研究比较了 MRI 检查中联合应用咪唑安定、巴比妥、芬太尼方法和丙泊酚深度镇静的情况。在该研究中，60 例 1～17 岁患儿，一组顺序经静脉给予咪唑安定（0.1 mg/kg），苯巴比妥（2 mg/kg 及 1 mg/kg 需要时），如果没有充分镇静，再给予芬太尼（1 μg/kg），另一组按照预期镇静深度给予丙泊酚负荷剂量和持续输注（6 mg・kg$^{-1}$・h$^{-1}$到最大 15 mg・kg$^{-1}$・h$^{-1}$）。使用改进的 Ramsay 评分测量镇静深度。在这两组中，没有镇静失败或严重不良事件发生。另一项研究包括 32 名超过 3 岁的小儿，作者比较了脑白质营养不良（MLD）患儿和无脑病变的小儿 MRI 检查时使用丙泊酚 1～1.5 mg/kg 诱导和 0.1～0.15 mg・kg$^{-1}$・min$^{-1}$持续静脉输入维持麻醉。所有患儿均完成扫描，未出现任何并发症，15 min 后返回病房。因此，可安全用于 MRI 检查麻醉。

### （二）麻醉管理

麻醉管理要考虑到 MRI 扫描对患儿和外科手术造成影响的特殊性。由于 MRI 扫描仪对温度有要求，在 MRI 手术间可能会导致体温的下降，应该注意患儿的保暖。另外由于和普通检查不同，术中 MRI 扫描时时间可能会延长，同时患儿处于无意识状态，可能会出现体温过高的显现，因此必须监测体温，防止热损伤。

麻醉诱导可以在 MRI 手术间旁边的麻醉准备间进行，这样可以减少患儿焦虑，同时可以使用一些非强磁场耐受的设备例如纤支镜，降低麻醉诱导的难度。如果在 MRI 手术间进行麻醉诱导时，所有麻醉设备均必须是耐受磁性的。

麻醉医生在手术和扫描的过程中不能靠近患儿，只能在操作室观察，需要加强观察并需要辅助一些特殊设备。由于噪声的存在，无法听清楚脉搏的声音及报警声，应该在操作间使用专业的声音收集装置帮助麻醉医生实时的了解患儿的情况，同时还应该设置视觉报警装置。

根据手术、患儿、医生偏好、手术医生的水平等具体情况选择麻醉方法。一般分为清醒镇静麻醉和全身麻醉。清醒镇静麻醉的特点与清醒开颅手术的特点相同，但是观察患儿的视野和靠近患儿的途径受到限制，与患儿沟通比较困难。另外，因为空间狭窄和噪声太大，可能会导致镇静效果不佳，患儿紧张焦虑的程度较在普通手术间为重。全身麻醉的原则和注意事项与普通的神经外科手术全身麻醉相同。在 MRI 设备旁边工作限制了许多监测设备和方法的使用，麻醉医生不是总在患儿的旁边，影响了对患儿的观察，增加了麻醉难度，同时如果出现意外情况限制了抢救设备的使用。在药物和麻醉技术选择上应该根据手术和患儿的具体情况进行选择。

### （三）麻醉相关并发症

在 MRI 镇静麻醉中最常见的严重并发症包括呼吸道梗阻和呼吸抑制等。水合氯醛的呼吸道梗阻发生率在 2.8%，氧饱和度 $SaO_2 < 90\%$ 的发生率在 0.4%。

肺不张是全身麻醉的并发症之一。Lutterbey 等比较了进行常规 MRI 检查的小儿进行全身麻醉气管插管或丙泊酚镇静后肺不张的发生情况，所有患儿接受额外两次肺扫描检查。全身麻醉组与镇静组相比肺不张的发生率显著升高（首次扫描分别为 80%与 42%，第二次扫描分别为 94%与 84%）。小儿肺不张发生率较高，但所有患儿氧饱和度均正常。Blitman 等人研究了进行心胸外科 MRI 检查的小儿，麻醉时肺不张的发生情况，作者比较了非麻醉小儿和接受不同麻醉药物进行全身麻醉并正压机械通气的小儿，37%的麻醉组患儿出现明显的肺不张。作者发现患儿年龄小于 1 岁是一个重要的风险因素，肺不张发病率可达 80%。

## 五、其他影像学检查的麻醉

### （一）CT 检查的麻醉

CT 检查虽然无痛，但为了取得高质量的图像，在扫描时要求患儿保持不动。扫描过程中会产生噪声，也会产生热量，患儿有可能会发生幽闭恐惧或被惊吓，需要镇静才能耐受检查。在 CT 检查时经常使用造影剂以提高图像质量，造影剂注入时有发生呕吐误吸的可能。氯胺酮麻醉时有大量唾液分泌，并有不可预见的不自主运动，可能会影响扫描质量。依托咪酯也有类似情况，所以一般不单独用于 CT 检查的麻醉。脑立体定向术在安装固定架时，常用局麻复合深度镇静或全身麻醉。因 $PaCO_2$ 增高可进一步加重颅内高压，疑有颅内高压的患儿慎用深度镇静。操作期间由于对位和机架移动可引起麻醉环路的扭曲或脱开，全身麻醉或镇静时要注意监测气道管理和氧合情况。由于扫描室温度一般低于 25℃，应注意监测体温。

## （二）介入神经放射学和血管造影检查

一般血管造影无需进行麻醉。介入放射操作为解除患儿不适，可选用全身麻醉。由于患儿禁食和造影剂的渗透性利尿作用，麻醉中应根据患儿情况充分补充液体，必要时留置导尿；使患儿体位舒适；监测仪和输液管道可延长，可减少麻醉医师的受照射量并便于影像仪移动；吸氧可用鼻导管或面罩，另一侧鼻导管可接 $ETCO_2$ 监测。如需过度通气以降低脑血流和颅压最好采用气管插管机械通气，而一般不使用喉罩。麻醉选择应当考虑患儿的病理情况，颅压升高、蛛网膜下腔出血、脑动脉瘤或动-静脉畸形，麻醉应选择插管或操作时对颅压和血压影响较小的方法。与脑血管造影相关的循环改变较常见，所以部分患儿应进行连续动脉压监测。脑血管造影麻醉药物的选择应注意用短效药，便于术后患儿快速苏醒，能迅速进行神经学检查。

介入神经放射学和血管造影检查不良反应大多和造影剂有关。高张性造影剂影响血管内容量和渗透压，引起血流动力学变化，并可引起渗透性利尿。低血容量和氮质血症的患儿应适当补液。建议在注射造影剂后对患儿进行密切观察 20 min。同时，造影剂通过非增加血容量的机制也影响心血管系统，包括心律紊乱和心肌缺血。钙离子水平降低产生负性肌力作用和影响传导功能，原有心脏疾患的患儿发生率较高。不良反应还包括造影剂的毒性反应，包括低血压，心动过速或心律紊乱。过敏性休克和呼吸道水肿是严重的特异反应表现，迅速发展为气道梗阻和支气管痉挛，影响氧合和通气，也可致死亡。因此，应有配备良好的急救和复苏设备。已经确证肾衰是造影剂的一种并发症，尤其是术前患有肾脏疾病的患儿应该避免使用造影剂。有造影剂过敏病史的患儿如果使用相同的造影剂，则再次发生严重反应的可能性更高。

## （三）利用现代影像学技术进行麻醉机制研究

麻醉与神经影像相结合有很多令人兴奋的研究领域，例如利用功能磁共振（fMRI）和 PET 技术研究局部脑血流和脑代谢，以确定麻醉药作用的解剖部位。这些研究需要排除人为干扰，在患儿需要麻醉或镇静。麻醉镇静药物对小儿局部脑功能的影响尚未阐明。例如利用 BOLD 成像技术观察脑血流量的变化。因为麻醉药改变脑血流和脑氧代谢，通常应用的麻醉药会干扰功能 MRI 的信号采集，需要更多的科研解决这一类的问题。

当我们展望小儿麻醉的未来，可以预期手术室外的麻醉将会有较大发展，影像学检查的麻醉无疑是其中之一。小儿通常需要麻醉和镇静以成功进行影像检查，这给麻醉科提出组织和人力方面的挑战。我们相信麻醉科为主的放射镇静模式是值得麻醉科和放射科关注的。手术室内 MRI 扫描的应用对于我们也是一种挑战。与放射科的合作可以使麻醉科有机会研究小儿脑功能和麻醉药作用的影像表现。

## 参考文献


1 Serafinia G, Zadra N. Anaesthesia for MRI in the paediatric patient. Current Opinion in Anesthesiology, 2008,21:499-503.

2 Hertzog JH, Havidich JE. Nonanaesthesiologists-provided pediatric procedural sedation: an update. Curr Opin Anaesthesiol, 2007, 20:365-372.

3 Cote' CJ, Wilson S. Guidelines for monitoring and management of pediatric patients during and after sedation for diagnostic and therapeutic procedures: an update. Pediatrics, 2006, 118:2587-2602.

4 Heard CMB, Joshi P, Johnson K. Dexmedetomidine for pediatric MRI sedation: a review of a series of cases. Pediatr Anesth, 2007, 17:888-892.

5 American Society of Anesthesiologists. Practice guidelines for sedation and analgesia by nonanesthesiologists: a report by the American Society of Anesthesiologists Task Force on sedation and analgesia by nonanesthesiologists. Anesthesiology, 2002, 96:1004-1017.

6 Krauss B, Green SM. Procedural sedation and analgesia in children. Lancet, 2006, 367:766-780.

7 Bordes M, Semjen F, Sautereau A, et al. Which anaesthesia for children undergoing MRI? An internet survey in the French university hospitals. Ann Fr Anesth Reanim, 2007, 26:287-291.

8 European Union of Medical Specialists. Section and Board of Anaesthesiology. Guidelines for sedation and/or analgesia by nonanaesthesiologists doctors. Eur J Anaesthesiol, 2007, 24:563-567.

9 Pershad J, Wan J, Anghelescu DL. Comparison of propofol with pentobarbital/midazolam/fentanyl sedation for magnetic resonance imaging of the brain in children. Pediatrics, 2007, 120:e629-e636.


（曾横宇　韩如泉）

# 第四节　内镜检查的麻醉

随着科技的进步，微创的理念得以实现。各种的内镜被广泛地应用于医疗的各个领域。在各种内镜诊断与治疗方法在成人应用日臻成熟的基础上，越来越广泛地在儿科领域开展，并且随社会进步，小儿麻醉的应用范围也越来越广，对麻醉医生的技术要求也越来越高。例如全身麻醉内镜手术术前口服咪唑安定的方法，就是对小儿及其家长的心理保护。

## 一、纤维支气管镜检查的麻醉

纤维支气管镜检查在诊断方面可用于确定 X 线胸片上阴影的性质，诊断后鼻孔、鼻咽部畸形、没有明确误吸病史的异物等等。在治疗方面可用于肺部分泌物引起的肺不张；摘取支气管异物、小的良性肿瘤、肉芽组织；对气管灼伤后或造瘘后瘢痕狭窄进行激光治疗；局部病变的药物治疗。

### （一）麻醉前准备

详细询问患儿有无过敏史、支气管哮喘史、青光眼及基础疾病史，备好近期胸片或肺部CT片、心电图、血气分析、凝血功能等。根据年龄和病情，一般检查前4～6 h禁食，至少2 h内禁水。术前视患儿情况肌注抗胆碱药。备好吸引器、$O_2$、吸氧面罩、简易呼吸器、口咽通气管、纤维支气管镜、多功能监护仪、可调吸入$O_2$浓度的人工呼吸机或麻醉机及常用的急救药品，保证各项器械均处于完好状态。

### （二）清醒局部麻醉/表面麻醉

适用年长可配合的小儿，小婴儿气管异物，呼吸困难情况紧急，伴缺氧精神差或神志不清；禁食时间不够等。

**1. 局麻药选择** 局麻药可选择地卡因和利多卡因。0.5%～1%地卡因，该药穿透性强，作用迅速，1～3 min即生效，维持20～40 min，但药物毒性较大，总量不能超过0.5 mg/kg。2%～4%利多卡因，该药穿透性强，扩散性强，局部麻醉作用较强，维持时间长，用药总量一般不超过2 mg/kg。很多人提出需皮肤实验，因有严重并发症的个案报道。毕竟这种危险情况发生率极低，权衡手术紧急情况，皮试也可不作为常规。相对成人在同样的单位体重剂量下，小儿更容易发生局麻药毒性反应，一旦出现惊厥，立即静脉注射咪唑安定

**2. 实施步骤** 麻醉实施前要常规监测观察脉搏血氧饱和度、血压、心电图。与成人不同，小儿不易做好用麻药漱口动作，剂量也难控制，所以一般是做喷雾，包括口腔、咽、喉，然后以喉镜辅助实施喉头、气管内表面麻醉，多孔的喉麻管是一种很好的气管内表面麻醉器具。婴幼儿一般不做环甲膜穿刺，避免出血、体动带来神经损伤等危险。操作过程中要经常给予吸氧，避免血氧饱和度下降。

### （三）全身麻醉

全身麻醉下解除了患儿不适，手术操作条件一般也更好。全身麻醉下也要常规给予完善的喉头表面麻醉，不仅大大减少全身麻醉药用量、更为平稳，还可以有效防止喉痉挛的发生。很多病例伴有缺氧、$CO_2$蓄积，注意充足给氧并间断辅助呼吸。

**1. 麻醉诱导** 麻醉方式可以是静脉全身麻醉或吸入全身麻醉。术前无阿托品禁忌者常规肌注或静脉注射0.02 mg/kg。

对于年龄小的婴儿或幼儿，吸入诱导更容易实施且更容易保留呼吸，现在一般使用七氟烷，很少发生呛咳或喉痉挛，还能起到扩张支气管作用。较大儿可选用静脉诱导，咪唑安定、丙泊酚或依托咪酯等。阿片类药物可以让麻醉更为平稳，但为保留呼吸应使用小剂量，如芬

太尼 2μg/kg。诱导完成患儿完全安静、呼吸均匀，即可实施表面麻醉，过程同清醒表面麻醉。

**2. 人工气道选择** 根据病变（或异物）部位、手术方式和器械种类决定采用面罩、喉罩或气管内导管。

**3. 麻醉维持** 吸入七氟烷维持或持续泵入丙泊酚都是很好的维持方法，也可以静吸复合维持。保留自主呼吸或高频通气维持。可以控制呼吸维持的情况下，可以考虑使用超短效镇痛药，雷米芬太尼 0.05 $\mu g \cdot kg^{-1} \cdot min^{-1}$。需要电灼操作时 $O_2$ 浓度要控制在 40% 以下。

**4. 麻醉恢复期** 手术结束不要急于停药，可以停止吸入麻醉及雷米芬太尼以丙泊酚维持下继续辅助呼吸，根据呼气末 $CO_2$ 值调整呼吸参数纠正缺氧和呼吸性酸中毒，必要时要查动脉血气验证。待好转时再考虑停药，清醒后拔管，拔管前再次彻底清理呼吸道分泌物和渗血。

## 二、腹腔镜手术的麻醉

腹腔镜手术在儿科与成人有很多不同，比较常见的是下腹部手术，如腹股沟疝修补术、泌尿生殖系统畸形的诊治、阑尾切除术等等，当然也有不少巨结肠、肾脏等手术。总的来说下腹部手术较多，对于头低位气腹，呼吸管理相对比较重要。与开腹手术类似的全身麻醉方法，而管理技术则大不相同。

### （一）气腹的影响

小儿腹腔镜手术时需要建立气腹，一般腹内压波动于 12～15 mmHg 之间，新生儿的气腹压更低。但是如果小于 6 mmHg，那么外科操作空间将受限。腹内压升高，膈肌活动受限，功能性余气量下降，容易发生肺不张和低氧血症。控制性通气时使气道峰压增加 30% 左右。当腹内压大于 20 mmHg 时，由于腔静脉回流受阻，心排血量减少，血压也下降。腹内压升高容易发生胃内容物的反流和误吸。注意气腹可能发生气胸、皮下气肿和气体栓塞等并发症。

由于小儿腹膜的生理特点与成人不同，小儿吸收 $CO_2$ 比成人明显。$CO_2$ 弥散入血使得 $PaCO_2$ 升高，形成高碳酸血症，血压上升，心率加快。$CO_2$ 弥散入血使得 $PaCO_2$ 升高，容易形成高碳酸血症。应当在气道压增加不至于明显降低回心血量导致低血压的前提下，尽可能增加控制呼吸通气量，以增加频率为主。

中心气源提供气体的温度较低，长时间手术及大量 $CO_2$ 气体注入腹腔可能导致患儿低温，会加重术后呼吸抑制，麻醉苏醒延迟。

### （二）体位的影响

腹腔镜手术所采取的特殊体位也会影响患儿的呼吸功能。头高位时功能残气量和肺总量增加，相对有利于改善气体交换和氧合而回心血量可能减少；而头低位时腹腔内容物的重力作用使膈肌上抬致肺顺应性降低，肺总量减少，不利于气体交换和氧合。临床观察发现体位对肺泡-动脉血 $O_2$分压差却无明显影响。

### （三）麻醉监测

在手术过程中要注意监测呼吸和循环指标，包括血压、心率、$ETCO_2$、$PaCO_2$、$SpO_2$、气道压和分析血气等。出现问题时，麻醉医师必须查找原因并给予相应的处理。

一项新技术的推广需要外科和麻醉科的共同配合，作为麻醉医师必须知道新技术对人体生理可能产生的干扰。近年成人非气腹腹腔镜手术的技术也有了很大进步，但是该技术还没有在小儿中开展，将来也可能在小儿病例中应用，麻醉管理也将与气腹下手术有所不同。

## 三、神经内镜手术的麻醉

神经内镜也称脑室镜。脑室镜是神经外科微侵袭诊断和治疗技术，可视定位，精细操作。脑室镜手术与常规的开颅手术比较的优点是创伤小、疼痛轻、省时、恢复快，麻醉应以平稳、不增加颅内压为原则。小儿脑室镜手术是近年来的新技术，脑室镜下第三脑室底造瘘的方法可部分取代侧脑室-腹腔分流术治疗小儿梗阻性脑积水。

### （一）麻醉的特点

脑室镜下脑室内的手术是一种精细操作。不允许患儿头部活动，在手术期间患儿兴奋、呛咳和躁动都可引起颅内压升高，脑组织代谢增加，因此需要一个平稳的麻醉过程。脑室镜手术通过手术窗（直径 1 cm）操作，须精细准确，麻醉要求循环平稳，麻醉诱导和维持均不能增加颅内压（ICP），因为即使 ICP 没有达到危险的程度，脑膨胀也不利于术野暴露及手术操作，术中应避免患儿躁动和呛咳，以避免相对固定的镜筒和光源器械损伤脑组织。术毕使患儿及早清醒，利于术后护理和早日康复。

### （二）麻醉方法

诱导力求迅速平稳，对心血管功能抑制较轻，避免呛咳、屏气等加重颅内压的因素。常用的药物组合为芬太尼 3～5 μg/kg（或舒芬太尼 0.3～0.5 μg/kg）、维库溴铵 0.1～0.12 mg/kg（罗库溴铵 0.6～1 mg/kg）、丙泊酚 2～2.5 mg/kg（或依托咪酯 0.3～0.5 mg/kg），显露声门后，咽喉及气管内喷雾 1%丁卡因或 2%利多卡因 2 ml 表面麻醉，然后行气管插管。

麻醉维持以静吸复合全身麻醉为主，七氟烷、异氟烷为常用吸入麻醉药，丙泊酚能使脑血管收缩。降低脑血流，有效降低颅内压，具有脑保护作用，是静脉麻醉维持首选药物。一些麻醉医生选择小于0.75MAC的吸入麻醉药和小剂量的静脉麻醉药物，而也有人选择静脉麻醉为主的麻醉方式，使吸入保持在0.5MAC以下。阿片类药物芬太尼或瑞芬太尼辅助镇痛，同时给予肌肉松弛剂间断注射。

### （三）围术期并发症

**1. 术后脑室出血** 麻醉恢复期，麻醉医生不应只考虑麻醉药排出问题，一旦发现自主呼吸恢复不佳，苏醒延迟，应及时与术者沟通，以求尽快处理，争取良好转归。

**2. 神经源性肺水肿** 由于注水的温度、压力可能影响到脑干，循环指标会也有改变。术后发生神经源性肺水肿，可能是颅压增加引起血压骤增导致的神经源性肺水肿。所以，血压波动、心率减慢是很危险的信号，要及时提醒术者暂停操作。

## 四、纤维胃镜、肠镜检查术的麻醉

内镜已成为儿科胃肠病学的不可或缺的方法。目前在儿科胃肠道疾病的诊断和治疗中，内镜起到主要的作用，取代以前放射学检查的主导地位。内镜在胃肠道疾病的诊断和治疗中成为新的方法，并且提供了非外科治疗的可能。麻醉下实施无痛胃肠镜检查可以解除患儿的不适和家长的心理负担，使得这种检查方式能更为广泛应用。手术前按常规禁食禁水，术前常规用阿托品减轻迷走神经反射、减少分泌物

### （一）胃镜检查麻醉

在胃镜检查实施全身麻醉过程中，气道维持有一定困难，小儿氧储备较成人差，所以要避免麻醉过深引起呼吸抑制，操作刺激不大，可配合咽喉部表面麻醉，甚至可以不必使用阿片类药物。单纯使用丙泊酚维持往往需要剂量较大，很可能抑制呼吸，以单次咪唑安定加丙泊酚持续维持，可以将丙泊酚剂量减少，更有利于呼吸的维持。对于体弱、有呼吸系统疾病者，需要气管插管全身麻醉以保证通气。

### （二）纤维肠镜检查术麻醉

操作刺激强于胃镜，而且有时要切除息肉等相对刺激较强的操作，可以在丙泊酚静脉维持基础上使用小剂量雷米芬太尼持续泵入维持平稳。由于不存在手术操作与气道维持的位置干扰问题，一般情况下面罩辅助通气即可，可以避免刺激咽喉的并发症，麻醉药用量可以更少，患儿恢复更快。

## 五、膀胱镜检查与手术的麻醉

在儿科，膀胱镜应用十分广泛。常用于后尿道瓣膜、输尿管-膀胱入口狭窄等先天性疾病的诊断与治疗；尿道外伤或手术后瘢痕狭窄电灼与扩张术；膀胱肿瘤诊断与切除；膀胱异物取出等。

### （一）麻醉方法

**1. 椎管内麻醉**　膀胱镜手术一般是比较复杂，很多还要做膀胱造瘘，患儿术后也比较痛苦，在无禁忌证的情况下，椎管内麻醉应为首选。对于不能合作的小儿，可选用咪唑安定-氯胺酮合剂、浅吸入麻醉作为基础麻醉后进行穿刺。麻醉流程和用药与其他下腹部手术相同。6 个月以下婴儿未形成脊柱腰曲，腰麻平面不易控制，一般属禁忌。

常规穿刺点为 $L_3\sim L_4$ 间隙，0.5%布比卡因重比重液，0.05 ml/kg。平面控制在$T_8\sim T_{10}$即可。

硬膜外和骶管阻滞用药量、浓度与其他下腹部手术基本相同，硬膜外穿刺点为 $L_2\sim L_3$ 或 $L_3\sim L_4$ 间隙。骶管穿刺一般是侧卧位骶裂孔穿刺，穿刺针使用普通 7 号注射器针头。根据国人解剖研究，骶骨背侧中线不是完全融合无间隙，所以也可以用普通硬膜外穿刺针进行 $S_2\sim S_3$ 等间隙穿刺，优点是可以置管连续麻醉，并且出血机会少于骶裂孔穿刺。

**2. 全身麻醉**　在患儿有脊柱畸形、穿刺部位感染等椎管麻醉禁忌证或麻醉医生不具备小儿椎管麻醉技术的情况下，全身麻醉是最安全的方法。具体方法与其他下腹部手术基本相同。

### （二）术后镇痛

一般的情况下手术后都保留导尿管或膀胱造瘘管，不存在尿潴留问题，可以硬膜外间隙注入吗啡 0.05 mg/kg 稀释到硬膜外局麻药相同的容量，或直接加入到首次剂量局麻药中。能起到很好的止痛效果。静脉止痛 PCA 泵要求术后要有管理，调整剂量确保效果与安全。

### 参考文献


1 Meyer S, Grundmann V, Gottschling S, et al. Sedation and analgesia for brief diagnostic and therapeutic procedures in children. Eur J Pediatr, 2007,166:291－302.

2 Tobias JD. Dexmedetomidine: application in pediatric critical care and pediatric anesthesiology. Pediatr Crit Care Med, 2007, 8:115－131.

3 Ament ME, Christie DL. Upper gastrointestinal fiber optic endoscopy and pediatric patients. Gastroenterology, 1977,72:1244－1248.

4 Buckley A, Connon JJ. The role of ERCP in children and adolescents. Gastrointest Endosc, 1990,

36:369.

5 Dajani AS, Taubert KA, Wilson W, et al. Prevention of bacterial endocarditis. Recommendations by the American Heart Association, JAMA, 1997,277:1794-1801.

6 Antibiotic Prophylaxis for Gastrointestinal Endoscopy. ASGE Publication #1027, May 1995.

7 Preclik G, Grune S, Leser HG, et al. Prospective, randomized, double blind trial of prophylaxis with single dose of co-amoxiclav before percutaneous endoscopic gastrostomy. British Medicine Journal, 1999,319:881.

（曾横宇　韩如泉）

# 第八章

# 小儿常规手术的麻醉

## 第一节　小儿麻醉的风险与评估

小儿麻醉相关的死亡率明显高于成人，麻醉的风险因素包括手术类型、是否急诊手术、患儿年龄、是否合并其他疾病等。理解围术期潜在的呼吸和循环重大不良事件可以在术前优化麻醉和手术方案，如何识别这些事件及其危险因素是麻醉医师在减少小儿麻醉风险中面临的挑战。

### 一、小儿围术期心脏骤停的风险因素

回顾小儿麻醉意外的历史，麻醉相关的死亡率逐年降低。1963 年 Rackow 等报道 1 岁以内婴儿心跳骤停的发生率是 1∶525。1964 年，Graff 等报道为 3.3∶10 000。波士顿患儿医院死亡率从 1957～1966 年的 1.9∶10 000 减少至 1969～1978 年的0.64∶10 000。1988 年，Tiret 等报道法国多中心研究的 40 000 例儿科患儿，麻醉死亡率 0.25∶10 000。2001 年，Tay 等报道在 1997～1999 年新加坡 10 000 例小儿麻醉，没有死亡病例。2004 年 Murat 等报道 2000～2002 年巴黎的 24 165 例儿科全身麻醉病例，其死亡率为 0。然而 2001 年 Morray 根据美国小儿围术期心脏骤停登记程序（pediatric perioperative cardiac arrest registry，POCA）的资料报道，1994～1997 年麻醉相关心跳骤停的发生率是1.4∶10 000，死亡率是 0.36∶10 000。2007 年 Flick R P 等报道，美国明尼苏达州 Mayo 医学院 1988～2005 年的 92 881 例病例，围术期麻醉相关心跳骤停的发生率是1.4∶10 000。2009 年 Bharti N 等报道，印度 2004～2008 年 12 158 例患儿中 27 例发生心跳骤停，其中 9 例和麻醉相关，美国麻醉师协会分级（ASA）Ⅰ～Ⅱ级的麻醉相关死亡率是 1.2∶10 000，ASA Ⅲ～Ⅴ级的麻醉相关死亡率是 7.7∶10 000。2009 年 Ahmed A 等报道，巴基斯坦 1992～2006 年 20 216 例患儿中发生 10 例心跳骤停，其中 4 例和麻醉相关，ASA Ⅰ～Ⅱ级患儿的麻醉相关

死亡率是 1.2∶10 000,ASA Ⅲ～Ⅴ级患儿的麻醉相关死亡率是 7.7∶10 000。显而易见,需要更大样本的前瞻性长期研究才能知道小儿麻醉相关心跳骤停的发生率。

围术期心脏骤停危险因素的识别和潜在可纠正病因的分析可以改进围术期麻醉技术。围术期心脏骤停的危险因素,20 世纪 50 年代报道主要是箭毒,60 年代早期报道主要是气道阻塞、随后报道通气不足和药物相关事件(尤其是麻醉药过量),并提供了在临床实践中改变这些危险因素的具体建议。虽然这些改变是否能降低围术期的死亡率目前尚存在争议,但围术期心脏骤停病因分析仍然被认为是降低围术期死亡率的具有潜在价值的方法。

Bhananker 等报道,1998～2004 年美国 POCA 共接到 397 例围术期患儿心脏骤停的报告,193 例(49%)心跳骤停认为和麻醉相关。与麻醉无关的病例主要是 ASA Ⅳ～Ⅴ级的患儿(70%)和急症手术(44%)。在 193 例麻醉相关心跳骤停中,145 例(75%)麻醉相关心跳骤停发生在 ASA Ⅲ～Ⅴ级的患儿。最常见的危险因素是心血管因素(41%)和呼吸因素(27%),药物因素(18%),操作与设备因素(5%)。图 8-1 显示了两个时间段,心跳骤停的危险因素比例的不同。

1998～2004 年,心血管因素占麻醉相关心脏骤停的比例最高(41%,79 例)。其中,最常见的可识别的唯一原因是失血相关的低血容量(23 例,12%),这些心脏骤停大多数发生于脊柱融合术(9 例)或开颅/骨科手术(7 例);10 例患儿有电解质紊乱,其中 8 例主要是输血继发的高血钾;26 例心血管心脏骤停的原因无法确定,其中 21 例是 ASA Ⅲ～Ⅴ的患儿,有些合并有先天性心脏病(9 例)。

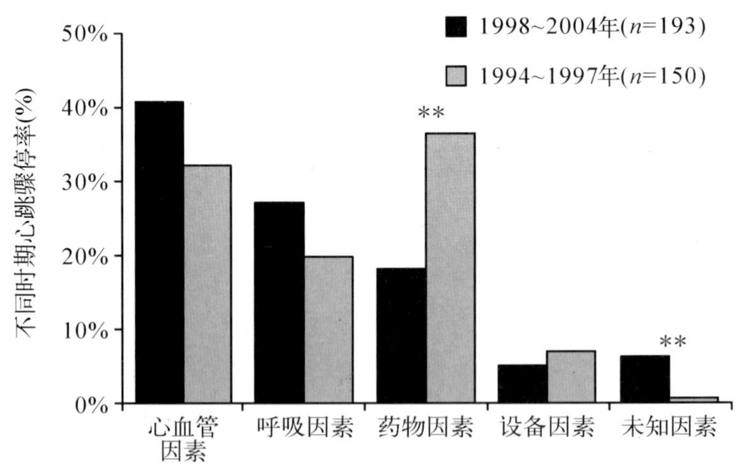


**图 8-1 POCA 两个时期心跳骤停危险因素的比较**

呼吸因素占 27%(53 例)。喉痉挛导致的气道阻塞(11 例)是最常见的呼吸道原因,其中 7 例发生于术后,4 例发生于麻醉诱导。所有患儿均有发绀,心跳骤停前氧饱和度降低至 85%并出现心动过缓。2 例诱导时发生喉痉挛立即肌注琥珀胆碱治疗,4 例静脉予琥珀胆碱和阿托品,所有患儿均成功地恢复,没有后遗症。

药物相关的心跳骤停占18%(35例),ASA Ⅰ~Ⅱ级患儿(36%)比ASA Ⅲ~Ⅴ级患儿(12%)更常见。9例与氟烷的心血管抑制相关,6例与七氟烷相关,3例与使用琥珀胆碱后高血钾相关。

操作和设备相关的心跳骤停占5%(9例),5例是中心静脉穿刺的并发症,与损伤相关(即气胸、血胸或血气胸);其他与中心静脉穿刺相关的并发症包括心动过缓和低血压。

## 二、围术期不良事件及其危险因素

在过去50年,小儿麻醉风险因素的关注重点从围术期心脏骤停转移到围术期不良事件的发生率,包括呼吸事件、心血管事件、围术期恶心呕吐、疼痛管理,甚至"服务质量"和围术期满意度的问题。

2001年Tiret等报道,在10 000例病例中发生了297例危急事件,其中大部分发生在健康患儿(80.1%,ASAⅠ~Ⅱ)和择期手术(73.3%)。危急事件中小于1岁婴儿的发生率是幼儿的4倍(8.6%与2.1%),主要发生在麻醉维持阶段(80.6%),没有麻醉死亡。呼吸事件是最常见原因占77.4%,其中喉痉挛35.7%;心血管事件10.8%,包括出血、败血症、及节律紊乱导致的低血压。

2004年Murat等报道,即使在儿科医院,年龄相关的不良事件继续发生。呼吸事件仍然是婴幼儿主要的危急事件,占围术期不良事件的53%,婴儿(3.6∶10 000)比患儿(<1.5∶10 000)更常见,耳鼻喉科手术比其他手术常见,插管患儿比不插管患儿常见,ASA Ⅲ~Ⅴ级比ASA Ⅰ~Ⅱ级患儿常见。心血管事件占术中不良事件的12.5%,主要发生在ASA Ⅲ~Ⅴ级患儿。呕吐是麻醉恢复室(PACU)最常见的不良事件,总的发生率是6%,年龄较大的患儿比婴幼儿常见,耳鼻喉科手术比其他手术常见,插管患儿比不插管患儿常见。

分析围术期心跳骤停和不良事件的危险因素,其构成百分比完全不同。可能是因为大多数心跳骤停患儿存在严重的潜在疾病(ASA Ⅲ~Ⅴ级),而发生不良事件的大多数患儿是健康的(ASA Ⅰ~Ⅱ级),而且是择期手术。

**1. 呼吸系统不良事件**　呼吸道不良事件是小儿麻醉中发病率和死亡率较高的主要因素之一。大多数呼吸道损害相关事件由通气不足造成。患儿氧储备低,由于呼吸道塌陷导致功能残气量减少的趋势更高和低氧血症易感性的增加。在呼吸道相关事件中,缺氧和喉痉挛各约占1/3,而困难插管占13%,支气管痉挛占危急事件的7%。

年龄是呼吸道不良事件的一个独立的危险因素,主要原因有两点:第一,婴幼儿高顺应性的胸壁所致呼吸末低压,导致周围小气道塌陷的趋势增加,甚至出现在正常呼吸时。与年长儿相比,婴幼儿依赖不同的机制,包括吸气初期膈肌活动和喉制动来提高他们的呼气末肺容积,使之高于弹性平衡容积。然而,由于童年期胸壁顺应性迅速地减少,气道塌陷的趋势也随着年龄的增长而减少。第二,婴幼儿较高的迷走神经张力,分泌物、气管插管或气道吸引刺激气道感受器引起迷走神经刺激后容易出现的呼吸暂停或喉痉挛。

(1) 喉痉挛的危险因素　与患儿相关的最重要的危险因素是年龄。少数的研究认为上呼吸道感染(upper respiratory infection，URI)患儿不增加喉痉挛的风险，但大多数研究表明，URI增加喉痉挛风险2.3～5倍；青少年吸烟也容易发生喉痉挛；被动吸烟与高气道反应性，包括哮喘患儿发生喉痉挛的危险性增加10倍；其他危险因素包括ASA Ⅳ级、小于1岁以下的早产儿、百日咳、阻塞性睡眠呼吸暂停、肥胖、气道异常、胃食管反流、细长的腭垂及睡眠窒息史；电解质紊乱，如低镁、低钙可能也会引发喉痉挛。

与手术相关因素主要是手术类型，气道手术(包括支气管镜)具有很高的喉痉挛发病率。扁桃体和腺样体切除术发生率为21%～27%，其他类型手术如阑尾手术、尿道下裂也增加喉痉挛风险。食管内镜诱发喉痉挛是继发于远端食管神经传入的刺激。

最重要的麻醉相关的危险因素是浅麻醉。在气管拔管时，浅麻醉容易诱发喉头痉挛。在浅麻醉状态下的任何刺激，如疼痛，颈椎运动和放置鼻胃管都可能引发喉痉挛。另外，吸入麻醉药、分泌物、黏液、血液、喉镜叶片和吸痰管对声带的刺激也可引起喉痉挛；经验不足的麻醉医师的喉痉挛发病率增加；反复气管插管和喉罩插入增加喉痉挛的风险。

术前应详细询问病史以便识别危险因素，这些因素包括父母确认的患儿URI、被动吸烟、鼻塞或有痰、反应性气道疾病、打鼾、麻醉药物、气道导管的使用和涉及气道的手术。

呼吸道不良事件增加麻醉风险，并应在术前随访期间评估的已知危险因素有：哮喘、呼吸道高反应性、上呼吸道感染和被动吸烟。所有这些因素小儿麻醉医生应该预知、识别并早期处理，从而减少呼吸道不良事件的发生。

(2) 哮喘和气道高反应性　患儿哮喘的发病率正在上升，6岁哮喘患儿发生气道高反应性高达40%，其中18%依赖药物。哮喘急性发作后气道高反应性持续数周，超出哮喘症状的持续时间，促使术后呼吸道不利事件发展的危险因素包括：近期哮喘症状加重，抗哮喘药物需要增加或需住院治疗哮喘。

哮喘的病情可分为三类：① 有哮喘病史但无需常规治疗；② 哮喘反复发作，需预防给药，现不处于活动期；③ 现处于哮喘发作或缓解期症状加重。麻醉操作(如喉镜检查、插管、气道吸引)是强烈的刺激，这可能潜在导致支气管痉挛。对病情稳定的哮喘患儿，围术期支气管痉挛的风险较低且发病率增加不明显。第三类患儿由于处于哮喘发作期，所以手术必须延期，以便进一步的术前准备。

气管插管增加呼吸道阻力，吸入$\beta_2$受体激动剂可以预防。因此，建议对所有哮喘患儿给予$\beta_2$受体激动剂喷雾，来减少气道高反应性。轻度哮喘患儿术前2 h给予$\beta_2$受体激动剂喷雾；中度哮喘患儿另需术前一周有规律地吸入$\beta_2$受体激动剂和皮质激素；重度哮喘患儿还需口服皮质激素5 d。副交感神经系统的迷走反射和毒蕈碱受体参与支气管痉挛的发生，因此，气道高反应性患儿控制通气前使用抗副交感神经药物是有用的。

(3) 上呼吸道感染(upper respiratory infection，URI)　小儿麻醉有争议的一个问题是近期有上呼吸道感染的患儿是否进行择期手术。近期上呼吸道感染的患儿与健康患儿相比，增加呼吸道不良事件的高危因素。然而，关于术后期间呼吸道不利事件概率的数据与上呼吸道感染时机的关系仍有争议。上呼吸道感染的患儿气道反应性改变至感染后 6 周。

Tait 研究发现活动期 URI、最近 4 周内感染 URI、无症状患儿喉痉挛和支气管痉挛的发生率没有差别。然而，活动期 URI 患儿要比无症状患儿发生更多的呼吸事件，如屏气发作，血氧饱和度<90%等不良反应。活动期 URI 患儿呼吸系统不良事件的独立危险因素包括气管插管(<5 岁)、早产史、气道反应性疾病史、父亲吸烟、气道手术、大量分泌物的存在和鼻塞。

虽然一些研究提示上呼吸道感染患儿麻醉增加喉痉挛，支气管痉挛，肺不张和低氧血症的风险。那么是否取消所有涉及 URI 患儿的手术？患儿平均每年经历 6 次 URI，平均每次 7～10 d，而且证据显示 URI 后至少 7 周后气道反应性会增高；也就是说，1 年只有 9 周是与 URI 无关。如果所有近期上呼吸道感染成为手术推迟的原因，那患儿只有数周时间是无临床症状适合手术。这种观点指出反复取消手术是不切实际的，并且管理上呼吸道感染患儿的麻醉有时是不可避免的。当患儿出现下呼吸道感染的症状和体征(产生湿咳，听诊有啰音或哮鸣音，或胸片确诊阳性)或发热>38.5 ℃，择期手术应推迟至少 4～6 周，以防呼吸道合胞病毒，百日咳或腺病毒感染的支气管炎。上呼吸道感染患儿合适的管理法则(见表 8－1)。如果手术不能被延期，麻醉管理应该类似于气道高反应性患儿的麻醉管理。

**表 8－1　上呼吸道感染患儿的管理**

| 上呼吸道感染流鼻涕的患儿 | |
|---|---|
| 安排麻醉 | 取消麻醉 |
| 清鼻涕 | 年龄<1 岁 |
| 干咳 | 脓鼻涕 |
| 小手术 | 咳嗽频繁 |
| 非气管插管 | 哮喘 |
| | 一般症状：发热>38.5 ℃ |
| | 头疼、过敏 |
| | 喂养困难，停止玩耍 |

(4) *被动和主动吸烟*　被动吸烟以及青少年吸烟是一个显著的术前危险因素。术前 48 h 停止被动或主动吸烟可使增加的碳氧血红蛋白水平降低到正常水平。因此，建议所有吸烟的家长在他们的孩子手术前 48 h，当孩子在场时停止吸烟。这也排除了尼古丁对心血管系统的影响并提高呼吸道纤毛功能。在成人，为了提高肺功能，术前 4～6 周停止吸烟是必要的，而成人术前停止(吸烟)超过 8 周可减少呼吸道不利事件的发生。这些指导方针同样可以应用于患儿以改善肺功能。

(5) *困难气道*　在以下患儿中通常可以预测可能存在困难气道：颅面部畸形或肿瘤的患儿，以及如 Pierre-robin 综合征、Goldenhar 综合征、Franceschetti 综合征、Cornelia-de-Lange 综合征、Muccopolysac-charidoses 综合征、Klippel-Feil 综合征和 Down 综合征患儿；

另外，感染（如咽后脓肿、急性声门上炎、扁桃腺炎）、骨骼肌问题（如下颌关节强直或颈椎脱位）或外伤（如面部骨折，裂伤，烧伤、异物伤）可能导致困难插管，需很好地理解婴幼儿解剖的特殊性并且具备特殊的儿科设备。一些床边测试可能对预示患儿困难插管有用，但需要患儿的合作。麻醉前评估，要求患儿充分张开嘴巴，伸展脖子来排除张口度小和颈椎问题。高拱形腭裂伴张口狭小很可能导致喉镜置入困难，正常的甲颏间距应至少有患儿中间三指那样宽。

可疑的困难气道，必须由有经验的麻醉医生实施麻醉，并在具备困难插管的设备（如支气管镜、气管切开包）和具备复苏设备的场所进行。

（6）早产儿和早产儿呼吸暂停　自 1980 年以来，大量早产儿在新生儿监护室治疗，新生儿呼吸暂停问题开始受到关注。呼吸暂停的定义是呼吸停止时间大于 15～20 s 或时间不足 15 s 但伴随心动过缓、发绀、灰白。新生儿简单手术后的呼吸暂停大部分是中枢性（呼吸做功停止），部分新生儿是混合性（中枢性和阻塞性）呼吸暂停。术后呼吸暂停常见于有呼吸暂停病史的新生儿和孕龄小于 42～44 周的新生儿。Malviya 等推荐所有早产儿术后应监测 12 h。Welborn 等报道围术期呼吸暂停的另一个重要危险因素是贫血。

早产儿全身麻醉的风险是术后呼吸暂停，故一些麻醉医师倡导蛛网膜下腔麻醉。Abajian 等报道 78 例（36 例高风险的早产儿）脐下手术接受蛛网膜下腔麻醉术后无呼吸暂停。在同一机构的后续报道，149 例高危儿（平均胎龄 30.8±3.7 周；平均孕龄 44.7±7.8 周）在门诊使用蛛网膜下腔麻醉，其中两例出现短暂的心动过缓，1 例出现呼吸暂停（静脉辅助注射咪唑安定）。Krane 等比较蛛网膜下腔麻醉和全身麻醉的研究发现，腹股沟疝修补手术的早产儿行蛛网膜下腔麻醉减少术后血红蛋白氧去饱和作用和心动过缓的发生率。但有人指出，蛛网膜下腔麻醉可能会减少但不能消除围术期呼吸不稳定的风险。辅助麻醉或气道控制对提供最佳的手术条件和术后护理是必需的。Welborn 等研究显示蛛网膜下腔麻醉给予辅助用药时需谨慎，9 例患儿经蛛网膜下腔麻醉并给氯胺酮镇静，其中 8 例（89%）出现呼吸暂停及心动过缓，其中 2 例术前没有呼吸暂停的病史。

Cote 等对 384 例新生儿行腹股沟疝修补术的 8 项研究发现：① 呼吸暂停与胎龄和孕龄强烈相关并呈负相关；② 相关的危险因素是术前有连续的呼吸暂停史；③ 即使孕龄大于 43 周，贫血（HCT＜30%）仍是显著的危险因素；④ 术后呼吸暂停和坏死性小肠炎病史、呼吸紊乱综合征、支气管肺发育不良、术中使用阿片类药物和肌松剂的关系不确定。早产儿呼吸暂停的发生率，如果患儿的孕龄 48 周和胎龄 35 周，其呼吸暂停的危险不少于 5%，孕龄为 56 周和胎龄 32 周或孕龄为 54 周和胎龄 35 周的患儿其呼吸暂停的危险不少于 1%。

（7）阻塞性睡眠呼吸暂停（obstructive sleep apnea syndrome，OSAS）　睡眠性呼吸暂停是睡眠相关的呼吸障碍，患儿具有特征性的呼吸间歇停止，呼吸暂停持续时间＞10 s；呼吸暂停/呼吸减弱指数＞5（呼吸紊乱指数 AHI：每小时睡眠呼吸梗阻发生次数的总和）；通气停止由听诊确定或氧饱和度＜92%。

部分患儿，特别是耳鼻喉科手术的患儿，由于腺样体肥大和扁桃体肥大，存在上气道缩窄，OSAS 患儿也同样存在上气道缩窄。其特点是反复上呼吸道塌陷伴呼吸暂停。磁共振资料显示，OSAS 患儿的上气道容积显著减小，腺样体和扁桃体也明显增大，且 OSAS 患儿软腭增厚，进一步减少上气道容积。

如果患儿有打鼾史，窒息史易存在 OSAS，打鼾是呼吸暂停和围术期平均血氧饱和度降低的一个危险因素。虽然 OSAS 更多发于腺样体扁桃体肥大的患儿和（或）肥胖患儿，但即使术前没有 OSAS 的患儿大手术后也可能发生睡眠呼吸障碍。但是 OSAS 患儿术后易伴发更多的呼吸暂停和更严重的低氧血症。因此，推荐严重 OSAS 的患儿术后给予持续血氧饱和度和呼吸监测。

另外，未治疗的、长期存在的 OSAS 可能导致肺动脉高压和（或）肺心病。白天嗜睡、呼吸暂停事件、睡眠期间出现发绀、低体重、心肺损伤的迹象提示患儿围术期高风险，为预防低氧血症和急性右心功能损害，术后应在儿科重症监护室密切监护。

行扁桃体切除术或腺样体切除术的 OSAS 患儿的高危因素包括＜2 岁的患儿、颅面异常、发育停滞、张力减退、病态性肥胖、上气道创伤病史、肺源性心脏病、多导联睡眠图显示呼吸窘迫指数（RDI）＞40、最低氧饱和度＜70％或腭垂腭咽成形术后的患儿。术前夜间氧饱和度 80％或更低的患儿术后呼吸系统并发症发生率约 20％～50％，建议术后整晚监测脉搏氧饱和度。

（8）肺支气管发育不良　肺支气管发育不良（bronchopulmonary dysplasia，BPD）是一种慢性肺部疾病，通常见于早产儿，其定义为：出生体重在 500～1 500 g 的婴儿，孕龄 36 周时娩出后的持续氧依赖（总持续氧疗时间＜28 d）。由于呼吸道高反应性，这些患儿有术后支气管痉挛和低氧血症的风险，特别是 1 岁之前。肺支气管发育不良致使肺毛细血管网对刺激敏感，可能在术后期间出现低体温、疼痛、酸中毒时并导致血管收缩。这使患儿机械通气不规则，缺氧风险更大。此外，严重肺支气管发育不良的患儿可能有右心室功能损伤，麻醉可能使其加重。

轻度肺支气管发育不良的婴儿随着年龄的增长可能无临床症状，但与正常患儿相比，发生气道高反应性的风险高。许多家长没有意识到他们的孩子有肺支气管发育不良。因此，如果早产儿在新生儿期有机械通气史，应该高度怀疑患儿存在肺支气管发育不良。

与哮喘患儿相似，肺支气管发育不良病史的患儿术前优化呼吸功能是必要的，可能有赖于支气管扩张药、皮质类固醇、利尿剂和（或）抗生素。怀疑心功能障碍，外科手术前应行心脏超声检查。接受利尿剂作为治疗肺支气管发育不良的患儿术前应该检查电解质。此外，严重肺支气管发育不良的患儿术后应监护 24～48 h。

（9）囊性纤维化　囊性纤维化患儿常表现为营养不良及慢性肺部感染伴肺部结构改变。这些患儿长期预防性或治疗性使用抗生素治疗，可使他们处于院内感染的高风险。对急诊手术，肺支气管发育不良患儿的处理方法应该遵从气道高反应性处理原则，术前用药避免使用导致呼吸抑制的药物。

**2. 心血管系统** 心血管系统最常见的紧急事件是低血容量，通常是由于失血，常发生于脊柱融合术、开颅或骨科手术。

Nafiu OO 等对非心脏手术全麻患儿切皮前低血压的发生率和危险因素的研究发现，35.8%的患儿出现切皮前低血压，有关危险因素包括：ASA≥Ⅲ级，术前低血压，复合丙泊酚诱导，青少年患儿和切皮时间过长。其中术前低血压最危险，发生切皮前低血压的概率为95%。丙泊酚复合诱导引起切皮前低血压的几率为33%。青少年发生切皮前低血压通常是由于丙泊酚诱导而发生的。控制其他因素后，择期手术和急症手术发生切皮前低血压的发生率没有差别。

研究结果表明，患儿全身麻醉诱导前识别低血压至关重要，因为这类患儿发生切皮前低血压的风险很高（约增加5倍）。患儿失代偿性低血压（休克）可能相对容易识别，没有临床症状的低血压在术前评估时更容易忽视。患儿容量大量丧失时，由于生理储备大并能维持正常血压，因此当患儿出现低血压往往已是血容量丧失的晚期临床表现。因此，术前评估低血压（即使是看似平稳的患儿），应寻找病因并相应调整麻醉方案。可采取的措施包括：推迟手术，纠正潜在的病因，迅速建立静脉通路，选择使用相对血流动力学稳定的麻醉药物用于全身麻醉诱导，如氯胺酮和依托咪酯等。

2010年 Ramamoorthy C 等研究了 POCA 心脏病患儿的麻醉相关心跳骤停，1994～2005年，POCA 收集麻醉相关患儿心跳骤停373例，其中34%的患儿有先天性或后天性心脏病。心跳骤停的病因可能是心血管因素，尽管确切的心血管因素无法确定。合并心脏病的患儿死亡率比未合并心脏病的患儿高（33%比23%），但是校正 ASA 身体状况时没有差别。54%的病例是普通手术，26%是心脏手术，17%是心导管介入手术。最常见的心跳骤停患儿的心脏病是单心室（24例）。心跳骤停时间，多发生在畸形未矫正前（59%）或姑息手术后（26%）。伴主动脉瓣狭窄和心肌病患儿有较高的死亡率（分别为62%和50%）。研究认为：有严重心脏病患儿比没有心脏病患儿麻醉相关心跳骤停发生率和死亡率更高。心脏病患儿比没有心脏病患儿病情更严重，心跳骤停发生后死亡率更高。心跳骤停常见于心脏病患儿的非心脏手术，可能是心血管原因。识别麻醉相关心跳骤停的病因和危险因素有助于术前充分的准备。

单纯收缩期杂音患儿非常普遍（约70%），术前确定这些患儿是否存在先天性心脏病非常重要。心脏杂音患儿如果生长发育良好，能承受普通运动且无发绀，通常能承受麻醉。表8-2和表8-3描述了怀疑有心脏杂音或心力衰竭患儿的临床评估。建议对患儿进行听诊采取仰卧位和坐位；任何流出道杂音在仰卧位更响，卧位舒张末期容积更多，而坐位心排血量更多。此外，心脏杂音的特征与呼吸的关系是非常重要的：吸气相源于右心的杂音增强；而呼气相，源于左心的杂音增强。

如果患儿有病理性杂音（响度大于2/6级，收缩期、舒张期，连续性杂音），或存在心脏病的临床症状(如运动耐量异常,股动脉搏动减弱),需要进一步评估杂音。心脏畸形额外的风险因素是:早产儿、生长迟缓、心脏畸形相关而引起的反复肺部感染。

很多麻醉药可舒张血管,从而降低肺血管和全身血管阻力。由于分流所致的血流动力学改变而发生变化。左向右分流导致肺血流增多,当存在缺氧、酸中毒、低血压或低体温时,由于肺血管阻力增高,分流方向可变为右向左分流。反向分流可导致栓塞,空气或来自静脉系统的血栓进入全身循环。因此必须避免气泡注入静脉通路。

肺动脉高压在新生儿常见,幼儿期肺血管微循环的持续增长,肺循环逐渐转换为一个低压力的循环系统。年长儿的肺动脉高压很少是原发的,常继发于气道梗阻、左向右分流的先天性心脏病或慢性肺部疾病。麻醉时发生低氧血症和高碳酸血症可影响肺动脉血流动力学,引起肺血管收缩。另外,肺动脉高压患儿的肺血管对其他因子具有高反应性,如酸中毒时,刺激交感神经系统和疼痛。这些患儿术前应该评估右心室功能,麻醉管理和通气策略也应调整。

**表 8-2　患儿心功能不全的症状**

| |
|---|
| 患儿 |
| 　他/她会跑吗? |
| 　他/她跑起来是否和他/她的兄弟姐妹一样? |
| 　他要平静或缓慢些吗? |
| 紫绀 |
| 　他/她有发紫吗? |
| 　在喂养时? |
| 　当他/她哭吵时? |
| 　他/她丧失意识了吗? |
| 　他/她停止玩耍并蹲下? |
| 婴儿 |
| 　他/她喂奶是否需要很长时间? |
| 　他/她正常情况下是否易出汗? |
| 　他/她早上是否有眼睑肿胀? |

**表 8-3　有心脏杂音患儿的临床检查**

| |
|---|
| 当患儿安静时听诊(第二到第四肋间,胸骨边缘和顶点) |
| 确定心音的强度和来源;第一心音在第二心音之前? 比正常更响? 重叠? |
| 确定心杂音的性质:收缩期杂音,舒张期杂音,连续性杂音,心杂音会随姿势改变而改变吗? |
| 测量四肢血压 |
| 肝脾肿大 |
| 左心衰的征兆,呼吸系统症状 |

**3. 术后恶心呕吐(post-operative nausea and vomiting, PONV)**　影响 PONV 发生率的

危险因素(见表 8－4)。

**表 8－4 影响 PONV 发生率的危险因素**

| |
|---|
| 麻醉科医师不能控制的危险因素 |
| (1) 年龄 |
| (2) 性别 |
| (3) 有 PONV 史或有运动障碍史 |
| (4) 手术类型 |
| (5) 手术时间 |
| (6) 患儿和家长的紧张情绪 |
| 麻醉科医师可以控制的危险因素 |
| (1) 术前用药:可乐定或咪唑安定 |
| (2) $N_2O$ |
| (3) 静脉麻醉药——丙泊酚 |
| (4) 强效吸入麻醉药 |
| (5) 非去极化肌松药的拮抗 |
| (6) 术后管理 |
| (a) 疼痛管理 |
| 区域阻滞 |
| 非甾体抗炎药 |
| 阿片类药物 |
| (b) 运动 |
| (c) 进食时间 |
| (d) 非药物疗法-针刺疗法 |
| (7) 止吐药 |

麻醉医师不能控制的患儿相关危险因素包括年龄、性别、有 PONV 史或有晕动病病史。患儿 PONV 发生率较成人高,Rowley 和 Brown 的研究表明,3 岁以下比 3 岁到青春期的小儿 PONV 发生率低,前者为 20%～30%,后者为 42%～51%。尽管在成人,女性 PONV 发生率较男性明显增加,但是没有观察青春期前患儿的相关性。13 岁以上的患儿,全麻术后呕吐发生率女孩明显高于男孩。呕吐发生也与手术类型有关,腹部手术和腔镜手术、眼科手术、五官科手术、睾丸固定术、部分颅脑手术、颌面外科手术等均增加 PONV 的发生率。斜视矫正术 PONV 发生率为 40%～80%,可能与牵拉眼内肌引起眼心反射和视觉变形有关。扁桃体腺样体切除术也有较高的 PONV 发生率(36%～76%),这与刺激胃化学感受器、手术刺激三叉神经、给予阿片类药物等因素有关。手术时间过长可能增加 PONV 的发生率。手术时间每增加 30 min,发生 PONV 的风险可增加 6%,即 PONV 风险原为 10%的手术,若时间延长了 30 min,PONV 风险为 16%。

儿科术后 PONV 最主要的四个风险因素是:手术持续时间＞30 min、年龄＞3 岁、行斜视手术、患儿或其父母兄弟姐妹有 PONV 史者,发生 PONV 的风险较大(见表 8－5)。

表 8-5 患儿 PONV 简易风险评分

| 危险因素 | 评 分 |
| --- | --- |
| 手术持续时间>30 min | 1 分 |
| 年龄>3 岁 | 1 分 |
| 有 PONV 史 | 1 分 |
| 斜视手术 | 1 分 |
| 总和 | 0～4 分 |

评分为 0、1、2、3 和 4 分的患儿预计发生 PONV 的危险性分别为 10%、20%、30%、55%和 70%。

**4. 肥胖症** 患儿期肥胖症正在迅速增长，约占患儿的 1/3。为了评估肥胖的程度，根据年龄和性别相关曲线评估体重指数(BMI)，体重指数随着年龄的改变而改变。肥胖患儿与正常体重患儿相比，术前不利事件增加近一倍。呼吸道高反应性、哮喘和呼吸道感染在肥胖患儿中比普通患儿更常见。另外，功能残气量和肺活量在肥胖患儿中减少，并且 OSAS 的发病率更高。高血压，非胰岛素依赖性糖尿病，胃食管反流和潜在的胃排空时间延长也十分常见。

Tait 等研究肥胖患儿发生围术期不良呼吸事件的发病率和危险因素发现，肥胖患儿易患哮喘，高血压、睡眠呼吸暂停和Ⅱ型糖尿病等疾病的发生率明显高于非肥胖患儿。而且肥胖患儿发生困难面罩通气、气道阻塞、严重低氧血症(>10%基线)和紧急呼吸不良事件的比率更高。Logistic 回归分析显示，不良事件的危险因素包括气道手术、肥胖、年龄小于 10 岁和阻塞性睡眠呼吸暂停的病史等。

肥胖患儿用药剂量较难掌握，大多数药物按体重给予。围术期应考虑呼吸抑制和 OSAS 的风险，并且这类高危人群中要非常谨慎，避免低氧血症。

**5. 神经肌肉疾病** 吸入麻醉诱导时给予琥珀胆碱发生单纯性的咬肌痉挛的几率为 1∶100。过去认为，这些患儿有发展为恶性高热(malignant hyperthermia, MH)的风险。然而患儿给予琥珀胆碱后咬肌未能放松并非罕见，咬肌痉挛是 MH 临床症状的一部分，有人认为咬肌痉挛的患儿经仔细监测评估伴随高碳酸血症、代谢性酸中毒、血清肌酸激酶(CK)升高和肌红蛋白尿，仍可以继续麻醉。

Larach 等回顾了小儿(年龄<18 岁)麻醉后 24 h 发生的心跳骤停。其中 25 例(92%为男性，平均年龄 45 岁)心跳骤停发生于吸入麻醉(92%)和(或)琥珀胆碱(72%)诱导。12 例(48%)心跳骤停为过去未被认识的杜氏肌营养不良症(Duchenne muscular dystrophy, DMD)(8 例)和未确诊的肌病(4 例)。Breucking 等对 200 个 DMD 和贝克肌营养不良症(Becker muscular dystrophy, BMD)家庭研究发现，发生心跳骤停男性 6 例(总数 212 例)，女性 9 例(总数 444 例)。9 例症状不严重，包括发热，横纹肌溶解症的症状(CK 升高、深色尿、高血钾)和咬肌痉挛。事件发生高度依赖肌营养不良的诊断，6 例心跳骤停都发生在疾

病没有确诊的45个家庭，已经确诊DMD/BMD的134家庭没有不良事件发生。严重事件和心跳骤停只发生在确诊DMD或BMD并给予吸入诱导和琥珀胆碱的幼儿。

## 三、小儿麻醉风险分级

小儿围术期一些特定的危险因素已经确定。

**1. 年龄** 1岁以下婴儿有较高的并发症发生率，其气道阻塞和呼吸系统事件的发生率比患儿明显升高。Cohen等人报道，小儿术中并发症的发生率和成年人一样，术后并发症小儿(35%)是成人(17%)的2倍。POCA(1994～1997年)显示，55%的麻醉相关的心跳骤停发生在1岁以下婴儿。

新生儿、婴儿、幼儿、儿童发病率的不同，提示麻醉风险有很大的差别。麻醉风险不仅与年龄相关，也与患儿不同时期发生的特定疾病及其干预措施相关(见图8-2)。

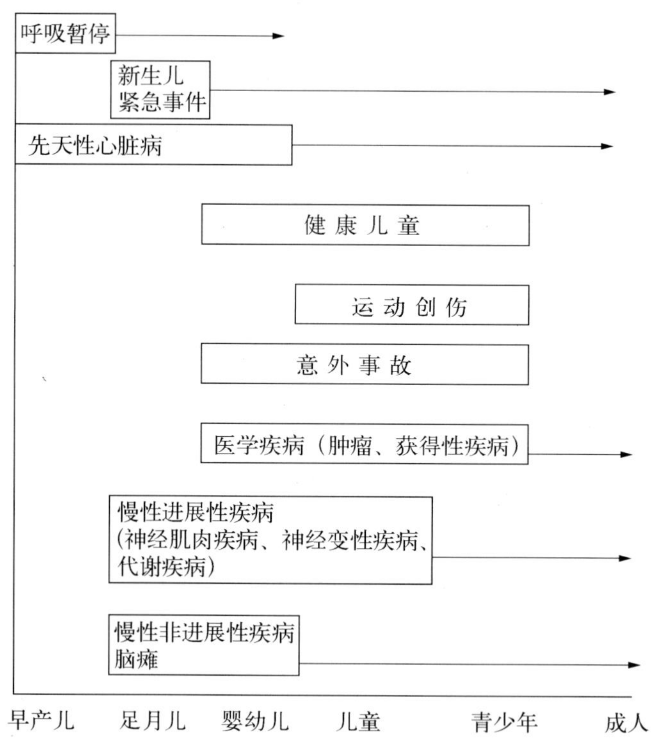


**图8-2 不同年龄患儿的不同疾病**

**2. 身体状况** Tiret等报道法国患儿ASA评分和围术期不良事件发生率显著相关。ASA Ⅲ级患儿的发生率为11.6∶1 000，ASA Ⅳ～Ⅴ级患儿的发生率为16.4∶1 000。POCA(1998～2004年)资料显示，76%的麻醉相关的心跳骤停发生在ASA Ⅳ～Ⅴ患儿。

1994～2004年，ASA Ⅰ～Ⅱ级患儿和1岁以下患儿心跳骤停人数的减少可能和新型吸入麻醉药特别是七氟烷在小儿麻醉的应用有关，因为氟烷诱导产生的心肌抑制常发生于 1 岁以下患儿(见表 8－6)。

**表 8－6 POCA 麻醉相关心跳骤停患儿基本情况**

| | 1998～2004 年<br>$n$=93 | 1994～1997 年<br>$n$=150 |
|---|---|---|
| ASA | | |
| Ⅰ | 13(7) | 23(15) |
| Ⅱ | 34(18) | 27(18) |
| Ⅲ | 79(42) | 56(37) |
| Ⅳ | 53(28) | 41(27) |
| Ⅴ | 11(6) | 3(2) |
| 急诊 | 40(21) | 31(21) |
| 年龄 | | |
| ＜1 个月 | 21(11) | 22(15) |
| 1～5 个月 | 41(21) | 42(28) |
| 6～11 个月 | 12(6) | 19(13) |
| 12 月～5 岁 | 58(30) | 47(31) |
| 6～18 岁 | 60(31) | 20(13) |

**3. 急症手术** 在法国的一项研究显示小儿急诊手术围术期并发症比择期手术增加 3 倍。Keeṇan 等报道，急诊手术心动过缓的发生率(2.7%)明显高于择期手术的发生率(1.1%)。POCA(1998～2004 年)显示，44%的麻醉相关的心跳骤停发生在 ASA Ⅳ～Ⅴ级小儿急诊手术。

美国麻醉医师学会将患儿风险分为 6 级(见表 8－7)。多项研究认为这一评分可以预测手术和麻醉的风险。小儿围术期心脏骤停的记录表明 ASA Ⅲ～Ⅴ级的患儿心血管相关的心搏骤停明显增加。而 ASAⅠ～Ⅱ级低风险患儿心跳骤停最主要的原因与呼吸因素相关。

**表 8－7 美国麻醉医师学会 ASA 风险分级**

| |
|---|
| Ⅰ级：无生理或功能限制的患儿。 |
| Ⅱ级：不严重损害功能的轻度全身性疾病，如良好控制的哮喘，Ⅱ型糖尿病，小型限制性室间隔缺损。 |
| Ⅲ级：合并其他严重影响功能的疾病，如显著降低峰流量的哮喘，难以控制的癫痫，合并充血症状并降低运动能力的大型室间隔缺损。 |
| Ⅳ级：合并威胁生命的疾病，如休克，心源性或低血压性休克，呼吸衰竭，合并意识改变的颅脑损伤。 |
| Ⅴ级：无论手术与否，均难以挽救生命的患儿。 |
| Ⅵ级：器官将用于移植的脑死亡患儿。 |

## 四、降低小儿麻醉风险的临床思考

**1. 麻醉前准备** 术前应仔细回顾患儿用药史，尤其是麻醉史，仔细检查患儿，仔细检查麻醉机、管道和药品，已证实违反常规是发生麻醉相关不良事件甚至死亡的重要原因。除紧急情况（如心包填塞或急性上呼吸道梗阻）外，麻醉前应采取充分的术前准备（例如液体治疗、输液、纠正电解质酸碱失衡和降温）。麻醉医生不应在患儿没有准备好之前开始麻醉。事实上，低血容量和贫血是患儿麻醉相关心脏骤停的主要病因。

如果麻醉科医师不熟悉特殊病例的罕见的病理生理变化（例如紫绀型心脏病婴儿的非心脏手术或颅咽管瘤、糖尿病患儿），麻醉医师应毫不犹豫地要求上级医生或其他专科医师会诊。遇到紧急情况（如扁桃体术后出血，急性会厌炎），小儿麻醉主治医师比有经验的住院医师更适合进行麻醉诱导。不寻求帮助，无论是出于不安全感，或不恰当的英雄主义，是发生麻醉相关不良事件甚至死亡灾难的第一步。

**2. 提高安全意识** 早期识别、及时紧急处理围术期危急事件是确保患儿安全的关键。麻醉危急事件常发生于麻醉维持阶段，每个人应养成定时查看监护仪的习惯，以便及时了解患儿情况的变化。Cooper 等报道至少 33%麻醉维持阶段发生的不良事件是判断上的失误，而不是疏忽。保持警惕固然重要，但其本身不能预防不良事件的发生。然而，所有的人包括麻醉医师，犯错误时不应以此为借口而降低小儿麻醉期间的警惕性。应最大限度地减少不利的影响因素如疲劳、注意力分散和无聊，减少麻醉相关的风险。

**3. 监护仪和监测标准** 即使是有经验、高度警惕的麻醉医师也可能发生麻醉相关的死亡事件，因此监测设备是保证患儿安全的基本需要。ASA 医疗事故公开索赔项目的研究表明，提供合适的监测 28%的病例可以避免事故的发生。医疗事故公开索赔项目中 38 名是患儿（总事件 2 400 的 10%），大部分索赔（约 89%）与通气不足相关，单独或同时使用脉搏血氧仪，$CO_2$分压监测即可预防。

ASA 小儿麻醉指南推荐常规小儿麻醉需要准备的物品包括：① 适用于所有年龄患儿的气道设备，包括通气面罩、喉罩、气管导管、口咽和鼻咽通气道。② 适合婴儿和患儿的正压通气系统。③ 维持正常体温的设备（包括循环加热空气的设备，房间温度的调控，呼吸道加湿器和液体加温装置）。④ 输液管理设备，包括小儿输液器，各种型号的留置针，骨髓输液的设备。⑤ 标准的 ASA 无创性监测设备，包括无创血压、脉搏血氧饱和度、呼气末 $CO_2$浓度监测、麻醉气体浓度、吸入氧浓度、心电图和温度。⑥ 困难气道的各种设备，包括插管和通气的各种技术，但不限于纤维支气管镜和紧急环甲膜切开包。

ASA 小儿麻醉指南推荐治疗高风险儿科患儿其他的必需项目包括：① 有创测量动脉血压和中心静脉压的设备。② 术后转运至麻醉恢复室或重症监护病房需要的氧气源、通气、监测的便携式设备。

**4. 更好的教育和培训** 过去几十年麻醉相关不良事件发生率和死亡率的逐渐下降归因于麻醉医师临床技能的提高。Keenan 等报道小儿麻醉专业培训非常重要。经培训的小儿麻醉医师实施的儿科麻醉没有与麻醉相关的心跳骤停发生，而非小儿麻醉医师实施的儿科麻醉引起相关心跳骤停的发生率为 19.7∶10 000。同样的调查显示，术中心动过缓的发生率，非小儿麻醉医师(2.1%)明显高于小儿麻醉医生(0.8%)。因此加强训练和积累经验是非常重要的。

英国小儿麻醉指南适用于“综合医院”和“专科医院”，包括小儿麻醉的常规要求。要求麻醉专科培训时至少完成100例小于12岁患儿的麻醉，包括15例小于1岁的婴儿。如果没有经常训练，个人的临床技能逐渐减弱，1992年Luun提出维持临床技能的最低病例要求：每年实施6个月以下12例，2岁以下50例，10岁以下300例，认为是“定期和经常的训练”。小于5岁的患儿应该在小儿麻醉医师的指导下操作。Auroy等发现了年完成小儿麻醉病例数与麻醉并发症发生率明显负相关。每年实施100例以下小儿麻醉并发症发生率为(7.0±24.8∶1 000)，100～200例(2.8±10.1∶1 000)，200例以上(1.3±4.3∶1 000)。另外所有小儿麻醉医师应该参加儿科基础生命支持(BLS)和高级生命支持(PALS)的培训。

**5. 建立麻醉紧急事件报告制度**　紧急事件报告制度是一项长期制度，可以识别和阻止危险的发生，麻醉紧急事件报告制度现在也被英国国家卫生部认可，建立了世界上首个综合性全国患者安全事故报告系统。麻醉医生可以从事故中获取信息并以此改进麻醉操作，避免类似事故的再次发生。紧急事件报告制度至少包括以下病例：心跳骤停，围术期进行胸外按压抢救，麻醉后4 h内未苏醒，中度的低体温等。

麻醉科应该建立麻醉危险事件指南以应对可能的麻醉紧急事件。英国皇家医学院麻醉医师协会建议建立以下事件的指南：① 危及生命的事件；② 不常见的事件；③ 常规的事件，但是由不同的部门不同的人参与管理。

在综合医院进行小儿手术治疗的，其指南包括：① 需要小儿专家参与的手术；② 监督学员；③ 小儿外科手术的年龄下限；④ 小儿外科手术的分级；⑤ 围术期紧急情况的管理；⑥ 儿科复苏；⑦ 术后镇痛。

在过去几十年，受过训练的小儿麻醉医师管理全身麻醉比例的增加，新的更安全的麻醉药物和辅助药品，麻醉设备，监护仪和安全标准的使用，麻醉相关死亡率已经稳步下降。然而，麻醉相关的不良事件，不到1岁婴儿仍比患儿和成年人有更高的发生率。引起成人麻醉事故仍然主要是判断失误和环境因素，这些因素是可以预防的。危急事件在麻醉诱导和维持阶段比恢复期发生频繁。紧急手术和“急症”手术伴随不成比例的麻醉相关不良事件的高发生率，部分是因为患儿的麻醉前准备工作的不足。

20世纪80年代末以来，由ASA主办的公开医疗事故保险索赔和POCA已制订防止麻醉事故的策略。强调严格的监测标准和质量保证监督，在防止“有失误”的事件和提高对这类事件的认识起到了一定的作用。较好的临床培训、充分的麻醉前准备、早期识别危险因素、提高警惕和使用标准监测对小儿麻醉患儿的安全都是非常重要。

## 参考文献

1　Ramamoorthy C, Haberkern C M, Bhananker S M, et al. Anesthesia-Related Cardiac Arrest in

Children with Heart Disease: Data from the Pediatric Perioperative Cardiac Arrest(POCA) Registry. Anesth Analg, 2010, 110(5): 1376 - 82.

2 Bhananker S M, Ramamoorthy C, Geiduschek J M, et al. Anesthesia-related cardiac arrest in children: update from the Pediatric Perioperative Cardiac Arrest Registry. Anesth Analg, 2007, 105(2): 344 - 350.

3 Bharti N, Batra Y K, Kaur H. Paediatric perioperative cardiac arrest and its mortality: database of a 60-month period from a tertiary care paediatric centre. Eur J Anaesthesiol, 2009, 26(6): 490 - 495.

4 Ahmed A, Ali M, Khan M, et al. Perioperative cardiac arrests in children at a university teaching hospital of a developing country over 15 years. Paediatr Anaesth, 2009, 19(6): 581 - 586.

5 Flick R P, Sprung J, Harrison T E, et al. Perioperative cardiac arrests in children between 1988 and 2005 at a tertiary referral center: a study of 92,881 patients. Anesthesiology, 2007, 106(2): 226 - 237, 413 - 414.

6 Nafiu O O, Kheterpal S, Morris M, et al. Incidence and risk factors for preincision hypotension in a noncardiac pediatric surgical population. 2009, 19: 232 - 239.

7 Tait A R, Voepel-Lewis T, Burke C, et al. Incidence and risk factors for perioperative adverse respiratory events in children who are obese. Anesthesiology, 2008, 108(3): 375 - 380.

8 Flick R P, Wilder R T, Pieper S F, et al. Risk factors for laryngospasm in children during general anesthesia. Paediatr Anaesth, 2008, 18(4): 289 - 296.

9 Mamie C, Habre W, Delhumeau C, et al. Incidence and risk factors of perioperative respiratory adverse events in children undergoing elective surgery. Paediatr Anaesth, 2004, 14(3): 218 - 224.

10 Tait A R, Malviya S, Voepel-Lewis T, et al. Risk factors for perioperative adverse respiratory events in children with upper respiratory tract infections. Anesthesiology, 2001, 95(2): 299 - 306.

（胡智勇）

## 第二节　小儿腹腔镜手术的麻醉

20 世纪 80 年代以来，由于人工气腹装置、高分辨率内镜录像显像系统的开发和应用，以及手术器械的改进，腹腔镜手术有了飞速的发展，技术日趋成熟。腹腔镜的应用（盆腔手术、阑尾切除术、胆囊切除术等），与传统开腹手术相比，可用于诊断和治疗同时进行，检查和灌洗腹腔，减少术后镇痛，缩短住院时间和更快的恢复正常活动等优点，因此得到了广泛推广。随着腹腔镜器械的改进，腹腔镜手术可以适用于不同年龄、体型的患儿，目前其在小儿外科的应用也日趋增多。小儿解剖生理特点与成人不同，气腹引发的生理改变及不利影响比成年人严重，其并发症的防治已逐渐引起高度重视。

## 一、小儿生理解剖特点

由于解剖生理特点与成人有许多不同之处，小儿腹腔镜手术有其自身的特点，主要表现在：① 小儿腹腔容积小，肝、脾位置偏低，后腹壁与前腹壁之间的距离短，膀胱位置偏高。术前必须插胃管和尿管，抽取部分液体，以缩小胃和膀胱的体积，必要时术前进行灌肠，排空结肠内的气体。因为这些解剖特点，术者在插入气腹针时要加倍小心，避免意外损伤。② 小儿以腹式呼吸为主，腹壁薄，较低的气腹压力（6～10 mmHg）便可以使腹腔隆起，因此术中气腹压力不宜超过 10 mmHg。③ 小儿的体温调节能力尚不成熟。因腹壁薄，切口处易漏气，在做切口时不可过大，对漏气切口要及时处理，否则，过快的气体循环会带走患儿的热量，导致低体温。

## 二、腹腔镜手术操作对生理的影响

腹腔镜手术操作的特点之一是在腹腔内注入 $CO_2$ 形成人工气腹，因 $CO_2$ 不易燃爆，在血液及组织中溶解度高，形成气栓的可能性小，是目前临床应用最为广泛的充气介质。但腹腔内充入一定压力的 $CO_2$ 气体，无疑会使腹内压（IAP）升高，对横膈及腹内脏器产生机械压迫；同时 $CO_2$ 的跨膜吸收，加上麻醉和体位的改变，会影响机体的生理功能，导致呼吸、循环、神经内分泌系统等方面的相应变化。实验研究中表明，腹膜内充气使 IAP 从 0 mmHg 达到 6 mmHg 和 12 mmHg 时，肺顺应性、动脉血 pH、动脉血 $CO_2$ 分压和 $O_2$ 分压、血压和心率无明显变化，因此认为腹腔镜手术对小儿是安全的。

### （一）气腹对小儿呼吸功能的影响

$CO_2$ 气腹可直接使腹内压增高，导致膈肌上抬，功能残气量（FRC）减少，肺顺应性降低，呼吸道阻力增加，从而使气道内压升高，肺内气体分布不均，通气/血流（V/Q）比值失调，最终导致缺氧和 $CO_2$ 潴留，尤以合并小气道和肺泡萎陷时为甚。腹腔镜手术中肺顺应性的变化，主要因膈肌向头侧移位引起的。膈肌的移位还可使气管导管插入更深，甚至插入一侧主支气管，而发生意外的单肺通气。小儿的呼吸道短、细，咽喉反射不敏感，中枢对缺氧的耐受性差，尤其是新生儿的呼吸系统发育尚不完全，功能残气量少，闭合气量较高，呼吸储备差，更易发生缺氧。相比较而言，年龄越小，气腹对 $PetCO_2$ 的影响越明显。这可能是由于潮气量较小，而全麻下的机械无效腔增大，肺泡通气量降低，使 $CO_2$ 更易蓄积。另外，术者对气腹操作不当，也可导致 $CO_2$ 向血液及皮下弥散，引起高碳酸血症和皮下气肿。法国儿科麻醉医师协会对收集的数据进行回顾性分析发现，小儿腹壁薄，较低的气腹压力（6～10 mmHg）便可以使腹腔隆起；另外维持 IAP 在 10 mmHg，并通过调整机械通气，可避免高碳酸血症。

因此，小儿腹腔镜手术麻醉的关键是对呼吸功能的监测及管理。首先，术前可给予抗胆碱药物，减少患儿呼吸道分泌物，保持呼吸道通畅；其次，要使用较高浓度氧及较大的潮气量，必要时采用改良 T 形管控制呼吸，使机械无效腔减少，增加新鲜气流量。

### （二）气腹对小儿循环功能的影响

气腹对循环的影响主要源于 $CO_2$ 气腹和高碳酸血症。气腹时主要的血流动力学变化是后负荷增加导致心排血量的降低和交感神经兴奋导致的外周血管阻力升高，主要表现为主动脉血流量降至术前 67%和心搏量下降至术前的 68%，以及全身血管阻力增加 62%，动脉血压无明显变化，而这些变化在气腹结束后可完全逆转。

腹内压的骤然上升，使胸膜腔内压变为正压，静脉回心血量减少，体循环阻力增加，心脏前负荷减少，后负荷增加，引起心室功能曲线右偏，从而导致心搏量减少。而心血管的代偿反应使交感神经兴奋、血浆中儿茶酚胺含量上升，外周血管阻力增加，导致血压上升、心率加快。超声心动图提示，只要 IAP 小于 15 mmHg，小儿心肺功能的变化与成人相似；而大于 15 mmHg 的 IAP，可以使左心室收缩性和顺应性下降，可严重影响心排血量。另外，对于小于 4 个月的小儿，IAP 超过 6 mmHg，可引起肺动脉压升高，从而导致右向左分流。很多研究表明，在腹腔镜手术麻醉期间，新生儿的腹内压不宜超过 6 mmHg，而较大小儿的腹内压不宜超过 12 mmHg，如果腹内压为 15 mmHg 或更高时，有发生低心排血量的风险。这主要是由于左心室收缩力和顺应性降低引起的。特别值得注意的是，小儿的心脏卵圆孔或动脉导管未完全闭合，气腹时可能出现肺动脉压升高而导致血液右向左分流，引起缺氧、心功能不全，以及气栓的可能。

体位的改变对心血管的影响是可以预料的，头高位减少静脉回心血量和心排血量，而头低位则增加静脉回心血量和心排血量。少数患儿在头高位和深麻醉时可出现低血压和心动过缓。

### （三）气腹对其他生理功能的影响

**1. 胃液反流** 人工气腹可使胃内压增高，小儿的 Oddi 括约肌发育不全，更易引起胃液反流。

**2. 交感、迷走神经** 气腹可刺激腹腔交感神经，使腹膜血管收缩，肝血流量减少，同时可使肾血管阻力增加，肾小球滤过率下降，尿量减少，损害肾功能。腹膜膨胀或内脏牵拉引起的迷走神经功能亢进会导致心动过缓。

**3. 内分泌系统** 全身血管阻力和肺循环阻力的增加主要由儿茶酚胺和抗利尿激素释放引起。气腹时循环中肾上腺素和去甲肾上腺素水平增加，同时血浆肾素和醛固酮水平较基础值增加 4 倍，类似于开腹手术。

## 三、小儿腹腔镜手术的麻醉管理

### （一）麻醉前评估

术前访视应全面了解患儿病情，完善术前检查，明确患儿既往有无先天性心脏病、哮喘病史等，评估能否耐受气腹及体位的改变。应积极治疗合并症，调整机体到最佳状态，提高患儿对手术的耐受性。如纠正低血容量和电解质紊乱；合并急性呼吸道感染者，应延期手术；合并有低血容量、心脏疾病、颅内高压等，应禁止行腹腔镜手术。另外，对于有严重基础疾病，经内科治疗无明显好转的患儿，术中难以耐受气腹对呼吸循环的影响，可以考虑改行开腹手术。

### （二）术前准备及用药

**1. 术前准备**　必须做好充分的术前准备。腹腔镜中气腹的形成可导致腹内压增高，膈肌上抬，容易导致反流误吸，在严格禁饮禁食的情况下，可留置胃管，进行胃肠减压。关于术前禁食，最近美国麻省总医院的一项研究认为，6 个月以内婴儿，麻醉前 6 h 可进食固体食物和牛奶，麻醉前 3 h 可进糖水或果汁；36 个月以内幼儿，麻醉前 6 h 禁食牛奶及固体食物，麻醉前 2 h 禁食清流质，如手术推迟，应静脉补液。因气腹还可引起下肢静脉回流障碍，小儿静脉的开放应选择上肢静脉或头部静脉。

**2. 术前用药**　麻醉前用药的目的是抗焦虑、镇静、促遗忘、减少术中及术后呼吸道分泌物等。氯胺酮是国内小儿麻醉常用的药物，静脉注射通常 2 mg/kg，肌内注射 5～10 mg/kg。因氯胺酮可增加呼吸道分泌物，一般可与抗胆碱药联合使用。目前麻醉前用药多为咪唑安定，剂量范围可达 0.25～1 mg/kg，临床常用剂量为 0.5 mg/kg。因为硫贲妥钠有脂肪蓄积作用，而依托咪酯使用剂量大、麻醉深度不易控制，故很少用于小儿。术前用药过程中应加强对呼吸循环功能的监测，以确保患儿安全。

### （三）麻醉前器械的准备

**1. 麻醉机的选择**　在麻醉机选择上，小儿与成人没有特殊的差别，最主要是能够提供精确流量的氧，精确浓度的麻醉气体。一方面避免缺氧，保证氧浓度至少达到 25%（没有将其他气体计算在内，如空气）；另一方面避免高氧血症，因为新生儿吸入高浓度氧，会引起视网膜病变。因此，目前有关小儿全麻过程中，常使用容量控制通气。在没有小儿专用呼吸机的情况下，使用成人呼吸机需注意：① 小儿肺容量（仅为成人 1/6）及潮气量均较成人为小，为满足代谢的需要，只有采取增加呼吸频率的方式来代偿，因此小儿呼吸功能储备差。小儿潮气量一般 12～15 ml/kg，开始时一般调节在较高水平，此后可按血气分析调整。② 气腹时，随着气腹压力的增加，膈肌上抬，肺的顺应性下降，可适当调整潮气量、呼吸频率、吸呼比及吸入氧浓度($FiO_2$)等。③ 呼吸回路的选择：理想的小儿呼吸回路，机械死腔应小，无论是无活瓣或低阻力活瓣，其阻力均要低，回路内部的气体容积要小，应尽可能减少 $CO_2$ 重复吸入，呼吸做功应小，以免呼吸肌疲劳。在临床上，婴幼儿，特别是 10 kg 以下的婴儿，应选用专为儿童设计的呼吸回路。

**2. 气管导管的选择** 小儿＜6 岁可选用不带套囊的气管导管，随着年龄增长，喉头最狭窄的部位上移至声门处，因声门不呈圆形，有时需选用带套囊导管以防漏气，根据计算公式：

气管导管(ID)＝年龄(岁)/4＋4.5

气管导管经口插入长度(cm)＝年龄(岁)/2＋12

气管导管经鼻插入长度(cm)＝年龄(岁)/2＋15

气腹时，膈肌上抬，可使气管导管插入更深，甚至误入一侧支气管，因此，在气管插管时适当缩短插入深度，可根据双肺听诊调整导管深度，避免单肺通气。

## (四) 小儿腹腔镜手术麻醉诱导及维持

因小儿自身配合能力较差，脊柱的生理弯曲度较成人有明显差异，加之气腹的不适感，一般小儿腹腔镜手术麻醉方式的选择较局限。全身麻醉是目前最常用、最安全的麻醉方式。小儿肝肾功能随着年龄的增长，逐步得到完善，麻醉药物的选择要坚持快速、短效、安全的原则，术后能尽早清醒，减少麻醉的并发症。

**1. 麻醉药物的选择**

(1) 吸入麻醉药　目前国内外使用较广泛的是七氟烷及异氟烷。① 七氟烷：七氟烷诱导时间短，呼吸道刺激小，具有芳香气味，更易被患儿接受，已逐步取代氟烷在小儿麻醉中的应用。吸入七氟烷后，小儿的心电图基本正常，术前术后的肝肾功能及肺无明显差异，七氟烷的血/气分配系数较异氟烷、安氟醚低，诱导、苏醒过程迅速，对呼吸循环功能影响小，还具有一定的肌松作用，麻醉深度具有较强的可调节性。同时，七氟烷具有镇痛作用，减轻咽喉反射，可减少气管插管对咽喉的刺激作用。虽然七氟烷代谢产物与 $CO_2$ 的吸收剂可发生反应，并可产生一定的肾毒性，但代谢率很低，一般临床使用中，不足以产生肾毒性，因此七氟烷是目前最常用、最安全的吸入麻醉药。② 异氟烷：在七氟烷使用之前，异氟烷是主要的吸入麻醉药，其血/气分配系数低、对心血管及呼吸系统的影响较小、麻醉苏醒也较迅速，但与七氟烷比较，异氟烷具有刺激性气味，不易被小儿接受，易引起屏气、咳嗽等不良刺激。其他吸入麻醉药如 $N_2O$(易导致肺损害、肠内积气等)、氟烷(抑制心血管系统、肝损等)、恩氟烷(喉痉挛、中枢神经兴奋等)及地氟烷(呼吸道刺激强、易喉痉挛、交感神经兴奋等)，在临床上的使用逐渐减少。

(2) 镇静药　咪唑安定具有抗焦虑、镇静作用，为水溶性，对静脉无明显刺激作用，用于诱导可缓解支气管痉挛，减轻气管插管时的交感神经兴奋作用。其半衰期短，消除快，对呼吸循环影响小，是唯一能用于婴儿的苯二氮䓬类药物。

（3）镇痛药　芬太尼是目前临床上最常用的阿片类镇痛药，作用快，大剂量使用可延迟苏醒。剂量的选择可与患儿的年龄、体重、手术持续时间及其他辅助药物的选择有关。应注意的是芬太尼有脂肪蓄积作用。瑞芬太尼是一种人工合成的新型超短效阿片类药物，具有所有阿片类药物的药效学特点，但因其结构中含有酯键而容易被血浆的非特异性酯酶代谢，有起效快、消除快的特点。阿芬太尼及舒芬太尼也常用于小儿全身麻醉。在延髓和脑桥的腹侧表面，特别是孤束核和疑核被认为是阿片受体产生呼吸抑制的重要部位。$\mu$ 受体对呼吸功能可产生显著的抑制作用，包括呼吸频率、潮气量和对 $CO_2$ 敏感性等。三种药物的起效时间及苏醒时间均短于芬太尼，半衰期短，对循环、呼吸的影响呈剂量依赖，对肝、肾功能无损害作用。而且与芬太尼相比，蓄积作用不明显，降低了术后呼吸管理难度。

（4）镇静催眠药　丙泊酚具有起效快、作用时间短、镇静良好、可控性强且无蓄积的特点，同时具备抑制咽喉反射及咳嗽反射的作用，为手术操作及呼吸道管理提供了良好的麻醉条件。

（5）肌肉松弛药　良好的肌肉松弛有利于腹腔镜手术的顺利进行。其肌松效应与小儿的体温及酸碱平衡有关，纠正气腹所引起的高碳酸血症可使肌张力恢复正常。

**2. 常用的小儿腹腔镜麻醉方法**

（1）全身麻醉　全身麻醉是腹腔镜手术最常用的麻醉方法，可选用静吸复合麻醉或全凭静脉麻醉。因腹腔镜手术中，充气及放气过程对呼吸循环影响较大，因此需要麻醉医师在整个手术过程中密切监测患儿各项指标。

1）麻醉诱导：多采用复合用药的方法，吸入麻醉药、速效静脉镇静催眠药、镇痛药、肌肉松弛药联合应用。尽可能减少气管插管的应激反应。

2）麻醉维持：临床上多选用吸入、全凭静脉或静吸复合麻醉为主的方式。小剂量芬太尼可减少吸入麻醉药浓度及其对心肌收缩的抑制作用。吸入麻醉药常规应用 1～1.3 MAC 异氟烷和七氟烷，随着剂量增加，可引起术中肠腔扩张，增加术后恶心、呕吐发生率。全凭静脉麻醉可采用镇静催眠药、镇痛药、肌松药联合应用，其优点为术后恢复快，恶心、呕吐发生率低。腹腔镜手术全麻中可应用任何肌松剂，但维库溴铵和罗库溴铵因属于中短效肌松药，且对心血管影响小，是最佳选择。必要时行神经肌肉功能监测，4 个成串刺激（TOF）和双重爆发刺激（DBS）监测。

（2）硬膜外麻醉　硬膜外麻醉用于腹腔镜手术的优点：① 镇痛效果好；② 患儿可代偿性调节每分通气量，平衡 $O_2$ 分压及 $CO_2$ 分压。缺点：① 小儿配合能力较差，不利于术中管理；② 小儿脊柱较直，间隙相对较小，硬膜外隙含有丰富的脂肪组织、淋巴管及血管丛，药液易扩散，不易控制平面；③ 人工气腹可膈肌上抬，抑制呼吸运动，产生不适感；④ 不能消除气腹引起的寒战及肩背部放射痛。

(3) 硬膜外麻醉复合全身麻醉　既能很好的控制呼吸，得到满意的肌松，消除气腹的不适，还可减少全身麻醉药的用量，术后苏醒快，减少全身麻醉的并发症，还可以为术后镇痛提供良好的条件。

**3. 术中监测**　小儿病情变化迅速，因此，术中最重要的监测就是麻醉医师的密切观察，同时需要的常规检测如下。

(1) 呼吸功能监测　包括皮肤黏膜是否发绀、末梢血氧饱和度($SpO_2$)、潮气量(TV)、每分通气量(MV)、$PetCO_2$、气道压等，必要时可行血气分析。

(2) 循环功能的监测　包括无创血压、脉搏、心率、心电图，必要时，可行动脉血压、中心静脉压、外周血管阻力、心排血量、肺毛细血管楔压及血细胞比容等监测。

(3) 尿量监测　患儿术前应留置导尿管，根据尿量，判断肾功能。因小儿膀胱位置较高，腹腔容积较小，导尿后可排空膀胱，增加腹腔容积。

(4) 体温监测　小儿体温调节功能差，保温脂肪层较薄，体表面积与体重比率较大，而且气腹时大量充入气体也使体温降低，以及手术室的环境温度一般较低。这些因素使小儿术中极易出现低体温，因此在术中要加强体温监测，注意保暖。若手术时间较长，出血量较多，可使用保温毯进行保暖。

(5) 神经肌肉传递功能监测　腹腔镜手术顺利进行的条件之一是要有足够的肌肉松弛。采用神经刺激仪，单刺激和 4 个成串刺激等监测，可监测全麻过程中肌松情况，及时调整肌松药用量。

**4. 麻醉中应注意的问题**

(1) 控制好人工气腹压　新生儿的腹内压不超过 6 mmHg，较大儿童的腹内压不超过 12 mmHg。如果腹内压为 15 mmHg 或更高时，可能会严重损害心排血量是由于左心室收缩性和顺应性下降。而腹壁提升器的使用，可以避免腹内压急剧增高，有利于控制腹内压。如果术中出现高碳酸血症、皮下气肿等 $CO_2$潴留现象，及时改为开腹手术。

(2) 术中液体管理　小儿体表面积较大，代谢率高，在估算小儿补液量时，应考虑代谢这一因素。根据小儿液体维持量估算方法，结合麻醉及手术创伤引起的体液丢失，计算出小儿补液量及补液速度。另外，根据失血量，适当补充血制品。

(3) 术中合理应用镇静、镇痛和肌松药　满意的肌松有利于创造良好的手术环境，降低腹内压，增加腹腔容量，从而更有利于术野暴露及减少气腹的不良反应。合理的使用镇静、镇痛药，可缩短苏醒和拔管时间。

(4) 加强呼吸管理　可根据呼气末 $CO_2$分压及气道压，适当调整呼吸频率及潮气量，一般使用过度通气，以排出 $CO_2$。

(5) 体位的改变　研究数据提示腹腔镜手术过程中体位的改变，可影响静脉回流和心排血量，使少数患儿发生低血压及心动过缓。及时发现，及时处理。

(6) 预防低体温的发生，注意保暖。

（7）术毕时，尽量排出腹腔内的气体　拔管后继续吸氧，防治肺部并发症。

## 四、并发症及其防治

### （一）呼吸系统并发症：低氧血症、高碳酸血症及呼吸性酸中毒等

气腹可引起膈肌抬高，肺顺应性降低，气道压增高，使肺内气体分布不均，通气/血流（V/Q）比值失调，最终导致缺氧和$CO_2$潴留；膈肌的移位还可使气管导管插入更深，甚至插入一侧主支气管，形成单肺通气。术中体位的改变、不当的机械通气，也可导致低氧血症。若通过调节潮气量、呼吸频率、降低气腹压等措施，气道阻力仍然较高，低氧血症得不到缓解，可考虑改为开腹手术。

### （二）心血管系统并发症：低血压、心动过缓、心动过速等

气腹后，腹膜膨胀、内脏牵拉引起的迷走神经亢进会导致心动过缓，而高$CO_2$血症可引起心动过速。气腹时儿茶酚胺类和抗利尿激素等内环境激素分泌增多及体位的改变、充气的速度、充气压力均可影响循环系统。小儿的心脏卵圆孔或动脉导管未完全闭合，气腹时，可能出现肺动脉压升高而导致血液右向左分流，从而导致缺氧、心功能不全，应及时对症处理。

### （三）气栓、皮下气肿

气体栓塞主要是$CO_2$通过开放的小静脉及气腹针误入血管引起的。气腹时$CO_2$气腹机压力应从低到高逐渐增高。少量的$CO_2$或空气进入血管，在循环系统内可以被排出或吸收，但意外地穿刺到血管，使气体直接注入血管则可发生致命的气体栓塞。如患儿仰卧，气体最易栓塞冠状动脉；如患儿呈头低足高位时，气泡则可落入内脏血管床或在体位改变时栓塞左心室而致命。其主要临床表现为严重低血压、发绀，及时诊断，及时处理，并且停止手术。若套管漏气、腹内压增高可引起皮下气肿，触诊有握雪感，及时降低腹内压，术后可自行吸收。

### （四）恶心、呕吐、反流、误吸

术后发生恶心、呕吐的因素有麻醉中面罩通气导致的胃胀气，以及缺氧、低血压、阿片类药物的应用等等。而腹腔镜手术所采用头低足高的体位、腹腔充气腹压增高及小儿本身Oddi括约肌发育不全均可使胃内容物反流，增加吸入性肺炎的发生率。目前采取的预防措施包括：胃肠减压，预防性的使用镇吐药，减少胃酸分泌的质子泵抑制剂或$H_2$受体拮抗剂。有报道表明，术前使用糖皮质激素（地塞米松）可减少术后恶心、呕吐发生率。

### （五）其他并发症

小儿肝脾在肋下，位置较低，膀胱位置较高，前后壁距离较短，放置套管时均易损伤。另外，穿刺及手术过程中可引起胃肠损伤、血管损伤等等。

## 五、麻醉术后管理

### （一）术后气道管理

全身麻醉在气管插管拔除后发生喉痉挛、喉头水肿、呼吸道分泌物增多、支气管痉挛及其他气道异常的发生率远高于成人，因此术后麻醉医师及恢复室护士应密切观察患儿的呼吸及皮肤黏膜情况，连续监测血氧饱和度、呼气末 $CO_2$ 分压、血压、心率等生理指标。

### （二）术后疼痛处理

因担心阿片类药物对呼吸的作用，小儿术后镇痛是一直被忽视的问题。但近年来，小儿术后镇痛逐渐受到重视。单独局部麻醉药浸润不足以控制术后疼痛，辅以其他的止痛措施是必需的，可给予适量的哌替啶（杜冷丁）、吗啡或芬太尼，较大腹腔镜手术或有手术并发症者宜静脉用药。9 岁以上的患儿可使用自控镇痛（PCA）。

### （三）术后恶心、呕吐

因腹腔镜手术后容易发生恶心、呕吐，小儿相对于成人发生恶心、呕吐的概率更大，应积极预防。气管插管后、拔管前负压抽吸胃内容物，有助于减少术后恶心、呕吐误吸的发生率。

### 参考文献

1 Johnson AB, Peetz ME. Laparoscopic appendectomy is an acceptable alternative for the treatment of perforated appendicitis. Surg Endoscopy, 1998, 12:940 - 943.

2 Blakely ML, Spurbeck W, Lakshman S, et al. Current status of laparoscopic appendectomy in children. Curr Opin Pediatr, 1998, 10:315 - 317.

3 Rubin SZ, Davis GM, Sehgal Y, et al. Does laparoscopy adversely affect gas exchange and pulmonary mechanics in the newborn? An experimental study. J Laparoendosc Surg, 1996, 6:569 - 573.

4 Manner T, Aantaa R, Alanen M. Lung compliance during laparoscopic surgery in paediatric patients. Paed Anaesth, 1998, 8:25 - 29.

5 Gueugniaud PY, Abisseror M, Moussa M, et al. The hemodynamic effects of pneumoperitoneum during laparoscopic surgery in healthy infants: assessment by continuous esophageal aortic blood-ow echo-Doppler. Anesth Analg, 1998, 86:290 - 293.

6 Joris J, Lamy M. Neuroendocrine changes during pneumoperitoneum for laparoscopic cholecystectomy. Br J Anaesth, 1993, 70 (Suppl):17.

7 王丛妙.入全麻药七氟醚.国外医学麻醉与复苏分册,1989.10(1):42.

8 Moss IR. Laferriere A. Prenatal cocaine raises mu-opioid receptor density in piglet cardiorespiratory medulla. Neurotoxicol Teratol,2000,22:3.

9 Morin MP,Collin T,Denavit SM,et a1. Agonist-dependent desensitization of the K opioid receptor by G protein receptor kinase and Barrestin. Eur J Neurosci,2001,13:1703.

10 Laferriere A. Mu and delta-opioid receptor densities in respiratory related brainstem regions of neonatal swine. Brain Res Dev Brain Res,1999,112:1.

11 Shook JE, Watkins WD, Camporesi EM. Diferential roles of opioid receptors in respiration, respiratory disease,an dopiate-induced respiratory depression. Am Rev Respir Dis,1990,142:895.

12 杜怀清,许幸,吴新民.婴幼儿先天性胆总管囊肿腹腔镜下手术麻醉的探讨.北京大学学报(医学版),2006,38(2):229.

13 Sfez M. Laparoscopic surgery in pediatrics: the point of view of the anesthetist. Cahiers d'Anesthesiol, 1993, 41:237－244.

（马正良）

# 第三节 小儿气道异物手术的麻醉

气道异物是较常见的小儿急症,也是引起6岁以下患儿死亡的常见原因之一,尤以1～2岁的小儿多见。气道异物是指内源性或外源性异物进入喉、气管、支气管后引起的一系列呼吸系统症状。内源性异物包括假膜、血块、脓痂等;外源性异物是指外界异物,如蚕豆、笔帽等。小儿气管、支气管异物取出术的麻醉风险高,难度大,原因主要在于术者与麻醉医生共用呼吸道。本章节着重阐述目前小儿气管、支气管异物内镜取出术的麻醉进展。

## 一、小儿气道异物的诊断及急救处理

### (一) 常见病因

气道异物多见于5岁以下的患儿。常见原因有:① 婴幼儿牙齿未萌或初萌,咀嚼功能未很好发育,尤其是喉保护性反射功能不健全,进食花生、瓜子、豆类等食物时,若嬉笑、哭闹、跌倒极易将异物吸入气道。这是小儿气道异物的最常见原因;② 儿童喜欢将笔帽、瓶盖等含于口中,突然说话、哭笑或跌倒时,易将异物吸入气道;③ 需用力吸食的食物,尤其是果冻，在进食过程中也易吸入气道；④ 医源性原因主要是鼻腔异物钳取不当，从后鼻孔吸入气道。

## （二）诊断及鉴别诊断

**1. 病史及症状** 对怀疑有气道异物的患儿，应询问家属小儿进食时是否突然发生剧烈呛咳，口唇、脸色是否发绀；进食时，小儿是否在玩耍，是否有哭闹、大笑或跌倒；食物中是否有花生、瓜子、豆类等。对无认知能力的患儿，应询问患儿家属，若异物为塑料笔帽，应了解其颜色、形状。同时，应注意患儿有无声嘶、失声、发热等症状，起病前有无上呼吸道感染及气喘等症状。对不能言语、无法呼吸与咳嗽的呼吸极度困难的患儿，应立即抢救。

气道异物的临床症状常因异物堵塞的位置不同而多变。

（1）梗阻在上呼吸道 喘鸣，声音嘶哑，呼吸窘迫，胃肠道功能障碍（吞咽困难、食欲差）。

（2）梗阻在下呼吸道 咳嗽，喘息，气短，呼吸音减弱，发热，发绀。

**2. 体征**

1）患儿在接受检查时，由于体位改变及哭闹引起阵发性咳嗽及发绀，气管前听诊可闻及拍击声；用手置于颈部气管处，可有异物碰撞振动感。

2）详细的胸部检查有助于诊断和异物的定位，听诊时可闻拍击音，气管、支气管被异物堵塞致气道狭窄时引起出气延长的“咝咝”声或笛哨声，约80%的患儿可发现患侧呼吸音减弱。

3）患儿发生充血性心力衰竭时，表现为烦躁、面色苍白或青紫，哭声短促无力或嘶哑、咳嗽。心率快，肝大，边缘钝，多有高热、脱水、酸中毒或全身衰竭表现。

**3. 辅助检查**

（1）X线检查 ① X线不透光的异物，如金属异物或密度较高的骨质异物，可发现异物影而明确诊断，但必须区别异物是在气道还是在食管，X线正、侧位片检查可以明确诊断；② X线透光的异物，早期X线检查基本正常，X线诊断主要根据间接征象，如纵隔摆动、肺气肿、肺不张、肺部感染等。这些征象只能高度怀疑异物存在，不能确诊。

（2）胸部透视 胸透较胸片具有更高的诊断价值，因在透视下可直接观察异物的摆动情况。不透光的异物可于透视下显影定位，对不显影的异物则可结合纵隔摆动、肺气肿等来分析判断。

（3）螺旋CT 螺旋CT分辨率高，可清晰显示气管、支气管的三维立体影像，并能直接显示异物大小形态及其位置。

（4）支气管镜检查 是明确气道异物最可靠的方法，若发现异物，可同时将异物取出。

**4. 鉴别诊断**

1）对有异物吸入史的可疑患儿，即使无明显症状及阳性体征，也应行支气管镜检查，以明确诊断并及时进行治疗。

2）对长期咳嗽、肺部感染、肺不张及不明原因的呼吸困难者，应追究病因，详细询问并排除异物吸入史。

3）对长期原因不明的咳嗽、咯血、反复发作肺炎及肺不张的患儿，应行支气管镜检查，排除异物存留的可能性。

4）呼吸道异物取出后，如仍有呼吸道异物的症状，应考虑还有异物存在的可能，应继续严密观察，必要时再次行支气管镜检查。

### （三）病理生理

异物进入喉、气管、支气管后引起的病理生理反应与异物的性质、大小、形状、停留时间及有无感染等密切相关。大的异物可嵌顿于声门、主支气管和隆突区，引起窒息死亡。植物性异物（如花生、豆类等）因含有游离脂酸，可刺激呼吸道黏膜，引起急性弥漫性炎症反应，如黏膜充血、肿胀、分泌物增多，甚至支气管阻塞，称为植物性支气管炎。如果异物较小，气道部分阻塞，吸气时由于支气管扩张，空气可吸入，而呼气时管壁回缩，管腔变小，空气排出受阻，远端肺叶出现肺气肿；如果异物较大，黏膜肿胀明显，支气管完全阻塞，空气吸入与呼出均受阻，远端肺叶引流不畅，易并发支气管肺炎或肺脓肿。

### （四）气道异物的急救处理

**1. 窒息的抢救**　气道异物患儿发生窒息时，若条件允许，应立即经直接喉镜迅速钳取异物；若条件不允许，可采用如下措施。

1）急救者取坐位，将患儿俯卧于急救者双腿上，头部略低，胸部紧贴急救者膝部，以掌部拍击患儿两肩胛间之脊椎部位，力量适中，促使异物排出。

2）海姆立克手法（Heimlich maneuver）：对进食后一手放在喉部，不能说话与呼吸，面、唇发绀，甚至失去知觉的患儿，应考虑为异物嵌顿于喉部引起的呼吸道阻塞。将患儿平卧于坚硬的床板或地面，抢救者跪下或立于其足侧；或取坐位，使患儿背靠抢救者并骑坐在抢救者的两腿上，用两手的中指与示指放在患儿胸廓下与脐以上的腹部，快速向上冲击压迫，动作要轻柔，重复操作，直到异物排出。

3）嵌顿于声门或主支气管的异物的抢救方法：情况危急时，可用口对口吹气，将异物吹入一侧支气管，使另一侧肺能呼吸，缺氧情况缓解后再手术取出。如果采用将患儿位于头低背高位的背部叩击法，可能使主支气管的异物掉至声门及声门下，加重呼吸困难，甚至窒息，故而应避免使用。

4）嵌顿于声门的异物的抢救方法：情况危急时，可用 18 号粗针头行环甲膜穿刺或环甲膜切开术，以缓解呼吸困难，争取抢救时间。

**2. 经内镜异物取出术**

（1）经直接喉镜异物取出术适用于　① 气管内活动的异物，且异物不易破碎者；② 声门下固定性异物引起阻塞性呼吸困难者；③ 患儿幼小无合适的气管镜。情况危急时，无需麻醉，以争取抢救时间。

(2) 经支气管镜异物取出术适用于 ① 直接喉镜不能取出的异物；② 位置较深的支气管异物；③ 异物存留时间较久，已有肺部并发症。

(3) 经纤维支气管镜或电子支气管镜异物取出术适用于 支气管深部的细小异物。

**3. 经气管切开异物取出术适用于** ① 较大的或特殊形状的异物，估计难以通过声门；② 患儿严重呼吸困难，病情危急，但缺少内镜设备及技术；③ 已行支气管镜取异物，异物未取出，喉部水肿明显，病情危急。可先行气管切开，取出异物，或经切口处插入支气管镜取出异物。

**4. 开胸异物取出术适用于** ① 经支气管镜难以取出的较大并嵌顿的支气管异物；② 电子支气管镜不能到达的支气管深处的细小异物；③ 长期存留甚至已经引起支气管扩张、肺脓肿等严重并发症的异物。

**5. 注意事项**

1) 海姆立克手法挤压上腹部时，用力不能偏斜，否则可造成肝、脾损伤。

2) 操作时，注意患儿意识、面色改变，若意识由清醒转入昏迷或脸色发绀，应改变抢救方案。

3) 对高热、脱水、酸中毒或已处于衰竭状态的患儿，若无呼吸困难，应待全身状况改善后再行支气管镜检查，否则术中可能造成死亡，尤其是幼儿。

4) 插入支气管镜时，动作应轻柔，以免损伤声带，引起喉水肿；钳取异物时，若感觉有阻力，又不能排除夹住支气管黏膜时，不应强拉，以免损伤支气管黏膜，造成气胸与纵隔气肿等严重并发症。

5) 异物取出后，若仍有气道异物症状，应继续密切观察，必要时再行支气管镜检查。

## 二、小儿气道异物取出术的麻醉管理

小儿气道异物取出术较一般小儿手术的麻醉风险性更大，目前研究认为大约有10%～20%的小儿气道异物吸入者需借助内镜取出异物，此类手术对于麻醉的要求主要有以下几点：① 术中下颌必须完全松弛，便于置镜操作；② 咽、喉、声门及气管的生理反射活跃，如处理不当，容易引起呛咳、憋气，甚至引发发绀、血压下降、心率缓慢，甚至心跳骤停等不良反应，因此应加以抑制或消除；③ 气管镜退出后，容易引起声门痉挛，麻醉须将其消除。

但是若全麻过深，上述要求虽然得以满足，却也极易抑制患儿的呼吸，加重缺氧。因此，小儿气道异物取出术的麻醉管理必须做到：① 小儿特别是幼儿与不合作的患儿应以全麻为主；② 能迅速调整麻醉深度，以便在操作的关键时刻能够立即加深，待操作完成又能很快减浅麻醉；③ 全麻患儿术后能快速苏醒，以便及时发现问题，减少麻醉的并发症；④ 为减少全麻用药，并能够适当减浅麻醉深度，可作充分的口、咽、喉、气管以及主支气管表面麻醉，此点至关重要；⑤ 对于垂危小儿，可以不用麻醉，视需要在术中随时加用表面麻醉。但患儿的头、肩及双下肢、身躯须由专人加以固定。

### (一) 麻醉管理的争论

为了满足以上要求，目前小儿气道异物取出术术中麻醉管理主要在麻醉诱导和通气管理上存在着争论。

**1. 吸入诱导与静脉诱导**

(1) 吸入诱导　① 优点：可逆；持续的气道控制；自主通气；气胸危险小；异物移动的危险小；② 缺点：误吸，下呼吸道梗阻时诱导更慢，高碳酸血症，咳嗽和屏气更可能使异物移动的危险。

(2) 静脉诱导　① 优点：平稳而且快速，快速的控制气道，咳嗽和屏气少；② 缺点：小儿从自主呼吸到控制呼吸转换困难，预充氧有效性差，控制通气，过度膨胀，气胸，异物移位。

**2. 自主通气与控制通气**　以往认为置入支气管镜时以保持自主呼吸为好，且自主呼吸的存在，也等于保存人体对呼吸的自我调节能力，且从呼吸情况也可以判断麻醉深浅。但也有研究发现保持自主通气，术中患儿咳嗽的发生率更高，通气不完全，呼吸做功更高，术中易发生低氧血症和高碳酸血症，术后也容易引起喉痉挛等并发症。近期研究认为自主通气和机械通气各有利弊，两种通气方式对于患儿的预后没有明显差异，故选择自主通气或是控制通气主要取决于麻醉医生个人的经验、外科医生的术式以及患儿异物阻塞的位置。

### (二) 常用麻醉方法

**1. 麻醉前准备**　小儿新陈代谢旺盛，为了减少呼吸道分泌物及对抗由于缺氧导致的迷走神经兴奋，患儿术前常规肌注阿托品 0.02 mg/kg 或东莨菪碱 0.015 mg/kg。术中持续监测心率、脉搏、呼吸等。

**2. 丙泊酚复合瑞芬太尼麻醉**　丙泊酚具有起效快、作用时间短、镇静良好、可控性强且无蓄积的特点，同时能更有效抑制咽喉反射及咳嗽反射，为手术操作及呼吸道管理提供了良好的麻醉条件。瑞芬太尼是一种人工合成的新型超短效阿片类药物，它具有所有阿片类药物的药效学特点，但因其结构中含有酯键，容易被血浆的非特异性酯酶代谢，具有起效快，消除快的特点。研究表明，丙泊酚复合瑞芬相比于 γ-羟基丁酸钠(γ-OH)复合氯胺酮更能有效地抑制咽喉反射，使下颌松弛、声带外展固定、呛咳发生率低，置镜条件好；同时发现其咽喉、气管反射很快恢复，喉痉挛和术后恶心、呕吐发生率低，麻醉苏醒时间明显缩短。由于丙泊酚复合瑞芬太尼对循环和呼吸抑制较强，必须注意给药速度，切忌快速推注，尤其是瑞芬太尼应泵注为宜。一旦出现明显的循环、呼吸抑制，及时停止给药，充分供氧对症处理，可迅速恢复。因此应加强围术期循环呼吸监测($SpO_2$、RR、ECG、BP)，与术者密切配合，手术开始前以面罩充分给氧，延长缺氧耐受时间。术中支气管镜侧孔持续高频通气给氧，必要时麻醉机辅助呼吸或面罩加压供氧。

**3. 七氟烷麻醉** 七氟烷具有芳香气味，呼吸道刺激小，更易于被患儿接受；且七氟烷的血/气分配系数仅0.63，在常用的挥发性吸入全麻药中较低，故其诱导、苏醒过程迅速，麻醉深度具有较强的可调节性。七氟烷能使患儿迅速进入麻醉状态，对呼吸循环功能影响小，而且具有一定的肌松作用，使下颌松弛，支气管镜容易置入，有效避免了因反复多次挑咽喉、置入支气管镜而造成的气管、支气管黏膜充血水肿加重等损伤。由于此手术对喉头的刺激强烈，可引起呛咳、屏气、躁动等加重缺氧，副交感神经兴奋和缺氧可反射性引起心率减慢，甚至心跳骤停，而七氟烷具有一定的镇痛作用，能减轻咽反射，可有效避免上述并发症的发生。

**4. γ-羟基丁酸钠(r-OH)的应用** γ-OH起效时间较长，它在保留患儿自主呼吸的前提下达到一定程度的肌松作用，使下颌松弛，支气管镜容易置入，避免了不必要的气道黏膜损伤。但是，γ-OH的体内代谢时间较长，所以肌张力恢复不佳，还可导致呼吸道分泌物增多、咽喉反射增强，γ-OH合用氯胺酮与七氟烷麻醉相比，前者苏醒时间明显长于后者，苏醒期屏气、呛咳及舌后坠等情况的发生也明显多于后者，从而加大了呼吸道管理的难度和苏醒期的风险。另外，γ-OH复合氯胺酮，因其具有增强咽喉肌张力的特点，故使喉黏膜对手术操作刺激的反应增强，这些可能也是容易发生术后并发症的原因。

**5. 七氟烷复合丙泊酚-芬太尼麻醉** 有研究表明，七氟烷吸入复合丙泊酚-芬太尼复合静脉麻醉用于小儿支气管异物取出术，置镜条件满意，术中气道反应轻，$SpO_2$下降不明显，无明显的屏气，患儿的苏醒时间大大缩短，减少了滞留复苏室的时间，提高了安全系数。三种药的协同作用有效地减少了丙泊酚的用量，减轻了其对循环、呼吸的抑制等不良反应，是一种安全、有效的麻醉方法。

**6. 咪唑安定** 咪唑安定为苯二氮䓬类药，具有抗焦虑、镇静作用，用于诱导可缓解支气管痉挛，可减轻气管插管引起的交感神经兴奋反应，同时辅用芬太尼可消除此反应。小剂量的咪唑安定和芬太尼缓慢静脉注射对循环、呼吸抑制轻微。咪唑安定、丙泊酚辅以局麻用于小儿支气管异物取出术的麻醉，为手术操作及呼吸道管理提供了良好的条件。

综上所述，小儿气管、支气管异物取出术麻醉方法较多，且各有优缺点。应根据麻醉医生的经验及医疗设备条件而使用合适的麻醉方法。

### （三）术中可能发生的并发症及处理

**1. 缺氧** 异物吸入后，患儿呼吸道阻塞、黏膜水肿、呛咳、呼吸困难及恐惧，且麻醉医生与手术医生共用气道，使患儿有不同程度的缺氧，以至呼吸、循环功能明显紊乱。主要表现为明显缺氧、发绀和心率加快。术中如$SpO_2$高于90％则无需处理，如果低于90％则需暂停手术，应立即将支气管镜退至主气管，充分供氧，必要时采用麻醉机控制或辅助呼吸，保证氧供。

**2. 喉痉挛**　术中由于麻醉过浅，患儿则会因异物尚未取出或气管镜在气管内的刺激，使呼吸变得更为急促，心率增快，发生呛咳、喉痉挛。如若发生，应立即停止手术操作，加深麻醉，并面罩加压给氧，同时静脉给予地塞米松。

**3. 喉水肿**　研究发现喉水肿的发生率为2.5%。发生喉水肿的原因主要是手术操作刺激太剧烈或操作时间过长。凡取出异物超过30 min以上者，均有喉及声门下黏膜水肿的可能。术者置入气管镜时动作应轻柔，术中尽早应用地塞米松，手术结束后吸净分泌物，面罩吸氧，留手术室观察，待生命体征平稳，自主呼吸满意，吸入空气 $SpO_2$ 能维持在正常范围（≥95%）方可离开手术室，送返病房应及时治疗，给予糖皮质激素静脉注射，必要时行预防性气管切开。

**4. 心跳、呼吸停止**　由于缺氧导致迷走神经的应急反应性增高，在咽喉、气管遇到刺激时，易激发反射性的心跳、呼吸停止。因此在置镜前尽量充分供氧，以提高机体对置镜或操作所致缺氧的耐受性。如发生心跳呼吸停止应立即心肺复苏。

小儿气管、支气管异物经内镜取出术的麻醉总结如下：① 麻醉前应经面罩吸纯氧或加压辅助呼吸，增加血氧含量，为进一步实施麻醉及手术提供安全保障；② 麻醉应选择对患儿循环呼吸影响小的麻醉方法，同时辅以完善的表面麻醉，不仅可以消除反射，还可减少全麻药用量，以利于患儿尽快苏醒，但需注意表面麻醉所用局麻药的毒性反应；③ 取异物时，异物钳不可置入时间太长，血氧饱和度下降应及时通知术者抽出异物钳。麻醉后应加强患儿气道管理，必要时行气管内置管辅助通气，为防止声门及气管黏膜充血水肿，应尽早应用地塞米松。

## 参考文献


1 Orofino A, Lanzillotto MP, D'Amato M, et al. Foreign body ingestion in children: our experience and review of the literature. Pediatr Med Chir, 2009, 31(5): 205-210.

2 Zur KB, Litman RS. Pediatric airway foreign body retrieval: surgical and anesthetic perspectives. Paediatr Anaesth, 2009, 19 Suppl 1: 109-17.

3 Skoulakis CE, Doxas PG, Papadakis CE, et al. Bronchoscopy for foreign body removal in children. A review and analysis of 210 cases. Int J Pediatr Otorhinolaryngol, 2000 Jun 30; 53(2): 143-148.

4 Tang LF, Xu YC, Wang YS, et al. Airway foreign body removal by flexible bronchoscopy: experience with 1027 children during 2000-2008. World J Pediatr, 2009, 5(3): 191-195.

5 Swanson KL, Edell ES. Tracheobronchial foreign bodies. Chest Surg Clin N Am, 2001, 11(4): 861-872.

6 Ciftci AO, Bingöl-Kologˇlu M, Senocak ME, et al. Bronchoscopy for evaluation of foreign body aspiration in children. J Pediatr Surg, 2003, 38(8): 1170-1176.

7 Soodan A, Pawar D, Subramanium R. Anesthesia for removal of inhaled foreign bodies in children. Paediatr Anaesth, 2004, 14(11): 947-952.

8 盛卓人,王俊科.实用临床麻醉学.第3版.沈阳:辽宁科学出版社,1996:442-543.

9 庄心良,曾因明.现代麻醉学.第3版.北京:人民卫生出版社,2003:477-479.

10 Zhijun C, Fugao Z, Niankai Z, et al. Therapeutic experience from 1428 patients with pediatric tracheobronchial foreign body. J Pediatr Surg, 2008, 43(4):718-721.

11 Farrell PT. Rigid bronchoscopy for foreign body removal: anaesthesia and ventilation. Paediatr Anaesth, 2004, 14(1):84-89.

12 Chen LH, Zhang X, Li SQ, et al. The risk factors for hypoxemia in children younger than 5 years old undergoing rigid bronchoscopy for foreign body removal. Anesth Analg, 2009, 109(4):1079-1084.

（马正良）

## 第四节　小儿脊柱手术的麻醉

小儿脊柱手术治疗的范畴包括先天畸形、原发或继发性肿瘤、动静脉畸形、椎间盘脱出以及其他疾病。脊柱手术中小儿肿瘤较少,血管畸形如动静脉血管畸形更为少见,较为多见的是小儿原发或继发性脊椎侧弯和脊髓损伤的治疗。小儿脊柱手术操作复杂和小儿特殊的生理特点给麻醉医生带来较大挑战,本章节着重阐述小儿脊柱手术的麻醉管理和术中关注的要点。

### 一、小儿脊柱畸形

所有脊柱手术的目的是为了纠正或缓解神经系统缺陷。小儿脊柱手术麻醉必须考虑手术部位、术中相关监测、小儿病理生理、失血和脊髓血供等问题。麻醉医生除要对小儿病理生理情况有充分的认识之外,还需要了解关于脊柱手术的问题。

#### (一) 脊柱侧凸

在脊柱手术中较为多见,脊柱侧凸是指脊柱的一个或数个节段在冠状面上偏离身体中线向侧方弯曲,形成一个带有弧度的脊柱畸形,通常还伴有脊柱的旋转和矢状面上后突或前突的增加或减少。其弯曲严重程度通常由Comb角来评估,可分为先天性和后天性脊柱侧弯。先天性脊柱侧弯可发生在任何年龄,通常是由于椎骨分裂或半椎体形成,可以是全身性疾病如Goldenhar综合征和脊柱裂等的一部分表现,或伴有心肺肾或神经系统的异常,手术指征宽泛。后天性脊柱侧弯多是特发性的,婴幼儿期出现脊柱侧弯(发病于8岁前),一旦未被发现,中年时期可导致心肺功能衰竭。

## （二）脊髓发育不良

脊髓发育不良是指妊娠 1 个月时胚胎神经沟融合不良，其发生率为 0.1%。神经管闭合不良可造成脑脊膜或神经元囊状疝出，脊髓脊膜突出可发生在脊柱任何水平，主要发生在腰骶部，如发生在高位胸段可导致严重的神经缺陷。

**1. 脊柱裂**　脊柱裂是指某节或某几节脊柱由于先天性原因未能发育完整，即骨质中有部分缺损，脊椎椎弓没有融合。5%～10%的患儿为隐形脊柱裂，由皮肤和软组织覆盖缺陷，通常发生在 L5，皮肤表面多有浅凹或毛发。而在开放性脊柱裂，椎弓连接部缺陷通常会伴随脊膜、脊髓或脊髓脊膜膨出。脊髓发育不良暴露出神经组织可导致感染和死亡，早期闭合缺陷可降低感染危险，并减缓神经和运动功能损害的发展。脑脊膜膨出修复术是急诊手术，需在婴儿出生 24 h 内关闭缺陷。

**2. 脊髓栓系**　脊髓栓系是指脊髓末端部（圆锥部）附着在脊柱末端的硬脊膜管盲端部而受到牵拉，终丝通常被锚定在 L2 水平以下，受到伸展、扭曲等不良影响，导致脊髓栓系。外科手术可松解脊髓栓系，纠正局部的扭曲和压迫，恢复受损部位的微循环，并可以阻止神经和泌尿系统症状损害的发展。

## （三）脊髓纵裂

脊髓纵裂是较少见的先天畸形，系由椎体向后生长的骨性软骨或纤维纵隔将脊髓或终丝分为两半，此纵隔可与后方椎弓结构相连。来自原始神经肠管的中胚层组织持续存在使神经管融合异常，在胚胎发育期，神经管暂时将卵黄囊和羊膜之间的原始结（Hensen 结）相连，此节向远端移行至尾骨附近而消失。若出现异常副管则使外胚层的神经管由其下方的内胚层分开。Bently 和 Smith 观察，若神经肠管持续存在，则有三个胚层的组织残留，随生长远离其原来部位，因此所发生的畸形范围广泛，包括肠、椎体、颅骨、囊肿性病变和脊髓纵裂。通常主要累及腰椎，椎体异常包括椎体融合缺陷、半椎体、发育不全、后侧凸、脊柱裂和脊髓脊膜突出。神经体征出现来自脊髓的屈伸运动，常伴有脊髓栓系，多于学龄前发现。治疗多采用去除骨刺或骨板骨嵴，松解黏附组织。

## （四）脊髓空洞症

脊髓空洞症是指脊髓内囊状空洞，与脑脊液相通、不通或局部相通。由于胶质细胞增生，脊髓中央管通常闭塞，第四脑室出口梗阻，脑脊液从第四脑室流向蛛网膜下腔受阻，脑脊液在脉络膜丛动脉源性搏动波的作用下，向下冲击脊髓中央管，致使中央管扩大，冲破中央管周围的灰质，形成空洞。

## （五）Chiari 畸形

Chiari 畸形通常包括如下解剖异常：枕骨大孔处小脑扁桃体疝、脑干和第四脑室延伸和非交通性脑积水。多数患儿伴有脊髓脊膜膨出，为 Chiari Ⅱ型。通常此类畸形需行引流手术如脑室腹腔分流或脑室引流术。

### （六）脊髓肿瘤

脊髓肿瘤约占小儿中枢神经系统肿瘤的 1/5，分为髓内、髓外、硬膜内和硬膜外肿瘤。其中最多见的肿瘤为低分化的星形细胞瘤和室管膜瘤。髓外硬膜内肿瘤起源于神经嵴，多为良性的，包括神经纤维瘤、神经节瘤和脑膜瘤；髓外硬膜外肿瘤多为转移瘤，如神经母细胞瘤、肉瘤和淋巴瘤。现代医学技术可以将许多肿瘤安全完整切除，髓外的良性肿瘤预后较好。

### （七）急性脊髓损伤

小儿急性脊髓损伤可来自间接创伤如屈伸过度、垂直压迫、脊柱骨折脱位或硬膜外出血导致脊髓受压。更多的来自产道损伤如臀位分娩，躯体虐待（摇晃婴儿）、车祸，跌落以及其他急性损伤。脊髓损伤小儿通常需要详细的体检和影像检查后行外科手术。近一半患儿脊髓损伤未见 X 线异常。骨折脱位需牵引和固定，椎骨融合术适合于脊柱不稳定损伤，椎板切除术和脊髓监测适合于 CT 和 MRI 显示硬膜外或椎管内的出血。

### （八）血管畸形

小儿血管畸形较少见，但可导致脊髓压迫，血管迂曲、脊髓缺血性损伤。维持脊髓灌注压和避免脊髓压迫是治疗的关键。

### （九）大脑性瘫痪

脑瘫是一组非进展性的、多变的损害综合征，是大脑早期发育异常或发育障碍所造成。运动缺陷包括痉挛状态、共济失调和运动障碍。脑瘫小儿需要一系列的药物治疗。巴氯芬是 GABA－β 类激动剂，促进脊髓抑制兴奋性神经递质的释放，减少肌紧张，缓解痉挛状态，是唯一可应用于鞘内治疗脑瘫的药物。可通过手术置入可控的巴氯芬药物泵，缓慢地注入鞘内，发挥作用。脑瘫儿如同时患有脊柱侧弯，在行矫形手术过程中，主要难题包括静脉通路的置入、肢体挛缩导致的体位问题、食管反流、慢性上呼吸道阻塞以及术后的疼痛管理。对这类严重患儿的风险评估亦是有相当难度。

## 二、麻醉技术

### （一）术前评估

**1. 采集病史** 许多患儿有先天疾病或并存多种复杂疾病，需认真了解相关的病理生理，患儿前期进行的治疗和手术，以及麻醉方法和患儿目前正在进行的治疗。

**2. 全面评估神经系统缺陷**　尤其是脊髓损伤和肌肉状态，有助于麻醉医生发现术前存在的神经肌肉缺陷。

**3. 关注患儿呼吸、心血管和中枢神经系统的功能**　这些功能受损与疾病密切相关，并可能是决定进行脊柱手术的重要因素。婴儿胸式呼吸不发达，胸廓的扩张主要靠膈肌，故以腹式呼吸为主。小儿轻度脊柱侧凸畸形患儿多无症状，重度患儿可伴有心脏移位，内脏发育不全，内脏尤以肺和心脏受压较为明显。临床表现为循环功能不良，心率增快，呼吸功能受限，呼吸频率增快，肺活量减少，血 $O_2$ 分压下降，$CO_2$ 分压上升，病情严重可发展成Ⅱ型呼衰。长时间的肺膨胀不全还可造成不可逆的肺萎缩，严重者甚至可发生肺内小气道扭曲变形，并有造成肺动脉高压及肺心病的危险。中枢神经系统损害与其他器官异常发生率无关。在中枢神经系统受损患儿中先天性心脏病的发生率并无升高。

**4. 评估气管插管难易程度**　术前检视可导致困难插管的解剖异常，检查颈部活动度（脊髓损伤和颈椎不稳时不应检查），观察有无小颌畸形、巨舌及其他面部畸形。对于强直性脊柱炎等所致困难气道，可考虑纤支镜气管插管。对不稳定脊髓损伤，插管动作应轻柔，避免移动颈椎。

**5. 婴儿及新生儿的麻醉**

（1）婴儿呼吸特点　① 低氧抑制呼吸，高碳酸血症刺激呼吸的程度较成人弱；② 新生儿易发生肺膨胀不全；③ 膈肌易疲劳；④ 麻醉状态下易出现呼吸道梗阻和胸腹呼吸不协调。

（2）心脏和循环特点　① 心肌力量弱；② 储备有限；③ 肌力更多地依赖于细胞外钙离子浓度。

（3）肝功能不成熟　需要调整药物给药时间和维持剂量。

（4）肾功能不成熟　不耐受禁食和液体限制。麻醉还应特别关注新生儿大小和成熟度，对于未足月儿麻醉用药量需减少，并注意术后 24 h 以内可能发生心动过缓和呼吸暂停。

**6. 脊柱手术属于小儿较大手术，必须完善相关的术前检查**　① 血常规；② 肝肾功能和电解质；③ 凝血分析；④ 胸部 X 线；⑤ 动脉血气分析；⑥ ECG，必要时超声心动图；⑦ 肺功能测定。

**7. 是否可能对乳胶过敏**　这在国外较为重视，国内鲜有报道。临床表现为低血压、喘息，严重可致患儿死亡。手术中主要致敏原是乳胶手套，理论上第一次接触患儿时所有的设备和手套尽量是非乳胶制品。

### （二）术前用药和术前准备

术前用药的目的是镇静和安定，减少呼吸道黏膜分泌物，阻断迷走神经反射等。对于新生儿和 3 个月以内的婴儿，阿托品可减少低血压的发生率，并可防止气道内分泌物蓄积所致的不良后果。对于 1 岁以下的小儿，可不使用镇静剂，只用阿托品，剂量为 0.02 mg/kg，肌肉注射；对于不合作的小儿，可口服咪唑安定糖浆 0.25～0.5 mg/kg，20～45 min 起效；也可咪唑安定 0.05 mg/kg、阿托品 0.02 mg/kg、氯胺酮 3～4 mg/kg 混合肌内注射作为术前用药。

小儿禁食时间过长易发生低血糖、脱水和情绪变化，小儿禁食时间以不超过 8 h 为宜。6 个月以内婴儿麻醉前 4 h 禁食固体食物和牛奶，麻醉前 3 h 禁食糖水或果汁；6～36 个月以内幼儿麻醉前 6 h 禁食牛奶及固体食物，麻醉前 3 h 禁食糖水和果汁；大于 36 个月小儿麻醉前 8 h 禁食牛奶和固体食物，麻醉前 3 h 禁食糖水和果汁。如手术推迟，应静脉补液。

术前和患儿及家长的充分沟通有助于减少患儿恐惧，与患儿建立感情，取得患儿信任，并有助于麻醉医生行麻醉诱导。

### （三）麻醉诱导和维持

脊柱手术通常采用全麻。麻醉诱导可采用吸入、静脉或静吸复合方式。七氟烷用于小儿麻醉诱导和维持有其独特的优点：七氟烷具有芳香气味，呼吸道无刺激，易于被患儿接受；而且七氟烷的血/气分配系数低，其诱导、苏醒过程迅速，麻醉深度具有较强的可调节性，能使患儿迅速进入麻醉状态，对呼吸循环功能影响小。异氟烷可引起小儿咳嗽、气道痉挛，不宜单独用于诱导，可在静脉药物使用后吸入。恩氟烷具有支气管扩张作用，但可引起肌肉抽搐。氟烷由于具有肝毒性目前已较少使用。

气管导管的内径可根据公式：导管直径（mm）＝4＋年龄/4，对于未足月儿 2.5～3 mm，新生儿 3～3.5 mm，并准备较估计粗 0.5 mm 或细 0.5 mm 的导管。正确的导管应是易于通过喉部且在 15～20 $cmH_2O$ 气道压下稍有漏气为宜。无漏气说明导管过粗，但也应避免漏气过多，导致通气不足。导管插入深度＝12＋年龄/2，同时应听诊双肺、$CO_2$ 监测和临床观察确定导管位置正确。脊柱手术通常是采用机械通气，对于≤10 kg 小儿，吸气峰压维持在 15～18 $cmH_2O$ 可满足足够的潮气量；对于较大小儿，潮气量一般设置为 8～10 ml/kg，并注意减少机械死腔。

麻醉维持通常可采用吸入、静脉方式或静吸复合方式，使用药物可与成人相同。尽管小儿的MAC 高于成人，但新生儿对于吸入麻醉药的心脏抑制效应特别敏感，难以耐受大剂量挥发性麻醉药。肌松药通常采用非去极化肌松药。脊柱手术中管理重点是尽量减少脊髓缺血和压迫。术中需要控制血压，保持体位正常，减少腹部受压，降低静脉充血，维持脊髓灌注。在确保脊髓灌注的情况下，产生减少手术野的出血。瑞芬太尼作为超短效的阿片类药物，能提供较好的镇痛，且起效迅速、作用消失快，可配伍用于静脉全麻维持，和丙泊酚合用可较好的用于小儿手术的麻醉。

### （四）术中监测

常规监测包括 ECG、$SpO_2$，呼气末 $CO_2$、温度（中心和外周）、无创血压等。对于合并有心脏疾病和手术失血较多的需监测中心静脉压。时间长的大手术如肿瘤切除术，除了常规监测外，应行有创动脉血压监测和留置导尿管监测尿量。尿量应保持新生儿 $\geq 0.5\ ml \cdot kg^{-1} \cdot h^{-1}$，小儿 $\geq 1.0\ ml \cdot kg^{-1} \cdot h^{-1}$，有些患儿中还需实时监测酸碱平衡、血红蛋白、血细胞比容、凝血状态等。

为防止术中小儿脊髓损伤，最好进行体感诱发电位（SSEP）监测，特别是在脊柱复位和位置调整时，应着重监测。因为这阶段可引起脊髓移位，造成不可逆的损伤。脊髓电生理监测，是患儿围术期监测的一部分，应一直监测到转为平卧位，气管拔管为止，以确定脊髓未受损伤。

静脉通路应妥善固定。在脊髓肿瘤切除术、动静脉血管畸形和脊柱侧弯手术患儿，通常出血较多，为防止大量出血需要输血输液，最好保持一条以上的静脉通路。液体丢失包括第三间隙丢失量和失血量。在巨大脊髓脊膜膨出关闭术中，第三间隙丢失量会很多。失血量主要取决于手术的复杂程度和时间，如脊柱侧弯手术，失血量较多。小儿血容量有限，不能耐受失血，术中应积极补充血容量。在脊髓发育不全手术中，除非损害广泛，需行皮肤移植，失血量通常不大。

术后患儿是送回普通病房还是进重症监护室，这取决于患儿术前心肺功能、手术持续的时间、手术情况、失血量、是否低体温、术后镇痛的需要以及术后是否需要继续呼吸支持和特别护理。

## 三、脊柱手术重点问题

### （一）俯卧位

大多数脊柱手术是采取俯卧位，通常是指面朝下、上胸部和肩部和髂骨等下有垫衬，腹部避免受压以利呼吸，并降低腹内压，从而可以减少硬膜外血管丛出血。头部正中位，需头圈，偏向一侧时可有头枕，通常是采用泡沫或凝胶制品，从而避免耳朵和眼睛受压。

对于较小的患儿，可采用软垫和凝胶圈来垫高躯干，而保持腹部不受压并能固定。对于大多数患儿和一些复杂、重大的手术操作，通常需要 Wilson 框架或者是 Andrew 框架。

俯卧位时，在搬动体位前后务必确认气管导管和各种导线在位。可使用带有加强导丝的气管导管，以防导管打折弯曲。注意保护眼睛和受力点。俯卧位并发症如下：① 气管导管脱出；② 上呼吸道黏膜水肿导致术后气道梗阻；③ 眼并发症，如角膜损伤、结膜和眼眶周围水肿、视网膜缺血和术后失明等；④ 腹部受压，导致硬膜外静脉压升高，增加出血；⑤ 头颈部位置不当，导致静脉和淋巴回流受阻；⑥ 气栓。术中应仔细观察，防止并发症发生。

### （二）体温控制

早产儿和足月儿由于皮下脂肪较少，均不能耐受低体温。低体温可导致呼吸暂停、心动过缓、低血压和酸中毒。低温还可使肌松剂作用时间延长，并损害血小板的功能，增加伤口感染概率。小儿由于体表指数较大，对低温很不耐受，婴儿主要是通过血管收缩和褐色脂肪维持体温，术中轻度的体温降低并不会增加他们的代谢；超过 1 岁的小儿，寒颤可取代非寒颤性生热。术中保温措施包括预热并维持手术室温度大于 26 ℃、包裹四肢、电热毯、热风机和加温输入液体。适宜的手术室温度随患儿年龄差异而不同，未成熟新生儿是最高的。

对于脊髓脊膜膨出患儿的保温措施尤为重要。由于病变平面以下的自主神经是异常的，所以对温度调控的要求更高。在摆体位和消毒皮肤时，手术室温度最好保持在 27 ℃，并使用辐射热灯。

### （三）脊髓血流量

**1. 血管解剖** 脊髓血流供应包括起源于椎动脉的独立的前后两循环和起源于降主动脉的肋间血管和腰动脉。单一的脊髓前动脉供应脊髓腹侧 2/3 的血流，成对的网状的脊髓后动脉供应脊髓背侧 1/3 的血流，前后两路循环之间无侧支循环。

脊髓前动脉口径不均，行程中常有狭窄甚至中断等变异。侧支根动脉起源于主动脉，补充流经脊髓前动脉的血流。肋间动脉和腰动脉在肋横突关节内侧发出根动脉，根动脉再逐渐上升到椎间盘下缘水平进入椎间孔；每相邻两动脉的距离较远，这使脊髓相对容易缺血。Adamkiweicz 根动脉即大前根动脉，起源于 T8～L3 神经根的主动脉，供应远端胸髓和腰骶干的前端，提供脊髓近 50％的血供，脊柱损伤或主动脉和脊髓手术易导致其血供受损。

**2. 血流调节** 动物实验显示脊髓血流量调节与脑血流量调节的原理一致，但脊髓血流量较脑血流量低，这是因为脊髓代谢率较脑代谢率低。脊髓灰质血流量是大脑皮质血流的一半，而脊髓白质血流大约是灰质的 1/3。

脊髓灌注压（SCPP）等于平均动脉压-脊髓外压。脊髓外的机械压迫如肿瘤、血肿，脊髓静脉充血和脊髓内压升高是 SCPP 的重要决定因素。根据平均动脉压的改变，脊髓血管收缩或舒张，维持脊髓血流稳定。过去术中通过控制性降压来最大限度地减少出血，但全身血压降低的同时也减少了脊髓的灌注压，有研究显示低血压可增加神经损伤，改变诱发电位的潜伏期信号，严重低血压甚至在无脊髓操作时会导致脊髓缺血。脊髓血流的调节范围是 45～180 mmHg。危害脊髓自动调节机制的因素包括严重缺氧、高碳酸血症和创伤等。脊髓和脑血管系统对氧和 $CO_2$ 浓度改变的反应相似，硬膜外麻醉可能会影响脊髓灌注压。

### （四）脊髓功能监测

手术中的脊髓功能监测已成为脊柱手术的监护标准，是脊髓损伤和脊柱侧弯手术的一部分，术中监测脊髓功能完整性的方法如下。

**1. 唤醒试验** 唤醒试验已有 20 年的历史，在使用电生理监测之前，它是在脊柱矫正手术中评价脊髓功能的一种重要方法。它的主要优势是评价前脊髓功能（运动功能）。试验的主要危险是：气管导管脱出，深呼吸时空气栓塞和支撑物滑动。主要缺陷是它只能评价唤醒期间的脊髓功能，不能连续评价，假阴性的结果时有报道。吸入和静脉方式均可用于唤醒试验。对于婴幼儿和较小的小儿因不配合无法进行唤醒试验。

**2. SSEPs**　这是脊髓电生理监测中应用较为广泛的一种方法。它通过直流电刺激胫神经或腓肠神经，使用表面电极或硬膜外双极电极记录皮层的相应变化。记录SSEPs的基线水平可排除神经功能障碍并决定手术的可行性。在麻醉和手术期间，监测SSEPs的潜伏期和变化幅度，通常幅度降低50%被认为有意义。许多麻醉药物对SSEPs的潜伏期和幅度有影响，操作刺激和低体温亦有影响，寒冷、缺氧、高碳酸血症和脊髓缺血均抑制SSEPs和MEPs。肌肉松弛剂可减少SSEPs肌肉伪差。SSEPs是监测特定通路，非感觉系统损伤不会被检测出，全面的脊髓监测应是联合应用SSEPs和MEPs。

**3. MEPs**　MEPs可以是诱发的脊髓电描记（EMGs）或者复合的肌肉动作电位（CMAPs）。它评估的是运动皮层和下行通路的功能，通过刺激皮肤或暴露的神经组织，记录大脑运动区域或脊髓电讯号的变化。

**4. 皮区反应**　阴部神经反应是皮区反应的特例，特别适用于脊柱裂的患儿。阴部神经传递来自阴茎、尿道、肛门、骨盆底肌肉的感觉，以及来自球海绵体、骨盆底肌肉和外尿道括约肌的运动。电刺激来自阴茎、尿道和膀胱的背侧神经可引起皮区反应，并被记录。

### （五）输血治疗

脊柱手术通常会大量失血，术前一般需要至少2U以上的备血。由于同种异体输血可引起细菌和病毒感染，还可产生免疫反应和交叉感染，以及代谢失衡、输血错误等危险，同时血源供应紧张，不得不尽量减少同种异体输血的治疗措施。其他措施包括术前口服铁剂，注射促红细胞生成素，术前采血保存，等容血液稀释等。精细的外科操作及止血，正确的体位，控制性降压技术（附有脊髓监测），使用血液回收机等对于减少出血，维持患儿的血容量来说亦具有重要意义。

### （六）术后疼痛管理

脊柱手术后疼痛通常会使用到阿片类药物，在年龄稍小的小儿，通常会使用到吗啡，年龄大于7岁的小儿可以使用PCA技术，手术结束后使用局麻药浸润伤口也可减少术后的伤口疼痛。对脊柱侧弯手术的患儿，术后可采用硬膜外镇痛。研究显示硬膜外导管能安全有效地用于控制青少年脊柱侧凸融合术后的疼痛，不良反应包括嗜睡、延迟性呼吸抑制、皮肤瘙痒、尿潴留、恶心、呕吐和导管意外脱出等。

## 四、总结

小儿脊柱手术从婴儿到青少年均可存在，麻醉医生必须考虑年龄相关的小儿病理生理，麻醉管理包括仔细安全的操作、稳定的脊髓灌注，维持正常体温和血容量。小儿脊柱手术的成功有赖于仔细的术前评估、精湛的外科技术、良好的术中监测、稳定的血流动力学和持续的脊髓功能监测。

## 参考文献


1 Accadbled F, Henry P, de Gauzy JS, et al. Spinal cord monitoring in scoliosis surgery using an epidural electrode. Results of a prospective, consecutive series of 191 cases. Spine, 2006, 31: 2614 - 2623.

2 庄心良，曾因明，陈伯銮. 现代麻醉学. 第3版. 北京：人民卫生出版社，2003：1413 - 40.

3 扈家强，王大柱. 新编人体疾病与麻醉. 天津：天津科学技术出版社，2007：821 - 39.

4 Almenrader N, Patel D. Spinal fusion surgery in children with non-idiopathic scoliosis: is there a need for routine postoperative ventilation? Br J Anaesth, 2006, 97:851 - 857.

5 Auguste KI, Gupta N. Pediatric intramedullary spinal cord tumors. Neurosurg Clin N Am, 2006, 17: 51 - 61.

6 Costa P, Bruno A, Bonzanino M, et al. Somatosensory and motorevoked potential monitoring during spine and spinal cord surgery. Spinal Cord, 2007, 45:86 - 91.

7 Eyres R. Update on TIVA. Paediatr Anaesth, 2004, 14:374 - 379.

8 Fassett DR, McCall T, Brockmeyer DL. Odontoid sunchondrosis fractures in children. Neurosurg Focus, 2006, 20:E7.

9 Gan YC, Sgouros S, Walsh AR, et al. Diastomatomyelia in children: treatment outcome and natural history of associated syringomyelia. Childs Nerv Syst, 2007, 23:515 - 519.

10 Garg S, Dormans JP. Tumors and tumor-like conditions of the spine in children. J Am Acad Orthop Surg, 2005, 13:372 - 381.

11 Glenn OA, Barkovich J. Magnetic resonance imaging of the fetal brain and spine: an increasingly important tool in prenatal diagnosis: part 2. Am J Neuroradiol, 2006, 27:1807 - 1814.

12 Higuchi H, Adachi Y, Kazama T. Effects of epidural saline injection on cerebrospinal fluid volume and velocity waveform: a magnetic resonance imaging study. Anesthesiology, 2005, 102:285 - 292.

13 Macdonald DB. Intraoperative motor evoked potential monitoring: overview and update. J Clin Monit Comput, 2006, 20:347 - 377.

14 McCall T, Fassett D, Brockmeyer D. Cervical spine trauma in children: a review. Neurosurg Focus, 2006, 20:E5.

15 Stainsby D, Jones H, Asher D, et al. SHOT Steering Group. Serious hazards of transfusion: a decade of hemovigilance in the UK. Transfus Med Rev, 2006, 20:273 - 282.

16 Wazeka AN, DiMaio MF, Boachie-Adjei O. Outcome of pediatric patients with severe restrictive lung disease following reconstructive spine surgery. Spine, 2004, 29:528 - 534.


（马正良）

# 第五节　小儿神经外科手术的麻醉

随着神经影像学的技术进步，小儿神经外科有了更进一步的发展，使得对于小儿神经外科疾病的治疗得到极大改善。然而，小儿特有的生理及发育特点，给神经外科医师及麻醉科医师带来巨大挑战。这一章节的目的就是阐述小儿神经外科围术期的麻醉管理。

## 一、小儿生理学上的特点

不同年龄阶段小儿脑血管生理特点的差异对于小儿神经外科的术中管理有着重要意义。脑血流量同代谢需要量紧密相连，两岁以下的小儿平均动脉压基础值较低，且自动调节能力也较低，因此小儿术中有着较高的脑缺血风险。由于小儿头部的体表面积约占整体的19%，大大高于成人的9%，脑血流量占心排血量的百分比亦提高，导致小儿中枢血容量的提高。这些因素导致相对于成人来说，小儿在神经外科手术期间血流动力学波动造成脑缺血的风险较高。

小儿泌尿系统发育不成熟，表现在其较低的肾小球滤过率以及浓缩稀释功能。这些生理特点导致小儿对于盐和水的排泄功能降低，限制了小儿对于液体及溶质负荷的自我调节补偿功能。而且，通过尿液排泄药物的半衰期也大大延长。小儿肝脏功能发育不完善，肝药酶活性降低均会导致药物代谢的延迟。这些因素的综合作用会使得麻醉医师对于小儿的用药量及给药频率会明显降低。

## 二、术前评估及准备

术前对小儿进行器官状态评估对于最大限度地减少麻醉意外至关重要。相对于成人手术，小儿手术有着更高的死亡率。呼吸和心脏的不良事件在其中占主要部分。术前应对气道进行详细的评估，尤其对于一些头面部异常需要特殊工具进行气管插管的患儿。先天性心脏病的患儿在出生后也许没有明显的临床表现，但在术前必须进行谨慎评估，并调节患儿的心脏功能在术前达到最佳。术中大量的血液丢失，血压的剧烈波动，过度的液体及血液的输注都会加重心脏负荷，造成急性的心力衰竭。

术前要针对手术过程的要求进行实验室检查。血栓弹力仪显示，在神经外科手术中，脑组织切除后会导致高凝状态，考虑到术中明显的血容量丢失，血细胞比容、凝血酶原时间、部分凝血酶原时间均应及时监测，以排除潜在的血液及凝血功能的异常。

## 三、麻醉处理

### (一)术前用药

6个月以下的婴儿不需任何术前用药。对于有认知能力的小儿而言,术前患儿焦虑及同父母分离的不适在术前护理中扮有重要角色。术前给予适量的镇静药对于此类小儿有所帮助,口服咪唑安定对于缓解患儿的紧张焦虑情绪有明显作用。如果静脉置管到位,静脉给予咪唑安定可以达到理想的镇静状态。

### (二)麻醉诱导及维持

小儿神经外科手术麻醉需关注患儿颅内压(ICP)及胃排空。多种麻醉药物通过不同机制可使颅内压升高,如氯胺酮、去极化肌松药等。前者使脑血流量及氧耗量增加,后者会造成一过性颅内压增高,因此必须了解各种麻醉药物对中枢神经系统的影响。

**1. 麻醉药物对中枢神经系统的影响**

(1)吸入麻醉药　吸入麻醉药都增加脑血流(CBF)和降低脑氧代谢($CMRO_2$),在一定范围内,CBF/$CMRO_2$的变化与浓度大致成直线关系,其中以氟烷对脑血流的扩张效应最强,恩氟烷次之,$N_2O$、七氟烷、异氟烷和地氟烷作用最弱。神经外科麻醉时可以选用$N_2O$、七氟烷、异氟烷和地氟烷,尽量不用氟烷和恩氟烷,脑部疑有气栓的患儿慎用$N_2O$。

(2)静脉麻醉药　除氯胺酮以外,其他所有静脉麻醉药均对中枢神经呈剂量依赖性的降低CBF、$CMRO_2$和ICP。巴比妥类药物由于抑制中枢神经的电活动而最大限度地降低$CMRO_2$。丙泊酚、咪唑安定和依托咪酯均收缩脑血管,成剂量相关性的降低CBF、$CMRO_2$和ICP。对于ICP影响不显著的颅脑外伤,患儿哭闹、挣扎等不合作情况下,氯胺酮可用于患儿的紧急制动。

(3)麻醉性镇痛药　芬太尼对CBF和$CMRO_2$的作用明显受复合用药的影响,单独应用时,对CBF和$CMRO_2$无明显影响或CBF轻度增加。阿芬太尼、舒芬太尼和雷米芬太尼是新型阿片类镇痛药,它们具有起效快、药效强、毒性低、安全范围广的特点。这三种药起效时间、药物作用时间及苏醒时间均短于芬太尼,反复用药后很少有蓄积作用。对循环、呼吸、神经系统作用呈剂量依赖性,对肝、肾功能无损害作用。与芬太尼相比,这些药物麻醉后呼吸恢复迅速,降低了术后呼吸管理难度。舒芬太尼和瑞芬太尼对CBF和$CMRO_2$呈剂量相关性抑制。应用阿芬太尼后,脑血管对$PaO_2$、$PCO_2$和MAP变化的反应性影响很小,脑血管自动调节的“阈值”与对照值无明显差异,但$CMRO_2$降低。吗啡和芬太尼的中枢呼吸抑制作用对于患儿更为显著,尤其是后颅窝病变的患儿更不宜采用。吗啡可增强惊厥,有癫痫病史的患儿禁用。

(4) 局麻药　普鲁卡因和利多卡因静脉麻醉临床上已少用。但研究表明利多卡因具有较巴比妥类有更强的脑保护作用。

(5) 肌肉松弛药　肌松药不能通过血脑屏障，从而对脑血管无直接作用，但肌松药可降低 CVR 和静脉回流阻力，从而使 ICP 下降，但若肌肉松弛中患儿血压升高，可进一步增加颅压高的患儿的 ICP。应用琥珀胆碱时，因骨骼肌肉呈束收缩，可增加 CBF。

**2. 常用的神经外科麻醉方法**

(1) 基础麻醉　多数小儿自控能力差，不能主动配合治疗，故一般可先采用基础麻醉。目前常用的药物为氯胺酮 3～6 mg/kg 肌内注射，3～5 min 入睡，维持 20～30 min。由于氯胺酮可使患儿气道分泌无增加，因此常加用阿托品 0.01～0.02 mg/kg 或东莨菪碱 0.01 mg/kg 合用。氯胺酮有镇痛作用，可以在此基础上进行静脉置管等简单操作。

(2) 全身麻醉　气管插管全身麻醉是神经外科最常用的麻醉方法，可以选用全凭静脉麻醉(TIVA)或静吸复合麻醉。由于神经外科手术特殊的体位要求，患儿头部并不完全由麻醉医师掌握，且术中常出现难以预料的情况，颅后窝、脑干、高位颈髓等部位手术对呼吸循环影响大，需要麻醉医师在整个手术过程中密切监测各项指标，随时处理紧急情况。

1) 麻醉诱导和气管插管：临床上多采用复合用药的方法，尽量避免插管反应，遇有困难插管的患儿，可考虑纤维光导喉镜辅助插管。

2) 麻醉维持：若为吸入维持，可根据患儿情况，吸入 1～1.3 MAC 的异氟烷、七氟烷等，1 MAC 的吸入浓度对神经外科手术比较适当，癫痫患儿避免吸入安氟醚。若为 TIVA，可权衡药物之间的相互作用，持续时间、有无蓄积作用等，将镇静催眠药、镇痛药、肌松药、应激反应抑制药灵活联合应用。若为静吸复合麻醉，可采用低浓度(0.5～0.8 MAC)吸入麻醉药与小剂量静脉镇静催眠药及镇痛药复合。

3) 唤醒麻醉：通过术中唤醒全麻患儿，使之在清醒的状态下，运用神经导航和神经电生理技术进行术中神经解剖功能定位，并在其配合下切除肿瘤等病灶，以便术中实时监测可能发生的脑功能区损伤，最大限度地保护脑功能，是当前脑功能区手术的新策略。唤醒麻醉的过程就是麻醉—清醒—麻醉三个阶段。首先是 TIVA，可选用丙泊酚＋瑞芬太尼，放置喉罩、控制通气；当肿瘤暴露后停止丙泊酚输注，恢复自主呼吸，瑞芬太尼可给予较低量维持镇痛，唤醒患儿：当肿瘤完全切除后，可再次麻醉患儿并置入喉罩控制通气；此外，还要监测患儿神经功能，如 EEG、BIS、SEP 等。如果不涉及语言功能，可选用气管插管全身麻醉。

### (三) 小儿神经外科麻醉应注意的问题

**1. 重视术前访视及准备**　由于患儿自身状况及手术部位，手术方式的不同，术前对患儿的访视非常重要。除了对神经外科病变及手术方式了解外，更要与患儿进行充分交流，了解其精神状态、心肺功能等情况。对于长期脱水、脑室引流的患儿要关注其是否存在酸碱平衡、电解质的紊乱，必要时进行适当纠正。术前与患儿交流取得其好感及信任，也利于进行平稳的麻醉诱导。

**2. 呼吸管理** 维持呼吸道的通畅，对于小儿手术麻醉至关重要。特别是对于气管插管的患儿，当头位或体位发生变化时，应避免气管或导管扭曲造成的呼吸道梗阻。小儿呼吸道腺体分泌旺盛，术前抗胆碱药物不可省缺。术中注意及时吸出气道分泌物，避免管路阻塞。特殊体位如俯卧位手术要确实固定气管导管，警惕术中气管导管脱落。

**3. 容量管理** 小儿血容量有限，不能耐受失血。在进行血运丰富的如脑膜瘤等手术时，开颅前应备血充分，静脉开放到位。

**4. 稳定颅内压** 颅内压是神经外科手术尤其是开颅手术所涉及的基本问题，麻醉处理中任何操作，用药均要考虑到对 ICP 的影响，尽力避免或减少升高 ICP 的因素。

**5. 维护体温** 小儿体温调节中枢发育不完善，易受外界影响，应注意患儿的体温调节，采用温毯或冰袋等措施干预患儿体温，维持体温在正常水平。

## 四、总结

小儿神经外科围术期管理的重点应放在了解患儿疾病的生理状态，患儿的年龄以及手术的进展等方面。术前对患儿进行正确的评估以及麻醉医师与手术团队成员之间密切的交流都非常重要。了解不同年龄阶段患儿的不同生理特点及对麻醉和手术的影响，对于降低神经外科手术围术期患儿死亡率有重要意义。

### 参考文献


1 Brunson CD, Mayhew JF. Laryngeal mask airway for awake craniotomy in pediatric patients. J Clin Anesth, 2005, 15:17.

2 扈家强，王大柱. 新编人体疾病与麻醉. 天津：天津科学技术出版社，2007:821－839.

3 Constant I, Seeman R, Murat I. Sevoflurane and epileptiform EEG changes. Paediatr Anaesth, 2005, 15(4):266－274.

4 庄心良，曾因明，陈伯銮. 现代麻醉学. 第3版. 北京：人民卫生出版社，2003:1413－40.

5 Groeper K, McCann ME. Topiramate and metabolic acidosis: a case series and review of the literature. Paediatr Anaesth, 2005, 15(2):167－170.

6 Keifer JC, Dentchev D, Little K, et al. A retrospective analysis of a remifentanil/propofol general anesthetic for craniotomy before awake functional brain mapping. Anesth Analg, 2005, 101(2):502－508 (table).

7 Lerman J. Inhalational anesthetics. Paediatr Anaesth, 2004, 14(5):380－383.

8 Piastra M, Pietrini D, Caresta E, et al. Hemispherectomy procedures in children: haematological

issues. Childs Nerv Syst, 2004, 20(7):453 - 458.
9 Riviello JJ Jr, Holmes GL. The treatment of status epilepticus. Semin Pediatr Neurol, 2004, 11(2): 129 - 138.

（马正良）

# 第六节 小儿胸外科手术的麻醉

## 一、小儿胸外科手术麻醉的特点

相对于其他专科麻醉而言，胸外科手术患儿中多为新生儿甚至早产儿，手术过程中有其特殊的病理生理变化。胸外科手术常涉及呼吸、循环、消化、神经等系统，手术操作及麻醉因素对机体的生理功能损伤和影响大，故对麻醉医生形成很大挑战。胸外科麻醉的特点主要如下。

### （一）病情特点与应对

患有胸外科疾病的小儿通常呼吸、循环系统病情较重，病情变化很快。由于儿童，特别是新生儿心、肺结构和功能尚未发育成熟，加上原有的心、肺疾患以及并发症，在术中以及围术期更容易引发呼吸、循环系统的病情变化。因此，相对于大多数专科的常规手术来说，需要更完善的术前评估与准备以及更密切的术中监测。

### （二）通气方式

由于电视辅助胸腔镜手术（VATS）正越来越多地在小儿胸外科应用，外科医师对通气要求也相应的提高，故单肺通气（OLV）越来越多的应用于小儿胸外科手术麻醉中。

## 二、麻醉期间监测

胸外科术前必须进行完善的评估。小儿麻醉期间病情变化快，应严密监测。麻醉医生应了解术前疾病相关影像学检查、实验室检查等。禁食、术前用药等与其他专科重大手术的小儿麻醉前准备相同。监测项目根据病情及手术大小而有区别。监测项目包括：① 血压：除短小手术且无严重肺部疾病患儿可采用袖带测压，其余皆应行动脉穿刺测压；② 心率；③ 心电图；④ 脉搏-氧饱和度监测；⑤ 呼气末 $CO_2$（$ETCO_2$）；⑥ 中心静脉压监测；⑦ 体温；

⑧ 尿量。

目前所有麻醉监测技术都是围绕麻醉深度、生命体征变化和围术期安全进行的。小儿麻醉尤其是新生儿(出生后 1 周内的婴儿)麻醉是临床麻醉中公认的高风险麻醉之一。小儿麻醉包括从早产儿到青少年的各个阶段的麻醉,与成人存在解剖、生理和药理等方面的差异,因此麻醉监测的侧重点也不同,例如新生儿易发生低体温、缺氧、窒息以及水电解质、酸碱平衡紊乱等,这些情况都会影响围术期安全性。小儿麻醉监测应着重于早期发现那些可能危及生命,可能导致血流动力学和呼吸功能剧烈改变的早期征象。通过临床观察与特殊监测仪器的使用,对小儿麻醉的呼吸、循环、体温、神经肌肉功能和代谢等进行实时密切监测,做到早期发现,早期防范,早期处理,为麻醉处理和手术操作提供更充分的安全保障。

## 三、胸外科手术的麻醉处理

### (一) 麻醉诱导

**1. 吸入诱导** 随着吸入麻醉的普及,气管内吸入麻醉已经成为新生儿及小儿胸外科手术麻醉的首选麻醉方法。对于不能合作难以实施静脉穿刺的小儿,入室后经面罩吸入氟烷或七氟烷及 $O_2$ 是一种行之有效的方法。使用氟烷用于小儿麻醉诱导的特点是诱导平稳,对呼吸系统刺激作用小,麻醉深度易于控制。其最小肺泡有效浓度(MAC)新生儿是 0.87%,婴儿 1.2%,成人 0.75%。应注意诱导过程中吸入高浓度氟烷引起的低血压。七氟烷是小儿麻醉中最普遍的吸入麻醉药。其血气分配系数为 0.63,组织摄取率低,麻醉诱导和苏醒都很迅速。其吸入时刺激性小,发生咳嗽、躁动较少,循环系统较为稳定,非常适合小儿麻醉诱导。

**2. 静吸复合诱导** 临床上还可选用静吸复合诱导,在气管插管前将患儿充分麻醉,诱导更加平稳。静脉药可选用氯胺酮、依托咪酯、咪唑安定等。对不合作患儿先肌内注射氯胺酮(2～4 mg/kg),待其入睡后行静脉穿刺,注射静脉麻醉药后立即开始吸入麻醉,同时注射肌松药,待充分肌松后气管插管。由于同时给予静脉和吸入麻醉药,应注意患儿血压下降可能。

### (二) 麻醉维持

**1. 吸入麻醉** 气管内吸入麻醉可以减少呼吸道的解剖死腔,保证气道通畅,确保供氧。对新生儿来说,是开胸手术麻醉的首选方法。氟烷、七氟烷、恩氟醚、异氟烷都可用于麻醉维持。与其他吸入麻醉药相比,异氟烷对缺氧性肺血管收缩(HPV)影响较小而更受欢迎。但这一结论并非针对小儿研究得出。

**2. 静吸复合麻醉** 同时应用静脉和吸入麻醉药物,可发挥吸入麻醉易于调整,也可发挥静脉药起效快,作用时间长,镇痛效果好的优点,并使两药物剂量均减少,对机体的不良影响也减少。静脉麻醉药可选丙泊酚、芬太尼、氯胺酮、咪唑安定等。阿片类镇痛药可减少吸入麻醉药量使用从而降低 HPV 影响。

**3. 静脉麻醉** 目前静脉麻醉药丙泊酚已广泛用于胸外科手术麻醉。在麻醉诱导后,维持剂量 $4 \sim 12 \cdot kg^{-1} \cdot h^{-1}$。

**4. 术后处理** 苏醒后注意保持呼吸道通畅,监测血氧饱和度和血气。对新生儿、早产儿要注意保温、保湿护理,警惕发生肺部并发症,如肺不张、胸腔渗液、出血和气胸等。严格控制术后输液量。

## 四、肺隔离技术-单肺通气(OLV)

### (一) OLV 方法

在 1995 年以前,几乎所有胸外科手术都采用经胸切口,而且其中大多数都应用传统的气管插管双肺通气。近年来随着 VATS 在小儿手术中的广泛应用,OLV 也受到了大家的关注。OLV 技术有如下几种。

**1. 单腔气管插管(SETT)** 该方法为采用普通单腔气管插管插入健侧主支气管。插好后行纤维支气管镜定位。该技术要求简单,除了纤支镜不需要特别器械。尤适用于紧急情况下如气道出血或张力性气胸。不足之处在于如果插管无套囊,则可能造成患侧肺不能很好萎陷及健侧肺易被污染。如插管过深还可能造成缺氧。

**2. 气囊支气管堵塞导管(BB)** 在普通气管导管置入 BB 也可施行 OLV。目前在国际上较常用的是福格蒂取栓导管(Fogarty embolectomy catheter,原设计为心血管内科用于血管内取血栓)、Cohen 头部带弹性支气管堵塞导管(Cohen flexitip endobronchial blocker minerva,美国 FDA 已经批准)和阿尔恩特支气管堵塞导管(Arndt blocker,cook critical care,bloomington)。新型 BB 最重要的特征是:导管都设计成中空,具有柔软而有弹性的头部,故容易进入预定的支气管。

BB 优点为可应用于任何年龄组,包括婴儿;因只需先插入普通气管导管,故对于可能存在插管困难的患儿插管较容易;气道阻力小,术后需呼吸支持的患儿无须换管;患侧肺吸痰和供氧方便。缺点是价格较贵。

**3. Univent 管** Univent 管(Fuji Systems Corp, Tokyo,Japan)是一种较新的能达到指定侧支气管堵塞的通气装置。Univent 管的置入同普通气管导管。当导管进入声门后内套管(支气管堵塞管)应向手术侧胸旋转 90°再缓缓推进。有条件时,最好经导管腔置入纤支镜直接引导将内套管送入术侧支气管,将套囊充气后再用纤支镜检查一次。Univent 管具有下述优点:① 术中可在内套管直接吸痰及施行持续气道正压通气(CPAP)以防止发生低氧血症;② 术后进入 ICU 行呼吸支持时无须换管。缺点是:① 不用纤支镜引导时内套管不易到位;② 其堵塞气囊具有低容高压特点,故正常通气时可能发生气管黏膜损伤。Univent 管最小号为 3.5ID,只可应用于 6 岁以上患儿。

**4. 双腔气管插管(DLT)** 插管后先将总气管囊充气,检听双肺呼吸音相等,将支气管套囊缓慢充气以刚好不漏气为度。过度充气易造成支气管套囊疝,影响同侧肺的通气,然后再次检听双肺呼吸音,且要确保导管顶端应位于指定的支气管。当插入右侧 DLT 时,应确保右上叶肺通气满意。如有困难,应及时应用纤支镜定位。当插入左侧 DLT 时,如向左支气管内置入过深,也有造成肺左上叶不张的危险。如果双肺通气时气道峰压为 20 $cmH_2O$,则 OLV 时气道峰压正常时不会超过 40 $cmH_2O$,超过提示导管位置不当。DLT 最小号为 26F,只可应用于 8 岁以上患儿。

### (二) 应用 OLV 的注意点

术中应尽可能减少 OLV 时间。当单肺通气时,应吸入 100%$O_2$。如果缺氧性肺血管收缩这种机制未被阻断,OLV 期间 $PaO_2$ 应该可维持在 150~210 mmHg,$PaCO_2$ 应该维持在 35±3 mmHg($PETCO_2$ 约在 33±3 mmHg)。潮气量过低易发生肺不张(减少了 FRC),并增加了分流量;潮气量过大可导致肺血流转移到隔离侧肺(类似于应用 PEEP),引起隔离侧肺分流量增加。OLV 开始时 $PaO_2$ 可能会逐渐下降,故应严密监测 $SpO_2$ 及 $PetCO_2$,一旦发生进行性低氧血症应用纤支镜再次检查导管位置。多数研究结果表明,处理 OLV 时低氧血症的首选方法是:通气侧肺提供 5~10 $cmH_2O$ 的 PEEP,隔离侧肺提供 10 $cmH_2O$ 的 CPAP,后者既可防止肺不张,又可使血液转移到通气侧肺,从而减少低氧血症的发生。对经过以上处理低氧血症仍无改善的少数患儿,应嘱手术医生尽快结扎欲切除肺的肺动脉,以阻断该侧肺的分流。OLV 时气道压峰值升至 40 $cmH_2O$ 是可接受的,突然升高提示导管可能因手术操作发生了移位,应及时调整。DLT 必须换成普通气管导管,Univent 管短时间呼吸支持可不换管。

## 五、新生儿麻醉要点

新生儿胸科麻醉过程应力求麻醉平稳,气道压力不宜过高。新生儿肺部通气压力以 15~20 $cmH_2O$ 为宜,超过 30 $cmH_2O$ 则增加肺泡破裂的可能性。单肺通气时,应吸纯氧使动脉血 $O_2$ 分压接近正常水平。同时呼吸频率保持在 35~45 次/min,I∶E 应维持在 1∶1.5 更合适,同时适当调低潮气量。如术中血氧饱和度持续下降,应立即停手术操作,膨胀双肺,恢复双肺通气,待血氧饱和度正常后继续手术,尽量减少受压侧肺萎缩程度。术中宜密切听诊呼吸音变化,加强呼气末 $CO_2$ 分压的监测,注意吸引气管内分泌物以保持最小的呼吸道阻力。

新生儿对血容量变化的适应能力很低，麻醉期间的收缩压与循环血容量紧密相关。因此，新生儿的动脉压是补充血液的理想指标。术中液体管理也是十分重要，由于新生儿血浆蛋白质较低，有引起水肿倾向，过量输液可导致肺水肿、心衰，尤其对合并先天性心脏病的低体重新生儿更是如此。根据心率、动脉压、尿量等情况，术中输液宜以乳酸林格液，以5～15 ml·$kg^{-1}$·$h^{-1}$的速度静滴，以输液泵调节滴速。输血量应根据出血量的情况而定。当大量输血时可能使血浆钙离子浓度下降，引起严重低血压，可给予10%葡萄糖酸钙(1 ml/kg)。麻醉相关的并发症主要为麻醉诱导与拔管后的误吸，应掌握严格的拔管指征。体重小于6 kg的婴儿，由于其延髓生命中枢发育不健全，调节能力差；或存在麻醉剂或镇静剂代谢方面的差异，拔管时要慎重。术毕待患儿四肢体动，睁眼，面露表情及呼吸的频率和深度较充分时才考虑拔除气管插管。

## 六、VATS的麻醉

VATS具有良好的照明系统，通过小孔可以深入到手术野，微型摄像机把术野图像清晰显示在监视器上，术者可以用内镜器械进行手术操作，使胸外科微创化的发展上了一个新台阶。1993年Moir等首次报道了小儿VATS手术。

### (一) 小儿VATS的适应证

VATS最初用于小儿胸外科时，仅能作最简单的胸膜活检和肺表面活检术等诊断性操作。近年来，手术适应证范围逐步扩大，可涉及各种小儿胸部疾病的诊断和治疗。

**1. 胸膜疾病**　如自发性气胸、复发性胸腔积液、创伤性或自发性血气胸、急慢性脓胸。

**2. 肺疾病**　如弥漫性间质性肺炎、弥漫性肺含铁血黄素增多症、肺表面结节性病变、肺转移瘤、肺良性肿瘤、先天性肺囊肿、肺隔离症。

**3. 纵隔疾病**　如幼年型重症肌无力的胸腺切除、纵隔淋巴瘤、胸腺瘤、纵隔囊肿及后纵隔肿瘤。

**4. 其他适应证**　如动脉导管未闭、食管闭锁、食管气管瘘、先天性膈疝、心包积液、动静脉瘘及胸外伤等。

### (二) 小儿VATS的麻醉方法

小儿胸腔镜手术的开展，很大程度上得益于麻醉技术的进步。因为VATS术中需通过控制呼吸使术侧胸腔留出足够的胸膜视窗作为观察和操作的空间。目前适用的麻醉方法有5种：① 双腔管支气管插管法：仅适用于较大儿童；② 单腔管健侧肺支气管插管法；③ Univent单腔双囊支气管导管堵塞法，优点是术侧肺萎陷较好，胸膜视窗较大，适应于PDA钳闭、肺活检等需时较短的手术，但费用较高；④ $CO_2$人工气胸法，少数欧洲国家习惯采用；⑤ 单腔插管小潮气量（4～6 ml/kg），此法术中需用器械辅助肺萎陷，但费用低廉、麻醉管理方便，适应证范围较广。

## （三）麻醉要点

目前，VATS 手术常用于小儿胸外科疾病的诊断和治疗，期间需术侧肺完全萎陷以利操作，因此，该类手术多数应在全麻及 OLV 下完成。

多数情况下，VATS 手术采用双腔管气管插管下的 OLV，静脉复合麻醉，保障术中患侧肺萎陷，使视野充分暴露以便于外科操作。由于还未研制出小儿专用双腔导管，目前只能以普通气管导管行支气管内全麻来单肺通气。气管导管管径为正常小儿选用管径减去 0.5 mm，带套囊。在选择通气肺时，正常小儿右侧肺的通气量占总量的 55%，因此，除术者右侧进胸外，一般应选择右侧支气管单肺通气，以保证患儿的最大有效通气量。单肺通气较双肺通气量减少 22%，因此，可出现通气侧肺通气/血流（V/Q）比值异常，肺内分流量增加，容易出现低氧血症，所以 $FiO_2$应为 100%。采用循环紧闭式麻醉回路，对 2 岁以下小儿采用半紧闭式回路可减少 $CO_2$ 蓄积。若低氧血症经处理无改善，应改为双肺通气，手控加压给氧，确保充足供氧。在麻醉药物应用上，避免使用抑制缺氧性肺血管收缩药物，以改善 V/Q。

对于短时的 VATS 手术，为了避免插管全麻及单肺通气，如术前评估为 ASA Ⅰ－Ⅱ级，Cohen 认为可采用肋间神经阻滞或硬膜外阻滞，但应注意这种清醒状态下的电视胸腔镜手术可能因纵隔摆动导致低血压，因反常呼吸导致低氧血症和高碳酸血症，预防的方法是给予面罩下轻度正压辅助呼吸。本法对于需强烈刺激肺尖和胸膜的手术以及困难气道患儿不适用。多数学者认为，应用高位硬膜外阻滞予胸科手术目前只能局限于打开心包腔的手术，打开胸腔的大手术仍宜采用气管插管全麻，因开胸后胸腔内负压消失，如保留自主呼吸可出现反常呼吸及纵隔摆动，导致循环和呼吸功能紊乱，故采用气管插管全麻便于呼吸管理。

VATS 期间患儿可保留自主呼吸，好处在于：① 可以不用 DLT 或支气管堵塞器，既省时、经济，又减少了气管-支气管损伤的危险；② 对支气管胸膜瘘或双侧肺大疱者，不必采用控制呼吸；③ 因 V/Q 配比恰当，OLV 期间能获得很好的氧合。

OLV 的器械和方法多，胸科麻醉方法也在不断改进，严格掌握和了解 OLV 的适应证和患儿术前呼吸道的解剖情况不可忽视。实施胸科麻醉时应选择自己最熟练的方法，并加强围麻醉手术期的监测，以确保患儿的安全和舒适。

## 参考文献

1 Metin M, Yeginsu A, Sayar A, et al. Treatment of multiloculated empyema thoracis using minimally invasive methods. Singapore Med J, 2010, 51(3): 242 - 246.

2 Carter E, Waldhausen J, Zhang W, et al. Management of children with empyema: Pleural drainage is not always necessary. Pediatr Pulmonol, 2010, 45(5): 475 - 480.

3 Picard E, Joseph L, Goldberg S, et al. Predictive Factors of Morbidity in Childhood Parapneumonic Effusion-Associated Pneumonia: A Retrospective Study. Pediatr Infect Dis J, 2010, 7(1): 370-380.
4 Sgourakis G, Gockel I, Radtke A, et al. Minimally Invasive Versus Open Esophagectomy: Meta-Analysis of Outcomes. Dig Dis Sci, 2010, 26(3): 522-538.
5 Burfeind W Jr. Invited commentary. Ann Thorac Surg, 2010, 89(2): 359-367.
6 Bai P, Sun YC, Chen DN, et al. Idiopathic diffuse pulmonary ossification: a case report and review of the literature. Zhonghua Jie He He Hu Xi Za Zhi, 2009, 32 (8): 588-592.

（马正良）

# 第七节　小儿碎石手术的麻醉

## 一、小儿尿路结石发病率

小儿尿路结石相对较为少见（约 2%～3%），低于成人。小儿尿路结石多继发于代谢异常、尿路畸形和尿路感染，结石复发率高。

结石发生率及结石组成按地区有明显不同，欧洲儿童结石主要与感染，尤其与变形杆菌属感染有关，感染性结石以鸟粪石为主，内含镁、氨、钙、磷酸盐；亚洲贫困地区营养不良儿童、过早食用米粥婴儿，多见尿酸盐、草酸盐结石。小儿尿路结石以草酸钙结石最为常见，约占 70%～80%，磷酸盐及尿酸盐约占 5%～10%，碳酸盐次之，胱氨酸结石少见，约占 1%～5%。结石与药物、化学品有关，如头孢曲松静滴引起头孢曲松钙结石、三聚氰胺结石等。

## 二、小儿尿路结石病因及发病机制

小儿尿路结石可分为原发性和继发性两类。小儿继发性结石的发病原因包括个体因素和环境因素，个体因素包括代谢异常、泌尿系畸形、感染、遗传因素、甲状旁腺功能亢进、恶性肿瘤、营养不良、慢性消化道疾病等。代谢异常是小儿尿路结石的主要原因，大约 30%～80%的尿石症患儿具有代谢异常，主要包括高钙尿症、低枸橼酸盐尿症、高草酸尿症、胱氨酸尿症等。泌尿系畸形如膀胱输尿管部狭窄、膀胱输尿管反流、长期泌尿系感染、炎症性肠病等均可引发小儿尿路结石。

上尿路结石与下尿路结石的形成机制、病因、结石成分和流行病学有显著差异。上尿路结石大多数为草酸钙结石。膀胱结石中磷酸镁铵结石较上尿路多见。虽然部分肾结石有明确的原因，如甲状旁腺功能亢进、肾小管酸中毒、海绵肾、痛风、异物、长期卧床、梗阻和感染等，但大多数结石的形成原因目前仍不能圆满解释。目前认为，成核作用、结石基质和晶体抑制物质学说是结石形成的三种最基本学说。

## 三、临床表现

小儿尿路结石临床表现与成人相似，腰痛为最常见症状，肉眼血尿、腰酸、尿频、尿痛、排尿困难等症状也较常见，肾绞痛则比较少见，常伴有反复发热、恶心、呕吐、贫血、营养不良，婴幼儿有时可表现为排尿时哭闹不安。肾结石患儿可能较长时间没有明显临床症状，特别是较大的鹿角形结石，发现时多积水严重，有时以腹部包块就诊。若长期得不到处理可导致肾功能不全或肾功能衰竭。

## 四、诊断

小儿泌尿系结石的临床诊断一般基于症状、体征、实验室检查和影像学检查，常见的诊断方法如下。

**1. 做好相关的全身检查**　如血常规、尿常规、凝血功能、肝肾功能、心电图等。

**2. 泌尿系统特有检查方式**

(1) *腹部平片(KUB)*　95%以上的尿路结石均为阳性结石，所以对怀疑有尿路结石的患儿，KUB检查应作为第一选择，其优点是可以全面了解结石的部位、大小、位置、数目及密度，最重要的是不会漏诊中、下段输尿管结石。

(2) *B超*　主要针对阴性结石诊断，对肾内结石及肾内积水情况有良好的显示效果，便对输尿管结石，尤其是中下段输尿管结石检出率极低，且难以判断结石的成分。

(3) *尿路造影*　包括静脉尿路造影(IVP)及逆行尿路造影，静脉尿路造影常用，可以准确地对结石进行定位，对判断是否为憩室结石或肾盏口是否狭窄有很大帮助；逆行尿路造影则在肾泌尿功能较差、肾脏不显影情况下应用，目的是在静脉尿路造影失败后判断尿路是否梗阻。

(4) *肾图检查*　对造影剂过敏的结石患儿，则宜作肾图检查以了解肾功能。

(5) *螺旋CT扫描及磁共振成像(MRI)*　可用于X线片上不能显影的结石患儿，但费用较昂贵，不列入常规检查。

## 五、碎石的适应证与禁忌证

理论上来说，除无法纠正的出血性疾病及结石远端的腔道梗阻为体外碎石的绝对禁忌证外，其他情况均可在控制范围内进后体外冲击波碎石（ESWL）。但临床操作治疗过程中，下列情况则需特殊对待。

1）放置起搏器、置入式自动心脏复律-除颤器的患儿。

2）感染严重或急性感染的患儿，碎石前应慎重考虑。碎石可能加重感染的程度，引发菌血症、毒血症等严重症候群。

3）高危患儿及单个、多个器官功能不全或衰竭的患儿，如心力衰竭、肾功能不全、独肾等患儿，在紧急情况下可在当时医疗条件控制能下进行体外冲击波碎石治疗，万一出现变症，要能及时处理。

4）腹主动脉瘤的患儿。

5）肥胖的患儿可能因为定位困难无法进行碎石。

## 六、手术方式及麻醉选择

**1. 开放手术**　目前越来越多的小儿尿路结石已经能够通过体外冲击波碎石或微创内镜的方法得到治愈，开放手术取石的病例越来越少，但有文献报道仍然有17%的尿石症患儿需要进行开放手术治疗，全麻是此类手术的首选麻醉方法。

**2. 体外冲击波碎石**　ESWL在小儿结石病的治疗中效果显著，为达到良好的结石定位必须有良好的麻醉。一般采用基础麻醉。

**3. 输尿管镜碎石（URL）**　URL越来越多地被应用在小儿尿路结石的治疗上，目前主要采用钬激光碎石。基础麻醉或复合硬膜外麻醉，全麻均可满足手术要求。

**4. 经皮肾镜碎石（PCNL）**　PCNL若手术时间长，首选气管插管全麻，年龄较大的患儿可考虑行硬膜外麻醉；若手术时间短，患儿能配合完成手术，或基础麻醉后行硬膜外阻滞，并可行硬膜外术后镇痛。有研究报道PCNL术后伤口局部行0.25%布比卡因浸润麻醉，能明显减轻PCNL术后疼痛。手术过程中稀释性贫血、低钠血症、低体温等均需要引起关注。

**5. 腹腔镜输尿管切开取石术**　一般用于结石较大、质硬、多发，ESWL、URL治疗失败，一般采用插管全麻。

喉罩（LMA）在小儿临床麻醉应用逐渐增多，诱导方法基本与气管插管相同，不强调肌松剂，一般氯胺酮、咪唑安定加咽喉表面麻醉即可完成操作，即使新生儿和婴幼儿使用也不困难。应用LMA对咽喉刺激轻，血压、心率变化不大。若碎石手术时间短，可考虑LMA代替气管插管。但LMA仍有一些问题：例如俯卧位、侧卧位手术患儿应用困难。此外应用LMA仍应高度警惕误吸、气道梗塞、通气不足等情况，应用要注意指征。顺利置入LMA需要一定深度麻醉支持，否则不仅置入困难，而且会引起明显的心血管应激反应。

## 七、不同麻醉方式的优缺点

小儿碎石选用全麻的优点是不需要患儿的配合，且起效迅速，可调节通气参数，降低结石随呼吸的移动，缺点是医生发现患儿体位造成的损伤较困难。大量研究发现，不同种类的吸入麻醉药在完全清醒时间上并无差异，所以除非患儿碎石手术的时间短，否则不需要整个麻醉维持期间持续使用七氟烷。且持续使用七氟烷，患儿可能发生术后躁动。研究表明苏醒期间躁动七氟烷导致的躁动反应与疼痛无关，与年龄呈负相关，在 5 岁以下的小儿中更常见。有研究报道，预先给予咪唑安定、可乐定、氯胺酮或芬太尼可降低躁动的发生率。右旋美托咪啶复合芬太尼可安全有效运用于小儿碎石术麻醉。

硬膜外麻醉的优点是患儿是清醒的，可以配合医生检查和治疗。硬膜外麻醉如果使用空气阻力消失法判断穿刺针是否在硬膜外间隙时，注入硬膜外的空气提供了一个界面，使得碎石机发生的冲击波能量衰减和局部组织的损伤成为可能。多次的碎石重复实行硬膜外麻醉，使得硬膜外腔的顺应性降低，穿刺部位会产生疼痛。硬膜外麻醉的主要缺点是起效慢。蛛网膜下腔可作为一种选择，但当患儿坐位下完成碎石时，蛛网膜下腔麻醉引起的低血压的发生率很高。全麻、硬膜外麻醉、蛛网膜下腔麻醉，碎石手术中低血压的发生率分别为 13%、18%和 27%。现在罗哌卡因已应用于小儿骶管麻醉和镇痛，小儿罗哌卡因药代动力学指标与成人相似。1 岁以下婴儿骶管阻滞罗哌卡因药代动力学可用一室模型描述，清除率为 $0.31\ L \cdot kg^{-1} \cdot h^{-1}$，分布容积 2.12 L/kg，消除半衰期 5.1 h。3 月龄以下婴儿血浆游离罗哌卡因峰值浓度及罗哌卡因游离分数比 3 月龄以上婴儿显著增高，清除率降低。小婴儿血浆游离罗哌卡因峰值浓度较高的原因可能是：① 婴儿组织灌注或心脏指数较高，对罗哌卡因吸收迅速；② 组织摄取较少；③ 婴儿肝微粒体酶活性较低，药物代谢降低。罗哌卡因主要通过肝脏代谢，罗哌卡因血浆清除率取决于罗哌卡因游离分数，其清除依赖肝脏 $P_{450}$ 酶的活性。罗哌卡因可安全应用于小儿骶管内麻醉和镇痛，小儿单次骶管注射罗哌卡因，其消除半衰期、单位体重清除率和稳态分布容积与年龄无明显依赖性，提示可按体重给药。罗哌卡因骶管与氯胺酮(0.25 mg/kg)或可乐定(2 μg/kg)复合，使镇痛时间延长 3～4 倍。

## 八、术后镇痛

自控镇痛(PCA)应用于成人获得成功后，近几年开始应用于 5 岁以上的小儿，年龄更小的患儿，可由护士控制镇痛，患儿及其父母和护士对 PCA 技术的了解和掌握，是该技术安全有效应用的前提条件。同时应规则、持续地对患儿进行镇痛镇静的评估和 $SpO_2$ 的监测。研究发现小儿对疼痛可产生明显应激反应，对患儿疼痛估计不足，术后疼痛未得到合理治疗，不利于患儿术后的恢复。小儿镇痛避免肌注用药，麻醉性镇痛药镇痛作用强，要重视呼吸抑制不良反应。镇痛期间应严密观察并监测 $SpO_2$，有嗜睡，呼之不应等呼吸抑制表现，应立即呼叫医师，及时处理。

## 九、总结

从事小儿麻醉的医师，必须熟悉小儿特点，0～12 岁的小儿，在解剖、生理、药理方面与成人差别很大，因此在临床麻醉工作中，绝对不能把小儿看成成人的缩影，应根据小儿生理及心理特点、所患疾病及所施手术部位及手术持续时间，选用适当的麻醉方法及麻醉用药。除了掌握临床麻醉个体化的原则外，可以把不同年龄的小儿分为三类进行麻醉。从出生到 6 个月，把小儿各器官系统的生理功能看作为完全不成熟进行麻醉处理；从 7 个月到 4 岁，看作为半成熟进行麻醉处理；从 5 岁到 12 岁，生理功能基本成熟，但麻醉处理上应考虑到小儿与成人尚有某些差异。体温调节是新生儿和婴儿的特殊问题，新生儿和婴儿对术中低体温特别敏感，保持手术室温暖，使用加热设备等保温措施有助于避免患儿出现低体温的危险。

### 参 考 文 献


1 Coloma M, Chiu JW, White PF, et al. Fast-tracking after immersion lithotripsy: general anesthesia versus monitored anesthesia care. Anesth Analg, 2000, 91(1):92-96.

2 Aldridge RD, Aldridge RC, Aldridg LM. Anesthesia for pediatric lithotripsy. Paediatr Anaesth, 2006, 16(3):236-241.

3 Mandeville JA, Nelson CP. Pediatric urolithiasis. Curr Opin Urol, 2009, 19(4):419-423.

4 Tanaka ST, Pope JC 4th Pediatric stone disease. Curr Urol Rep, 2009, 10 (2):138-143.

5 Kuzgunbay B, Turunc T, Akin S, et al. Ozkardes H. Percutaneous nephrolithotomy under general versus combined spinal-epidural anesthesia. J Endourol, 2009, 23(11):1835-1838.

6 Kaygusuz K, Gokce G, Gursoy S, et al. A comparison of sedation with dexmedetomidine or propofol during shockwave lithotripsy: a randomized controlled trial. Anesth Analg, 2008, 106(1):114-119.

7 Rozentsveig V, Neulander EZ, Roussabrov E, et al. Anesthetic considerations during percutaneous nephrolithotomy. Clin Anesth, 2007, 19(5):351-5.


（马正良）

# 第九章

# 特殊手术的麻醉管理

## 第一节　气道激光手术麻醉

小儿激光手术给麻醉带来了一系列的挑战和风险。麻醉与手术医师合用同一气道，麻醉期间保持气道通畅和保证足够的气体交换量是此类手术麻醉处理的关键。需要考虑不干扰手术野的显露，有利于激光的定位操作。还存在潜在的困难气道问题，病变累及气道，均可引起不同程度的气道阻塞，增加麻醉处理困难和麻醉危险性。麻醉医师不仅要知道如何对潜在呼吸道疾病的患儿实施麻醉，随时注意术中病情恶化时保持动态平衡，还必须非常清楚地了解医疗激光器的优点和风险，积极做好安全预防措施以确保其合适使用。

### 一、激光类型

耳鼻喉科常用两种类型的激光：$CO_2$激光和磷酸钛氧钾（KTP）激光，两者具有不同的特性。

$CO_2$激光光波长为10 600 nm，具有方向性好、单色性好、能量转换率高及输出功率不大的优点，$CO_2$激光束聚焦后形成极小的光斑，临床上利用光斑处高温和一定的压强对肿瘤有切割和气化的能力，封闭暴露于切口处的毛细血管，使手术切割病变部位不出血或少出血，并对切缘周围组织破坏极少。$CO_2$激光辐射进入组织的深度不超过0.3 mm，故$CO_2$激光对机体黏膜的表浅肿瘤可立即给予气化使之消失，在气道手术中被广泛应用。尤其适用于治疗喉及声带乳头状瘤、喉蹼，切除声门下多余组织，凝固血管瘤等。

KTP激光是通过钾钛磷晶将波长1 064 nm的Nd:YAG激光倍频，使原来的近红外不可见光减半成为波光532 nm的可见绿光，故又称倍频YAG激光。其特点是穿透组织较Nd:YAG浅，对组织具有明显的气化和快速切割的作用。该光束由血红蛋白吸收达到良好的止血效果。常用于治疗舌、鼻和气管的血管瘤。

由于 YAG 和 KTP 激光的组织穿透性和热效应更强，增加了潜在的破坏下层组织和增加疤痕的危险，减少了其在患儿中的使用。Amir 等认为 $CO_2$激光是小儿气道激光应用的最佳选择。

## 二、手术适应证

激光手术的适应证包括喉乳头状瘤、喉软骨软化病的会厌成形术，气管食管瘘残余囊肿的引流术，气管环部的分裂，同时也用于舌血管瘤及口腔内病灶的清除。

## 三、麻醉实施

**1. 麻醉前准备** 术前访视要重视呼吸困难、气短、声嘶、吞咽困难、喉损伤及近期头颈部放射治疗史或手术史。对曾施行过气管内麻醉的患儿，要了解上次气管内麻醉操作经过及其成败经验。体检时应了解鼻、口腔和头颈部情况，观察呼吸类型，直接喉镜检查和喉气管 CT 检查可了解喉活动情况、病变部位和气道阻塞情况。小儿喉梗阻分为 4 度：① 第Ⅰ度喉梗阻：患儿安静时如正常儿，活动后出现吸气性喉鸣及呼吸困难；② 第Ⅱ度喉梗阻：患儿安静时也出现喉鸣及呼吸困难；③ 第Ⅲ度喉梗阻：除有喉鸣及呼吸困难外，吸气时胸廓周围软组织如胸骨上窝、锁骨上、剑突下及肋间隙出现凹陷；④ 第Ⅳ度喉梗阻：在Ⅲ度喉梗阻的基础上出现发绀。根据喉梗阻程度不同制定不同的麻醉诱导方案。肺功能测定和血气分析有助于了解呼吸功能障碍类型及其严重程度。患儿通常有不同程度的气道阻塞，镇静药的使用要慎重。有人主张使用抗胆碱药，阿托品 20 μg/kg 或胃长宁 10 μg/kg，既能防止吸入麻醉药导致的心动过缓，又能减少气道分泌物，也有人认为不需要使用这些药物。

**2. 麻醉方法的选择** 激光手术要求保证术者操作时患儿不动，这样激光束就可以瞄准完全静止的病变部位，激光手术中严禁咳嗽和躁动，否则激光易误伤正常组织，可以考虑使用肌松药制动。由于手术时间短，药物的选择多以短效或超短效为主。

对于无通气障碍和无插管困难的患儿，可行常规诱导。对患有喉乳头状瘤等估计有通气或插管困难的患儿，应慎用常规诱导插管，应选用吸入麻醉诱导维持自主呼吸气管插管。有时需借助纤维光导喉镜或气管镜作引导插管。喉堵塞严重或完全性喉梗阻，宜在局麻下行气管造口插管，气道建立后再行全麻。

吸入挥发性麻醉药物保持自主呼吸插管技术的优点是患儿自动调节麻醉药的吸入：麻醉深度浅，患儿呼吸频率增加，吸入更多的挥发性药物，麻醉加深；同样，麻醉加深，患儿呼吸减弱，药物吸入减少，麻醉变浅。这意味着麻醉医师可以更好地把重点放在真正重要的气道管理上。当然，这并不意味着挥发性麻醉药物的浓度可以忽略不计，监测挥发性麻醉药物浓度是很容易的。据报道有744例采用保留自主呼吸技术的手术已证明该方法是有效和安全的且并发症很少。保留自主呼吸插管技术可能存在呼吸抑制和伴随的$CO_2$滞留，虽然在实践中没有发现这一问题。

一些医疗中心的气道激光手术也用全凭静脉麻醉(TIVA)。优点是减少了手术室中麻醉气体的污染。术中用丙泊酚8～10 $mg \cdot kg^{-1} \cdot h^{-1}$和瑞芬太尼0.3～1 $\mu g \cdot kg^{-1} \cdot h^{-1}$维持麻醉，并监测评估麻醉深度。用丁苄唑啉(xylometazolineOtrivin，儿科滴鼻液)雾化到鼻孔，然后喷洒2%利多卡因溶液到喉部以减少手术对咽喉部的刺激。

**3. 气道管理** $CO_2$激光手术可以采用几种不同的通气方法来提供一个安全的气道通气，包括呼吸暂停技术、连续使用各种气管导管和喷射通气。根据手术野和患儿大小的不同选择合适的气道管理和通气方法。

呼吸暂停技术即间歇气管插管，患儿气管内插管并通气，直至完全氧合，然后从呼吸道拔出气管导管外科医生进行手术，手术时患儿呼吸暂停。当患儿的氧浓度下降到预定的水平，如脉搏氧饱和度低于预定值，暂停手术，通过支撑喉镜重新插入气管导管并通气。这种技术的优点是手术野内不存在障碍物不影响手术操作。文献报道短时间的呼吸暂停不会引起$CO_2$潴留和缺氧。小儿呼吸暂停1 min，$PaCO_2$可上升11 mmHg，之后每分钟$PaCO_2$上升4.5 mmHg，而且小儿可耐受较短时间的呼吸暂停，3～4岁小儿可耐受时间约3 min。冯霞等研究中也证实，在小儿喉乳头状瘤手术中采用呼吸暂停法不会引起$CO_2$潴留和缺氧。但为了安全起见暂停时间最好控制在4 min以内。然而，这取决于患儿去氧饱和前可以忍受多长时间的呼吸暂停，这个技术使外科医生有短暂的时间进行手术，而且碎屑和切除的组织可能进入气道。不过，这种方法没有引起火灾的潜在危险。

气管插管全身麻醉，为患儿提供通气，但也影响了手术野。如果手术涉及声带边缘或声门下时可能不应使用气管导管，而声门上或咽喉部手术时可以使用。应选用防火材料和合适大小的气管导管。第一种用于$CO_2$激光手术的导管是金属导管，这种管子有完全防火的优势，缺点是笨重和缺乏弹性。第二种导管是软金属丝气管导管(见图9-1)，增加灵活性并具防火性，然而导管相当硬并有较厚的侧壁。例如，内径3.5 mm的Laserflex管(万灵科公司，美国)外径为5.2 mm，而传统的同样内径的气管导管外径4.2 mm，这导致难以在幼儿中使用，而且粗的侧壁可导致气道损伤。较大直径的导管可以有两个套囊(见图9-2)，万一上面的套囊偶然被激光脉冲打到，导管仍不会漏气。但是气囊不是防火材料，使用这种导管仍然有气道着火的风险。红色橡胶气管导管比聚氯乙烯(PVC)导管有更高的着火点。因此，任何情况下，都不应使用PVC导管，因为即使是使用耐火材料包绕，热量通过耐火材料传输仍可能点燃PVC管。非金属导管已经做了很多修改以增加其防火性，一种典型的改变是导管表面包绕防火材料如金属箔。

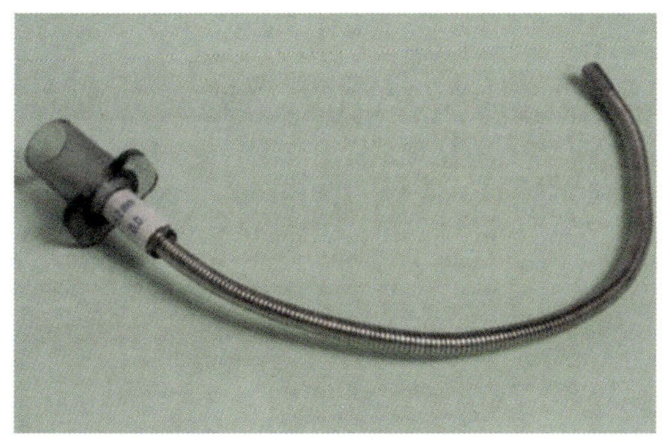

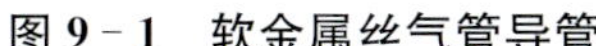

图 9－1 软金属丝气管导管

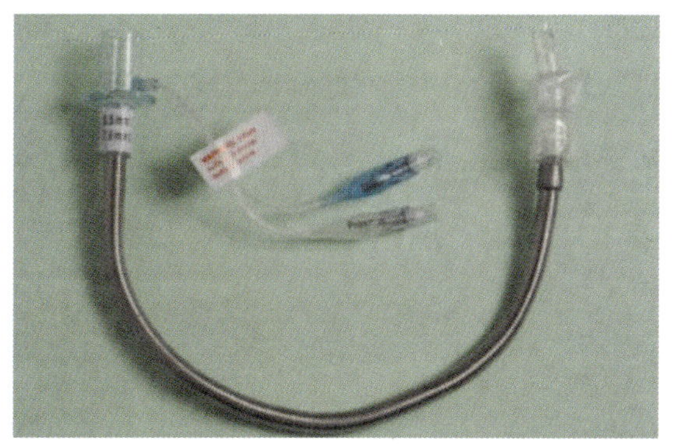

图 9－2 两个气囊的金属丝气管导管

高频喷射通气(highfrequency jet ventilation，HFJV)是利用 Venturi 效应，将气体快速喷入呼吸道及肺内以达到通气的目的。期间气道压力始终高于大气压，有利于动脉血氧合，但不利于 $CO_2$ 从肺内排出，存在 $CO_2$ 蓄积的风险。喷射通气选用内径更小的导管置于声带后联合部，使声带或喉室肿物暴露更加清晰，易于手术操作。HFJV 常用频率为 60～120 次/min，驱动压儿童控制呼吸时 0.6～1.0 kg/cm，辅助呼吸时 0.3～0.5 kg/cm，吸呼比为1∶2。喷射通气的途径有两种，即直接通过支气管镜或经镜外气管内置细吹氧管进行。后者小儿用内径为 1.5～2.0 mm，管子硬度适中的吹氧管。经气管镜外法的优点是通气不依赖气管镜独立进行，灵活性大，其缺点则是占据气道内一定空间以及管理不当时易于滑脱。使用喷射通气的缺点是可能导致乳头状瘤播种到下级气道，且在婴幼儿有呼气限制时更容易引起气压伤。

在过去 20 年，声门下喷射通气导管不断的改进。常用的喷射通气导管包括 Hunsaker Mon-Jet 导管、the Ben Jet 导管和第一代、第二代 Prince of Wales Hospital 导管。前二代喷射通气导管由于缺少 $CO_2$ 和压力监测，增加了高碳酸血症和气胸的风险。Prince of Wales Hospital 导管由两个部分组成：4 mm 外径的聚四氟乙烯导管和通气设备，通过专门管道监测呼气末 $CO_2$ 和远端气道压力，并使用不易燃的材料制作(见图 9－3、图 9－4)。术中导管置入声门下(见图 9－5)，呼气末 $CO_2$ 和远端气道压力监测避免高气道压和潜在的气胸，保证合适的通气，减少了并发症的发生。

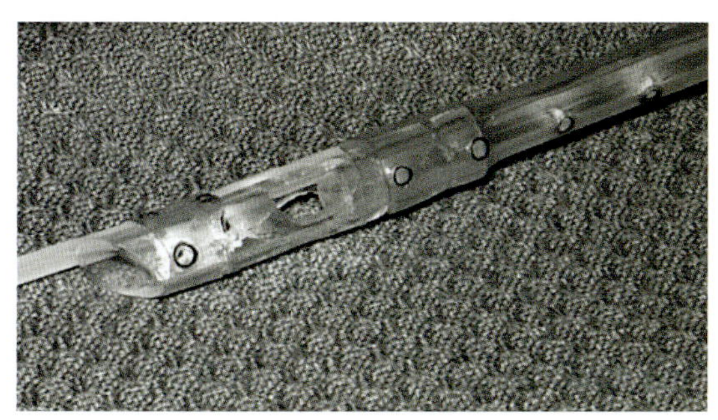

图 9－3 Prince of Wales Hospital 导管外观

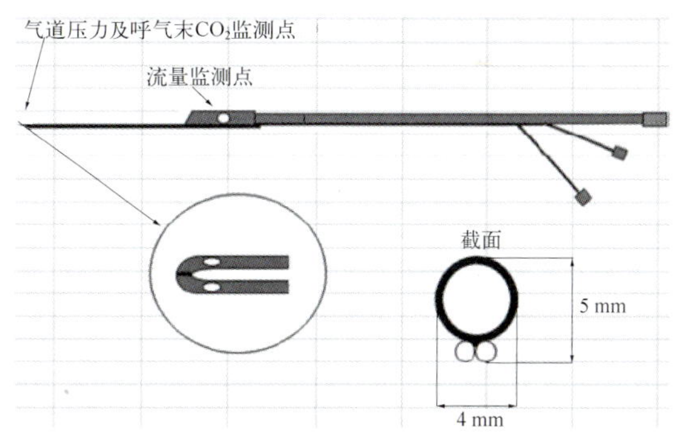


图 9－4 Prince of Wales Hospital 导管详细结构

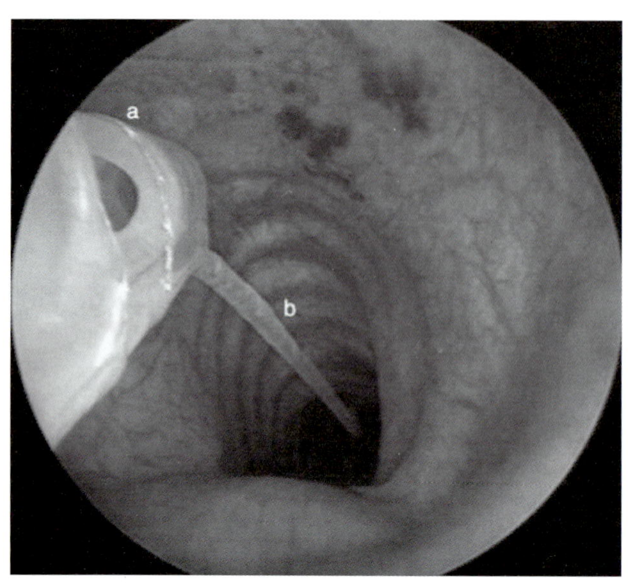


图 9－5　喉显微镜下显示声门下导管的喷射通气
a＝Venturi 通气端口，确保安全，弥散的气流；
b＝声门下气道压力和 $CO_2$ 监测线

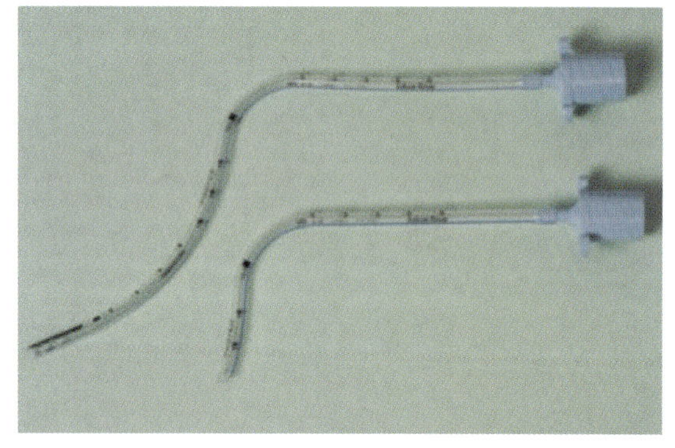

图 9－6　前端剪断的气管导管

一种不给患儿气管插管的麻醉方法是从鼻腔插入剪断的气管导管，导管的前端未超出软腭从而没有插入气管。采取常规气管导管，将其前端剪短(见图 9－6)，使导管的尾部靠近鼻腔，导管的前端没有超出软腭。如果使用未剪短的导管，必须检查口腔，以确保导管的前端没有超出软腭。患儿保持自主呼吸，从鼻导管给予 $O_2$ 和麻醉气体。需要给予较高的流量，因为周围的空气也可能进入。无论外科医生在做什么操作，保持对气道的完全控制，喷射气体沿着外科医生的喉镜侧臂传播。接着，操作者可以不受限制地进入喉部，手术更快完成，在声门周围操作更精确。其优点是减少气道中的可燃物质从而减少着火的风险。

使用标准的设备监测患儿，即心电图、血压、脉搏血氧仪和呼气末 $CO_2$。此外，听诊器可以贴在患儿的胸部，以便麻醉医师连续监测呼吸，并在患儿的气道梗阻时给外科医生建议。腹部暴露在外面，以便看到呼吸模式。

激光手术开始前，用温水浸湿的毛巾覆盖患儿，吸收目标不准的激光脉冲以保护患儿。护士还应准备 20 ml 生理盐水以便起火时使用。根据标准程序检查所有的工作人员和环境的防护准备后，才能打开激光。应准备好急救药品以备急用，特别是阿托品、琥珀酰胆碱。

吸入麻醉技术的缺点之一是麻醉气体污染操作场所，且有激光可燃的产物。虽然有证据表明，烟雾不会造成感染，但有报道在手术烟雾中发现有毒粒子存在，因此，在喉镜的旁边使用一个单独的过滤提取装置，清理患儿呼出的气体是有必要的。

如果手术广泛，麻醉医师认为可能有术后呼吸道水肿，在手术结束前静脉注射地塞米松0.1 mg/kg。

**4. 麻醉复苏** 手术完成后，取出鼻气道插管，患儿被转移到恢复区。给予加湿 $O_2$，直到患儿完全清醒，以确保分泌物可以很容易地排出。如果患儿有喘鸣症状，通过面罩雾化吸入肾上腺素以缓解症状。由于喉部有局部麻醉剂喷洒过，患儿需禁食 2 h。

## 四、激光手术的潜在风险及防范措施

在手术过程中最可能遇到的问题是呼吸暂停。因此在团队成员中，尤其是麻醉医师和外科医生之间保持良好、持续的沟通是必不可少的。在这些问题发生时，外科医生必须协助麻醉医师纠正这种问题，直到麻醉医师确定一切正常时手术才能继续。

支配咽喉部的神经包括喉上神经和喉返神经，均来源于迷走神经。安置支撑喉镜可能引起强烈的咽喉反射，可引起血压和心率升高。处理上应适当加深麻醉。

安置支撑喉镜也会刺激会厌内面（声门侧）丰富的迷走神经分支，引起迷走神经兴奋，导致窦性心动过缓。防治措施如下：① 术前常规使用抗胆碱药物；② 支撑喉镜置入前在声门处喷雾 2%的利多卡因局麻；③ 术中严密监测心率，心率下降明显并伴随血流动力学波动时，应立即静脉注射阿托品，必要时重复使用，同时让术者暂停操作，严重者应立即取出支撑喉镜。

$CO_2$激光的红外光能量可造成迅速而严重的角膜损伤，而氩、KTP、Nd:YAG 激光可灼伤视网膜。因此应闭合患儿的眼睛，并覆盖湿纱布，再罩上金属防护罩。泄漏的激光束被湿纱布吸收，可防止穿透患儿的眼睛。所有的手术室人员都应佩带有侧面保护的激光防护镜。激光用于气道时应将湿毛巾覆盖于面部和颈部暴露的皮肤，避免偏离的激光束灼伤皮肤。

激光手术有燃烧的危险，过去燃烧发生率 0.4%，现在对这种手术有全面的认识，技术的提高以及积极的预防，燃烧很少发生。预防燃烧的方法有：① 降低吸入氧气浓度：可以使用氮气氧气或氦气氧气混合气体，维持氧浓度在 40%以下。使用氦气氧气混合气体更适合，因为 60%氦气是有效的灭火剂。禁止使用 $N_2O$，$N_2O$ 是一种强氧化剂，与 $O_2$混合的危险程度与使用高浓度 $O_2$相同。② 选用特殊的气管导管：抗激光导管、金属气管导管、用金属箔包绕气管导管、一种双套囊并覆盖一层硅的气管导管比较理想。然而金属导管相当硬并有较厚的侧壁，这导致难以在幼儿使用，而且粗的侧壁可导致气道损伤。③ 套囊中常规注生理盐水，一旦发生套囊被激光穿破，套囊中的生理盐水起到灭火的作用。手术者应把沾有盐水的纱布放在病变的远端以吸收偏离正道的激光能量。

李绍清等对 704 例喉 $CO_2$ 激光手术气道安全性研究发现：有 92 例气管套囊被击破，占总数的 13.1%；8 例术中观察到火花，占总数的 1.1%；37 例冒出浓烟，占总数的 3.8%。体外试验中发现，就耐受 $CO_2$ 激光的效果而言，气管套囊注水明显好于套囊注气，PVC 气管导管在高浓度氧(超过 50%)、高激光能量(大于 8W)和连续激光切割下易于燃烧，且剧烈程度随氧浓度和激光能量增高而加剧。

如果气管导管着火或正常组织被烧，应立即停止供氧，更换气管导管，用冷生理盐水冲洗，并在气管镜或纤支镜下确定组织破坏严重程度，以便进一步治疗。程度较轻的损伤可以使用激素，吸入气体湿化同时使用抗生素，局部用含激素、肾上腺素的混合液，并取头高位，减轻水肿。程度较重，一般治疗效果不佳时，可作气管造口，同时积极采用减轻炎症水肿的措施。

## 参考文献

1 Barakate M, Maver M, Wotherspoon G, et al. Anaesthesia formicrolaryngeal and laser laryngeal surgery: impact of subglottic jet ventilation. The Journal of Laryngology & Otology, 2009: 1 - 5.

2 Best C. Anesthesia for laser surgery of the airway in children. Paediatr Anaesth, 2009, 19: 155 - 65.

3 JAY A. WERKHAVEN. Microlaryngoscopy-airway management with anaesthetic techniques for $CO_2$ laser. Pediatric Anesthesia, 2004, 14: 90 - 94.

4 Gerlinde M, Gerhard F, Gerhard S. Airway management and anesthesia in neonates, infants and children during endolaryngotracheal surgery. Pediatric Anesthesia, 2007, 17: 942 - 947.

5 冯霞，林世清，王钟新，等. 支撑喉镜下小儿后乳头状瘤切除术小儿间歇通气呼吸暂停麻醉法的效果. 中华麻醉学杂志，2007，27 (10)：921.

6 李绍清，谭放，陈莲华. 喉二氧化碳激光手术气道安全性分析. 复旦学报(医学版)，2009，36(5)：614 -619.

7 赵宏飞，刘金锋，岳云，等. 支撑喉镜下 $CO_2$ 激光治疗声门下息肉的麻醉管理. 国际麻醉学与复苏杂志，2010，31(1)：10 - 12.

(朱智瑞　胡智勇)

# 第二节　烧伤患儿的麻醉

小儿烧伤发生率很高，重度烧伤也是患儿常见的死亡原因之一。目前在一些诊疗中心由多学科组成的联合治疗小组，通过科学治疗和精心护理，使此类患儿的存活率得到了显著的提高。在多学科联合治疗小组成员中，麻醉医生是不可缺的，他们常被要求协助解决患儿的诸多难题，包括困难气道的处理、建立静脉通路等；而这些患儿的手术治疗同样要求麻醉人员能从容应对由严重烧伤引起的水电解质紊乱、体温调节紊乱、循环功能紊乱和败血症等严重情形，并能正确应用阿片类药物和肌松药等，以确保患儿围术期的安全。

小儿烧伤的主要原因是热灼伤，包括滚烫的液体（沸水、煮沸的汤或粥等）、蒸汽、火焰和直接接触高温物体的表面等。另外，电击伤也时有发生，电击伤通过瞬时高温和电流直接损伤，导致机体组织功能障碍。而化学性灼伤较少见于小儿，其受伤程度取决于化学品的种类和与化学品接触的时间。烧伤程度一般根据烧伤的深度（见表 9－1）、面积、部位及有无呼吸道烧伤进行分类（见表 9－2）；但新生儿由于各组织器官发育尚未成熟，自身调节能力较差，故即使较小面积的烧伤也应作为重度烧伤来处理。成人体表面积用 9 分法计算，小儿由于头面部面积大，占全身体表面积的比例与成人有较大区别，所以 9 分法并不合适。各年龄段小儿体表总面积计算方法（见图 9－7）。

**表 9－1　烧伤的深度**

| | |
|---|---|
| 一度 | 表皮 |
| 二度 | |
| 浅表 | 表皮及真皮浅层 |
| 深部 | 表皮及真皮深层 |
| 三度 | 表皮及全层真皮 |
| 四度 | 筋膜，肌肉及骨骼 |

**表 9－2　重度烧伤的定义**

| |
|---|
| 三度烧伤面积＞10％ |
| 二度烧伤面积＞20％～25％ |
| 新生儿和婴儿二度烧伤面积＞15％～20％ |
| 包括面部、手、足及会阴部烧伤 |
| 吸入性烧伤 |
| 化学或电灼伤 |
| 烧伤合并外伤 |
| 环形烧伤，特别是胸部环形烧伤 |
| 儿童烧伤合并其他疾病 |

## 一、烧伤患儿的病理生理

皮肤是抵抗外界感染侵袭和阻止水分、体热丢失的屏障。大面积烧伤后皮肤屏障功能丧失可导致细菌感染和体液、体热调节障碍,并可促使烧伤局部和全身释放各种炎症介质。局部炎症介质包括前列腺素、白三烯、缓激肽、一氧化氮、组胺和氧自由基等,这些物质可使局部或全身毛细血管的通透性增加导致组织水肿。全身性炎症介质包括白介素-1、白介素-6、白介素-8、白介素-10和肿瘤坏死因子等,使机体在烧伤后即刻产生全身性炎症反应。在烧伤后3~5 d内,炎症介质可介导机体释放应激类激素,影响各组织器官的功能,并使机体处于高代谢状态。烧伤所致的全身器官病理生理变化可分为:急性期(烧伤后24~48 h),高代谢期和烧伤晚期(见表9-3)。

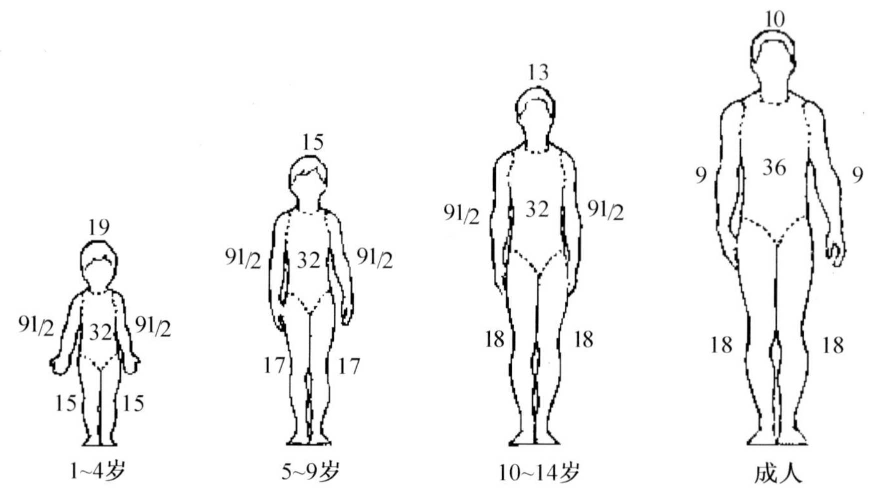


图9-7 小儿和成人体表面积近似值(9分法)

表9-3 烧伤的病理生理变化

| 各脏器系统 | 早 期 | 晚 期 |
|---|---|---|
| 心血管 | 心排血量↓ | 心排血量↑ |
| | 全身血管阻力↑ | 心动过速 |
| | 血容量不足 | 全身性高血压 |
| 肺 | 气道梗阻、水肿 | 胸廓活动限制 |
| | 一氧化碳、氰化物中毒 | 气道狭窄 |
| | 肺水肿 | 感染 |
| 肾 | 肾小球率过滤↓ | 肾小球率过滤↑ |
| | 肌红蛋白尿 | 肾小管功能障碍 |
| 内分泌和代谢 | | 代谢率↑,中心体温↑ |
| | | 肌肉分解代谢↑,脂解↑ |
| | | 糖酵解↑,无底物循环↑ |

续表

| 各脏器系统 | 早　期 | 晚　期 |
|---|---|---|
| | | 胰岛素抵抗↑，甲状腺激素↓ |
| | | 维生素D↓，甲状旁腺激素↓ |
| 肝 | 灌注↓ | 灌注↑ |
| | 肝细胞凋亡↑（AST，ALT，胆红素） | 新陈代谢↑ |
| | 肝脂肪变，水肿 | |
| 血液系统 | 血液浓缩 | 贫血 |
| | 溶血，血小板减少 | |
| 胃肠道 | 灌注↓，黏膜损害 | 应激性溃疡 |
| | 内毒素血症 | 无动力性肠梗阻，无结石性胆囊炎 |
| 神经系统 | 脑水肿↑ | 幻觉，人格变化 |
| | 颅内压↑ | 谵妄，易侵袭性昏迷 |

### （一）循环系统

急性期由于心肌功能受抑制，心排血量短暂下降，体液丢失使血液黏滞度增加，血管活性物质释放使血管阻力增加。烧伤使组织液大量丢失，血管内液体外渗，组织器官灌注不足而导致休克，严重烧伤患儿可出现急性心功能衰竭。高代谢期由于心排血量增加，全身血管阻力降低，组织器官灌注增加，患儿可出现持续的心动过速和血压过高。

### （二）呼吸系统

呼吸系统的病理变化主要在肺，直接损伤（吸入火焰、浓烟和有毒气体）和间接损伤（皮肤烧伤所致的全身性炎症反应）均可导致呼吸功能受损。烧灼伤和燃烧物的化学刺激可直接导致呼吸道黏膜水肿和溃疡，黏膜纤毛功能受损，肺表面活性物质减少以及肺间质水肿等。另外，由于呼吸系统的解剖特征，一般蒸汽灼烧或烧伤只发生在上呼吸道。

临床上，烧伤患儿可表现为喉痉挛、支气管痉挛、支气管炎、肺炎、通气/血流比失调和肺顺应性增加等；而鼻毛烧伤、气道内有烟雾、喘鸣、声音嘶哑、呼吸困难、两肺可及哮鸣音和面部有烧伤等，均应考虑有吸入性烧伤存在，纤支镜下特征性表现（黏膜水肿、红斑、溃疡、坏死，气道内见碳粒）可明确诊断。

对于有吸入性损伤或在密闭环境中烧伤的患儿应高度怀疑一氧化碳中毒。一氧化碳中毒有其独特的病理变化，因一氧化碳及易与含血红素的各种蛋白结合，如血红蛋白、细胞色素和肌红蛋白等，且其结合能力比氧强200倍。一氧化碳与血红蛋白及细胞色素结合导致组织缺氧和细胞代谢抑制，而与肌红蛋白结合则导致心功能障碍和横纹肌溶解。碳氧血红蛋白水平检测可明确诊断。临床上，轻度一氧化碳中毒有恶心、头痛不适等，严重者可因昏迷、心跳骤停而死亡。

对于含氮塑料制品燃烧所致的烧伤患儿，应考虑氰化物中毒的可能。氰化物与细胞色素氧化酶结合后，使细胞内的有氧代谢转化为无氧酵解，从而影响组织氧合。静脉血氧含量升高和乳酸酸中毒均提示氰化物中毒的可能。另外，严重的非吸入性烧伤也可导致间接性肺损伤。由于皮肤烧伤后引起的全身炎症介质释放，导致肺动脉高压、肺水肿，使肺顺应性降低；而胸部的环形烧伤更可引起胸廓顺应性的改变，影响呼吸系统功能。

### （三）泌尿系统

急性期，由于儿茶酚胺、垂体后叶素和肾素-血管紧张素的释放，外周血管阻力增加，心排血量降低，肾小球滤过率也相应降低。高代谢期，心排血量增加的同时肾小球滤过率增加，但此期肾小管功能可能存在障碍，因此，肾脏功能和肌酐清除率的变化在不同的患儿可能不尽相同。电灼伤和挤压伤患儿可出现肌红蛋白尿，并最终发展为肾功能衰竭。

### （四）内分泌系统

急性期后，应激类激素如儿茶酚胺、血管加压素、肾素-血管紧张素-醛固酮，胰高血糖素和皮质醇等的分泌，使机体处于高代谢状态，表现为静息时能量代谢增加，中心温度升高，脂肪、肌肉分解代谢增强，出现糖酵解、无底物循环和胰岛素抵抗等。高代谢的程度和烧伤面积成正相关。以往研究认为，高代谢状态在损伤愈合后逐渐缓解。而最新研究表明，损伤后9～12个月后，高代谢状态才开始减弱。其他的内分泌紊乱还包括甲状腺素（$T_3$、$T_4$）和维生素D水平降低。小儿烧伤后维生素D水平降低大多由于甲状旁腺功能减退所致，应及时处理，以预防低钙、低镁血症导致的低血压和心律失常等。

### （五）消化系统

急性期由于肝脏血流灌注减少、缺血-再灌注损伤和大量炎症介质的释放导致肝细胞的凋亡。临床表现为烧伤后ALT、AST和胆红素水平迅速上升，2～6周后恢复至正常水平；肝脏内脂质沉积和细胞水肿使肝脏体积增大；而肝脏蛋白、白蛋白和转铁蛋白合成减少，结合蛋白、C反应蛋白和补体则增高。

急性期胃肠道同样因血流灌注减少、缺血-再灌注损伤和大量炎症介质的释放，使正常的黏膜屏障遭受破坏，增加了细菌侵袭和内毒素感染的可能性。烧伤后早期行肠内营养治疗可减少黏膜损伤，降低内毒素血症的发生率，并有可能使血清肿瘤坏死因子水平下降。烧伤患儿可发生胃、十二指肠溃疡（Curling溃疡）、急性小肠结肠炎、非动力性肠梗阻和非结石性胆囊炎，而严重烧伤患儿应考虑腹腔间隔室综合征的风险。腹腔间隔室综合征是指腹腔内压力急剧增高，导致肺顺应性降低、少尿和血流动力学不稳定的一系列症状。烧伤早期由于毛细血管渗透性增加、缺血-再灌注损伤使肠道明显水肿并出现腹水，腹部顺应性降低，导致腹内压增高，烧伤后的扩容治疗可加剧腹腔间隔室综合征的进展。

### （六）神经系统

烧伤性脑病是一种综合征，患儿可表现为幻觉、谵妄、性格改变、易激惹和昏迷等；是由于烧伤后的败血症、低钠血症、血容量不足和大脑皮质血栓栓塞等引起的大脑缺氧所致，其发生率约为 1/7。另据报道严重脑缺氧后有 33％的患儿可发生永久性认知障碍。烧伤后 1～3 d，约有 7％患儿可出现脑水肿和颅高压，进而可出现癫痫；癫痫的发生率约为 1.5％。发生癫痫的危险因素包括低钠血症、既往癫痫病史、低氧血症、败血症和药物的不良反应等。电灼伤患儿因电流击打部位的不同，可能引起脊髓的直接损伤或大脑的损伤。

### （七）血液系统

急性期全身水肿致血液浓缩、血细胞比容和血黏度增加。初期复苏处理后，患儿可转为贫血状态，这是由于烧伤部位的出血、复苏后血液稀释和高热引起的溶血等所致。无其他合并疾病的患儿，可耐受较低的血细胞比容（20～25％），而重度烧伤患儿因失血继续存在，血细胞比容应维持较高值（25～30％）。由于损伤部位血小板凝集和微循环系统的破坏，患儿可出现血小板减少症；代偿性凝血因子的增加，又可使机体处于高凝状态，增加发生弥漫性血管内凝血的风险。

## 二、烧伤患儿的麻醉

烧伤患儿的麻醉管理对麻醉医师来说是个挑战。重度烧伤患儿通常存在严重的血流动力学紊乱和呼吸系统问题。为降低死亡率和缩短住院时间，对于无吸入性损伤的烧伤患儿常需在 72～168 h 内进行清创、覆盖伤口等手术。围术期血容量大量丢失的处理和维持循环、呼吸系统功能的稳定是麻醉医师的职责。

### （一）术前评估和处理

术前评估首先确定烧伤的类型、严重程度和有无合并伤。轻度烧伤（TBSA＜10％）患儿通常不需要复苏急救，而严重烧伤（TBSA＞30％）患儿因有发生严重生理功能紊乱的危险性，需行紧急救治。另外，对于合并其他严重疾病的患儿，即使是轻度烧伤也应进行积极的复苏。通过监测血流动力学状况、升压药应用情况、肺顺应性、呼吸机参数的设置和尿量等对患儿生理状况进行评估。体格检查时应仔细查看整个呼吸道和头、颈部的解剖，判断有无困难气管插管情况存在。实验室检查包括全血细胞检测、电解质、凝血状态、尿素氮和肌酐的检测等，并应及时纠正酸碱紊乱。

对处于高代谢期的患儿，围术期间应尽可能补充营养物质。有研究表明，术前通过鼻胃管喂饲的患儿，禁食少于 2 h 并不增加误吸的危险性，但其安全性和有效性有待商榷。有报道认为烧伤可导致胃潴留，因而可增加误吸的危险性。据报道，与鼻胃管喂饲比较，鼻空肠管喂饲更能降低误吸的风险，而围术期持续的鼻空肠管喂饲也不会增加误吸的发生率。目前围术期持续胃肠外营养有替代肠道内营养的趋势，也有报道认为肠外营养可增加死亡率和改变肠道正常的生理功能。另外，术前评估还应注意患儿的心理状态，如有无恐惧、焦虑和疼痛等。根据情况，可在患儿入手术室前适当给予术前用药。

## （二）麻醉管理

对于大面积烧伤患儿，常规的监护措施常常难以实施，如胸部大面积烧伤使 EKG 电极无处可放或摆放于非标准部位，影响监护质量，而经食管 EKG 监测是一种可替代的选择。对于全身多部位烧伤、有效循环血容量严重不足以及体温过低的患儿，常规的外周脉搏血氧饱和度监测方法往往不能取得满意的效果，选择针式探头置于耳垂、颊黏膜、舌表面和食管等处，常可提供较好的监护。四肢烧伤的患儿合并大量体液丢失或估计有较大量失血情况存在时，有创动脉血压监测是必需的。另外，体温监测可预防体温过低，中心静脉压及尿量的连续测定，有助于对患儿血容量状况进行评估。但这些常规的监测手段并不能帮助诊断腹内压过高以及由此引起的腹腔间隔室综合征。

**1. 麻醉诱导和维持** 根据患儿当时的生理状况，选择吸入或静脉麻醉诱导；麻醉维持既可单纯吸入麻醉、$N_2O$复合静脉麻醉，也可以全凭静脉麻醉。急性期，血流动力学不稳定的患儿，吸入麻醉并不理想，应优先选择 $N_2O$ 复合静脉麻醉加或不加用氯胺酮。烧伤患儿通常有药代动力学和药效学的改变，尤其是烧伤 8～72 h 后，肌膜上烟碱样乙酰胆碱受体上调，使用琥珀胆碱后易导致高钾血症，同时这类患儿对非去极化肌松药可能产生耐药；另外，由于药代动力学的改变和耐药性的产生，烧伤患儿对硫贲妥钠的耐受性增高可持续 1 年左右；对阿片类药物的敏感性也可能有改变，临床应逐步增加剂量并严密观察，保障患儿的安全。

**2. 气道管理** 烧伤患儿的气道管理极具挑战性。烧伤后 24 h 内，琥珀胆碱可以安全应用，不会引起致命性高钾血症。传统观点认为为防止黏膜损伤，小儿应选择不带套囊的气管。而近阶段的研究表明，由于烧伤患儿气道顺应性降低，机械通气时常需要较高的气道压力，不带套囊的气管插管容易造成导管周围漏气，因此选择低压高容量的气管导管更佳。另外，有头、面部、颈部和上胸部烧伤的患儿，急性期，常表现为头、面部和气道的肿胀，解剖位置发生改变，同时头颈活动度和张口度受限，因此这类患儿均应作为困难气道来处理。

**3. 液体管理** 重度烧伤患儿创面的非显性液体蒸发和手术区域（创面以及供皮区）的出血，可导致手术期间液体大量丢失。小儿烧伤清创、皮肤移植类手术术中出血量估计方法的报道并不多见。由于烧伤部位充血水肿，液体丢失量可能逐日增加(见表 9-4)，而不同时期不同部位的清创手术造成的失血量也并不一致。创面表皮焦痂清除与深层筋膜组织切除相比，血液丢失更明显，分别为 4 ml/cm² 和 1.5 ml/cm²；如合并烧伤后感染，则失血量则更多；因此，每个患儿均应定时检测血细胞压积和血红蛋白含量。烧伤患儿失血量预计可根据手术性质及体表面积进行近似计算，并依据患儿术前血红蛋白浓度、预计的血液丢失量和可承受的最低血球压积水平，进行交叉配血和备血。

**表 9-4 小儿烧伤清创、皮肤移植类手术术中出血量评估**

| | |
|---|---|
| 体表面积>30% | |
| 烧伤后 0～1 d | 0.41 ml/cm² |
| 烧伤后 2～16 d | 0.72 ml/cm² |
| 烧伤 16 d 后 | 0.49 ml/cm² |
| 体表面积<30% | |
| 烧伤后任何时候 | 1.2 ml/cm² |

烧伤外科手术的目标之一是通过综合措施减少手术出血量，包括用含缩血管药物的液体冲洗创面、四肢止血带、局部合理的敷料填塞压迫、电烫止血、维持合适的体温、充分的术前准备和早期手术清创等，可使术中失血量显著减少。有报道称，烧伤后 24 h 内进行手术和 16 d 后再手术同样可以减少手术出血。另外，应用含缩血管药物的液体进行创面冲洗时应注意，大容量液体局部浸润后，经体液吸收有导致容量过剩的危险，围术期应密切观察患儿的容量状况。

复苏初期，除基本需要量外，容量补充可根据 Parkland 公式计算：4 ml/(kg×烧伤面积)。对进入手术室前已实施了有效初期复苏的患儿，则应通过观察器官、组织灌注状况，如尿量、酸碱平衡状况、中心静脉压、血压和有创动脉压的波形等来指导进一步的容量治疗。术中丢失的液体量一般可用晶体液和(或)胶体液补充。

**4. 体温调节** 烧伤后由于皮肤完整性遭到破坏以及小儿本身特有的体表面积与容积比较高，手术过程中的热量丧失更明显。体温过低可促使代谢产热增加，而这部分额外增加的能量消耗可能来自伤口愈合部位，因此必须减少术中热量丢失，以保障整个机体的恢复。

热量丢失的四个机制包括辐射、对流、传导和蒸发，正常裸体成人在室温下通过这四个机制丢失的热量比分别为 60%、12%、3%和 25%。皮肤屏障功能丧失后，蒸发丢失量更为明显。减少辐射散热的方法有使用热光源灯、体表覆盖和增加室温等。对于严重烧伤患儿，为最大程度减少因对流引起的热量丧失，可将室温升至 37.8～43.3 ℃，或将患儿置于热水毯或其他绝缘床垫上，以减少传导引起的热量丢失。加温、加湿麻醉气体、给患儿覆盖塑料毯，可以减少蒸发热的丢失。另外，还应对输注的液体、血制品等进行加温，并应保持合适的环境温度。

## (三) 疼痛管理

烧伤患儿的疼痛包括烧伤基础疼痛、手术相关疼痛及术后疼痛。基础疼痛与灼伤的程度相关，应得到有效控制。基础疼痛的处理首选阿片类药物，但长期应用可发生耐药性，因此必须定期评估镇痛效果并给予适当的心理安慰治疗。为减少阿片类药物剂量，也可给予其他辅助镇痛类药物，如对乙酰氨基酚(醋氨酚)、氯胺酮、可乐定等。非类固醇类抗炎药也可作为辅助性镇痛药，其不良反应是肾小管功能障碍。烧伤疼痛引起的抑郁和(或)焦虑，可相应的给予抗抑郁类药或苯二氮䓬类药治疗。基础疼痛得到充分控制后，可有效减少手术相关疼痛。后者的处理，可选用阿片类药物、苯二氮䓬类药物和氯胺酮等。

区域阻滞、硬膜外阻滞和周围神经阻滞均可有效控制术后疼痛，而这些方法用于烧伤后患儿的镇痛资料并不多。成人烧伤研究中，单次或连续的硬膜外阻滞、周围神经阻滞均能有效控制供皮区的术后疼痛，同样有关区域阻滞、硬膜外阻滞和周围神经阻滞用于小儿术后镇痛的研究屡见报道。因此，认为硬膜外阻滞和周围神经阻滞均可有效抑制小儿烧伤后的疼痛，对于严重烧伤患儿可能存在的问题是这类阻滞操作定位较困难。有作者认为清创术中使用含低浓度肾上腺素的局麻药进行区域阻滞，可明显减少术后 24 h 内镇痛药物的用量。

## (四) 烧伤后重建手术的麻醉管理

大面积烧伤患儿愈合后，可能还需进行数次瘢痕切除、植皮和整形手术，此时患儿已不再表现为烧伤急性期的生理学和药理学的高反应性，使用琥珀胆碱时无需考虑高钾血症的风险。此类患儿的麻醉可参照其他整形手术的麻醉方法和管理原则。值得注意的是这些患儿常需接受多次手术麻醉，为减轻焦虑、恐惧心理，术前应给予口服或静脉注射咪唑安定，口服或肌注氯胺酮，也可口服可乐定等；如果患儿有烧伤引起的慢性疼痛，术前也可适当给予镇痛类药物。

头面部或颈部烧伤的患儿常因疤痕组织挛缩导致上呼吸道解剖异常，如张口度减小、颈部活动受限和生理弯曲消失。严重畸形的患儿，诱导插管前应行颈部瘢痕松解手术。颈部疤痕松解手术为保障患儿安全都应保留自主呼吸，可在局部麻醉或面罩呼吸的全身麻醉下进行。曾有文献报道一例极度严重颅面畸形的患儿，在体外循环协助下完成颈部瘢痕松解手术。麻醉维持依据麻醉人员的个人技术可以采用吸入麻醉、全凭静脉麻醉或静吸复合麻醉等。这类重建整形手术通常不会引起大量的液体转移或大出血；已愈合的伤口热量丢失较少，容量治疗和体温维持均无特殊。因属表浅组织手术，术后无需强效镇痛。

## 参考文献

1 Shields BJ, Comstock D, Fernandez SA, et al. Healthcare resource utilization and epidemiology of pediatric burn-associated hospitalizations, United States, 2000. J Burn Care Res, 2007, 28:811-826.

2 Finnerty CC, Herndon DN, Przkora R, et al. Cytokine expression profile overtimein severely burned pediatric patients. Shock, 2006, 26:13-19.

3 Jeschke MG, Chinkes DL, Finnerty CC, et al. Pathophysiologic response to severe burn injury. Ann Surg, 2008, 248:387-401.

4 Madnani DD, Steele NP, de VE. Factors that predict the need for intubation in patients with smoke inhalation injury. Ear Nose Throat J, 2006, 85:278-280.

5 Barrow RE, Spies M, Barrow LN, et al. Infiuence of demographics and inhalation injury on burn mortality in children. Burns, 2004, 30:72-77.

6 Jeschke MG, Mlcak RP, Finnerty CC, et al. Burn size determines the infiammatory and hypermetabolic response. Crit Care, 2007, 11:R90.

7 Venter M, Rode H, Sive A, et al. Enteral resuscitation and early enteral feeding in children with major burns effect on McFarlane response to stress. Burns, 2007, 33:464-471.

8 Burke BA, Latenser BA. Defining intra-abdominal hypertension and abdominal compartment syndrome in acute thermal njury:a multicenter survey. J Burn Care Res, 2008, 29:580-584.

9 MacLennan N, Heimback DM, Cullen BF. Anesthesia for major thermal injury. Anesthesiology, 1998, 89:749-770.

10 Martyn JA, Fukushima Y, Chon J-Y, et al. Muscle relaxantsin burns, trauma, and criticalillness. Int Anesthesiol Clin, 2006, 44:123-143.

11 Han T, Harmatz JS, Greenblatt DJ, et al. Fentanyl clearance and volume of distribution are increased in patients with major burns. J Clin Pharmacol, 2007, 47:674-680.

12 Sheridon RL. Uncuffed endotracheal tubes should not be used inseriously burned children. Pediatr Crit Care Med, 2006, 7:258-259.

13 Ratcliff SL, Brown A, Rosenberg L, et al. The effectiveness of a pain and anxiety protocol to treat the acute pediatric burn patient. Burns, 2006, 32:554-562.

14 White MC, Karsli C. Long-term use of and intravenous ketamine infusionin a child with significant burns. Paediatr Anaesth, 2007, 17:1102-1104.

15 Dadure C, Acosta C, Capdevila X. Perioperative pain management of a complex orthopedic surgical procedure with double continuous nerve blocks in a burned child. Anesth Analg, 2004, 98:1653-1655.

16 Bussolin L, Busoni P, Giorgi L, et al. Tumescent local anesthesia for the surgical treatments of burns and post burn sequelae in pediatric patients. Anesthesiology, 2003, 99:1371-1375.

17 Sheridan RL, Ryan DP, Fuzaylov G, et al. An 18 month old girl with an advanced neck contracture after a burn. N Engl J Med, 2008, 358:729-735.

（陈依君）

# 第三节　气道软化小儿的麻醉

小儿气管支气管软化是一种少见而严重的疾病。这类患儿在手术室和ICU常会出现危及生命的紧急情况，在重症监护室中有较高的死亡率；需要长期气管插管与机械通气，因此近年来越来越受到人们的关注。麻醉医师常常需要对这类患儿的一系列检查及手术进行麻醉或监护，包括放射学诊断检查、介入或手术治疗等。这类患儿的麻醉非常复杂，尽管气管支气管软化是一种良性的病理改变，但因起病突然，进展迅速，常常出现紧急状况。目前有关这类患儿麻醉处理的文献较少。本文宗旨是提供气管支气管软化征的目前概况及这类患儿麻醉和术后监护的建议。

## 一、概述

软化，在医学范畴内通常用来形容软骨或骨，因此气管软化就是指气管软骨变软，支气管软化就是指支气管软骨变软；当两种病理情况共同存在时就形成了气管支气管软化；常见于喉软骨软化症或全身软骨软化征。本文中，“气道软化”这一名词特指气管和(或)支气管软化，不包括喉软化。

### (一) 气道软化

**1. 概念**　气道软化是指气管腔外的压力超过气管腔内时，受累气道发生塌陷。大多数气道软化病例的受累部位位于胸腔内，呼气时尤其是用力呼气或咳嗽时，胸腔内的正压使受累气管支气管腔变窄；少数颈段或胸腔外气道软化的病例，气道塌陷发生在吸气时；胸腔内负压传送到上呼吸道时，在大气压的作用下受累气道出现狭窄，临床表现为喘鸣。

由于缺乏气管支气管软化征发病率的研究，因此对气道软化在小儿中的发病情况也没有明确的解答。据Altman报道，某家医院最近5年内共发现42例气道软化患儿，而Burden等报道1986～1995年期间小儿重症监护中心有62例气道软化病例的记载。但根据目前的标准诊断，这些病例均不很典型的气道软化症。也有作者认为尽管气道软化、喉软化常发生于婴儿期，但在一项对132名新生儿的研究中，支气管镜检查发现有气道异常或气管食管畸形的发生率为23%。

气道软化常见于支气管肺发育异常、气管食管畸形及肺主动脉畸形的患儿。当这类患儿合并有气道软化时将使麻醉管理更加复杂，术后重症监护时间将延长，死亡率和并发症的发生率将升高。另外，气管软化也是小儿气管造口、长时间机械通气的原因之一。在一篇

44 例行气管造口的病例报道中，有 14 例(32%)患儿为气道软化症。气道软化还可能是婴儿猝死综合征的一个不确定因素，1983 年就有人做过一项 58 例婴儿猝死综合征的大规模研究，其中 4 例被确诊为气道软化。

**2. 分类**　气管、支气管软化可分为先天性(原发性)和获得性(继发性)两大类，先天性病例略占多数。先天性的气道软化可进一步分为单纯性(特发性)和综合性(合并有其他症状的)，获得性气道软化主要是由于外力压迫或疾病累及肺或气管、支气管软骨导致(见表 9-5)。

**表 9-5　气道软化的分类**

| 分类 | 先天性 | 获得性 |
| --- | --- | --- |
| 常见型 | 气管食管瘘 | 大血管压迫： |
| | 食管闭锁 | 头臂血管 |
| | | 大动脉 |
| | | 肺动脉 |
| 少见型 | | 血管悬吊 |
| | | 支气管肺发育异常 |
| 合并症型 | 染色体异常： | 肺/纵隔囊肿 |
| | Downs 综合征 | |
| | 9 号染色体三体 | 胸部肿瘤 |
| | 11p13 缺失 | 巨大/异位胸腺 |
| | 22q11 缺失 | 甲状腺肿块* |
| | 18～22 染色体易位 | 心肺移植 |
| | 软骨发育不全 | 肝衰竭/肝移植 |
| | Williams-Campbell 综合征 | 长期气管插管 |
| | Di George 综合征 | 气管切开 |
| | CHARGE 综合征 | 黏膜皮肤利什曼病 |
| | Hunter 综合征 | 法洛四联症 |
| | Hurler 综合征 | |

* 成人气道软化的常见原因

早产儿是气道软化的罹患人群，气道软化在早产儿中常常是支气管肺发育异常的临床表现之一。据报道经支气管镜检查其发生率约为 25%～86%。且气道软化与气管食管畸形之间有明显的关联，其发生机制目前并不明确。也有研究报道在患有气管食管畸形的儿童中，可见由于胸内大血管或膨大畸形的食管段压迫导致气管软化的病例。

主、肺动脉畸形病例中气管软化的机制是显而易见的：畸形的血管压迫气道，限制了软骨的发育。即使纠正了畸形的血管，进行性的气道塌陷仍可能出现，并影响预后。在一项先天性心脏病手术预后的研究中发现，22 例需长期重症监护的患儿中 6 例伴有气道软化。

长期机械通气的患儿，由于气管造口或气管导管对气管壁的长期压迫可导致气道软化。值得注意的是，患有胃食管反流或哮喘的气道软化小儿，气道软化可使胃食管反流或哮喘症状加重。在一项用主动脉固定术来治疗气管软化的临床研究中发现，非合并胃食管反流者的预后较好，反之，则需进一步积极治疗才能取得较好的效果。另外，因气道软化的临床症状与哮喘相似，有时会延误诊断和治疗，故哮喘患儿对支气管扩张剂治疗无效时，应考虑气道软化症。当然，不能除外部分患儿同时患有两种病症。

**3. 临床表现** 气管软化和(或)支气管软化的临床表现相似，且没有特异性，诊断非常困难，表 9-6 列举了一些气道软化的常见症状。

**表 9-6 气道软化的临床表现**

| 气道软化的临床表现 |
| --- |
| 需要长期的机械通气 |
| 拔除气管导管或气管造口内套管失败 |
| 呼吸窘迫、喘鸣、持续性干咳 |
| 反复的肺部感染 |
| 漏斗胸 |
| 吞咽困难 |
| 濒死状态、急性威胁生命的症状 |
| 猝死 |

广义上讲，气道软化的临床表现可以分为两组：一组是医院内发生的，常伴发于其他疾病，如支气管肺发育异常、气管食管畸形和胸腔内大血管畸形等；另一组是家中发生的，可以单独发作，也可以是先天性畸形综合征的一种表现。

在家中发现喘鸣或周期性干咳的患儿，最初大都被诊断为哮喘，当患儿对支气管扩张剂治疗无效时，临床医生才会怀疑是否为气道软化症。

顽固性高音调的咳喘可能是年龄较大患儿的一个临床特点；“濒死状态”或“急性威胁生命的症状”，生动描述了气道软化症患儿发作时的险情。软化塌陷的气管、支气管段最初造成患儿呼吸困难，呼吸做功增加；用力呼吸使软化段的塌陷进一步加剧，形成恶性循环，直到患儿由于缺氧丧失意识，暂停呼吸，气道梗阻才得以缓解。猝死是这类事件的极端后果。

## (二) 气道软化的诊断

诊断分为三大部分：① 静态显像：胸部 X 线摄片、CT 及 MRI、三维胸部 CT 成像或 MRI；② 动态显像：支气管镜检、X 线透视检查、动态 CT；③ 肺功能检查：通气量测定。

由于气道软化是一个动态过程，所以动态显像是合适之选；其他形式的检查也有一定的优点，譬如 MRI 能反映气道受压的原因，肺功能检查可以通过测定通气量来描述患儿对治疗措施的反应等。

X线摄片是研究气道软化最原始的方法，由于其简单直观，至目前为止，仍是大多数有呼吸道症状患儿首选且有效的检查方法。1999年，Walner等就曾报道，气道X线摄片对气管软化诊断率为62%，但对支气管软化的诊断基本无效。胸部静态显像如MRI或CT因缺乏动态过程可能得出阴性结果，但在多层扫描图像中常能发现个别气道受压（特别是MRI），对非急诊患儿有一定的帮助。

最近，纤维支气管镜检查被用于诊断气道软化症，用于重症监护室长期机械通气后不易脱机患儿的检查诊断。据报道在一项PICU的研究中，纤维支气管镜检查90例患儿，9例被确诊为气道狭窄或气道软化。纤维支气管镜检查能了解患儿自主呼吸时气道的动态变化。使用带有录像的纤维支气管镜，通过放慢气道塌陷的动态图像，能进一步增加诊断的准确率，并可对塌陷程度进行分级。纤维支气管镜还可用于治疗，如替代支架，或作为矫治术中的辅助固定手段等。

与支气管镜检查相比，带或不带比对的荧光透视检查是一种有效、无创的诊断方法。Strauss等发现对比荧光透视在诊断既有狭窄又有软化的患儿时，其灵敏度等同于支气管镜。同样有人将荧光透视检查结果和机械通气时间联系起来研究，发现荧光透视检查比支气管镜检查更能准确预测重症患儿死亡率。荧光透视检查还可以和气道测压法一起来决定最佳的CPAP方案（见图9－8）。另外，纤维支气管镜和荧光透视检查都只能诊断气道塌陷

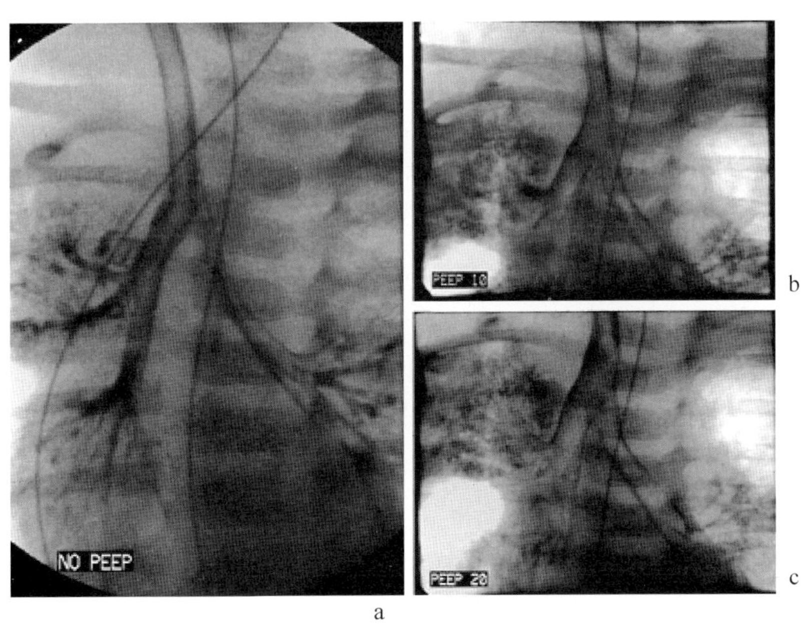


**图9－8　荧光透视检查 a. 荧光透视检查显示左主支气管在非PEEP通气时的塌陷段；b. 当PEEP为10 cm $H_2O$时左主支气管已打开；c. 当PEEP为20 cm $H_2O$时左主支气管进一步被打开**

的存在，不能提供气道受压的原因，此时CT或MRI有助于诊断可能的病因。

虽然无创、可重复进行的肺活量测定及气道流量曲线图能显示气道软化的不同程度，在成人可由此计算出气道阻力等数据，并作为治疗效果的评估手段。但在儿童尤其是婴儿，肺活量和气道流量的测定几乎是不可能的。

总之，纤维支气管镜检查被认为是目前诊断气道软化的金标准。但由于操作技术要求高，从使用的广泛性角度看，相对无创的比对荧光透视检查更容易开展；而动态性放射学检查可基本取代纤维支气管镜检查。前者还能提供气道外的结构图像。至于肺活量测定具有持续评估和选择最佳治疗方案的作用，但不适用于儿童。

### （三）气道软化的治疗

目前较为公认的治疗气道软化的基本方法有：① 长期机械通气或CPAP；② 手术切除病变节段；③ 病变节段夹板外固定；④ 固定疗法（气管、支气管固定术、主动脉或其他血管固定术等）；⑤ 植入支架。

长期的机械通气是气道软化最原始的治疗方案，一旦病因解除，软化的气管软骨就会恢复正常。CPAP则不管是否需要辅助通气，都足以使软化的气道打开，保证机体的氧和；其优点是简便易行，相对无创，适用于各种气道软化患儿；缺点是浪费医疗资源，长期机械通气可产生诸多不良反应，包括感染、活动受限、语言发育障碍以及气管插管或气管造口周围继发气管软化等。

由于引起气管塌陷的真正原因可能是胸腔内的正压，因此有人通过主动脉固定术，提升位于气管前部的主动脉，防止胸内正压传输到气管壁，从而防止或减少气管塌陷（见图9-9a）。在纵隔内将主动脉前壁缝合于胸骨内面的这种手术，对于缓解气管塌陷的临床症状似乎有相当不错的效果。即使主动脉不是引起气道受压的主要病理原因，也能很好的改善通气。这种手术的另一优点是切口在肋间隙，相对微创，且不影响气道的发育。在某些特殊病例，主动脉固定术还需包括肺动脉固定和结扎未闭的动脉导管或头臂干无名动脉。

治疗气道软化的另一种方法是从气道内部加强，即通过支气管镜放置支架（见图9-9b）。开始阶段由于效果欠佳而备受争议，随着支架材料和植入技术的改进，支气管镜辅助支架植入术已成为非常有竞争力的气道软化治疗方法。目前先进的可伸张型网状支架还具有开窗功能，可使被扩张气道的分支同时增加通气；有些支架其材料还能使上皮细胞滋生于其上，具备纤毛功能。另外，具有再扩张功能的支架，能确保患儿气道正常的生长发育（见图9-9c）。

通过支气管镜放置支架，对于技术熟练的操作人员具有简便易行、节省开支和手术并发症明显减少的优点。植入支架的常见并发症包括支架移位（曾有人报道支架被咳出并吞下，没出现严重后果）、产生炎性肉芽肿堵塞气道且肉芽肿摘除不当掉落气道致患儿死亡等。

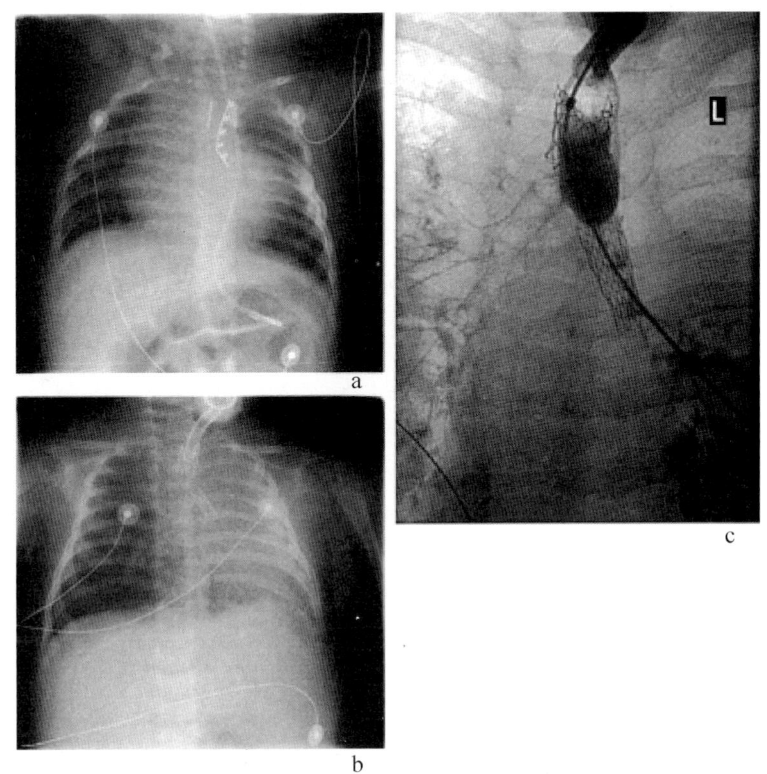


图 9－9　气道软化的治疗 a. 经外部固定后的塌陷气道；b. 软化的气管和左主支气管内植入支架；c. 植入支架的球囊再扩张

## 二、气道软化患儿的麻醉管理

气道软化患儿需要在麻醉医师的麻醉或监护下进行以下检查和手术：① 气管支气管镜或放射学检查诊断(或治疗)；② 胸部手术，无论是否纠正气道软化；③ 非气道纠治的各种手术。而对气道软化患儿进行麻醉，要求麻醉人员有相当水平的专业理论和专业技术，并能从容应对各类小儿气道问题。

遗憾的是目前很少见到有关气道软化患儿麻醉管理经验的文献报道，个别可查到的文献大都为非主流杂志所刊载。当然，在详细了解气道软化发病的病理生理学后，针对病因可以提出有关的处理原则，即防止气道塌陷及应用 PEEP/CPAP 通气模式引起空气潴留，并尽量减少咳嗽。

### (一) 气道软化检查诊断的麻醉管理

由于支气管镜或放射学诊断都要求患儿保留自主呼吸，因此，麻醉要求达到适度的镇静、抑制呛咳和保留自主呼吸。广义上有三种麻醉方法可供选择：镇静加局部麻醉、吸入全身麻醉和静脉全身麻醉。

**1. 镇静加局部麻醉** 如果支气管镜操作者的技术熟练，镇静加局部麻醉适用于各年龄组患儿；它能提供被检查者真实的气道动态图像，有利于诊断的准确性。值得注意的是镇静要充分，局部麻醉应完全。术前用药应给予强效阿片类药物和抗胆碱能药物，以达到镇静、防呛咳的作用，并可同时抑制气道腺体分泌、降低迷走反射张力和减少气道激惹性。年长儿术前给予咪唑安定可稳定情绪，减轻心理创伤。局麻是麻醉成功的关键。局麻完善可减少呛咳及不适感，缩短检查时间。这种麻醉方法也适用于纤维支气管镜检查。

**2. 全凭吸入麻醉** 吸入麻醉诱导是保留自主呼吸的最佳诱导方法。行支气管镜检查时，麻醉诱导后可以通过放置合适的喉罩来维持麻醉，喉罩上的侧孔可供纤维支气管镜通过；如果使用硬质气管镜检查，麻醉回路可接在气管镜侧孔上供给 $O_2$ 和麻醉气体。同样术前给予抗胆碱能药物及气道表面麻醉剂能减少呛咳及喉痉挛的发生。此类麻醉方法最大的缺点是气道塌陷的程度会因全身麻醉而掩盖。

**3. 全凭静脉麻醉** 全凭静脉麻醉适用于年长患儿。缓慢输注静脉麻醉药物，确保患儿保留自主呼吸。气道完全放松后进行气管支气管镜检查，术中持续通过侧孔或鼻吸氧保持充分的氧合。

### （二）非气道手术的麻醉管理

非气道手术的全身麻醉，无论是保留自主呼吸还是进行机械通气，通常都需要采用 CPAP 或 PEEP 通气模式，以防止气道塌陷、气体滞留所致的肺部过度充气。此类患儿一旦发生气道塌陷、气体滞留，呼吸做功即增加，患儿出现呼吸急促；同时由于胸内压上升，阻碍静脉回流，心排血量急剧下降，如不及时准确处理，可导致患儿死亡。

气道软化患儿施行非气道手术，在当前还没有充分证据推荐最佳麻醉方法的情况下，一般认为应避免气管插管，喉罩通气可减少术后呛咳及急性气道塌陷的危险性，而深麻醉下拔管可带来一个平稳的苏醒过程。

另外，对于术前已怀疑气道软化的患儿，通过准确的处理，麻醉医师基本都能很好地掌控患儿。而对那些只表现并发症的患儿以及长期机械通气（尤其是脱离 PEEP 或 CPAP 困难）的患儿应高度警惕，并发吸气或呼气喘鸣的拔管困难是可疑气道软化的第一症状，应进行气管支气管镜（或比对荧光透视）检查以明确诊断，指导麻醉管理。

总之，气道软化越来越被广泛关注，它有一定的发病率和死亡率，治疗费用高。应引起足够重视的是，气道软化患儿在麻醉和 PICU 期间可能出现一些危象，若能及时诊断并使用 CPAP 或 PEEP，可以很好地缓解病情。随着治疗技术的不断改进，大多数重症患儿均能获得良好的预后。

## 参考文献

1 Burden RJ, Shann F, Butt W, et al. Tracheobronchial malacia and stenosisin children in intensive care: broncho-grams help to predict outcome. Thorax, 1999, 54:511-517.

2 Altman KW, Wetmore RF, Marsh RR. Congenital airway abnormalities in patients requiring hospitalization. Arch Otolaryngol Head Neck Surg, 1999, 125:525-528.

3 Wheeler WB, Maguire EL, Kurachek SC, et al. Chronicrespiratory failure of infancy and childhood: clinical outcomes based on underlying etiology. Pediatr Pulmonol, 1994, 17:1-5.

4 Guys JM, Triglia JM, Louis C, et al. Esophageal atresia, tracheomalacia and arterial compression: role of aortopexy. Eur J Pediatr Surg, 1991, 1:261-265.

5 Bandla HP, Hopkins RL, Beckerman RC, et al. Pulmonary risk factors compromising postoperative recovery after surgical repair for congenital heart disease. Chest, 1999, 116:740-747.

6 Walner DL, Ouanounou S, Donnelly LF, et al. Utility of radiographs in the evaluation of pediatric upper airway obstruction. Ann Otol Rhinol Laryngol, 1999, 108:378-383.

7 Mair EA, Parsons DS. Pediatric tracheobronchomalacia andmajor airways collapse. Ann Otol Rhinol Laryngol, 1992, 101:300-309.

8 Downing GJ, Kilbride HW. Evaluation of airway complications in high-risk preterm infants: application of fiexible fiberoptic airway endoscopy. Pediatrics, 1995, 95:567-572.

9 Masaoka A, Yamakawa Y, Niwa H, et al. Pediatric and adult tracheobronchomalacia. EurJ Carthorac Surg, 1996, 10:87-92.

10 Kamata S, Usui N, SawaiT, et al. Pexis of the great vessels for patients with tracheobronchomalacia in infancy. J PediatrSurg, 2000, 35:454-457.

11 Filler RM, Forte V, Chait P. Tracheobronchial stenting for the treatment of airway obstruction. J Pediatr Surg, 1998, 33:304-311.

12 Conroy PT, Bennett NR. Management of tracheomalacia in association with congenital tracheo-oesophageal fistula. Br J Anaesth, 1987, 59:1313-1317.

13 Yamaguchi S, Takanishi T, Matsumoto T, et al. Use of a laryngeal mask airway for anesthesia in a patient with bronchomalacia. Masui, 1996, 45:348-351.

（陈依君）

# 第四节 新生儿先天性膈疝手术的麻醉

新生儿先天性膈疝(congenital diaphragmatic hernia,CDH)是新生儿围术期死亡的主要疾病之一,发病率在新生儿为 1/2 000～1/5 000。由于横膈发育缺损致腹腔内部分脏器穿过缺损的膈肌进入胸腔并影响肺的发育、限制肺膨胀，严重干扰患儿的呼吸循环功能。先天性肺发育不全和肺动脉高压是膈疝最主要的死亡原因。

## 一、发病机制及分型

胚胎发育第9周左右，横膈的膜样结构逐渐肌肉化，如膈肌出现闭合不全，部分腹腔脏器可通过缺损处进入胸腔，形成膈疝，而此时支气管尚未完成分支发育，肺泡发育尚未开始。如发生膈疝，由于胸腔空间为疝入的脏器所占，肺的生长受阻，造成肺发育不良。

临床根据疝孔部位不同分为三型：于膈的两侧后腰肋三角位置处形成胸腹裂孔疝或Bochdalek疝，约占80%～90%，最多见且严重；于胸骨外侧缘肋骨内侧缘之间形成胸骨后疝或Morgagni疝；于食管两侧形成食管裂孔疝。发生在左侧的膈疝约占85%，明显高于右侧（见图9－10）。

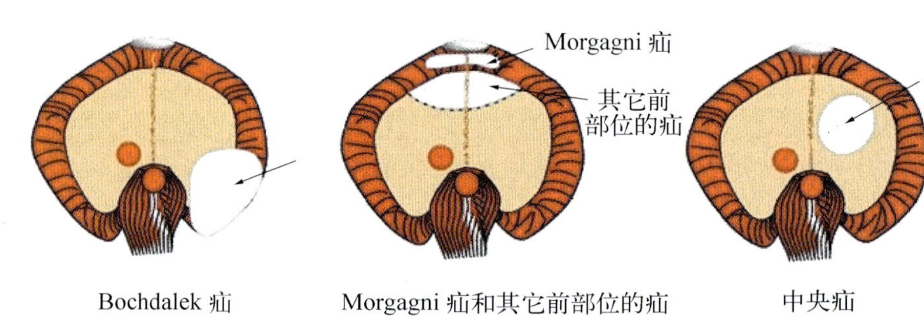


**图9－10　先天性膈疝分型**

## 二、病理生理改变

CDH动物模型的发展更详细地阐述了胎儿肺和膈肌形成和生长的病理生理学。有两个重要的实验模型，De Lorimer等通过外科手术创造了胎羊膈肌缺损。这些小羊出生时伴有肺部发育不全，推翻了膈疝的压缩理论。Harrison等发展了这个模型，在胎羊胸腔置入硅橡胶气球并逐渐膨胀，这影响肺的发育并导致围产期高死亡率。出生后缩小气球，模拟产后手术矫正，并没有提高存活率；在胎儿发育的后期缩小胸内气球，模拟产前矫正，显示肺的发育恢复并提高生存率。这项研究最终集中在人类胎儿的产前手术矫正。遗憾的是，尽管取得了很大进展，早产儿的合并症和减少胸腔内肝脏相关的外科技术难题最终使胎儿膈疝手术方面的进一步尝试失败。

先天性膈疝病理生理改变可以用“二次损伤”学说来解释，即胚胎期间形成的膈肌在发育过程中某一部分发育停止或发育不全，导致膈肌缺损为“第一次损伤”；其后由于腹腔脏器疝入胸腔造成患侧肺受压，导致肺发育损伤或功能障碍为“第二次损伤”，表现为肺泡数目减少，肺泡壁增厚，间质组织增加，肺泡容气量及气体交换的表面积明显减少等，同时伴有肺血管结构异常，如肺血管数目减少、血管间质增生，肺小动脉中层肌壁肥厚，并延续至周围的肺泡前小动脉，进而导致继发性肺动脉高压。先天性肺发育不全和肺动脉高压是膈疝最主要的死亡原因，而肺小动脉的持续痉挛是造成持续性肺动脉高压的主要原因，术前术后可应用肺血管扩张药物，如前列腺素 E1 或吸入 NO 等以降低肺高压，降低死亡率。

婴儿出生后，腹腔脏器的压迫和肺发育不良引起患侧肺萎缩，同时心脏向对侧移位，压迫对侧肺或伴有对侧肺的发育不良，因此产生明显的气体交换不足，临床表现发绀和呼吸窘迫。同时，由于纵隔心脏的移位，静脉回心血量减少，又加重了组织缺氧和代谢性酸中毒，形成恶性循环，可加速新生儿的死亡。大量肠管进入胸腔导致严重呼吸循环障碍，主要原因：① 缺损破裂的膈肌活动度受限；② 肺萎陷减少潮气量，疝内容物上下移动，进一步干扰心、肺功能；③ 左、右胸腔压力失去平衡，纵隔移向右侧，严重障碍心脏充盈和正常心排血量；④ 血气分析证明，肺膨胀不全，肺实质内形成动、静脉短路，更降低肺动脉血的 $O_2$ 分压；⑤ 肺不张及肺实质性炎症更加重缺氧。如果突入肠管嵌顿导致肠梗阻，引起水电解质紊乱。

双侧肺发育不全或严重单侧肺发育不全的婴儿出生后即刻就出现症状。肺发育不全较轻的婴儿脏器疝入较晚在出生 24 h 内出现症状。CDH 典型的症状包括发绀、呼吸困难和明显的右位心。体检发现舟状腹、胸部隆起、呼吸音降低、心音遥远或右侧听到心音和胸部听到肠鸣音。胸部 X 线检查提示胸腔存在小肠气体影、疝突出一侧的肺被压向肺门及纵膈内容物被推向对侧，可确诊 CDH。

## 三、CDH 处理

**1. 产前诊断**　诊断技术的进步，如产前超声的广泛使用，增加了 CDH 胎儿产前诊断率。欧洲研究中心表明在平均 24.2 周胎龄可诊断 60％的 CDH 胎儿。Downward CD 等提出许多产前预测指标，但已经在多中心前瞻性研究中验证的指标很少。妊娠 24 周使用 B 超检测的产前预测指标包括羊水过多、胸腔内有胃或肝脏、肺与头比值（lung-to-head ratio，LHR）及肺与胸部横径比值。Hedrick HL 等比较了胎儿期肝脏位置与预后的关系：如果肝脏上升甚至疝入胸腔内，预后更差（肝脏位置升高存活率是 45％，肝脏位置正常存活率 93％）。Lipshutz GS 等分析肺横径和头周径的比值，在孕 24～26 周时测量对侧肺横径与头周径，如果 LHR＞1.4 没有死亡发生，而 LHR＜0.8 时死亡率为 100％。LHR 的上限和下限没有绝对的定义。LHR 在 1～1.4 之间变化较大，难以预料预后。结合使用肝脏上升和 LHR 变量预测新生儿死亡率更加准确。

胎儿磁共振成像（MRI）和胎儿超声心动图的诊断也在研究中。已经证明磁共振成像在肝脏的检测比超声更可靠。有人提出使用胎儿肺容量、左心室容量和肺动脉直径作为预测指标,但仍有待验证。

**2. 产前治疗** 对未成熟胎儿产前使用皮质类固醇激素治疗未成熟肺组织的有益作用是明确的,但尚未证实在 CDH 胎儿产前使用皮质类固醇激素的作用,也需要考虑其他对生长和大脑发育方面的潜在风险。

分娩的最佳时间和方法尚无定论,普遍接受的观点是,应尽量足月分娩以确保肺发育成熟,早产儿的预后更差。

CDH 的产前手术治疗经历四个阶段:开放性胎儿外科手术修复、开放性手术阻塞、内镜下外部气管阻塞以及最近使用可脱性球囊内镜腔内气管阻塞(胎儿腔内气管阻塞, fetal endoluminal tracheal occlusion, FETO)。

Wilson 等观察先天性喉闭锁与肺的畸形增长有关,提示通过阻塞肺发育不良胎儿的气管可能引起肺的迅速增长,防止肺内液体正常流出。后来修改为胎儿宫内用球囊或由 Fetendo 夹堵塞气管。FETO 加速肺的发育,同时增加肺泡和毛细血管的生长和重塑肺动脉。孕 26~28 周时,使用 1.2 mm 胎儿镜放置可脱性球囊闭塞系统,FETO 的时机和持续时间非常重要。延期的 FETO 减少Ⅱ型肺泡上皮细胞,导致表面活性物质的缺失。为了克服 FETO 延期问题,可以在孕 34 周时在内窥镜下刺破球囊。随着经验的增加,并发症的降低,改善了 CDH 患儿的存活率。

**3. 产后诊断** 出生后的预后指标表明,手术在 CDH 最终生存率中发挥了偶然作用。Bohn 等人报道不管是否手术,预后与术前及术后 2 h $CO_2$分压及潮气量直接相关。通气指数(ventilation index, VI)=RR×MAP,(RR,呼吸频率;MAP,平均动脉压)。VI 越高(>1 000)伴有高 $CO_2$分压($PetCO_2$>40 mmHg),其预后越差,几乎没有幸存者。在低/正常 $CO_2$分压(<40 mmHg)和低通气指数(<1 000)的新生儿,生存率较好,可达 86%。为了进一步支持他们的关于手术及预后关系的质疑,Sakai 等研究显示,任何手术如果减少了肺和胸壁的顺应性,通气更加困难,则预后更差。

Dillon 等也认为手术对预后影响不大,他们通过超声心动图比较肺动脉压力和全身动脉压力的比值。研究表明,如果肺动脉压力与全身动脉压的比值保持>1,存活率为 0;如果这一比值在出生时是 0.5 或在随后的 3 周下降到了这个水平,存活率为 100%。再次手术治疗干预并没有改变这些数字。

**4. 产后治疗** CDH 生存率的大幅提高主要在于出生后治疗的改进。尽可能足月分娩,而分娩方式对预后没有影响。

大多数 CDH 患儿需要呼吸支持,肺实质和肺血管解剖和生理的局限性,需要选择合适的机械通气方式。通气策略必须适应气道,肺和心血管的各种不同状态。机械通气的目的是为了优化血气分析结果还是减少肺损害提高生存率呢?

1990 年以前的观点认为:由于大多数 CDH 患儿有一定程度的肺动脉高压,碱中毒可以降低肺血管阻力和肺动脉压力而减少导管的右向左分流和心房分流，提供最佳的 $PaO_2$ 和 $PaCO_2$ 作为机械通气的目标和预后的指标，因此，人为诱发的碱中毒成为产后肺动脉高压的治疗标准。为了实现这个目标（$PaCO_2$＜40 mmHg 和 $PaO_2$＞100 mmHg），通常使用较高的吸气峰压和较高的平均气道压。Azarow 等的研究支持了这一观点，血气分析 $PaCO_2$＜40 mmHg 患儿的存活率较高，而无法实现这一目标的患儿，即使使用更大的机械通气也没有存活。

但是 Muratore 等研究发现采用高通气压力实现 $PaCO_2$＜40 mmHg，可能加剧肺损伤，增加肺部疾病的发生率。研究发现早产儿的低碳酸血症和碱中毒与神经发育障碍有关，美国国立儿童健康与人类发展研究中心（National Institute of Child Health and Human Development，NICHD）的数据研究显示，碱中毒可能增加体外膜肺氧合（extracorporeal membrane oxygenation，ECMO）的风险。de Buys Roessingh S 等认为肺过度扩张和氧中毒可能引起内皮细胞和毛细血管渗漏，基底膜破裂，肺泡内液体渗出，全身的炎症反应和损害表面活性物质分泌。长期机械通气和氧中毒可能引起肺损害，这容易导致发生慢性肺疾病。最常见的婴儿慢性肺部疾病类型是支气管肺发育不良（bronchopulmonary dysplasia，BPD），主要发生在早产儿和低出生体重婴儿。Baraldi 等发现，尽管 CDH 新生儿通常是足月出生，约 1/3 的患儿发生 BPD，而早产儿 BPD 的发生率是 20％。

机械通气诱导肺损伤（ventilator-induced lung injury，VILI）包括肺容积伤、肺气压伤、肺萎陷伤、肺生物伤。肺容积伤的形成主要与过大的吸气末肺容积对肺泡上皮和血管内皮的过度牵拉有关，容积损伤是 VILI 的直接原因。肺气压伤由于气道压过高引起肺泡和周围血管间隙的压力梯度增大，导致肺泡破裂。肺萎陷伤是肺损伤患儿呼气末容积过低时，肺泡和终末气道的周期性开闭可致肺表面活性物质大量损失，加重肺不张和肺水肿。肺生物伤是机械性因素使血管内皮细胞脱落，活化炎性细胞释放炎症介质，由此激发的炎症反应造成肺组织损伤。

研究人员寻求优化通气策略减少通气诱导肺损伤的风险和继发的肺部疾病发生率。多个研究表明保护性肺通气策略显著改善预后，11 篇文献的回顾性研究发现保护性肺通气策略生存率＞75％，这些研究特别提到避免肺损伤作为治疗的首要目标。保护性肺通气策略是基于低的吸气峰压、80％氧饱和度和允许的高 $CO_2$ 分压，这一策略也被称为允许性高碳酸血症，可以接受的 $CO_2$ 分压范围是 60～65 mmHg，吸气峰压范围是 25～35 $cmH_2O$，MAP 范围是 12～15 $cmH_2O$。鼓励自主呼吸且 pH 值保持 7.25 以上，必要时使用碳酸氢钠。应避免使用长效肌肉松弛剂。血压应保持在 45 mmHg 以上，而不是根据胎龄的血压水平，多巴胺（3 $\mu g \cdot kg^{-1} \cdot min^{-1}$）用于支持心肌收缩力。只有当 pH 值＜7.25、$PaCO_2$＞60 mmHg 或吸入氧浓度 60％时血氧饱和度仍＜80％，才考虑使用其他治疗，包括吸入 iNO、HFOV 或者 ECMO。

高频振荡通气（high frequency oscillatory ventilation，HFOV）通过振荡泵给予高呼吸

频率，低潮气量的通气获得有效的合适的气体交换，能维持呼气末肺容积，同时避免肺过度扩张，减少肺损伤。一些机构把 HFOV 作为产后的基本治疗，而另外一些机构作为保护性肺通气策略无效时的治疗措施。HFOV 的关键是实现最佳肺容积。必须监测 HFOV 设备的阻塞，从而降低不断增加压力的危害并维持终末器官的灌注。

CDH 患儿常有肺动脉高压，其严重程度已作为 CDH 患儿的预后指标，存活者在 3 周内有正常的压力，而死亡组有治疗无法降低的持续性肺动脉高压。持续肺动脉高压的治疗在新生儿仍然是一个挑战。过度通气以减轻导管的分流不再使用。温和通气时使用多种方法治疗肺动脉高压，包括吸入一氧化氮(iNO)、西地那非、前列环素。

iNO，主要的内源性血管张力调节因子，提高了近 50%病例的氧合，吸入 NO 已成为治疗婴儿肺动脉高压的标准，但是根据 Cochrane 评价系统没有改善总的预后。也有报道说，使用 NO 可能恶化总的预后结果而不是降低死亡率或减少 ECMO 的需要。

长期和近期有严重急性低氧性呼吸衰竭的婴儿使用 ECMO 是有益的。然而，美国先天性膈疝研究组分析了 700 多例行 ECMO 的 CDH 患儿的生存率，发现预计死亡率>80%的 CDH 患儿使用 ECMO 是有益的；预计死亡率较低的新生儿中，使用 ECMO 甚至可能使预后恶化；同时应考虑 ECMO 的费用(美国为＄160 000/人)和对幸存者身体和神经发育的长期影响。

表面活性物质也是一种治疗选择。在 CDH 人工通气的患儿表面活性磷脂减少了 38%。表面活性物质水平的下降可能是原发性减少或者发育不良肺组织(肺组织体积和重量减少)人工通气和 $O_2$ 治疗的结果。尽管最初的很多研究表明，使用表面活性物质的是有益的。而先天性膈疝研究组回顾分析了 500 多个 CDH 新生儿，并得出结论：即使在出生前确诊的 CDH 新生儿，使用表面活性物质治疗并没有任何益处。

与以前认为横膈缺损是主要缺陷的观点相反，现在的观点认为，在同侧或对侧肺发生的肺发育不良和相关的肺血管异常是 CDH 患儿死亡率的主要影响因素。因此，以前急症手术从胸部回纳腰腹部内脏和修复横膈缺陷是不符合逻辑的，只在最终预后中扮演一个小角色。目前认为在内脏回纳之前保证新生儿病情稳定是最佳做法，包括血流动力学稳定、通气支持、代谢紊乱的纠正。吸入一氧化氮(iNO)、高频振荡通气(HFOV)、液体通气与体外膜肺(ECMO)已作为改善氧合的尝试措施。尽管有这些措施，一部分新生儿仍可能发生逐步加重的呼吸衰竭和最终死亡。因此，在产前改善肺的发育已成为当前研究的重点。

**5. 手术时机** 以往认为 CDH 是新生儿紧急情况，应尽快手术。虽然术中高浓度 $O_2$ 合并呼吸性碱中毒可能会产生短暂的肺血管舒张，但肺组织反复过度扩张(气压伤或者更准确说容积伤)将损害肺组织的肺泡和毛细血管膜，并导致炎症反应及相关的血管活性物质释放，最终产生肺血管收缩和肺动脉高压。

Levin 等认为 CDH 管理的基本原则是患儿缺氧和酸中毒时尽量避免手术治疗，应积极通过内科治疗改善氧合，纠正代谢性酸中毒，减少右至左分流，增加肺灌注，稳定心肺功能。

Saka 等报道，膈疝修补术后呼吸系统顺应性（respiratory system compliance，CRS）立即下降至术前基础值的 10%～77%；4 例 CRS 下降超过 50%的婴儿出现低氧血症和酸中毒后死亡。疝修补术后 CDH 患儿呼吸力学没有改善，而是经常恶化。这些研究重新评估了急症手术对 CDH 患儿预后效果的影响。

Nakayama 等研究了 22 例重症 CDH 患儿急症手术或术前支持治疗 2～11 d 后的肺功能和预后。13 个急症手术患儿中的 9 个术后需要 ECMO 支持，其中 6 个存活（生存率 46%）；9 例术前给予支持治疗，其中 6 例术前给予 ECMO 支持 4～10 d，1 例患儿术前因脑室内出血死亡，其他 8 人手术修复后存活（生存率 89%）。急症手术患儿术后 7 d 的呼吸系统顺应性（CRS）比术前没有改善；与此相反，术前接受稳定治疗的患儿顺应性比术前基础值增加 60%。虽然这两组术后机械通气时间相似，但术前治疗组有较高的动脉血 $O_2$ 分压，较低的呼吸频率、吸气峰值和平均气道压以及较低的吸入氧浓度。根据这些生理和临床证据认为术前给予支持对 CDH 患儿是有益的。

## 四、麻醉处理

先天性膈疝多见于新生儿，腹腔内容物疝入胸腔，压迫患侧肺脏、心脏及大血管，严重影响患儿的呼吸循环功能，且患儿常有肺发育不良，多伴有严重的低氧血症和高碳酸血症等病理特点，加之情况较差的新生儿常合并肺部感染、贫血、酸碱失衡及水电解质紊乱，给麻醉的诱导和维持带来困难，麻醉及围术期管理中应注意以下问题。

**1. 麻醉前准备**　术前访视患儿，明确与 CDH 有关的先天性异常的严重性以及肺发育不全的程度。患儿取头高位 30°，患侧卧位面罩吸氧，可减轻疝内容物对肺脏的压迫，改善患儿的缺氧状况。若 $PaCO_2>60$ mmHg 和（或）$PaO_2<50$ mmHg 应立即气管插管，禁用加压面罩吸氧以免因胃肠道充气而加重心肺受压。术前患儿应常规查血气分析，若 pH>7，$PaCO_2<100$ mmHg，可即时手术，预后良好；若 pH<7，$PaCO_2>100$ mmHg，应正压呼吸及注射 5%碳酸氢钠纠正酸中毒和电解质紊乱后再行手术。术前必须建立可靠的静脉输液通道，确保输液输血、复苏和麻醉给药。置胃肠减压管，降低胃肠腔内压力，减轻对肺脏的压迫，同时可预防诱导时的胃反流误吸。留置导尿管，观察尿量有利于指导补液及了解重要器官的灌流情况，必要时监测中心静脉压。由于患儿术前多伴有不同程度呼吸困难、发绀甚至窒息和休克，麻醉前用药尽量少用或不用对呼吸及循环抑制较明显的镇静药。

**2. 麻醉诱导方法的选择**　麻醉诱导期要保证充分的供氧，诱导和气管插管要平稳。研究认为，使用肌松药进行快速诱导插管，面罩给氧控制呼吸时，因气体进入胃肠道或膈肌松弛，而使更多的腹腔器官、肠管疝入胸腔，导致原有的呼吸、循环功能障碍急剧加重而发生难以逆转的重度低氧血症，甚至危及患儿生命，因此膈疝患儿主张保留自主呼吸插管。因新生儿咽喉反射迟钝，可施行清醒气管插管或在浅麻醉配合表面麻醉下不用肌松药行慢诱导气管插管，在自主呼吸和肌张力正常时膈肌收缩，使疝孔始终处于收缩状态避免更多的内容物疝入胸腔而加重呼吸循环功能障碍。但 Steward 等认为清醒插管时病儿易挣扎、哭闹、屏气，氧耗增加，且患儿在缺氧及迷走神经受刺激时易发生心动过缓，缺氧较长也可导致室颤。而不用肌松药的慢诱导气管插管，由于麻醉深度偏浅，插管时咽喉反射强烈，使胸、腹压力和耗氧量剧烈增加，同样有发生缺氧性心搏骤停的危险。有报道采用快速诱导，气管内插管，均安全度过诱导期和手术期。其关键在于要用低潮气量、低气道压和高呼吸频率快速诱导辅助和控制呼吸，同时让助手将患儿的环状软骨压向脊柱，以压瘪食管，这样既保证了诱导期患儿血液的充分氧合又能有效地防止大量气体被压入胃肠道所致急性呼吸、循环意外。

**3. 术中呼吸循环管理** CDH 患儿肺发育差，常合并有其他畸形，包括先天性肠旋转不良及先天性心脏病等。因此围术期必须加强对呼吸、循环的管理。

肺发育差和肺功能下降是影响生存率的主要因素，所以麻醉过程首要解决的问题是膈疝引起的肺功能障碍。气管插管成功后行低压高频控制呼吸，使健肺不会过度膨胀破裂，同时减轻膈肌下移而使疝入胸腔内的肠管增多。由于发育不全肺易发生气压伤，气道压力应控制在 10～15 $cmH_2O$，并在剖胸减压前要避免使用正压呼吸。开胸后给肌松药控制呼吸(IPPV)，以保证足够的气体交换量，纠正缺氧及 $CO_2$ 蓄积，避免较长时间的肺萎陷。疝入胸腔的脏器回纳后可适当加大通气量，但是压力要逐渐增加，以防萎陷肺急剧膨胀致复张性肺水肿。关胸前膨肺需缓慢，避免压力过高造成肺泡及毛细血管损伤。

由于患儿伴有肺部感染、肺功能不全、胃肠扭转等并发症，易发生水、电解质和酸碱失衡，故应建立有效的静脉通道，并做桡动脉穿刺，动态监测动脉血压和血气，根据血气分析的结果及时给予碳酸氢钠纠正酸中毒。一项回顾性研究表明，动脉血气可反映 CDH 患儿肺发育异常的严重程度，术前 pH 值在 7.0 以下的均死亡，而在 7.2 以上的均存活。所有存活者的术后 pH 值均在 7.35 以上。可见患儿的体内的酸碱平衡能影响预后，所以围术期动态监测血气分析是必不可少的，通过它可以指导治疗，缓解酸血症所造成的一系列的不良后果，有利于改善预后。

新生儿体温调节中枢发育不成熟，体温常随环境温度变化而变化，低温增加肺动脉阻力，可恢复胎儿循环而导致低氧血症、增加呼吸暂停的发生率。故手术时应注意保暖并行体温监测，以保证麻醉平稳。调整手术室温度至 24～26 ℃，手术床上置电热毯。

尽量减轻手术操作对患儿的影响，操作应轻柔缓慢，内脏复位时患儿可能出现屏气，心率和心排血量突然下降的休克样反应。因手术操作可引起胸腔内压进一步升高，回心血量下降导致 $SpO_2$ 下降、血压下降，应尽量缩短单次手术操作时间，用高频低压的控制呼吸可达到改善目的。

## 五、术后处理

先天性膈疝修补术的呼吸管理贯穿整个围术期，这是麻醉处理的关键。先天性膈疝患儿常有肺发育不全，有时脏器复位后萎陷的肺也不能立即膨胀，并且发育不全的肺组织常不足以维持生存所需的最低限度的氧合作用，故术后常需呼吸支持，否则仍有缺氧的危险。应根据术前患儿的状态、膈肌缺损的大小、腹壁的张力以及通过肺泡-动脉 $O_2$ 分压差等来判断肺发育不良的程度，从而评估是否需要持续辅助呼吸。术后处理的重点是保护发育不良的肺，防治肺动脉高压和气胸，选用低压力、快频率的通气方式，防止因吸气峰压过大导致发育不良的肺泡破裂引起气胸，维持血气在 $PaO_2 \geqslant 60$ mmHg 和(或) $PaCO_2 \leqslant 55$ mmHg，保持正常的血 $O_2$ 分压和轻度呼吸性碱中毒，机械通气可能需要数天甚至几个星期。呼吸机撤离过早或过快均可导致病情迅速恶化。呼气末正压(PEEP)可能使肺过度膨胀发生气压伤，一般不主张采用。重症患儿应待完全清醒，$PaO_2$ 维持于 80 mmHg 以上方可拔管，对术后呼吸情况差，在控制呼吸下仍持续低氧血症与酸血症者，应用呼气末正压呼吸及吸入高浓度氧，也可用肺血管扩张剂(如 α-肾上腺素受体阻滞剂、NO 等)。患儿肺顺应性低，通气血流比例失调，故缺氧、高碳酸血症和酸中毒依然严重，pH＜7.2 者，应给碱性药物纠正酸中毒。心功能不全患儿应选用多巴胺、洋地黄等药物治疗。

术后患儿仍应取半坐卧位，利用重力作用使膈肌下降、腹腔脏器下移，减轻对胸腔脏器的压迫，并继续禁食、持续胃肠减压，密切观察、记录引流物的性质及量。

## 六、远期预后

长期随访 CDH 存活者，发现了以前没有认识到的并发症，包括胃食管反流、营养不良、心脏、骨骼和神经发育并发症，这取决于在哪个年龄对 CDH 存活者进行评估。许多肺过度通气的婴儿，发生了呼吸机所致的肺气压伤，温和通气可以改善肺部的预后。

存活者肺脏的长期结果总体上是好的。使用年龄匹配的对照组，在修复 5～10 年后患儿呼吸功能良好。Marven 等研究证实，尽管功能性肺容积减少，但气道功能正常且没有运动功能障碍。ECMO 存活者的长期影响目前尚未被阐明。早期研究显示，ECMO 存活者肺和神经系统后遗症增加，特别是那些补片修补的 CDH 患儿。43%CDH 存活者发生肺动脉高压，特别是那些肺血管阻力升高需要长时间吸氧和使用利尿剂的患儿。

神经发育的预后是多变的，所以需要长期的随访。在大多数研究中，存活者有神经发育迟缓，许多人有听觉受损。营养问题需要细致的监护，生长障碍是多因素的，包括慢性肺疾病继发的呼吸做功增加、胃食管反流和厌食。大多数存活者体重低于标准值的 25%，约三分之一需要胃造瘘喂养，20%接受抗反流治疗。

虽然最佳的术前和术后通气方式还没有被证明，由 Lago 等人提出的延期手术和支持治疗时温和通气，在过去 20 年也引起了新生儿科医师尤其是外科医师的反对，但现在它是 CDH 新生儿最好的管理方法。新生儿重症监护技术的改进提高了胎儿干预的可能性，如 FETO 的实施等。

CHD总体生存期可以改善吗？这些问题将继续研究，在未来十年可能会出现更好的新方法。

## 参考文献


1 Logan JW, Rice HE, Goldberg RN, et al. Congenital diaphragmatic hernia: a systematic review and summary of best-evidence practice strategies. J Perinatol, 2007, 27:535－549.

2 Hedrick HL, Danzer E, Merchant A, et al. Liver position and lung-to-head ratio for prediction of extracorporeal membrane oxygenation and survival in isolated left congenital diaphragmatic hernia. Am J Obstet Gynecol, 2007, 197:422.

3 Peralta CF, Jani JC, Van Schoubroeck D. Fetal lung volume after endoscopic tracheal occlusion in the prediction of postnatal outcome. Am J Obstet Gynecol, 2008, 198:60.

4 Dillon PW, Cilley RE, Manger D, et al. The relationship of pulmonary artery pressure and survival in congenital diaphragmatic hernia. J Pediatr Surg, 2004, 39:307－312.

5 de Buys Roessingh AS, Dinh-Xuan AT. Congenital diaphragmatic hernia: current status and review of the literature. Eur J Pediatr, 2009, 168(4):393－406.

6 Wilson JM, Lund DP, Lillehei CW, et al. Congenital diaphragmatic hernia—a tale of two cities: the Boston experience. J Pediatr Surg, 1997, 32:401－405.

7 West SD, Wilson JM. Follow up of infants with congenital diaphragmatic hernia. Semin Perinatol, 2005, 29:129－133.

8 Logan JW, Cotten CM, Goldberg RN, et al. Mechanical ventilation strategies in the management of congenital diaphragmatic hernia. Semin Pediatr Surg, 2007, 16(2):115－125.

9 Bösenberg AT, Brown RA. Management of congenital diaphragmatic hernia. Current Opinion in Anaesthesiology, 2008, 21(3):323－331.


（朱智瑞　胡智勇）

# 第五节　肾母细胞瘤手术的麻醉

肾母细胞瘤，又称Wilms瘤，是德国解剖学家、外科医生Max Wilms在1899年提出的。当时他报道了7例肾母细胞瘤的病例。一个世纪以后，Wilms瘤研究中心已经发展成为一个由多学科（包括外科、肿瘤科以及病理科等）合作的组织，研究中心得到了多个国家的国立实验室支持，包括美国Wilms瘤研究组织（NWTSG）、法国国际小儿肿瘤学会（SIOP）、英国儿童肿瘤研究组织（UKCCSG）及德国和巴西的研究机构。由于大多数患儿需要手术切除肿瘤，目前麻醉科医师也积极参与到该疾病的诊疗和研究中。

## 一、概述

肾母细胞瘤是小儿泌尿系统中最常见的恶性肿瘤，发病率大概是 0.8/10 万，约占小儿实体肿瘤的 6%。在美国每年大约有 500～600 例新发病例，90%的患儿在 8 岁前发病，平均发病年龄为 3.5 岁。目前，根据肿瘤组织学分型和肿瘤分期实施联合治疗方案，使 Wilms 瘤的综合治愈率达 85%左右。今后的临床研究方向主要是如何减少肿瘤的远期并发症，进一步提高生存质量。

### (一) 病因学

Wilms 瘤流行病学的特征是偶发性、家族性或遗传性，大部分病例属偶发性；家族性肿瘤发生率仅占总发病率的 1.5%，且大多与 17q 的肿瘤抑制基因(FWT－1)或 19q 的肿瘤抑制基因(FWT－2)的缺失相关。约有 10%的 Wilms 瘤伴发于一些先天性畸形综合征(见表 9－7)，这组患儿属高危人群，应引起重视。伴发 Wilms 瘤的先天性畸形综合征分为两类：增生过度和发育不全。Wilms 瘤肿瘤基因 1(WT－1)位于 11p13，与 Denys-Drash 综合征和 WAGR 综合征(Wilms 瘤、虹膜缺如、泌尿生殖畸形、智力发育迟缓)的发生有着肯定的联系；而位于 11p15.5 的 Wilms 瘤肿瘤基因 2(WT－2)则与 Beckwith-Wiedemann 综合征患儿肾母细胞瘤的发生有关。在偶发性肾母细胞瘤病例中，肿瘤细胞很少发生 WT－1 或 WT－2基因的突变。

**表 9－7　伴发 Wilms 瘤的先天性畸形综合征**

| 伴发 Wilms 瘤的先天性畸形综合征 |
|---|
| 增生过度综合征 |
| Beckwith-Wiedemann 综合征(伴发率 10%～20%) |
| 单纯性偏侧身体肥大(伴发率 3%～5%) |
| Soto 综合征(大脑性巨人症) |
| Perlman 综合征(巨大肾伴发育不良) |
| Simpson-Golabi-Behemel 综合征(类似于 Beckwith-Wiedemann 综合征) |
| 发育不全或缺如的综合征 |
| 虹膜缺如 |
| Denys-Drash 综合征(假两性畸形，肾小球病；伴发率 95%) |
| WAGR 综合征(Wilms 瘤、虹膜缺如、泌尿生殖畸形、智力发育迟缓) |
| Edwards 综合征(18 三体综合征) |

### (二) 临床表现

肾母细胞瘤的临床表现是非特异性的。最常见的是无症状的腹部肿块，有 30%～40%

的患儿可有腹痛、食欲减退和恶心、呕吐等症状。先天性畸形综合征患儿的其他体征包括虹膜缺如、偏侧身体肥大、泌尿生殖系统畸形等，常在体检时被发现。另外，有50%以上的病例存在高血压。<10%的病例由于获得性 Willebrand 病(血管性血友病)。存在潜在的凝血功能紊乱。通过实验室检查，可发现30%的病例血尿阳性。

### (三) 肿瘤分期和治疗原则

诊断的主要方法是影像学检查，包括腹部超声和CT。超声检查可以了解肿块大小、肿瘤与肾脏的关系以及肾静脉、下腔静脉有无肿瘤栓子等，并能对有无对侧肾脏或远处肝脏转移做出诊断。CT检查则可以辨别肿块为肾脏或为肾上腺(神经细胞瘤)来源，同时可以了解周围淋巴结的大小、有无对侧肾脏或肝脏的转移等。胸部CT检查可帮助诊断无症状患儿的肺部转移性肿瘤。目前有争论的是仅通过CT检查发现的肺部转移是否能作为临床分期的依据。MRI检查的最大优点是能发现对侧肾脏存在的肾胚胎组织。这些残留的原肾胚胎细胞虽然大部分会退化，但仍有恶变的可能，约有5%会逐渐转变成肾母细胞瘤。对于1岁以内的患儿，如果在切除了肾母细胞瘤的一侧肾脏内发现肾胚胎细胞，应定期做超声检查，以及时发现对侧肾脏可能发生的肿瘤。

美国 Wilms 瘤研究组织(NWTSG)通过手术切除或活检得到的肿瘤组织学形态，提出了 Wilms 瘤的分期(见表9-8)，用来制订治疗方案。NWTSG 建议对于那些双侧同时发生的肿瘤(约占5%)、难以切除的肿瘤以及近端下腔静脉或动脉血管内存在瘤栓的病例，术前先化疗，非此类患儿则首选手术切除治疗。手术并发症的发生率为20%，而当瘤栓到达下腔静脉或肝静脉时，则术后并发症的发生率可达40%。国际小儿肿瘤学会(SIOP)则提倡所有病例均应通过影像学诊断分期进行化疗，然后再进行手术切除。因为术前化疗能够缩小肿瘤体积，降低手术创伤，减少术后并发症的发生率。但反对这种方案的学者认为，尽管大多数影像学诊断有利于临床治疗，但仍有约5%的良性肿瘤被误诊，且化疗可改变肿瘤组织学形态而影响后续的治疗方案和患儿的预后。

**表9-8　Wilms 瘤的分期(依据 NWTS-5)**

| | |
|---|---|
| Ⅰ期 | 肿瘤限于肾脏内，肾被膜完整，术中肿瘤未破溃，无肾静脉窦的浸润，能完整切除 |
| Ⅱ期 | 肿瘤已扩散到肾外，包括肿瘤已穿透肾被膜达肾周组织、肾外血管内有瘤栓或已被浸润；曾做过肿瘤活检或术中曾有肿瘤破溃；能完全切除且无淋巴结转移 |
| Ⅲ期 | 腹部有非血源性肿瘤残存，包括腹部淋巴结侵犯，肾静脉和下腔静脉内有瘤栓；大体或镜下切除边缘有肿瘤残存；腹膜面有肿瘤种植 |
| Ⅳ期 | 有血源性转移或远处淋巴结转移 |
| Ⅴ期 | 双侧肾母细胞瘤：双侧肿瘤活检后，按上述标准分别分期 |

活检或手术切除的组织必须进行病理学检查，因为肿瘤组织的分化程度对患儿的预

后有着重要的意义。Wilms 瘤起源于后肾胚芽组织细胞，这些组织细胞正常可以分化成三种肾脏组织细胞之一，即胚芽细胞、间叶细胞和上皮细胞。预后良好的 Wilms 瘤其组织切片中通常可观察到以上三种细胞的各种组合或三种细胞共同存在的现象，偶尔也可发现其他上皮或间质细胞的前体，如粘蛋白细胞、皮肤细胞、软骨或肌肉细胞、骨样组织细胞或脂肪细胞等(畸胎样 Wilms 瘤)。若病理学检查见大量间变的肿瘤细胞，则预后较差。此类患儿约占 Wilms 瘤的 5%，通常为年长患儿，进一步的病理诊断以鉴别间变为局灶性还是弥漫性。

总之，在经过临床和影像学诊断后，绝大多数患儿将进入外科治疗阶段，即患侧肿瘤或全肾切除术。而对于双侧受累、近端下腔静脉/动脉血管受侵犯或肿瘤难以切除的患儿，需行 6～8 周的术前化疗，然后再行外科手术治疗。后续治疗将根据肿瘤分期和组织学分型进行(见表 9-9)。SIOP 的治疗方案则是先行影像学分期，然后行化疗，最后行肿瘤切除手术。

**表 9-9　NWTSG 的术后处理方案**

| | |
|---|---|
| Ⅰ期(所有患儿) | 18 周化疗(长春新碱＋放线菌素 D) |
| Ⅱ期　FH | 同上 |
| Ⅱ期　UH/FA | 24 周化疗(长春新碱＋放线菌素 D＋阿霉素) |
| Ⅲ期　FH 和 UH/FA | 同上 |
| Ⅳ期　FH 和 UH/FA | DXT[a] 放射治疗(腹部±肺部) |
| Ⅱ期～Ⅳ期　UH/DA | 24 周(长春新碱＋阿霉素＋环磷酰胺＋依托泊苷) |
| | DXT[a] 放射治疗(腹部±肺部) |

注：a，通过胸部 X 片明确肺部转移的Ⅳ期肿瘤行肺部放射治疗，对仅通过 CT 明确有肺部转移而行全肺放射治疗的价值目前并未确定；FH，预后良好的组织学形态；UH/FA，预后不良的组织学形态且有局灶性间变；UH/DA，预后不好的组织学形态并且有弥漫性间变；DXT，放射治疗

### (四) 特殊 Wilms 瘤的治疗原则

**1. 双侧 Wilms 瘤**　6%肾母细胞瘤患儿肿瘤累及双侧(Ⅴ期)。这些患儿的存活率可达 70%以上，但肾功能衰竭的风险较高；手术前应对双侧肿块行穿刺活检，了解术前病理分期以指导术后治疗，并在术前行 6～8 周的化疗，以缩小肿瘤体积。值得注意的是，少数病例化疗后一侧肾脏的肿瘤完全消退，而另一侧肿瘤则可行外科手术根治。另有一些病例，经化疗后双侧肿瘤体积均缩小，可进行双侧肿瘤及肾部分切除术。另外，有些患儿经一个疗程的化疗后，效果并不明显，可能需要进一步的化疗和放疗，但仍应考虑尽量手术切除部分肿瘤，以减少对化疗或放疗不敏感细胞的生长和扩散。

**2. 不同时期(异时性)的 Wilms 瘤**　在手术成功切除单侧 Wilms 瘤的患儿中，剩余肾脏 Wilms 瘤的再发生率约为 1%～3%，多见于一岁以下发病的患儿和首次手术切除的肾组织内含有原肾细胞的患儿。这类患儿随访时应常规行腹部超声检查，及时发现肿瘤的再

发生。

**3. 肿瘤的复发** Wilms 瘤复发往往预后较差。目前的联合药物化疗，包括环磷酰胺、异磷酰胺、依托泊苷和卡铂类药物，可使生存率提高 50%～60%。当有以下因素存在时，患儿的预后相对较好：① 初次诊断后超过 6 个月以上复发的；② 初次诊断分期为Ⅰ期和Ⅱ期的肿瘤；③ 初次病理检查为分化良好和不需要进一步放、化疗的肿瘤。

## 二、麻醉管理

Wilms 瘤的患儿，尤其是婴儿或幼小儿童，手术方法主要是经腹行腹膜后肿瘤切除。麻醉医师在围术期应注意的主要问题，包括体温调节、液体平衡、腹内压增加时的呼吸管理、下腔静脉受压对循环功能的影响以及可能的大出血等。此外，还需注意一些并不常见的“类癌”现象，如高血压、凝血障碍、动脉或下腔静脉近端因肿瘤栓子而扩张以及术前化疗药物的反应等。

### （一）术前评估

对于麻醉医师来说，除 Wilms 瘤切除手术外，可能还需要参与低龄患儿各个时期的治疗，如影像学检查(CT 或 MRI)、化疗前的深静脉导管留置等。此时麻醉医师根据患儿临床治疗情况进行麻醉相关评估十分重要，因为大部分患儿可没有明显的临床症状，且全身情况尚可。

术前访视患儿时，病史询问应包括既往的麻醉史、家族中与麻醉意外有关的情况、目前患儿的治疗情况、已知的过敏史以及其他并存疾病史等。根据这些情况应进一步做相应的体格检查。对于初步诊断为Ⅳ期的 Wilms 瘤患儿，应特别注意其呼吸系统的相关症状及体征，并应复习 X 线胸片，充分掌握患儿的呼吸代偿能力。另外还应测量基础血压，了解全血细胞计数(往往会因为隐匿性血尿而引起贫血)以及血电解质水平等。绝大部分患儿的肾功能正常。

在并存相关先天性综合征的 Wilms 瘤患儿中，有必要对与麻醉有关的各种综合征进行详细了解；但由于缺乏资料的积累，一些先天性综合征病例的相关麻醉经验还是较少甚至是缺乏的。对于增生过度的先天性综合征，如 Beckwith-Wiedemann 综合征和 Simpson-Golabi-Behemel 综合征，临床表现为巨舌、肌张力减弱以及高胰岛素血症；而 Soto 综合征则伴有心脏畸形和明显的肌张力减弱。对于合并增生过度综合征的患儿，麻醉所需的气管导管等相关物品并不能按年龄或体重等常规方法来估算。而合并有发育不全或缺如综合征的患儿，如 Denys-Drash 综合征，早期即可表现为肾发育不良、继发高血压；18 三体综合征(Edward 综合征)患儿则有多种解剖异常，包括小下颌。

肾切除术前的访视除了以上提到的基本情况外，还需特别注意患儿的凝血功能，术前备血及术中可供用血量等。另外，麻醉医生还应通过阅读 CT 增强片或超声心动图等检查结果来了解下腔静脉等有无瘤栓；对于已完成一定疗程化疗的患儿，应了解化疗药物对机体造成的不良反应，如放线菌素 D 可损害肝功能和造血功能，导致凝血异常；长春新碱导致的抗利尿激素分泌紊乱综合征；蒽环类药物对心肌损害引起的心律失常或急性心肌病等。对此类患儿应在术前行超声心动图检查，了解心功能状况。表 9－10 列出一些目前常用化疗药物的药理及其不良反应。

除手术麻醉处理外，麻醉医生还应做好术后镇痛、围术期监护及术后呼吸通气支持等，并在术前与内、外科及重症监护室共同商讨，制定好方案。除全身麻醉外，硬膜外麻醉也是较好的麻醉方法，并可提供良好的术后镇痛效果。麻醉及术后镇痛的治疗方案应告知患儿父母，得到他们的理解并能积极地参与到患儿的治疗中。

**表 9－10　Wilms 瘤常用化疗药物**

| 药物 | 药理学 | 与麻醉相关的不良反应 |
|---|---|---|
| 长春新碱 | 主要抑制微管蛋白的聚合，影响纺锤体微管形成，使有丝分裂停止于中期。<br>肝脏代谢；胆汁以及粪便中排出 | 周围神经病变（可逆性）骨髓抑制、免疫抑制，抗利尿激素分泌异常综合征；惊厥，中枢神经抑制（很少见）<br>肝功能异常时毒性增加 |
| 放线菌素 D | 抑制 DNA 依赖的 RNA 多聚酶的功能<br>主要在肝脏代谢 | 骨髓抑制（2～3 周最明显），严重腹泻（2～3 d 最明显），恶心和呕吐，免疫抑制，与长春新碱合用时发暴发性肝功能衰竭发生率 3.5％ |
| 阿霉素 | 嵌入 DNA，抑制核酸合成，抑制拓扑异构酶Ⅱ<br>肝脏代谢（＜5％通过尿排出） | 肝功能异常时毒性增加<br>急性毒性：骨髓抑制（1～2 周最明显）；血小板减少；心律失常<br>肝功能异常时毒性增加<br>慢性毒性：心肌收缩力减弱，心力衰竭（累积总量超过 200 $mg/m^2$） |
| 环磷酰胺 | 在肝微粒体酶催化下分解出烷化作用很强的氯乙基磷酰胺<br>完全从肾脏排泄 | 骨髓抑制（1～2 周最明显）<br>出血性膀胱炎，恶心和呕吐<br>免疫抑制，抗利尿激素分泌异常综合征，肺纤维化（很少见） |
| 美司那 | 与环磷酰胺或异环磷酰胺所产生的毒性代谢产物丙烯酸结合形成无毒的化合物 | 短期或大量使用可致心肌坏死，心律失常以及肾脏毒性 |
| 依托泊苷 | 干扰拓扑异构酶Ⅱ<br>主要在肾脏排泄 | 恶心和呕吐 |
| 卡铂 | 通过引起 DNA 链内及链间的交联，破坏 DNA 分子<br>主要在肾脏排泄（依赖肾小球滤过率） | 骨髓抑制（1～2 周最明显）<br>恶心和呕吐，过敏反应骨髓抑制，特别是血小板减少<br>恶心和呕吐，肾脏毒性<br>周围神经病变<br>肝脏毒性（少见） |

### (二) 麻醉管理

麻醉方法的选择应根据术前评估来制定。对行肾切除术的 Wilms 瘤患儿一般选择全身麻醉。无明显并发症和化疗毒不良反应的患儿,麻醉诱导可以为静脉或吸入,气管插管(带或不带气囊的插管),麻醉维持可采用吸入低流量的异氟烷或地氟烷混合 $O_2$ 或空气,同时静脉输注瑞芬太尼 0.15～0.3 $\mu g \cdot kg^{-1} \cdot min^{-1}$。术中除常规监测外,由于触碰肿瘤可能出现血流动力学急剧变化,应常规行桡动脉置管有创测压。静脉输液通路除上肢开放较粗的静脉外,还应做好深静脉穿刺置管,便于术中监测中心静脉压和可能需要的快速输液、输血治疗。中心体温的监测也是必不可少的,可预防体温过高(特别是在使用加温器时)或过低,提高麻醉安全性。另外,在摆放特殊体位时,放置相应填充物以防止受压以及保护眼睛都是必不可少的。

Wilms 瘤切除术过程中最值得注意的是血流动力学的变化。引起血流动力学变化的因素包括切除一侧肾脏前手术医生对另一侧肾脏的探查、分离肿瘤时对下腔静脉的机械性压迫、手术出血、第三间隙液体丢失导致的血容量不足等。麻醉医师应严密监测,及时处理,必要时适当应用血管活性药物,确保患儿平稳渡过手术。

### (三) 术后监护

对于巨大 Wilms 瘤患儿,尤其是术前、术中有高血压病史和(或)手术有明显失血时,术后必须密切监护。有明显肺膨胀不全的患儿需行呼吸通气支持,同时观察术后伤口渗血情况,及时对症处理。

## 三、特殊情形的麻醉处理

Wilms 瘤患儿围术期有些情况是麻醉医师要特别关注的,譬如肿瘤浸润血管形成瘤栓可导致肺栓塞、化疗药物对心肌的毒性可使患儿出现心律紊乱等。这不仅可使麻醉风险增加,并可能致命。此外,50%以上的患儿有继发性高血压、凝血功能障碍和红细胞增多症等。这些均可使麻醉风险增加,需要麻醉医师加倍关注和准确处理。

### (一) 肿瘤侵入血管

在 NWTS 分期为Ⅲ、Ⅳ期的患儿中分别有 4.1%和 6%的患儿有肿瘤浸润血管现象,大部分仅局限于下腔静脉,仅有 1%的患儿肿瘤浸润到动脉血管。肿瘤浸润血管的主要风险是造成肺栓塞、下腔静脉及三尖瓣的梗阻。肿瘤浸润血管往往没有明显的临床症状,偶尔可能发现有心脏杂音或超声显示有肺部的栓子。术前腹部超声或 MRI 检查有利于了解有无肿瘤浸润血管以及浸润部位等。另外,超声心动图检查有助于评估心脏瓣膜及心脏各腔室情况以及心功能状况。

据调查，肿瘤浸润血管不会影响最终的生存率，并且这些患儿会因此而接受更积极的治疗。这类患儿接受外科手术时，术后并发症的发生率增加，最常见的是肠梗阻和广泛出血。若肿瘤浸润动脉血管，则手术并发症明显多于仅浸润腔静脉的患儿。处理血管内肿瘤栓子的手术方法有多种。肝脏以下的瘤栓可通过腹部切口，控制下腔静脉近端和远端的血流后取出；肝脏以上的瘤栓则需要分离肝脏周围组织，并控制好肝静脉回流，而动脉血管内的瘤栓通常需要心肺转流术（体外循环）的帮助，以减少术中发生瘤栓栓塞的可能性。心肺转流术可为心脏不停跳的浅低体温或完全的常规心肺转流术（低温停循环技术），两者各有利弊；而动脉血管内的瘤栓则有必要行深低温停循环的心肺转流术，以防肺静脉血流回流入心房影响手术操作。Wilms 瘤患儿肿瘤浸润血管的麻醉注意事项（见表 9－11）。

**表 9－11　Wilms 瘤患儿肿瘤浸润血管的麻醉注意事项**

| 情　况 | 注意事项 |
| --- | --- |
| 血管内的程度 | 肝静脉淤血。如果肝静脉回流受阻可引起肝功能障碍或腹水。 |
| 动脉血管浸润，三尖瓣梗阻 | 可能有胸腔积液并影响呼吸功能。 |
| 肾切除术前的化疗 | 术前肝功能、凝血功能以及心功能测定。 |
| 外科手术计划 | 是否需要行体外循环？ |
| 静脉通路的选择 | 可能有大出血以及下腔静脉间歇性阻断，应选择上肢留置静脉导管。 |
| 中心静脉压的测定 | 中心静脉导管留置过程中可能发生瘤栓脱落；应在超声定位下操作。如需行体外循环，还应预留动、静脉插管。 |
| 硬膜外导管的留置 | 下腔静脉梗阻使腹膜后的静脉扩张，形成静脉丛并减少下半身静脉血液的回流；这些静脉丛与硬膜外静脉丛相互交通，因此硬膜外导管留置的风险增加，尤其是需行体外循环全身肝素化的患儿，应谨慎操作。 |
| 经食管超声心动图 | 在不建立体外循环情况下，可以通过未闭的卵圆孔或房间隔缺损，随时监测下腔静脉中肿瘤栓子的移动情况等。 |

## （二）类癌危象

**1. 高血压**　高血压和 Wilms 瘤的关系于 1938 年被首次提到，Wilms 瘤患儿在行手术切除术中高血压的发生率超过 50%，同时可伴有烦渴多饮和心血管功能失代偿的表现。据研究，高血压与组织学分化较好的肿瘤关系更密切。

Wilms 瘤常伴有血浆肾素浓度的升高，但并不都有高血压表现。因为有些患儿肾素尚未被激活，以肾素原的形式存在。受肿瘤浸润的肾脏皮质以及肿瘤周围血管间隙可产生异常的肾素。正常肾素由肾小球球旁细胞分泌，通过激活血管紧张素原转变成血管紧张素Ⅰ，血管紧张素Ⅰ在肺中转化为血管紧张素Ⅱ，血管紧张素Ⅱ作用于小动脉，产生明显的缩血管作用。另外，血管紧张素Ⅱ还有致渴作用，这也是导致烦渴现象的原因。Wilms瘤伴随的高血压一般均较严重，且变化剧烈，长期高血压可导致心室肥大。由于烦渴多饮以及醛固酮引起的肾脏排钾过多，临床可出现电解质紊乱。

血管紧张素转换酶抑制剂，特别是卡托普利可以有效治疗此类高血压。使用利尿剂可导致患儿电解质紊乱加重，拉贝洛尔、肼屈嗪、二氮嗪以及哌唑嗪等并不能有效降低血压。对于术前未能很好控制的高血压患儿，慎用β肾上腺素能受体阻滞剂，因为其能抑制舒血管机制而加重高血压。

围术期血压会有明显波动，特别是在处理肿瘤时，要求做好有创血压监测。术中可用酚苄明、酚妥拉明或硝普钠控制血压。术前血压充分控制的患儿，手术期间血压波动的频率及程度均明显降低。术后肾素水平很快降至正常水平，但高血压可能会持续1个月左右才逐渐恢复至正常，因此抗高血压药物治疗通常需持续1～3周。

**2. 凝血障碍**　约有10%的Wilms瘤患儿伴有获得性血管性假血友病(von Willebrand病)。血管性假血友病因子(vWF)是一种血浆蛋白，它可以促进血小板的聚集，保证Ⅷ因子在凝血级联中的作用；因此von Willebrand病的特征为血小板的聚集功能丧失以及凝血功能障碍，临床表现为出血时间延长、血小板对利托菌素的聚集反应异常。如果选择硬膜外麻醉和术中有大出血可能时，术前均应全面检查血小板功能，并备好血小板和冷沉淀等血液制品，以便随时调用。

**3. 红细胞增多症**　红细胞增多症罕见，到目前为止仅有10例报道，但也是Wilms瘤的一种临床表现。它与性别(男性)、年龄(较大的年龄)和预后好的临床分期有关。可能的发病因素是血清促红细胞生成素水平的增加。血清促红细胞生成素的正常范围很广(5～30mIU/ml)，且个体差异较大，因此有些患儿血清促红细胞生成素水平虽然在正常范围内，但对于个体来说可能已经超过了正常范围。

### (三) Wilms瘤治疗后的外科手术

随着Wilms瘤综合治疗水平的提高，幼儿的存活率上升、存活期延长，另有1%～3%的患儿可能发生异时肿瘤，需要进行治疗后外科手术机会增加。对于这些患儿，麻醉考虑要更加全面，需注意到先前治疗对患儿的影响、仅剩的一侧肾脏是否伴有异时发生的肿瘤、放化疗对肾功能的影响等。在个别同时患有双侧肿瘤的患儿中，明显的慢性肾功能衰竭或需要依赖透析，对麻醉医生来说是个挑战。同时还应了解放化疗对其他器官系统产生的不良反应(见表9-10)。另外，对于可能因治疗而引起的心理变化及应激状态的改变也要特别关注，并加强与手术医师和家属的沟通，制定周全的麻醉方案，帮助患儿再次安全度过手术。

## 参 考 文 献

1 National Cancer Institute. Wilms' Tumor and Other Childhood Kidney Tumors. http://cancer. gov/cancertopics/pdq/treatment/wilms/health professional, 2005.

2 Coppes MJ, Arnold M, Beckwith JB, et al. Factors affecting the risk of contralateral Wilms tumor development:a report from the National Wilms Tumor Study Group. Cancer, 1999, 85:1616-1625.

3 Shamberger RC, Ritchey ML, Haase GM, et al. Intravascular extension of Wilms tumor. Ann Surg, 2001, 234:116-121.

4 D'Angio GJ. Pre-or post-operative treatment for Wilmstumor? Who, what, when, where, how, why and which. Med Pediatr Oncol, 2003, 41:545-549.

5 Steinbrecher HA, Malone PS. Wilms' tumor and hypertension: incidence and outcome. Br J Urol, 1995, 76:241-243.

6 Howell CG, Othersen HB, Kiviat NE, et al. Therapy and outcome in 51 children with mesoblastic nephroma:a report of the National Wilms' Tumor Study. J Pediatr Surg, 1982, 17:826-831.

7 Charlton GA, Sedgwick J, Sutton DN. Anaesthetic management of renin secreting nephroblastoma. Br J Anaesth, 1992, 69:206-209.

8 Khan AB, Carachi R, Leckie BJ, et al . Hypertension associated with increased renin concentrations in nephro-blastoma. Arch Dis Child, 1991, 66:525-526.

9 Malone PS, Duffy PG, Ransley PG, et al. Congenital mesoblastic nephroma, renin production, and hypertension. J Pediatr Surg, 1989, 24:599-600.

10 Stine KC, Goertz KK, Poisner AM, et al. Congestive heartfailure, hypertension, and hyperreninemia in bilateral Wilms' tumor:successful medical management. Med Pediatr Oncol, 1986, 14:63-66.

11 Lal A, Rice A, al Mahr M, et al. Wilms tumor associated with polycythemia: casereportand review of the litera-ture. J Pediatr Hematol Oncol, 1997, 19:263-265.

（陈依君）

# 第六节　小儿肝移植的麻醉

近十多年来，随着供体器官逐渐增加，尸肝保存技术的提高以及外科技术、围术期处理和免疫抑制等各个领域的不断完善，肝移植手术已广泛开展于成人和小儿。1996 年美国 4062 例肝移植病例中有 514(12%)年龄小于 18 岁。小儿肝移植术后 3 月和 24 月的存活率平均为 76%和 63%，个别报道存活率接近 90%。减小供肝体积和直系亲属移植使小儿得到了更多可供移植的机会。

## 一、概述

### (一) 肝移植的适应证

小儿肝移植的适应证包括:① 亚急性或慢性肝脏原发性疾病,如胆道闭锁;② 代谢性肝脏疾病,如 $\alpha_1$-抗胰蛋白酶缺乏、肝豆状核变性;③ 暴发性肝功能衰竭,如重症暴发性肝炎;④ 肝脏肿瘤,如肝母细胞瘤;⑤ 肝移植失败后的再次移植。常见肝移植适应证(见表 9-12)。

表 9-12 小儿肝移植适应证

| 适应证 | 疾病(%)* |
|---|---|
| 亚急性、慢性肝脏疾病 | 胆道闭锁或发育不全(46%)<br>肝硬化(坏死后,隐匿性)(9%)<br>肝硬化Ⅱ°至需全胃肠外营养(3%)<br>新生儿肝炎(3%) |
| 代谢性肝脏疾病 | 肝内疾病<br>$\alpha_1$-抗胰蛋白酶缺乏(5%)<br>酪氨酸血症(1.5%)<br>肝豆状核变性(1.3%)<br>肝糖原累积病(0.5%)<br>血色素沉着<br>肝外疾病<br>草酸盐沉着症(1%)<br>蛋白C、蛋白S和抗凝血酶Ⅲ缺乏(<0.5%) |
| 暴发性肝衰竭 | 病毒性肝炎(2%)<br>药物、毒素(1.2%) |
| 肝脏肿瘤 | 恶性(2%)<br>肝细胞癌<br>肝母细胞瘤<br>良性(0.7%)<br>血管内皮细胞瘤 |
| 肝移植失败 | 再次移植(1%) |

注:* 根据 1990~1998 年美国器官移植中心的统计资料

据统计接受肝移植患儿最常见的病因是胆道闭锁,约占 50%以上。胆道闭锁是小儿慢性胆汁淤积最常见的病因,活产婴儿的发病率约 1∶8 000~12 000,大部分婴儿在早期接受了 Kasai(肝门空肠吻合)手术。但手术后患儿的胆汁引流并不完全,胆汁反流导致进行性的肝功能损害、肝硬化、门静脉高压和营养不良，肝功能衰竭的发生比例也较高。其他如隐性肝硬化和胆道发育不良等也是接受肝移植较多的病种，这些疾病的临床症状常常与胆道闭锁相似。

代谢性肝脏疾病是小儿第二大类需要接受肝移植的疾病，其中 $\alpha_1$-抗胰蛋白酶缺乏症最为多见，其次是酪氨酸血症和 Wilson 病(肝豆状核变性)。目前认为仅有肝外表现的代谢性肝脏疾病患儿也是肝移植很好的病例，如草酸盐沉着症或原发性高草酸尿。由于肝脏丙氨酸乙醛酸氨基转移酶缺陷，导致草酸盐在肾小管沉积引起肾功能衰竭。这类患儿肝脏一般的合成功能正常，也没有门静脉高压。另外，代谢性肝脏疾病引起的凝血功能异常致门静脉血栓、门脉高压和由于肺内分流导致的低氧血症，也可采用肝移植进行治疗。

暴发性肝功能衰竭(fulminant hepatic failure, FHF)最新定义为：① 暴发性肝衰竭或急性重症肝衰竭，即黄疸出现后的 2 周内发生肝性脑病；② 亚急性重症肝衰竭，即黄疸出现后 2 周到 3 月发生肝性脑病。暴发性肝衰竭最常见的病因是病毒性肝炎，包括甲型、乙型和丙型肝炎、罕见疱疹病毒和其他病毒，药物和毒素导致的暴发性肝衰竭少见。

原发性肝脏肿瘤患儿可进行肝移植，如局限于肝脏的恶性肿瘤，包括肝细胞性肝癌和肝母细胞瘤等。另外，婴儿型肝脏血管内皮细胞瘤是小儿肝移植最常见的良性肿瘤。肿瘤本身可引起腹胀、充血性心衰和呼吸抑制等严重并发症。

最后，肝移植失败的患儿可进行再次移植手术。

### (二) 小儿终末期肝脏疾病的临床表现

小儿肝功能衰竭的临床表现取决于原发性肝脏疾病的病因以及肝细胞坏死、纤维化的速度。围术期处理的影响因素包括肝脏合成、代谢功能状况，肝脏血流，门静脉压力等。这些因素可导致心肺、神经、血液、胃肠和肾脏多系统功能的损伤，同时引发药代动力学的改变。小儿终末期肝脏疾病临床的肝外表现(见表 9－13)。

**表 9－13　小儿终末期肝脏疾病的肝外表现**

| | |
|---|---|
| 肺 | 胃肠道 |
| 　低氧血症 | 　静脉曲张破裂出血(食管、胃) |
| 　肺容量减小 | 　维生素 K 缺乏/营养不良 |
| 　胸腔积液 | 　脾功能亢进 |
| 　肺水肿 | 　胆管炎 |
| 心血管 | 肾 |
| 　肺性高血压/栓子 | 　肾前性氮质血症 |
| 　心排血量增加/全身血管阻力降低 | 　肝肾综合征 |
| 　心包积液 | |

续表

| | |
|---|---|
| 神经学 | 免疫 |
| 脑病 | 低丙种球蛋白血症 |
| 脑水肿/颅内压增加 | 感染风险增加 |
| 血液学 | 代谢 |
| 贫血 | 酸碱平衡紊乱 |
| 血小板减少 | 电解质失衡 |
| 凝血障碍 | |

**1. 呼吸系统功能障碍**　肝衰竭患儿因肝脾肿大、腹水和胸腔积液，使肺容量减小，顺应性降低；肺小动脉舒张功能异常和低氧性肺血管收缩可导致肺内右向左分流，引起严重的低氧血症；肺弥散功能的减退可进一步加重低氧血症；低蛋白血症、静脉补液、通气功能减退均可致肺水肿。患儿通常需要吸氧，严重病例围术期可能需要机械通气。

**2. 循环系统功能障碍**　慢性肝衰竭常伴有全身血管阻力降低的高循环血流动力学状态，这是由于交感神经系统功能亢进、血管活性物质清除缓慢、动静脉分流和组织缺氧所致。这种患儿循环中血管舒张物质浓度升高，如胰高血糖素、血管活性肠肽和铁蛋白等；动静脉分流导致静脉血氧饱和度增加，动静脉 $O_2$ 分压差减小；此外，肺脏、肌肉和皮肤的血流量增加，而肝脏、肾脏的血流量则减少。

肝衰竭患儿很少发生心肌病，一旦发生，心排血量将减少。另外，由于肺血栓、血浆容量和循环中的血管收缩物质增加，可发生肺高压，进而可致右心衰竭。对于此类患儿应行心脏超声检查，全面评估心功能。

**3. 神经系统功能障碍**　肝性脑病是终末期肝病危及生命的并发症。肝脏对蛋白质和其他降解产物的代谢功能受损，血氨、γ-氨基丁酸(GABA)激动剂和其他神经刺激物质增加可致肝性脑病；随着疾病进展，脑代谢和血脑屏障功能异常，临床表现从轻度嗜睡到深度昏迷(见表 9-14)。此类患儿应避免或减量使用依赖肝脏代谢的中枢神经镇静剂。利尿剂的使用和抗利尿激素分泌的减少导致低钠血症，加重患儿的脑水肿，因此终末期肝病患儿应严密监测血钠浓度。另外，通过监测颅内压可判断脑水肿的程度。目前认为，中、重度脑水肿患儿为肝移植的禁忌证。在行颅内压监测时，由于此类患儿常伴有凝血功能紊乱，可能导致颅内出血，故应慎重。将硬膜下置管监测改为硬膜外置管监测可降低这一风险，非创伤性的经颅多普勒超声是很好的替代手段。除此之外，脑干诱发电位、脑 CT 和 MRI 也有一定的临床应用价值。

表 9－14　肝性脑病分期

| 分　期 | 标　准 |
|---|---|
| Ⅰ期 | 空间定向、睡眠形式改变，情绪波动 |
| Ⅱ期 | 嗜睡但能唤醒，言语不清，意识模糊，扑翼样震颤 |
| Ⅲ期 | 昏睡，只对疼痛刺激有反应 |
| Ⅳ期 | 无任何反应，去皮质或去大脑体态 |

**4. 血液系统功能障碍**　除了因肝脏合成功能减退而引发的凝血功能障碍，终末期肝脏疾病的患儿同时存在贫血和血小板减少。贫血由营养不良和出血引起，血小板减少由脾功能亢进所引发，两者又可因血浆容量增加所致的血液稀释而恶化。

**5. 消化系统功能障碍**　门静脉高压患儿常发展为脾功能亢进，脾亢伴随的血小板减少可诱发危及生命的大出血，尤以凝血功能紊乱和食管胃静脉曲张的患儿多见。

另外，肝衰竭患儿因免疫功能受损、慢性营养不良和低蛋白血症，常可诱发一系列的感染，如特发性细菌性腹膜炎、胆管炎等，Kasai(肝门空肠吻合)术后的患儿感染率更高。

**6. 肾功能障碍**　肝肾综合征的特征是肾血流减少、肾小球滤过率降低、尿量减少和稀释性低钠血症，其在肝衰竭的婴儿和低年龄儿童中并不多见。肝病晚期患儿的肾功能不全常由药物毒性、失血和利尿治疗引发的低血容量所致。

**7. 蛋白质合成功能障碍**　肝移植的患儿其肝脏合成功能的受损程度差异较大。通常肝脏疾病的患儿血浆白蛋白、胆碱酯酶、凝血蛋白的浓度降低，这是由于合成减少、血容量增加和容量的重新分布所致。$\alpha_1$ 酸性糖蛋白(AAG，急性期反应物或血浆药物结合蛋白)，随着肝脏合成功能的变化降低或升高。

肝硬化患儿白蛋白的合成可能异常。血清白蛋白的浓度取决于白蛋白的合成、分布和降解，而肝脏疾病伴发的营养不良是低蛋白血症的独立病因。腹水患儿，其血清白蛋白与腹水中的白蛋白保持着相对平衡，后期随着腹水的增多，血清白蛋白水平明显降低，血浆胶体渗透压下降，进一步加重低血容量、间质性水肿、腹水和胸腔积液。

肝脏合成功能障碍导致的血浆胆碱酯酶浓度降低，在严重肝功能不全患儿仅引起琥珀胆碱的神经肌肉阻滞时间轻度延长，因为这种酶正常情况下产量是过剩的。

肝衰竭患儿由于肝脏合成功能障碍、胃肠道胆汁酸盐缺乏及抗生素治疗可引起维生素K吸收不良和合成减少，导致维生素K依赖性凝血因子Ⅱ、Ⅶ、Ⅸ、Ⅹ缺乏，进一步可引起严重的出血。胃肠道外给予维生素K并不能完全纠正凝血功能紊乱，而严重的抗凝血酶Ⅲ和抗凝蛋白C、S的缺乏可引发危及生命的血管内血栓形成。

**8. 代谢功能障碍**　肝糖原储备减少和葡萄糖异生功能受损可使肝脏疾病患儿产生严重的低血糖，肝脏胰岛素降解功能的减退进一步加重低血糖，晚期肝衰竭患儿短暂中断补充葡萄糖就有可能引发危及生命的低血糖。故此类患儿在转运和术中都必须静脉补充葡萄糖，术中应定时进行血糖测定。

终末期肝病患儿氨基酸和其他胺类物质降解不全，使血氨浓度显著升高而血尿素氮水平低于正常；食管胃静脉曲张和凝血功能紊乱引起的胃肠道出血可导致严重的高氨血症。肠内给予新霉素和乳果糖，可通过抑制细菌生长减少氨的产生。高氨血症是肝性脑病的主要发病诱因，其他诱发因素还包括5-羟色胺、谷胺酰胺、天冬氨酸以及与γ-氨基丁酸受体相互作用的各种假神经递质等。

### （三）肝移植患儿药代学和药效学的特征

肝脏疾病患儿的药代动力学和药效学与健康人不同，容量分布、血浆蛋白含量、肝血流量和肝脏代谢功能的改变均可影响药物的作用。终末期患儿由于第三间隙增加使水溶性药物的分布容积增大，为达到药物效果，起始剂量必需增加。低蛋白血症导致与蛋白结合的药物减少，血浆游离药物浓度上升。肝血流的变化和肝细胞色素P450系统活性改变使药物生物转化的代谢途径受影响；若合并肾功能衰竭，肾脏清除和排泄药物的能力受到影响，可使某些药物的作用时间延长。因此，对于肝移植患儿的用药需仔细观察和监测，为达到最佳临床效果，应对药物剂量进行滴定。肝功能对常用药物代谢的影响(见表9-15)。

**表9-15　常用药物的肝脏清除**

| 分　组 | 药代动力学效应 | 常用药物 |
|---|---|---|
| 肝摄取率高的药物 | 血流降低，清除率减小 | 咪唑安定<br>吗啡、拉贝洛尔 |
| 肝摄取率低的药物 | 降低酶活性，清除率减小 | 硫贲妥钠<br>茶碱 |
| 对肝血流减少肝酶活性降低敏感的药物 | 清除率降低 | 阿芬太尼<br>哌替啶 |
| 对蛋白结合率和肝酶活性降低敏感的药物 | 清除率降低 | 苯妥英、地西泮<br>劳拉西泮 |

## 二、麻醉处理

### （一）术前评估

肝移植患儿不同病因、不同时期其功能状态也不尽相同。动静脉分流致低氧血症的患儿需仔细评估其对辅助供氧的反应，以明确分流的严重程度，严重动静脉分流的病例必要时应进行肺通气/血流扫描，以了解氧合功能。心脏超声可用于排除心内分流，如房室间隔缺损等，以避免血管吻合时可能导致的空气栓塞。当患儿合并先天性心脏病如Alagille综合征伴肺动脉狭窄，必须进行心导管检查以评估肺动脉压力和右心室功能。另外，应对肾功能和机体的代谢状态包括钠、钾、葡萄糖和酸碱平衡状态进行评估，并尽量加以调整，使患儿处于较佳状态。对有严重神经系统症状的小儿应在移植前的短期内进行脑部 CT 扫描、超声检查等以排除严重脑水肿和颅内出血；目前认为严重脑水肿和颅内出血是小儿肝移植的禁忌证。

术前访视除了了解病史和患儿情况外，应与父母或监护人进行良好的沟通，告知麻醉计划、麻醉方式以及有创操作、输血及血液制品的潜在风险。

### （二）麻醉准备

婴儿、低龄儿童体表面积大、体温调节功能不全，为防止在麻醉诱导和血管穿刺时发生低体温，手术室温度应保持在 21～26 ℃，静脉输液应经加温后输入。可供小儿输液加温的常用装置有美国 Baxter 公司的热传导式液体加温器（Fenwall™）、美国 Alton Dean 公司的气动加压加温器等，快速输注系统 RIS™在小儿并不常用。

手术室内应至少配备包括血糖、电解质和血红蛋白的检验设备，血气分析、凝血常规、凝血弹性描记图等检查结果应能迅速传送到手术室。另外，术前应确认血库内备有足量的血制品包括浓缩红细胞、新鲜冰冻血浆和血小板等。作为移植中心还应配备血栓弹性仪（TEG）。麻醉前手术室准备物品（见表 9-16）。

**表 9-16　手术室准备物品**

| |
|---|
| 室温达到 21～26 ℃（72～76 ℉） |
| 液体加温器（如 Fenwall、Flow Temp、Hotline） |
| 吸入气体的加温、加湿调节器 |
| 对流加温装置（如 Bair Hugger） |
| 液体加压装置（如 Alton Dean） |
| 血常规、凝血功能等实验室检测仪 |
| 备血：<br>体重＜30 kg　预备 2～5 U　浓缩 RBC 和 2～5 U FFP　血库预存 2～5 U　血小板<br>体重＞30 kg　预备 10 U　浓缩 RBC 和 10 U FFP　血库预存 10 U　血小板 |
| 抗生素配制 |
| 药物：肾上腺素、多巴胺、阿托品、钙、葡萄糖、胰岛素、利多卡因 |
| 经食管超声心动图 |

### （三）麻醉诱导

多数镇静剂均可作为肝移植患儿的术前用药。对于尚未建立静脉输液的患儿可口服咪唑安定 0.5～0.75 mg/kg，已有静脉输液的患儿则可静脉给予咪唑安定 0.025～

0.1 mg/kg。入手术室后建立心电图、脉搏血氧饱和度和无创血压的监护；没有静脉通路的患儿可在氟烷或七氟烷与 $N_2O$、$O_2$ 的吸入下进行诱导；大多数患儿可采用静脉麻醉诱导，常用药物包括硫贲妥钠(3～6 mg/kg)或丙泊酚(2～3 mg/kg)，芬太尼(2～5 μg/kg)和肌松药；除外特殊的禁忌证，琥珀胆碱(1～2 mg/kg)可用于肝移植患儿气管插管。另外，非去极化肌松药美维库铵、罗库溴铵和维库溴铵均可用于此类患儿的麻醉诱导。

由于肝移植患儿胃排空延迟和腹内压增加，都存在反流、误吸的风险，麻醉诱导时必须做好预防措施，必要时应行环状软骨压迫；因存在凝血功能紊乱和血小板减少，经鼻气管插管容易引起出血，故以经口插管为佳。另外，大多数患儿术后需要较长时间的机械通气，且必须使用免疫抑制剂，经鼻气管插管有增加鼻窦感染的风险。

肝移植患儿气管导管直径和放置的深度必须合适，如带套囊气管导管。由于内径相对偏小，可能导致肺泡通气不足，尤其是在手术中和术后胸廓顺应性降低时。肝移植患儿手术上、中腹部拉钩牵引，植入肝脏的体积相对较大，可使横膈抬高，气管导管尖端有意外进入右支气管的可能，因此，理想的气管导管位置应在隆突上 2 cm。另外，疾病本身以及麻醉手术的影响可引发肺实质和胸壁的水肿，使胸肺顺应性降低，气道阻力明显上升，插入的气管导管必须使气道压力在 15～20 $cmH_2O$ 时不发生漏气才能保证患儿对氧的需求。低压高容量套囊的气管导管为最佳选择，即使是婴儿也应选择此类导管。

为便于术中快速输入所需的血和血制品，一般要求开放两处中心静脉，置入 3～6Fr 的双腔或多腔静脉导管。肺动脉留置导管在小儿不常用。桡动脉或股动脉置管可实时监测动脉压，也有人提倡同时进行桡动脉和股动脉置管，因为肝动脉吻合时远端动脉血流可受主动脉钳夹的影响。

经食管超声心动图(transoesophageal echocardiography, TOE)是肝移植术中很好的监测设备。外径≥9 mm 的探头可安全用于体重 12～15 kg 的患儿，可实时提供心室收缩、舒张功能的情况，指导静脉输液和血管活性药物的应用；在原肝分离期和移植肝再灌注期，TOE 可及时发现心腔内的空气栓子和微血栓。当肺血管内发生空气、血栓栓塞时，右室、右房的压力可急剧升高，在房间隔缺损或卵圆孔未闭的患儿，可出现右向左分流；栓子反流入脑动脉循环，导致神经系统的并发症。另外，超声心动图监测可早期发现低心排所致的低血压，明确诊断和及时治疗。

暴发性肝功能衰竭和严重肝性脑病的患儿，有条件的应进行颅内压监测；在重症监护室，颅内压监测可评估过度通气、渗透性利尿药、巴比妥类药物等的治疗效果。有观点认为持续颅内高压和脑灌注压明显降低是肝移植的禁忌证，因为有证据显示颅内高压可增加移植后肝的再灌注。在各种颅内压监测的方法中，硬膜外光导纤维导管留置引起出血的风险最低，脑室内导管留置在颅内压监测的同时可方便获取脑脊液，有利于临床实验室检查。实施颅内压监测的患儿凝血功能必须正常，且脑室容积必须充足，便于导管的留置。

肝病患儿因肝产热减少、冷供体肝脏植入、腹部脏器暴露、大量输液、输血等，可迅速发生低体温。在患儿进入手术室后就应注意保温，用毯子覆盖头和四肢，必要时可用 Bair Hugger™对流加热器对患儿进行加热和保温。手术患儿麻醉诱导准备(见表 9－17)。

**表 9－17　麻醉诱导准备**

| |
|---|
| 快诱导插管(环状软骨压迫)<br>　硫贲妥钠<br>　芬太尼<br>　琥珀胆碱与非去极化肌松药 |
| 经口气管插管 |
| 放置血管内导管<br>　锁骨下或颈内中心静脉导管置入<br>　动脉内导管置入 |
| 加温装置的放置 |
| 四肢和头部应垫塞棉垫等防止受压 |
| 体温探头的放置(直肠、鼓膜) |
| 经食管超声心动图探头的放置 |

## (四) 麻醉维持和术中情况处理

**1. 麻醉维持**　麻醉维持所用药物包括吸入麻醉剂、阿片类药和非去极化肌松药。如果吸入麻醉剂因低血压而使用受限，苯二氮䓬类药物可提供良好的催眠和遗忘作用。吸入麻醉剂中异氟烷的使用最为普遍，因其体内代谢率最低，代谢产物无肝肾毒性，与氟烷相比，异氟烷可更好地保护肝动脉的自身调节功能。阿片类药物芬太尼的药动学在肝移植期间无明显改变，可用于麻醉诱导和维持，诱导剂量为 2～8 μg/kg，维持剂量为 10～30 μg/kg。肝移植患儿的肝功能变化对于非去极化肌松药的综合效应是增加负荷剂量和延长时效。多数肌松药均可用于此类手术，潘库溴铵因其性价比高且不会引起低血压而被广泛认同。吸入气为空气和 $O_2$ 的混合气体，避免使用 $N_2O$ 以减少术中肠胀气和避免静脉空气栓子体积的增大；通过调整呼气末正压、吸气时间和吸气压力等呼吸参数，达到以最低 $FiO_2$ 保持 $PaO_2 \geqslant$ 13 kPa (100 mmHg)的较理想状态。如果在肝脏血管吻合前或吻合时发生明显的低血压，则应调整 $FiO_2$ 到 1.0，以保证机体组织的氧供。

另外，婴儿和低体重幼儿应配备适用于小儿的麻醉呼吸机，对于某些特殊病例可能需要特殊的专用于儿科的呼吸机，以达到最优化的气体交换，减少术后并发症的发生，提高成功率。

**2. 手术分期及麻醉注意事项**　手术操作通常被分为三个阶段：① “分离期”或“无肝前期”，从切皮到夹闭肝动脉和门静脉；② “无肝期”，从肝脏血管阻断开始到下腔静脉、门静脉开放，移植肝脏再灌注，包括或不包括肝动脉的开放；③ “无肝后期”或“再灌注后期”，移植肝脏后直至手术结束。

(1) 分离期或无肝前期　低血压在肝移植手术过程中很常见,原因包括电解质和酸碱平衡紊乱、低体温、低血容量以及手术操作所致的局部血管受压等。严重门脉高压的患儿在腹膜切开后即可排出大量的腹水;另外,由于内脏静脉压力增高、脾功能亢进致血小板减少,常发生腹腔内广泛、持续性渗血;有腹部手术史如 Kasai 的患儿可因腹腔脏器粘连而加重出血情况。

分离期应每 1～2 h 测定一次动脉血气分析、血清电解质、血糖和血细胞比容,分次给予碳酸氢钠,保持 pH 在正常范围或轻度偏碱;静注氯化钙或葡萄糖酸钙,使血清离子钙的浓度大于 1.0 mmol/L;并保证血清葡萄糖的浓度大于 5.5 mmol/L(100 mg/dL)。

血细胞比容偏低的患儿应补充浓缩红细胞,使 Hct≥30%;当患儿凝血酶原时间(PT)、INR 和部分凝血活酶时间(PTT)显著延长时,应给予新鲜冰冻血浆和血小板;有 TEG 的可通过血栓弹性描记术来指导血小板的输注。已证实成人输注一定量的抑肽酶可通过减少肝移植期间的纤维蛋白溶解,减少血制品的用量。分离期的液体输注应保持晶体和胶体溶液的平衡,具体输注液体的类型、用量,目前还缺乏共识性的、科学性的指南。一般认为当患儿血清白蛋白浓度低于 25 g/L 时,输注白蛋白、血浆或其他胶体液肯定是有益的。

(2) 无肝期　此期的液体管理原则是在保证心排血量的前提下限制容量。虽然当下腔静脉、门静脉交叉夹闭时,静脉的回心血量减少,但大多数心功能正常的患儿均可通过自身调节,维持足够的心排血量;而当下腔静脉和门静脉开放后,下半身的血液同时回流入心脏,可导致右房和肝静脉的压力升高,使移植肝出现肿胀、淤血,影响移植肝的功能恢复。

无肝期应严密监测血清 pH 值、血清钾和钙离子的浓度,每 30 min 一次。移植肝再灌注后血清电解质和 pH 值将发生明显变化,应及时进行纠正,如输注碳酸氢钠、氯化钙(10～20 mg/kg)或葡萄糖酸钙(30～60 mg/kg)等,维持正常的内环境平衡,确保良好的心功能和移植肝的灌注。一般要求钙离子浓度达到 1.1～1.2 mmol/L, pH 值正常或偏碱,血清钾浓度小于 5.0 mmol/L;如果血清钾浓度持续大于 5.0 mmol/L,可给予呋塞米 0.5～1.0 mg/kg 或静脉输注葡萄糖 0.25～0.5 g/kg、胰岛素 0.2 U/kg,以调整血清钾的浓度。

(3) 无肝后期或再灌注后期　移植肝再灌注后即刻由于保养液的高钾、低 pH 值和低温以及血容量的变化,可使循环系统功能紊乱,出现低血压、心动过缓、室性心律失常甚至心搏骤停。如有空气或微血栓进入血液循环,可导致肺动脉压力急骤增高。为避免发生"再灌注后综合征",必须在再灌注前进行一系列的预防措施:① 再灌注前应确保血清钾、钙离子和 pH 值在正常范围内;② 再灌注前应尽可能应使体温上升至 36～37 ℃;③ 再灌注前手术医生应使用受者的血液和胶体液逆向强力冲洗供肝,以降低流出液中的钾离子浓度和酸含量;④ 再灌注前 $FiO_2$ 应增加到 1.0,并暂停吸入麻醉药物 3～5 min。另外,应准备急救药物,如肾上腺素、阿托品、苯肾上腺素、氯化钙、碳酸氢钠、葡萄糖和胰岛素等,以迅速对症处理。

再灌注后的高钾血症较常见,心电图表现为高大的 T 波、QT 间期延长,严重者可见增宽的 QRS 波。如及时正确处理，这种与再灌注相关的高钾血症和循环变化可在 10 min 内得到改善。

再灌注后期的液体治疗目标包括维持良好的心排血量、血细胞比容≥0.25～0.3 和合适的凝血功能。静脉输液的最低量必须满足有效循环血容量，过度的液体治疗将导致肠壁水肿，腹内压增加，从而影响关腹。

再灌注后常规给予的皮质类固醇和血液制品中所含的枸橼酸、磷酸盐和右旋糖苷等可能降低葡萄糖的利用，导致高血糖症，因而此时的补液中不应含糖，除非个别患儿血糖浓度仍低于 5.5 mmol/L(100 mg/dL)。

**3. 血液制品的应用** 由于肝移植手术过程中凝血功能不断发生改变，必须全程定期监测 PT、INR、PTT、血小板计数、凝血因子浓度和 EGT；至于血液制品如浓缩红细胞、新鲜冰冻血浆、冷沉淀物和血小板等的使用原则，不同移植中心间的区别较大。

大量输血在婴儿和儿童同样可导致稀释性凝血障碍、酸中毒和低体温；尤其在无肝期，大量快速输注的柠檬酸盐无法被代谢，与患儿血液中的钙、镁离子螯合，可发生明显的低血压。当快速输注新鲜冰冻血浆大于 1 ml·$kg^{-1}$·$min^{-1}$，血清离子钙浓度明显降低。除低血压外，少数病例可出现心电机械分离，导致严重的低心排血量。因此为扩容而输注新鲜冰冻血浆并非好的选择，新鲜冰冻血浆适用于纠正与凝血因子缺乏相关的凝血功能障碍。无论如何，在大量快速输注新鲜冰冻血浆时，应注意监测电解质，及时补充氯化钙或葡萄糖酸钙，以维持良好的循环功能，保障移植肝的血供和患儿的生命体征平稳。

小儿大量输注库存红细胞，尤其是长时间保存的库血可发生严重的高钾血症，匹兹堡儿童医院报道小儿肝移植手术死亡的原因与大量输血所致的高钾血症有关。经辐照的浓缩红细胞其钾浓度可提高 2～3 倍，储存越久，钾浓度越高，因此，肝移植的患儿应尽可能输注新鲜血液制品；若输注库血，输注储存时间越短的越好，同时要监测血钾浓度，及时予以纠正。

由于脾功能亢进、血小板非正常性消耗和术中稀释性血小板减少，肝移植患儿常表现明显的低血小板而影响凝血，需要予以补充。但有专家认为输注血小板特别是在再灌注期，可能诱发肝动脉栓塞，因而主张在大量出血、血小板计数小于 $50\times10^9$/L 时才考虑输注。

暴发性肝衰竭患儿常见纤维蛋白原耗竭，表现为 PT 和 KPTT 的延长。当手术过程中大量出血，且实验室化验证实纤维蛋白原浓度降低时，应及时输注冷沉淀物予以纠正。

**4. 患儿的转送** 手术完成后随着麻醉减浅、血容量增加及再灌注前给予的皮质类固醇激素，患儿可出现动脉血压升高，过高的体循环压力可能导致吻合口出血，特别是肝动脉吻合口。因此在转送患儿前应追加阿片类药物如芬太尼、舒芬太尼等。如血压仍较高，应予输注小剂量的硝普钠或尼卡地平，起始剂量均为 0.5～1.0 μg·$kg^{-1}$·$min^{-1}$。

转送患儿途中应持续监测脉率、脉搏氧饱和度，入重症监护室后应继续监测心电图、动脉血压、氧饱和度和 $PetCO_2$ 等。呼吸机参数的调整应使血氧饱和度维持在 100%。对于循环系统功能不稳定的患儿可输注血管活性药物，维持婴幼儿平均动脉压在 60～80 mmHg，年长儿在 70～90 mmHg。

## 三、术后处理

### (一) 液体管理

术后重症监护室的液体管理目标是：维持良好的循环血容量，尽量减少细胞外液，避免间质水肿、腹水和胸腔积液等。在术后最初阶段，因手术麻醉等原因，血管内的液体有相当一部分向血管外转移，此时补液总量可达正常维持量的 125%。术后第一个 24 h 内的尿量常小于 1 $ml \cdot kg^{-1} \cdot h^{-1}$，如患儿生命体征平稳，不必进行干预。静脉输液可用 5%葡萄糖配伍 0.2%、0.45%生理盐水，定时复查血糖、电解质等。血糖过高时静脉补液应给予不含葡萄糖的液体，并根据需要补充钾、钙和镁离子等，以维持正常的血清电解质浓度。

由于手术中给予的碳酸氢盐和含柠檬酸盐的血液制品、利尿治疗和胃肠减压等，进入重症监护室的患儿常出现代谢性碱中毒，因此补液中应尽量避免含醋酸盐和其他碱性阴离子液体的输注。另外值得注意的是，进行性的代谢性酸中毒不利于移植肝的存活，并有可能导致肝功能衰竭。当血清白蛋白的浓度低于 20～25 g/L，应输注 20%的白蛋白。如果腹腔渗出量很大，应输注 5%的白蛋白，以保持有效循环血容量，防止低蛋白血症引发的一系列并发症。

### (二) 肾功能的保护

术前已存在的肾功能不全、手术麻醉过程中血容量的剧烈波动、肝脾肿大引起的腹水、感染、药物毒性均可引发肝肾综合征。术后早期少尿及相关的肾功能损伤常使术后的液体管理复杂化，重症监护室医生处理不当更可导致进行性肾功能损害。吻合口出血和创面渗血可导致循环血容量减少，因植入肝脏体积相对较大和术后早期的脾肿大、肠壁水肿使腹内压增加，使肾血管受压、肾小球滤过率降低。使用具有肾毒性药物如环孢素 A、他克莫司和氨基糖苷类抗生素可加重肾脏功能的损伤。预防措施包括维持足够的有效循环血容量和心排量，可适量输注多巴胺（2～3 $\mu g \cdot kg^{-1} \cdot min^{-1}$），利尿剂包括甘露醇对肾功能的保护作用并不明确，有人认为利尿剂可诱发低血容量性低血压，减少肾脏灌注，从而损伤肾功能。因此，利尿剂的使用应谨慎。

### (三) 血液制品的应用

只有当血细胞比容小于 0.22～0.25 时，才考虑输注浓缩红细胞，并维持血细胞比容≤0.35，因为比容过高将导致血黏度增加，使肝动脉、门静脉血栓形成的风险增大。一般而言应避免输注新鲜冰冻血浆和血小板，除非有持续性出血且凝血时间≥正常 1.5 倍或血小板计数<$20\times10^9$/L。有作者认为婴儿和年幼儿肝移植术后，应输注肝素或低分子右旋糖酐，以预防肝或门脉血管栓塞。在输注肝素时应定期检查凝血功能。随着肝素用量的增加，部分促凝血酶原时间仍然正常时，应考虑输注新鲜冰冻血浆以提升抗凝血酶Ⅲ的浓度，因为抗凝血酶Ⅲ的缺乏会使肝素失去抗凝作用。

### （四）呼吸系统管理

肝移植患儿解除机械通气的条件是呼吸循环功能稳定、神志清醒、肌力恢复完善。对于体重小于 10 kg 的患儿，术后通常需机械通气 12～24 h。由于手术后呼吸力量的减弱和植入的肝脏相对较大，可使肺功能受到较大的限制，体重小于 5 kg 的患儿常常需要更长时间的辅助通气。

为减少纯氧对婴儿的损伤，术后早期 $FiO_2$ 可调低至 0.30～0.40，但必须保持 $PaO_2$ 在 80～100 mmHg（10～13 kPa）。术前存在肺内分流、低氧血症的患儿，可接受更低的 $PaO_2$。当 $FiO_2$ 调低时可通过增加 PEEP，保持足够数量的肺泡开放，防止低氧血症的发生。同样，PEEP 过高可使肺过度膨胀，胸腔内压力上升，导致肝静脉回流受阻，肝脏淤血。另外，可通过调整潮气量、气道峰压和通气频率，保持合适的 $PaCO_2$。为避免人机对抗，气道峰压过高，减少肺部气压伤的发生，可持续输注肌松药。

肝移植手术后 24 h 内，肺毛细血管常有持续性的渗出，表现为肺水肿和胸腔积液，这种渗液对利尿剂治疗敏感。如果胸腔积液持续存在，应进行引流。

### （五）循环系统管理

术后早期患儿循环系统常不稳定，动脉压力过高可诱发动脉吻合口和移植肝裁剪创面的出血，应给予硝普钠或尼卡地平，剂量为 0.5～5.0 $\mu g\cdot kg^{-1}\cdot min^{-1}$，并根据血压进行调整，维持婴幼儿平均动脉压 60～80 mmHg，年长儿 70～80 mmHg 水平。如果硝普钠或尼卡地平不能维持理想的动脉压水平，可辅用第二种降血压药物，艾司洛尔和拉贝洛尔可用于 6 个月以上的患儿。当患儿心率低于 120 bpm，或年龄小于 6 月，则可试用肼苯哒嗪。术后 24～48 h 后，可尝试舌下含服或鼻饲硝苯地平片。

### （六）其他注意事项

当患儿转送入重症监护室时应进行神经系统功能的评估。在排除麻醉药物残余效应后，检查瞳孔的大小、对称性、对光反射和有无病理反射等。然后根据需要给予镇静、抗焦虑药物，停止机械通气前减量或停用。术前并发肝性脑病的患儿，或移植后肝脏功能严重受损的患儿，应禁忌使用镇静、抗焦虑类药物。极少数肝移植患儿可出现各种神经系统并发症，包括癫痫、伴或不伴脑水肿的进行性脑病、颅内出血、卒中或中心性脑桥髓鞘溶解等。

各种感染是肝移植患儿术后常见的并发症，术后第一周以肺部和腹膜细菌感染多见，一般术后 48 h 内就应开始预防性使用抗生素，常用氨苄西林和第三代头孢菌素。如果临床感染征象明显，应寻找原发感染灶，进行细菌培养和药物敏感测试，针对性地进行治疗。万古霉素可用于抗葡萄球菌治疗，氟康唑用于抗真菌治疗。术后 5～7 d 后，静脉注射阿昔洛韦或丙氧鸟苷用于抗病毒治疗。

另外，免疫抑制剂是肝移植患儿术后治疗的一个重要方面，各个医疗机构方案不尽相同。甲泼尼龙一般从术中就开始应用，在移植肝再灌注后即刻静脉注射 15 mg/kg，术后持续使用。他克莫司是一种从链霉菌属中经发酵分离的产物，现常用于肝移植患儿，可在术后第一或第二天，肾功能尚好时开始应用。他克莫司的不良反应包括肾毒性和神经毒性，神经毒性表现为震颤麻痹和癫痫。环孢素 A 是从真菌属中分离获得的一种环状多肽，同样具有严重的肾毒性和神经毒性，禁用于一岁以下的婴儿。他克莫司、环孢素 A 在体内均主要由肝脏代谢，凡影响细胞色素 P450 系统的药物都能改变它们的血药浓度，如红霉素、氟康唑和克霉唑等可明显提高药物浓度，而苯妥英、苯巴比妥和其他巴比妥类以及利福平等可降低药物浓度。

移植肝脏的排异反应可发生在移植术后任何时间，但很少始于术后 5～7 d 内，除非是供、受体 ABO 血型不合或细胞毒交叉配型试验强阳性者。排异常见的临床表现为低热和肝酶升高，轻度排异可通过增加免疫抑制剂的剂量来治疗，中度排异的治疗是使用大剂量皮质类固醇，可单次大剂量或起始大剂量然后逐渐递减，也可周期性使用。对于严重的排异，有报道可使用人类 T 细胞 CD3 受体的鼠源性单克隆抗体（OKT3）治疗。因严重排异反应导致急性肝功能衰竭而需再次进行肝移植的情况很少见，其一般治疗与暴发性肝衰竭的患儿相同。

## 参考文献


1 Rykman FC, Alonso MH. Liver Transplantation (cadaveric). In: Balistreri WF, Ohi R, Todani T, Tsuchida Y, eds. Hepatobiliary, Pancreatic and Splenic Disease in Children: Medical and Surgical Management. New York: Elsevier, 1997: 391 - 432.

2 Ryckman FC, Ziegler MM, Pedersen SH, et al. Liver transplantation in children. In: Suchy FJ, ed. Liver Disease in Children. St Louis: Mosby-Yearbook, Inc, 1994: 931.

3 Gelman S, Kang YG, Pearson JD. Anesthetic considerations in liver transplantation. In: Fabian JA, ed. Anesth-esisia for Organ Transplantion. Philadelphia: JB Lippincott, 1992: 115 - 139.

4 Schafer DF, Shaw BW. Fulminant hepatic failure and orthotopic liver transplantation for fulminant hepatic fail-ure. Hepatology, 1992, 16: 1 - 7.

5 Carton EG, Rettke SR, Plevak DJ, et al. Perioperative care of the liver transplant patient: part 1. Anesth Analg, 1994, 78: 120 - 133.

6 Ellis JE, Lichto JL, Feinstein SB, et al. Right heart dysfunction, pulmonary embolism, and paradoxical emboli-zation during liver transplantation: a transesophageal two-dimensional echo-

cardiographicstudy. Anesth Analg, 1989, 68:777 - 782.

7 Plevak DJ. The hyperdynamic circulatory state after liver transplantation. Transplant Proc, 1993, 25:1839.

8 Marcel RJ, Stegall WC, Suit T, et al. Continuous small-dose aprotinin controls fibrinolysis during orthotopic livertransplantation. Anesth Analg, 1996, 82:1122 - 1125.

9 Khoury GF, Mann ME, Porot MJ, et al. Air embolism associated with veno-venous bypass during orthotopic livertransplantation. Anesthesiology, 1987, 67:848 - 851.

10 MallettSV, Cox DJA. Thromboelastography. Br J Anaesth, 1992, 69:307 - 313.

11 Luban NL. Massive transfusion in the neonate. Transfus Med Rev, 1995, 9:200 - 214.

12 Diaz J, Acosta F, Parrilla P, et al. Serum ionized magnesium monitoring during orthotopic liver transplantation. Transplan-tation, 1996, 61:835 - 837.

13 Contreras M, Ala FA, Greaves M, et al. Guidelinesforthe use of fresh frozen plasma. British Committee for Standardsin Haematology, Working Party of the Blood Transfusion Task Force. Transfus Med, 1992, 2:57 - 63.

14 Cote CJ, Drop LJ, Daniels AL, et al. Calcium chloride versus calcium gluconate: comparison of ionization and cardiovascular effectsin children and dogs. Anesthesiology, 1987, 66:465 - 470.

15 Bartosh SM, Sprague SM, Nakagawa Y, et al. Severe hypercalcemia following neonatal liver transplantation. Miner Electrolyte Metab, 1995, 21:428 - 430.

16 Hall TL, Barnes A, Miller JR, et al. Neonatal mortality following transfusion of red cells with high plasma potassium levels. Transfusion, 1993, 33:606 - 609.

17 Jensen WA, Rose RM, Hammer SM, et al. Pulmonary complications of orthotopic liver transplantation. Transplantation, 1986, 42:484 - 490.

18 Adams DH, Gunson B, Honigsberger L, et al. Neurological complications following liver tranplantation. Lancet, 1987, 8539:949 - 951.

19 Chatenoud L, Reuter R, Legendre C, et al. Systemic reaction to the anti-T cell monoclonal antibody OKT3 in relation to serum levels of tumor necrosis factor and interleukin-2. New Engl J Med, 1989, 320:1420 - 1421.

（陈依君）

# 第十章

# 早产儿、新生儿的麻醉

## 第一节　胎 儿 麻 醉

胎儿手术目前正在快速发展。由于产前诊断技术的发展与提高，胎儿的许多畸形被及时发现，如在出生前得到及时治疗，对胎儿是非常有益的。目前开展的胎儿外科手术包括：分娩期子宫外产时治疗（EXIT）/维持胎盘血供下手术（OOPS）、微创手术（胎儿镜）以及妊娠中期的开放性胎儿手术（如：脊髓脊膜膨出的修补，先天性肺囊性腺瘤样畸形、骶尾部畸胎瘤的手术治疗）。目前，不仅有向创伤最小的胎儿镜技术发展的趋势，另一个处于上升趋势的胎儿手术是EXIT，也就是我们常说的OOPS，胎儿被部分娩出，在保留胎儿胎盘循环的前提下对胎儿进行手术治疗。

胎儿外科手术的麻醉中至少涉及两个病人，即母亲和一个或更多的胎儿，这使得这一工作颇具挑战性。

### 一、胎儿外科手术麻醉的影响因素

#### （一）母体因素

女性妊娠期间解剖和生理上发生显著变化（见表10-1），这些变化要求围术期麻醉技术也要相应改变。

由于心率和每搏量增加，孕妇心排血量增加50%～100%。但由于血管扩张和胎盘血管床的低阻力，血压反而下降15%。

血容量增加和血浆成分改变，产生一系列问题。总蛋白和白蛋白水平下降，因此蛋白结合率高的药物在孕妇体内会产生更多的游离成分；胶体渗透压降低增加了液体潴留和肺水肿的风险；血浆胆碱酯酶水平下降，使得琥珀酰胆碱的肌松作用延长。

由于凝血因子Ⅶ、Ⅷ、Ⅸ、Ⅹ和纤维蛋白原增加，孕妇处于高凝状态，血栓形成的风险增高。

需要施行胎儿手术的母亲往往存在羊水过多，妊娠中期的子宫大小相当于正常妊娠晚期的子宫，从而使妊娠仰卧位低血压、腔静脉受压和子宫血流低灌注的风险大大增加。因此这类病人应左侧卧位，以避免上述情况的发生，这一点尤为重要。

怀孕时，虽然呼吸频率不变，但由于潮气量的增加，使得分钟通气量增加。孕妇动脉血 $CO_2$ 分压降至 28～32 mmHg，提示分钟通气量增加近 50%。由于肾脏排泄碳酸氢盐增加，因此孕妇血的 PH 值仍可维持在正常范围。

体重增加和子宫扩大使得肺功能残气量(FRC)下降近 20%，而孕妇的耗氧量却增加 20%，这些均易导致母体通气不足和呼吸暂停时低氧血症的发生。

孕妇的气道黏膜肿胀，毛细血管充盈，容易出血，这些增加了孕妇气管内插管的难度，尤其合并体重增加、乳房增大时，更易出现插管困难。

孕妇的胃酸含量增加，胃液 pH 值下降。由于妊娠子宫的上移以及激素水平的变化，使得胃、食管括约肌张力下降。幽门括约肌移位影响了胃的排空。因此孕妇发生误吸的风险增加，应视为饱胃病人。

孕妇黄体酮和 β-内啡呔水平的增高，因此吸入麻醉剂的最低有效肺泡浓度(MAC)下降约 40%。

硬膜外静脉充血，导致硬膜外间隙狭窄，硬膜外注入局麻药后可产生更广泛的脊神经阻滞，同时还增加了硬膜外导管置入血管内的风险。

**表 10-1　妊娠期与麻醉相关的生理变化**

| 受累的系统 | 变　化 |
|---|---|
| 中枢神经系统 | |
| 吸入麻醉气体的最低有效肺泡浓度(MAC) | −40% |
| 心血管系统 | |
| 外周血管阻力(PVR) | −15% |
| 心率(HR) | +15% |
| 每搏量(SV) | +30% |
| 血压(BP) | +35% |
| 心排血量(CO) | +40% |
| 血浆容量 | +45% |
| 呼吸系统 | |
| 功能残气量(FRC) | −20% |

续表

| 受累的系统 | 变　化 |
|---|---|
| $HCO_3$ | −15% |
| $PaCO_2$ | −15% |
| $PaO_2$ | +10% |
| 呼吸频率(RR) | +15% |
| 氧耗 | +20% |
| 潮气量(VT) | +40% |
| 分钟通气量(MV) | +50% |
| 血液系统 | |
| 血红蛋白(Hgb) | −20% |
| 凝血因子 | +50%～+200% |
| 肾脏系统 | |
| 肾小球滤过率(GFR) | +50% |

## (二) 胎儿因素

由于胎儿各器官尚未发育成熟,因此胎儿在此类手术中的风险很大。胎儿皮肤菲薄,热量很容易散失,短时间内就可能发生低体温。皮肤蒸发可丧失大量液体,凝血系统不成熟容易出血,胎儿本身血容量又较少,故极易发生低血容量。胎儿的压力感受器功能不完善,血管代偿性收缩受限,加之胎儿心肌收缩力不强,这些原因容易导致胎儿发生血流灌注不足。在此基础上如再合并子宫胎盘低灌注,最终引起胎儿缺氧。

关于胎儿是否能感受疼痛刺激仍有争议。疼痛的定义,由两部分组成:一是对伤害性刺激、伤害感受及应激的生理反应,二是情绪上的不良感受。对伤害性刺激、应激的自发性内分泌反应包括下丘脑-垂体-肾上腺轴的激活。创伤性操作可引起胎儿血浆去甲肾上腺素、皮质醇和β-内啡呔的升高。在妊娠18周的胎儿,还观察到脑血流的改变。且这些伤害性刺激引起的改变均可被镇痛药所抑制。尽管胎儿对伤害性刺激的应激反应并不能说明其能感受到疼痛,但通常应激反应被认为是胎儿疼痛的反应。

在整个胎儿期,感知疼痛的神经结构处于不断的发育过程中。最早是外周感受器的形成(妊娠第7～9周),妊娠20周时在数量上已全部形成。脊髓背角的痛觉传入系统自妊娠10～13周开始形成,而外周感受器和脊髓之间形成联系最早开始于妊娠第8周。脊髓背角至丘脑间通路的发育开始于妊娠14周,止于妊娠第20周。丘脑-皮层之间的联系开始于妊娠第13周,第26～30周时已发育得比较成熟。疼痛的感知涉及多层次的网状结构,而这个网络中的各神经结构在发育过程中,都不具备功能,因此胎儿对疼痛的感知与成人是不一样的。但是不成熟的痛觉感知系统对于疼痛刺激还是能表现出行为反应，如在胎儿手术中，胎儿对伤害性刺激有逃避的行为表现。在疼痛感知中，丘脑起到了中枢的作用，调节各种不同的脊髓-脑干通路。在胎儿，丘脑的发生要早于感觉皮质的形成。当感觉皮质尚未完全发育成熟时，发育中脑的其他结构取代了感觉皮质的功能。胎儿脑发育过程中，外部强烈而反复的刺激可导致其不正常的突触形成，造成以后对刺激的过度反应。早产儿在新生儿重症监护室（NICU）中遭受反复的伤害性刺激，可导致过强的心血管反应、疼痛阈值改变以及今后儿童时期与疼痛相关的行为异常。

因此，即使胎儿或早产儿并不能在皮质水平感知疼痛，但是仍能将这类伤害性刺激的信息整合到发育中的神经系统中。所以，在胎儿手术中，必须为胎儿提供镇痛与麻醉。可以通过经胎盘途径、直接肌肉或静脉途径给予胎儿麻醉药物或是羊膜腔内用药。

如果母亲接受吸入全身麻醉，那么挥发性麻醉剂也能进入胎儿体内，只是摄取较慢。吸入麻醉剂在胎儿的最低有效肺泡浓度较低，为了维持子宫松弛状态通常给母亲吸入较高浓度的麻醉气体，因此在整个操作过程中，胎儿已被麻醉。一些静脉麻醉药物如芬太尼能通过胎盘，静脉输注能同时为母亲和胎儿提供镇痛。在胎儿镜检查中，静脉输注瑞芬太尼能提供令人满意的胎儿制动。长效的阿片类药物也可通过经母体给药，为胎儿提供镇痛，但由于母亲使用后的药物不良反应，限制了其应用。

当胎儿暴露时，可以通过脐静脉或肌内注射的方式直接给予胎儿阿片类药物、肌松剂、抗迷走神经药等药物。阿片类药物在胎儿的代谢较成人慢，且作用时间延长，芬太尼常用剂量是 5～20 μg/kg。阿托品常用于预防刺激所致的心动过缓，剂量为 20 μg/kg。

### （三）子宫-胎盘因素

胎儿的存活依赖于母体。母体的血压和子宫平滑肌的张力影响子宫动脉血流量，挥发性麻醉药不仅降低子宫肌张力，且有降低母体血压和胎盘血流量的趋势，这些都会导致胎儿氧合血红蛋白的下降，因此，母体血压的维持很重要（血压波动应＜10％）。脐动脉血流受到胎儿心排血量和血管阻力的影响，所以胎儿心排血量的维持对于保证胎儿氧供至关重要。预防子宫收缩和胎盘剥离、保证子宫切开和胎儿部分娩出后子宫胎盘的血液灌注，是开放性胎儿外科手术和 EXIT/OOPS 麻醉处理中最关键的部分。

### （四）子宫松弛

对于开放性胎儿手术和 EXIT/OOPS 操作，为了提供最佳的手术视野和最佳的胎盘气体交换，需要维持子宫充分松弛状态。

2 MAC 的挥发性麻醉剂是非常强效的子宫松弛剂。但是高浓度挥发性麻醉剂会引起孕妇心排血量的下降，导致低血压和子宫胎盘低灌注，最终引起胎儿缺氧。因此应严密监测孕妇循环系统，随时调整血管升压药(麻黄素或苯肾上腺素)的应用。

相对于高浓度的吸入麻醉剂，静脉输注短效的子宫松弛剂——硝酸甘油也是一种选择。虽然硝酸甘油可通过胎盘，但胎盘对其的代谢速度很快，因此硝酸甘油对胎儿的作用微乎其微。

## 二、开放性胎儿外科手术的麻醉

### (一) 母亲的麻醉

通常在全身麻醉下实施剖腹术和子宫切开术。在快速顺序诱导(有反流、误吸风险)后，以挥发性麻醉剂维持全麻。切开子宫时，增加麻醉气体吸入浓度，一般至少吸入 2 MAC 麻醉气体，以获得满意的子宫松弛。也可以静脉输注硝酸甘油获得较短时间的子宫松弛。不论哪种方法，通常都需要同时使用血管加压药来维持足够的子宫胎盘血流灌注。可以单次给予麻黄碱或苯肾上腺素，也可持续给予多巴胺或多巴酚丁胺来维持母体的循环。必须建立有创的动脉血压监测，开放中心静脉通路则有助于评估血容量和给予血管活性药物。

对于不能实施全身麻醉的孕妇(如有发生恶性高热可能或已知的困难气道)，区域麻醉，如腰麻-硬膜外麻醉联合也是可行的。但需要静脉注射硝酸甘油，以提供快速的并可逆转的子宫松弛作用。

通常在术前就开始用药预防子宫收缩，如吲哚美辛(消炎痛)50 mg 经直肠给药。术后，在充分镇痛的同时，也要防止子宫收缩，避免早产。可给予负荷剂量硫酸镁 6 g，然后再以 3 g/h 的速度持续输注。术后还可以静脉用 Atosiban(催产素拮抗药)、口服硝苯地平或皮下注射特布他林来预防子宫收缩。

由于孕妇在术后有发生肺水肿的危险，术中应避免输注大量的液体，一般晶体液入量不超过 500 ml。

硬膜外镇痛(PCA 模式)能为孕妇提供良好的术后镇痛。满意的术后疼痛管理极为重要，可避免由于疼痛刺激引起的子宫收缩和早产。在开放性胎儿手术的动物模型中，当输注吗啡提供完善的术后镇痛时，血循环中的催产素水平降得更低。

开放性胎儿手术后的常见并发症有肺水肿、早产、羊水外漏和胎儿死亡，术后必须进入 ICU 监护。

### (二) 胎儿的麻醉

通过以下两种途径实现：母亲已实施全身麻醉，麻醉药物经胎盘至胎儿；直接经胎儿静脉或肌肉注射阿片类药物、肌松药。

开放性胎儿外科手术时，可通过胎儿的脉搏血氧饱和度监测仪、超声心动图仪、采集胎儿脐血做血气分析等，对胎儿进行监测。

由于胎儿血容量少，手术又很容易出血，因此术中极有可能输血，应预先准备好O型去白细胞血。

### （三）麻醉用药

**1. 含卤吸入性麻醉剂** 在成人，强效的挥发性卤代药物通常被用于全身麻醉的维持，这类药目前常用的有七氟烷、异氟烷和地氟烷。这些强效挥发性卤代药物既可引起母体低血压和(或)缺氧间接地影响胎儿，又可直接地抑制胎儿的心血管或中枢神经系统。动物实验发现，妊娠母羊吸入0.75～1.0 MAC中等浓度的挥发性卤代药物，对母体和胎儿的影响很小。

但是，为了达到开放性胎儿手术所需要的子宫松弛状态，需要吸入高浓度的麻醉气体，这样不仅能防止子宫收缩，还能同时为母亲、胎儿手术提供麻醉。由于七氟烷快速滴定的特性，这类手术常首选吸入2.0 MAC的七氟烷。

目前在绝大多数实施胎儿手术的医疗机构，都常规吸入强效麻醉剂，以维持较深麻醉水平来保持足够的子宫松弛。但也有报道，吸入0.5～1.0 MAC较低浓度麻醉剂，联合静脉给予硝酸甘油，可能不失为一种更合理、更安全的麻醉方法。

**2. 阿片类药物** 芬太尼、舒芬太尼、阿芬太尼和瑞芬太尼都是目前产科麻醉中最常用的阿片类药物，常作为剖宫产时全身麻醉的辅助用药。阿片类联合全麻诱导药物，可降低胎儿心率的变异性、对胎儿产生抑制作用，这些作用的强度甚至可超过吸入麻醉药物。

**3. 静脉诱导药物** 选择全麻诱导药物时，主要从以下方面考虑：维持母体的血压、心排血量和子宫血流；对胎儿的抑制最小；确保母亲的催眠和遗忘。

(1) 丙泊酚　丙泊酚能提供快速、平稳的麻醉诱导，无镇痛作用，可产生剂量相关的心排血量和动脉血压的下降。丙泊酚较硫贲妥钠更有效地减弱喉镜置入和气管内插管时的心血管反应。一些研究还报道，丙泊酚产生的血压下降幅度比硫贲妥钠更大。丙泊酚是一种低分子量的亲脂性药物，能快速通过胎盘。在大多数产科病人的全麻快速顺序诱导中，丙泊酚并不较硫贲妥钠有更多的优势。但与其他诱导药物相比，丙泊酚能更好地抑制喉镜置入和气管内插管引起的血压升高。

(2) 巴比妥类　硫贲妥钠是产科全麻诱导中最常用的巴比妥类药物。起效快，在一个臂-脑循环时间(30 s)内就能使意识丧失。且由于这个药物的高脂溶性和快速再分布的特点，患儿在诱导剂量后的5～9 min就开始恢复。硫贲妥钠有剂量依赖性的降低血压、心排血量的作用。大量的研究数据表明在产科病人的全麻诱导中，使用硫贲妥钠是安全的。它能提供快速、平稳、可靠的麻醉诱导，较少的气道刺激，其药代动力学特性也明确。硫贲妥钠快速通过胎盘，在给药后的 30 s 内就能在脐静脉血中检测到。

(3) 氯胺酮　氯胺酮也常被用作诱导药物。静脉给予诱导剂量后 30～60 s 内就能使意识丧失，并能维持 15～20 min。在产科麻醉中，氯胺酮是一个非常有用的诱导药物，快速起效，能提供镇痛和催眠以及可靠的遗忘作用。氯胺酮的拟交感特性对哮喘或轻度低血容量的患儿是非常有利的。氯胺酮能快速通过胎盘，给药 1～2 min 后，胎儿血的氯胺酮浓度就能达到峰值。

(4) 依托咪酯　依托咪酯常被用于全身麻醉的静脉诱导，从 1979 年起，被用于产科麻醉。该药在一个臂-脑循环的时间内，就能快速地产生麻醉作用。由于快速水解，恢复也很迅速。依托咪酯还具有剂量相关的减慢呼吸频率、减少潮气量的作用。依托咪酯对心血管的抑制作用很轻微，更适用血流动力学不稳定的患儿。静脉注射依托咪酯可产生疼痛和肌阵挛。

**4. 神经肌肉阻滞药**

(1) 琥珀酰胆碱　去极化肌松药琥珀酰胆碱仍然是产科病人常用的肌松药。静脉给药后 45 s 即能提供完全的肌肉松弛和理想的气管内插管条件。琥珀酰胆碱是高电离和水溶性的药物，且只有很小的一部分能通过胎盘，因此给予母体琥珀酰胆碱很少影响到胎儿的神经肌肉传导功能。

(2) 罗库溴铵　在全麻的快速顺序诱导中，当首选非去极化肌松药时，罗库溴铵是相当于琥珀酰胆碱的一个合适选择。Magorian 等的研究证实，较大剂量罗库溴铵(0.9 mg/kg 或1.2 mg/kg)的起效时间与琥珀酰胆碱相当，但肌松作用时间将延长。

不论选择哪种肌松剂，都应在肌肉充分松弛后置入喉镜，施行气管内插管。神经刺激仪的使用可为肌松是否完全提供一个客观的判断指标，并能指导肌松药的追加。只有非常少量的非去极化肌松剂能通过胎盘，因此胎儿很少受到这类肌松药的影响。

## 三、EXIT/OOPS 的麻醉

EXIT/OOPS 最初是为了处理先天性膈疝(CDH)胎儿的气道问题而设计的，目前这种操作广泛适用于其他胎儿先天性畸形。适应证包括颈部巨大肿块(淋巴管瘤和畸胎瘤)、多种先天性综合征以及其他一些非常少见的情况(表 10－2)。这些异常和畸形可能导致胎儿在常规娩出后，发生气道梗阻，以至缺氧。因此，在胎儿与胎盘分离之前(胎盘血液循环供给胎儿 $O_2$)，先通过气管插管或气道造口术建立通畅的气道，在保证有效通气后再离断胎盘循环、娩出胎儿。甚至可在离断胎盘循环前，为胎儿建立体外膜肺(ECMO)，在这个过程中仍由胎盘为胎儿供氧，也就是通常所讲的 EXIT-to-ECMO 操作。这样在确保了新生儿的供氧后，才可为其提供进一步的治疗。

表 10－2　EXIT/OOPS的适应证

| |
|---|
| 1. 先天性膈疝(CDH) |
| 2. 颈部巨大肿块(淋巴管瘤和畸胎瘤) |
| 3. 肺部巨大肿块 |
| 4. 特雷歇·柯林斯(Treacher-Collins)综合征(下颌面骨发育障碍) |
| 5. 先天性高位气道梗阻(CHAOS) |
| 6. 先天性肺囊性腺[illegible]样畸形(CCAM) |
| 7. 单肺发育不全 |
| 8. 胸联体双胎 |
| 9. 口腔内巨大囊肿 |
| 10. 颈部和口咽部巨大水囊状淋巴管瘤 |
| 11. 良性纵隔肿瘤 |
| 12. 恶性纵隔淋巴瘤 |
| 13. 先天性巨大舌下囊肿 |
| 14. 颈部胎中胎综合征 |
| 15. 喉狭窄/闭锁 |

EXIT/OOPS术中，胎儿的头、颈和上部胸廓被娩[illegible]部分仍在子宫腔内。术中减少胎儿热量损失和羊水损失是非常重要的。为[illegible]的羊水量(以防止脐带受压)，可持续向宫内输注温热的晶体溶液(如乳酸林格液)。使用特殊设计的胎儿脉搏血氧仪持续监测胎儿的心率和血氧饱和度。

EXIT/OOPS手术的麻醉同开放性胎儿外科手术的麻醉一样，多数都是在母亲全身麻醉下进行，需要吸入高浓度的挥发性麻醉剂来维持子宫的松弛状态。与开放性胎儿手术的不同在于，当胎儿娩出后，需要迅速逆转子宫的松弛状态。为促进子宫收缩，通常需要给予催产素、甲基前列腺素和子宫按摩。

孕妇在EXIT/OOPS术时可出现一些并发症，其中最常见的是术中、术后大出血。如果手术时间长，术中出血就会增多。术后出血主要与较长时间地应用抗子宫收缩药物、子宫弛缓状态有关。麻醉医师要充分考虑到孕妇大量失血的可能，必要时给予输血治疗。

## 四、微创手术(胎儿镜)的麻醉

微创手术包括超声引导下采集胎儿血样、宫内输血、选择性堕胎、射频消融双胎中不能存活的胎儿或胎儿心脏穿刺下激光房隔膜造口术。胎儿镜和宫腔镜可用于双胎输血综合征(TTTS)中连接血管的激光凝结治疗。胎儿镜下气道球囊堵塞(FETO)、气道球囊取出或尿道瓣膜切除等都属于该范畴。

由于这种类型的胎儿手术对母亲的侵入性相对较小，因此常不需要全身麻醉，许多超声引导下的穿刺操作只需要对孕妇的腹壁行局麻就已足够。绝大多数的胎儿镜操作，通常采用局麻或者区域麻醉（硬膜外麻醉或腰麻-硬膜外联合麻醉）。

如果需要全身麻醉，可采用与开放性胎儿外科手术相同的麻醉方法，由于对子宫的创伤和刺激小，因此不需要吸入高浓度的麻醉气体。

局麻和区域麻醉对胎儿没有任何的麻醉和镇痛作用，可经母亲静脉注射瑞芬太尼，给胎儿镇痛和镇静。有报道，这种方法成功地用于双胎输血综合征（TTTS）激光凝结血管治疗时对胎儿的制动。对于那些可能会对胎儿带来更多疼痛刺激的操作，可以给胎儿进行肌内注射或经脐血管给予镇痛和肌松药物。

### 参考文献


1 Krzysztof MK. Advances in obstetric anesthesia: anesthesia for fetal intrapartum operations on placental support. J Anesth, 2007, 21:243-251.

2 Frederik DB, Jan D, Marc VDV. Anesthesia for fetal surgery. Current Opinion in Anaesthesiology, 2008, 21:293-297.

3 Laura BM, David C, Jeffrey G, et al. Anaesthesia for fetal surgery. Paediatric Anaesthesia, 2002, 12:569-578.

4 Susan JL, Henry JPR, Eleanor AD, et al. Fetal Pain. JAMA, 2005, 294:947-954.

5 Marc VDV, Dominique VS, Liesbeth EL, et al. Remifentanil for fetal immobilization and maternal sedation during fetoscopic surgery: a randomized, Double-Blind comparison with diazepam. Anesth Analg, 2005, 101:251-258.


（邓　萌　张学峰）

## 第二节　早产儿的麻醉管理

早产儿是指出生时妊娠周数不足 37 周的新生儿。早产儿是一特殊群体，既包括孕周 36 周出生的健康小儿，又包括那些极低出生体重儿，而后者常伴有与吸氧相关的严重慢性肺部疾病。随着围产医学的发展，现在越来越多的早产儿需要实施麻醉。为 PCA（妊娠周数＋出生后周数）≤60 周的早产儿麻醉是一项严峻的挑战，其中最严重的术后并发症为呼吸暂停，伴或不伴有心动过缓。因此，为早产儿的围术期管理提供有用的临床指南具有重要意义，这一指南应能帮助麻醉科医师去发现那些术后易发生呼吸暂停的高风险患儿。

## 一、早产儿术后呼吸暂停的风险

即使一般情况良好的早产儿，也常在睡眠中发生不规则呼吸和周期性呼吸。如果呼吸暂停持续 15 s 或以上，或伴发心动过缓，则非生理现象。Steward 的研究显示，早产儿行小手术后呼吸暂停的发生率为 12%，并因此提出相应延长早产儿术后呼吸监测的时间。也有学者提议为早产儿慎重选择恰当的麻醉技术和药物，以减少呼吸抑制的发生，但目前就具体内容尚未达成共识。

出生后 1 月内接受麻醉的早产儿，发生呼吸抑制、呼吸暂停的风险很高。最常见的手术是腹股沟疝修补术和早产儿视网膜病的激光治疗。这些疾病的发生率与出生体重、胎龄成反比，早产儿腹股沟疝的发病率可达 10%～20%。

### （一）术后呼吸暂停的危险因素及手术时机

**1. PCA** 可能是识别一例高风险患儿最重要的独立因素，PCA 值与术后呼吸暂停发生率成反比。虽然原因是多方面的，但是神经系统尚不成熟是其中的重要原因。目前推荐早产儿手术的最佳时间从 PCA 44 周或 46 周至 PCA 60 周不等，这是因为这些研究在病种选择、术后呼吸暂停监测方法上存在着许多差异。故不能单凭 PCA 来决定手术时机，还需综合分析其他的危险因素，并考虑哪些是可以被接受的。

**2. 呼吸暂停发作史** 新生儿在某些情况下会发生呼吸暂停，甚至在生后较长的一段时间内反复出现。有呼吸暂停发作史的早产儿似乎更易发生术后呼吸系统并发症。

**3. 贫血** 贫血的定义为血红蛋白<100 g/L。很多因素都会导致早产儿贫血，其中重要的原因有：低血红蛋白时，促红细胞生成素生成的反应受损；红细胞寿命缩短以及频繁的采集血标本。虽然只有很少一部分患儿发生贫血，但贫血患儿似乎更易发生术后呼吸暂停。目前没有证据表明输注红细胞能减少术后呼吸暂停的发生，因此建议推迟择期手术，直至通过口服补铁使患儿血红蛋白恢复至正常范围。

**4. 神经系统疾病** 一些严重的神经系统疾病也常伴发呼吸暂停，如：脑室内出血、癫痫、脑动静脉畸形（AVM）和先天性中枢性通气不足综合征。虽然缺乏这方面的系统性研究，但这些患儿仍应纳入术后发生呼吸暂停的危险人群。

**5. 慢性肺部疾病** 任何呼吸功能障碍的症状都应视为风险因素。吸入氧浓度、吸氧时间与慢性肺部疾病（CLD）的严重程度密切相关。而机械通气、持续正压通气（CPAP）的持续时间以及目前是否需要吸氧也能用于估计 CLD 的严重程度。

总之，曾频发呼吸暂停、伴有贫血、神经系统疾病或慢性肺部疾病的早产儿，更易在术后发生呼吸暂停。即使现有的数据仍不足以证明这些危险因素与术后呼吸暂停的关系，但还是建议将这类患儿列为术后呼吸暂停的高危人群。

## （二）麻醉管理

**1. 全麻药物的选择** 目前尚无这方面的前瞻性随机研究。有回顾性的研究报道，早产儿术中频繁使用阿片类药物和肌松剂，会造成术后拔管困难，且出现更多的呼吸系统并发症。

该年龄组的患儿通常对阿片类药物的呼吸抑制作用很敏感，且非去极化肌松剂和阿片类药物的半衰期要长于年长儿。有报道称肌松剂能阻断烟碱介导的颈动脉球化学感受器反应，并以此解释其呼吸抑制作用。全麻中避免使用此类药物，有助于减少术后呼吸系统并发症。虽然七氟烷和瑞芬太尼的作用在停用后消除很快，但是在早产儿中的应用经验不多。而丙泊酚用于重症监护病房（ICU）的小儿镇静时，曾发生严重并发症，因此该药目前还未被批准推荐应用于早产儿。

虽然来源于文献的证据有限，但麻醉方法的选择对于早产儿术后呼吸暂停的发生可产生重要影响。因此对这类患儿，建议在吸入麻醉时尽可能避免使用肌松剂和阿片类药物。

**2. 全身麻醉与区域麻醉** 一些研究通过比较全身麻醉和区域麻醉在早产儿腹股沟疝手术中的应用，发现虽然蛛网膜下腔应用布比卡因能够提供完善的阻滞，但阻滞的持续时间不足以完成手术，常需要全身麻醉的辅助，且早产儿蛛网膜下腔阻滞的失败率较高。也有学者选用骶管阻滞（单次或持续输注给药）或者腰-硬联合麻醉；还可在局麻药物中加入肾上腺素或可乐定来延长蛛网膜下腔或骶管阻滞的作用时间，但在早产儿还无具体研究。可乐定可能与低血压和术后呼吸暂停的发生有关，且与剂量相关。

有报道指出区域麻醉可减少术后呼吸系统并发症的发生。一项 Meta 分析发现，术前不应用镇静剂的患儿接受蛛网膜下腔阻滞在术后呼吸暂停发生率较低。

因此，对早产儿实施区域麻醉是不错的选择，并可在局麻药布比卡因中添加可乐定来延长阻滞时间。有关新型长效局麻药罗哌卡因和左旋布比卡因在足月儿中应用的研究显示其心脏和神经系统的毒性比布比卡因低，因此将来可能会取代布比卡因。

## （三）药物预防术后呼吸暂停

咖啡因或甲基黄嘌呤（可生物转化为咖啡因），可用于预防早产儿的呼吸暂停。咖啡因对血流动力学影响较小、具有较大的治疗指数和较长的半衰期，常作为首选用药。三项研究的结果表明，静脉注射咖啡因预防呼吸暂停效果显著。从目前所获数据显示，静脉注射 10 mg/kg 咖啡因是安全有效的，但更深入的研究能有助于确定最佳的药物推荐剂量。

## （四）术后监测的持续时间和方法

根据文献报道，PCA＞60 周、无其他既往史的健康早产儿，术后需监测 6 h，并可采用常规的出院标准；PCA＜44 周或 46 周的患儿，监测至少需持续至术后 12 h；而 PCA 在 44

周～60 周的患儿，则需根据 PCA、伴发疾病，进行个体化围术期管理。

若患儿存在术后呼吸暂停的其他危险因素（慢性肺部疾病、贫血、呼吸暂停发作史或神经系统疾病），则推荐术后监测 12 h，因为呼吸暂停常发生于术后最初的 12 h 内。如果患儿在这段时间内发生了呼吸暂停，则需相应延长监护时间。一般情况良好的患儿，术后仅需监护 6 h。对 ASA Ⅰ～Ⅱ级患儿进行的回顾性研究发现所有“首次”呼吸暂停均发生在术后 4 h内。

与心电、呼吸监护仪相比，护理观察、脉搏血氧饱和度监测对呼吸暂停的漏检比例分别为 4/5 和 3/5。毋庸置疑，呼吸暂停的发现直接与监护密切程度相关。因此，护理观察加上脉搏氧饱和度及心电、呼吸监测，可有效发现心动过缓和（或）低氧血症。目前仍无证据表明哪种单一形式的监护最为有效（降低死亡率）。

### （五）麻醉科医师的临床经验

麻醉科医师的长期临床经验，对于降低围术期婴幼儿的发病率和死亡率是非常重要的。但目前并无证据表明个人经验（如气道管理、区域麻醉技术等）会影响患儿的术后情况（如呼吸系统并发症）。早产儿的呼吸储备有限，安全的气道管理一直是麻醉的重中之重。首先应对患儿的呼吸道解剖与呼吸功能进行术前评估。喉罩可用于存在声门下狭窄、慢性肺部疾病、气道高反应性患儿的短小手术。此外，为确保气道安全常需要进行气管内插管，这是许多儿科麻醉医师首选的麻醉方式。低氧血症、高碳酸血症和酸中毒可增加患儿血液循环逆转回胎儿循环（右向左分流）的概率，因此临床经验不足的麻醉科医师面对反复肺动脉高压、右心失代偿或细支气管高反应性的患儿时，可能会出现严重的、“难以预料”的问题。为新生儿和婴幼儿实施区域麻醉是困难的，麻醉医师必须具备精湛的技术和对麻醉药物用量的精确把握。

## 二、蛛网膜下腔阻滞在早产儿的应用

PCA≤60 周的早产儿常伴有其他疾病，并且其本身易发生呼吸暂停、心动过缓，因此为这类患儿施行麻醉具有一定难度。全身麻醉已被证明会增加术后不良事件的发生，且呼吸暂停的发生率高，因此即使是为早产儿施行非常小的手术，也需要在术后监护较长的时间。相对于全身麻醉，骶管阻滞是一个不错的选择，但有一定的技术要求，且通常需在全身麻醉下实施。蛛网膜下腔阻滞是近二十年来日益广泛应用的一个麻醉方法，它能为施行下腹部、下肢、会阴部小手术的早产儿提供安全、恢复迅速的麻醉，因此在早产儿的应用日渐增多。

### （一）蛛网膜下腔阻滞的优势

据文献报道，为早产儿实施蛛网膜下腔阻滞，其麻醉风险和并发症与年长儿相似。一项单中心回顾性研究，对505例7月龄以下的拟行腹股沟疝手术的早产儿、新生儿和小婴儿进行分析，以了解蛛网膜下腔阻滞在新生儿和小婴儿中的有效性和安全性。研究结果提示，在这类患儿，蛛网膜下腔阻滞可作为替代全身麻醉的一种选择。蛛网膜下腔阻滞的优势在于麻醉药物的用量很少，且对这类高风险的患儿，可避免使用镇静剂、挥发性麻醉剂和阿片类药物，而这些药物常引起明显的呼吸抑制。

### （二）蛛网膜下腔阻滞的禁忌证

与年长儿相同，包括凝血功能障碍、败血症、腰部穿刺部位的感染、颅内高压、神经系统疾病和低血容量。

### （三）蛛网膜下腔阻滞操作

准确的解剖定位对于蛛网膜下腔阻滞的实施至关重要。脊髓在成人终止于L1水平，而在新生儿则终止于L3水平。因此在早产儿，一般选择L4～L5间隙行蛛网膜下腔穿刺。操作完成后，立即将患儿置于仰卧位，并在整个手术过程中都保持水平位。有研究报道，婴儿坐位较侧卧位能更容易地进行穿刺。在一项前瞻性随机对照研究中，30例拟在蛛网膜下腔阻滞下行腹股沟疝修补术的早产儿，被随机分为侧卧位穿刺组或坐位穿刺组，均采用等比重布比卡因，比较两组患儿在心率、血压、脉搏血氧饱和度和阻滞时间（包括起效和维持时间）上的差异，结果发现两组的阻滞平面无差异，均能提供同样有效的麻醉，且无严重不良反应。

早产儿实施蛛网膜下腔阻滞后，并不是通过外周神经刺激器或针刺法来估计感觉阻滞平面。通常情况下，蛛网膜下腔阻滞后双下肢肌张力即刻丧失，可视为阻滞成功的可靠指标。针刺下腹部切口位置的皮肤而无反应，可推断感觉阻滞的平面已超过T10，此时能完成斜疝手术。而切皮时心率、血压上升不超过基础值的20%，就可证实上述推断。如果阻滞平面过高，达到T7以上，可以见到呼吸方式改变，吸气时伴有反常胸部运动，以及双上肢无力。此时可以通过面罩辅助通气的方式供氧，一般数分钟后即可恢复自主呼吸。必要时也可气管插管辅助通气，一般在手术结束时就能拔除气管导管。在发生阻滞平面过高而影响呼吸的同时，未见心动过缓或低血压。

有文献报道，在蛛网膜下腔穿刺前吸入50% $N_2O$，再在穿刺处皮肤涂抹EMLA软膏（含局麻药），能有效缓解穿刺时的疼痛。也有学者建议，在整个手术过程中持续吸入50% $N_2O$，可使患儿更好地耐受手术，且无任何不良反应或呼吸暂停发生。还可给予患儿沾有10%糖水的安慰奶嘴或上肢制动的方式来实现更好的手术条件。

### （四）局麻药物选择

在有关早产儿蛛网膜下腔阻滞的文献中，丁卡因和布比卡因是最常用的局麻药。丁卡因的剂量范围为：0.5%丁卡因 1 ml/kg 至 1%丁卡因 0.5～0.6 ml/kg 之间；布比卡因常用剂量范围为：0.5%布比卡因 0.6～1 ml/kg，80%病例使用 1 ml/kg。如以患儿曲臀功能恢复作为蛛网膜下腔阻滞消退的标志，则丁卡因和布比卡因阻滞作用的维持时间为 60～70 min。左旋布比卡因和罗哌卡因是两种新型的局麻药。有学者研究了罗哌卡因用于 PCA<55 周的小婴儿(包括早产儿、足月儿)蛛网膜下腔阻滞的剂量，发现罗哌卡因的起效类似于布比卡因，绝对效能略低(较低的脂溶性和分配平衡系数所决定)，持续时间稍短(低蛋白结合率所决定)。结果提示：罗哌卡因可用于早产儿、新生儿蛛网膜下腔阻滞，推荐剂量为 0.5%罗哌卡因 1.08 ml/kg；运动神经阻滞的时间短于同剂量的其他局麻药，平均为 60 min，但变异较大。也有学者对左旋布比卡因进行了相似的剂量研究，认为 0.5%左旋布比卡因 1 ml/kg 可用于 PCA<55 周的小婴儿(包括早产儿、足月儿)的蛛网膜下腔阻滞。

与成人相比，婴幼儿蛛网膜下腔阻滞中所需的局麻药剂量相对较大(按每千克体重计算)。有以下原因：按体重计算，婴幼儿的脑脊液量大于成人；婴幼儿的脊髓、神经根表面积相对大于成人；婴幼儿脊髓中的血流量也较成人大，因此注入蛛网膜下腔的局麻药能被更快地吸入。正是由于局麻药在婴幼儿体内更快地分布、吸收和消除，婴幼儿在实施蛛网膜下腔阻滞后，运动阻滞平面消退的速度比成人快 5 倍。有学者在局麻药中添加可乐定，以延长蛛网膜下腔阻滞的持续时间。在一项 PCA≤60 周的婴儿(包括早产儿、足月儿)蛛网膜下腔阻滞的前瞻性研究中，研究者在常规剂量的局麻药中分别添加不同剂量的可乐定 0.25 μg/kg、0.5 μg/kg、1 μg/kg、2 μg/kg，结果发现添加 1 μg/kg 的可乐定可延长蛛网膜下腔阻滞作用时效 1 倍，且无明显不良反应。

### (五) 蛛网膜下腔阻滞对血流动力学的影响

蛛网膜下腔阻滞对 1 岁以下婴幼儿血流动力学的影响与成人不同，在成人蛛网膜下腔阻滞中所观察到的不良反应，是交感神经被阻滞以及迷走神经张力增高的联合表现。但这种不良反应在 1 岁以下婴幼儿中并不存在，1 岁以下的患儿接受蛛网膜下腔阻滞后，除了自主神经功能轻微变化外，血流动力学稳定。曾有研究指出，婴幼儿能更好地耐受蛛网膜下腔阻滞。有学者认为这种差异的原因是婴幼儿下肢血容量较小，以及交感神经系统发育不成熟，不占主导地位。甚至有报道指出当早产儿蛛网膜下腔阻滞的感觉阻滞平面达到 C7～T4 时，也未出现明显的血流动力学波动。

### (六) 蛛网膜下腔阻滞的并发症

并发症包括硬膜穿刺后头痛、硬膜外血肿、全脊麻、阻滞不全。因此在为早产儿实施蛛网膜下腔阻滞时，要严密地观察和监测，同时麻醉医师应具备熟练的操作技术。

在拟行下腹部、下肢、会阴部小手术的早产儿(PCA≤60 周)中，蛛网膜下腔阻滞作为全身麻醉以外的另一种麻醉方式，开始被越来越多的麻醉医师所接受。它能提供镇痛、制动，生理变化少，能快速地恢复。现有的临床数据也证实了其有效性，不失为该特殊人群的一种理想麻醉方法。但还需要更多前瞻性、随机、多中心研究来证实其的安全性和有效性。

总之，对于早产儿这样一个特殊群体，术前的风险评估应做到个体化分析，且每个医疗机构都应制定针对这类患儿的围术期管理指南。目前被广泛认同的观点是，早产儿的择期手术应尽可能地推迟到患儿 PCA 达 60 周以后。因为 PCA60 周以上患儿的呼吸系统发育相对成熟，通常在住院手术或门诊手术后，都无需采取特别的措施来预防术后呼吸暂停，而 PCA 年龄未满 46 周的早产儿在术后至少需要持续监护 12 h。对于 PCA 在 46～60 周之间的早产儿则需仔细评估，以明确术后监护 6 h 或 12 h。患儿的既往呼吸暂停史、慢性肺部疾病史、神经系统疾病或者贫血，是其发生术后呼吸暂停的高危因素，这些患儿需要在术后持续监护 12 h，而对于一般情况较好的早产儿来说，术后监护只需 6 h。标准监护内容包括心电图和脉搏血氧饱和度。早产儿的手术最好安排在一天当中较早的时间。对于那些 PCA 小于 60 周的早产儿，建议静脉注射 10 mg/kg 咖啡因预防术后呼吸暂停的发生。

麻醉方式可选择全身麻醉联合椎管内阻滞或外周神经阻滞，不使用阿片类药物和肌松药物，区域麻醉(蛛网膜下腔阻滞和/或骶管阻滞，局麻药中添加可乐定)更值得推荐。

## 参考文献


1 Walther-Larsen S, Rasmussen LS. The former preterm infant and risk of post-operative apnoea: recommendations for management. Acta Anaesthesiol Scand, 2006, 50:888-893.

2 Hoehn T, Krause MF, Buhrer C. Meta-analysis of inhaled nitric oxide in premature infants: an update. Klinische Padiatrie, 2006, 218:57-61.

3 Amber L. Spinal Anesthesia in Preterm Infants Undergoing Herniorrhaphy. AANA Journal, 2009, 77:199-206.

4 Robin HS, Nicolas FM. Use of inhaled nitric oxide in the preterm infant. Current Opinion in Pediatrics, 2007, 19:137-141.

5 Alain R, Olivier R, Rachel T, et al. Clonidine Prolongs Spinal Anesthesia in Newborns: A Prospective Dose-Ranging Study. Anesth Analg, 2004, 98:56-59.

6 Ludmyla K, Eliahu S, Elena T, et al. Spinal anesthesia in neonates and infants - a single-center experience of 505 cases. Pediatric Anesthesia, 2007, 17:647-653.

7 Geoff F, Tanya F, Sarah S. Levobupivacaine spinal anesthesia in neonates: a dose range finding study. Pediatric Anesthesia, 2004, 14:838-844.

8 Geoff F, Adam S, Jason T, et al. Ropivacaine spinal anesthesia in neonates: a dose range finding study. Pediatric Anesthesia, 2007, 17:126-132.


（邓　萌　张学峰）

## 第三节 新生儿常见的手术与麻醉

由于各种原因，新生儿在出生后几天或几周内行急诊手术的情况日益增多。每年大约有1.5亿的胎儿和新生儿接受麻醉药物。虽然近年来在麻醉技术和监测方面取得了进展，但仍有大量研究证实，与年长儿和成人相比，新生儿与小婴儿围术期心脏骤停的发生率更高，且预后更差。就目前所能获得的数据来看，在所有儿科麻醉相关的心脏骤停中，1岁以下的小婴儿占55%。此外，新生儿常伴有内科和外科的严重并发症，因此进行新生儿的麻醉管理更需要掌握其本身的药理、生理以及新生儿外科疾病的病理生理学特点。本节就新生儿生理、药理及麻醉管理特点，及对一些疾病，如坏死性小肠结肠炎、膈疝、气管食管瘘的麻醉管理加以综述。

### 一、新生儿生理学特点

新生儿的生理学特点包括高代谢率，肺容量、心功能储备、体温调节能力有限，以及肾功能不成熟。多系统功能不成熟使得新生儿与年长儿及成人相比，药代学和药效学方面存在显著差异。

#### (一) 肺生理

足月新生儿出生时，呼吸系统尚未发育成熟，其继续发育甚至要持续到幼年时期。尽管在妊娠16周时，气道已发育得很好，但妊娠24～28周出生的早产儿的肺末梢刚开始肺泡化，肺泡完全发育成熟要等到出生后8～10年。为了满足氧耗，新生儿的肺泡通气量是成人的两倍，增加呼吸频率是提高肺泡通气量的主要方式。

按照体重比例，新生儿的功能残气量(FRC)与成人相似，因此新生儿肺泡通气量与FRC的比值是成人的两倍。这使得新生儿$O_2$呼出和吸入的速度更快，在改变吸入麻醉气体浓度时，新生儿的反应更快。高氧耗和低FRC使得新生儿在呼吸暂停和通气不足时快速出现明显的去饱和。新生儿肺血管内皮细胞对于氧过多和(或)炎症引起的氧化损伤特别敏感，急性肺损伤可影响肺循环的结构和功能。这些改变造成高肺血管阻力(PRV)，快速形成肺动脉高压，大大提高了严重慢性肺疾病的发病率和死亡率。

虽然外周化学感受器自妊娠28周起就具有活性，但其功能至出生后数天方成熟，因此新生儿和早产儿对低氧和高碳酸血症的反应与儿童和成人不同。当吸入含氧量低的气体时，足月儿和早产儿在最初的1～2 min内过度通气，随后则是持续通气不足。随着年龄的增长,过度通气反应逐渐转变为持续性。

新生儿气道狭窄,即使是少量的分泌物或轻微的炎症,都能导致严重的呼吸窘迫。

## (二)心血管生理

新生儿处于胎儿循环到子宫外循环模式的转变阶段,卵圆孔和动脉导管在新生儿时期都只是功能上的关闭,因此血液循环的模式很容易逆转为胎儿循环方式。右向左分流引起低氧血症,使得肺循环阻力进一步增加,最终产生恶性循环。持续的肺高压可见于膈疝、胎粪误吸、感染和红细胞增多症的新生儿。

新生儿心肌含有不成熟的收缩成分,相对于成人其顺应性相对较差。左室舒张末压仅在很小的范围内遵循 Frank-Starling 机制。因此在血容量正常的新生儿,通过容量负荷的增加提高心排血量的作用是很有限的,新生儿的心排血量增加依赖于心率的增加。

出生时肾上腺素能受体虽已发育成熟,但交感神经支配功能尚不完善。与成人相比,新生儿的心肌对去甲肾上腺素更为敏感,也正反映了其心脏相对的失神经支配状态。由于交感神经分布相对不全,对多巴胺的反应也稍差。

为了满足高代谢率的需求,按照体重计算,新生儿的心排血量是成人的两倍,通过较快的心率(140 bpm)得以实现。新生儿的循环特点是血容量相对中心化分布,外周血管阻力高,心排血量主要分布于重要脏器,类似于成人的休克代偿期。新生儿压力反射不成熟,因此出血时只出现轻微的心率加快和外周血管阻力的改变,仅 10%的血容量丧失即可使新生儿平均动脉压下降 15%~30%。

正是由于心血管系统结构和功能不成熟,在面临围术期常见的低血容量、麻醉药物的抑制作用及与正压通气相关的回心血量减少时,新生儿就表现出心血管储备功能的明显不足。

## (三)中枢神经系统

40%~50%的早产儿可发生脑室周围或脑室内出血,是新生儿致病和死亡的一个重要原因。脑室内出血的发病因素包括:脑血流动力学及颅内压的突然改变、渗透压平衡的破坏以及凝血异常。苯巴比妥、神经肌肉阻滞药及吲哚美辛(消炎痛)被发现具有稳定正常脑血流动力学的作用,过度通气、缺氧、动脉血压波动则会引起脑室内出血。在麻醉过程中,维持这些参数在容许范围内是非常重要的。

早产儿容易发生早产儿视网膜病(ROP),这是由于视网膜血管的异常生长,最终可导致瘢痕形成和失明。早产程度是 ROP 发生发展的主要病原学因素,而高氧、低碳酸血症、维生素 E 缺乏以及酸血症被认为是其促发因素。

## (四)体温调节

小儿,尤其是新生儿,与成人相比在全麻中更易发生低体温。成人体温调节范围的最低极限温度是1℃，而足月儿、早产儿分别是23℃和28℃，新生儿的体温调节范围比成人要窄很多。在手术和麻醉过程中，小儿的热量丢失进一步增加，可能与以下因素相关：体温调节阈值下降、手术室内环境温度较低(20～22℃)、用冷的消毒液消毒皮肤、输注未加热的液体、与麻醉相关的血管扩张以及高流量吸入未经湿化处理的麻醉气体。

术中低体温也可出现较晚。当恒温反射恢复时，为了产热，代谢率增加，氧耗可增加3～4倍。由于新生儿本身心肺功能就不成熟，加上麻醉手术的影响及氧耗的数倍增加，可能会使之陷入心肺功能衰竭的危险。

在麻醉和手术过程中可以通过以下几种简单的方法来预防热量丢失：如升高手术室内温度至28～30℃、使用辐射热灯、将四肢以棉布包裹、使用加热的消毒液消毒、输血补液的加温处理、吸入麻醉气体的加热和湿化。最近还有一些新研制的对患儿身体具有保温作用的设备，这些都有效地帮助维持围术期患儿的正常体温。

### (五) 液体、电解质和肾脏生理学

新生儿的特点是：体液总量大、细胞外液增多、水代谢率高、肾小球滤过率低下，此外，肾小管重吸收钠离子、碳酸氢根、葡萄糖、氨基酸、磷酸根的能力也低下。这些特点使得新生儿更易发生补液过多、脱水、代谢性酸中毒、低钠血症，因此在围术期需要更准确和精细地液体治疗，手术中连续测量血糖以指导葡萄糖用量。

鉴于新生儿心血管储备能力处于边缘状态以及胎儿血红蛋白解离曲线左移，新生儿的血细胞比容应维持在30%或更高。

## 二、新生儿麻醉药理学

### (一) 吸入麻醉剂

目前常用的吸入麻醉剂氟烷、异氟烷、七氟烷、地氟烷都已成功地应用于小儿麻醉，但在新生儿和婴幼儿吸入麻醉时血压下降均较为明显。这一现象与以下因素有关：吸入麻醉剂对心肌收缩力的抑制、扩张血管、减慢心率、抑制代偿反射机制。离体心肌组织试验已证实，吸入麻醉剂对新生儿心肌的抑制作用明显强于成人。吸入麻醉剂对新生儿和新生动物的压力反射抑制程度也大于成人和成年动物。因此吸入麻醉剂的安全范围在新生儿和小婴儿较年长儿和成人窄。相比于其他的吸入麻醉剂，七氟烷引起的心动过缓和心肌抑制程度较轻。有报道指出在先天性心脏病的新生儿，以七氟烷行麻醉诱导，能较好地维持血流动力学稳定。

小儿惧怕打针，因此面罩吸入麻醉诱导是最常使用的方法。氟烷在儿科麻醉中广受欢迎达50年之久，它无气道刺激、具有相对好闻的气味，因此能很好地应用于面罩吸入诱导麻醉。七氟烷具有氟烷绝大多数的优点，无气道刺激，而且其较低的血气分配系数能提供更快

速的麻醉诱导。与氟烷不同的是，七氟烷麻醉后易发生烦躁。

### （二）静脉麻醉剂

有关小儿的药代和药效学研究不多，推荐剂量大多都来自成人的研究数据。但是，必须认识到新生儿有其独特的药代和药效学特性。由计算机衍生的“比速增长-能量模型”可能有助于确定生理和药代参数，可帮助更准确地提供小儿麻醉药剂量。

绝大多数的静脉麻醉药物（硫贲妥钠、丙泊酚、氯胺酮、阿片类、芬太尼、瑞芬太尼）已安全地用于婴儿。丙泊酚是一种超短效的药物，通常以持续静脉注射的方式来维持麻醉。长期使用丙泊酚静脉输注进行重症监护小儿的镇静，会导致代谢性酸中毒和致死性的心力衰竭，因此丙泊酚不被推荐用于小儿长期镇静。氯胺酮释放儿茶酚胺，抑制心血管功能作用小，所以对于血流动力学不稳定的患儿，氯胺酮是一种非常合适的麻醉诱导药物。超前镇痛概念的产生使氯胺酮再次受到重视。手术刺激前给予小剂量的氯胺酮 0.5 mg/kg，具有强效镇痛作用，且可以减少术后阿片类药物用量。芬太尼的心血管抑制作用最小，作为主要麻醉剂常用于重症新生儿，常用的剂量范围为：腹部手术 12 μg/kg，胸外科手术 50 μg/kg。但芬太尼具有明显的呼吸抑制作用，大剂量使用后，术后常需要机械通气支持。超短效阿片类药物瑞芬太尼由血浆中红细胞酯酶代谢，尤其适用于手术结束时需要早期拔管的患儿。此外瑞芬太尼的高清除率，使其停药后恢复迅速，即使在小婴儿，也只需要 2～3 min。大剂量瑞芬太尼偶尔产生心动过缓，可减少新生儿心排血量。

### （三）肌松药

琥珀胆碱作为去极化肌松剂，起效迅速、产生良好的气管插管条件、作用时间短，仍是紧急插管时非常有效的肌松药。其在小婴儿的拟胆碱作用还是很显著的，因此使用前应给予阿托品预防心动过缓。对于一些未确诊的隐性肌病患儿，给予琥珀胆碱可引致高钾性心跳骤停，因此现已不再推荐其在患儿中应用。

非去极化肌松药常用于小儿。新生儿出生时神经肌肉传递尚不成熟，直至出生后 2～3 月才达到成人的成熟度。新生儿对非去极化肌松药的反应个体差异很大。婴儿对非去极化肌松药较敏感，因此对这类患儿使用非去极化肌松药时要仔细滴定到预期效应。新的苄基异喹啉肌松药（美维松、顺式阿曲库胺）在婴儿体温正常的情况下，其肌松作用的持续时间是可预见的，而且这类药没有明显的心血管不良反应。美维松、顺式阿曲库胺的肌松作用时间在新生儿和婴儿接近或稍短于儿童。较大剂量的罗库溴铵起效迅速，可取代琥珀胆碱用于快速顺序诱导；但应用于新生儿时，罗库溴铵的肌松作用时间将延长。

## 三、新生儿手术前的麻醉评估

绝大多数新生儿的手术即使不是急诊手术，也是较迫切的。需要手术治疗的先天性异常常伴随其他的问题。完善的麻醉前评估应包括：评估器官成熟度、是否伴随其他疾病、考虑可能影响麻醉的因素、详细的病史和体格检查。

病史应包括妊娠周数、出生情况（窒息、胎粪误吸、Apgar 评分）、母亲的病史（糖尿病、酗酒、滥用药物）、有否通气支持治疗（呼吸暂停、供氧、机械通气）。体格检查应包括评估脱水状况以及并存的其他疾病（先天性心脏病、新生儿肺透明膜病）。可通过皮肤弹性、黏膜状态、囟门状态以及尿量来评估是否脱水。血压低于 50 mmHg、心率大于 160 次/min 以及尿量小于 1 ml·$kg^{-1}$·$h^{-1}$，都提示低血容量，应在术前就予以纠治。

新生儿易发生低血糖和低钙血症，因此实验室检查应包括最近的血细胞比容、葡萄糖、血钙浓度。术中补液需含有葡萄糖和钙。如果需要快速输血，则要监测钙离子浓度，因为新生儿的柠檬酸盐清除率低下，快速输血引起的低钙血症会影响心肌收缩力。无法测量血钙浓度时，可按每输入 1 ml 血制品给予葡萄糖酸钙 1 mg 计算。

## 四、新生儿坏死性小肠结肠炎的麻醉

出生体重低于 1 500 g 的婴儿中，坏死性小肠结肠炎的发生率大约是 10%，死亡率在 10%～30%。这种疾病以非手术治疗为主，当出现肠坏死和（或）肠穿孔或病情恶化时需要手术治疗。最近外科治疗倾向于床旁腹膜引流，降低剖宫手术率，接受这种治疗的患儿中约有 50%不再需要进一步的手术治疗。

这些患儿的术中麻醉管理常要考虑到以下这些伴发的情况：早产、血流动力学不稳定、酸中毒、呼吸衰竭、败血症、凝血障碍、电解质紊乱、动脉导管未闭。这类患儿腹胀很明显，功能残气量明显下降。因此，如不能快速娴熟地完成气管插管，那么患儿会快速发生严重缺氧。吸入麻醉剂会使本来就已经不稳定的血流动力学进一步恶化，以阿片类为基础，结合肌松药并谨慎使用少量的吸入麻醉剂，能更好地维持患儿血流动力学的稳定。然而，阿片类药物的作用持续时间在腹内压升高的新生儿是明显延长的，例如芬太尼，该药物的清除率依赖于肝血流。对于血流动力学不稳定的婴儿，氯胺酮也是个不错的选择。由于 $N_2O$ 能加重肠道扩张，因此在这类患儿应禁用。必须保持可靠的静脉通路，便于更好地进行液体管理、给予麻醉药物和复苏药物、输注血制品以及血管活性药物。考虑到术中手术野水分蒸发、第三间隙液体丢失和失血，术中液体需要量还是相当大的。这类患儿常需要几个血容量的输血量，包括新鲜冰冻血浆和血小板。在复苏和输血后，呼吸系统的恶化和需氧增加是常见的，尤其在那些腹胀明显的患儿。建立有创动脉血压监测能更好地了解血流动力学的波动，并能随时采集动脉血。但动脉穿刺置管的技术操作要求高，而且常由于时间紧迫而不能进行。当没有动脉通路时，可通过中心静脉采集血样来监测红细胞压积、电解质、葡萄糖、血气分析、凝血功能。中心静脉导管是静脉给予多巴胺的首选通路，多巴胺能帮助增加肠道的血液灌注和心排血量。绝大多数的患儿在术后需要持续的机械通气和镇静。

## 五、新生儿先天性膈疝的麻醉

先天性膈疝(CDH)是指腹腔内脏通过膈肌上的缺损而进入胸腔,常伴随不同程度的肺发育不全。通常左半膈肌发生 CDH 的比例高于右半膈肌。CDH 还常伴发心血管问题和肠旋转不良。CDH 的死亡率与以下因素密切相关:肺发育不全的程度、是否伴有持续的肺动脉高压以及有否先天性心脏病。出生前超声诊断 CDH 是非常重要的。因为转运母亲较转运 CDH 新生儿要安全得多。目前通过以下治疗措施可降低 CDH 的死亡率:延期手术、肺保护性机械通气、高频震荡通气(HFO)、体外膜肺人工氧合法(ECMO)。在 ECMO 置管前,吸入 NO 可延缓合并有严重肺动脉高压患儿病情的恶化,但似乎并不能改善最终的预后。也有人应用宫内胎儿气道堵闭术、出生前给予皮质类固醇激素、补充肺表面活性物质等治疗方法,结果各异。

肺发育不全导致肺循环横断面积减少,由于 CDH 伴有肺血管壁过度肌化,可使肺循环横断面积进一步减少。肺血管阻力的增加可能导致致命的肺动脉高压,若再发生缺氧、高碳酸血症、酸中毒(引起肺血管收缩),就会使已升高的肺动脉压力进一步升高。持续的肺动脉高压导致经 PDA 和卵圆孔的右向左分流,最终出现更严重的缺氧。一些 CDH 患儿的氧合状态极度不稳定,反映出肺动脉高压的可逆转性。以往常试图给予过度通气来改善氧合,现已认识到这种方法会对发育不良的肺造成医源性损伤,使预后更差。目前,保护性通气策略,即压力限制通气模式(气道峰压$<$25 $cmH_2O$)已广泛应用,维持动脉导管前 $PaO_2>60$ mmHg, $PaCO_2<60$ mmHg 或pH$>$7.20。如果不能实现上述的目标,可以采用高频震荡通气(HFO)。出现严重的去饱和或明显的呼吸和循环不稳定时,可考虑体外膜肺人工氧合法(ECMO)。

直至最近,CDH 才被划入极少数真正的新生儿期急诊手术之一。但是,证据表明病情不稳定的患儿在术前需要一个稳定期(通常数小时～数天),此期间需要镇静、机械通气,甚至 NO、HFO 和(或)ECMO,这些可能都是有益的。对于病情不稳定的患儿实施早期手术修补,可能因增加腹内压降低胸廓顺应性,最终影响呼吸功能。

对于那些行 ECMO 或 HFO 治疗的患儿,通常手术修补 CDH 都是在新生儿重症监护室里进行的。但在手术室外的场所给一个极度危重的新生儿行全身麻醉,是非常具有挑战性的。对环境的不熟悉,空间小,灯光条件差,设备配备不齐,监护困难,无法使用吸入麻醉剂。应当将这些相应的风险与将一个正在行 ECMO 或 HFO 治疗的危重新生儿转运至手术室的风险进行权衡。

CDH 患儿的麻醉管理中需要考虑以下问题:避免使用 $N_2O$,因为 $N_2O$ 会弥散至肠道,使得进入胸腔内的肠腔胀气,影响通气;膈疝修补术后,应避免使用过高的通气压力来膨胀发育不良的肺,可能会因此导致健侧肺发生气胸、造成医源性肺损伤;CDH 患儿的腹腔发育不良,膈疝修补术后,有限的腹腔容积可能无法容纳所有的腹腔脏器。因此,增高的腹内压可使膈肌向头侧移位,降低功能残气量;也可压迫腔静脉减少心排血量。因此,当出现上述这些明显的心肺功能受限的现象时，麻醉医师应当立刻告知手术医师；为正在行 ECMO 治疗的患儿进行手术时，发生大出血的可能大大增加，必须准备好所有的设备和输血输液用品。

## 六、新生儿食管闭锁伴气管—食管瘘的麻醉

最常见的气管-食管瘘(TEF)的类型是食管上端形成盲端，下段食管和气管之间存在一瘘管。对 TEF 患儿行支气管镜评估发现，接近 90%的患儿存在气管、支气管畸形，如气管软化和气管狭窄。大约 30%～40%的 TEF 患儿系早产儿，而 22%的患儿伴有一些常见的心脏畸形(室间隔缺损、法洛四联症、房间隔缺损、主动脉缩窄)。完善的围术期管理和新生儿重症监护可使不伴有其他畸形、没有肺部并发症的 TEF 患儿的存活率接近 100%。出生体重不足 1 500 g、心脏或染色体异常的 TEF 患儿死亡风险极高。

首选的手术方式是结扎瘘管，吻合食管断端。早产、严重的其他伴发症或肺炎，均增加手术、麻醉风险，应先在局麻下行胃造瘘术，待肺部情况改善和全身情况好转后再行畸形纠治术。较长的食管断端距离使直接吻合手术存在困难，可能需要结肠或空肠代食管，或者胃管、胃转位术来完成食管的连接。

TEF 患儿的麻醉管理中，气道管理是最重要的。因为气体能通过瘘管进入胃肠道，因此气道管理的目标是减少进入胃肠的气体以避免胃内容物误吸入肺，同时还要确保足够的通气。胃扩张会限制膈肌运动、影响通气，腹内压增加会减少静脉回流、最终减少心排血量。胃内容物误吸入肺会显著增加围术期的发病率和死亡率。气管食管瘘管通常位于气道中段的后壁，但也可位于支气管、隆突和颈段气管之间的任何位置。因此气管插管末端的位置最好是在隆突之上、漏管开口之下。吸氧去氮后清醒气管插管是个不错的选择，因为能避免使用正压通气，从而避免胃扩张。气管插管前不使用肌松剂，而吸入麻醉诱导并保留自主呼吸的方式也被成功地用于临床。以下方法可有助于气管导管在气管内的准确定位：选用没有侧孔的气管导管，小心地插入支气管内，然后逐渐地退出导管直至两肺呼吸音都能听到。最好旋转气管导管使其切面正对气管前壁。

有时单靠上述的方法仍不能避免气体通过瘘管进入胃，在这种情况下，必需隔离气道和胃肠道，可以在支气管镜的辅助下用 Fogarty 导管堵闭瘘管；或者通过胃造口术采用逆行的方法堵闭瘘管(较少)。支气管镜检查时，应限制通过支气管镜吹入的 $O_2$量以避免发生张力性气胸。由于气道内同时置入气管导管和支气管镜，使得本身就不大的气管横截面积进一步减小，最终明显增加呼气阻力、限制气体自肺的排出。无论采取怎样的方法来确保气道的安全，仍需要频繁的肺部听诊来明确合适的气管插管位置。因为，一方面经右侧胸廓切开实施瘘管结扎术和食管吻合术，必定会产生明显的肺回缩和受压；另一方面，由于手术的关系，气管内插管如果移位进入右主支气管，会严重地影响肺通气。如果气管内插管移入瘘管，则会迅速发生去饱和，伴随减低或缺失的呼气末 $CO_2$波形、呼吸音消失。

对于那些食管断端距离较大的患儿，吻合后的食管可能处在较大的张力下，因此术后机械通气、镇静、肌肉松弛、颈部屈曲有助于降低吻合口漏的发生率，但证据显示这些方法的结果是不确定的。TEF 的患儿可伴随气管软骨的缺陷，在拔除气管导管后可能发生气管塌陷且需要立即再次气管内插管。

## 七、新生儿术中、术后镇痛

新生儿生理、代谢功能不成熟，镇痛药物的有效剂量和中毒剂量较接近，如何平衡有效镇痛治疗和避免镇痛药物相关严重不良反应之间是一项巨大的挑战。"平衡镇痛"的概念应运而生，即同时运用几种镇痛方法，从而降低其中每一种药物的需要量，因此也就降低了药物的毒性。提倡早期、有效的疼痛治疗，可使所需的药物总量降低。给予持续的术后镇痛能显著改善新生儿术后的转归。肌内注射及直肠内给药的方式，由于药物吸收不稳定，应用时需慎重。

**1. 局部镇痛**　无禁忌证时，局部镇痛是小儿镇痛的首选方法。因为局部麻醉方式具有血流动力学稳定、提供术中镇痛、与全麻联合减少阿片类药物用量、术后更早拔除气管导管的优点。蛛网膜下腔阻滞、硬膜外阻滞、腰硬联合这些在成人中常用的麻醉、镇痛方法在新生儿中的应用也有报道，但数量较少。目前国内使用较多的是骶管阻滞，而美国在骶管阻滞的基础上经骶裂孔放置硬膜外导管到胸、腰段可提供更完善的术中镇痛和持续的术后镇痛。新的局麻药如罗哌卡因、左旋布比卡因具有心脏及神经毒性较低、运动神经阻滞较轻、起效时间及镇痛强度的差异较小等特点，更合适用于新生儿、婴幼儿。

**2. 静脉镇痛**　术后可应用对乙酰氨基酚作为局麻药或阿片类药物的辅助用药，但对于妊娠小于 28 周的早产儿，目前仍缺乏足够的药代动力学数据来指导适当的药物剂量。由于缺少非甾体类抗炎药在新生儿中的研究，故目前尚不推荐应用该类药物。

美国儿科医师协会及 FDA 已推荐将阿片类药物应用于任何年龄的儿童。而芬太尼和吗啡是应用于新生儿中最主要的两种阿片类镇痛药物。吗啡不适用于＜55 周(自妊娠开始的周数)的患儿，因为吗啡对这类患儿中的呼吸抑制作用明显、持续时间长。新生儿应用阿片类药物的主要问题是随剂量增加而产生的呼吸抑制。

**3. 瑞芬太尼一人工合成类的阿片类药物，其独特的药理学特性有利于新生儿麻醉。**

(1) 药代动力学　Ross 等的研究发现，即使瑞芬太尼在新生儿和婴幼儿的清除更快，但瑞芬太尼的分布容积在＜2 月的小婴儿中是最大的，且随着年龄的增长而下降。总之，瑞芬太尼在任何年龄组的消除半衰期是相似的、可预测的。且当输注瑞芬太尼时，即使在新生儿和小婴儿，其与背景剂量相关的半衰期也是保持不变的，该特点在目前用于小儿的阿片类药物中是独一无二的。

(2) 药效动力学　瑞芬太尼具有和其他强效合成阿片类药物(如芬太尼和阿芬太

尼）相似的药效动力学特点。但是几乎没有不同年龄的患儿中其药效动力学变化的相关研究。

（3）*血流动力学效应* 尽管小儿这方面的报道不多，但是在儿童，尤其是新生儿，瑞芬太尼能引起心动过缓。Tirel 等的研究指出，瑞芬太尼减慢心率可能是通过激活副交感神经，但也可能是直接的负性心率作用。Chanavaz 对 40 例儿童行七氟烷联合瑞芬太尼麻醉，发现平均动脉压和心脏指数明显下降，且几乎都是由于心率的减慢而造成的，而每搏量保持不变。预先给予 20 μg/kg 的阿托品能改善该现象。

（4）*压力感受器* 动物实验发现，瑞芬太尼的这种血流动力学作用与压力感受器无关，而是由于中枢迷走兴奋引起的心率缓慢和低血压。

（5）*呼吸系统* 瑞芬太尼是强效的呼吸抑制剂，许多研究发现，年龄较小的儿童，尤其是 3 岁以下的患儿，反而更能耐受瑞芬太尼的呼吸抑制作用。这可能是由于这类患儿分布容积相对较大，或者是由于其他未发现的药代动力学上的差异。

（6）*瑞芬太尼和阿片类耐受* 阿片类药物持续输注会产生耐药性，这已被广为接受。证据表明输注瑞芬太尼后可出现严重的术后疼痛且阿片类镇痛药需要量增加。

新生儿手术的全身麻醉中，瑞芬太尼作为一种辅助用药而被更多地应用，主要是因为与其他药物相比，该药具有在血流动力学和呼吸方面的优势。在 NICU 应用瑞芬太尼为早产儿提供术中镇痛和镇静的可行性也在积极的探讨中，或许它可以为那些在 NICU 中行 ROP 激光手术（短小有疼痛刺激的手术）的早产儿提供帮助，可避免这类情况不稳定患儿被搬运至手术室。除此之外，瑞芬太尼还被推荐用于子宫内手术时的母亲镇静和胎儿制动。

目前已有许多关于氯胺酮、异氟烷、咪唑安定等麻醉剂对新生儿和小婴儿神经系统潜在毒性的研究，并且在动物实验中得到证实，但目前暂无阿片类药物神经系统毒性的发现。大剂量的阿片类药物能减弱新生儿对手术的应激反应，瑞芬太尼可减少这类患儿吸入麻醉剂的用量，因此或许能减少吸入麻醉剂的促神经元细胞凋亡的毒性作用。

## 参考文献


1 Chades BB, Tom J, Anne ML, et al. Anesthesia and analgesia during and after surgery in neonates. Clinical Therapeutlcs, 2005, 27:900 - 921.

2 Simon CH, Gopal K, Elena B . Neonatal anesthesia. Seminars in Pediatric Surgery, 2004, 13:142 - 151.

3 Paola L, Annamaria G, Daniele M, et al . Pain management in the neonatal intensive care unit: a national survey in Italy. Pediatric Anesthesia, 2005, 15:925 - 931.

4 Yerkes PES, Renato SG, Rosilu FB, et al. Remifentanil for sedation and analgesia in a preterm neonate with respiratory distress syndrome. Pediatric Anesthesia, 2005, 15:993 - 996.

5 Christian S. The caudal catheter in neonates: where are the restrictions? Current Opinion in

Anaesthesiology, 2002, 15:343 - 348.
6 Marsh DF, Hodkinson B. Remifentanil in paediatric anaesthetic practice. Anaesthesia, 2009, 64: 301 - 308.
7 Lars W, Bernhard R. Experience with Remifentanil in Neonates and Infants. Drugs, 2006, 66: 1339 - 1350.

（邓 萌 张学峰）

# 第四节 新生儿的麻醉药物

## 一、新型局麻药在新生儿中的应用

局麻药常用于预防或控制疼痛。局麻药为叔胺类化合物，分为两类：一类为酯类，由血浆胆碱酯酶代谢，新生儿及6个月以下婴儿该酶的血浆浓度只有成人的50%；另一类为酰胺类，可与血浆蛋白结合，并通过肝脏代谢，新生儿及3个月以下婴儿的肝血流相对较少，且肝脏的分解代谢功能尚不成熟。与成人相比，小儿应用局麻药后，体内会残留较大量未代谢、有活性的局麻药，且由于新生儿和婴幼儿体内白蛋白和 $\alpha_1$ 酸性糖蛋白水平较低，因此发生局麻药毒性反应的风险更高。

小儿神经纤维较细，髓鞘形成不完全，因此产生神经阻滞的最低局麻药浓度下降，应选择较低浓度的局麻药。局麻药的毒性作用取决于所给的药物总量以及吸收入血的速度。

很少有局麻药在小儿中的应用被系统地研究过，并被批准用于小儿。即使是甲哌卡因、利多卡因、布比卡因这些已被广泛应用于小儿的局麻药，虽有用于小儿的推荐剂量，但仍有药物血浆浓度达到中毒水平的报道（大多为布比卡因）。

近年用于临床的新型酰胺类局麻药罗哌卡因及左旋布比卡因不是左消旋混合物，而是左旋立体异构体。这两种局麻药对心脏和神经的亲和力、毒性较低，对感觉、运动阻滞的持续时间不同，因此在儿科麻醉领域内引起人们的关注。局麻药的毒性作用直接与其游离的血浆药物浓度相关，硬膜外注入局麻药后，硬膜外间隙的缓冲作用能避免局麻药血浆浓度的快速上升。在儿科领域，未见这两种局麻药物极限剂量的明确报道，但在实际临床应用时，遵循布比卡因的极限剂量应该是有帮助的。

### （一）罗哌卡因

罗哌卡因在很多方面异于布比卡因，它是一个纯左旋体长效酰胺类局麻药，脂溶性较低，这些药理学特点显著提高其安全性。一些研究已证实，与布比卡因相比，罗哌卡因的心脏和中枢神经系统毒性很小。硬膜外给予罗哌卡因后对运动神经的阻滞弱于感觉神经，且在低浓度时就能产生较强的血管收缩作用。与成人相比，罗哌卡因在婴幼儿和儿童中的血浆浓度达峰时间延迟。在 6 个月以下婴幼儿至 8 岁以上儿童，罗哌卡因的血浆浓度达峰时间从 90～120 min 减少至 30 min，这可能与在年龄较小儿童中观察到罗哌卡因的清除率较低有关。罗哌卡因主要由细胞色素酶 P450(CYP1A2)代谢，在胎儿和新生儿肝脏细胞微粒体内缺乏 P450，在 1～3 个月的婴儿中 P450 开始上升，1 岁时达到成人水平的 50%，因此罗哌卡因的清除率在 5 岁以上儿童方可达到最大值。但在新生儿的清除率并不像人们预计的那么低，所以罗哌卡因或许能用于婴幼儿。在小儿骶管阻滞中比较罗哌卡因与利多卡因、布比卡因的血浆浓度达峰时间($t_{max}$)，罗哌卡因最长，达 61.6 min。在 0～12 月龄的新生儿和婴幼儿中，以 2 mg/kg 的罗哌卡因行骶管阻滞，血浆中游离的罗哌卡因浓度低于中毒血浆浓度(按成人标准)，提示该剂量的罗哌卡因能安全地用于新生儿和小婴儿。随着年龄的增长，罗哌卡因的清除率增加，终末半衰期缩短，但其表观分布容积却保持不变。

### (二) 左旋布比卡因

左旋布比卡因是布比卡因的左旋立体异构体，在具有与布比卡因相似的局麻药性能同时，心脏毒性显著减少。有人将左旋布比卡因用于小儿包皮环切术时的阴茎根部阻滞，提供术中、术后镇痛。与静脉注射芬太尼合并直肠给予对乙酰氨基酚相比，前者术中心血管功能稳定，术后镇痛有效且持续时间更长，患儿恢复更快更好。曾有报道，2 岁以下儿童经骶管注入左旋布比卡因 2 mg/kg 后，血浆峰值浓度($C_{max}$)均在可接受的安全范围内，但是血浆浓度达峰时间($t_{max}$)波动较大，且在 3 月龄以下的婴儿明显延长。相同剂量、相同浓度(0.2%)的罗哌卡因和左旋布比卡因用于小儿的骶管阻滞，其镇痛效果和镇痛持续时间相似。分别以 0.25%的布比卡因、左旋布比卡因、罗哌卡因为施行脐下手术的患儿实施骶管阻滞，发现三种局麻药都能提供相似的镇痛效果，但与后两种药物相比，布比卡因残留运动阻滞发生率更高，感觉神经阻滞的持续时间更长。经硬膜外持续 48 h 输注 0.125%的罗哌卡因和左旋布比卡因，用于术后镇痛，均未发生运动阻滞。

几项小儿临床研究将罗哌卡因、左旋布比卡因与布比卡因进行了比较，明确地肯定了这两个药的麻醉效能，且比布比卡因更安全。三种药物镇痛持续时间相似，但是较低浓度(0.2%)的罗哌卡因和左旋布比卡因具有与较高浓度(0.25%)的布比卡因相同的镇痛效果。布比卡因的运动阻滞持续时间长于罗哌卡因和左旋布比卡因。罗哌卡因和左旋布比卡因具有相似的麻醉性能，且当添加辅助药(如可乐定)时，神经阻滞的作用更完善。

## 二、丙泊酚在早产儿和足月新生儿中个体变异性的研究

尽管丙泊酚的药代动力学在成人和儿童中已经得到充分地研究，但是在新生儿方面

的数据仍非常有限。丙泊酚是一个高亲脂性的麻醉药物，因此能快速地经血液分布到皮下脂肪和中枢神经系统，被机体快速地代谢、清除。虽然也有文献报道丙泊酚用于新生儿的麻醉诱导，但是目前仍未推荐用于新生儿。有研究报道，早产儿和新生儿静脉注射丙泊酚 3 mg/kg 后，其清除率明显低于 1～2 岁的婴幼儿。丙泊酚的药代动力学可以用三室模型来描述。在早产儿和新生儿中，丙泊酚清除率的个体间变异性达到了 322%，其原因在于妊娠周数和出生后天数的不同。因此早产儿和新生儿在出生后的第一周内，无论是间断注射还是持续输注丙泊酚，发生药物蓄积作用的风险都显著增加。

## 三、曲马多在新生儿的代谢

曲马多是对氨基环己醇的衍生物，是可待因的 4-苯基哌啶类似物，其药代动力学符合两室线性模型。曲马多的镇痛作用是通过以下两方面来实现的：抑制去甲肾上腺素的再摄取，增加脊髓 5-羟色胺的释放并减少其重吸收；具有 μ-阿片受体的弱兴奋作用（吗啡与阿片受体的亲和力是曲马多的 6 000 倍）。曲马多可被肝脏的 CYP2D6 酶 O-去甲基化为 O-去甲基曲马多(M1)，也可通过肝脏 CYP3A 酶被代谢为 N-去甲基曲马多。由于曲马多的代谢产物 M1 与 μ-阿片受体的亲和力比曲马多高 200 倍，因此 CYP2D6 同工酶的活性会影响曲马多的镇痛效果。在妊娠后 25 周的胎儿已能检测到 CYP2D6 酶的活性，但是该酶的活性与妊娠周数之间未见线性关系。在新生儿期，CYP2D6 酶的数量和活性明显增加。据报道，1 个月～5 岁期间，CYP2D6 酶的数量已接近于成人的 2/3，提示肝脏 CYP2D6 酶的成熟大概在 1 岁左右。

曲马多的清除率自妊娠后 25 周（此时为成人的 23%）开始上升，至妊娠后 44 周（新生儿期）时可以达到成人的 84%。研究表明，如要达到 300 μg/l 的曲马多血浆靶浓度，在静脉注射负荷量 1 mg/kg 曲马多后，对妊娠后 25 周、30 周、35 周、40 周、50 周～1 岁、3 岁、成人持续输注曲马多的速率分别为 $0.09\ mg \cdot kg^{-1} \cdot h^{-1}$、$0.14\ mg \cdot kg^{-1} \cdot h^{-1}$、$0.17\ mg \cdot kg^{-1} \cdot h^{-1}$、$0.18\ mg \cdot kg^{-1} \cdot h^{-1}$、$0.19\ mg \cdot kg^{-1} \cdot h^{-1}$、$0.18\ mg \cdot kg^{-1} \cdot h^{-1}$、$0.12\ mg \cdot kg^{-1} \cdot h^{-1}$，提示曲马多可能是对足月新生儿和婴幼儿非常有用的镇痛药物。

## 四、全麻药物对发育中的大脑结构及神经认知功能的毒性作用

自 1999 年第一次报道氯胺酮致幼年大鼠脑神经元细胞凋亡性退行性变以来，近来又有众多啮齿类和非灵长类动物实验提示，具有 NMDA 受体拮抗作用或 GABA 受体易化作用的麻醉药物有神经元毒性作用，并可对记忆和认知功能产生持久性损害。美国 FDA 正积极组织开展这方面的研究，期望能进一步评估麻醉药物在新生儿和儿童中使用的安全性。

由于以上研究是基于大脑 NMDA 受体和 GABA 受体的，因此应首先了解麻醉药物对

上述受体的作用情况：氯胺酮系 NMDA 受体拮抗剂；苯二氮䓬类与其相应受体结合后，增强 γ-氨基丁酸与其受体的结合，故有强化 GABA 作用；吸入麻醉剂在拮抗 NMDA 受体方面有着很显著的作用；阿片类药物对 NMDA 受体具有拮抗作用。表 10-3 罗列了小儿常用麻醉药物对上述受体的作用情况，但对受体的作用并不隐含着麻醉的作用机制，只是提示了神经元损伤和死亡的可能。表 10-4 总结了已发表的全麻药物对新生动物发育中脑神经元细胞毒性作用的研究结果。

**表 10-3 常用麻醉药物对受体的作用**

| 麻醉药物 | NMDA 受体拮抗剂 | GABA 作用增强剂 |
|---|---|---|
| 吸入麻醉剂 | | |
| 氟烷 | +++ | 0 |
| 异氟烷 | +++ | 0 |
| 地氟烷 | +++ | 0 |
| 安氟烷 | +++ | 0 |
| 七氟烷 | +++ | 0 |
| 静脉麻醉药 | | |
| 丙泊酚 | +++ | 0 |
| 巴比妥类 | +++ | 0 |
| 依托咪酯 | +++ | 0 |
| 苯二氮䓬类 | +++ | 0 |
| 氯胺酮 | —/0 | 0 |
| 医用气体 | | |
| $N_2O$ | +++ | 0 |
| 阿片类镇痛药 | | |
| 吗啡 | 0 | +++ |
| 美沙酮 | 0 | +++ |
| 哌替啶 | 0 | +++ |
| 芬太尼 | 0 | +++ |
| 其他镇静催眠药 | | |
| 水合氯醛 | +++ | 0 |
| 三氯乙醇 | +++ | 0 |
| 乙醇 | +++ | 0 |

说明："+++"强增效作用；"0/+"弱增效作用；"—/0"弱拮抗作用；"0"无作用。NMDA=N-甲基-D-天冬氨酸；GABA=γ-氨基丁酸。

表 10-4　麻醉药物致发育中脑神经元细胞退行性改变的非临床研究

| 动　物 | 年　龄 | 处理方法 | 神经元细胞凋亡 | 行为改变 |
|---|---|---|---|---|
| 大鼠 | 7 d | 氯胺酮 20 mg/kg×7 次，皮下注射 | 广泛分布的神经元细胞凋亡 | 没有评估 |
| 大鼠 | 8 d | 地西泮 20 mg/kg，腹腔内注射 | 顶叶皮质、丘脑侧背面见显著的细胞退行性改变 | 没有评估 |
| Sprague-Dawley 大鼠 | 7 d | 氯胺酮 25 mg/kg、50 mg/kg、75 mg/kg、腹腔内注射 | 单次注射：未见神经元细胞退行性改变 | 没有评估 |
| | | 氯胺酮 25 mg/kg，每隔 90 min×6 次，腹腔内注射 | 重复注射：可见神经元细胞退行性改变 | 没有评估 |
| Wistar 大鼠 | 7 d | 苯巴比妥 20～100 mg/kg 腹腔内注射。苯巴比妥 5、10 mg/kg，腹腔内注射。地西泮5～30 mg/kg，腹腔内注射 | 重复注射（每日 3 次×3 日）：最后一次给药后 48 h，见广泛分布的凋亡性神经元细胞退行性改变。神经元细胞退行性改变的阈值剂量：苯巴比妥 40 mg/kg、地西泮 10 mg/kg、戊巴比妥＜5 mg/kg。氟马西尼预处理可预防诱导的神经元细胞凋亡性退行性改变 | 没有评估 |
| Sprague-Dawley | 7 d | 咪唑安定、氧化亚氮、异氟烷持续 6 h | 广泛分布的神经元细胞凋亡性退行性改变，海马突触功能不足 | 生后 131 天的 Morris 水迷宫实验中表现为持久的记忆和学习功能受损 |
| 大鼠 | | 50％、75％、150％氧化亚氮 | 未见凋亡性神经元细胞退行性改变 | 没有评估 |
| | | 咪唑安定 3、6、9 mg/kg，腹腔内注射 | 未见凋亡性神经元细胞退行性改变 | 没有评估 |
| | | 0.75％、1.0％、1.5％异氟烷 | 见神经元细胞退行性改变，且剂量依赖性 | 没有评估 |
| | | 咪唑安定 9 mg/kg，腹腔内注射＋0.75％异氟烷 | 与单用异氟烷相比，见更多神经元细胞退行性改变 | 没有评估 |
| | | 75％氧化亚氮＋咪唑安定 9 mg/kg 腹腔内注射＋0.75％异氟烷 | 与前者相比，神经元细胞退行性改变更显著增加 | 生后 131 d 的 Morris 水迷宫实验中表现为持久的记忆和学习功能受损 |

续表

| 动　物 | 年　龄 | 处理方法 | 神经元细胞凋亡 | 行为改变 |
|---|---|---|---|---|
| NMRI 雄性小鼠 | 10 d | 氯胺酮 50 mg/kg，皮下注射 | 注射后 24 h，顶叶皮质见严重的细胞退行性改变，丘脑侧背面未见细胞退行性改变 | 行为评估在小鼠 3 个月时完成。自主活动：对测试容器的适应能力降低。迷宫学习：获得性学习和持久记忆能力缺陷。圆形水池迷宫学习：对位置的学习能力削弱安定不增强氯胺酮的作用 |
| Sprague-Dawley 大鼠 | 7 d | 氯胺酮 10 mg/kg×7 次，皮下注射 | 血浆浓度为 2 μg/ml，未见明显神经元细胞退行性改变 | 没有评估 |
| | | 氯胺酮 20 mg/kg×7 次，皮下注射 | 血浆浓度为 14 μg/ml，见明显神经细胞退行性改变 | |
| | | 氯胺酮 20 mg/kg×1 次，皮下注射 | 血浆浓度为 5.6 μg/ml，未见明显神经元细胞退行性改变 | |
| 小鼠 | 7 d | 氯胺酮 10 mg/kg、20 mg/kg、30 mg/kg、40 mg/kg，皮下注射 | 用药后 5 h 见：神经元细胞凋亡速度加快，并呈剂量依赖性。10 mg/kg 见神经元细胞凋亡速度轻度加快，但无统计学意义。当剂量达 30～40 mg/kg 时，神经元细胞凋亡速度显著加快 | 没有评估 |
| | | 咪唑安定 9 mg/kg，皮下注射 | 用药后 5 h 可见凋亡性神经元细胞退行性改变速度加快 | |
| | | 氯胺酮 40 mg/kg＋咪唑安定 9 mg/kg，皮下注射 | 联合用药后 5 h，见神经元细胞凋亡速度快于任何一种药物单独使用时的细胞凋亡速度 | |
| 小鼠 ICR | 7 d | 氯胺酮 1.25 mg/kg、2.5 mg/kg、5 mg/kg、10 mg/kg、20 mg/kg、40 mg/kg，单次皮下注射 | 用药后 24 h、48 h、72 h 和 7 d 后，见：剂量达到 5 mg/kg时，可见明显的神经元细胞凋亡现象，最显著的凋亡出现于用药后 72 h，并持续至用药后 7 d | 直至用药后 7 d，未见行为和反射上的改变 |

续表

| 动 物 | 年 龄 | 处理方法 | 神经元细胞凋亡 | 行为改变 |
|---|---|---|---|---|
| 恒河猴 | 3 d | 氯胺酮分别维持血浆浓度0.1 μg/ml、1 μg/ml、10 μg/ml、20 μg/ml达12 h后，经洗脱期，取额叶皮质脑组织培养24 h | 氯胺酮血浆浓度10、20 μg/ml时，神经元细胞凋亡、坏死 | 没有评估 |
| | | 氯胺酮血浆浓度10 μg/ml分别维持2 h、6 h、12 h、24 h，在完成洗脱期后24 h行毒性检测 | 暴露2 h后，未检测到神经元细胞的死亡。暴露6 h、12 h、24 h后，神经元细胞死亡增加 | |
| | | 氯胺酮血浆浓度10 μg/ml维持24 h，完成洗脱期后分别在2 h、6 h、12 h、24 h行毒性检测 | 洗脱期后2 h未检测到神经元细胞的死亡的死亡。但洗脱期后6 h、12 h、24 h神经元细胞成活能力降低 | |

小型啮齿类动物，如小鼠和大鼠，在出生时大脑仍是相对不成熟的，出生后2周内迅速发育成熟。因此7日龄的小鼠或大鼠大脑的发育阶段通常被认为相当于人类妊娠32～36周的新生儿。

目前尚无研究证实小儿在全身麻醉后发生了大脑结构上的异常，但是许多研究都发现麻醉后出现了行为和认知方面的异常。动物实验则证实了麻醉相关的大脑结构或行为异常。

虽然几项早产儿和新生儿的研究发现，这些患儿在全身麻醉和手术后存在大脑神经发育方面的损害，但这些研究没有详细说明麻醉的具体情况，也难以将疾病和手术操作的影响与麻醉因素加以区分，考虑到这些研究设计方面的局限性，上述的结论仍有待于进一步研究数据的支持。

### (一) 苯二氮䓬类

目前尚无研究证实婴幼儿应用苯二氮䓬类药物进行短期镇静后，会引起神经元退行性变或认知功能的异常。就目前所能获得的动物实验数据表明，苯二氮䓬类药物能引起小型啮齿类动物剂量相关性脑神经元退行性变，且小鼠较大鼠更易感。然而即使是应用了有害剂量，认知功能检测并未揭示可引起长期神经系统后遗症。

### (二) 巴比妥类

数个儿童小样本研究或病例报道显示不连续地输注戊巴比妥后，出现短暂神经系统方面的异常，包括舞蹈-手足徐动症样运动、共济失调、精神混乱，但通常都被归结为撤药症状，且都缺乏长期随访。与苯二氮䓬类一样，巴比妥类也可诱导新生大鼠出现剂量相关性的脑神经元退行性变。但是在成年大鼠脑局部缺血的模型中，有证据表明巴比妥类药物有神经保护作用，新生大鼠中是否有这种保护作用还需要进一步研究。

### （三）氯胺酮

目前尚无应用临床常规剂量的氯胺酮后引起人类大脑结构或认知功能改变的报道。但在动物实验中获得的数据表明，氯胺酮诱导发育中大脑出现剂量相关性和暴露时间相关性的脑神经元退行性变。而长期的认知功能缺损仅发生在应用了很大剂量的氯胺酮后，该剂量的血浆药物浓度远远大于在人类使用后测得的血药浓度。如果氯胺酮与GABA能麻醉药物同时应用，会明显增强脑神经元退行性变。但是在成年大鼠脑局部缺血的模型中，氯胺酮具有神经保护作用，目前尚缺乏新生大鼠的这方面研究。

### （四）丙泊酚

除了几个病例报道描述了丙泊酚可引起短期神经系统表现异常外，目前尚无前瞻性的研究来证实丙泊酚是否会对大脑发育阶段的婴幼儿造成大脑结构和认知功能上的异常。在一项新生小鼠的实验中，发现丙泊酚能引起剂量依赖性的脑神经元退行性改变，以及行为、学习能力异常，与氯胺酮联合使用，可加重上述神经系统的改变。在成年动物脑局部缺血的模型中，证实了丙泊酚的神经保护作用，但目前尚无对新生动物神经保护作用的研究。

### （五）异氟烷

许多动物实验都发现，异氟烷能诱导发育中脑神经元细胞凋亡的退行性变，且已开展如何减轻这些变化的研究。异氟烷是否对新生动物造成长期的影响，至今仍有争议。虽然有数据表明人类长时间暴露于异氟烷后，会出现短暂的神经系统后遗症，但仍缺乏长期影响的数据支持。动物模型的体内和体外实验均发现，当发育中大脑处于缺血缺氧时，异氟烷反而具有神经保护作用。

### （六）地氟烷

目前，尚无地氟烷在这方面的研究数据。但是在新生猪低体温心肺转流术脑缺血的动物模型中，地氟烷具有脑保护作用。

### （七）七氟烷

虽然七氟烷是小儿麻醉中使用最多的吸入麻醉剂，但是有关七氟烷是否对新生儿和新生动物造成发育中神经系统损害的研究数据仍是匮乏的。有不少报道指出在七氟烷诱导过程中，引起癫痫发作和脑电图癫痫样改变。更多的报道显示，在七氟烷麻醉后小儿出现行为方面的变化，如易发脾气、睡眠障碍、食欲欠佳。虽然这些症状被描述为短时期内存在的现象，但未对这些患儿作长期随访。新生小鼠以往的研究结果提示七氟烷对脑缺血具有神经保护作用。

### （八）$N_2O$

目前尚未见到有关 $N_2O$ 对人类发育中大脑毒性作用的研究。一些病例报道指出，妊娠末 3 个月胎儿于子宫内以及剖宫产时暴露于 $N_2O$ 后，会出现短期的神经系统后遗症，如肌张力增加、拒抱、缺少愉快表情，但对这些情况都未进行长期的追踪随访。在动物实验中，当新生大鼠持续吸入 50%、75%或 150%（高压舱内）的 $N_2O$ 后，未见到脑神经元发生凋亡性退行性变。在另一项研究中，新生大鼠持续吸入 75%的 $N_2O$ 6 h 后，也未观察到脑内细胞凋亡标记物 caspase－3 的增加。但是 75%的 $N_2O$ 能增强 0.75%异氟烷的诱导脑神经元细胞凋亡作用。有趣的是，同其他的吸入麻醉剂一样，$N_2O$ 也表现出对兴奋性毒性的神经元退行性变的脑保护作用。

### （九）具有保护作用的辅剂和吸入麻醉剂

雌二醇、毛果芸香碱、褪黑激素和右旋美托咪啶等辅剂，在动物实验中被发现具有改善麻醉导致的神经元退行性变的作用，但是在人类新生儿尚未开展这方面的研究。临床很少应用的 NMDA－拮抗剂氙气，在新生大鼠以 0.5 MAC 的浓度持续吸入 6 h 后，未见到神经元退行性变，且能改善异氟烷导致的神经元退行性改变，但缺乏人类这方面的研究数据。

全麻药物已经在患儿中运用多年，目前尚无临床数据证明这些药物在新生儿和儿童中具有神经元毒性作用，也无有效的方法排除其存在的可能性。但在动物实验却提示了神经元退行性改变及可能伴随的认知障碍后遗症，研究数据提示：具有 NMDA 受体拮抗作用或加强 GABA 能信号转换的麻醉药物，对发育中的脑神经元具有潜在毒性作用，联合用药可能较单独用药具有更强的神经毒性作用。根据目前已有的研究，还不能确定哪一种麻醉药物或多大剂量是较安全的，更无法确定这些药物在小儿中的安全使用范围。要确定上述动物实验中的发现对于人类临床的意义，仍需大量的实验数据。因此，在目前的过渡阶段，建议临床医师根据患儿的病情，尽可能减少这些药物的使用时间和剂量，并且密切关注这方面的新进展。

## 五、麻醉引起胎鼠脑神经元退行性改变

越来越多的证据表明我们通常使用的吸入麻醉剂，尤其是异氟烷，对多种组织和细胞具有剂量、时间依赖性的损害作用。这些组织和细胞包括海马、淋巴细胞、神经胶质细胞、肝细胞、神经内分泌细胞、大脑皮质和纹状体神经元。

妊娠妇女在剖宫产手术和胎儿手术时需要全身麻醉。吸入麻醉剂极易通过胎盘进入胎儿体内，使发育中的胎儿大脑暴露于吸入麻醉药物。发育中的大脑神经元对吸入麻醉剂诱

导的神经元退行性变更敏感，因此通过妊娠母体摄取的吸入麻醉药可能会损害发育中的胎儿大脑。

研究显示，大鼠在妊娠晚期吸入 1.3%异氟烷并不会引起胎鼠大脑损害。但是在妊娠中期（18～25 周）的胎儿手术中，为了维持子宫平滑肌松弛和提供足够麻醉，往往需要吸入 2.5～3 MAC 的吸入麻醉剂，此剂量为临床常用剂量的 2～3 倍，从而使胎儿的大脑暴露于很高浓度的吸入麻醉剂下。为了深入研究异氟烷是否引起怀孕大鼠子宫内胎鼠的脑神经元细胞发生退行性变，有学者将妊娠 21 天的大鼠分为三组：对照组的大鼠自主呼吸 100%O 21 h，另两组的大鼠通过气管内插管机械通气方式，分别吸入 1.3%或 3%的异氟烷与 100%氧的混合气体 1 h。6 h 后，通过剖宫术取出胎鼠，从左心室内取血样分析 S100β（妊娠期间评估胎儿大脑损害的指标），评估胎鼠大脑神经元细胞凋亡情况，同时应用免疫组化方法，测定海马 CA1 区和 RS 皮层 caspase-3（凋亡因子）。结果显示，与吸入 1.3%异氟烷组、对照组相比较，吸入 3%异氟烷组胎鼠血浆 S100β 水平明显升高，海马 CA1 区和 RS 皮质 caspase-3 阳性细胞明显较多，而前两组之间无显著差异。由此得出结论，出生前，暴露于高浓度（3%）的异氟烷，可诱导发育中的胎鼠大脑发生神经元退行性变。

如今，胎儿外科手术是一个快速发展的领域，有可能成为原本在小婴儿期进行的先天性畸形纠治术的新的替代治疗方式。但由于这类手术的特殊性，胎儿往往被动地吸入高浓度的吸入麻醉药物，这是一个非常值得重视的问题。尽管目前还没有足够的临床证据证明在新生儿和儿童应用的麻醉药物有神经毒性作用，但也无有效的方法和工具来解释这一问题。

## 参考文献


1 Pasquale DN, Giorgio I, Tiziana T, et al. New local anesthetics for pediatric anesthesia. Current Opinion in Anaesthesiology, 2005, 18:289-292.

2 Allegaert K, Peeters MY, Verbesselt R, et al. Inter-individual variability in propofol pharmacokinetics in preterm and term neonates. British Journal of Anaesthesia, 2007, 99:864-870.

3 Allegaert K, Anderson BJ, Verbesselt R, et al. Tramadol disposition in the very young: an attempt to assess in vivo cytochrome P-450 2D6 activity. British Journal of Anaesthesia, 2005, 95:231-239.

4 Andreas WL, Sulpicio GS. An Assessment of the Effects of General Anesthetics on Developing Brain Structure and Neurocognitive Function. Anesth Analg, 2008, 106:1681-1707.

5 Mellon RD, Simone AF, Rappaport BA. Use of Anesthetic Agents in Neonates and Young Children. Anesth Analg, 2007, 104:509-520.

6 Wang SP, Peretich K, Zhao YF, et al. Anesthesia-Induced Neurodegeneration in Fetal Rat Brains. Pediatric Research, 2009, 66:435-440.


（邓 萌 张学峰）

# 第五节　氧气应用于新生儿的利与弊

新生儿几乎从不需要100%的$O_2$，即使吸入非纯氧，也可能发生氧中毒，导致多种严重并发症，如早产儿视网膜病、支气管肺发育不良、发育中脑的损伤以及儿童期的肿瘤。因此如果提高了吸入氧浓度，应持续监测脉搏血氧饱和度，防止$SpO_2$达到95%～100%，可减少高氧血症的发生。

## 一、氧气与新生儿麻醉

新生儿麻醉中$O_2$是必不可少的，但是当过量或不需要时，$O_2$可能成为一种危害物。因此必须避免将患儿暴露于纯氧，哪怕是短时间。无论提供任何吸入氧浓度，都必须监测脉搏血氧饱和度，以避免高氧血症的发生。尽管还需要更进一步的研究，但是医务人员一定要竭力避免为新生儿提供不必要的氧疗或过度供氧。

通气中$O_2$浓度高于21%，这在新生儿复苏和治疗中极为普遍，由此会产生一些问题，甚至在肺泡通气量增加时，可产生更为严重的后果。最近一些刊物描述了在不必要的情况下提高吸入氧浓度的潜在危险。以往强调要避免低氧血症，但并不意味着能允许高氧血症的存在。避免不必要的氧疗，能明显降低新生儿的发病率，且并不增加新生儿死亡率、短期或长期发病率。在新生儿复苏中，几乎从不需要100% $O_2$，应根据需要提供合适的吸入氧浓度。

新生儿麻醉中氧的应用还未有深入研究，虽然在新生儿期需要手术治疗的患儿比例很小，但这些患儿通常都很弱小，器官功能不成熟或患有严重疾病。

### （一）$O_2$和氧化应激

$O_2$可治疗低氧血症，且在很多情况下都发挥了重要作用。在活体中，发生高氧血症的病理生理学原因尚未明确。在新生儿，发生高氧血症唯一已知的原因就是人为提供了不必要或过度的氧疗，过多的$O_2$对于新生儿不仅没有益处，反而是有害的。

$O_2$生成活性氧中介物，后者引起脂质过氧化反应，直接损伤DNA，使蛋白质巯基氧化，最后造成组织损伤。新生儿的抗氧化能力差，且对氧化应激反应高度敏感，但是目前仍不清楚新生儿接受多长时间的氧疗会触发这一复杂的代谢反应。

过去15年所能获得的证据表明，许多归咎于低氧造成的损伤其实与氧中毒密切相关。血供不足或缺氧可造成器官损伤，许多医师认为器官损伤的根本原因是乳酸中毒。但是支持这种观点的证据并不多，相反，在一些情况下酸中毒具有保护作用，尤其是在有可能导致细胞损伤的再灌注时。再灌注会产生自由基和一些活性物质，从而损伤蛋白质、细胞膜和核苷酸。细胞蛋白质的改变与许多严重功能紊乱的发病机制密切相关，在细胞蛋白质的改变中，由铁介导的金属催化氧化反应发挥了一定的作用。

问题的关键在于不仅仅是100％氧，还包括那些并不需要的额外供氧。40％或60％的氧用于小猪的复苏，仅15 min就能增强其氧化应激反应，产生剂量依赖性的DNA和苯丙氨酸的氧化。而增多的羟基化反应能导致氧化前状态，增加了基因不稳定性的风险。有趣的是，现已证实昆虫通过呼吸暂停来避免氧中毒和死亡。

以上的认识对日常的临床实践非常重要，不能人为增强或减弱氧化应激反应，从而诱发疾病的发生（包括肿瘤）。

### （二）麻醉、氧与发育中大脑

现代的麻醉方式是否会损害发育中的人类大脑？为什么目前应用的麻醉药物从未在新生儿中很好地研究过？为什么目前可获得的证据都表明这些药物有损害发育中大脑的风险，而我们仍然在应用？

一个典型的例子是咪唑安定，本是一个短效药物，但在新生儿其清除率下降、清除半衰期延长，就是这样一个药物也从未在新生儿被仔细地研究过。咪唑安定可影响发育中大脑，增加不良后果的发生。一个随机对照研究结果显示，咪唑安定所导致的不良的神经系统病变发生率（新生儿死亡、严重脑室内出血Ⅲ级或Ⅳ级、脑室周围白纸软化）是吗啡的9倍。在另一项研究中发现，机械通气的早产儿在给予负荷剂量的咪唑安定15 min后，大脑氧合、血压、大脑血流速度下降。与安慰剂相比，咪唑安定不良反应显著，且不具备明显的临床优势。动物研究显示，咪唑安定可诱发发育中大脑广泛的、表现为凋亡的神经退行性改变，终生性学习能力缺失。因此，在咪唑安定用于新生儿临床之前，仍需要针对其功效和安全性进行更深入的研究。

氧本身就能引起发育中大脑细胞的凋亡。目前尚没有研究高血氧和咪唑安定的协同作用，似乎两者合并使用较任何一种单独使用的作用更强。氧化应激和再灌注损伤被认为是发育中大脑延迟性脑神经元细胞凋亡和蛋白质改变的两个主要原因。在动物，对氧的神经元毒性的易感期是出生后两周内。在人类，此易感期则是从妊娠6个月至出生后3年内。因此，对于发育中的脑组织来说，氧自由基和再灌注损伤是潜在的非常严重的问题，这一点无论在临床研究还是实验室检查都已得到证实。血氧过高是一个危险因素，氧毒性已被确定为脑瘫的发病机制之一。一项1 105名早产儿的大样本研究结果显示，暴露于较高氧浓度的早产儿的脑瘫发生率增加了2倍，暴露于高浓度氧的早产儿的脑瘫发生率则增加了8倍；采取必要的措施，避免高氧血症，就能降低脑瘫发生率。在一项两个中心的前瞻性研究中发现，无高氧血症的患儿（提高吸入氧浓度时，控制 $SpO_2$ 不超过94～95％），其远期智力发育指数评分较高(参照 Bayley 标准)。

在新生儿时期,任何临床治疗措施对发育中脑的影响都是不容忽视的。早在 50 年前,Van Den Brenk 和 Jamieson 就提出,在哺乳动物吸入高压氧能增强麻醉剂的脑损伤作用。

### (三) 麻醉、氧与肺生理

一项对 14 名 8～15 岁儿童的研究应用磁共振影像学观察脑功能的变化,发现在吸入纯氧 2 min 后,控制下丘脑调控自律性(交感神经)、激素释放的大脑区域产生了显著的反应。据此提出,吸入 100% $O_2$ 会激发小分子化学物质的瀑布级联反应且迅速地对人体产生有害作用。

在新生儿麻醉或其他形式的通气治疗中,即使是很小程度的参数调整,也能在几秒钟后发生肺泡 $CO_2$ 分压和 $O_2$ 分压的改变,从而引起动脉血 $O_2$ 分压迅速、显著的变化,导致循环和氧合的改变,这在氧化应激和再灌注损伤的发生中发挥着不可忽视的作用。低碳酸血症和高氧血症对于发育中大脑都是有害的,在医疗中,如果没有足够的重视,提供了超过需要的肺泡通气和氧合,就可能导致这些毒害作用的发生。

婴幼儿具有功能残气量(FRC)小、闭合容量(closing volume)高以及肺部结构易受压变形的特点,因此压迫性肺不张(空气被外力挤压出肺)和吸收性肺不张(气道关闭以及气道关闭远端的气体被吸收)都可能发生。即使气道未关闭,但由于气道狭窄(更多见于早产儿),当肺泡内气体被吸收的速度超过气体通过狭窄气道进入肺泡的速度时,也会发生肺不张。麻醉过程中,供给患儿的各种气体都可能导致肺不张的发生。

已知的生理学知识能非常准确地预测麻醉时吸收性肺不张发生的速度。吸入高浓度氧可降低肺顺应性,在给予纯氧通气后即刻就可发生吸收性肺不张。当给予 100% $O_2$ 时,肺泡内与静脉内的气压梯度会过大,即使只是 3 min 的预吸氧。吸入氧浓度越高,发生肺不张的面积就越大、发生肺泡塌陷所需时间就越短,而这些与诱导后吸入的氧浓度无关。一氧化氮在早期阶段的表现与 $O_2$ 相似,也会增加肺不张发生的风险。

当吸入氧浓度为 100%时,将快速发生肺萎陷、低 FRC 和不均匀通气。在吸入低浓度氧($FiO_2$)时,有一些有效的方法可以使肺泡复原。一个方法是给予 6 cm $H_2O$ 的呼气末正压通气(PEEP),以有效维持 FRC 和通气分配;还有一个方法就是通过提供持续的吸气压来增加肺活量。但如果在高 $FiO_2$ 时采用上述两种方法则是有害的,因为会促发肺不张,且 $PaO_2$ 会迅速上升,产生严重的氧毒性作用。这种情况还可发生在拔除气管导管前吸入 $FiO_2$ 为 100%时,同样增加了术后肺不张的风险。因此吸入氧应调整到一个合适的浓度,以避免高、低氧血症的发生($SpO_2$ 保持在 85～88%至 94～95%之间)。

术后提供不必要的氧疗,反而会促成中枢性通气不足和呼吸暂停的发生。在麻醉恢复室内必须提供足够、适当的监护,避免使用纯氧。如果在吸入室内空气时,患儿氧饱和度正常(95%～100%),那么就应维持 $FiO_2$ 在 21%。否则,应调节吸入氧浓度,使 $SpO_2$ 达到正常范围即可。因此，对呼吸暂停（包括术后）的治疗应设法提高肺泡通气，而不是简单地提高吸入氧浓度。

早在1975年，就有学者清楚地描述过低通气/血流比的肺单位，在给予氧疗后，该比值会更加的不稳定。甚至有学者对常规推荐的麻醉前预吸氧提出了质疑。目前，有关过度的$O_2$治疗而伴随的潜在不良反应的知识体系正迅速地发展。

### （四）$O_2$和早产儿视网膜病

1977年，一例孕周为32周的无心肺疾病却发生严重早产儿视网膜病（ROP）的病例被报道。这例患儿在生后第4天的全身麻醉中及麻醉后共吸氧4 h，$FiO_2$为50%～100%之间。拔除气管导管前，$FiO_2$为100%，$PaO_2$为307.6 mmHg（41.4 kPa）；拔除气管导管后30 min，$FiO_2$为28%，$PaO_2$为103.5 mmHg（13.8 kPa）。这样的病例并不是仅此一例，它提醒临床医生，对于这类易感人群，哪怕只是短时间的引起高$PaO_2$也可能致盲。因此在30年前，就有学者建议临床医师，应通过调节$O_2$和空气的混合比例来维持新生儿动脉血$O_2$分压于正常范围。

发生ROP的风险存在于视网膜脉管系统发育成熟之前。一般说来，出生时孕周为24周的早产儿在生后2～3月内，或出生时孕周为26～30周的患儿在生后5～8周内，其视网膜都处于对高氧血症极度敏感的时期。

值得注意的是，快速、大幅度的动脉血氧饱和度波动，较持续的高氧血症更可能导致严重的脉管系统反应，因此必须避免这种波动。有研究表明，避免高氧血症和血氧的大幅波动，确实能降低严重ROP的发生率和激光手术率。来自美国北卡罗来纳州大学的一个小样本的回顾性研究结果，并不支持上述的这个观点。但该研究的作者同时又提出较低的血氧饱和度能减少严重ROP的发生率，但低血氧对ROP发病率的影响并不清楚。总之，现有的知识和临床数据显示，避免高氧血症对预防ROP发生、发展，防止对发育中大脑潜在毒害以及降低其他疾病发病率都是有益的。

过多的氧对于新生儿是有害的。应避免提供不必要的氧，哪怕是很短的时间，这是作为医疗工作者应有的态度。

### （五）麻醉期间氧合状态的监测

细胞的氧合作用是复杂的，为了避免高氧血症、低氧血症和氧化应激，当新生儿接受氧疗，$SpO_2$达到94%以上时，应警惕可能有60%的患儿已发生了高氧血症。

幸运的是经过10～12年的深入研究和推广，对新生儿进行脉搏血氧饱和度监测已经非常普遍。

## 二、氧气与早产儿

$O_2$是维持细胞正常功能的必需物质，机体也能在不同氧浓度环境中，通过自身调控来保持平衡，但是如果暴露于极端低氧或高氧状态，仍可能导致组织损伤。胎儿通常暴露于一个相对低氧的环境中，对高氧的调控能力不成熟。早产改变了胎儿的氧浓度环境，但胎儿此时并不具备适应这一变化的能力。在早产儿疾病发展过程中，经常将氧疗作为治疗的主要组成部分。但早产儿实际需要或可接受的氧浓度范围是未知的，且这个氧浓度范围本身也可能处于不断地变化中。早产儿氧疗的氧浓度治疗窗似乎比以前所认识的范围要小得多，但目前也还未确定针对大多数早产儿的最佳氧疗浓度。

现有资料表明，许多未成熟儿的病理状态都与其低抗氧化能力以及体内产生过多的自由基密切相关。细胞在经历缺氧、再次供氧后就会产生氧自由基。这种再灌注损伤除了产生氧自由基外，还导致了其他的代谢变化，而此变化可能产生持久的有害作用。Silvers 等报道，出生时低抗氧化能力是早产儿死亡的一个独立危险因素。肺型氧中毒(pulmonary oxygen toxicity)，由于过度的抗氧化防御反应产生的活性氧/氮，被认为是支气管肺发育不良(BPD)的主要原因。Varsila 等指出，自由基介导的早产儿肺部蛋白质氧化的最主要原因就是早产儿肺尚未发育成熟，且这种氧化蛋白质与慢性肺部疾病的发生发展密不可分。

早产儿视网膜病变(ROP)是早产儿期的一个重要疾病，其发生与胎龄和氧暴露时间成反比。20 世纪 50 年代的研究认为，ROP 的发生与长时间吸氧有关，但这些早期的研究无法明确 $PaO_2$的实际水平，从而成为研究该疾病病理生理学的障碍。Flynn 等通过对早产儿经皮 $O_2$分压($TcO_2$)的监测发现，$TcO_2$＞80 mmHg 的早产儿 ROP 的发生率高于 $TcO_2$＜80 mmHg 者。持续监测有助于随时调整吸入氧浓度，脉搏血氧饱和度监测是目前较常用的连续监测方法，但它的价值有时难以肯定，因为 $SpO_2$和 $PaO_2$之间的相关性依赖于不同生理情况下血红蛋白和氧的亲和力。婴儿的血红蛋白成分会影响这些数值，胎儿血红蛋白含量越高，则在任何固定 $PaO_2$值时的 $SpO_2$也会越高。Castillo 等研究了早产儿中 $PaO_2$和 $SpO_2$的关系，发现：$SpO_2$在 85％～93％范围内时，测得的 $PaO_2$均值为 56±14.7 mmHg，其中 86.8％的$PaO_2$ 值在 40～80 mmHg，8.6％的 $PaO_2$ 值＜40 mmHg，4.6％的 $PaO_2$ 值＞80 mmHg；而当 $SpO_2$＞93％时，测得的 $PaO_2$均值在 107.3±59.3 mmHg，其中 59.5％的 $PaO_2$值＞80 mmHg。

住院早产儿一般经历三个不同的阶段：出生后即刻过渡期、疾病急性期以及疾病恢复期，这三个阶段都必须考虑 $O_2$的使用、血氧饱和度的监测。一些临床研究数据为早产儿出生后即刻过渡期和疾病恢复期的氧疗提供了信息，而有关疾病急性期不同氧浓度与早产儿相关疾病的发生风险之间的数据，到目前为止仅来源于回顾性的研究。

就目前所获得的研究数据来看，为胎龄小于 32 周的早产儿复苏时，推荐最初使用氧浓度为 30％～40％，在复苏过程中可以不断调整氧浓度，使其 $SpO_2$值在复苏开始后的 10 min 内逐渐上升。在此过程中，建议合理的 $SpO_2$期望值为：在生后 3 min 达 70％，生后 5 min 达 80％。这些 $SpO_2$值是根据正常新生儿出生后的血氧饱和度情况而确定的。如果早产儿的

$SpO_2$较低，且在几分钟内上升不明显，就应考虑提高吸入氧浓度。

对于复苏后转至 NICU、仍需要氧疗的早产儿，应为其设定脉搏血氧饱和度监测的一个范围，并设置相应的报警限值范围。虽然缺乏疾病急性期不同氧浓度与早产儿相关疾病的发生风险之间的数据，但目前认为 $SpO_2$ 控制在 85%～93%范围是最合理的。在早产儿疾病恢复期，使用较高的吸入氧浓度可能会增加发生肺部疾病（支气管肺发育不良）的风险。

## 参 考 文 献

1 Augusto S. Oxygen in neonatal anesthesia：friend or foe? Current Opinion in Anaesthesiology, 2008, 21：332－339.

2 Steinhorn RH, Porta NFM. Use of inhaled nitric oxide in the preterm infant. Current Opinion in Pediatrics, 2007, 19：137－141.

3 Walther-Larsen S, Rasmussen LS. The former preterm infant and risk of post-operative apnoea：recommendations for management. Acta Anaesthesiol Scand, 2006, 50：888－893.

4 Saugstad OD. Optimal oxygenation at birth and in the neonatal period. Neonatology, 2007, 91：319－322.

5 Finer N, Leone T . Oxygen Saturation Monitoring for the Preterm Infant：The Evidence Basis for Current Practice. Pediatr Res, 2009, 65：375－380.

（邓　萌　张学峰）

# 第十一章

# 心血管疾病与心脏病患儿的麻醉

## 第一节　先天性心脏病的麻醉处理

### 一、小儿心血管生理

#### （一）胚胎循环系统的发育

胚胎循环的发育对探讨先天性心脏病(congenital heart disease, CHD)的发病机制至关重要。但许多解说纯属推论，至今仍不能在胚胎中观察心血管畸形的发病及其演变过程。一般在胚胎第2周末，原始的心管已经萌现，形成心房窦、原始心室、心球(原始右心室)和动脉干。胚胎第22～24天心管开始搏动。胚胎第8周房室中隔形成，初步形成具有四个心腔的心脏，心管发育为有两个并行泵系统的心脏。在此过程中，各种结构分离或移动，如果分化不完全，则引起各种心脏畸形。

(1) *心房窦分为两个心房*　未能分化导致单心房，闭合不全引起房间隔缺损。

(2) *在原始心室、心球之间发育形成室间隔和房室瓣*　未分化发育则导致单心室，发育不完全则形成各种畸形诸如室间隔缺损、右室双出口等。

(3) *动脉干分离为主、肺动脉*　分离不全则引起永存性动脉共干。

胚胎第4周开始在第1对主动脉弓近端的主动脉囊继续发育，先后对称地发出5对主动脉弓分别与同侧背部主动脉相连。当第6对主动脉弓出现时，第1、2对主动脉弓退化消失。在胚胎第6～8周，各主动脉弓逐渐演化成形。第3对主动脉弓形成颈总动脉和颈内动脉的远端。第4对主动脉弓左弓形成主动脉峡部，右弓形成无名动脉和右锁骨下动脉近端。第6对主动脉弓形成肺动脉。左弓远段形成动脉导管，右弓近段成为右肺动脉起始端。第5对主动脉弓在50%胚胎中一过性发生，另50%胚胎中不发生。主动脉弓系统不退化或发育不良则导致血管错位或狭窄，甚至双主动脉弓，左侧退化而右侧不退化则引起右侧主动脉弓。

### （二）出生后循环系统的调整

出生后胎儿循环向成人循环过渡，过渡期由平行循环（胎儿型）和连续循环（成人型）组成。过渡型循环模式在出生后的最初几天属正常，但在某些 CHD 患儿的存活有赖于过渡型循环模式的存在，血液循环通常经缺损、卵圆孔和动脉导管分流。病理因素（低氧血症、酸中毒、脓毒血症或其他疾病）将延缓胎儿循环向成人循环的过渡。

出生后胎儿型循环转变为成人型循环，是平行循环向连续循环的过渡。有 6 条通路必须关闭，即两根脐动脉、一根脐静脉、静脉导管、卵圆孔及动脉导管。

（1）*出生后脐胎盘循环即终止* 肺泡内充气，肺血管张开、阻力下降，肺动脉血流入，肺循环建立。开始时通过卵圆孔的右向左分流持续存在，直到肺血管阻力（PVR）和右室顺应性降低，肺血流和左房压增高，卵圆孔功能性关闭。胎盘循环的终止，使流经静脉导管的血流减少，3～7 d 后静脉导管被动关闭。

（2）*当 PVR 接近体血管阻力（SVR）时，动脉导管出现双向血液分流，当 PVR 继续降低时，以左向右分流为主* 随着血液 $PaO_2$ 的正常化和维持动脉导管开放的前列腺素浓度降低，动脉导管收缩，几小时内功能性关闭。前列腺素浓度降低是由于失去了主要来源（胎盘），而且循环中的前列腺素被肺脏代谢。在出生后数周内动脉导管解剖性关闭。使用前列腺素 $E_1$（$PGE_1$）可延迟导管功能性关闭或使导管重新开放，服用吲哚美辛可促使导管关闭。

### （三）新生儿与成人心脏的生理差异

出生时心脏自主神经的支配不平衡。副交感神经系统几乎完全成熟，而交感神经系统发育不成熟。如果婴幼儿心脏受到抑制，心脏自主神经系统的发育程度决定其是否会出现心动过缓。心脏交感刺激主要来自体液中的儿茶酚胺。

出生时右室重量接近于左室重量，如果肺血管阻力下降正常，左、右室重量之比在 4 月龄时可达到 2∶1。

未成熟心室由于非弹性组织相对较多和缺乏收缩性组织，与成人心室相比顺应性较差。在心室正常充盈情况下，心排血量较少依赖 Frank-Starling 机制，而更多地依赖心率。

与成人心脏相比新生儿心室缺乏收缩性组织，意味着新生儿每搏量受后负荷影响较成人明显；同时表明新生儿心脏储备较低（与成人心脏相比），对心肌抑制较敏感（包括麻醉）。

由于新生儿两侧心室大小接近，一侧心室衰竭常导致心室扩张和室间隔移动，从而影响另一侧心室心搏量，因此双室衰竭在新生儿较常见。

## 二、先天性心脏病的病理生理

### （一）发病率和构成

美国先天性心脏病的发病率为0.6%～0.8%，而国内的CHD发病率据报道为0.63%～1.4%，由此估算每年有近20万CHD小儿出生，全国可能有近200万小儿需要手术。

尽管随着冠心病外科的开展，CHD外科构成比例在下降，但我国心脏手术中小儿CHD手术仍占60%以上。据阜外医院近5万例心脏手术统计，CHD占60%，其中20世纪70年代为67%，90年代为65%。近年全国4万例心脏手术普查，CHD占65%～70%。

已知CHD的种类很多，但临床常见的CHD仅10余种(见表11-1)。美国有一半以上的CHD小儿在1岁以内进行手术，其中25%在出生1个月内手术。同样，阜外医院的CHD手术年龄也越来越小，低体重和新生儿手术已占一定比例。

**表11-1 出生时各种心脏缺损的发病构成**

| 病种 | 构成比(%) |
|---|---|
| 室间隔缺损(VSD) | 30.5 |
| 房间隔缺损(ASD) | 9.8 |
| 动脉导管未闭(PDA) | 9.7 |
| 肺动脉瓣狭窄(PS) | 6.9 |
| 主动脉缩窄(COA) | 6.8 |
| 主动脉瓣狭窄(AS) | 6.1 |
| 法洛四联症(TOF) | 5.8 |
| 完全性大动脉转位(CTGA) | 4.2 |
| 永存性动脉共干(PTA) | 2.2 |
| 三尖瓣闭锁(TA) | 1.3 |
| 其他 | 16.5 |

### （二）CHD的形态学(分流)分类

**1. 单一分流性缺损(simple shunt lesions)**

1）缺损在左、右心之间形成单一分流交通　血液分流的方向和程度，取决于缺损的大小和远端对血液分流的阻抗(如左、右心室顺应性之比对于房间隔缺损，或PVR和SVR对于室间隔缺损)。

2）小缺损常称为限制性缺损，在缺损两端存在压差，分流量受缺损影响相对固定:分流远端血流阻抗的改变对分流量的影响不大。

3）大缺损常称为非限制性缺损，缺损两端的压差常常较小，分流量很大程度上取决于血流阻抗。

4）共同心腔（单心室、大动脉共干、单心房）患儿，左右心腔间无压差，血流方向和程度完全取决于远端血流阻抗间的平衡。

**2. 梗阻性缺损（obstructive lesions）**

1）成人梗阻性缺损常见于心脏瓣膜：先天性梗阻性缺损可见于瓣膜下、瓣膜、瓣膜上。

2）瓣膜下的梗阻性缺损可能比较固定或可变：可变的缺损（如漏斗部肌肉痉挛和不对称性室间隔肥厚）可采取措施进行控制以改善血流，而固定性的缺损不易被控制。

3）梗阻性缺损可引起心室内压和做功增加，有可能加速心室衰竭。

4）完全性血流梗阻的情况下（肺动脉瓣闭锁和主动脉狭窄/闭锁），通常在梗阻的近端和远端均有血液分流通路，以维持血液供应。

**3. 复杂分流性缺损（complex shunt lesions）（单一分流加梗阻）**

1）血液分流的程度和方向决定于交通口的大小和远端血流阻抗比率，包括心室顺应性、流出道梗阻形成的阻力和血管阻力。

2）梗阻程度的可变性（如继发于漏斗部痉挛的功能性梗阻）和肺血管阻力与全身血管阻力比值（PVR/SVR），控制着全身血流和肺血流。

## （三）根据血流动力学特点和缺氧原因分类

**1. 左或右室压力超负荷** 主动脉瓣狭窄（AS）、主动脉缩窄（COA）、肺动脉瓣狭窄（PS）、左室发育不良综合征。

**2. 心室或心房容量超负荷** 房间隔缺损（ASD）、室间隔缺损（VSD）、动脉导管未闭（PDA）、部分性心内膜垫缺损（PECD）、主-肺动脉间隔缺损（A-PSD）。

**3. 肺血流梗阻性低氧血症** 法洛四联症（TOF）、肺动脉瓣闭锁（PA）、三尖瓣闭锁（TA）。

**4. 共同心腔性低血氧** 完全性心内膜垫缺损（TECD）、大动脉共干、右室双出口（RVDO）、单心室（SV）。

**5. 体、肺循环隔离性低血氧** 大动脉转位（TGA）。

## （四）根据临床表现和症状分类

**1. 发绀类** 由于肺血流减少（PA、TA）或心内右向左分流（TOF），存在共同混合腔室（SV、TECD）或 TGA。

**2. 充血性心衰（CHF）类** 由于肺血流过多或左向右分流（ASD、VSD、PDA），或左室流出道梗阻和压力超负荷（AS、COA）。

**3. 混合性病变** 同时有发绀和充血性心衰。

## 三、临床表现

### （一）发绀

发绀是CHD最常见症状，当100 ml血液中还原血红蛋白超过5 g，即可出现发绀。还原血红蛋白的绝对量决定着发绀的有无。因此，在红细胞增多症轻度缺氧即会出现发绀，而严重贫血的小儿即使有明显缺氧，也不会出现发绀。例如，当血红蛋白分别为100 g/L、150 g/L和200 g/L，临床上出现发绀时，则动脉氧饱和度($SaO_2$)应分别在50%、67%和75%以下。

发绀表现在口唇与甲床，常伴有心动过速和呼吸急促，是有效代偿机制所致，可伴有杵状指(趾)。由于喂养困难，发绀性小儿发育较差。

红细胞数量的增多，有助于维持外周氧供，但增加了血液黏滞度，同时增加了脑、肾栓塞的危险。因此，血细胞比容是提示发绀程度和卒中危险的指标。

尽管胸部X线和ECG变异较大，但仍可为寻找发绀原因提供帮助。如果提高吸入氧浓度，而$SaO_2$无明显改善，常表明发绀为心源性而不是肺源性。

发绀是由于肺血流减少(PA或TA)、心内右向左分流(TOF)或存在共同混合腔室(SV)等所致。

**1. 右向左分流** 正常出生后右心压力低于左心压力，只有存在右心血流梗阻时，才会出现右向左分流(复杂分流性缺损)。三尖瓣和右室流出道梗阻是典型的右心梗阻。梗阻伴有ASD或VSD，为血液分流到左心提供了通路。周围性发绀程度取决于血液分流量(未氧合血)与肺血流量(氧合血)的比例。肺血流可来自许多途径(如动脉导管、支气管侧支循环、或体-肺分流手术等)，以代偿正常肺血流的减少。

**2. 动、静脉血液混合性缺损** 在血液射入体循环前，引起动、静脉血液混合的缺损，可见于心房(单心房)、心室(SV)和大动脉(大动脉共干)等水平。如果仅存在这种缺损，由于左、右心间无交通，而且不存在梗阻限制血流，体、肺循环血流完全取决于远端血流阻抗，就像PVR/SVR对于VSD或右室/左室顺应性对于ASD一样。因此，可使用药物或机械措施控制血流的方向和量。存在VSD的情况下，PVR或SVR的剧烈改变，均可使血流降低或增加到危险水平。

**3. TGA** 缺损有两个相互平行、独立的循环，一个是氧合血，一个是未氧合血。如果出生后小儿存活，说明两个循环间存在交通。

**4. 心排血量严重受限** 肺循环或体循环血流受到严重限制的缺损，也可引起发绀。肺动脉严重狭窄引起的发绀，是由于肺血流不足所引起，尽管存在其他血流代偿(动脉导管、支气管动脉侧支或手术分流)。相反，严重限制体循环心排血量的缺损(如主动脉瓣狭窄、左室发育不良综合征和主动脉缩窄)，由于外周氧摄取超过了氧输送，也可引起发绀。伴有PDA的左室梗阻性缺损，常常存在右向左分流，以增加全身血液灌注。

### （二）充血性心衰

**1. 病史**　喂养困难而且体重不增，由于水分和液体潴留体重仍能维持。有反复呼吸道感染史，病因可能是由于肺血管床充血扩张，小气道受压引起肺泡塌陷。另外小气道闭合时常伴有喘鸣。只有在缺损得到根治后，这些症状方可消失。

**2. 呼吸急促和心动过速**　由于心排血量降低、周围血管收缩和交感张力高，可能会出现面色苍白和出汗，脉搏虚弱和指（趾）端冰冷也较常见。婴幼儿和儿童充血性心衰，周围水肿较罕见，但肝脏肿大和颈静脉怒张较明显。

**3. 呼吸功能**　由于肺顺应性降低，呼吸做功增加，呼吸功能受损。动脉血气肺泡-动脉 $O_2$ 分压差增大。

**4. 检查**　胸部 X 线检查可发现心影增大和肺血管充血。ECG 检查变异较大。

**5. 引起充血性心衰的机制**　左向右分流、右室和肺血流增加，可能引起心室容量超负荷，或继发于梗阻性缺损压力超负荷，引起心室衰竭。

（1）*左向右分流*：单一分流，无论是心内（如 ASD 或 VSD）或心外（如 PDA）缺损，引起肺血流过多，是 CHD 充血性心衰最常见的原因。如果分流持续发展得不到治疗，肺血管首先出现反应性收缩，随后肺血管平滑肌肥厚增生。肺血管反应性收缩是可逆性的，但伴有血栓形成和硬化的肺血管平滑肌增生常常是不可逆的。两者的鉴别诊断非常重要，因为可逆性的肺动脉高压患儿手术远期效果较好，不可逆的肺血管梗阻性改变的患儿手术疗效较差。PVR 超过 SVR 后引起分流方向改变出现发绀（Eisenmenger 综合征）。右室压力负荷的增加可引起心室扩张、功能降低以及三尖瓣瓣环狭窄和关闭不全。

（2）*梗阻性缺损*：先天性瓣膜上、瓣膜、瓣膜下或大血管引起的血流梗阻可导致心室衰竭。除了右心梗阻性缺损和右心衰在儿童较常见外，其病理生理和血流动力学特点与成人瓣膜狭窄性疾病类似。在新生儿由于左、右心室大小类似，一侧心室衰竭导致室间隔向另一侧偏移，从而使其射血分数和心排血量降低，常常引起双室衰竭。如果梗阻较重，血流可能严重受阻，并建立其他通路进行代偿，有时可引起发绀和心室功能进一步紊乱。

（3）*心肌病*：心室功能衰竭偶尔也见于某些心肌病（病毒性、特发性或缺血性）。缺血性心肌病可能继发于先天性或后天性冠状动脉疾病（如川崎病）。

## 四、麻醉对先天性心脏病的影响

### （一）麻醉对血流动力学的影响

**1. 麻醉中许多因素可以影响 CHD 患儿血流、压力和阻力之间的关系，导致复杂的病理生理改变。**

（1）*增加体、肺循环血流因素*：增加容量负荷；正性肌力或变时性药物；使用血管扩张药物(足够的容量);对左、右室流出道梗阻性缺损,如特发性肥厚性主动脉瓣下狭窄或TOF,使用挥发性麻醉药;β受体阻滞药对左、右室流出道梗阻性缺损,如特发性肥厚性主动脉瓣下狭窄或TOF。

(2)降低体、肺循环血流因素:低血容量;心律紊乱和心肌缺血;使用血管扩张药物(容量不足);使用挥发性麻醉药;钙慢通道阻滞药;气道平均压高(容量不足)。

**2. 麻醉对心肌的抑制作用** 可以使左、右心室泵血能力受到限制,也会影响心室收缩产生的压力,从而改变左、右心腔间的压差。但是,麻醉对心肌收缩性的抑制,并不总是产生不利的病理生理改变,如对心室流出道肥厚引起血流梗阻者有益。与成人瓣膜狭窄不同,小儿主动脉瓣狭窄和肺动脉瓣狭窄常位于瓣下(如漏斗部),如法洛四联症漏斗部肌性流出道肥厚狭窄的小儿。通过对漏斗部梗阻的调节,可改变前向血流和心肌氧平衡,心动过速和低血容量通过降低心室大小和心肌过度收缩,可加重漏斗部右室流出道梗阻。全身血管扩张通过反射性增加心率和心肌收缩性,也可加重漏斗部右室流出道梗阻。在这种情况下应避免交感张力过高、保证足够的静脉回流并控制全身血管阻力。负性频率及肌力作用的麻醉药物和β肾上腺素能拮抗剂有助于肌性右室流出道梗阻。

**3. 麻醉对血管的作用** 可以引起PVR和SVR的变化,而PVR/SVR之间平衡的改变,直接影响到血流(心内分流)方向。

(1)增加PVR因素:低氧血症、高碳酸血症或酸中毒;气道平均压高;交感神经刺激、使用α-受体兴奋药;血容量过多。

(2)降低PVR因素:麻醉药物;吸氧、低碳酸血症或碱血症;血管扩张药物;α受体阻滞药。

(3)增加SVR因素:交感神经刺激、使用α受体兴奋药。

(4)降低SVR因素:麻醉药物;血管扩张药物;α受体阻滞药;β受体兴奋药;钙慢通道阻滞药。

**4. 理想的血流动力学状态** 麻醉应针对CHD不同的病理生理,制定出合理的麻醉方案,通过选择适当的麻醉药物、麻醉方法和正确的处理措施,使血流动力学参数朝理想的方向发展,从而维持各项生命体征。

## 五、先天性心脏病的一般麻醉处理

### (一)麻醉前评估

**1. 临床病史**

(1)术前详细了解病史是术前评价的重要环节 应详细了解小儿的症状、体征、活动、喂养、过去和现病史、过敏史等。继往手术麻醉记录有重要参考价值,但不能确切预示当前手术麻醉时小儿可能反应。仔细询问有关呼吸道情况如缺齿、打鼾、呼吸道感染等。新生儿应追问母亲的病史、孕产过程、分娩情况、Apgar评分等。

(2) *病史可以估计小儿病情和心肺功能损害程度*　根据小儿运动耐受能力可估计心功能受损严重程度。新生儿和婴儿哺乳时情况很重要,如哺乳时出汗、呼吸急促、发绀、激动和易疲劳,表明严重CHF和(或)低氧血症。较大患儿可参照正常同龄儿童估计其活动能力和生长发育水平。体重不增、生长曲线平缓或体重明显低于同龄儿童体重,均表明功能严重缺损。晕厥常见于严重的左室梗阻。左冠状动脉由右室发出的小儿在哺乳时常激动不安,表明可能出现婴儿心绞痛。蹲距或急性发绀史,表明肺血流通道不稳定,肺血流处于边缘状态。

(3) *用药史*　掌握目前用药情况、使用药物及剂量。洋地黄(除用于控制心律失常外)和利尿药应用至术前最后一晚;用于控制TOF漏斗部痉挛或心动过速的普萘洛尔(心得安),应持续至术日;用于治疗CHF的血管活性药物或钙通道阻滞药、维持PDA开放的$PGE_1$须持续使用。

**2. 体格检查**

(1) *一般情况检查*　在进行任何可能激惹小儿的其他检查前,应首先获取安静状态下小儿的心率、呼吸频率和血压等基础参数,并与正常同龄儿比较。婴儿和刚开始学步的幼儿最好由父母抱在膝上进行检查,新生儿和非常小的婴幼儿最好在熟睡时进行检查。

(2) *体检时应注意观察肤色、发育状态*　通过对呼吸频率、方式及伴随症状的观察,如鼻翼煽动、三凹症和鼾声等,有助于评价呼吸功能,并为术后拔除气管导管提供参考。主动脉缩窄拓宽手术后,检查四肢肢端动脉搏动很重要。触诊检查脉搏结合脉压差,可发现主动脉瓣关闭不全和PDA。脉压随呼吸改变常表明血容量不足或心脏填塞。

(3) *重点检查呼吸道、心脏和肺脏,应作心肺听诊*　密切注意呼吸道、胸廓畸形、上下肢血压、腹部肝脏位置等。根据手术瘢痕和位置可了解外科手术史。应注意检查周围脉搏搏动情况和建立静脉通路的难易程度。

(4) *注意合并畸形*　有约30%的CHD合并其他畸形,通常以骨骼畸形为主。心内膜垫缺损小儿常伴有Down综合征,PDA新生儿常伴有呼吸窘迫综合征、心室内出血、小肠结肠瘘和肾功能受损等。还应注意检查呼吸道及外周血管的合并畸形。

**3. 特殊检查**

(1) *心电图(ECG)*　与成人相比,婴幼儿正常心电图的变异较大,且随着年龄增长ECG也在变化,ECG正常并不能排除CHD。对某些特殊心脏缺损的诊断,ECG并不能提供有价值的资料。

(2) *胸部X线*　术前胸部X线检查可以发现肺血流的增多或减少、心脏形状大小和气道有无压迫等。可观察心脏及主动脉弓的位置,同时可发现内脏位置和肺脏浸润性改变。

(3) 实验室检查　除常规检查外，重点注意血气、血细胞比容、$SaO_2$、电解质和尿素氮等。根据需要可进行其他检查。

(4) 超声检查　超声可显示解剖和血流动力学异常，可测量心腔和血管的直径、心室功能、估计肺动脉压力等。多普勒超声提供血流方向、速度和压差等信息。

(5) 心导管检查　明确解剖关系，提供分流(位置、方向和程度)、心腔压力、PVR 和 SVR，是术前明确诊断、指导治疗的最佳方法。

1) 分流：通过股静脉向心腔置入导管，在右房、右室和肺动脉采集血样进行血氧分析，可以确定左向右分流的存在和位置。如果 $SaO_2$ 存在“递升”，提示在该水平存在心内左向右分流。根据 Fick 原理推导，可以估算肺/体血流比值(Qp/Qs)：

$$Qp/Qs=(SaO_2-SmvO_2)/(SpvO_2-SpaO_2)$$

式中：$SaO_2$ 为体循环动脉氧饱和度，$SmvO_2$ 是混合静脉氧饱和度，$SpvO_2$ 为肺静脉氧饱和度，$SpaO_2$ 为肺动脉氧饱和度。如果体循环血全部饱和($SpvO_2=SaO_2$)，则不存在分流；而 Qp/Qs 大于 1，表明存在左向右分流；Qp/Qs 小于 1，表明存在右向左分流。

2) 压力和阻力：通过对心腔内和大血管内压力的测定，对确定绝对压力和跨瓣压力梯度、梗阻及分流程度很重要。例如，继发于中层平滑肌肥厚的不可逆性肺血管阻力(PVR)增高，提示预后不佳。因此，区分肺动脉高压是起源于高分流还是高阻力非常重要。吸氧试验或吸入强力肺血管扩张气体(一氧化氮)，监测 PVR 的反应是目前常用的方法。肺血流增多的肺动脉高压(Qp/Qs 增高)比肺血流低的肺动脉高压(Qp/Qs 正常或降低)预后要好，因为后者源于 PVR 增高，但肺血流增多和 PVR 增高常同时存在。肺血管阻力可通过下式计算：

$$PVR=(PAP-LAP)/Qp$$

式中：PAP 为肺动脉压，LAP 为左房压，Qp 为肺血流量。如果 PVR 增高，确定是否具有可逆性非常重要。

3) 介入治疗：肺循环与体循环分离(如 TGA 伴室间隔完整)或肺血流减少(如 TA)者，通过增加血液混合以改善症状，可经心导管进行卵圆孔扩大和房间隔造口术。通过右房将带气囊的导管置于卵圆孔，充气后迅速撤回右房，产生 ASD(气囊房间隔切开术)。通过心导管可以栓堵 PDA、VSD、ASD 和支气管肺动脉的侧支循环，对狭窄血管或瓣膜可以进行气囊成形术。

4) 缺陷：心导管检查结果是在人工控制条件下获取的，镇静和全麻可引起或加重原先存在的缺氧、高碳酸血症和肺高压，麻醉剂、造影剂和酸碱平衡异常也可影响检查结果。

## 六、麻醉前准备

### （一）患儿的准备

**1. 禁饮食** 禁饮食时间过长有引起脱水、代谢性酸中毒的危险，应根据麻醉诱导前需要空腹的时间来确定何时开始禁饮食。以年龄为基础的标准禁饮食时间，应根据小儿个体不同进行调整。发绀患儿因红细胞增多(特别是血细胞比容超过 0.6%者)，脱水使血液黏滞性增加，脑、肾栓塞的危险增加，甚至导致缺氧发作。但充血性心衰的小儿通常需要限制液体，以预防心室功能的进一步恶化，可耐受较长时间的禁饮食。在大于 3 岁的小儿术前 6～8 h禁食，术前 2～4 h 禁水。婴幼儿或发绀性先天性心脏病，母乳、牛奶和固体食物禁食 4～6 h，术前 2～4 h 可喂糖水。

**2. 静脉输液** 禁食后静脉输液有一定益处，接台或手术延迟者应静脉补液，麻醉诱导前空腹时间得到适当延长。术前液体治疗应严格管理，严重紫绀的小儿可能需要 1～1.5 倍维持量的液体，而充血性心衰的小儿可能仅需要 1/4～1/2 的维持液体。手术当日静脉通路的建立也利于麻醉诱导。

**3. 血液准备** 术前应进行交叉配血为围术期输血作准备。再次手术、贫血和发绀等胸壁侧支循环较多的小儿，手术开始前即应作好输血的准备。因为未成熟的心脏对生理性贫血的耐受能力较差，而且出生后的数月内骨髓制造红细胞的能力较低，故婴幼儿输血治疗的指征较成人宽。

**4. 术前用药** 合适的术前用药可以减缓小儿与父母分离时的焦虑紧张，尽量避免不良刺激(如肌内注射)引起的不利生理反应。注意给予必要的安慰和解释，创造轻松的环境(玩具等)，与患儿建立良好的关系。

1）术前用药的选择通常以小儿年龄和体重、心脏缺损性质、药物治疗情况和用药习惯为基础。

2）术前用药具有易与父母分离、镇静合作、麻醉诱导平稳并减少麻醉药物用量等优点，但存在呼吸抑制、丧失呼吸道反射和心脏抑制等缺点，应权衡其利弊。

3）患儿给药途径的选择也非常重要，如肌内注射常引起小儿恐惧、哭闹和挣扎，氧耗急剧增加有可能诱发发绀小儿缺氧发作。通过口服或舌下用咪达安定 0.3～0.6 mg/kg，可避免肌注引起哭闹。如果已建立静脉通路，在小儿与父母分离前可静脉使用催眠药物。

4）5 岁以下或全身条件较差的小儿可免去术前用药，改为手术室内基础麻醉。年龄较大的患儿，可以用吗啡 0.15 mg/kg 和阿托品 0.02 mg/kg 混合后肌注。

### （二）手术室内准备

**1. 麻醉设备** 小儿心脏麻醉的仪器设备与成人相似，但有其特殊性。

（1）麻醉环路　体重不足10 kg的小儿，Mapleson D环路的Bain改进型有许多优点，因无活瓣故呼吸阻力小，吸入麻醉药浓度改变快，简便实用。

（2）常规准备　气管插管物品和负压吸引设备。

（3）监测设备　除常规的监测设备外，还应备有呼气末$CO_2$浓度监测、经食管超声及其小儿探头等。

**2. 静脉通路**　所有CHD患儿都应特别注意静脉输液管路的排气，对右向左分流者特别重要，但对左向右分流者也同样需要，因为在某些情况下会出现短暂的右向左分流（正压通气、人工挤压心脏或咳嗽等）。婴幼儿应备用微量输液器或输液泵，以精确控制液体输注。因存在缺血缺氧，高血糖可加剧神经系统并发症，术中是否输注含糖液体目前尚有争论。阜外医院对年龄不足1岁或体重不足10 kg者，在麻醉诱导后输注一组含糖液体（5%葡萄糖5 ml/kg）。

**3. 药物准备**　使用合适的注射器将常规和抢救用药抽好备用，同时应算好剂量以便快速精确用药。持续输注的药物在满足浓度范围较宽的同时，要保证液体不会过量（见表11－2）。

**表11－2　小儿心脏手术常用药物**

| 药　物 | 用量（静注或输注） |
|---|---|
| 阿托品（atropine） | 0.02 mg/kg |
| 氯化钙（calcium chloride） | 5～15 mg/kg |
| 地西泮（diazepam） | 0.05～0.2 mg/kg |
| 肾上腺素（epinephrine） | 0.05～10 μg/kg |
| 芬太尼（fentanyl） | 0.25～100 μg/kg |
| 氯胺酮（ketamine） | 1～5 mg/kg |
| 利多卡因（lidocaine） | 1～2 mg/kg |
| 咪达安定（midazolam） | 0.01～0.1 mg/kg |
| 吗啡（morphine） | 0.05～0.5 mg/kg |
| 新斯的明（neostigmine） | 0.05 mg/kg |
| 潘库溴铵（pancuromium） | 0.1～0.2 mg/kg |
| 酚妥拉明（phentolamine） | 0.25～0.5 mg/kg |
| 苯肾上腺素（phenylephrine） | 0.05～0.5 μg/kg |
| 碳酸氢钠（sodium bicarbonate） | 1 mEq/kg |
| 苏芬太尼（sufentanil） | 0.05～10 μg/kg |
| 硫贲妥钠（thiopental） | 3～6 mg/kg |
| 维库溴铵（vecuronium） | 0.1～0.2 mg/kg |

续表

| 药 物 | 用量(静注或输注) |
| --- | --- |
| 米力依(milrinone) | 0.375～0.75 μg·g$^{-1}$·min$^{-1}$ |
| 氨力农(amrinone) | 5～10 μg·g$^{-1}$·min$^{-1}$ |
| 多巴酚丁胺(dobutamine) | 2.5～10 μg·g$^{-1}$·min$^{-1}$ |
| 多巴胺(dopamine) | 2.5～15 μg·g$^{-1}$·min$^{-1}$ |
| 肾上腺素(epinephrine) | 0.05～0.5 μg·g$^{-1}$·min$^{-1}$ |
| 异丙肾上腺素(isoproterenol) | 0.05～0.5 μg·g$^{-1}$·min$^{-1}$ |
| 硝酸甘油(nitroglycerin) | 0.05～7.0 μg·g$^{-1}$·min$^{-1}$ |
| 前列腺素 $E_1$(prostaglandin $E_1$) | 0.05～0.4 μg·g$^{-1}$·min$^{-1}$ |
| 硝普钠(sodium nitroprusside) | 0.05～8 μg·g$^{-1}$·min$^{-1}$ |

**4. 监测装备**

(1) 动脉套管针 经皮穿刺桡动脉或股动脉置入动脉套管针,用于监测动脉血压变化,并采集动脉血样。新生儿和 5 kg 以下的婴幼儿,桡动脉穿刺选 24G 动脉套管针,股动脉穿刺选择 22G 动脉套管针;其他小儿桡动脉穿刺选 22G 动脉套管针,股动脉穿刺选择 20G 动脉套管针。新生儿可通过脐带动、静脉置入套管针,用于术中和术后监测。

(2) 中心静脉套管 中心静脉通路用于监测中心静脉压、使用血管活性药物和快速输液,使用多腔中心静脉套管可同时完成多项功能。不同年龄的小儿应选用不同型号的中心静脉套管,新生儿和 5 kg 以下的婴幼儿选择 4 Fr 中心静脉双腔套管,8 岁以上或体重大于 30 kg 选择 7 Fr 中心静脉双腔套管,其他小儿选择 5 Fr 中心静脉双腔套管即可,如果小儿发育较实际年龄小,应注意调整所用套管。

(3) 压力监测装置 至少应准备 2 套压力监测装置,备术中监测动脉压、静脉压等。同时应准备额外的监测管道,以备外科医生术中直接测定心内各腔和大血管内的压力。

**5. 环境要求** 对于常温非体外循环手术,手术室温度要预热至 30℃左右,同时要使用变温毯等保温措施,以避免低温对肺血管床和心肌的损害作用。需要迅速降温的低温体外循环手术,可预先降低手术室温度,以达到体表降温的目的,但对建立体外循环困难者可能不合适。

## 七、麻醉诱导和维持

### (一) 麻醉诱导

根据先天性心脏病类型、心室功能、年龄和合作程度、术后是否需延长机械通气等因素选择麻醉诱导的方法和药物。无论采取何种方法，目的要保证诱导的平稳和安全。

没有静脉通路的婴儿和较小的儿童可选择吸入挥发性麻醉药进行诱导。左向右分流的患儿麻醉气体在其肺泡中更易达到吸入浓度，因而吸入诱导理论上更为迅速。但实际上这种迅速并无多大临床意义。氟烷（低于3%～4%）或七氟烷（低于4%～8%）可用于麻醉诱导，尤其更倾向于选择七氟烷，因为其心肌抑制作用比氟烷轻。一旦开放静脉通路，多种麻醉药可联合应用，包括挥发性麻醉药、阿片类和肌松剂。对于需要开放静脉通路的儿童，大部分不合作的患儿选择氯胺酮（5～8 mg/kg）和阿托品（0.02 mg/kg）混合肌注，也可以选择其余静脉麻醉诱导药，如芬太尼、舒芬太尼、咪达安定、依托咪酯等，配合肌松药（维库溴铵、潘库溴铵等）完成气管插管。待患儿入睡后在无创监测下（ECG、袖带血压、心前区听诊器和脉搏氧饱和度等）完成外周静脉通路和有创直接动脉压监测。合作患儿可以局麻下完成外周静脉通路。在此基础上，选择静脉或吸入麻醉诱导。

(1) 发绀型　升高SVR，抑制PVR的增高，减少右向左分流，可以选择氯胺酮、芬太尼等。静脉麻醉药到达脑循环的时间较快，麻醉诱导速度加快。

(2) 合并CHF型　理论上应避免对心肌明显抑制的药物，氯胺酮对心肌的直接抑制通常由其升高交感张力相抵消，可以选择氯胺酮和芬太尼。左向右分流对诱导速度无明显临床意义。

吸入麻醉诱导的优点在于可以控制麻醉的深度和通过肺快速排除。患儿合作或处于睡眠状态可以减低心肌氧耗、降低心肌收缩力和利于早期气管拔管。经面罩诱导的药物以氟烷、七氟烷最优。尤其对紫绀型先天性心脏病，吸入麻醉诱导一般减低氧耗和提高混合静脉氧饱和度。氧合改善的其他机制有缓解右室流出道痉挛、增加肺血流和负性肌力效应等。理论上，吸入麻醉药的负性肌力作用会降低心排血量和血压，增加右向左的分流。但临床上，在吸入合适的浓度时通常可以改善氧合。理论上右向左分流会吸入麻醉诱导速度减慢，在临床上意义不大。合并CHF时，吸入麻醉诱导不是最佳选择。

麻醉诱导完成气管内插管，必要时留置胃管，排出胃内气体。静脉适当输液（血液稀释）可降低外周阻力并增加肺血流。控制呼吸并根据患儿具体情况和缺损性质调整潮气量、呼吸频率、吸入氧浓度，吸入气体流量应大于1 L/min。

### （二）麻醉维持

最常用的麻醉维持的方案是吸入性麻醉气体复合静脉注射阿片类和肌松剂。所需阿片类药物的总量依据预期的手术时间而定，而后者取决于解剖缺损及其相关的病理生理学。吗啡的组胺释放作用会降低体循环阻力，因而更倾向于选择芬太尼。单独应用挥发性麻醉药理论上有其缺陷，它可能会抑制心功能，增加心律失常的风险。

$N_2O$并非禁忌，但很多麻醉医师在行先天性心脏病缺损修补术的患儿中并不使用它，因为这类患儿本身就有发生气栓的危险，而$N_2O$会增加此风险。另外，术后早期通常不需要输注正性肌力药。

由于体外循环最后采取血液回收和超滤技术，较大儿童的继发孔房缺修补术很少需要输血。但婴幼儿不同，他们常常需输注新鲜全血或红细胞。

修补简单的房室间隔缺损时，适当的麻醉用药能实现术终在手术室内拔除气管导管。对于伴有肺动脉高压、右心衰或其他明显病理改变的患儿而言，术后情况较为复杂，有必要进行持续的镇痛、镇静和机械通气。

房间隔缺损也可进行非手术治疗，采用心导管术进行封堵。术前用药的原则与手术治疗相同。麻醉处理除了要进行适当的术前评估外，还要制定全身麻醉的计划，通常选用静脉麻醉药。在心内超声心动图的指引下，封堵房缺也可以不用全麻。总之，经导管封堵术能够缩短住院时间，并发症的发生率也低于外科手术。

麻醉维持技术的选择，根据病情、预计手术时间和气管拔管时间来决定。大剂量阿片类麻醉，可以提供稳定的血流动力学，对心肌的抑制很小，减低肺血管的反应性。缺点是需要延长术后机械通气时间。吸入麻醉维持，提供不同的血流动力学效应，满足不同麻醉深度的调节能力，并通过肺快速排除。

切皮前及时追加麻醉维持药物，多选择芬太尼单次静脉注射，辅助吸入麻醉。体外循环前可以再次追加适当剂量芬太尼和肌松药。

虽然低温减少了对镇痛性麻醉药的需求，但仍需使用一些辅助用药如阿片类、睡眠药和肌松药等，通过体外循环回路也可使用挥发性麻醉药。这些药物的剂量应考虑体外循环中分布容积的扩大。体外循环期间可以选择地西泮、咪达安定等药物辅助麻醉。复温后要及时追加肌松药，在加深麻醉的基础上，如果血压仍较高，可以选用血管扩张药物。

为了避免手术结束后麻醉突然减浅，导致血流动力学波动，在止血关胸期间应以静脉麻醉为主或逐渐过渡到以静脉麻醉为主，并适当追加麻醉辅助药物如镇静药和肌松药等。

### （三）液体管理

1）液体管理与CHD性质和年龄有关。液体管理除维持血流动力学稳定外，应维持至少0.5～1.0 ml·kg$^{-1}$·h$^{-1}$的排尿量。液体冲击量后如仍不能维持适当的尿量和心功能，应考虑使用甘露醇(0.5～1 g/kg)和呋塞米(0.25～1 mg/kg)。

2）体外循环前静脉液体种类的选择很大程度是以年龄为准。麻醉及体外循环的小儿即使不使用含糖液体，血糖也会增高。术中高血糖的程度与术后神经系统并发症有关。阜外医院对一组3～6岁ASD或VSD行心内直视修补手术的小儿进行了观察，小儿手术前晚普通饮食，术前禁食6 h，术中不输含糖液体，结果表明麻醉诱导后血糖浓度正常，手术开始后血糖浓度逐渐升高，体外循环结束时上升到最高值，并维持这一高水平到手术后。目前，糖类液体仅用于低血糖和年龄小于1岁的小儿。1岁以上的小儿只用乳酸林格液而不用糖。对第三间隙液体丧失（开胸手术可超过 4 ml・$kg^{-1}$・$h^{-1}$）和血液丧失的补充，所有年龄小儿均可用乳酸林格液。

3）在切开心包暴露心脏前，可根据动、静脉压维持 10 ml・$kg^{-1}$・$h^{-1}$的补液速度。心脏暴露后可直接观察心脏收缩性和充盈程度，指导静脉补液的速度和量。当小儿尿量少于 1 ml・$kg^{-1}$・$h^{-1}$、病史（使用利尿剂或超过 4 h 未进食水）或临床表现（中心静脉压低或使用异氟烷时血压明显降低）等表明血容量明显不足时，应考虑补充已丢失部分。

4）主动脉插管前小婴幼儿通常应维持比较充足的容量，因插主动脉管时失血相对较多。主动脉插管后可由体外循环泵直接向主动脉输液，补充血容量的不足。

5）体外循环前、中、后不同阶段液体总入量，可简单的估算：体外循环前总入量＝晶体量＋主动脉输血量－估计失血量－尿量。一般主动脉输血量略多于估计失血量；体外循环中总入量＝总预充量－尿量－滤液量－机器余血量。注意观察体外吸引器的使用以估算失血量。体外循环后总入量＝晶体量＋静脉输血量－尿量。注意观察渗血情况，以决定输血量。

6）应考虑活动性出血、渗血和心肌保护液回收情况，提示外科医师注意正确使用左、右心吸引和体外吸引器。

7）拔除主动脉插管前，经主动脉插管缓慢输血补充容量，以避免主动脉插管拔出后出现血压波动。体外循环中液体总入量在小于 1 岁小儿为 60～80 ml/kg，1～3 岁小儿为 40～60 ml/kg，3～6 岁小儿为 30～40 ml/kg。以上数据仅供参考，应综合考虑各项血流动力学指标、心脏充盈程度、心肌收缩情况、畸形矫正满意程度、麻醉深度和体外循环时间等因素。

8）体外循环时间较短，无血色素尿，拔除主动脉插管后仍可经静脉回输肝素血，但应注意无菌操作，每输入 100 ml 肝素血追加鱼精蛋白 3～5 mg。

9）体外循环后液体的补充与体外循环中的处理和停机时小儿各种生理指标密切相关，如心肌收缩情况、血红蛋白稀释程度、晶/胶体比例、酸碱电解质平衡、尿量、术中超滤液、停机后体外循环余血的回输情况、各项循环指标和血管活性药物的应用等。停机后除补充电解质（如钾）使用晶体液外，一般以输血和胶体为主。

10）为了精确掌握液体量，体重低于 15 kg 的小儿，所有液体均用微量泵输注。输注速度可根据血流动力学指标确定，另外可参考尿量和创面出血情况等。

## 八、体外循环

### （一）体外循环期间管理

1）建立体外循环，阻断上、下腔静脉后可停止呼吸。检查中心静脉压和头面部充血情况，防止心房内中心静脉导管位置异常或静脉引流不畅。

2）体外循环中应监测动脉压、静脉压、尿量、变温速度、pH 状态和混合静脉氧饱和度。

3）准备好正性肌力药物、扩血管药物、起搏器、鱼精蛋白和新鲜血液等。使用气道湿化器，静脉液体预热。心脏复苏前校正压力传感器。

4）复温开始后根据需要追加阿片类药物、镇静药物和肌肉松弛药物。去除头部冰袋，打开变温毯，升高手术室室温。

5）缺损修补完毕开放主动脉前即开始使用血管活性药物，开始通气前应先吸痰再膨胀肺。

6）手术操作结束完成复温后，有时通过暂时钳夹腔静脉管使心脏充盈射血，以观察心肌功能和缝合线的完整性。充分排气和止血后，如果一切满意，准备脱离体外循环。

7）脱离体外循环时必须满足脱机标准，肛温超过 35℃，心律和(或)心率正常，而且电解质、酸碱状态和血红蛋白在可接受的范围，确认呼吸功能和呼吸机工作正常。检查各项血流动力学监测，并根据具体情况备好血管活性药物和正性肌力药物，以及血小板或新鲜冰冻血浆等。在脱机过程中和脱机后血流动力学尚不平稳时，应纯氧通气并检查呼吸音。

8）脱离体外循环困难，不一定是由于心力衰竭，应考虑下列因素。

① 畸形纠正是否满意：检查缝线的完整性、补片是否裂开以及瓣膜是否完好。

② 残余分流：心腔内血液分流可妨碍脱离体外循环。残余分流可能是缺损修补不完全(ASD 或 VSD)或多发 VSD 的漏诊(肌部 VSDs 常常是多发性)。

③ 动脉流出道或静脉流入道梗阻：动脉流出道梗阻常涉及残余的解剖梗阻性缺损、手术修复不完善或动脉插管位置不当。静脉流入道梗阻可能是心房手术的并发症(如完全性肺静脉畸形引流，Fontan 手术)或静脉插管位置异常，导致全身静脉和肺静脉充血而心脏充盈不足。

④ 肺动脉高压：PVR 高是脱离体外循环期间较常见的问题之一。可根据全身心排血量低、右心压力高和右心衰竭等作出判断。

⑤ 肺泡通气不足：正常心肌功能的维持有赖于充分的氧合。在脱离体外循环时，肺脏必须承担起呼吸交换的功能。如果肺泡通气或交换不足，引起低氧血症或高碳酸血症，造成脱机困难。

⑥ 医源性原因：对心肌有抑制作用的药物或扩血管药物使用不当，以及其他未意识到的因素导致脱机困难。

⑦ 心力衰竭：如果存在心衰，应寻找可能原因如高血钾、心肌抑制、回输血过多或过快等。使用正性肌力药物或继续进行体外循环直到心肺功能改善。

⑧ 患儿脱离体外循环，且血流动力学稳定，可给予鱼精蛋白拮抗。

⑨ 根据创口出血情况、尿量和心脏充盈程度、动静脉压和心肌收缩力等补充容量。

### （二）心肌保护

虽然对心肌保护的机制了解不多，但未成熟心肌能较好的耐受缺血，部分原因与未成熟心肌可通过糖酵解途径产生 ATP 的能力增强有关。全身低温体外循环、主动脉阻断并灌注冷心脏停跳液(4℃)是最常用的心肌保护方法。心包腔内放置冰盐水或冰泥可使心脏局部低温。在体外循环结束时可用温血停跳液二次灌注。

1 岁以下的婴幼儿(通常体重不足 10 kg)和某些特殊的心脏缺损手术(如主动脉弓修补),可采用深低温停循环。其具有术野清晰、无渗血、益于外科操作的优点,同时通过减少非冠状动脉血流也加强了心肌保护。此外,采用极低流量体外循环可以缩短体停外循环时间,减少血液损害,故其替代深低温停循环也有可取之处。

体外循环降温至肛温 18～20℃,鼻温至 15～17℃,可停循环。降温过程通常需要 25～30 min,使用扩血管药物如酚妥拉明 0.5 mg/kg 可加速降温,同时也可使用体表降温。

尽管体外循环中心室纤颤下维持冠状动脉灌注很少使用,但对短小手术不需要阻断循环时简单有效。

## 九、体外循环后的处理

### (一) 血流动力学管理

1) 体外循环后为了维持血流动力学稳定,停机时所用的有关正性肌力药物和血管活性药物应继续使用。在手术室突然停用这些药物没有临床意义,并有可能引起患儿血流动力学波动。

2) 注意容量的补充。体外循环后容量的补充常常以胶体液为主如体外循环后剩余肝素血液、血浆或 5%白蛋白。同时应备好新鲜全血以补充有功能的血小板和凝血因子。注意每输入 100 ml 肝素血追加鱼精蛋白 3～5 mg。体外循环时间长血液破坏较重出现血色素尿者,剩余肝素血不宜使用。

### (二) 手术室内拔管

1) 如果手术结束后准备在手术室拔出气管内插管,必须满足气管拔管的有关标准。早期拔管可避免持续带管、肌肉松弛(管道脱开引起的气道损失或窒息、气管导管内梗阻)和正压通气(气道压增高、PVR 增高、静脉回流减少和气胸等)所带来的潜在危险。

2) 手术室拔管的标准:患儿清醒、有力、温暖;自主呼吸时血气正常;未用体外循环或使用体外循环主动脉阻断时间低于 30 min;肺动脉压正常;血流动力学稳定,未用高剂量正性肌力药物支持;止血彻底完善,渗血量少。

### (三) 回重症监护室(ICU)前处理

1) 麻醉医师和外科医师应对患儿的血流动力学状态满意,并备好抢救药物、$O_2$ 袋、简易呼吸器和转运监测仪等。

2）为使插管患儿平稳送到ICU，防止因体温未恢复到正常而寒颤，引起血压升高和代谢增加，可以追加肌松剂和阿片类药物。

3）术毕时应检查气管插管，双肺听诊以判断气管导管深度，气管插管内径过细（小于4.0 mm）很容易被分泌物和血液堵塞，如术后需长时间机械通气者，必要时在离开手术室前可选择性的更换气管内导管。

## 参考文献


1 Grossfield PD. The genetics of congenital heart disease. *J Nuc Cardiol*, 2003,10:71－76.

2 Coburn JP, Feldt RH, Edwards WD, et al. Atrial septal defects. In: AllenHD, Gutgesell HP, Clark EB et al, eds. *Moss and Adams, Heart Diseasein Infants, Children and Adolescents*. Philadelphia: Williams & Wilkins, 2001:603－617.

3 Kerut EK, Norfleet WT, Plotnick GD, et al. Patent foramen ovalc: areview of associated conditions and the impact of physiologicalize. *J Am Coll Cardiol*, 2001,38:613－623.

4 Jacobs PJ, Quintessenza JA, Burke RP, et al. Congenital heart surgerynomenclature and database project: atrial septal defect. *Ann ThoracSurg*, 2000,69:518－524.

5 Acar P, Dulac Y, Roux D, et al. Comparison of transthoracic and trans-esophageal three-dimensional echocardiography for assessment of atrial septal defect diameter in children. *Am J Cardiol*, 2003,91:500－502.

6 Powell AJ, Tsai-Goodman B, Prakash A, et al. Comparison betweenphase-velocity cine magnetic resonance imaging and invasive oximclry for quantification of atrial shunts. *Am J Cardiol*, 2003,91:1523－1 S? S.

7 Holzer R, Hijazi ZM. Interventional approach to congenital heart dis ease. *Curr Opin Cardiol*, 2004, 19:84－90.

8 Sideris EB, Toumanides S, Macuil B, et al. Transcathetcr patch correc tion of secundum atrial septal defects. *Am J Cardiol*, 2002,89:1082－1086.

9 Chun DS, Turrentine MW, Moustapha A, et al. Development of aorta-to-right atrial fistula following closure of secundum alrial septal defectusing the Amplatzer septal occluder. *Cathet Cardiovasc Hiterv*, 2003,58:246－251.

10 Chessa M, Carminati M, Butera G, et al. Early and late complications associated with transcatheter occlusion of secundum atrial septal de fect. *J Am Coll Cardiol*, 2002,39:1061－1065.

11 Berdat PA, Chatterjee T, Pfammatter J, et al. Surgical management of complications after transcatheter closure of an atrial septal defect or patent foramen ovale. *J Thorac Cardiovasc Surg*, 2000,120:1034－1039.

12 Shroeder VA, Shim D, Spicer RL, et al. Surgical emergencies during pediatric interventional catheterization. *J Pediatr*, 2002,140:570－575.

13 Perry YY, Triedman JK, Gauvreau K, et al. Sudden death in patientsafter transcatheter device

implantation for congenital heart disease. *Am J Cardiol*, 2000,85:992－995.

14 Koenig P, Cao QL, Heitschmidt M, et al. Role of intracardiac echocar-diographic guidance in transcatheter closure of atrial septal defects and patent foramen ovale using the Amplatzer device. *J Interv Cardiol*, 2003,16:51－62.

15 Cowley CG, Lloyd TR, Bove EL, et al. Comparison of results of closureof secundum atrial septal defect by surgery versus Amplatzer septal occluder. *Am J Cardiol*, 2001,88:589－591.

16 Du ZD, Hijazi ZM, Kleinman CS, et al. Comparison between transcath eter and surgical closure of secundum atrial septal defect in children and adults. *J Am Coll Cardiol*, 2002,39:1836－1844.

17 Torraca L, Ismeno G, Alfieri O. Totally endoscopic computer-enhancedatrial septal defect closure in six patients. *Ann Thoruc Surg*, 2001,72:1354－1357.

18 Wimmcr-Greinecker G, Dogan S, Aybck T, et al. Touilly endoscopic atrial septal repair in adults with computer-enhanced telcmanipula-tion. *J Thorac Cardiovasc Surg*, 2003,126:465-468.

19 于钦军,李立环主编.临床心血管麻醉学实践.北京:人民卫生出版社,2005

20 晏馥霞,李立环主译.小儿心脏麻醉学.北京:人民卫生出版社,2008

（晏馥霞　于钦军　敖虎山）

## 第二节　小儿肺移植术的麻醉特点

### 一、概述

小儿肺移植术的麻醉和成人有很多共同点,但也有其特点。目前开展此手术的医院还不多,美国波士顿儿童医院施行的小儿肺移植术无论数量和质量均居世界领先地位,已积累了丰富的经验。相比之下,我国还很落后,迄今为止还未见有关小儿肺移植的报道。

众所周知,对于标准治疗和外科手术治疗失败的晚期肺病患儿,肺移植是一种可供选择的治疗方案。尽管在过去100年取得了巨大进步,但肺移植仍然是复杂且富有挑战的技术。肺移植的候选者虽然病情危重却需要经历如此高危的治疗,必须足够强壮且能够耐受复杂的外科手术。和进行其他实体器官移植的候选者一样,拟行肺移植的患儿必须能够理解并且配合复杂的移植后治疗。更好的理解肺移植的现状,有助于了解肺移植的历史发展。

#### （一）历史背景

移植外科技术和免疫学的研究开始于20世纪早期,为肺移植的开展奠定了基础。1906

年，Charles Guthrie 和 Alexis Carrel 成功地将小猫的心脏和肺脏移植到猫的颈部（异位移植）。随后的 50 年里开展了更深入的动物肺脏移植（使用犬的肺叶和整个肺）。1920 年～1930 年，随着外科技术和免疫研究共同发展，早期的研究使免疫抑制治疗为移植脏器的存活提供了重要保障。

1963 年，James Hardy 博士在密西西比大学进行了第一例人体肺移植手术。患者为成年男性，患有严重的肺气肿和左肺癌。患者无法耐受因治疗癌症而进行的肺切除术，于是成功实施了单侧肺移植术，但是患者在术后 18 d 死于肾衰和营养不良。在 Hardy 石破天惊的手术之后，人体肺移植有了新的方向。其中包括 1968 年 Shinoi 在东京医学院进行的肺叶移植和 Denton 在休斯敦得克萨斯心脏中心进行的第一例心肺联合移植（婴儿，第一例儿科肺移植）。虽然这些肺移植手术都未能获得长期的生存率，但是有力促进了外科技术、器官保护等方面的研究和发展，强调了选择性免疫抑制剂的重要性。

随着 20 世纪 70 年代环孢菌素的应用和外科技术的不断发展，Bruce 博士在 1981 年进行了第一例成功的人体肺移植。这例手术是一例心肺联合移植，患者是一名成年原发肺高压女性。1983 年，Joel 博士为肺纤维化患者进行了第一例成功的单独肺移植。1988 年 Patterson 成功进行了双肺移植。但是这项技术有明显的并发症，尤其是气管裂开。结果，相继双肺移植成为双侧肺移植最常见的手术方式（气道吻合不在气管，而是支气管主干水平）。1950 年 Henri 最早提出了这项技术，1990 年 Pasque 在圣路易斯的华盛顿大学再次证实这项技术的可靠性。近些年，在有限的移植中心存活供体肺叶移植和尸体肺叶移植技术都被成功应用。

### （二）肺移植评估

晚期肺部疾病患儿，常规药物和外科治疗都无效，可作为移植评估的参照。原发性肺疾病需要进行肺移植的患儿，成人与小儿不同。肺移植的选择需要尽可能早的与患者及其家属讨论，包括肺移植的细节和潜在的手术并发症（包括死亡）。一般性选择标准已经公布，但是对于某些条件，还没有严格的选择标准。基于经验和喜好，每一个肺移植中心的入选标准都略有不同。因此，在选择的中心与肺移植团队交流来决定，肺移植的受体是否符合特定肺移植中心的标准，这一点很重要。一般来讲，肺移植受体应该符合：预期生存时间少于 2 年，已证明的进行性肺功能减退到或超过 NYHA/WHO 分级的Ⅲ或Ⅳ级。尽管大部分中心要求肺移植受体的年龄在 55～65 岁（根据肺移植的类型），也有一部分肺移植患者的年龄超过 65 岁。

肺移植评估包括：完整的病史，体格检查，实验室检查（血型、全血细胞计数、生化、肝功能、24 h 尿的肌酐清除率、尿分析法、HIV、痰培养），肺功能检测，心电图/心脏超声，6 min 步行实验，心理评估。心理评估包括后援看护者、运送、医疗保险、住房、复杂治疗的顺从性。对患儿有明显精神疾病和认知障碍的，都应该有全面的评估。

理想的候选者应不抽烟，或者在一直评估前至少戒烟 6 个月。慢性系统性皮质类固醇的应用会影响伤口的愈合，尤其是支气管吻合口。因此，系统皮质类固醇应用的候选成人，应使剂量＜10 mg/d，对于患儿，不高于 0.5 mg/d。

综上所述，肺移植中心不可能拥有相同的入选标准。在相对禁忌证上他们也存在差异性。但是在孤立肺移植的绝对或严格禁忌证上是一致的。

## 二、适应证和病理特点

小儿肺移植术的适应证较局限，据报道小儿接受肺移植术的适应证是肺囊性纤维化、原发性肺动脉高压以及极少见的双肺动、静脉畸形和严重的支气管肺发育不良等（见表 11－3），肺移植的禁忌证（见表 11－4）。

**表 11－3　小儿肺移植适应证**

| |
|---|
| 囊性纤维化 |
| 原发性肺高压 |
| 再次移植 |
| 先天性心脏病 |
| 原发性肺纤维化 |
| 间质性肺炎 |
| 肺血管病 |
| 艾森曼格综合征 |
| 肺纤维化，其他表面蛋白 B 缺乏 |
| COPD/肺气肿 |
| 支气管肺发育不良 |

**表 11－4　肺移植禁忌证**

| 绝对禁忌证 | 相对禁忌证 |
|---|---|
| 活动期恶性肿瘤 | 双向胸膜固定术 |
| 严重的肾脏或肝脏疾病 | 全身系统性甾体类药物治疗＞20 mg/d |
| HIV 感染 | 病态肥胖症 |
| 当前吸烟史 | 严重恶液质 |
| 当前药物滥用 | 严重精神疾患 |
| 左心功能衰竭或不全 | 药物滥用史 |
| 活动期乙型或丙型肝炎感染 | 肝肾功能不全 |

续表

| 绝对禁忌证 | 相对禁忌证 |
|---|---|
| 其他可能限制患儿或器官存活的系统性疾病 | 曲霉菌或丝孢菌呼吸道感染 |
| 其他可能在移植后肺脏再发的肺脏相关疾病 | 广泛或多重耐药菌呼吸道感染 |
| | 脊椎融合术 |
| | 严重的脊椎侧凸 |
| | 短肠综合征或严重的吸收障碍 |

### （一）肺囊性纤维化

肺囊性纤维化（cystic fibrosis，CF）是小儿呼吸道疾病中少见的一种慢性疾病。据统计这种染色体异常性疾病的发病率约为 1/2 000，患此种疾病的患儿酶缺乏、电解质含量改变及黏膜蛋白的改变与体内异常分泌有关，常常多种器官系统都被累及，但肺的病理改变是致命的。肺的病理改变是气管、支气管外分泌腺管阻塞，黏性分泌物和黏液纤毛的清除障碍，慢性感染及组织破坏、支气管扩张、肺纤维化、呼吸道阻塞引起进行性呼吸功能不全，包括呼吸道阻力增加、功能残气量增加、肺活量下降。肺纤维化和管腔内分泌物积聚使肺容量下降。患儿临床表现为发育差、营养不良、$PaO_2$ 降低、$PaCO_2$ 升高、杵状指（趾）、呼吸困难，最终导致患儿死亡。

少数局限性 CF 患儿可行手术治疗，如肺叶切除、肺灌洗、胸膜部分切除或胸膜涂擦法治疗。但 CF 的患儿多数病变广泛，常侵袭双侧肺，目前认为肺移植术是治疗该疾病的有效手段，移植的肺多为双侧。

### （二）原发性肺动脉高压

原发性肺动脉高压（primary pulmonary hypertension，PPH）是一种肺血管性疾病，心脏内无畸形。目前对 PPH 的病因还不清楚。PPH 的病理改变是肺血管的管腔闭塞和持续性收缩，还可能伴发血栓栓塞、静脉堵塞或多发性血管瘤。肺动脉压呈进行性增高，严重时肺动脉收缩压可高达 140～150 mmHg。在早期右心功能一般尚好，到晚期可出现右心衰竭。继发性肺动脉高压是由于心内畸形，如心室间隔缺损、心房间隔缺损等，左心大量血液向右分流，随着时间的推移，肺动脉压力逐渐上升。到晚期可出现心内右向左反向分流。临床上称为艾森曼格综合征（Eisenmenger's syndrome），可表现为严重低氧血症、发绀、杵状指（趾）。此类患儿只适应做心肺联合移植术。

## 三、肺移植的并发症

肺移植的并发症可能出现在手术后即刻，也可能延迟至手术后数年。严密的临床观察和随访是减少肺移植存活患儿患病率和死亡率的策略。供体和受体之间，群体反应性抗体(PRAs)和交叉配型阳性者避免移植，确定恰当的ABO配型，能够明显减少超急性排异的发生率。超急性排异反应是由移植受体识别供体血管内皮抗原后产生的抗体所介导的。炎症的体液应答触发活化和血栓级联发应使得移植物内广泛血栓形成，最终移植物衰竭并且死亡。血浆去除术可以用于改善超急性排异反应的影响，最好的治疗方法就是禁止ABO血型不符和敏感个体的移植。早期移植物功能障碍或衰竭很少见，但却是术后早期严重的并发症。有报道称，少于15%肺移植患儿表现为无感染或排异原因的通气障碍，活检中发现弥漫性肺泡损伤。移植物功能衰竭可能的原因，比如肺静脉吻合口狭窄或栓塞，必须彻查。如果移植物功能衰竭不能被逆转，可以使用体外膜式氧合和吸入一氧化氮。若患儿对上述治疗反应性差，应进行紧急再移植手术。

再灌注损伤，即再灌注肺水肿、再植应答或者移植物损伤，在某些肺移植患儿中的发生是不可预料的。术后24 h内，胸片上表现为弥漫的间质浸润。引起肺水肿的原因有：缺血性细胞损伤、氧衍生自由基诱导的脂质过氧化作用损伤、补体级联反应介导的损伤、肺淋巴管的破裂或早期排异反应。从组织学上看，在肺泡间质和血管周围组织间隙有中性粒细胞浸润。

## 四、麻醉处理特点

小儿肺移植术麻醉处理基本同成人，但又要遵照小儿的解剖和生理特点，对12岁以上体重大的儿童难度相对小一些，对12岁以下体重轻的小儿麻醉处理上会增加困难，特别是5岁左右的小儿难度更大，包括手术操作、麻醉管理、术后护理等。但对具有成人肺移植术的经验和心血管手术血流动力学处理经验的临床医师来说，已有一个良好的基础。

### (一) 气管导管的选择与应用

在成年人施行肺移植术麻醉时，多选用双腔气管导管，其优点为便于术中单肺通气控制呼吸。对10岁以上体重大的儿童可选用28F号双腔气管导管，对10岁以下体重轻的小儿目前还无更细的双腔气管导管，只能选用适合于小儿体重的单腔气管导管。可先行双肺通气，当移植肺需要单肺通气时将气管导管插入右或左主支气管，单腔管插入右侧较容易，但插入左侧常需要纤维光导支气管镜、荧光镜或手术医师的直接引导下才能进入。单腔气管导管内径较粗，便于术中吸引，特别是对肺囊性纤维化的患儿更有益于术中分泌物的清除。

对不在CPB下施行的小儿肺移植，采用单腔气管导管控制呼吸很重要，为了满足手术的需求要不断变化导管的位置，如施行左肺移植术，麻醉诱导后先将单腔气管导管插入主气管，需单肺通气时则需将导管插入右肺，左肺动、静脉和左总支气管吻合完毕，须将单腔导管退到总气管。施行右侧肺移植则与此方法相同，方向相反。如果患儿采用CPB下施行单肺移植术，当CPB运行氧合器内血液达到充分氧合后即可停止肺通气，不必变换气管导管位置。双肺整块移植必须在 CPB 下施行，对小儿呼吸的管理较容易，选用单腔气管导管即可。小儿肺移植术多在 CPB 下施行双肺整块移植。

### （二）麻醉诱导和维持

小儿离开父母进入手术室以后，在陌生的环境中常情绪波动、哭闹，这会使已处于缺氧状态中的患儿病情恶化。因此，当小儿进入手术室后应立即肌注镇静药如咪达安定、硫贲妥钠、氯胺酮等。在理论上，氯胺酮应用后可使心率加快、血压升高、肺动脉压上升，但临床实验结果表明氯胺酮导致肺动脉压上升作用并不十分明显，氯胺酮是小儿基础麻醉的一种较为理想的药物。氯胺酮对注射部位无明显刺激性，小儿在肌注后可迅速入睡。患儿入睡后即用面罩给氧，并监测脉搏血氧饱和度、心电图等。开放一条外周静脉通道和动脉置管后即可施行麻醉诱导插入气管导管。为防止支气管痉挛和减少呼吸道分泌物，术前应用阿托品或东莨菪碱是必要的。小儿肺移植术中麻醉的维持可选用大剂量芬太尼（30～50 μg/kg）、依托咪酯或复合小剂量氯胺酮。肌肉松弛药可采用维库溴铵或哌库溴铵等。

### （三）麻醉中监测

同成人肺移植术一样，麻醉中监测很重要，各种监测项目不可少。包括：$SpO_2$、$P_{et}CO_2$、ECG、TEE、动脉直接测压、尿量、血气及电解质等。有创监测对移植术中血流动力学状况的评价、维持循环稳定有重要意义。对年龄小、体重轻的患儿穿刺桡动脉失败时，可选择股动脉，穿刺股动脉时进针点和针尖深度勿超过腹股沟韧带，因股动脉在腹股沟韧带上方是由浅处往深处走行，若超过韧带并不慎穿透深处髂动脉，动脉出血向腹膜后流而不易被发觉，造成内出血可导致生命危险。穿刺中心静脉置管可选择右锁骨下静脉、右颈内静脉或左锁骨下静脉。小儿的左锁骨下静脉走行段长于右侧，当右侧锁骨下静脉穿刺失败后，改穿左侧时比较容易成功。穿刺成功后放置入 4F 或 5F 双腔、三腔中心静脉导管。对较小的患儿可选用 4F 或 5F Swan-Ganz 导管，取右侧颈内静脉穿刺置入。肺移植术患儿术后中心静脉导管留置时间较长，为预防感染的发生，建议选用近年新推出的抗感染导管。

由于小儿解剖上穿刺部位范围小、血管细、穿刺难度大、并发症发生率高，因此需要技术熟练、经验丰富的麻醉医师来操作。

### （四）麻醉中管理

呼吸管理由于小儿肺移植多在 CPB 下采用双肺整块移植术，手术中可避免单肺通气给呼吸管理带来的困难。但气管插管后要注意保持呼吸道通畅，肺囊性纤维化患儿术中分泌物较多，要经常吸引，以改善气体交换，避免 $CO_2$ 蓄积。CPB 运行 3～5 min，静脉血回流到氧合器完全氧合后，可停止呼吸。移植气管、肺动脉吻合完毕，用吸痰管送入气管吸除血性液体及分泌物，然后缓慢通气，可加 PEEP 以减少肺不张的发生和肺水肿液的积聚。吸入氧浓度可逐渐降低，可维持 $FiO_2$ 50%。正性肌力药和肺血管扩张药继续输注。

循环管理小儿肺移植术中循环管理的难易程度同病变程度有密切关系，一般情况下并不困难，在麻醉诱导后至 CPB 前，患儿的血压、心率较易维持稳定。但在主动脉（有时采用股动脉）插管和右房插管时失血过多易造成小儿血压下降，越小的患儿这种情况越显著。此时应加快输液速度来维持血压稳定，并可酌情推注正性肌力药。当循环难以维持稳定时应尽早运行 CPB。在移植完成开放肺循环后，由于含高钾和低温的肺保护液进入体循环，可出现心动过速、心动过缓或室性期前收缩等心律失常。这种情况一般为一过性的，不需处理。但在 CPB 停止后出现的心律失常应积极处理，除应用抗心律失常药外，应寻找原因，从根本上治疗心律失常。

小儿的供肺可来自于活体亲属（living-related lung transplantation）或尸体，在采取供肺时体积常常偏大，在肺保存液作用下供肺体积更加膨胀，会造成供肺与受体胸腔的匹配失调。当胸骨合拢时挤压肺脏会压迫心脏，造成血压下降和心律失常，因此，关胸时要密切注意血压及心律的变化。这种异常情况使用药物是无法见效的，处理的办法是不关胸而用无菌薄膜覆盖，待次日供肺水肿消退后再关胸，或将多出来的供肺切除后关闭胸腔。

## 参 考 文 献


1 Quantz MA, Bennett LE, Meyer DM, et al. Does human leukocyte antigen matching influence the outcome of lungtransplantation? An analysis of 3 549 lung transplantations. JHeart Lung Transplant, 2000,19:473-479.

2 Bhorade SM, Vigneswaran W, McCabe MA, et al. Liberalization of donor criteria may expand donor pool without adverse consequence in lung transplantation. J Heart Lung Transplant, 2000, 19: 1199-1204.

3 Gabbay E, Williams TJ, Griffiths AP, et al. Maximizing the utilization of donor organs offered for lung transplantation. Am J Resp Crit Care Med, 1999,160:265-271.

4 DeMeo DL, Ginns LC. Clinical status of lung transplantation. Transplantation, 2001,72:1713-1724.

5 Valdivia M, Chamorro C, Romera MA, et al. Effect of posttraumatic donor's disseminated intravascular coagulation in intrathoracic organ donation and transplantation. Transplant Proc, 2007, 39:2427-2428.

6 Haddy SM, Bremner RM, Moore-Jefferies EW, et al. Hyperinflationresulting in hemodynamic collapse following living donor lobartransplantation. Anesthesiology, 2002,97:1315-1317.

7 King-Biggs MB, Dunitz JM, Park SJ, et al. Airway anastomotic dehiscence associated with use of sirolimus immediately after lung transplantation. Transplantation, 2003,75:1437-1443.

8 Groetzner J, Kur F, Spelsberg F, et al. Airway anastomosis complications in de novo lung transplantation with sirolimus-based immunosuppression. J Heart Lung Transplant, 2004, 23: 632-638.

9 Schulman LL, Anandarangam T, Leibowitz DW, et al. Four-year prospective study of pulmonary

venous thrombosis after lung transplantation. J Amer Society of Echocardiography, 2001, 14: 806-812.

10 Watanabe MA, Homma S, Schulman LL. Fatal cerebral emboli in two recipients of lung transplants from one donor. Transplantation, 2003,75:2157-2158.

11 Green M, Avery RK, Preiksaitis J. Guidelines for the prevention and management of infectious complications of solid organ transplantation. Am J Transplant, 2004,4(supplement 10):6-166.

12 Woo MS, MacLaughlin EF, Horn MV, et al. Bronchiolitis obliterans is not the primary cause of death in pediatric living donor lobar lung transplant recipients. J Heart Lung Transplant, 2001,20: 491-496.

13 Valdivia M, Chamorro C, Romera MA, et al. Effect of posttraumatic donor's disseminated intravascular coagulation in intrathoracic organ donation and transplantation. Transplant Proc, 2007,39:2427-2428.

14 卿恩明主编.器官移植术与组织移植术麻醉学.北京:人民卫生出版社,

（卿恩明 敖虎山）

## 第三节 心脏病患儿的非心脏手术麻醉

先天性心脏病的患儿需进行非心脏手术十分常见。先天性心脏病患儿病情复杂多变,复杂的解剖变异显著增加手术危险性。即使是先天性心脏病已矫正过的患儿,也可能存在严重的残余问题(如心律失常、心室功能障碍、动静脉分流、瓣膜狭窄或反流和肺高压等)。心血管疾病是围术期引起心跳骤停的第二大常见原因,这在 ASA 生理状态Ⅲ～Ⅳ级先天性心脏病患儿中更为多见。在患有先天性心脏病的新生儿和婴儿中,危险因素增加最为显著,如果进行非心脏手术,病死率将增加 2～3 倍。由于非心血管专科外科医师不熟悉先天性心脏病患儿的病理生理变化,所以麻醉医师有责任了解疾病的病理生理、进行细致的术前评估和准备、使用合理的麻醉药物和技术显得至关重要。大多数国家的先天性心脏病患儿行非心脏手术时,要求在那些拥有熟悉先天性心脏病患儿麻醉经验的麻醉医师和儿科医师的医院中进行。

### 一、术前评估和准备

通过超声检查可发现胎儿先天性心脏病,通过新生儿体检可发现新生儿先天性心脏病。Massin 和 Dessy 通过 10 年研究观察到,在产房可发现 44%的先天性心脏病患儿。多数患儿是在以后的检查中被查出。因此，在非心脏手术前，当怀疑有先天性心脏病时，详细的体格检查和多普勒超声血流检查是必不可少的。

在曾经行矫治术的先天性心脏病患儿中，由于对二次手术的恐惧，术前焦虑发生率显著增加。术前适当干预治疗以防止术前焦虑的发生，尽可能降低先天性心脏病患儿非心脏手术术后恐惧的发生率。这些干预措施可包括收集足够的患儿信息、镇静和抗焦虑药物的使用、麻醉诱导时患儿父母在场等。

先天性房室间隔缺损患儿常常伴有其他解剖变异。先天性心脏病患儿的气道管理需非常仔细，因为他们的咽喉部可能会出现异常。这种异常是由于反复插管、长时间通气支持、反复会厌神经损伤等引起。最常见的咽喉部异常是声门下狭窄。支气管树和血管结构（出现血管环）之间的解剖异常可导致呼吸道阻塞，患儿会出现反复发作的呼吸困难，如喘鸣、吞咽困难和呼吸暂停等，应引起足够警惕。扩张的肺动脉、扩大的右房或增大的全心均可压迫支气管树。近年来诊断这些异常的最大进展是磁共振对气管、支气管和肺血管的高清晰度三维重构。这种重构包括了所有的解剖要素，可进行解剖描述，对围术期处理方案提供依据。

先天性心脏病，尤其是瓣膜性心脏病与获得性血管性假性血友病综合征（von Willebrand’s syndrome）密切相关。后者会在手术时或介入治疗时诱发严重出血。疑似病例显示出血时间（BT）延长。实验室诊断需发现 von Willebrand 因子异常。紫绀型先天性心脏病或红细胞增多症患儿，由于血小板减少或血浆凝血因子异常，导致凝血功能障碍。在此情况下，推荐减少禁食时间，并在术前输注液体以避免脱水和血液黏滞度的进一步增加。当出现症状性高血液黏滞度和血细胞比容超过 0.65 时，可行放血疗法。高血液黏滞度还会引起紫绀性肾病（cyanotic nephropathy）。

近年来，超声心动图检查在确定心脏解剖和血流模式方面显示了很好的临床参考价值。如果术前经胸超声心动图的诊断不确定或发现解剖矫形不足并有残余畸形时，应考虑使用经食管超声（TEE）协助诊断。

先天性心脏病患儿是细菌性心内膜炎的高度易感人群。最近的指南对预防使用抗生素的指征进行了新规范。即使患儿无症状，在麻醉前麻醉医师需要了解患儿的心脏解剖、血流动力学参数和可能出现的并发症。详尽的麻醉术前计划和多学科干预是降低心脏病患儿非心脏手术危险性的重要途径。

## 二、术前用药

在麻醉诱导时，保持患儿安静镇定可显著降低的麻醉风险和精神创伤发生率。理想的术前用药一直颇有争议。大多数手术中心通过口服、经直肠或鼻黏膜使用咪达安定。咪达安定和氯胺酮联合使用可以起到更佳镇静的效果，患儿易于和父母分离。躁动先天性心脏病患儿进行麻醉诱导存在很大风险，因此对于不合作患儿，麻醉医师必须认真准备麻醉计划。如果患儿拒绝口服或直肠使用咪达安定，可经鼻黏膜给予大剂量咪达安定和氯胺酮，以达到增加镇静效果和降低诱导前应激的目的。由于经鼻黏膜使用药物后，可能会出现快速药物吸收，导致过度镇静和呼吸抑制，因此用药之后必须仔细观察。

## 三、麻醉诱导

心脏缺损较小的患儿能很好耐受吸入麻醉诱导。近些年来，吸入麻醉诱导已由七氟烷代替氟烷。七氟烷诱导心血管稳定性好，心肌抑制较轻和心律失常较少。然而，七氟烷可能在患儿有 QT 延长综合征时诱发尖端扭转型室性心动过速，有左室流出道梗阻、心肌炎或扩张性心肌病时引起心血管衰竭。七氟烷增加心肌复极持续的时间比丙泊酚大。在静脉通道已开放或有严重心血管功能障碍的患儿，可选择静脉诱导。一般来说，心血管代偿功能完善且容量不欠的先天性心脏病患儿能够耐受硫贲妥钠或丙泊酚复合阿片类制剂的诱导。丙泊酚能降低体循环阻力并降低心排量。在有心肌病左室功能障碍存在的情况下，丙泊酚可能会引起静脉扩张和前负荷降低。对于心排血量相对固定的患儿，如主动脉瓣狭窄或梗阻性肥厚型心肌病等，诱导时需加倍小心。依托咪酯的心血管不良反应较少，在心血管功能储备较差的患儿应用比较普遍。和丙泊酚复合利多卡因静脉注射比，乳化依托咪酯引起的注射痛要轻得多。对于发绀或充血性心力衰竭的患儿需保持心率、血压和射血分数稳定，氯胺酮可作为单一诱导药或合并依托咪酯使用。对于那些完全依靠最大限度地交感活性来维持循环的患儿，使用氯胺酮会产生显著负性肌力作用，抑制心功能。S-异构体氯胺酮的精神性不良反应较同等镇痛剂量的外消旋氯胺酮少得多。

## 四、麻醉维持

麻醉维持时，吸入麻醉药是否合用阿片类镇痛药或其他静脉麻醉药取决于患儿个体耐受性、术式和麻醉医师个人喜好。一般来说，代偿完善或矫正先天性心脏病患儿的麻醉处理和其他方面健康患儿的麻醉处理方法并无不同。常规剂量的芬太尼/咪达安定或七氟烷并不影响功能性单心室患儿的心肌功能指数。当采用标准麻醉方法时，七氟烷、氟烷、异氟烷和芬太尼/咪达安定不改变心内分流患儿的肺/体血流比率。在其他方面健康的患儿，地氟烷麻醉维持能减轻苏醒期躁动（emergence agitation）和缩短苏醒期（emergence times）。对于儿童来说，心排血量是心率依赖性的。瑞芬太尼可导致心率下降，因此，其麻醉维持时产生血压和心指数降低。虽然阿托品常用于治疗心率减缓，但并不能防止心指数的下降。在先天性心脏病患儿，静脉注射胃长宁可预防全麻时瑞芬太尼和七氟烷导致的心动过缓。类似于七氟烷麻醉，儿童丙泊酚全凭静脉麻醉时，抑制切皮体动反应的瑞芬太尼输注速率是成人的 2 倍。在儿童，区域阻滞麻醉联合全麻对血流动力学参数影响甚微。

## 五、监测

合适的术中监测取决于患儿的心脏疾患和外科术式。标准监测包括 $CO_2$ 图，该图能够早期发现呼吸和心血管意外事件。在紫绀型先天性心脏病患儿和小于 1 岁患儿，测量的呼气末 $CO_2$ 值较动脉平均 $CO_2$ 张力低。常规临床心血管功能参数监测值和有创监测值往往有一定差异。因此，为早期探知和治疗心肺功能失常和其他围术期并发症，需要对重度心力储备受限和大手术患儿行有创监测。

在新生儿和小婴儿放置动脉导管有一定难度。到目前为止，尚不推荐采用作为终末动脉的肱动脉置管。但 Schindler 等报道，在患先天性心脏病的新生儿和小婴儿手术前，当桡动脉置管失败后采用肱动脉置管，未见有严重并发症发生。当患儿存在心内缺损或心脏解剖变异时，肺动脉导管置入困难。心内或体肺分流影响了所测数值的可靠性，因此，在先天性心脏病患儿，采用经肺动脉温度稀释法直接监测心排血量较为少见。动脉经肺温度稀释(transpulmonary thermodilution)技术比肺动脉温度稀释法创伤性小，因此前者在小儿应用有一定优点。Kim 等采用微创动脉脉搏波形分析(arterial pulse wave analysis)监测心排血量，他们观察到其与有创温度稀释技术有良好的临床相关性。测量中心静脉血氧饱和度可间接估算心排血量。在实验猪模型，Osthaus 等观察到中心静脉血氧饱和度、氧供和心排血量之间相关性好。他们认为，在间接估算氧供方面，中心静脉血氧饱和度比平均动脉压和心率更准确。当已有中心静脉置管存在时，中心静脉血氧饱和度测量易于实施。静脉血气分析同时提供碱剩余值和乳酸浓度。乳酸浓度能够反映组织氧供是否充足。术中和术后间断测量动、静脉血气对维持患儿血流动力学参数稳定有积极意义。上腔静脉置管安全易行，是大手术监测的重要组成部分。为减少并发症，推荐使用超声定位颈内静脉和确认导管尖端位置。

Ebstein 畸形患儿中，有 25%合并有室上性快速型心律失常。该类患儿在胎儿期就形成了大量旁路传导纤维，无论手术矫治与否，均易发生猝死。Ebstein 畸形矫治术后早期常会发生房颤、房扑，甚至室颤。为 Ebstein 畸形患儿放置中心静脉导管，如导管过深会诱发严重心律失常，甚至导致死亡。机械刺激房化右室引发的异位兴奋是心律失常发作的可能诱因。因此，为 Ebstein 畸形患儿放置中心静脉导管时应充分考虑这一危险因素，谨慎操作。

## 六、外科手术问题

先天性心脏病患儿行非心脏手术成功报道的病例比比皆是。有些特殊的病例需麻醉医师关注。如患儿有 Fontan 生理畸形行手术时，术中可能出现过度出血，这与该类患儿静脉压显著增高有关。早期文献报道，先天性心脏病是腹腔镜手术的禁忌证。但腹腔镜手术在儿童中越来越受欢迎。腹腔镜手术时，影响心肺功能的因素包括患儿体位、增加的腹压和 $CO_2$ 的吸收。腹压增加导致脾血管床静脉充血，膈肌头向移位导致胸内器官受压，功能残气量减少和胸廓顺应性下降。近年来，成功使用腔镜手术的先天性心脏病患儿病例包括左心发育不良综合征和 Fontan 生理畸形已渐有报道。严格术前心血管功能评估、有创监测、限制充气压（低于 10～12 mmHg）是减少术中及术后并发症的重要因素。

无论手术大小，先天性心脏病患儿非心脏手术风险均显著增加。当前的趋势是非心脏手术在拥有心血管麻醉医师和儿科医师的儿童手术中心施行。麻醉医师了解先天性心脏病的病理生理，进行仔细的术前评估和准备，使用合适的麻醉药物和技术是至关重要的。为维持限制性心功能储备并行大手术患儿的血流动力学稳定，应行有创监测。虽然先天性心脏病患儿微创手术益处的系统报道缺乏，个案报道已显示微创技术能够在高危先天性心脏病患儿中施行。

## 参考文献


1 Lee C, Mason L. Complications in paediatric anaesthesia. Curr Opin Anaesthesiol, 2006, 19: 262-267.

2 Massin MM, Dessy H. Delayed recognition of congenital heart disease. Postgrad Med J, 2006,82: 468-470.

3 Wright KD, Stewart SH, Finley GA, et al. Prevention and intervention strategies to alleviate preoperative anxiety in children: a critical review. Behav Modif, 2007,31:52-79.

4 Franchini M, Lippi G. Acquired von Willebrand syndrome: an update. Am J Hematol, 2007,82: 368-375.

5 Lill MC, Perloff JK, Child JS. Pathogenesis of thrombocytopenia in cyanotic congenital heart disease. Am J Cardiol, 2006,98:254-258.

6 Hunyady AI, Ehlers MA. Severe polycythemia in an infant with uncorrected tetralogy of Fallot presenting for noncardiac surgery. J Clin Anesth, 2006,18:221-223.

7 Cook-Sather SD, Litman RS. Modern fasting guidelines in children. Best Pract Res Clin Anaesthesiol, 2006,20:471-481.

8 DeFilippis AP, Law K, Curtin S, et al. Blood is thicker than water: the management of hyperviscosity in adults with cyanotic heart disease. Cardiol Rev, 2007,15:31-34.

9 Inatomi J, Matsuoka K, Fujimaru R, et al. Mechanisms of development and progression of cyanotic nephropathy. Pediatr Nephrol, 2006,21:1440-1445.

10 Di Filippo S, Delahaye F, Semiond B, et al. Current patterns of infective endocarditis in congenital heart disease. Heart, 2006,92:1490-1495.

11 Saussine M, Massad I, Raczka F, et al. Torsade de pointes during sevoflurane anesthesia in a child with congenital long QT syndrome. Paediatr Anaesth, 2006,16:63-65.

12 Bovill JG. Intravenous anesthesia for the patient with left ventricular dysfunction. Semin Cardiothorac Vasc Anesth, 2006, 10:43-48.

13 Nyman Y, Von Hofsten K, Palm C, et al. Etomidate-Lipuro is associated with considerably less injection pain in children compared with propofol with added lidocaine. Br J Anaesth, 2006, 97: 536-539.

14 Mayer J, Boldt J, Rohm KD, et al. Desflurane anesthesia after sevoflurane inhaled induction reduces severity of emergence agitation in children undergoing minor ear-nose-throat surgery compared with sevoflurane induction and maintenance. Anesth Analg, 2006, 102:400-404.

15 Nordmann GR, Read JA, Sale SM, et al. Emergence and recovery in children after desflurane and isoflurane anaesthesia: effect of anaesthetic duration. Br J Anaesth, 2006, 96:779-785.

16 Munoz HR, Cortinez LI, IbacacheME, et al. Remifentanil requirements during propofol administration to block the somatic response to skin incision in children and adults. Anesth Analg, 2007, 104:77-80.

17 Cherqaoui I, Raux O, Dehour L, et al. Transpulmonary thermodilution hemodynamic monitoring for pheochromocytoma surgery in a child with complex congenital heart disease. Paediatr Anaesth, 2006, 16:1277-1280.

18 Kim JJ, Dreyer WJ, Chang AC, et al. Arterial pulse wave analysis: an accurate means of determining cardiac output in children. Pediatr Crit Care Med, 2006, 7:532-535.

（方能新　敖虎山　连庆泉）

## 第四节　小儿肺动脉高压的麻醉管理

### 一、概述

肺动脉高压(pulmonary arterial hypertension,PAH)是以肺小动脉的血管痉挛、内膜增生和重构为特征的病症。主要特征是肺动脉阻力进行性升高，最终导致患儿因右心衰竭而死亡。肺动脉高压与围术期发生的主要并发症密切相关，其发病机制包括肺动脉压增高、心室收缩力改变、冠状动脉灌注压不足等。麻醉药对肺血管阻力的影响有利有弊，术中麻醉管理的目标，就是在保证患儿镇静、镇痛的同时，尽可能避免增加肺血管阻力和抑制心肌功能。新的肺血管扩张药物的不断发现，大力推动了肺动脉高压药物治疗与麻醉管理的有效结合。作为一名麻醉医师应充分重视有肺动脉高压风险的患儿，了解肺动脉高压的病理生理学机制，根据患儿情况制定合理而完善的麻醉管理计划，防止肺动脉高压危象的发生。

肺动脉高压是指静息时平均肺动脉压大于 25 mmHg，运动时大于 30 mmHg，其波动与血管重构、血管收缩、原位血栓等因素相关。1998 年结合病理生理学变化、临床表现和治疗方法等，提出了临床肺动脉高压分类方法（见表 11－5），现已广泛应用于临床实践。

**表 11－5　肺动脉高压的分类**

1. 肺动脉高压
　1.1　原发性
　1.2　家族性
　1.3　相关因素
　　1.3.1　胶原血管病
　　1.3.2　先天性肺动脉闭锁
　　1.3.3　门静脉高压
　　1.3.4　HIV 病
　　1.3.5　毒品与毒素
　　1.3.6　其他（甲状腺功能不全、糖原缺乏症、代谢病、遗传性出血性毛细血管病、血红蛋白病、骨髓增生性疾病、脾切除。）
　1.4　明显和静脉与毛细血管相关的疾病
　　1.4.1　肺静脉闭塞症
　　1.4.2　肺毛细血管瘤
　1.5　新生儿持续肺动脉高压
2. 伴有左心衰的肺动脉高压
　2.1　左侧动脉或静脉的心脏衰竭
　2.2　左心瓣膜病
3. 肺高压合并肺部疾病或低氧血症
　3.1　慢性阻塞性肺病
　3.2　间质性肺病
　3.3　睡眠性呼吸紊乱
　3.4　肺泡通气不足
　3.5　慢性高海拔居住症
　3.6　不正常发育
4. 肺动脉高压导致的慢性血栓形成或栓塞疾病
　4.1　近端肺动脉栓塞
　4.2　远端肺动脉栓塞
　4.3　非血栓性因素（肿瘤、寄生虫、外源性物质）
5. 多方面的因素
　肉瘤样病、组织细胞增多症、淋巴管瘤病、肺血管挤压（腺病、肿瘤、纤维性纵膈炎）

肺动脉高压患儿的查体表现包括右心室抬举样搏动、肺动脉瓣喷射样杂音、第二心音分裂、三尖瓣区域收缩期反流性杂音、舒张期肺动脉瓣关闭不全，颈静脉怒张等。胸片示肺动脉主干扩张、分支细小、心脏增大。心电图示：右心室肥厚、右房增大。超声心动图示：三尖瓣反流（速度大于 2.5 m/s），或肺动脉压力大于动脉收缩压的 50%。严重肺动脉高压的诊断是通过右心导管技术来确诊。典型肺动脉高压患儿需要投入更多的医疗资源，他们中大部分因为复杂的诊断和治疗过程而需要全麻，这就要对其肺动脉高压情况和潜在疾病做好准备，但选择全麻并不是因为肺动脉高压。肺动脉高压患儿在麻醉和手术中存在更大的风险，因此应该被更加关注。

## 二、围术期的风险因素

肺动脉高压是围术期的高危因素之一，成人肺高压的危险性高于小儿。成年肺动脉高压患者行冠状动脉搭桥术，其术后心梗发生率和死亡率明显高于无肺高压患儿。最近研究表明，肺动脉高压是先天性心脏病患儿术前发病、术后复发以及术后院内死亡的重要危险因素。两项最近的回顾性研究发现，未经矫治或心导管检查的伴有肺动脉高压的先天性心脏病患儿，其心跳骤停和肺动脉高压危象的发生率，明显高于那些接受外科矫治和心导管检查的患儿。

肺动脉高压患儿血流动力学改变与发病机制相关。其中包括肺泡缺氧、低氧血症、高碳酸血症、代谢性酸中毒以及伤害性刺激等因素，均可诱发交感神经激活，导致机体反应性肺血管阻力的急剧增加。肺泡缺氧和低氧血症能引起肺血管收缩，有证据表明肺泡缺氧的作用更大一些。伴随着动脉 $O_2$ 分压<60 mmHg，肺循环阻力开始增加，而酸中毒导致肺血管收缩，当酸中毒和低氧血症同时存在时，肺循环阻力升高的更快。呼吸性酸中毒和代谢性酸中毒都可以引起肺阻力的增高。$CO_2$ 分压的变化与肺循环阻力和肺动脉压力的改变相关。经喉部或支气管吸痰都会引起肺动脉压力的急剧升高。

肺循环阻力快速增高能导致肺动脉高压危象和（或）右心衰。肺动脉高压危象非常危险，其特征是肺循环压力>体循环压力，肺循环压力快速升高，右室射血分数急剧减少，迅速导致右心衰。如果不存在卵圆孔未闭或未行房间隔切开术，右心衰会导致肺血流的急剧下降，心排血量减少，最终导致全心衰；存在房间隔缺损和右向左分流能增加左心室充盈，从而维持心排血量和冠状动脉血流。右向左分流或肺内分流可致通气/血流比例失调，引起低氧血症。肺动脉高压危象的症状和体征包括晕厥、呼吸困难、发绀苍白、心动过缓、右室大和支气管痉挛等。

其他能够引起肺动脉高压患儿心衰的循环机制：肺动脉高压患儿，右室功能受损者占 94%，左室功能受损者占 20%，右室增大可使室间隔向左室移位，导致左室容量降低，心搏出量减少，肺血流减少。

低血压或体循环阻力的降低能够引起冠状动脉血流的降低，导致心肌缺血。通气功能障碍、肺疾病和肺血流量的减少导致低氧血症，最终使心室功能进一步受损。

## 三、麻醉药对肺血管的影响

最新的某些观点认为吸入麻醉对肺血管有一定的影响，吸入麻醉通过降低肺血管阻力而降低通气/血流比值。在成人冠状动脉旁路移植术，异氟烷和七氟烷都能在较低的通气/血流比值下增加肺部血流，但只有七氟烷能显著降低 $O_2$ 分压。异氟烷和氟烷但不包括安氟烷可增加 $\beta_1$ 受体对血管舒张反应的活性。异氟烷对具有血管收缩活性的 $\alpha_1$ 受体没有影响，相反氟烷有这种作用。异氟烷、氟烷、安氟烷和地氟烷不包括七氟烷，都通过抑制三磷酸腺苷钾的敏感性，抑制内皮依赖性血管舒张。许多内源性介质如腺苷、前列腺素Ⅱ、一氧化氮都有扩张血管的效果。异氟烷、氟烷和安氟烷对肺循环没有影响。总之，异氟烷、七氟烷在临床上都有肺血管扩张作用，并且都可用于肺高压患儿的平衡麻醉。值得注意的问题是挥发性吸入药可导致剂量依赖性的心肌收缩力抑制和外周血管阻力的降低。

$N_2O$ 对肺动脉高压患儿的肺血流动力学作用甚微。对于成人二尖瓣狭窄继发肺动脉高压的患者，$N_2O$ 可以明显提高肺循环阻力。

芬太尼对肺循环和体循环的血流动力学影响轻微，能够减轻肺血管对有害刺激的应激性，在儿童肺动脉高压的麻醉中充当重要角色。瑞芬太尼可引起心动过缓，从而导致心排血量减少。

苯二氮䓬类对血流动力学影响轻微。咪达安定常用于术前给药，同时也是重要的术中麻醉用药。对于先天性心脏病患儿，术前应用咪达安定不会引起明显的通气受限，但是，对患有上呼吸道病变的肺动脉高压患儿应慎用。

众所周知，依托咪酯不会影响心脏病患儿的体循环血流动力学，但是对肺血管的影响并没有进行系统研究。在 12 例进行心导管检查的儿童，单次静注依托咪酯，可致肺循环阻力轻度升高，但是个体反应差异很大，无明显统计学意义。

丙泊酚对肺血管的直接作用尚无全面的研究，丙泊酚已成功应用于肺高压患儿。但是，丙泊酚可能对体循环血流动力学产生不良影响。对健康和冠心病术后的成年人以及进行心导管检查的儿童输注丙泊酚，能够明显减低体循环阻力、减弱心肌收缩力，这些对于重度肺动脉高压和(或)有心衰的患儿，能够影响双心室灌注和射血功能。另外，在有分流的患儿，肺循环阻力的升高(如艾森曼格综合征)、体循环阻力减低将增大右向左分流，导致氧饱和不足。

硫贲妥钠能够减低肺循环阻力。但是，由于它能够引起明显的心肌抑制和体循环低血压，对于肺动脉高压患儿并不是理想的选择。

氯胺酮用于肺动脉高压患儿存在争议，因为某些研究表明它能够增加肺循环阻力或者肺动脉压力。但由于临床研究中控制条件的不同，尚未达成共识。Hickey 的研究表明，氯胺酮对肺循环阻力和肺动脉压力没有明显影响，即使在肺循环阻力和肺动脉压力基线水平增高的情况下也无影响。但是，这个研究中的患儿都是带有气管插管、接受氧供和机械通气支持的。在对儿童进行心导管检查的三项研究中，氯胺酮明显增加肺循环阻力和肺动脉压力。该三项研究中，患儿自主呼吸室内空气，肺循环阻力和肺动脉压力的改变，可能与通气抑制引起的高碳酸血症有关。但其中两项研究的数据表明，应用氯胺酮后 $O_2$ 分压和 $CO_2$ 分压并无改变。这些研究最重要的结论是，肺循环阻力和肺动脉压力明显高于正常患儿应用氯胺酮时，其肺血管的不良反应也更明显。其中两项研究是在相对较高的纬度进行的，动物实验数据表明这也是相关因素之一。进行心导管检查的患儿自主呼吸时，给予氯胺酮不会引起肺循环阻力和肺动脉压力的明显改变。最近一项对 15 例重度肺动脉高压患儿的研究证实，氯胺酮很少引起肺血管反应，但是，这项研究是在七氟烷麻醉下进行的。如果氯胺酮不会引起肺循环阻力升高，那么对于肺动脉高压患儿，联合应用肺血管扩张药物或增加吸入氧浓度时，药物的体循环血流动力学影响（维持血压和体循环阻力）能够提供更多的潜在益处，包括维持冠状动脉血流、限制右向左分流、保证肺循环向体循环的血流比率。

## 四、麻醉管理对肺血管的影响

麻醉管理的目标是在外科手术过程中能够提供足够的麻醉和镇痛，同时减小肺循环阻力的升高和心肌功能的抑制。根据手术过程，这些目标可以通过镇静/镇痛或者全麻来实现，但每一种都有潜在的不良反应。在一项 156 例、经过 256 次手术的肺动脉高压患儿的研究中，镇静和全麻比较，并发症的发生率无明显差异。肺动脉高压患儿较其他先天性心脏病患儿，术前给药更易引起 $CO_2$ 分压（>45 mmHg）和（或）血氧饱和度（<90%）的改变。在通过气道进行自主呼吸患儿的镇静过程中经常会出现过度镇静，其深度达到全麻，从而出现高碳酸血症、低氧血症和气道梗阻。

尽管这些通气的问题存在于镇静和麻醉中，但在肺动脉高压患儿接受非心脏手术或心导管检查时，并发症的发生率与气道管理的方式无关（自然气道、喉罩、气管插管）。有报道称，在重度肺动脉高压的成人患者，气管插管能够引起突发的肺高压危象和死亡，因此有些麻醉医师避免使用气管插管。同样在病情允许的情况下，尽可能进行未清醒快通道拔管，以减轻由气道刺激引起的肺动脉高压。在对肺循环阻力升高的治疗中，积极的干预至关重要，并且麻醉医师必须具备迅速辅助和控制通气的能力，因为有些患儿在镇静和麻醉过程中不能维持足够的气道开放和通气。基于上述原因，气管内插管和喉罩应用较多。

麻醉过程中肺循环阻力受到多方面的影响，比如吸入氧浓度、酸碱管理、通气模式、药物、血制品、心肺旁路、疼痛管理和应激反应。因此，没有一种麻醉药物能够完美适用于肺动脉高压患儿，故有人提出了平衡麻醉的观点。已经发表的病例报道表明，目前有很多不同的技术已经被安全应用。例如，术前可口服或静脉给予咪达安定；麻醉诱导可用咪达安定、芬太尼、小剂量丙泊酚和(或)低浓度七氟烷;麻醉维持可间断给予芬太尼、异氟烷或七氟烷。有些麻醉医师还加用氯胺酮来诱导和维持。如果需要肌松,可选择不影响血流动力学的神经肌肉阻滞剂(如罗库溴铵和维库溴铵)。硬膜外镇痛用于肺动脉高压成年患者已有成功报道,但区域性麻醉技术会降低体循环阻力,应慎用。胸部硬膜外麻醉可能抑制急性肺血管的代偿性收缩反应。手术部位使用局部麻醉药物能够有效地避免大剂量麻醉或镇静药物。高危病例需要更密切监测血流动力学,包括心脏超声(经胸或经食管)、动脉置管、中心静脉压和肺动脉导管等。实验室检查的快速回报更有利于调整血气、电解质和酸碱平衡。加强在ICU的术前和(或)术后管理,重度肺动脉高压患儿要获得满意的围术期护理,需要多学科手段,制定有远见的治疗方案以及医疗团队合作。

麻醉医师应该避免外科手术和导管检查引起的肺循环阻力升高。对于可能发生的肺高压危象,必须积极预防和治疗。治疗的目标包括降低肺循环阻力、维持心排血量、去除引起肺循环阻力升高的刺激。应给予纯氧、中度过度通气、治疗呼吸和代谢性酸中毒、去除或减弱即将出现的刺激。应立即给予选择性肺血管扩张剂,吸入NO起效迅速、易于管理,通常是第一选择。心动过缓要及时给予阿托品或其他变时性药物。对给予肺血管扩张剂后出现持续的体循环低血压,可给予正性肌力药。由于异丙肾上腺素或多巴酚丁胺能够降低体循环阻力,临床上可选用多巴胺、肾上腺素或去甲肾上腺素。

肺血管扩张药物可用于诊断和预防。在评估肺动脉高压的心导管检查中,NO可用于检测肺血管的反应性。肺动脉高压患儿接受其他手术时,从麻醉诱导开始到术中,都可以通过呼吸回路吸入NO。术后可以通过面罩或鼻导管吸入NO,直到患儿稳定后再逐渐停用。通过鼻导管间断给予NO不但能够减少NO用量,而且其降低肺动脉压力和肺循环阻力的效果和面罩给予NO相似。

## 五、肺血管扩张剂对肺血管的影响

最近研究表明,随着特异性肺血管扩张剂的应用,肺动脉高压的药物治疗有了显著进步。

吸入NO能够选择性扩张肺血管,而且由于其有效性、起效迅速和易于管理,是术中的首选药物。NO的生化性质已有研究结果。NO能够修复肺高压破坏的肺血管内皮,同时渗入到血管平滑肌细胞内,激活可溶性鸟苷酸环化酶(cGMP)。cGMP浓度的升高引起血管扩张。停止吸入NO后,肺高压可能会出现反弹,尤其是长期或者严重的肺高压患儿更易反弹。

PDE抑制剂通过抑制cGMP的水解来增加血管平滑肌细胞内cGMP的浓度。PDE-5抑制剂(如西地那非和双嘧达莫)是高选择性肺血管扩张剂,起效迅速,可用于急慢性肺高压的治疗。停用吸入NO后,它们能够减弱肺高压反弹,而且可以与其他肺血管扩张剂合用。

西地那非为口服制剂，如果术中应用，可通过鼻胃管给予。米力农（PDE－3抑制剂）轻度抑制cGMP水解，但因为它能够降低肺循环阻力，同时增强心肌收缩力，而常用于围术期治疗。

前列环素类似物通过激活腺苷酸环化酶，增加3，5－二磷酸腺苷的浓度，从而扩张血管，可有效用于治疗肺动脉高压。其优点为起效迅速、半衰期短。其中研究最广泛的是依前列醇，可持续静脉给药，长期治疗能够显著改善（特发性）原发性肺动脉高压患儿的五年生存率。许多原发性肺动脉高压患儿需要通过留置中心静脉导管给予依前列醇。由于其半衰期短，需要持续输注。伊洛前列素为吸入性前列环素类似物，其在控制肺动脉高压患儿围术期肺循环阻力方面的作用与NO相似，而且它有自身潜在的优点：给药方法更简单、毒性作用更小。其他类似物还有曲罗尼尔（皮下或血管内）和贝前列素（口服）。

其他一些药物更适合慢性治疗。内皮缩血管肽对抗剂（内皮素拮抗剂）波生坦，可单一或联合用于治疗肺动脉高压。钙通道阻滞剂，例如地尔硫䓬，可用于反应性肺动脉高压的慢性治疗。但这些药物同时降低体循环阻力和心排血量，减少冠状动脉血流，增加右向左分流，应用时有可能对有肺高压危象和非反应性、混合型肺动脉高压的患儿有害。

继发于血流梗阻的肺动脉高压患儿，如肺静脉狭窄、肺静脉闭塞性疾病、左房压高，应慎用选择性肺血管扩张剂。尽管选择性血管扩张剂干预治疗方法已接近成熟，但若未解除梗阻，可能引起危及生命的急性肺水肿。

肺动脉高压患儿围术期风险性高。麻醉医师必须意识到这种危险并理解其病理生理学机制，从而制定恰当的麻醉管理计划，同时做好治疗肺高压危象的准备。

## 参考文献

1 Petros AJ, Pierce CM. The management of pulmonary hypertension. Pediatr Anesth, 2006, 16: 816－821.

2 Ramakrishna G, Sprung J, Ravi BS, et al. Impact of pulmonary hypertension on the outcomes of noncardiac surgery. J Am Coll Cardiol, 2005, 45: 1691－1699.

3 Robitaille A, Denault AY, Couture P, et al. Importance of relative pulmonary hypertension in cardiac surgery: the mean systemic-to-pulmonary artery pressure ratio. J Cardiothorac Vasc Anesth, 2006, 20: 331－339.

4 Taylor CJ, Derrick G, McEwan A, et al. Risk of cardiac catheterization under anaesthesia in children with pulmonary hypertension. Br J Anaesth, 2007, 98: 657－661.

5 Flick RP, Sprung J, Harrison TE, et al. Perioperative cardiac arrests in children between 1988 and 2005 at a tertiary referral center. Anesthesiology, 2007, 106: 226－237.

6 Bennett D, Marcus R, Stokes M. Incidents and complications during pediatric cardiac catheterization. Pediatr Anesth, 2005, 15: 1083－1088.

7 Loeckinger A, Keller C, Lindner KH, et al. Pulmonary gas exchange in coronary artery surgery

patients during Sevoflurane and isoflurane anesthesia. Anesth Analg 2002;94:1107－1112.

8 Chanavaz C, Tirel O, Wodey E, et al. Haemodynamic effects of remifentanil in children with and without intravenous atropine. An echocardiographic study. Br J Anaesth, 2005,94:74－79.

9 Sarkar M, Laussen PC, Zurakowski D, et al. Hemodynamic responses to etomidate on induction of anesthesia in pediatric patients. Anesth Analg, 2005,101:645－650.

10 Herrera EA, Pulgar VM, Riquelme RA, et al. High altititude chronic hypoxia during gestation and after birth modifies cardiovascular response in newborn sheep. Am J Physiol Regul Integr Comp Physiol, 2007,292:R2234－R2240.

11 Williams GD, Philip BM,Chu LF, et al. Ketamine does not increase pulmonary vascular resistance in children with pulmonary hypertension undergoing sevoflurane anesthesia and spontaneous ventilation. Anesth Analg, 2007,105:1578－1584.

12 Motas D, McDermott NB, Vansickle T, et al. Depth of consciousness and deep sedation attained in children as administered by nonanaesthesiologists in a children's hospital. Pediatr Anesth, 2004,14:256－260.

13 Bonnin M, Mercier FJ, Sitbon O, et al. Severe pulmonary hypertension during pregnancy. Mode of delivery and anesthetic management of 15 consecutive cases. Anesthesiology, 2005,102:1133－1137.

14 Rex S, Missant C, Segers P, et al. Thoracic epidural anesthesia impairs the hemodynamic response to acute pulmonary hypertension by deteriorating right ventricular － pulmonary arterial coupling. Crit·Care Med, 2007,35:222－229.

15 Haj RM, Cinco JE, Mazer CD. Treatment of pulmonary hypertension with selective pulmonary vasodilators. Curr Opin Anaesthesiol, 2006,19:88－95.

16 Archer SL, Michelakis ED. An evidence-based approach to the management of pulmonary arterial hypertension. Curr Opin Cardiol, 2006,21:38.

（田鹏生　敖虎山　连庆泉）

# 第十二章

# 特殊疾病的麻醉管理

## 第一节　哮喘患儿的麻醉

随着儿童哮喘患病率的增加，麻醉医师在临床工作中常常会遇到患有哮喘的择期手术儿童。哮喘不仅使得麻醉和手术变复杂，还增加了两者的风险。因此，了解哮喘的疾病特点和掌握正确的麻醉处理方法是麻醉医师必须具备的技能。

### 一、儿童哮喘的特点

#### （一）临床表现

支气管哮喘是一种气道慢性炎症性疾病，表现为反复发作性的喘息、气促、胸闷或咳嗽等症状，常在夜间和（或）清晨发作、加剧，多数患儿可自行缓解或经治疗缓解。当患儿有上述症状并除外其他疾病引起的喘息、气促、胸闷和咳嗽时可以诊断为哮喘。有些年龄略大的儿童会在发作前出现先兆症状，如流涕、喷嚏、鼻塞、鼻痒、咽部不适、眼痒、流泪等。如果患儿长期咳嗽难以治愈，一定要警惕其是否患有咳嗽变异型哮喘（cough variant asthma）。

#### （二）发病机制

支气管哮喘是由多种因素引起的复杂疾病，发病机制至今不明，目前公认的有以下三方面。

**1. Ⅰ型变态反应和IgE合成调控紊乱**　抗原（变应原）初次进入人体后，作用于B淋巴细胞，使之成为浆细胞而产生特异性IgE，后者凭借其Fc段与肥大细胞和嗜碱性粒细胞等细胞膜表面的特异性受体结合而牢固地吸附于细胞膜上，致使机体处于致敏状态。当相同抗原再次进入已致敏机体时，会吸附在肥大细胞及嗜碱性粒细胞膜上与IgE结合，导致细胞膜脱颗粒释放一系列化学介质，包括组胺、慢反应物质、缓激肽、5-羟色胺和前列腺素等。这些生物活性物质可导致毛细血管扩张、通透性增强、平滑肌痉挛和腺体分泌亢进等，从而引起支气管哮喘。

近年来许多研究表明，IgE 的增高还与细胞免疫功能紊乱有关，T 细胞不但有量的改变，还可能存在功能缺陷。此外，高 IgE 还可能与 $T_S$ 细胞成熟延迟有关。研究表明 $Th_1$/$Th_2$ 亚群比例和功能失衡是哮喘的主要免疫学发病机制，黏膜免疫机制也是重要参与部分。

**2. 气道炎症改变** 运用纤维支气管镜和支气管肺泡灌洗技术（BAL）对哮喘动物及哮喘患儿的肺组织进行活检，证明气道发生不同程度的炎症变化。神经生长因子（nerve growth factor，NGF）是调控由非肾上腺素能非胆碱能神经系统介导的气道神经源性炎症的关键细胞因子，可通过连接神经系统和免疫系统而发挥放大气道炎症的作用，可能是调节哮喘神经-内分泌-免疫网络失衡机制中的启动因素。

**3. 气道高反应性** 气道高反应即气道对各种特异或非特异刺激的反应性异常增高，包括即刻反应（Ⅰ型变态反应）及持续反应。哮喘患儿存在气道高反应。目前认为，持续气道高反应主要与气道炎症有关，而炎症时气道高反应的机制主要与炎症介质有关。研究发现气道对组胺、乙酰胆碱的反应强度与哮喘患儿的病情严重程度是平行的，且这些又与神经调节紊乱，特别是自主神经功能紊乱有关。

### （三）病理生理

正常人支气管平滑肌张力取决于胆碱能受体的兴奋状态，而哮喘患儿副交感神经张力增高，α 肾上腺素能神经活动增强，β 肾上腺素能神经功能低下或被部分阻滞。哮喘患儿气道反应性的亢进是哮喘发作的病理生理基础之一。

气道炎症是哮喘的一个临床表现。虽然在严重哮喘或急性加重期气道炎症可见中性炎性反应，但典型表现却是嗜酸性反应。气道炎症是对炎性刺激的强烈反应，并伴随支气管痉挛和气道分泌物增加。

哮喘的另一特征性病理改变表现为气道的结构重塑，包括杯状细胞的过度增生，上皮基底膜和平滑肌的增厚等。过去认为，结构重塑是气道炎症未消退并长期滞留的结果，而最新证据表明在疾病早期就存在这些变化。同时，结构重塑可能并发炎症反应而影响气道的正常解剖功能，可能与不可逆性气道阻塞和强烈的支气管高反应有关。

## 二、术前评估

### （一）诊断

因为没有明确的特征性血液检测、放射或组织病理学检测标准，所以要确诊儿童期哮喘是很困难的。其特征性表现仅是变异或间断的气流阻塞，在小儿表现为经常性喘息或咳嗽，年长儿或许主诉有呼吸短促，胸闷不适感。特别需要注意的是，有一种顽固性咳嗽，晨起和夜间较重，干咳少痰，久治不愈，这也是一种特殊类型的哮喘，即咳嗽变异型哮喘。哮喘也可表现为非喘息性咳嗽，但更常见于慢性支气管炎。在这些情况下，哮喘会被误诊。由于气管或支气管软化也常表现为间断性喘息，使其很难与哮喘区别开来。

评估小儿当前的哮喘严重程度及控制状况很重要，因为这两方面是紧密相连的。控制不佳的轻度哮喘可能发展成频发和持久的症状。重度哮喘小儿虽然当前得以良好控制，但同样需要吸入高剂量皮质激素以维持治疗。

### （二）术前检查

**1. 影像学检查** 胸片检查仅用于当前处于发作期或哮喘急性加重期疑有气胸的患儿。CT 扫描可以显示慢性哮喘患儿的支气管软化或支气管壁硬化和急性哮喘患儿肺不张的面积，但其使用受限。尽管如此，CT 检查在用于研究或排除难治性哮喘的其他病理学特征方面还是有帮助的。

**2. 肺功能测试** 肺功能测试可以检测到气道阻塞或高反应性情况。其中，最大呼气流量的昼夜变化可反映出哮喘的控制情况，因此可用于评估急性加重期的严重程度。

最大呼气流量检测的是大气道功能，一秒内用力呼气量是反映气道阻塞情况的一种较好指标。在哮喘控制不佳或哮喘患儿由于运动或胆碱能化引起刺激性反应时，一秒内用力呼气量可以减少到基线水平。患儿的最大呼气流量或一秒内用力呼气量在吸入支气管扩张药后增加可以证明其气道阻塞为可逆。

**3. 炎性标记物** 帮助诊断或监测哮喘的炎症证据可以在血、尿和呼出气中找到。一种简单的评估哮喘严重程度的方法是检测外周血嗜酸性粒细胞的多少。当然也可通过测定血清嗜酸粒细胞趋化酞（eotaxin）及嗜酸粒细胞阳离子蛋白（ECP）来间接反映气道嗜酸粒细胞炎症情况。气道炎症标记物可以被尿白三烯和嗜酸性衍生蛋白 $\chi$ 取代。当前仅有的一种直接的非创伤性气道炎症检测方法是检测呼出气中炎性标记替代品如呼出气中的 $N_2O$ 或过氧化氢，其中前者在儿童尤其在缺乏临床症状的小儿气道炎症检测中是一个敏感性指标，但它的检测和判读需要一定的专业知识，同时也容易受类固醇或其他药物治疗的影响。

检测哮喘的特异性指标包括全血 IgE 水平、特异性 IgE 抗原水平和皮试。所有指标均不可能预测到支气管痉挛，但对检测潜在的变态反应有帮助。皮试存在一定的过敏反应风险，需要在适当环境下实施。

### （三）术前准备

英国胸科协会（BTS）指南确立了五步法来控制对应不同严重程度的哮喘症状。第一步需偶尔使用短效 $\beta_2$ -受体激动剂；第二步是额外吸入类固醇如每天高达 400 $\mu g$ 的丙酸倍氯米松或等量替代品；第三步是附加第三种治疗措施如长效 $\beta_2$ -受体激动剂或白三烯受体拮抗剂，额外的其他药物或许可以避免增加吸入类固醇的需求量；第四步建议谨慎增加吸入类固醇量至最大为每天 800 μg 丙酸倍氯米松，如果需要可额外加入第四种药物（氨茶碱）；最后一步采用口服类固醇、高剂量吸入类固醇（每天超过 1 000 μg 丙酸倍氯米松）或其他类固醇替代品。大多数小儿只需前两步治疗，如果小儿处于第四步或第五步治疗方案时，麻醉医生需要格外小心。

难治性哮喘是指即使高剂量吸入类固醇（≥800 μg 丙酸倍氯米松或第四、五步治疗方案）仍很难控制的哮喘。尽管有些哮喘小儿对类固醇不敏感，但导致难治性哮喘难治的最常见原因却是治疗不配合、不当的吸入技术或对哮喘诊断错误。另外，少数儿童可以因为哮喘控制不佳或突发窒息性及过敏性哮喘发作而危及生命。突发窒息性哮喘也可以由非甾体镇痛药或刺激性麻醉气体同时使用沉积后而诱发。

### （四）术前用药

哮喘小儿可安全接受一定的术前药如咪达安定，另外，应该鼓励他们手术当天照常使用吸入剂并在入室前吸入 $\beta_2$ -受体激动剂，这将有助于消除一些麻醉剂引发的呼气阻力的增加。使用长效 $\beta_2$ -受体激动剂或白三烯受体拮抗剂可以为运动诱发的哮喘患儿提供更长远的保护效应，在麻醉前使用同样有效。皮质激素或许有助于预防手术期间的支气管痉挛。专家建议静脉给予氢化可的松，避免因系统性使用皮质激素和高剂量吸入皮质激素而使患儿发生肾上腺危象（adrenal crisis）。

## 三、麻醉诱导

### （一）吸入诱导

挥发性麻醉剂可作为支气管扩张药物用于吸入诱导，有时也是治疗无反应型持续性哮喘的最后方法。但是由于它们并不能完全消除气管插管反应，在麻醉诱导期间使用后甚至会增加气道阻力。各种挥发性麻醉剂麻醉效果区别甚微。氟烷曾一度被主张用于哮喘小儿麻醉，但目前使用率有所下降。七氟烷与异氟烷相比刺激性很小，在增加气道阻力方面影响小且预先吸入 $\beta_2$ -受体激动剂可消除该作用，此外，还可降低心律失常的发生率。

### （二）静脉诱导

与巴比妥类药相比，丙泊酚在哮喘患儿中会产生较弱的支气管收缩作用，但也有造成严重支气管痉挛的个别案例报道。对重度哮喘患儿，静脉麻醉诱导主张使用氯胺酮，它可能通过直接扩张气道平滑肌产生支气管扩张效应，还可以抑制迷走神经通路，促进儿茶酚胺释放。但若在应用氯胺酮时不合用抗胆碱药物，会增加气道分泌物。其他可以促进柱状细胞释放组胺的药物均有诱发支气管痉挛的可能，如吗啡比芬太尼、阿曲库铵比琥珀胆碱更易促进组胺释放。

### （三）插管方法

在哮喘患儿中，气管插管比放置喉罩（LMA）更易对呼吸的控制造成不利影响。对于上呼吸道感染并伴有气道高反应性的小儿，使用喉罩引起的并发症发生率要远远低于气管插管。因此对于有气道高反应性的小儿，做短小手术时仅仅使用喉罩即可，尽量避免口咽内操作。

## 四、术中麻醉管理

### （一）处理支气管痉挛

支气管痉挛时两肺可闻及变调的哮鸣音，伴呼气相延长，呼气做功和气道压力增加，同时伴有 $CO_2$ 蓄积和低氧血症可能。而低氧血症在自主呼吸微弱的麻醉状态患儿表现的尤为突出。

治疗支气管痉挛简单而有效的方法是吸入 $\beta_2$ -受体激动剂。可使用喷雾器、压力定量喷雾剂或喷入气管导管。重度支气管痉挛需静脉给予沙丁胺醇或氨茶碱。在哮喘急性加重期氨茶碱可能更有效，但过度使用会出现很多不良反应，特别是会增加心律失常的风险，尤其是在合用挥发性麻醉剂时。几乎所有的抗哮喘药都能引起低钾血症，理论上都有导致心律失常的可能，但现实中并不常见。其他治疗痉挛的方法有静脉给予镁剂或增加挥发性麻醉剂的吸入浓度。对支气管痉挛的小儿，除轻度支气管痉挛外都应当给予皮质激素。

### （二）防治过敏反应

肌松剂、抗生素或乳胶类是最常见的致敏因素，被证实或怀疑对乳胶或橡胶过敏的患儿，应当远离胶类环境。术前药主要包括静脉给予类固醇和 $H_1/H_2$ 受体拮抗剂，同时还要远离胶类环境，如果无法避免，需要谨慎考虑并做好充分准备。

过敏反应的表现主要包括血管性水肿、荨麻疹、心动过速、组织灌注差及血容量不足而继发的低血压。血管性水肿可表现在面颊或口唇上，而在上呼吸道则表现为喘鸣。但可惜的是麻醉状态患儿诸如口周麻木、荨麻疹或血管性水肿等前驱症状并不明显，最常见的表现则是心血管性虚脱（伴有严重无脉）或支气管痉挛（伴有通气困难）。患儿一旦发生过敏反应需立即治疗，并果断采取下列措施：静注肾上腺素、喷吸沙丁胺醇和循环支持，也可考虑使用皮质激素和抗组胺药。尽管静脉注射更直接，但肌注肾上腺素仍是首选的一线治疗方案。如需静注必须小心谨慎（稀释成 1：10 000 浓度逐步滴加直至有效）。

### （三）治疗肾上腺危象

长期接受大剂量类固醇治疗的小儿，其下丘脑-垂体-肾上腺轴均会受抑制。手术等应激反应可能激发肾上腺危象，最显著的表现为低血压、低血糖和癫痫发作，此时应立即静脉给予氢化可的松，输注盐水或胶体等循环支持并输注葡萄糖以纠正低血糖。

## 五、术后管理

### （一）拔管方法

为了避免咽喉部反射所致咳嗽和呛咳而引发的支气管痉挛，患儿应在“深麻醉”状态下拔管，但应注意误吸、气道梗阻和通气低下的风险。如果不能拔管，可以静注利多卡因或氨茶碱以避免导管刺激引起的支气管平滑肌收缩。喉罩可以替代气管导管用于控制呼吸，而且对气管也没有不良刺激。

### （二）术后镇痛

镇痛药的使用要小心，主要是考虑其对呼吸的抑制作用。舒芬太尼可用于术后镇痛，而吗啡因其会引起组胺释放和交感张力增加，应避免使用。也可以使用神经阻滞和硬膜外镇痛。

非甾体类镇痛药最近已普遍用于小儿手术的术后镇痛，经常是在麻醉诱导后即刻使用。但是由于可以引起支气管痉挛，因此应避免在哮喘小儿中使用。

## 参考文献

1 Toelle BG, Ng K, Belousova E, et al. Prevalence of asthma and allergy in schoolchildren in Belmont, Australia: three cross sectional surveys over 20 years. BMJ, 2004, 328:386 - 387.

2 British Thoracic Society and Scottish Intercollegiate Guidelines Network. British guideline on the management of asthma. (Revised edition, April 2004)

3 James A, King G. The computed tomographic scan: a new tool to monitor asthma treatment? Am J Med, 2004, 116:775 - 777.

4 Eastham KM, Fall AJ, Mitchell L, et al. The need to redefine non-cystic fibrosis bronchiectasis in childhood. Thorax, 2004, 59:324 - 327.

5 Parker JF, Vats A, Bauer G. EMLA toxicity after application for allergy skin testing. Pediatrics, 2004, 113:410 - 411.

6 Dunlop KA, Carson DJ, Steen HJ, et al. Monitoring growth in asthmatic children treated with high dose inhaled glucocorticoids does not predict adrenal suppression. Arch Dis Child, 2004,89:713-716.

7 Jenkins C, Costello J, Hodge L. Systematic review of prevalence of aspirin induced asthma and its implications for clinical practice. BMJ, 2004,328:434-440.

8 Doherty GM, Chisakuta A, Crean P, et al. Anesthesia and the child with asthma. Paediatr Anaesth, 2005,15:446-54.

9 Rutalla S, Danese S, Leone G. Tolerogenic dendritic cell: cytokine modulation comes of age. Blood, 2006,108(5):1435-1440.

10 Nassenstein C, Kutschker J, TumesD, *et al*. Neuro-immune interaction in allergic asthma: role of neurotrophins. Biochem Soc Trans, 2006,34(Pt 4):591-593.

11 林剑,李昌崇,李孟荣,等.儿童哮喘患者血清 Eotaxin、ECP 的测定及其临床意义.浙江医学,2006,28(3):178-183.

12 邹威,凤汤彦.神经生长因子在哮喘神经源性炎症信号传导中的作用.实用医学杂志,2007,23(3):440-441.

13 黄燕.Th1/Th2 细胞因子网络失衡与毛细支气管炎.医学综述,2008,14(16):2427-2429.

14 白敏,刁晓源,张湘燕,等.支气管哮喘发病机制研究进展.医学综述,2009,15(15):2294-2297.

15 Palikhe NS, Kim JH, Park HS. Update on recent advances in the management of aspirin exacerbated respiratory disease. Yonsei Med J, 2009,50(6):744-750.

16 Emuzyte R, Firantiene R, Petraityte R, et al. Human rhinoviruses, allergy, and asthma: a clinical approach. Medicina (Kaunas), 2009,45(11):839-847.

17 Holgate ST, Arshad HS, Roberts GC, et al. A new look at the pathogenesis of asthma. Clin Sci (Lond), 2009,118(7):439-450.

18 张野,顾尔伟,张健主编.麻醉风险与并发症.合肥:安徽科技出版社,2008.

（张野　连庆泉）

## 第二节　肥胖患儿的麻醉

肥胖是 21 世纪严重的健康问题和社会问题,是目前公认的严重危害小儿健康的问题之一。儿童时期的肥胖症可成为成人肥胖症、高血压、冠心病、糖尿病等疾病的先驱病因。在世界范围内,无论是发达国家还是发展中国家,肥胖的发生率都有上升趋势。在西欧,有 15%～20%的儿童和青少年患有肥胖症,在我国大约为 8.3%～19.6%。因此,麻醉医师应特别关注肥胖患儿的麻醉管理。

## 一、肥胖的病理生理

### （一）肥胖的定义

体重指数(body mass index,BMI)是衡量成人体重的量化指标，≥25 表示超重，≥30 表示肥胖，≥40 表示病态肥胖。但 BMI 并不适用于小儿，因为小儿一直在生长发育，青春期脂肪和肌肉的分布、体型和骨密度都与成人不同。因此对于小儿，根据年龄和性别的不同建立了特殊的生长曲线表示 BMI 的百分数，如果超过了体重指数的 85%认为是超重，超过 95%认为是肥胖，超过 99%认为是过度肥胖。所以，小儿性别和年龄所对应的 BMI 百分数比 BMI 的数值更加重要。

以下常在文献中出现：

**1. 总体重(TBW)**　表示患儿实际的体重。

**2. 无脂体重(LBW)**　与一般观点不同，肥胖患儿的脂肪含量和无脂体重都是增加的，LBW 一般只比 TBW 少 20%～40%。

**3. 理想体重(IBW)**　在 1～18 岁的患儿中，理想体重可以根据以下公式进行计算：kg=身高(cm)$^2$×1.65/1 000

### （二）小儿肥胖的原因

在超过 90%的病例中，超重和肥胖是因为摄入了过多的热量(如食物中脂肪含量过高，高热卡饮料)和缺乏足够的体育锻炼(如看电视)。环境和基因因素(如瘦素缺乏)只占了极少的成分，但在发达国家，肥胖人群通常来自于低收入家庭。

有近 5%的病例是由于医学原因导致的，如：

**1. A 型综合征**　婴儿 Prader-Willi 综合征及 Laurence-Moon-Biedl 综合征。

**2. 先天性代谢紊乱(inborn errors of metabolism)**　高热量饮食防止低血糖(糖原沉积病)和蛋白质分解。

**3. 因治疗而引起的病症**　高剂量糖皮质激素治疗，如儿科的血液病、肿瘤和肾病综合征等的治疗。

**4. 无法活动**　如迪谢纳(Duchenne)型肌营养不良症晚期。

### （三）病理生理学

**1. 循环系统**　随着患儿体重的增加，耗氧量和 $CO_2$ 生成量也相应增加，氧需求增加的同时也增加了心脏负担。在超重的青少年中，左心室变得肥厚，一些患儿的右心室压力也会增高。因此严重肥胖的患儿(BMI≥40)可能发生肥胖性心肌病，这是导致其发生进行性心力衰竭和心源性猝死的危险因素。肥胖患儿可因交感神经系统活性增强，胰岛素抵抗以及血管结构和功能异常而导致高血压，尤其是胰岛素抵抗和内脏脂肪增多会使收缩压升高。肥胖患儿的动脉顺应性较低，扩张性下降，心排血量和血容量均增加，这可能与脂肪组织血管化有关。

**2. 呼吸系统** 肥胖是导致胸廓活动受限的主要原因，胸廓顺应性下降，伴随功能残气量(FRC)、潮气量(TV)和深吸气量(IC)减少，导致呼吸做功增加，肺的闭合容量减少，潮气量减少，使肺不张发生的风险增加。在严重的肥胖症患儿中，会进一步导致低氧血症。肥胖患儿睡眠呼吸暂停综合征的发生率高达17%。其主要原因是脂肪压迫气道导致气道坍塌，以及咽部脂肪增加使上呼吸道管径变小。梗阻性睡眠呼吸暂停综合征(sleep apnea syndrome)会导致慢性的夜间低氧血症，进一步发展成肺动脉高压甚至肺源性心脏病。

**3. 内分泌系统** 青少年患Ⅱ型糖尿病的比例在增加，中度肥胖的青少年中39%存在着胰岛素抵抗和代谢综合征，而严重肥胖患儿高达50%。随着肥胖程度的增加，C反应蛋白(CRP)和白细胞介素-6(IL-6)水平相应升高，而脂连素(adiponectin：一种胰岛素的非特异性标记酶)会减少，这些变化同样提示心血管系统存在动脉粥样硬化的问题。Ⅱ型糖尿病患儿一旦发生代谢综合征，病情将迅速发展。

**4. 消化系统** 由于腹部脂肪增加，胃食管反流性疾病的发生率也会增加。对肥胖和胃排空时间关系的研究有很多不同的结果，有些研究认为肥胖会导致胃排空延迟，而有些则认为肥胖患儿胃排空时间和正常小儿没有差别。肥胖患儿非酒精性脂肪肝(NAFLD)的发生率大约在50%～60%，这也是导致儿童慢性肝炎的主要原因。慢性肝炎在组织形态学上的表现可从肝的脂肪性变(肝细胞中异常的脂肪累积)到肝纤维化。由于基因和(或)环境等不确定危险因素，非酒精性急性脂肪性肝炎(NASH)也时有发生，会进一步导致肝硬化。通常情况下，NAFLD是没有临床症状的，在一些危重病例中仅有血浆丙氨酸氨基转移酶(ALT)升高。超声检查是确诊NAFLD的一项有效手段。肝脂肪变性和NASH可以通过降低体重进行治疗。

**5. 心理问题** 肥胖患儿对自己体型的心理负担大，自我评价差，使得个性、气质性格、潜能发育以及日后的能力发育、人际交往都受到消极的影响。人际交流时易受奚落，被取外号甚至受到歧视。沉重的精神压力和心理冲突会使其丧失自信心，变得孤僻。许多青春期儿童因苦恼于肥胖的体型或急于减肥造成了激烈的心理冲突，有的甚至自杀。

易导致肥胖患儿产生心理问题的主要原因是由肥胖所致的病理改变，如股骨头骨骺滑落症、胫骨内翻(Blount病)、胆石症、有临床症状的多囊卵巢综合征和雌激素增多症(如多毛症、月经不调)，以及因胸腔内压力增高致头部静脉回流减少，进而造成自发性颅内高压(假性颅内肿瘤)等。

**6. 药理学** 目前尚缺乏肥胖患儿中常用药物的药代动力学和药效学资料，而且很多知识来自于成人文献。肥胖患儿麻醉药的药量选择非常困难，理论上，亲脂性药物的分布容积增加，亲水性药物的药理学没有变化。然而文献中有关成年肥胖病人的报道显示，以上结论并不准确，甚至还有很多相反的结论。一般来说，肥胖患儿的肾脏清除率是增加的，然而由于我们对药物的蛋白结合率和清除率知之甚少，所以很难掌握药物的代谢动力学。按照概测法，应该根据患儿的IBW来确定初始用药量，然后逐渐增加药量。琥珀胆碱的给药剂量也要依据TBW。如果使用七氟烷，可以观察到七氟烷的产物$F^-$增加，但是并没有产生肾毒性。地氟烷被认为是肥胖患儿麻醉的最佳维持用药。

## 二、麻醉处理

### （一）术前评估

术前应该认真了解病史。

**1. 睡眠呼吸暂停综合征**　打鼾，夜间经常惊醒，日间嗜睡。

**2. 运动耐量**　憋气，哮喘。

**3. 最近体重减少或增加。**

**4. 药物**　包括用于减肥的草药或混合药物，可能与麻醉药物产生相互作用而干扰麻醉或止血。

除了在麻醉前进行常规的体格检查外，还应该运用BMI百分比表格鉴别患儿是超重还是肥胖。如果是肥胖症，应测定其呼吸室内空气时的血氧饱和度、空腹血糖水平、夜间血氧（如果患儿有睡眠呼吸暂停综合征），以及进行超声心动图检查（如果患儿有高血压）。与一般患儿一样，肥胖患儿术前需常规禁食禁饮。为了防止胃食管反流，患儿一般都进行抗反流治疗。

### （二）麻醉诱导和维持

当患儿进入手术室后，要再次监测基础血氧饱和度，以作为术毕拔管时的参考。要预测开放静脉通道有无困难。可以进行吸入诱导，但由于肥胖患儿的通气血流比值失调，间歇性呼吸道梗阻和面罩扣压困难等原因，吸入诱导时间会延长并且困难增加。通过气管插管控制呼吸是最好的保护气道和提供足够通气的方法。至今尚无在肥胖患儿中应用喉罩（LMA）的文献报道，但如果患儿存在插管困难或通气困难，应用喉罩不失为一种好的选择。为了防止在呼吸暂停时发生低氧血症，可以对患儿进行预充给氧，25°的头高位有利于患儿的呼吸，并能减少腹部对膈肌的压力。预充100％的$O_2$至少要持续3 min，可以通过呼气末氧浓度检测预充给氧的效果，如果呼气末氧浓度超过90％，说明预充氧的效果很好。在择期手术中是否必须进行快速诱导仍是一个有争议的问题。由于缺乏足够的证据证明其有效性，许多医院并不使用快速诱导。但如果患儿有面罩通气困难或插管困难，或胃胀气导致胃反流的风险增加，这时仍应考虑快速诱导插管。术中需监测血压，对于复杂的外科手术，可以进行有创动脉血压监测，以保证其准确性，同时可以进行血气分析。由于肥胖患儿的通气血流比例失调，$ETCO_2$ 并不能准确的评估 $PaCO_2$，这时需要通过血气或经皮 $PaCO_2$ 测定。控制呼吸时可以给予低水平的呼吸末正压通气（PEEP），以减少功能残气量（FRC）来防止肺不张。但是过度的 PEEP 对血流动力学的稳定是不利的。如果患儿仰卧位手术，可以采用头高位（25°～30°）以改善通气，头低位对患儿是不利的。

患儿必须清醒拔管，保持头高位，有些情况下患儿需要在麻醉后恢复室（PACU）和病房中继续进行正压通气。虽然没有确切的文献报道，但正压通气会增加术后发生外周小静脉血栓的风险，所以需要采取必要的预防措施。

### （三）术后镇痛

如果采用的是静脉镇痛，起始的给药剂量应该根据 IBW 进行计算，在此基础上减去 25％，然后再根据患儿的反应进行调整。对于区域阻滞镇痛，由于腹内压增高以及静脉通过巴特森（Batson）丛回流增加，局部麻醉药的用量应该减少。硬膜外镇痛初始给药剂量则应根据 LBW 进行计算。

### （四）麻醉并发症

迄今有两项回顾性研究，一项是在 1 133 例年龄≤12 岁的门诊牙科手术的患儿中进行，其中有 100 例肥胖患儿，与正常患儿相比，他们发生低氧血症（$SpO_2$＜85％）的风险明显增加（2％比 0.19％），而且留院观察超过一天的比例也大大增加，主要原因是术后的低氧血症。

另一项调查共有 6 094 例患儿（平均年龄为 11.9±5.2 岁）参与，超重和肥胖患儿分别占 14.4％、17.2％，该调查显示：

1）与正常小儿相比，超重和肥胖患儿Ⅱ型糖尿病、高血压和哮喘的发病率增加。

2）肥胖患儿困难气道评估和喉镜检查更普遍。

3）超重和肥胖患儿由于上呼吸道梗阻，在 PACU 停留的时间会更长。

这些资料虽然很有限，但仍能说明超重和肥胖患儿围术期气道问题的发生率较正常患儿要高，而证实这一点尚需进一步的研究。

## 参考文献

1 Weiss R, Dziura J, Burgert TS, et al. Obesity and the metabolic syndrome in children and adolescents. N Engl J Med, 2004,350:2362－2374.

2 李堂.小儿肥胖与高血脂及心血管系统异常.中国实用儿科杂志,2004,19(3):134－136.

3 高吊清,李亚蕊,边云飞,等.单纯性肥胖儿 68 例心血管危险因素的初步分析.中国药物与临床,2005,5(1):61－62.

4　Brenn BR. Anesthesia for pediatric obesity. Anesthesiol Clin North America, 2005,23:745－764.

5　Casati A, Putzu M. Anesthesia in the obese patient: pharmacokinetic considerations. J Clin Anesth 2005;17:134－145.

6　Ross PA, Scott GM. Childhood obesity: a growing problem for the pediatric anesthesiologist. Semin Anesth, Perioper Med Pain, 2006,25:142－148.

7　韩炜,尹兵,孙丽.肥胖小儿的手术护理.大连医科大学学报,2006,28(4):341－342.

8　Hossain P, Kawar B, Nahas M. Obesity and diabetes in the developing countries: a growing challenge. N Engl J Med, 2007,356:213－215.

9　Larson NI, Story M. The pandemic of obesity among children and adolescents: what actions are needed to reverse current trends? [editorial]. J Adolesc Health, 2007,41:521－522.

10　Sagi R, Reif S, Neuman G, et al. Nonalcoholic fatty liver disease in overweight children and adolescents. Acta Paediatr, 2007,96:1209－1213.

11　Inge TH, Xanthakos SA, Zeller MH. Bariatric surgery for pediatric extreme obesity: now or later? Int J Obes, 2007,31:1－14.

12　Chiron B, Mas C, Ferrandière M, et al. Standard preoxygenation vs. two techniques in children. Pediatr Anesth, 2007,17:963－967.

13　Neilipovitz DT, Crosby ET. No evidence for decreased incidence of aspiration after rapid sequence induction. Can J Anesth, 2007,54:748－764.

14　Setzer N, Saade E. Childhood obesity and anesthetic morbidity. Pediatr Anesth, 2007,17:321－326.

15　Nafiu OO, Reynolds PI, Bamgbade OA, et al. Childhood body mass index and perioperative complications. Pediatr Anesth, 2007,17:426－430.

16　Veyckemans F. Child obesity and anaesthetic morbidity. Current Opinion in Anaesthesiology, 2008, 21:308－312.

17　高春艳,娄佰玲,石淑红.儿童单纯性肥胖症的心理、行为因素及综合干预效果观察.中国初级卫生保健,2008,22(5):45－46.

（张　野　连庆泉）

# 第三节　白血病患儿的麻醉

儿科最常见的恶性肿瘤是急性白血病,发病率近十年来有所上升。各年龄段均可发病,发病高峰期为2～5岁,约占小儿病例50%。一般发病率为3人/10万人～5人/10万人,高发区可达6.6人/10万人。小儿白血病的类型与成人白血病有所不同,以急性白血病为主,约占95%～97%;其中又以急性淋巴细胞白血病(简称急淋)多见,约占60%～70%;其次为急性粒细胞性白血病(简称急粒)。在过去20年中,随着保健设施、全民医疗以及综合治疗的发展,白血病患儿5年生存率已经超过60%。而生存率的提高是以大量侵袭性操作的应用为代价的,尤其是骨髓穿刺及腰椎穿刺鞘内注射化疗,这其中许多是在麻醉下进行的。

## 一、小儿白血病特点

### (一)病因

白血病是血细胞在骨髓和其他造血组织如肝、脾、淋巴结等组织中呈肿瘤样异常增生的结果。白血病的研究已有50年的历史,至今病因尚未明确,一般认为可能与下列因素有关。

**1. 遗传因素** 现有技术发现白血病患儿大多有染色体异常。患有先天愚型、联合免疫缺陷、异常染色体综合征等染色体异常的遗传性疾病的小儿容易罹患白血病。电离辐射可引起染色体变化而诱发白血病。如接受放射治疗的患儿其白血病的发生率也高于正常小儿。

**2. 病毒感染** 1903年Borrel提出癌症由病毒引起,1908年报道鸡白血病由病毒引起,现已发现EB病毒、肝炎病毒及嗜T细胞病毒等与白血病、某些淋巴瘤、成人T细胞白血病等的发生有关。

**3. 免疫因素及化学因素** 修鞋等用的胶中所含的苯、非环保装修材料等多种化学物质均可致骨髓损伤而引起白血病。治疗某些肿瘤用的化疗药物,可因抑制患儿的免疫功能而促使白血病的发生。

总之,白血病的发病机制仍不清楚,可能是多种复杂因素相互影响,使体内基因表达不平衡的结果。这些因素中既有内在的也有外在的。

### (二)临床表现

白血病的临床表现是由正常血细胞减少和白血病细胞浸润某些器官和组织所引起的。患儿常常以发烧、脸色发白、虚汗、皮肤紫斑和疼痛等症状就医。发病可以隐袭,也可很突然,症状可轻可重。大多数在确诊之前有数天病史,少数可达数周至数月。极个别的病例表现为暴发性的高热、虚弱、贫血、不定位的或定位的疼痛及大片淤斑,进展极快。根据所患白血病的类型不同,一些患儿还可以牙龈肿胀出血、突眼、颈部及腹部包块等原因就诊。

当出现以上临床症状时,则要尽快进行血液涂片及骨髓细胞学等检查。当骨髓中白血病细胞总数≥30%时即可诊断。其实,大多数白血病患儿就诊时骨髓异常细胞已达70%~90%以上,而外周血中异常细胞或有或无,这时体内已有的白血病细胞,外周血白细胞计数可正常或增高,一般增高者多见。患儿常有中重度贫血,血小板常有不同程度下降。

### （三）治疗

目前，对小儿急性白血病的诊断一定要做骨髓涂片进行细胞形态学分型、免疫学分型、细胞遗传学分型。小儿急性白血病按危险程度可分为标危、中危、高危。现在已对化疗疗程做了修改，急淋的标危型和中危型，总疗程为 2 年，高危型早期用更强化疗，在完全缓解后尽量行造血干细胞移植，总疗程在 2.5～3 年左右。对急粒（包括急非淋）的化疗，总疗程有的为 6～9 个月，有的为 1.5～2 年。目前，总体趋向于短疗程、强化疗。对于急非淋的标危型，主张以化疗为主，其余的主张尽早行造血干细胞移植。

## 二、麻醉处理

### （一）术前评估

在麻醉前 24 h 对患儿进行评估，评价患儿的病史、病情及麻醉史。常规检查血生化、血常规及凝血功能，尽可能纠正异常指标，并为次日手术准备血制品，适龄儿童第二天早晨开始禁食。白血病患儿麻醉需要考虑以下几个风险因素。

**1. 气道阻塞**　癌症患儿最常见且目前最易被发现的气道阻塞原因是纵隔肿块。急性淋巴细胞白血病（特别是具有 T 细胞表型及高白细胞计数者）、非霍奇金淋巴瘤（NHL）、霍奇金淋巴病、神经母细胞瘤及罕见的胸廓内生殖细胞肿瘤患儿具有高风险。已有事实证明在这些病例中，当呼吸肌张力消失时，麻醉会突然诱发潜在致命的呼吸窘迫。主张行 CT 检查以初步评估气道阻塞的严重性，对于较小的患儿，麻醉前仍需获得充分的影像学资料。仔细的术前评估对于揭示潜在的风险是必要的，因为严重的病变可能表现的不明显。此时应做足充分准备以防潜在气道阻塞风险的发生，通常需要有能力插入硬性支气管镜的耳鼻喉科医生在场，一些医疗机构甚至主张建立心肺旁路。建议在维持自主呼吸的状况下采用吸入诱导，患儿最好采取半坐位。

**2. 凝血障碍**　大多数抗癌药物都会导致血小板减少，故术前需要筛查。为了降低椎管内血肿形成的风险，我们通常只有在凝血功能正常及血小板计数至少为 $50\times10^9$/L 时才进行腰椎穿刺。患儿输入随机捐赠者捐赠的多种血小板将增加治疗难度，因此提倡接受单一捐赠或输入人类白细胞抗原匹配的血小板。在进行侵袭性操作前需要确认输入血小板的患儿血小板计数已经上升到足够的水平。骨髓穿刺骨髓涂片检查造成局部出血的后果不是十分严重，一个有经验的医生可以在血小板计数低至 $20\times10^9$/L 时安全完成该操作。对于一些患有进行性凝血病的患儿则特别危险，尤其是活动性感染、急性早幼粒细胞白血病及弥散性神经母细胞瘤等凝血指标紊乱的患儿，如果条件允许，应在术前使用相匹配的新鲜冰冻血浆或冷沉淀 20 ml/kg（如果血浆纤维蛋白原小于 1.5 g/L）予以纠正。

**3. 肿瘤溶解综合征(tumor lysis syndrome)** 肿瘤体积较大的患儿,通常为急性白血病或NHL患儿,在诱导化疗后会发生肿瘤细胞快速大量死亡。肿瘤溶解造成的尿酸性肾病及磷酸盐沉积伴随血钾迅速上升的同时会进行性损害肾功能,血清磷浓度上升可能伴随低钙血症发生。血液滤过能预防别嘌呤醇增加及水潴留。有高尿酸肾病风险的患儿经常需用碳酸氢钠碱化尿液,但可能造成 $CO_2$ 潴留。急性白血病患儿若外周血白细胞计数超过 $100\times10^9/L$ 则不适于输注红细胞,因其有导致突发的高黏滞综合征(hyperviscosity syndrome)风险。

**4. 感染** 小儿化疗强度增加造成的细菌及真菌感染会直接导致长时间的中性粒细胞减少。由于中心静脉导管的留置,受感染的风险也更高,因此需要格外留意。尽管大多数情况下可以在术前很好的控制败血症,但在临床工作中,仍不可避免要对一个发热的败血症患儿实施全身麻醉,妥当的做法是避免对已知感染者使用中心静脉导管。中性粒细胞减少的感染患儿手术适应证包括胃肠道并发症的治疗,如肠扭转和阑尾炎。虽然细菌性肺炎很常见,但对于链球菌感染的患儿仍需格外当心,因其常伴发难以觉察的呼吸窘迫。这些败血症患儿同时还可能有隐性凝血功能障碍,应于术前纠正。此外还常存有电解质紊乱,尤其是使用利尿剂、氨基糖苷类抗生素和两性霉素B治疗后导致的低钾血症。

**5. 治疗导致的并发症** 目前使用的大多数细胞毒性药物会产生不同程度的剂量依赖性骨髓抑制,还有一些会导致严重的口腔黏膜炎(阿糖胞苷,美法仑,蒽环类药物)。有些药物会对麻醉造成进一步危害,使用5-羟色胺拮抗剂后导致难治性呕吐的发生现已罕见。

由于大量使用皮质类固醇、止吐药和免疫抑制剂,化疗患儿肾上腺危象的发生率非常低。短小手术前不必常规给予氢化可的松。

理想情况下,正在输注细胞毒药物或进行水化疗的患儿不应同时实施择期手术,原因是不清楚治疗可否因提供静脉通道而被中断,或是否与麻醉药物兼容。关于细胞毒性药物和麻醉药物兼容性的文献报道十分少见,因此谨慎的做法是避免任何形式的药物混合。目前最常遇到这种情况的是长时间高剂量输注甲氨蝶呤的急性白血病或NHL患儿。虽然术前必须完成甲氨蝶呤输注,但术后至少需要72 h持续静脉注射碳酸氢钠水化,以加速甲氨蝶呤在肾脏的清除。接受这种治疗的患儿由于碳酸氢钠水化治疗不能中断,故需要留置双腔中心静脉导管,另一腔用于输注麻醉药物,注射后必须冲洗管道。柔红霉素或阿霉素等药物的使用需要在术前停止,因其可能导致心肌抑制。

少数患儿是骨或软组织肉瘤者会在术前接受放射治疗。虽然可能发生急性并发症如严重的黏膜炎,但从长远的角度看,局部放疗并不会增加麻醉风险,除非治疗改变了头颈部的正常解剖结构。随着骨髓移植治疗的广泛开展,能够长期存活的患儿数量逐步增加,他们在移植前需要进行全身放疗而为移植创造条件,其中许多患儿有肺功能受限,因此需要加强围术期监测。

## （二）麻醉方法

**1. 表面麻醉**　接受强化治疗的儿童通常都留置静脉通路从而避免了反复的静脉穿刺。麻醉前及以后的操作前均应用肝素水冲洗，同时注意无菌操作。患儿无中性粒细胞减低或败血症时，进行简单操作通常只需清洁消毒而非严格无菌。如果需要静脉置管，标准的局麻做法是使用利丙双卡因(EMLA)霜或丁卡因凝胶。这些在术前实施骨髓穿刺或腰椎穿刺表面麻醉时也十分有用。

**2. 镇静**　与麻醉不同的是，镇静状态患儿可以有语言交流，但在小儿麻醉却不适用。此外，镇静的患儿与麻醉的患儿之间有连续的表现，并且很难判断其麻醉程度。然而最近有报道使用水合氯醛使行磁共振检查的患儿可达到镇静状态。

**3. 静脉麻醉技术**　最常用的静脉短效麻醉剂是丙泊酚、氯胺酮和咪达安定，这些药物通常可有不同的组合。丙泊酚可以很好的单独用于全凭静脉麻醉(TIVA)，与硫贲妥钠相比毫不逊色。输液泵的使用控制了输液速率，与间断给药相比更具有安全性。在不使用 $N_2O$ 时丙泊酚的止吐效果理想。由于初始阶段可能发生呼吸暂停，故麻醉医生必须在场确保气道安全，多数需要给氧。评估丙泊酚及超短效阿片受体激动剂瑞芬太尼在短小手术患儿中的联合使用，尽管改善条件并减少丙泊酚的需要量，仍会进一步增加呼吸暂停的风险。

从外周静脉给予丙泊酚时通常会发生注射痛，如果外周静脉通路正在使用，则需加用利多卡因(0.2 mg/kg)以缓解不适。如果从中心静脉给药则可以避免该并发症，尽管注射速度会影响在诱导操作时患儿的舒适度，缓慢诱导能避免患儿不愉快的感受。

苯环衍生物氯胺酮兼有镇痛和麻醉作用，故应用广泛。它通常能保持呼吸道反射、呼吸及血流动力学稳定。2 mg/kg 的起始剂量就能维持 5～10 min 的麻醉，并且容易追加以延长麻醉维持时间。然而由于该药物会产生幻觉并发症，需要安静的苏醒环境并且在必要时需使用苯二氮䓬类，故限制了其使用。联合用药的患儿将比单独用药的患儿需要更长的苏醒时间，因此当患儿需要早期出院或院外恢复时，这种方法就难以接受。对颅内恶性肿瘤患儿不推荐使用氯胺酮，因其会影响颅内压。

短效水溶性苯二氮䓬类药物咪达安定起效快、作用时间短，并能抗焦虑及产生遗忘，可与短效阿片类药物或氯胺酮联合使用。不良反应很少，但若与其他镇静剂合用则会明显增加。尽管使用时需谨慎评估患儿健康状况、合用药物，咪达安定的最大剂量仍可用至 0.1 mg/kg，还可以缓解氯胺酮造成的幻觉。

氯胺酮和咪达安定配伍使用曾被广泛研究过。Pellier 等人成功联用了 1～2 mg/kg 的氯胺酮及 0.025 mg/kg 的咪达安定，其优点是可以减少咪达安定用量，苏醒更为迅速以及降低术后烦躁不安的发生率。在 Parker 等人的研究中，可以在没有呼吸支持及拮抗镇静的状态下联合使用氯胺酮和咪达安定。

美索比妥和依托咪酯也用于肿瘤患儿麻醉，但优点不明显。

压力和焦虑可能会影响麻醉需求，常需静脉补充短效药物。

**4. 吸入麻醉剂** 静脉诱导后以吸入麻醉剂维持的麻醉方式十分常用，没有建立静脉通路的患儿采用吸入诱导则更为简单。由于七氟烷低血液溶解度及可接受的气味，故患儿对七氟烷诱导具有很好的耐受性。有观察指出七氟烷麻醉后会发生躁动，但充分的术后镇痛能降低其发生率。其他吸入麻醉剂也有研究，但与七氟烷相比除了费用较低外优点很少。最近的研究多集中在静脉麻醉技术上。在七氟烷引入之前，Fisher 等人研究了 60 名分别采用异氟烷、安氟烷和氟烷麻醉的患儿并得出结论，短小手术中使用氟烷苏醒较为迅速，气道相关并发症最少。异氟烷麻醉后喉痉挛和咳嗽的发生率最高，安氟烷麻醉苏醒最快。恶心、呕吐的发生率三者无显著差异。

**5. 其他可用方案** 短小手术操作也可以通过口服、黏膜及直肠给药实施麻醉，如使用咪达安定、氯胺酮和芬太尼。但对于长时间或复杂的手术，该方法不易控制，故不适合使用，选择肌内注射更好。

在英国，咪达安定由于味苦只用作静脉注射。口服则添加糖衣或对乙酰氨基酚糖浆。因为完全起效需要大约 30 min，所以需要在操作开始前 30 min 使用。黏膜用芬太尼制剂作为前驱药或辅助麻醉剂已有研究，主要的不良反应是呕吐发生率很高。常用剂量为 15～20 μg/kg，能维持生命体征平稳，并能减轻短小操作给年长儿带来的疼痛，但目前使用并不广泛。

咪达安定和 S-(+)-氯胺酮联合直肠给药已用于行磁共振检查的患儿麻醉。

## （三）术后处理

**1. 术后恶心、呕吐(PONV)** 恶心、呕吐应及早治疗。长期禁食以及呕吐的患儿需要静脉补液。除了 $N_2O$ 外，使用单一的麻醉方法术后恶心、呕吐的发生率很低。

**2. 疼痛** 根据经验，骨髓穿刺操作后患儿通常无明显不适感，不必做特殊处理。

## 参考文献

1 Haeseler G, Zuzan O, Kohn G, et al. Anaesthesia with midazolam and S-(+)-ketamine in spontaneously breathing patients during magnetic resonance imaging. Paed Anaesth, 2000, 10: 513-519.

2 Eichenfield LF, Funk A, Fallon-Friedlander S, et al. A clinical study to evaluate the efficacy of ELA-Max (4% liposomal lidocaine) as compared with eutectic mixture of local anesthetics cream for pain reduction of venipuncture in children. Pediatrics, 2002,109(6):1093-1099.

3 Culshaw V, Yule M, Lawson R. Considerations for anaesthesia in children with haematological malignancy undergoing short procedures. Paediatr Anaesth, 2003,13:375-383.

4 Glaisyer HR, Sury MR. Recovery after anesthesia for short pediatric oncology procedures: propofol and remifentanil compared with propofol, nitrous oxide, and sevoflurane. Anesth Analg, 2005,100

(4):959－963.

5 Duwe BV, Sterman DH, Musani AI. Tumors of the mediastinum. Chest, 2005,128(4):2893－909.

6 Arendts G, Stevens M, Fry M. Topical anaesthesia and intravenous cannulation success in paediatric patients: a randomized double-blind trial. Br J Anaesth, 2008,100(4):521－524.

7 Machata AM, Willschke H, Kabon B, et al. Propofol-based sedation regimen for infants and children undergoing ambulatory magnetic resonance imaging. Br J Anaesth, 2008,101(2):239－243.

8 Belzarena SD. Comparative study between thoracic epidural block and general anesthesia for oncologic mastectomy. Rev Bras Anestesiol, 2008,58(6):565－568,561－565.

9 Messieha Z, Cruz-Gonzalez W, Hakim MI. Retrospective outcomes evaluation of 100 parenteral moderate and deep sedations conducted in a general practice dental residency. Anesth Prog, 2008,55(4):116－120.

10 李一辉,王兴.白血病的治疗进展.华北煤炭医学院学报,2005,7(3):307－309.

11 郝良纯,王弘.输血技术在小儿白血病急救中的应用.小儿急救医学,2005,12(1):17－20.

12 陈展明,翁钦永.七氟烷在小儿深静脉置管术中的应用.海南医学,2008,19(8):41－42.

13 唐锁勤.美国儿童急性淋巴细胞性白血病治疗方案介绍.实用儿科临床杂志,2008,23(15):1219－1221.

(张　野　连庆泉)

## 第四节　艾滋病患儿的麻醉

艾滋病即获得性免疫缺陷综合征(acquired immunodeficiency syndrome,AIDS),是由于感染了人类免疫缺陷病毒(HIV)而致病。自1981年发现本病以来,该病主要流行于欧美及非洲国家,近年来我国发病率有逐年增加的趋势。据调查,2005年15岁以下的儿童中约有230万人感染了HIV,其中有57万人死亡。小儿患病多由母亲垂直传播或反复输注HIV污染的血制品(例如血友病患儿)引起,少数是由于使用污染的医疗器皿而受到感染。儿童感染后还常累及B淋巴细胞,发生体液免疫紊乱,从而对许多机会性感染易感性增高,并导致某些肿瘤的发生。至今对该病尚缺乏特效的治疗,病死率高,必须加强预防。

据估计,20%～25%的HIV阳性患儿需要手术治疗,因此,麻醉医生将有可能与HIV阳性患儿相处。他们将面对一个复杂的疾病,患儿可能表现为无症状,也可能表现为多器官的机会性感染。本文概述麻醉对HIV感染患儿的影响,重点描述其临床表现以及相关药物的应用。

## 一、小儿艾滋病的特点

艾滋病患儿常有以下主要的共同临床特点：伴有慢性间质性肺炎（100%）、肝脾肿大（占97%）、发育障碍（占94%）、弥散性淋巴结肿大（占56%）、反复腹泻（占56%）、血小板减少（占31%）、出生时体重低于2 500 g（占28%）、湿脊样皮脊和反复的中耳炎等。艾滋病患儿的免疫功能尚未成熟却又遭受HIV的损害，大大降低了机体的抵抗力。患儿皮肤黏膜白念珠菌病发生率很高，肺炎球菌、金黄色葡萄球菌及革兰阴性杆菌等感染常危及生命。约有70%的患儿合并肺孢子虫肺炎、卡波西肉瘤及非霍奇金淋巴瘤等，这些也是艾滋病患儿常见的并发症。

### （一）流行病学

2005年全球范围内成人及儿童感染HIV以及艾滋病导致的死亡人数统计（见表12-1）。

**表12-1　2005年HIV感染的全球概况**

| | |
|---|---|
| 2005年HIV存活者人数 | |
| 总数 | $40.3\times10^6$（$36.7\times10^6$～$45.3\times10^6$） |
| 成人 | $38.0\times10^6$（$34.5\times10^6$～$42.6\times10^6$） |
| 15岁以下儿童 | $2.3\times10^6$（$2.1\times10^6$～$2.8\times10^6$） |
| 2005年新近感染者 | |
| 总数 | $4.9\times10^6$（$4.3\times10^6$～$6.6\times10^6$） |
| 成人 | $4.2\times10^6$（$3.6\times10^6$～$5.8\times10^6$） |
| 15岁以下儿童 | 700 000（630 000～820 000） |
| 2005年艾滋病死亡人数 | |
| 总数 | $3.1\times10^6$（$2.8\times10^6$～$3.6\times10^6$） |
| 成人 | $2.6\times10^6$（$2.3\times10^6$～$2.9\times10^6$） |
| 15岁以下儿童 | 570 000（510 000～670 000） |

儿童最常见的艾滋病感染途径是母婴垂直传播，可以发生在宫内（胎盘传播）、分娩时（分娩传播）及产后（母乳喂养传播）。有证据表明，如果母亲处于疾病晚期、<37周早产、未服用齐多夫定、高病毒负荷、低$CD4^+$ T淋巴细胞、破膜时间超过4 h、绒毛膜羊膜炎、未能在分娩发动前行剖宫产术，则母亲传染给子女的风险增加。在青少年和成人中，通过静脉注射方式吸毒或性传播是艾滋病最常见的传播途径。

其他少见的传播途径包括家庭接触中皮肤或黏膜接触到HIV阳性的血液，或家庭护理工人皮肤接触到血液或受污染的针头。这强调了在可能接触到血液时需要注意适当的感染控制措施。然而对艾滋病患儿的限制则不必要。

近十年由于有效的预防了母婴传播，儿童 HIV 感染率明显降低。预防措施包括：产前对母亲进行 HIV 筛查以鉴定高危儿，短疗程使用 ZDV 或其他抗病毒的化学预防以减轻病毒负荷，减少婴儿分娩时的接触，新生儿抗逆转录病毒预防以及避免母乳喂养以减少产后接触。

### （二）临床表现

垂直传播的有症状性 HIV 感染表现多出现于生后 4～18 个月。胎内感染者可致小样儿，生后感染者出现生长发育障碍。有症状性 HIV 感染表现分两种临床类型。

**1. AIDS 相关综合征（ARC）** ARC 是指轻症或不典型艾滋病的表现，常见全身性淋巴结肿大、肝脾肿大、慢性腹泻、皮肤黏膜念珠菌病、反复上呼吸道感染、中耳炎、发育障碍等。血清学检查有 HIV 抗体存在。

**2. AIDS 症状**

1）ARC 症状同上。

2）各种感染性疾病易感性增高，常有反复发热伴病毒、细菌、真菌等感染表现。另有反复的分支杆菌及其他机会性感染，常见慢性间质性肺炎或卡氏肺孢子虫病。后者发病缓慢，病程长，发热，咳嗽无力，痰多无力咳出，呼吸困难不明显，终将死于呼吸衰竭。易见巨细胞病毒性视网膜炎等眼病。

3）HIV 脑病由 HIV 直接感染引起，多见于婴幼儿，有神精发育迟缓、运动发育障碍、癫痫等表现。脑脊液正常或见淋巴细胞及蛋白质增高，可分离出 HIV 病毒，可检出 HIV 特异性核心抗原。EEG 可见轻至中度异常。CT 可见脑萎缩，基底节钙化。

4）易发淋巴瘤及卡波西（Kapasi）肉瘤，后者多为灶性皮肤、黏膜、淋巴结及内脏血管恶性肿瘤，可见手心、足心、下肢或全身皮肤呈粉红色或紫红色结节状、斑块状或片状肿瘤。广泛的卡波西肉瘤是导致 AIDS 死亡的常见原因。

**3. 实验室检查**

（1）测定 HIV 感染的证据

1）HIV 抗体 p24 和 gp120 阳性，提示患儿过去或现在有 HIV 感染。ELISA 法检测 HIV 抗体为筛选试验，两次阳性者需再用免疫印迹法确定。由于来自母体的被动抗体可保持 15～18 个月，所以大于 18 个月者抗体阳性方有意义。

2）HIV 病毒分离阳性或 PCR 法检出 HIV－DNA，提示现在有 HIV 感染。PCR 法检测快速，敏感性及特异性高，尤其适用于围产期感染儿的诊断。

（2）免疫学检查

1）多克隆性免疫球蛋白增高：包括 IgG、IgA 及 IgD 增高，多于早期即可出现，但注射疫苗后常不产生特异性抗体。

2）细胞免疫功能改变：淋巴细胞总数减少，$CD4^+$ T 淋巴细胞绝对值减少，CD4/CD8 比值降低或倒置，淋巴细胞转化试验低下，迟发型皮肤超敏试验反应消失。

3）循环中的 B 淋巴细胞数增多。

## 二、艾滋病患儿的麻醉处理

### （一）术前评估

HIV 感染患儿的麻醉前评估应包括多器官系统评估，抗逆转录病毒治疗的影响，如不良反应、药物间相互作用以及机会性感染等。

**1. 涉及的器官系统** HIV 感染影响的器官系统直接与病毒感染有关，可依据 CDC 分类标准进行临床分类，或与其他原因有关（如药物的不良反应）。表 12－2 描述了 HIV 感染对器官系统的影响。

**表 12－2 HIV 感染患儿受累的器官系统**

| 受累系统 | 表 现 |
| --- | --- |
| 生长和营养 | 生长延迟 |
| | 营养不良和营养缺乏 |
| | 衰竭综合征 |
| 心血管系统 | 心包：心包积液、心包炎 |
| | 心肌：心肌炎、扩张型心肌病 |
| | 心内膜：心内膜炎 |
| | 血管病变：动脉瘤、动脉粥样硬化、肺动脉高压 |
| | 浸润性肿瘤：卡波西肉瘤、淋巴瘤 |
| 呼吸系统 | 上呼吸道：上呼吸道感染、上呼吸道梗阻 |
| | 下呼吸道：下呼吸道感染，如肺结核、细菌性肺炎、卡氏肺孢子虫病、呼吸道合胞病毒 |
| | 淋巴间质性肺炎/肺淋巴增生 |
| 血液系统 | 贫血 |
| | 中性粒细胞减少 |
| | 淋巴细胞绝对或相对减少 |
| | 血小板减少 |
| 泌尿系统 | 艾滋病肾病：蛋白尿、血尿、肾小管性酸中毒、终末期肾病 |

续表

| 受累系统 | 表　现 |
|---|---|
| 神经系统 | 中枢神经系统感染 |
| | 艾滋病毒直接感染：急性脑膜炎、艾滋病相关性进展性脑病、脑血管炎 |
| | 机会性感染 |
| | 病毒：巨细胞病毒、克雅病、单纯疱疹病毒、带状疱疹 |
| | 真菌：白念珠菌、新生隐球菌、马尔尼菲青霉菌 |
| | 细菌：细菌性脑膜炎、结核分支杆菌 |
| | 肿瘤：淋巴瘤 |
| | 脊髓：脊髓病 |
| | 周围神经：周围神经病变 |
| | 肌肉：近端肌病 |

**2. 抗逆转录病毒治疗**　抗艾滋病药物可分为四大类：核苷类似物/核苷酸逆转录酶抑制剂(NRTIs，NtRTIs)，非核苷逆转录酶抑制剂(NNRTI)，蛋白酶抑制剂(PI)和融合抑制剂。前两类为RNA病毒逆转录为DNA的逆转录酶抑制剂，PIs抑制病毒蛋白酶的合成，融合抑制剂抑制病毒与靶细胞的黏附与融合。对HIV感染患儿采用联合治疗的资料还不充足，这种治疗方法被称为高效抗逆转录病毒疗法或鸡尾酒疗法，即联合使用抗逆转录病毒药物，可以提高患儿的生存质量，降低机会性感染及其他并发症的发生。随着医学的飞速发展及治疗的复杂化，对治疗方法应该更慎重，必要时咨询专家。

**3. 药物治疗的不良反应**　抗逆转录病毒药物可以对人体产生不利影响，个体化的抗逆转录病毒药物及分级与特定的药物毒性有关。关于抗逆转录病毒药物不良反应的讨论现已有很多描述，概括如下。

(1) 线粒体功能障碍　乳酸性酸中毒，肝毒性，胰腺炎和周围神经病变。

(2) 代谢异常　脂肪分布不均及体型改变，高血脂，高血糖及胰岛素抵抗，骨病如骨质疏松和骨坏死。

(3) 药物性骨髓抑制　贫血，白细胞及血小板减少。

(4) 过敏反应　皮疹及超敏反应

麻醉医生需要特别注意的药物不良反应有乳酸性酸中毒、肝毒性、高血脂、高血糖、胰岛素抵抗及血液系统并发症等。

HIV感染患儿常同时服用其他药物来抗病毒或防止机会性感染，这些药物会相互影响或改变功效，包括药物的协同、拮抗作用以及吸收、分布、代谢、排泄等药代动力学改变。也有与麻醉药产生相互作用的报道，HIV感染患儿使用维库溴铵其肌松效应会延长。PIs是细胞色素P450抑制剂，细胞色素P450参与许多麻醉药及镇痛药的代谢。RTV是一种PI，能减缓芬太尼的清除，延长其半衰期。如果小剂量单次注入芬太尼，可不予调整剂量；如为静脉持续输注则需减量。沙奎那韦能抑制咪达安定代谢，延长其作用时间。

## （二）麻醉处理

**1. 麻醉处理要点** 为HIV感染患儿实施麻醉是一项具有挑战的任务。疾病表现可以从无临床症状到多脏器严重病变。无临床症状、仅血清学阳性且未进行抗逆转录病毒药物治疗的患儿麻醉风险一般不大；相反，多器官受累的患儿实施麻醉则需慎重，需要从术前评估开始，包括病史、体格检查和实验室检查。病史及体格检查应集中在HIV感染的现状、受累器官及正在使用的药物上。$CD4^{+}$计数低的患儿常提示病情更为严重，需要重点评估。对于联合用药的患儿，使用麻醉药物时应考虑到药物的不良影响及相互作用。实验室检查包括血常规、凝血功能和肝肾功能等。HIV治疗药物会引起新陈代谢紊乱，葡萄糖、电解质等生化检查有助于评价代谢状况。怀疑心脏受累的患儿应行心电图及超声心动图检查。与青少年及成人患者相似，细胞介导的免疫反应在年长患儿也起着重要作用，这可导致一些机会性感染的发生，尤其是肺结核，每位患者都应摄胸片以防该疾病的进展。最后，由于患者具有传染性及免疫缺陷，任何医疗操作都应慎重以防感染，这将在后面讨论。

**2. 麻醉管理** HIV感染患儿，尚无具体推荐的麻醉技术。小儿麻醉中最常使用全身麻醉，麻醉应基于器官的受累范围。例如，有肺部并发症及气体交换障碍的患儿应给予高浓度吸氧；有心血管受累的患儿建议进行严密的血流动力学监测。根据肝肾功能的损害程度选择和使用不同的麻醉剂及肌松药，对于进展性神经病、肌病及肌无力的患儿应避免使用琥珀胆碱，因其可导致高钾血症。

有研究显示麻醉药物及麻醉技术会导致免疫抑制，这对免疫系统正常的个体影响可能较小，但对于免疫功能障碍的患儿其严重性则不得而知。

中枢神经阻滞特别是骶管麻醉，是一种常见的儿童区域麻醉技术。由于HIV感染可能涉及神经系统，能否实施该技术仍有待讨论。已有资料显示，对于无明显中枢神经病变的HIV感染产妇，实施中枢神经封闭是安全的，但是对于儿童尚无报道。有人建议，在实施中枢神经封闭前应仔细评估患儿的中枢神经系统状况及血小板减少等禁忌证，因为血小板减少可能为抗逆转录病毒药物的不良反应之一。HIV感染患儿的硬膜外血肿也有报道。

**3. 输血的影响** 输血被认为与免疫抑制有关。对于晚期HIV-1感染患儿，输血会通过激活HIV-1表达和（或）输血相关性免疫抑制而加快疾病进展。输血后血浆HIV-1水平和巨细胞病毒感染率会增加。输入去白红细胞与输入非滤过血相比，在病毒复制方面无明显益处。

**4. 疼痛治疗** 20%～60%患儿的日常生活会受到疼痛的影响，只有三分之一得到适当的镇痛。疼痛也与较低的$CD4^{+}$计数百分比和严重的免疫抑制有关。被疼痛折磨的患儿其死亡率是无疼痛患儿的5倍。疼痛治疗能提高患儿的生活质量，也是关怀艾滋病患儿的一个重要方面。由于疼痛类型复杂，许多患儿常经历多种疼痛类型。疼痛的来源有侵袭性的医疗操作或躯体疼痛综合征（例如关节炎、关节痛、肌炎、肌痛），内脏痛（如咽炎、食管炎、肠炎、肝脏、胆道、胰腺疾病），神经性疼痛（如HIV或其他感染相关性神经病变，抗逆转录病毒药物及其他抗菌药物的毒性），或其他非HIV相关性疾病（如牙科疾病，紧张或偏头痛）。有些疼痛十分复杂，如周期性腹痛或神经性疼痛，其管理具有挑战性。排除机会性感染或恶性肿瘤引起的疼痛也很重要。治疗应由多学科专家合作，对于终将转化为绝症的艾滋病患儿，疼痛的综合治疗能提高其生活质量。

## （三）感染控制

照顾HIV感染患儿的医疗工作者应时刻保持警惕防止传染。感染的传播可以从HIV感染患儿到医务人员或其他患儿，或其他感染传播给HIV患儿，故采取预防措施是必要的。

**1. 艾滋病患儿的感染传播**　人免疫缺陷病毒已从患儿体液中检测出（见表12－3），可能成为手术室医务人员的传染源。

**表12－3　体液中的HIV病毒含量**

| 体液种类 | 估计HIV病毒含量 |
|---|---|
| 脑脊液 | 10～10 000 |
| 血浆、血清 | 10～50 |
| 精液 | 10～50 |
| 阴道分泌物 | 10～50 |
| 眼泪 | ＜1 |
| 唾液 | ＜1 |
| 尿液 | ＜1 |
| 乳汁 | ＜1 |

皮肤及黏膜接触HIV感染患儿血液后的平均传播风险分别是0.3％和0.09％。接触后立刻行抗逆转录病毒治疗（PEP）可预防或抑制全身感染。HCP的病例对照研究显示，使用ZDV治疗能将感染的风险降低约81％。皮肤损伤后，PEP治疗应尽早开始。治疗方案可能有所不同。专家的诊治虽然重要，但不能因此延迟治疗。

除了艾滋病，一些机会性感染，尤其是呼吸道传播疾病如肺结核，会污染麻醉设备，传播给其他人员或患儿。对其他患儿而言，应采取严格无菌的预防措施，决不可共用注射器，被污染的麻醉设备应废弃或用后消毒。有报道丙型肝炎可通过污染的呼吸系统在患儿之间传播，但目前尚无麻醉传播艾滋病的报道。

**2. HIV 感染患儿的传播** 人免疫缺陷病毒会导致细胞及体液免疫逐渐失调，对于小儿，体液免疫应答受到的影响比细胞免疫受到的影响大。这些患儿不能分化产生免疫记忆、扩增及产生特异性抗体所必需的抗原特异性 B 细胞和 T 细胞，导致 B 细胞缺陷，记忆 B 细胞缺乏，自然杀伤细胞功能障碍。所有这些因素终导致患儿易被细菌感染，故整个麻醉及手术过程中应严格无菌操作，时刻铭记患儿的免疫缺陷。

## 参 考 文 献

1 Gaughan DM, Hughes MD, Seage Ⅲ GR, et al. The prevalence of pain in pediatric human immunodeficiency virus/acquired immunodeficiency syndrome as reported by pariticipants in the Pediatric Late Outcomes study (PACTG 219). Pediatrics, 2002,109:1144-1152.

2 Kuczkowski KM. Human immunodeficiency virus in the parturient. J Clin Anesth, 2003, 15: 224-233.

3 Evron S, Glezerman M, Harow E et al. Human immunodeficiency virus: anesthetic and obstetric considerations. Anesth Analg, 2004,98:503-511.

4 Lolekha R, Chanthavanich P, Limkittikul K, et al. Pain: a common symptom in human immunodeficiency virus-infected Thai children. Acta Paediatr, 2004,93:891-898.

5 方峰.人类免疫缺陷病毒的母婴传播与预防.实用儿科临床杂志，2004，19(7):534-536.

6 Schneemilch CE, Ittenson A, Ansorge S, et al. Effect of 2 anesthetic techniques on the postoperative proinflammatory and anti-inflammatory cytokine response and cellular immune function to minor surgery. J Clin Anesth, 2005,17:517-527.

7 UNAIDS. AIDS epidemic update: December 2005. pdf_en/epi-update2005_en. pdf (last accessed 27 February 2007).

8 Panlilio AL, Cardo DM, Grohskopf LA, et al. Updated U.S. Public Health Service guidelines for the management of occupational exposures to HIV and recommendations for postexposure prophylaxis. MMWR Recomm Rep, 2005,54:1-17.

9 中华人民共和国卫生部，UNA IDS, WHO. 2005 年中国艾滋病疫情与防治工作进展.中国疾病预防控制中心性病艾滋病预防控制中心，2006，1.

10 Leelanukrom R, Pancharoen C. Anesthesia in HIV-infected children. Paediatr Anaesth, 2007,17: 509-519.

11 Working Group on Antiretroviral Therapy and Medical Management of HIV-Infected Children. Guidelines for the Use of Antiretroviral Agents in Pediatric HIV Infection. pdf (last accessed 27 February 2007).

12 Working Group on Antiretroviral Therapy and Medical Management of HIV-Infected Children. Managing complications of HIV infection in HIV-infected children on antiretroviral therapy. Guidelines for the Use of Antiretroviral Agents in Pediatric HIV Infection, Supp Ⅱ. pdf (last accessed 27 February 2007).

13 霍开明.小儿艾滋病 58 例.中国当代儿科杂志，2008，10(3):401-402.

14　谢静，李太生．艾滋病抗病毒治疗新药的研究进展．中国艾滋病性病，2008，14(6)：631－633．
15　孙燕，赵清霞．艾滋病并发各系统机会感染的临床分析．中国感染与化疗杂志，2008，8(5)：387－388．
16　武慧健．艾滋病母乳传播的影响因素及阻断措施．海峡预防医学杂志，2010，16(1)：33－34．

（张　野　连庆泉）

# 第五节　糖尿病患儿的麻醉

小儿糖尿病多为1型或称胰岛素依赖型糖尿病，这是胰岛素分泌不足引起的内分泌代谢疾病，以碳水化合物、蛋白质及脂肪代谢紊乱为主，从而引起高血糖及尿糖。小儿易出现酮症酸中毒，后期常有血管病变，并累及眼和肾脏。5～6岁以及10～14岁的小儿多发，5岁以下小儿少见。目前，小儿2型糖尿病的发病率也在增高，胰岛素敏感性降低，胰岛素分泌水平高于正常小儿。1型和2型糖尿病的儿童发病率正逐年上升，对这些患儿的麻醉管理也日益复杂。当麻醉医生制定一个合理的手术期间管理计划时，不仅要关注疾病本身的病理特点，还要结合患儿特殊的治疗方案、血糖控制水平、准备实施的手术类型及术后管理等综合考虑。

## 一、小儿糖尿病的特点

### （一）病因

一般认为遗传是小儿糖尿病的重要病因。据统计，双亲中一人患糖尿病，子代的发病率为3%～7%；双亲均为糖尿病患者，子代发病率可达30%～50%。此外，环境因素、免疫因素均被公认为与糖尿病的发病密切相关。

### （二）临床表现

小儿糖尿病症状与成年人相似，常有多食、多饮、多尿症状，其远期并发症是微血管病变所致的眼、心、肾和神经系统损害。婴儿患糖尿病时，多饮、多尿难以被发现。患儿因夜尿增多可出现突然的遗尿，由于遗尿症在幼儿阶段相当普遍，因此也可能被家长忽视。小儿遗尿症专科门诊对尿床的患儿必做尿液常规检查，为的就是筛除隐藏在“遗尿症”中的幼儿糖尿病。

儿童患糖尿病后无症状的阶段较短，一般不需做葡萄糖耐量试验即可进行诊断。小儿糖尿病起病急，一般在3个月内可确诊。小儿糖尿病的致命危险是酮症酸中毒，而不是微血管病变所致的远期并发症。患儿年龄越小，酮症酸中毒的发生率就越高；而且年龄越小，酮症酸中毒的症状越重，可出现恶心、呕吐、腹痛、食欲不振及神志模糊、嗜睡，甚至完全昏迷等；“三多一少”症状反而不明显，同时可有脱水及酸中毒，酸中毒严重时会出现呼吸深长、节律不规整、呼吸带有酮味等。

### （三）诊断标准

1）有糖尿病症状，一天内任何时间测血糖均≥11.0 mmol/L（200 mg/dl）或空腹血糖≥7.8 mmol/L（≥140 mg/dl）者不需做糖耐量试验即可诊断。

2）有糖尿病症状，但血糖值未达上述标准，则需做糖耐量试验（3 岁以内口服葡萄糖 2 g/kg，年长儿 1.75 g/kg，最大量不超过 75 g），若血糖上升过高或恢复延迟（2 h 血糖值 11.0 mmol/L，即200 mg/dl）也有助诊断。

### （四）流行病学

在世界范围内，1 型糖尿病的发病率差异很大，但都呈现增长的趋势。糖尿病患儿绝大多数都属于 1 型，1 型糖尿病是由于胰腺 β 细胞损伤（多由免疫因素介导）而导致的胰岛素分泌绝对减少。2 型糖尿病，以前患者大多是中年人或老年人，发病原因是胰岛素抵抗和胰岛素的相对缺乏。2 型糖尿病患儿典型的症状是肥胖或者在一级或二级亲属中有 2 型糖尿病家族史。

### （五）治疗

胰岛素主要用于 1 型糖尿病的治疗，其类型在不断增加（见表 12－4）。一般都是复合给药，一种中时效（NPH 或 Lente）或长时效（Ultralente）的胰岛素复合短效（Regular）或速效（赖脯胰岛素或门冬胰岛素）胰岛素，用于调节餐时或餐后血糖。在胰岛素的使用方案中一般要求患儿每天注射两种或三种胰岛素。新型长效胰岛素甘精胰岛素，可以 24 h 持续循环释放一定量的胰岛素而没有药物峰值时间。一些研究发现，速效胰岛素配合饮食控制血糖时，复合甘精胰岛素治疗的效果要比应用 NPH 和 Regular 好。越来越多的儿童和青少年患儿使用胰岛素泵，这种泵以一定的速度持续皮下输注胰岛素（一般为速效胰岛素，如赖脯胰岛素或门冬胰岛素），在餐前或吃零食前给予一个冲击量纠正高血糖。在适应证明确的前提下，研究发现这种治疗方案也优于注射给药。

2 型糖尿病患儿一般用胰岛素或二甲双胍（唯一可以用于治疗小儿糖尿病的口服药物）治疗。二甲双胍的作用机制是：首先减少肝脏的糖原合成，其次增加周围组织对胰岛素的敏感性。其他一些常用药物，如磺脲类，其作用机制是增加胰岛素的分泌；噻唑烷二酮类，其作用机制是增加肌肉和脂肪组织对胰岛素的敏感性。以上这些药物一般用于青少年。了解不同胰岛素制剂和抗高血糖药物的药效动力学和药代动力学特点，对于制定合理的围术期管理计划非常重要。

表 12-4 根据药效对胰岛素制剂的分类

| 分类 | 起效时间(h) | 达峰时间(h) | 持续时间(h) |
|---|---|---|---|
| 速效胰岛素 | | | |
| 赖脯胰岛素 | 0.25～0.5 | 0.5～2.5 | ≤5 |
| 门冬胰岛素 | <0.25 | 1～3 | 3～5 |
| 短效胰岛素 | | | |
| 常规胰岛素 | 0.5～1 | 2～4 | 5～8 |
| 中时效胰岛素 | | | |
| NPH | 1～2 | 2～8 | 14～24 |
| Lente | 1～2 | 3～10 | 20～24 |
| 长效胰岛素 | | | |
| 超慢时效胰岛素 | 0.5～3 | 4～20 | 20～36 |
| 甘精胰岛素 | 2～4 | 无峰值 | 20～24 |

## 二、麻醉处理

应使糖尿病患儿在术前、术中和术后的血糖达到并维持在正常范围内(100～200 mg/dl),这样能大大降低渗透性利尿、脱水、电解质紊乱、代谢性酸中毒和感染的发生。同时,对于镇静状态或无法交流的患儿,还可以防止低血糖的发生。

### (一) 术前评估

如果条件允许,糖尿病患儿应在代谢控制到理想水平后再进行择期手术(见图 12-1)。如儿童或青少年没有酮症,血浆电解质正常,糖化血红蛋白应控制接近或达到不同年龄段的理想范围,小于 5 岁的儿童理想的糖化血红蛋白值为 7%～9%;5 岁～13 岁的儿童为 6%～8.5%;≥13 岁为 6%～8%。建议提前 10 天评估患儿的代谢控制水平,如果未到 10 天则需推迟手术(见图 12-1)。如果条件允许,建议所有相关科室都应参与评估。糖尿病患儿的手术应尽量安排在早晨第一台,这可减少患儿的禁食时间,同时治疗方案也更易调整。如果糖尿病患儿需要进行急诊手术,如创伤或急性阑尾炎,此时仍需要进行紧急术前评估,需要麻醉医生和内分泌科医生通力合作。患儿的代谢在术前并没有控制好,需要在手术中继续进行控制。

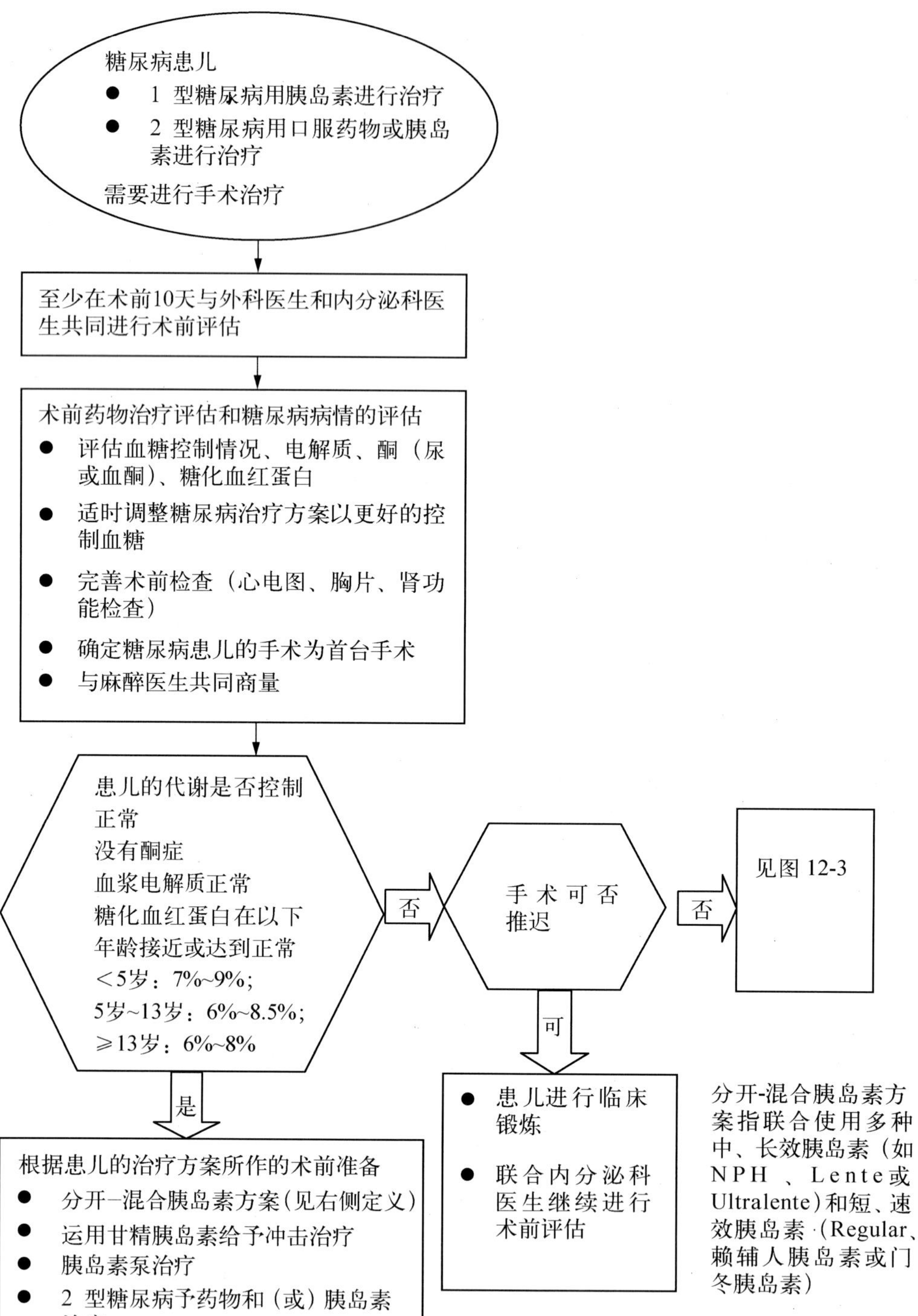


**图 12－1　糖尿病患儿围术期临床指导规范**

### （二）术中管理

术中及术后的输液和胰岛素的管理主要取决于手术时间。如果手术时间很短（如≤1 h)，可以认为患儿术后会很快饮水，在术中可以不给予静脉补液。如果禁食时间很长，则术中需要以一定速率补充液体（见图 12－2）。术中补充的液体应该是含有葡萄糖的溶液，但是对于术中的隐性失水，血液和体液丢失造成的血容量减少应该补充等渗液体（乳酸盐林格溶液或生理盐水）以保证血容量。尽管有些文献认为在静脉补液中应加入氯化钾，但也应尽量避免，防止在液体复苏过程中不慎给予过量的含有氯化钾的液体。如果患儿的血糖控制良好、电解质正常，在手术时间不长的情况下低血钾的发生率非常低。如果手术时间长，或者是急诊手术，代谢失调的发生率增高，那么在术中要严密监测电解质，适当调整术中液体的电解质含量。以上情况均需每小时监测 1 次血糖，用以调整胰岛素和葡萄糖的输入，使血糖控制在 5.6～11.2 mmol/L（100～200 mg/dl）（见图 12－3）。

### （三）术后管理

一旦患儿可以正常进食进饮，正常的糖尿病治疗，包括胰岛素和（或）口服药物的治疗也应该重新建立，葡萄糖的输注可以停止。在肾功能正常的情况下可以使用二甲双胍。如果患儿不能正常进食进饮，要继续静脉输注葡萄糖和电解质溶液，同时静脉给予胰岛素，皮下间断给予速效胰岛素，保证血糖控制在 5.6～11.2 mmol/L（100～200 mg/dl）（见图 12－4）。由于手术创伤、卧床、疼痛、恶心呕吐、吸收不良、用药和术后感染等情况的发生，术后需常规检测血糖、血酮体或尿酮体。对术后可能发生的情况，我们应提前做好评估和准备工作。

### （四）关于急诊手术

如果糖尿病患儿需要进行急诊手术，麻醉医师需要在临床和生化改变上进行充分的评估。通常情况下，疾病会导致患儿的代谢失调，除非手术需要马上进行，否则应将代谢失调纠正后再进行手术。一般糖尿病患儿都处于脱水状态，补水和给予胰岛素是纠正代谢失调的关键。主要的管理原则如上所述。在绝大多数情况下，需要进行急诊手术的糖尿病患儿术中都需要静脉给予胰岛素，如图 12－3 所述。

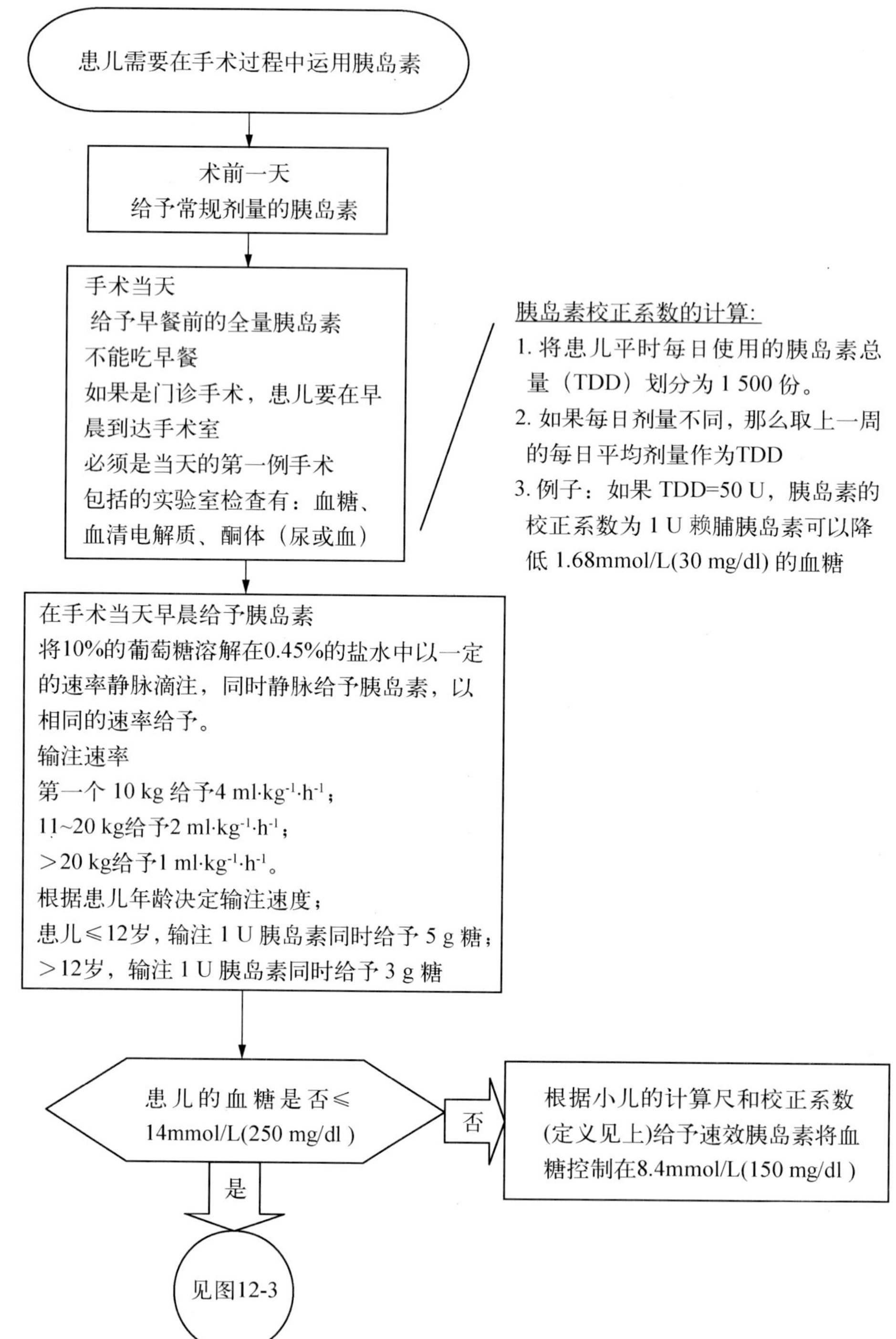


**图 12－2　需要在术中运用胰岛素的患儿的术前管理**

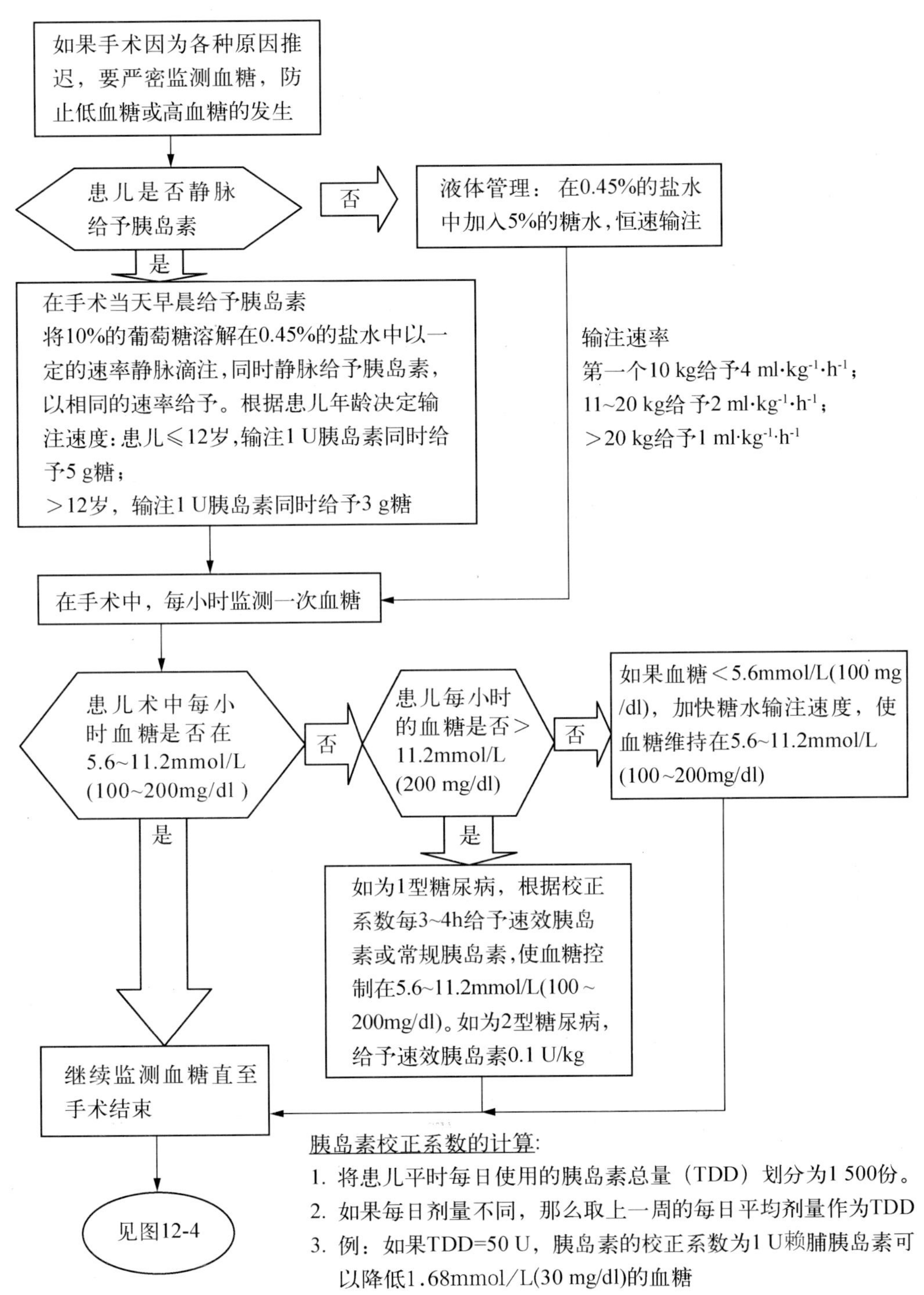
如果手术因为各种原因推迟，要严密监测血糖，防止低血糖或高血糖的发生
患儿是否静脉给予胰岛素
否
液体管理：在0.45%的盐水中加入5%的糖水，恒速输注
是
在手术当天早晨给予胰岛素
将10%的葡萄糖溶解在0.45%的盐水中以一定的速率静脉滴注，同时静脉给予胰岛素，以相同的速率给予。根据患儿年龄决定输注速度：患儿≤12岁，输注1 U胰岛素同时给予5 g糖；
＞12岁，输注1 U胰岛素同时给予3 g糖
输注速率
第一个10 kg给予4 ml·kg-1·h-1；
11~20 kg给予2 ml·kg-1·h-1；
＞20 kg给予1 ml·kg-1·h-1
在手术中，每小时监测一次血糖
患儿术中每小时血糖是否在5.6~11.2mmol/L(100~200mg/dl)
否
患儿每小时的血糖是否＞11.2mmol/L(200 mg/dl)
否
如果血糖＜5.6mmol/L(100 mg/dl)，加快糖水输注速度，使血糖维持在5.6~11.2mmol/L(100~200mg/dl)
是
是
如为1型糖尿病，根据校正系数每3~4h给予速效胰岛素或常规胰岛素，使血糖控制在5.6~11.2mmol/L(100~200mg/dl)。如为2型糖尿病，给予速效胰岛素0.1 U/kg
继续监测血糖直至手术结束
见图12-4
胰岛素校正系数的计算：
1. 将患儿平时每日使用的胰岛素总量（TDD）划分为1 500份。
2. 如果每日剂量不同，那么取上一周的每日平均剂量作为TDD
3. 例：如果TDD=50 U，胰岛素的校正系数为1 U赖脯胰岛素可以降低1.68mmol/L(30 mg/dl)的血糖

**图 12-3　术中管理**

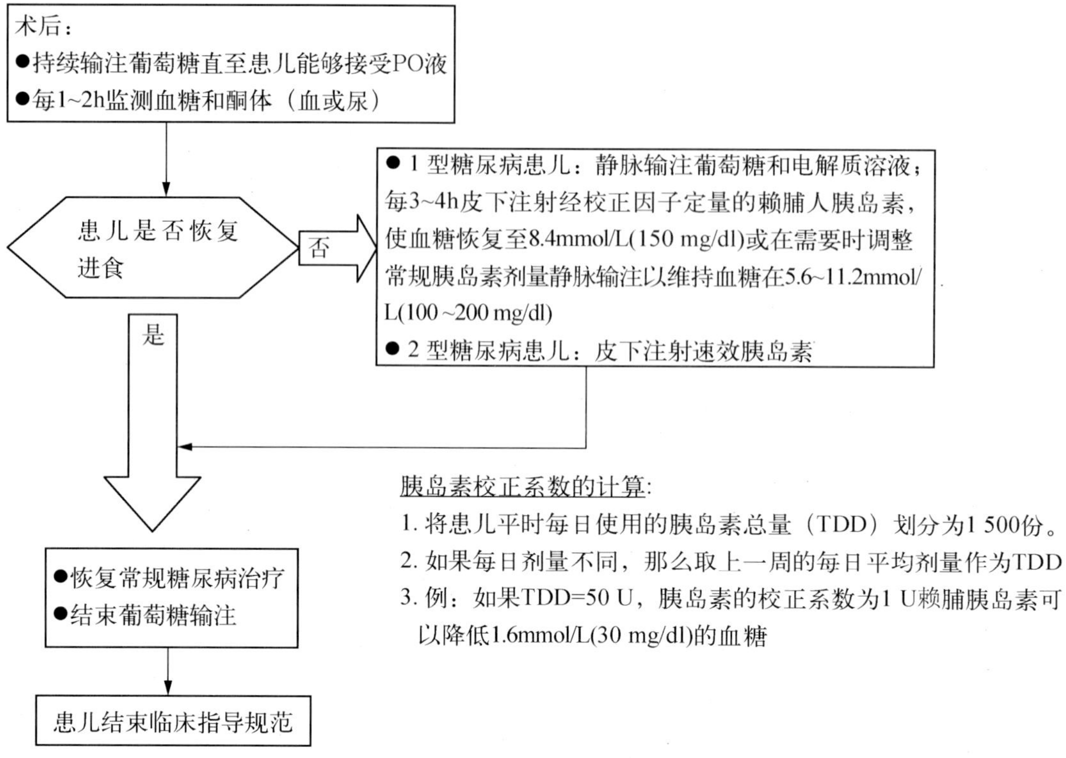


图 12-4　术后管理

## 参考文献

1 Murphy NP, Keane SM, Ong KK, et al. Randomized cross-over trial of insulin glargine plus lispro or NPH insulin plus regular human insulin in adolescents with type 1 diabetes on intensive insulin regimens. Diabetes Care, 2003,26:799-804.

2 Weintrob N, Benzaquen H, Galatzer A, et al. Comparison of continuous subcutaneous insulin infusion and multiple daily injection regimens in children with type 1 diabetes: a randomized open crossover trial. Pediatrics, 2003,112:559-564.

3 Willi SM, Planton J, Egede L, et al. Benefits of continuous subcutaneous insulin infusion in children with type 1 diabetes. J Pediatr, 2003,143:796-801.

4 Glister BC, Vigersky RA. Perioperative management of type 1 diabetes mellitus. Endocrinol Metab Clin North Am, 2003,32:411-436.

5 Gahagan S, Silverstein J. Prevention and treatment of type 2 diabetes mellitus in children, with special emphasis on American Indian and Alaska native children: American Academy of Pediatrics Committee on Native American Child Health. Pediatrics, 2003,112:e328.

6 Schiff RL, Welsh GA. Perioperative evaluation and management of the patient with endocrine dysfunction. Med Clin North Am, 2003,87:175-192.

7 Klingensmith GJ. Intensive diabetes management. 3rd ed. Alexandria, VA: American Diabetes Association, 2003.
8 Marks JB. Perioperative management of diabetes. Am Fam Physician, 2003,67:93-100.
9 Chadwick V, Wilkinson KA. Diabetes mellitus and the pediatric anesthetist. Paediatr Anaesth, 2004, 14:716-23.
10 Ferrari LR. Preoperative evaluation of pediatric surgical patients with multisystem considerations. Anesth Analg, 2004,99:1058-1069.
11 Vora AC, Saleem TM, Polomano RC, et al. Improved perioperative glycemic control by continuous insulin infusion under supervision of an endocrinologist does not increase costs in patients with diabetes. Endocr Pract, 2004,10:112-118.
12 American Diabetes Association. Diagnosis and classification of diabetes mellitus. Diabetes Care, 2004,27:S5-10.
13 Rapaport R, Silverstein JH, Garzarella L, et al. Type 1 and type 2 diabetes mellitus in childhood in the United States: practice patterns by pediatric endocrinologists. J Pediatr Endocrinol Metab, 2004, 17:871-877.
14 Krinsley JS. Effect of an intensive glucose management protocol on the mortality of critically ill adult patients. Mayo Clin Proc, 2004,79:992-1000.
15 Rhodes ET, Ferrari LR, Wolfsdorf JI. Perioperative management of pediatric surgical patients with diabetes mellitus. Anesth Analg, 2005,101:986-999.
16 彭章龙,于布为.糖尿病患儿手术麻醉的高危因素及处理.中国实用外科杂志,2006,26(2):93-95.
17 汤彩娥.儿童糖尿病酮症酸中毒20年回顾分析.临床和实验医学杂志,2006,5(11):1696-1697.
18 任晓红,赵湘.糖尿病急诊手术的麻醉处理.四川医学,2008,29(10):1382.

（张 野 连庆泉）

# 第六节 肌营养不良患儿的麻醉

小儿肌营养不良是小儿时期较多见的遗传性神经肌肉疾病,其中最常见的是假肥大型(DMD),看完主要是由编码抗肌萎缩蛋白的基因发生突变所致。这种小儿如果使用挥发性麻醉药或琥珀胆碱,可导致中到重度的横纹肌溶解、高钾血症甚至死亡。因此,麻醉医生有必要了解肌营养不良患儿的麻醉处理。

## 一、小儿肌营养不良的特点

该疾病多起于儿童及青少年期,临床特征是四肢近端肌肉缓慢出现进行性无力和萎缩,多从近端开始，呈对称性。由于萎缩肌肉的特征性分布而表现为肌病面容、翼状肩及鸭步，常与假性肥大并存，面肌萎缩明显者呈特殊的“肌病面容”，表情淡漠，口眼闭合无力，嘴唇因口轮匝肌的假性肥大而增厚微翘(猫脸)。

### (一) 分类

按照典型的遗传形式和主要临床表现，可将肌营养不良症分为下列类型

**1. 假肥大型** 属X-连锁隐性遗传，是最常见的类型，根据临床表现又可分为Duchenne型和Becker型。

(1) Duchenne型肌营养不良症(DMD) 也称严重性假肥大型肌营养不良症，几乎仅见于男孩，母亲若为基因携带者，50%的男性子代发病。常起病于2～8岁，初期感走路笨拙，易跌倒，不能奔跑及登楼。站立时脊柱前凸，腹部挺出，两足撇开，步行缓慢摇摆，呈典型的“鸭步”步态。当由仰卧改为直立时非常困难，必先翻身俯卧，再双手攀缘两膝，逐渐向上支撑起立(Gower征)。

(2) Becker型(BMD) 也称良性假肥大型肌营养不良症，常在10岁以后起病，首发症状为骨盆带肌及股部肌肉肌力弱，进展缓慢，病程长，出现症状后25年以上才丧失行走能力，多数在30～40岁时仍不发生瘫痪，预后较好。

**2. 面肩肱型肌营养不良症(FSHD)** 男女均有，青年期起病，首先出现面肌无力，常不对称，不能露齿、突唇、闭眼及皱眉，口轮匝肌可有假性肥大，以致口唇肥厚而致突唇。有的肩、肱部肌群首先受累，以致两臂不能上举而成垂肩，上臂肌肉萎缩，但不累及前臂及手部肌群。病程进展极慢，常有顿挫或缓解。

**3. 肢带型肌营养不良症** 男女均有，起病于儿童或青年，首先影响骨盆带肌群及腰大肌，行走困难，不能登楼，步态摇摆，常跌倒，有的只累及股四头肌，病程进展极慢。

**4. 其他类型** 股四头肌型、远端型、进行性眼外肌麻痹型、眼肌-咽肌型等，均极少见。

### (二) 实验室检查

**1. 血清酶测定**

(1) 血清肌酸磷酸激酶(CPK) CPK增高是诊断本病重要而敏感的指标，可在出生后或出现临床症状之前增高，当病程迁延时其活力逐渐下降，亦可用于检查基因携带者，阳性率为60%～80%。

(2) 血清肌红蛋白(MB) 多在本病早期及基因携带者中显著增高。

(3) 血清丙酮酸酶(PK) 具有较高敏感性，20岁以下正常男女血清PK值为119.00 U/L，20岁以上男性为84.30 U/L，女性为77.50 U/L。

以上三项血清酶中CRK、PK的阳性率均高于MB，三项综合检出率为70%左右。

(4) 其他酶 如醛缩酶(ADL)、乳酸脱氢酶(LDH)、天冬氨酸转氨酶(AST)、丙氨酸转

氨酶(ALT)等也可增高，但均非肌病的特异性改变，亦不敏感。

**2. 尿检查**　尿肌酸排出增多，肌酐减少。

**3. 肌电图**

**4. 肌活检**　显微镜下见肌纤维轻重不等的广泛变性坏死，间有深染的新生肌纤维。束内纤维组织增生或脂肪充填，并见针对坏死肌纤维的反应性灶性单核细胞浸润。若有条件可应用CT或MRI检查，能检测出肌肉变性的程度和范围，为临床提供肌活检的最佳部位。

## 二、麻醉处理

### （一）术前评估

对有家族史的肌营养不良患儿，术前评估应该给予足够的重视，只有10%肌营养不良患儿没有家族史，但是很多患儿直到手术期间或术后发生横纹肌溶解才被诊断患有肌营养不良。因此，术前了解患儿智力和神经肌肉发育史也是纳入儿科患儿会诊的重要内容，如患儿何时开始学走路，是否能跟上同龄小儿的步伐等。如果怀疑患儿有肌肉营养不良，可作CPK水平检查，既方便又经济。

### （二）麻醉管理

1990年，Chalkiadis和Branc报道患有DMD的小儿接受异氟烷麻醉后在恢复室意外地出现了心脏停搏，尽管该患儿避免了使用氯化琥珀胆碱，但还是出现了严重的心律失常、高钾血症和心脏停搏。这些症状均是在患儿进入恢复室后发生的，但入恢复室前患儿已经完全清醒，循环稳定，定向力恢复。2005年，Nathan等描述了术前没有诊断DMD的小儿发生的一些类似事件。这些小儿均接受过七氟烷和(或)异氟烷麻醉，没有使用琥珀酰胆碱，但在麻醉后恢复时，患儿均发生横纹肌溶解，继而诱发了心跳停搏，而心跳停止前均已拔管，完全清醒，定向力恢复。

像DMD一样的营养不良性缺陷，可因膜稳定蛋白-抗肌萎缩蛋白缺乏导致，这种蛋白分布于肌肉突触后膜的烟碱受体，但其功能至今尚未明确。目前报道认为，使用挥发性麻醉药会导致这些蛋白与其他失稳定因素产生叠加效应，最终导致这类患儿产生中到重度的横纹肌溶解、高钾血症甚至死亡。当肌膜极不稳定时，使用琥珀胆碱和挥发性麻醉药后，可使患儿在肌肉去极化和收缩时横纹肌溶解的危险性增加。事实上，这些事件发生在患儿清醒、苏醒阶段，表明挥发性麻醉药的剂量可能需要减小到最低值，甚至要低于苏醒MAC值。然而这种膜不稳定可能发生在麻醉药浓度很高的麻醉状态，而苏醒阶段发生的自主运动可能仅仅是一种触发因素。

尽管不是所有手术期间使用过挥发性麻醉药和(或)琥珀胆碱的DMD患儿都发生过严

重的横纹肌溶解事件，但是我们认为从安全的角度出发，应避免对此类患儿使用挥发性麻醉药和琥珀胆碱。

## 参考文献


1 Nathan A, Ganesh A, Godinez RI, et al. Hyperkalemic cardiac arrest after cardiopulmonary bypass in a child with unsuspected duchenne muscular dystrophy. Anesth Analg, 2005, 100(3): 672 - 674, table of contents.

2 Nathan A, Ganesh A, Godinez RI, et al. Hyperkalemic cardiac arrest after cardiopulmonary bypass in a child with unsuspected Duchenne's muscular dystrophy. Anesth Analg, 2005, 100: 672 - 674.

3 Girshin M, Mukherjee J, Clowney R et al. The post-operative cardiovascular arrest of a five-year-old male: An initial presentation of Duchenne's muscular dystrophy. Pediatr Anesth, 2005, 16: 170 - 173.

4 Yemen TA, McClain C. Muscular dystrophy, anesthesia and the safety of inhalational agents revisited again. Paediatr Anaesth, 2006, 16: 105 - 108.

5 Birnkrant DJ, Panitch HB, Benditt JO, et al. American College of Chest Physicians consensus statement on the respiratory and related management of patients with Duchenne muscular dystrophy undergoing anesthesia or sedation. Chest, 2007, 132(6): 1977 - 86.

6 麻宏伟.Duchenne型肌营养不良症的诊断与治疗.中国实用儿科杂志,2007,22(7):552 - 554.

7 袁沃亮,聂如琼,刘英梅,周淑娴,张萌,王景峰,陶恩祥.肢带型肌营养不良伴心肌损害家系的临床病理研究.中山大学学报(医学科学版),2007,28(3):314 - 317.

8 韦福起.假肥大型肌营养不良症伴心肌损害1例.临床心血管病杂志,2007,23(9):715.

9 李志平,钟韵,黄建强,杜宏春,彭丽红,姚晓黎,张成.3组肌营养不良患者肺通气功能损害的比较与康复对策.重庆医学,2008,37(18):2053 - 2054.

10 Merrick D, Stadler LK, Larner D, et al. Muscular dystrophy begins early in embryonic development deriving from stem cell loss and disrupted skeletal muscle formation. Dis Model Mech, 2009, 2(7 - 8): 374 - 388.

11 Strehle EM. Long-term management of children with neuromuscular disorders. J Pediatr (Rio J), 2009, 85(5): 379 - 384.

12 Van Bockel EA, Lind JS, Zijlstra JG et al. Cardiac assessment of patients with late stage Duchenne muscular dystrophy. Netherlands Heart Journal, 2009, 17: 232 - 237.

13 Bellayou H, Hamzi K, Rafai MA, et al. Duchenne and Becker muscular dystrophy: contribution of a molecular and immunohistochemical analysis in diagnosis in Morocco. J Biomed Biotechnol, 2009: 325210.

14 van Bockel EA, Lind JS, Zijlstra JG, et al. Cardiac assessment of patients with late stage Duchenne muscular dystrophy. Neth Heart J, 2009, 17(6): 232 - 237.

15 Taylor PJ, Betts GA, Maroulis S, et al. Dystrophin gene mutation location and the risk of cognitive impairment in Duchenne muscular dystrophy. PLoS One, 2010, 20; 5(1): e8803.


（张　野　连庆泉）

# 第七节　自主神经功能异常患儿的麻醉

家族性自主神经失调综合征(familial dysautonomia syndrome,FD)即 Riley-Day 综合征,又称家族性自主神经功能不全症、中枢性自主神经不全综合征等,是一种常染色体隐性遗传性疾病,主要影响德系犹太人群,以感觉和自主神经功能异常为特征。由于这种疾病有着千变万化的临床表现,其发病率和死亡率极高,麻醉医师应对其有所认识。

## 一、疾病特征

### (一) 病因与发病机制

该疾病病因虽未明,但其发病有着明显的家族性,呈常染色体隐性遗传。有些学者认为某些代谢异常与本病关系密切,简述如下。

**1. 体内儿茶酚胺代谢异常**　该疾病发病可能与体内儿茶酚胺代谢异常有关,多巴胺羟化酶(DβH)活力降低使多巴胺转变为去甲肾上腺素的过程发生障碍。

**2. 乙酰胆碱代谢异常**　研究发现,患儿角膜、虹膜和泪腺的乙酰胆碱转换酶(cholineacetyl-transferase)不足,并且患儿对醋甲胆碱(乙酰甲胆碱,methacholine)反应敏感,使用后许多胆碱能神经功能不全症状可迅速改善,从而认为乙酰胆碱代谢异常是发病的一个重要因素。

**3. 神经生长因子β亚单位(β－NGE)代谢异常**　实验研究发现,患儿血液中神经生长因子(nervegrowthfactor,NGF)的活性是正常小儿的3倍,所培养的皮肤成纤维细胞产生的神经生长因子β亚单位活性是正常小儿的10%,用异丙醇(Isoprotenol)处理时,未见像正常组织那样β－NGF增加,说明β－NGF代谢异常在该疾病遗传缺陷相应的分子生物学异常方面可能起一定作用。

### (二) 临床表现

大部分患儿出生后就出现症状。在新生儿期,这种疾病的早期症状表现为肌张力减退、吞咽功能障碍、面色苍白以及不能对伤害性刺激做出应答。在以后的生活中,还会频繁出现喂养困难、胃食管反流症、顽固性呕吐、误吸、反复发作的肺炎、肌张力减退、发育停滞、体温和血压不稳定、缺乏泪液分泌、角膜感觉缺失、异常兴奋后的大量出汗、呼吸暂停综合征、共济失调和脊柱侧弯等。

由于吮吸和吞咽不协调，使得患儿口腔发育不完善，需要行胃造瘘术才能进食。在过去50年中，预防误吸、补充进食和预防难治性肺炎已成为降低这些患儿死亡率的关键措施。因此，最早需要进行手术的类型之一可能就是胃底折返术同时行胃造口术。

### （三）病理学与实验室检查

在病理学检查方面已发现患儿存在周围神经发育不良，组织化学检查结果显示神经轴突和血管周围神经丛中不含去甲肾上腺素。实验室检查提示尿3-甲氧基-4羟苦杏仁酸(VMA)和3-甲氧基-4羟基苯乙二醇(HMPG)减少，尿和脑脊液中3-甲氧基-4羟基苯乙酸(HVA)增加，血清中DβH活性降低，皮内注射组胺不引起皮肤发红反应，但可引起流泪。其他辅助检查应包括常规X线、B超、心电图、脑电图等。

### （四）诊断

确诊这种疾病需要基于以下5个具有诊断价值的特征：泪液分泌减少，真皮内组胺释放后轴突传递缺失，缺乏舌蕈状乳头，深反射减少和德系犹太家族基因。

1993年，这种疾病的特征性基因被定位于染色体9q31，评估携带这种基因的患儿频率达到1/30。近来，FD基因通过IKBKAP(inhibitor of kappa light polypeptide gene enhancer in B-cells, kinase complex-associated protein)得到鉴定，三种突变基因也得到鉴定。最常见的基因突变几乎出现在99.5%FD患儿的染色体上，这种突变引起剪接改变，进而导致IKBKAP外显子20信号发生跳跃性改变产生野生型（菌株）和突变IKBKAP mRNA。这种突变产生的生理结果就是细胞内IKAP蛋白减少至低于正常阈值。IKAP的功能目前仍然不是很清楚，或许在转录过程中起到一定作用。

## 二、麻醉处理

### （一）麻醉前评估

**1. 呼吸系统** 术前一个重要的并发症就是呼吸系统疾病。患有FD的儿童术前并发中枢性睡眠呼吸暂停和憋气的发生率会逐渐增加。已有大量文章报道，这些患儿发生了呼吸暂停，不能适应高海拔生活、潜水游泳和高空飞行。患有FD的患儿化学感受器功能发生障碍，以致对低氧和高碳酸血症不能做出反应。休息时的血氧饱和度会降到94%～97%，血$CO_2$浓度则会高于40 mmHg。生理学研究证实患儿对低氧的通气反应减少是由于化学感受器受到了抑制。然而呼吸系统对高碳酸血症的通气反应仍是完好的。对于进行性加重的低氧血症，中脑血流速度没有明显的增加，但是对于高碳酸血症，中脑的血流速度明显加快。低氧血症所引起的血流动力学变化导致机体收缩压和舒张压降低，然而病情得到控制后，血压会上升。高碳酸血症可导致患儿（病情得到控制者以及未得到改善者）血压增加。对 FD 患儿进行过度通气会减少呼吸末 $CO_2$，中度的增加血压和心率，显著降低中脑内的血流速度。过度通气后的呼吸暂停可引起血压和心率的降低。对患儿进行控制呼吸会延迟其自主呼吸的恢复。Bernardi 总结指出，呼吸障碍的最可能原因是化学感受器和压力感受器功能障碍。由哭或笑而导致的呼吸模式改变，能改变通气深度和呼吸频率。

**2. 消化系统**　诊断 FD 的一个重要生理特征就是缺乏舌菌状乳头。除此之外，FD 患儿可能有各种各样的胃肠异常，可能在新生儿时期就出现了。吮吸和吞咽动作不协调将会导致发育停滞、流涎和误吸，需要经常插胃管来帮助他们进食。Nissen 胃底折返术能降低呕吐、肺实变和肺炎的发生，甚至改善水合作用。

家族性自主神经功能异常的患儿通常都会有胃食管反流疾病和吞咽液体困难，使胃内容物或唾液分泌物造成误吸的危险性增加。严重呕吐也容易增加误吸危险。Sundaram 在最近发表的一项回顾性研究中指出，胃食管反流疾病的发生率和感觉功能异常的严重程度是不相关的。此外，胃底折返术并不能减轻中枢性呕吐。

**3. 心血管系统**　FD 患儿心血管系统会受到严重影响，因此手术期间对这类患儿的管理是一个巨大的挑战。心血管系统不稳定的关键因素是去甲肾上腺素的生成逐渐减少。临床上呈现血流动力学不稳定的各种临床表现包括，仰卧位高血压，站立位没有反射性心动过速的低血压，应激状态下的阵发性高血压，心动过缓或完全性房室传导阻滞，后者可使一些幼年儿童必须安装起搏器才能正常生活。许多 FD 患儿都会有 QT 间期延长（＞440 ms），休息、应激或体位变化时均可发生，39％的 FD 患儿会在运动时发生。这些异常的心律使他们更易于发生晕厥、缓慢性心律失常和心搏暂停，故推荐术前常规行心电图检查。麻醉期间须警惕可能会发生 QT 间期延长，麻醉诱导期间主要需考虑到低血容量性低血压的发生，这可能是手术期间导致死亡的重要因素。在手术前静脉用可明显提高手术时血流动力学的稳定性。

**4. 肾脏**　个别 FD 患儿出现血清肌酐增加和肌酐清除率的降低，变化程度几乎和肾小球硬化症的程度一致。FD 患儿发生肾小球硬化症的概率要远远高于普通人群。通常情况下，FD 患儿中有 32％的人血清肌酐值升高，有 76％的人血尿素氮水平升高。当出现蛋白尿时，这些数值会分别上升到 62％和 92％。在 FD 患儿中还发现一个重要的可重现的现象，去除肾动脉自主神经支配就去除了一个重要的机制，即根据血压变化来调整肾动脉血流量。同样，当机体大量释放儿茶酚胺时，这种去神经支配可增强血管的收缩作用，去神经支配后的肾动脉痉挛可引起肾血流量严重减少，由此造成的反复缺血被认为是引起肾小球硬化症的主要原因。因此，纠正低血容量，控制血压和密切监测血清电解质情况，是手术期间管理的重要部分。

**5. 疼痛和神经系统**　最初认为 FD 患儿对疼痛不敏感，很可能是由于自主神经和感觉神经节细胞数目的减少，以及有、无髓鞘神经纤维数目的减少。去甲肾上腺素可调节外周神经末梢的痛觉，儿茶酚胺释放减少可减轻FD患儿对痛觉的反应和提高其对疼痛的耐受性。尽管有报道说，减少儿茶酚胺释放可增强机体对痛觉的耐受性，但当对FD患儿的痛觉进行更深一步的研究时，却发现远不止想象的那么简单，机制依然很复杂。FD患儿对内脏和腹膜的痛觉反应是完好无损的，对其实施镇痛，尤其是对手术后的患儿做术后镇痛是很重要的。疼痛和应激可诱发自主神经异常危象(dysautonomic crises)，要采取预防性措施避免这些危象发生。

**6. 电解质紊乱** 过度呕吐和出汗可导致电解质失衡。这种大量出汗可能归因于促汗纤维的化学性超敏反应，而不是汗腺分泌的异常。在极其炎热的环境里，低钠性癫痫样发作值得关注，因为即使补充了大量的液体和盐分，依然不能补偿过度出汗所造成的损失。低钠性癫痫样发作也可在某些严重感染时发生。严重电解质失衡可引起心脏传导功能异常。生理盐水或乳酸林格液可用于手术期间的输液管理。

**7. 危象** 应激诱发的危象具有血流动力学不稳定的特征，如高血压、心动过速、过度出汗、顽固性呕吐和皮肤表面出现红斑等。FD患儿体内的去甲肾上腺素和肾上腺素分泌水平低于正常值，但在发生危象时，去甲肾上腺素和多巴胺水平则明显增加，同时伴有少量肾上腺素分泌，它们对外源性肾上腺素能和胆碱能药物异常敏感。危象是引起该病发病和死亡的一个重要因素。同样，对自主神经不稳定患儿的体温控制不佳，可导致中暑的危险性增加。

## （二）麻醉前准备

在患儿进入手术室前，要消除他们即将面对手术的焦虑情绪。手术前使用0.5～0.75 mg/kg的咪达安定，大约15～30 min后起效。此外，在患儿进入手术室后也可以使用一些其他种类的抗焦虑药，但用药方案应该个体化。在患儿进入手术室后麻醉诱导前，应对患儿的一般情况再次做出准确评估。正如前面所提到的，FD患儿在静息状态下$PaO_2$也会低于正常，而$PaCO_2$高于正常值，这将会导致患儿吸入空气时血氧饱和度降低。

## （三）麻醉管理

**1. 麻醉方法选择** 全麻可以很好的控制气道，局麻可单独使用也可联合全麻使用，而且局麻也是对手术期间和术后疼痛控制的一项较好的技术。已经有很多报道硬膜外麻醉可成功用于手术期间和术后疼痛的管理，而且不会产生低血压。通过区域神经阻滞技术放置的一根导管可用于术后镇痛，不管是持续输注或是一次性负荷输注都可以持久镇痛并降低应激诱发FD危象的发生。Challands等发现硬膜外麻醉可改善心血管的稳定和降低危象发生的次数。

并非任何时候都要实施全身麻醉。在影像或内镜检查时，镇静是一种不错的选择，在给患儿镇静时也需要像做全身麻醉一样小心。消除术前焦虑，仔细地连续监测呼吸和血流动力学状态和妥善控制疼痛都是必需的。个别病例报道使用咪达安定(0.1～0.2 mg/kg)和丙泊酚(先给一个 0.5～1 mg/kg 的负荷剂量,然后再以 50～100 $\mu$g · kg$^{-1}$ · min$^{-1}$持续输注)复合麻醉,患儿当天就能够出院。

**2. 诱导** 尽管有报道硫贲妥钠可引起低血压致心脏骤停,但是 3 mg/kg 的硫贲妥钠可成功用于 FD 患儿,使用硫贲妥钠时出现的低血压和心动过缓可能是因为儿茶酚胺释放减少或功能异常。其他的静脉诱导药如丙泊酚(2 mg/kg)也是一种好的选择,尤其适用于门诊短小手术。

另外,有报道称在 FD 患儿中使用过氯胺酮。尽管氯胺酮可能引起患儿烦躁不安,但绝不会引起低血压。诱导时使用氯胺酮可以避免严重的低血压反应。诱导时可以单独使用氯胺酮(2 mg/kg),也可以复合丙泊酚一起使用(氯胺酮 0.5 mg/kg 和丙泊酚 1.5 mg/kg)。为了避免氯胺酮致幻现象的出现,可以小剂量使用地西泮。使用氯胺酮的另一个弊端就是该药会增加呼吸道分泌物,使用阿托品可以减少分泌物的分泌。

如果诱导时需要肌松,可以安全使用琥珀胆碱(1 mg/kg)而不会产生高钾血症。使用非去极化肌松药如罗库溴铵(0.6～1 mg/kg)或维库溴铵(0.1 mg/kg)可以产生持续性肌肉松弛作用。

快速静脉诱导是一种优先考虑的诱导方法。尽管 FD 患儿将可能接受 Nissen 式胃底折返术,快速静脉诱导可能是一种最安全的措施。在 Udassin 的一项研究中,有 15%的患儿 5 年后出现了胃底折返术后胃功能不良。这可能是由发生危象时机体强烈的干呕造成的。对于因焦虑紧张而不合作的小儿,可以进行挥发性麻醉药面罩诱导,但必须保留自主呼吸才能够保护气道。七氟烷具有起效快速和诱导平稳的特点,是一种不错的选择,但必须警惕因过度换气而导致血流动力学不稳定情况的发生。

维持正常的血 $CO_2$ 分压有利于血压的稳定。手术期间应仔细监测尿液排出量和体温。轻度的感染如果温度控制不佳,通常会伴随高热的发生。

由于 FD 患儿的血压不稳定,所以需要在手术期间和术后管理中应行有创动脉测压。对于呼吸功能不全、有过危象病史以及有过呼吸暂停综合征病史的患儿同样需要放置深静脉导管。如果发生低血压,推注液体或许优于升压药物。由于 FD 患儿的血压更容易受到血容量波动的影响,因此手术操作期间可作中心静脉压监测以备快速补液。

**3. 术中管理** 由于 FD 患儿结膜干燥,缺乏角膜反射和易造成角膜溃疡和穿孔,因此麻醉诱导后需要给眼睑周围涂上一层润滑剂并使之合拢。可以使用吸入性麻醉药维持麻醉,根据外科操作刺激的程度调整麻醉深度。血压升高时可以加深麻醉,静脉给予一定剂量的芬太尼或肼屈嗪。

如表 12-5 所示,对局麻手术等小手术,以及相当复杂的、在血流动力学上具有挑战性的麻醉病例进行(见表 12-5)的总结显示,FD 患儿所使用的麻醉药剂量范围与相同年龄组正常儿童所使用的范围基本一致(见表 12-6)。做小手术的患儿在手术结束后就可以拔管出院。而需要做大手术，术后应保留气管导管送至重症监护病房做进一步的术后护理。

**表 12－5　FD 患儿的操作类型**

| 系统 | 操作类型 | 世界病例 a | NYU 病例 b |
|---|---|---|---|
| 眼科 | 白内障去除 | 7 | 1 |
| | 斜视修复 | 26 | 6 |
| | 角膜移植 | 25 | 1 |
| 呼吸系统 | 开胸术 | 47 | 13 |
| | 胸膜剥脱术 | 3 | 3 |
| 心血管系统 | 起搏器植入术 | 30 | 12 |
| | 房间隔缺损修补术 | 1 | 0 |
| | 室间隔缺损修补术 | 2 | 0 |
| | 动脉导管结扎术 | 7 | 0 |
| 消化系统 | 胃底折叠术 | 314 | 125 |
| | 胃造口术 | 328 | 125 |
| | 胆囊切除术 | 14 | 11 |
| 耳鼻喉科 | 扁桃体切除术 | 60 | 23 |
| | 腺样体切除术 | 68 | 28 |
| | 鼓膜切开术 | 24 | 7 |
| 整形外科 | 胫骨截骨术 | 11 | 2 |
| | 脊椎融合术 | 144 | 20 |
| | 髋关节置换 | 5 | 1 |
| 神经外科 | 颅骨切开术(硬膜外血肿) | 4 | 1 |
| | 颅咽管瘤切除术 | 1 | 1 |
| 妇产科 | 剖宫产 | 7 | 5 |
| | 卵巢囊肿摘除术 | 3 | 1 |
| | 子宫切除术 | 2 | 0 |
| | 输卵管结扎术 | 3 | 3 |
| 泌尿外科 | 睾丸固定术 | 14 | 3 |
| | 疝修补术 | 48 | 10 |

a 来自 607 例患儿的数据
b 截至本文发稿时的病例数

表 12-6　FD 患儿的常用药物剂量

| 药物治疗 | 剂　量 |
| --- | --- |
| 地西泮 | 0.15～0.5 mg/kg |
| 咪达安定 | 0.05 mg/kg |
| 输注丙泊酚 | 100～150 $\mu g \cdot kg^{-1} \cdot min^{-1}$ |
| 输注芬太尼 | 2～3 $\mu g \cdot kg^{-1} \cdot h^{-1}$ |
| 输注瑞芬太尼 | 0.2 $\mu g \cdot kg^{-1} \cdot min^{-1}$ |
| 七氟烷 | 0.25～0.5MAC |

**4. 苏醒**　苏醒过程是一个十分重要的阶段，应密切评估疼痛和呼吸情况。手术结束后，继续使用麻醉性镇痛药作术后镇痛很重要。吗啡因其半衰期比芬太尼长，因而是一个不错的选择。尽管还没有在 FD 患儿中使用非甾体类抗炎药的研究或经验报道，但由于其显著降低了呼吸抑制的危险性，因此也是一种可供选择的药物。自主呼吸恢复延迟可能是由于化学感受器功能异常导致。FD 患儿开始自主呼吸时的呼吸仍然很弱，因此需要密切监测并给予持续的呼吸支持。FD 患儿对低氧刺激反应迟钝，可导致高碳酸血症继而引起血压升高。与正常小儿相比，FD 患儿呼吸暂停的时间更长，同时会并发严重的去饱和作用，还会引起收缩压和舒张压的显著下降。

除了化学感受器功能异常外，肺功能比较差也会影响患儿呼吸功能。脊柱侧弯引起限制性肺疾病，导致肺炎的发生；反复的误吸继发慢性肺部疾病。术后应鼓励他们咳嗽和深呼吸，在反射恢复协调前应该对口咽分泌物进行轻柔的吸引，否则会增加发生吸入性肺炎的危险性。

肌松药的残余是造成呼吸问题和苏醒延迟的另一个重要因素，因此手术结束时必须对肌松药进行拮抗以消除肌无力的情况。新斯的明（0.05 mg/kg）可用于拮抗神经肌肉阻滞。

拔管前确定气道受到保护很重要。但是当患儿在麻醉后的苏醒过程中时，保留气管导管可能会产生焦虑，要想消除他们对气管导管所产生的焦虑和不适，可以适当使用少量的镇痛药。

**5. 术后管理**　术后要注意五个方面的管理，包括家族性自主神经功能异常危象的处理，维持心血管系统的稳定，水电解质平衡，通气管理和术后疼痛的处理。

处理好家族性自主神经功能异常危象需注意以下几个方面：控制术后呕吐、高血压、心动过速和精神过度兴奋。控制精神过度兴奋和呕吐最有效的方法是使用地西泮。初始剂量可为 0.2 mg/kg，此后每 3 h 重复使用一次，最大剂量为 10 mg，直到危象症状消除。每天可使用雷尼替丁 2 mg/kg 减少呕吐的发生。如果精神兴奋和高血压持续存在，可以通过胃造瘘口使用可乐定（0.004 mg/kg）控制，如果舒张压超过 85 mmHg 可以根据需要每 3 h 重复使用。使用可乐定来控制 FD 患儿高血压危象的机制尚不清楚，Marthol 等对家族性自主神经功能异常危象易反复发作的9名患儿进行了研究，得出的结论是：可乐定有效增强了迷走神经张力，增加压力反射的敏感性，降低了血压和心率，从而减轻了家族性自主神经功能异常危象的程度。

可乐定是一种部分选择性的$\alpha_2$肾上腺素能受体激动剂，其作用机制包括以下几方面。

1）兴奋延髓血管舒缩中枢的$\alpha_2$抑制性神经元（网状核侧部），随即降低中枢交感张力。

2）通过受体结合网状核和孤束核，兴奋中枢性副交感神经增加迷走神经张力。

3）在周围神经系统，可乐定兴奋神经末梢突触前$\alpha_2$肾上腺素能受体，减少去甲肾上腺素释放，降低周围神经系统交感张力。

4）在中枢神经系统，可乐定通过蓝斑激活去甲肾上腺素通路产生中枢性镇静作用。

鞘内或硬膜外腔注射可乐定时，可激活脊髓背角灰质神经元的$\alpha_2$肾上腺素能受体，这被认为是可乐定镇痛作用的机制。

Ambrose等通过对患有严重疾病的儿童（非FD患儿）输注可乐定来研究其镇静作用和心血管稳定性的关系。结果显示，以0.2～2 $\mu g \cdot kg^{-1} \cdot min^{-1}$的速度持续输注可乐定，同时复合小剂量的咪达安定，可以在患有严重通气疾病和血流动力学极不稳定的儿童中产生剂量依赖性的镇静作用。对FD患儿还需要进一步评估静脉或硬膜外注射可乐定的效应。

术后引起FD患儿高血压的四个主要原因有：仰卧位、内脏痛、外科手术后应激以及家族性自主神经功能异常危象。有意识的给FD患儿将床头抬高30°，如果手术操作允许的话还会鼓励患儿采取坐位。地西泮和可乐定是控制高血压的一线药，如果这两类药物的治疗效果不理想，可以尝试使用拉贝洛尔或肼屈嗪。

低血压是对自主神经功能不全的一种持续威胁，主要原因包括：低血容量、心动过缓，低氧血症和（或）高碳酸血症。可根据需要适当使用一些晶体液、胶体液和血浆代用品以及氢化可的松。很多FD患儿可用格隆溴铵来减少分泌物和预防心动过缓。在临床病例中，几乎不使用阿托品来治疗心动过缓。对于持续性的低血压可输注新福林（苯肾上腺素）或多巴胺来维持血压。如果心动过缓持续存在，可能需要安装起搏器。

FD患儿在接受手术治疗时，可能会有再次发生肺炎、反复误吸、肺膨胀不全、支气管扩张、哮喘、分泌物不能排出以及呼吸暂停的危险。此外，潮气量也低于正常小儿，这是由肌无力、呼吸节律不协调以及脊柱侧弯导致的。通气管理模式包括辅助通气、吸痰、胸部理疗、吸入治疗和体位性引流等。可根据患儿的合作程度适当使用诱发性肺量测定法或双向通气治疗。有报道指出，在小儿重症监护病房可采取高频胸壁震荡作为放松和使分泌物顺畅排出的治疗模式。

**6. 疼痛管理** FD患儿的交感神经和感觉神经神经元数目显著减少，随着年龄的增长神经元也发生了变性，躯体痛觉也时常会减弱。但是内脏和肌肉痛始终是存在的，而且有时会随着高血压或FD危象的发生显现出来。对于腹腔内、胸腔内手术或其他畸形矫正术的疼痛，有必要使用一些麻醉性镇痛剂。目前关于FD患儿疼痛处理的观察研究尚无报道，还需要进一步研究来开拓这个领域的知识。

## 参考文献


1 Leyne M, Mull J, Gill SP, et al. Identification of the first non-Jewish mutation in familial dysautonomia. Am J Med Genet, 2003,118A:305－308.

2 Bernardi L, Hilz M, Stemper B, et al. Respiratory and cerebrovascular responses to hypoxia and hypercapnia in familial dysautonomia. Am J Respir Crit Care Med, 2003,167:141－149.

3 Tirosh I, Hoffer V, Finkelstein Y, et al. Heat stroke in familial dysautonomia. Pediatr Neurol, 2003,29:164－166.

4 Marthol H, Tutaj M, Brys M, et al. Clonidine improves postprandial baroreflex control in familial dysautonomia. Eur J Clin Invest, 2003,33:912－918.

5 Chaikin AA, Giarraffa P, Berger KI, et al. High frequency chest wall oscillation improves pulmonary health outcomes and function in patients with familial dysautonomia. Chest, 2003, 92S, October meeting.

6 Axelrod FB. Familial dysautonomia (Invited Review). Muscle Nerve, 2004,29:352－363.

7 Bickel A, Axelrod FB, Marthol H, et al. Sudomotor function in familial dysautonomia. J Neurol Neurosurg Psychiatry, 2004,75:275－279.

8 Gold-von Simson G, Rutkowski M, Berlin D, et al. Pacemakers in patients with familial dysautonomia. A review of experience with 20 patients. Clin Auto Res, 2005,15:15－20.

9 Sundaram V, Axelrod FB. Gastroesophageal reflux in familial dysautonomia: correlation with crisis frequency and sensory dysfunction. J Ped Gastroenterol Nutr, 2005,40:429－433.

10 Axelrod FB. Familial dysautonomia: a review of the current pharmacological treatments. Expert opinion on pharmacotherapy. Ashley Publications, 2005,6:561－567.

11 Turchin I, Barankin B. Dermacase. Essential or primary hyperhidrosis. Can Fam Physician, 2005, 51:503,505－506.

12 Giarraffa P, Berger KI, Chaikin AA, et al. Assessing efficacy of high-frequency chest wall oscillation in patients with familial dysautonomia. Chest, 2005,128(5):3377－3381.

13 Kachko L, Platis CM, Efrat R, et al. Thoracic epidural for Nissen fundoplication in a child with familial dysautonomia. Isr Med Assoc J, 2006,8(4):290－291.

14 Ngai J, Kreynin I, Kim JT, et al. Anesthesia management of familial dysautonomia. Paediatr Anaesth, 2006,16:611－620.

15 Axelrod FB, Gold-von Simson G. Hereditary sensory and autonomic neuropathies: types Ⅱ, Ⅲ, and Ⅳ. Orphanet J Rare Dis, 2007,2:39.

16 Hiller N, Simanovsky N, Bahagon C, et al. Chest computed tomography findings in familial dysautonomia patients: a model for aspiration. Isr Med Assoc J, 2009,11(7):393－397.

17 Lee G, Papapetrou EP, Kim H, et al. Modelling pathogenesis and treatment of familial dysautonomia using patient-specific iPSCs. Nature, 2009,461(7262):402-406.

（张 野 连庆泉）

# 第十三章

# 并发症与术后治疗

## 第一节　常见的并发症

小儿对麻醉的代偿能力有限，术中并发症的发生率比较高，如不及时发现和有效处理，可造成严重后果。小儿麻醉并发症多与麻醉方法、用药、手术种类及患儿年龄、体质、生理和病理改变有密切关系。

### 一、呕吐、反流和误吸

麻醉期间的反流、误吸是小儿麻醉期间死亡的重要原因之一。呕吐主要发生在诱导期及苏醒期，小儿由于贲门括约肌发育不全，胃排空时间较长，故麻醉时呕吐可能性较大。出生 6 个月内的婴儿由于食管腹腔段发育不全，食管下端括约肌收缩力不足，进食后发生反流是正常的。30%的婴幼儿直至 4 岁仍存在这种反流现象。麻醉时面罩下加压供氧常使胃充气，致胃内压增高造成反流。多数麻醉药具有降低食管下端括约肌收缩力的作用，从而增加胃-食管反流的可能性。

麻醉期间引起呕吐的原因较多。饱胃、术前禁食时间不足、麻醉药物的影响、麻醉及手术操作刺激、术后疼痛及缺氧和低血压，均可触发呕吐。围麻醉期发生呕吐、反流的严重后果在于胃内容物的误吸。误吸可发生在麻醉诱导时、术中以及术后的任何阶段，清醒患儿由于存在咳嗽反射，呕吐时很少发生误吸。婴幼儿误吸的发生率高，可能与婴儿神经系统发育不完善、保护性反射能力较弱、腹部膨隆、胃液相对量较多以及呼吸管理难度大有关。

对于误吸应以预防为主。氯胺酮麻醉后喉反射受到抑制，饱胃患儿易致呕吐、误吸。小儿麻醉前应禁食 6 h，婴儿禁奶 4 h，急诊饱胃患儿，腹胀明显者应行有效的胃肠减压，麻醉前先用吸引器抽吸胃内容物后，再开始麻醉。诱导过程应尽量减少咽喉刺激的发生。一旦发生呕吐或反流，应立即将患儿头偏向一侧，并置于头低位，充分吸引口腔、咽喉部位的反流物，防止误吸。对发生严重误吸者，应迅速行气管内插管控制呼吸道，并立即冲洗气管内。必要时应用呼气末正压通气(PEEP)纠正低氧血症，避免和(或)减轻肺部损害所致的并发症。适当应用抗生素预防和治疗误吸后的肺部感染。

## 二、喉痉挛

喉痉挛是由于各种原因致甲状舌骨肌缩短，声带合拢，假声带及声门上皱襞的软组织涌阻于声门口造成，吸气及呼气因此而阻塞。发生喉痉挛主要触发因素是喉部、胸腔、腹腔或盆腔的内脏神经受刺激而引起的正常反射。除了小儿易发生这一因素外，上呼吸道感染、浅麻醉也是常见的易发因素；喉头的异物刺激，如分泌物、血液、口咽通气道、拔管过程是主要的诱发因素。发生在拔管后即刻的喉痉挛常是由于浅麻醉下拔除气管导管或异物(血液、胃液或黏液)刺激喉部所致。

不管何种类型的喉痉挛，处理的第一步都是用双手托下颌，同时用纯氧面罩加压通气。通气时不要与闭合的声门对抗，否则只会把气体压入胃内。如果小儿存在微弱的自主呼吸，应当与小儿自主呼吸同步以增强呼吸作用。

如果喉痉挛持续不缓解，有胸部呼吸运动而依旧没有声带发声，则给予阿托品 20 μg/kg 和丙泊酚 1～2 mg/kg。使用阿托品应当宁早勿晚。阿托品将维持心搏且延缓或防止心动过缓。预防性静注丙泊酚可以防止喉痉挛，而治疗性给药则可以起到缓解作用。

如果上述操作仍无法有效通气，则可能发生完全性喉痉挛，或者是喉远端的气道发生梗阻。对于完全性喉痉挛，应迅速给予琥珀胆碱，静注 1.0～2.0 mg/kg 或者肌注 4.0 mg/kg。不要等到心动过缓发生才给予这些药物。如果某些对应用琥珀酰胆碱为禁忌的患儿(如大面积烧伤患儿等)，可以给予维库溴铵或罗库溴铵。随着环糊精(sugammadex)可在 3 min 内逆转罗库溴铵的作用，不久后罗库溴铵可能取代琥珀胆碱成为喉痉挛的治疗选择之一。

## 三、低氧血症

与成人相比，小儿(尤其新生儿)代谢率高(肺泡通气量与 FRC 比值大和需氧量多)，使之在呼吸暂停或上呼吸道失去控制时发生快速的缺氧导致低氧血症。新生儿和婴儿肺泡数量少，弹性回缩力和肺顺应性差，同时胸壁顺应性大，这些因素增加婴儿肺不张和肺内分流的危险性。新生儿卵圆孔未闭、动脉导管未闭形成解剖分流，可能加速血氧下降。

引起小儿低氧血症的原因很多，若无导管脱出或支气管痉挛等问题，健康小儿最常见的导致氧饱和度逐渐降低的原因是由肺不张引起的右向左分流。小儿气道失去控制也是常见的原因。此时脉搏血氧饱和度的音调下降并且心率变缓是临床麻醉工作中最“令人揪心”的经历。当脉搏血氧饱和度读数小于60%时，显示的数值低于真实血氧饱和度。这种对饱和度降低的保守反应可使麻醉医师加快对低氧血症的处理。患儿苏醒期经常出现的屏气，会导致腹内压和胸内压升高及声门关闭，也可能引起血氧快速大幅度的下降。

如果是由肺不张引起的低氧血症，此时关注的重点是肺复张，单纯提高吸入氧浓度和增加新鲜气体流量，不能明显改善低氧饱和度。单次手动肺膨胀至30 $cmH_2O$保持30 s，或者能够接受的相近设置可使脉搏氧饱和度数值很快恢复至正常。如果该方法不能纠正低氧饱和度，则应寻找低氧饱和度的其他原因。

气道失去控制最容易发生在麻醉诱导中和诱导后即刻。麻醉诱导时，解剖上较小的上气道直径会进一步减小。肿大的扁桃体和增殖体会增加小儿气道梗阻的概率。如果气道出现阻塞(观察到三凹征和膈肌过度运动)，可以闻及由于声门部分关闭引起的吸气音异常(喘鸣音)。随着气道关闭的加重逐渐出现无声。为了纠正这种恶化的情况应当紧扣面罩。呼吸回路预充纯氧(和七氟烷)，关闭泄气阀给呼吸回路加压，维持5～10 $cmH_2O$的压力。必要时，可使用口咽通气道、鼻咽通气道、提下颌和持续正压通气。屏气的最佳治疗方法是吸入纯氧和持续正压通气。喉痉挛也可用相同的方法治疗。如果喉痉挛不缓解，需准备阿托品和琥珀胆碱。

## 四、体温异常

**1. 发生体温异常的原因**　小儿年龄越小，基础代谢率越低，体温中枢发育不完善，极易受外界环境的影响而发生异常体温。与成人相比，小儿体表面积相对较大，热量丢失快。另外，婴幼儿代谢产热功能尚不健全，主要是通过棕色脂肪产热，而非寒战方式产热。麻醉和交感神经阻滞可抑制这种产热方式。输入冷的库血，也会引起低体温。如果不采取保温措施，所有患儿围术期都会出现体温过低。低温可导致多种并发症，包括苏醒延迟、肌松恢复延迟、凝血功能障碍、苏醒期氧耗增加和感染率增高等。

**2. 保持麻醉中体温正常的措施**　围术期往往需要使用多种方法来维持患儿的体温。

(1) 增加手术室室温　可以减少手术开始时的热量流失，室温每升高1℃，患儿热量损失约减少7%。

(2) 尽量减少患儿暴露的时间　患儿一旦脱掉衣服体温即开始下降，因此不到必须时刻不要脱掉患儿的衣服。

(3) 在身体暴露部位覆盖毯子　可以使热量损失减少约30%。婴儿的头部是热量丢失的主要部位，应注意加以包裹。

(4) 静脉液体加温　可以预防需要输入大量液体的患儿发生低体温。

(5) 加热灯、红外加热器以及预热输注液体　都可能有一定作用。

(6) 循环加温水毯　作用有限，因为它只能减少背部热量丢失，而背部热量丢失本来就很少。

(7) 空气加温毯　是一种常用的预防术中低温的方法。使用时应注意避免弄湿空气加温毯。因为潮湿的加温毯不仅不能加温，反而会在短时间内使患儿体温下降。

**3. 避免医源性体温升高**　很多麻醉医生为了防止患儿体温降低过度使用保温设备，结果导致体温过高。在进行头面部手术时，体腔未打开，整个身体被覆盖，即使有热量的丢失也非常有限。术前使用阿托品会减少出汗，使散热减少。夏季室温过高，患儿禁食时间过长、脱水都可能引起体温升高。

## 五、术后呼吸暂停

所有婴儿特别是早产儿，容易出现术后呼吸暂停。呼吸暂停是指不能解释的呼吸停止时间超过 15～20 s，或者呼吸停止时间未超过 15 s，但伴有心动过缓(心率＜80 次/min)、发绀、苍白或者明显的肌张力下降。

**1. 呼吸暂停的类型**　分为三种类型：中枢性、梗阻性和混合性。中枢性呼吸暂停的特点是缺乏呼吸驱动；梗阻性呼吸暂停是有呼吸驱动，但没有气流；混合性是两种机制同时存在。婴儿特别是早产儿中枢神经系统发育不全，对 $CO_2$ 反应能力下降、对缺氧反应异常，不引起高通气反应而导致呼吸暂停。其他影响因素包括：肋间肌和膈肌发育不全、气道易于塌陷等。

**2. 术后呼吸暂停的危险因素**　与孕龄和孕后龄(孕后龄＝孕龄＋出生后年龄)有较强的反比关系，在家持续的呼吸暂停和贫血(血细胞比容小于 30%)也是危险因素。早产儿全麻后的呼吸暂停尤应注意。在术后恢复室的非贫血婴儿呼吸暂停的发生率，孕龄 32 周的早产儿直到孕后龄 56 周才小于 1%，而孕龄 35 周的患儿在孕后龄 54 周就可小于 1%。全麻药和镇静催眠药均可降低呼吸驱动力，导致婴儿在孕后龄 56 周之内发生中枢性呼吸窘迫。吸入麻醉药还可以松弛咽部肌肉，增加了新生儿梗阻性呼吸暂停的发生率。最近的荟萃分析认为腰麻和全麻对婴儿术后呼吸暂停和术后氧饱和度下降发生率的影响没有统计学差异。但是如果排除术前给予镇静药物的患儿，荟萃分析认为腰麻术后呼吸暂停的发生率较低。但是该结论还需要更多的研究证实不同麻醉方法对术后呼吸暂停的影响。

**3. 术后呼吸暂停的预防**　对于术后呼吸暂停的高危患儿，必须在麻醉后入院观察 24 h，期间监测心肺功能。目前一些麻醉学者更倾向于孕后龄 48 周或 52 周作为安全界限。何时、如何实施半择期手术，如腹股沟疝修补术，对早产儿仍是有争议的问题。尽管腹股沟疝修补术被认为是择期手术，但仍有嵌顿危险，不能将其作为真正的择期手术对待。对此类早产儿实施腰麻可有效降低患儿术后呼吸暂停的发生率与减少机械通气的时间。对于真正的择期手术，最好延期至孕后龄 52 周以后，但仍存有争议。咖啡因(10～20 mg/kg)被认为能降低早产儿全麻后呼吸暂停的危险。但由于样本数少，且对其临床意义存在怀疑，围术期咖啡因的适应证还需大样本研究。

## 第二节　小儿全麻苏醒期躁动

20 世纪 60 年代初，Eckenhoff 首先报道了乙醚、环丙烷或氯胺酮麻醉的病人，尤其在扁桃体切除术、甲状腺切除术和包皮环切术苏醒期，发生的过度兴奋的征象，儿童发生麻醉后躁动的概率较成人高。氟烷应用的更普遍，苏醒期躁动的发生率显著下降。然而，随着临床引入新型短效挥发性麻醉气体（如七氟烷和地氟烷），苏醒期躁动再次引起人们的重视。

本文旨在对小儿全麻后苏醒期躁动的历史回顾、定义、麻醉相关因素等方面做一综述并提出目前存在的争议问题。

### 一、历史

1961 年，Eckenhoff 等描述了部分患者在全麻苏醒期出现哭闹、出汗、好斗、定向力障碍等现象，并认为是患者在苏醒期出现的兴奋过程。在其研究的 14 436 例患者中，苏醒期兴奋的发生率为 5.3%，其中 3～9 岁患儿的发生率最高。有趣的是，Eckenhoff 等发现在以下患者中苏醒期兴奋的发生率较高：① ASA Ⅰ级患者；② 术前使用东莨菪碱和巴比妥类药物；③ 环丙烷或乙醚麻醉；④ 术前紧张或术后疼痛。在他们的研究中也注意到，阿片类药物可减少苏醒期兴奋的发生。后来，由于氟烷在小儿麻醉中的广泛应用，小儿全麻苏醒期躁动的发病率明显降低。但是，随着七氟烷、地氟烷等较为新型的全麻药在临床上广泛使用，小儿全麻苏醒期躁动又重新引起了人们的关注。

### 二、定义与分级

自麻醉苏醒的患儿可经历一系列不同的行为表现异常，文献中常用的描述词汇为：苏醒期兴奋（emergence excitation），苏醒期谵妄（emergence delirium，ED）及苏醒期躁动（emergence agitation，EA）。

谵妄是一种复杂的精神综合征，包括感官异常、幻觉及躁动。目前对苏醒期躁动没有统一定义，因为其临床表现多样性，有些作者将其描述为一种意识分离状态，这些患儿易激惹、执拗、不合作、语无伦次、无法抚慰、持续哭吵、踢或打人。典型的表现为患儿无法识别其熟悉的人或事物，也可表现为偏执幻想，好斗行为多见，也有单纯不安和语无伦次。Sikich 及 Lerman 将苏醒期谵妄描述为“麻醉后苏醒期随即发生的患儿对他/她所处环境的意识及注意力紊乱，定向力障碍，感知异常，包括对刺激的高度敏感及过度活跃的动作行为”。而躁动是指需要加以限制的无目的运动，一般在麻醉后苏醒的最初 30 min 钟内发生，具有自限性（5～15 min），一般自行缓解。也有报道躁动不安及逆行性回归行为可持续 2 d。

“谵妄”常被“躁动”或“兴奋”等其他词汇所替代，因为在患儿苏醒期很难完整评估患儿的心理状态。所以，目前大多数学者建议将这三种词汇在苏醒期归为一种情况考虑。

临床上，对小儿苏醒期躁动的分类方法较多，在文献中常见的有如下几种方法。① 四分评级标准：1 分＝平静，2 分＝不平静但易被安抚，3 分＝不易被安抚，中度躁动或不安，4 分＝好斗、兴奋、定向障碍；② 五级评分法：1 分＝迟钝对刺激无反应，2 分＝睡眠中但对动作或刺激有反应，3 分＝清醒有应答，4 分＝哭泣，5 分＝需加以控制的打闹行为，4 分以上且持续时间＞5 min 被定义为躁动。

## 三、麻醉相关因素

苏醒期躁动的一般发生率为 10％～50％，也有报道高至 80％。其与麻醉可能的相关因素为快速苏醒、疼痛、年龄、药物和焦虑等。

**1. 快速苏醒** 麻醉后躁动常更多的发生在新型，溶解性较低的吸入麻醉气体如地氟烷、七氟烷，其他的麻醉气体中较少。据此推测，使用不溶性麻醉气体后快速苏醒时，可能因为患儿突然清醒发现自己处于一个陌生的环境加剧了患儿潜在的恐惧感，从而诱发躁动。一些父母称患儿苏醒时表现同其在深睡中突然被唤醒的表现一致。较大的儿童或成人一般快速意识到自己的所在，而学龄前儿童处理环境压力的能力差，常变得躁动，有幻觉，而从丙泊酚麻醉中苏醒同样迅速，却平稳舒适。多项研究提示，七氟烷麻醉与丙泊酚麻醉比较发生 EA/ED 的概率较高，地氟烷/笑气麻醉较丙泊酚/瑞芬太尼麻醉的概率高。但是最近又研究显示，手术结束时，逐步缓慢降低吸入七氟烷浓度并故意延迟苏醒，并不减少小儿躁动的发生率。从而质疑苏醒期躁动发生与快速苏醒相关。

**2. 麻醉药物本身** 许多研究显示，七氟烷发生 EA/ED 较氟烷高，仅少数相关研究认为两种吸入气体间无差异。有学者认为，七氟烷内在两种独特的性质可能是造成苏醒期躁动的原因。首先，它在中枢神经产生一种激惹性不良反应；其次，尽管七氟烷降解产物似乎不造成器官伤害，但关于它们与其他药物的相互作用是否可能兴奋性反应？无癫痫史的病人或健康志愿者中用七氟烷都曾记录到有癫痫样活动，但这些病例属少见且苏醒中平稳无异常。但至今尚无科学研究证据支持七氟烷降解产物最终产生神经毒性作用。

麻醉后躁动的报道不仅见于七氟烷、地氟烷，也见于异氟烷，较少见于氟烷。Przybylo 发现异氟烷麻醉下进行斜视矫正术患儿麻醉后行为评估分数明显高于瑞芬太尼麻醉患儿。还有研究发现七氟烷麻醉和异氟烷麻醉后，麻醉状态下气管拔管的患儿 ED 发生率相似（25％～40％）。一项包含 521 名 3～7 岁儿童门诊手术的前瞻性研究中，认定异氟烷是导致苏醒期躁动的一项独立风险因子。考虑到七氟烷诱发脑电图变化同地氟烷/异氟烷麻醉中观察到的表现相似，但与氟烷麻醉发现不同，躁动可能与这些麻醉药相似的 CNS 作用有关，可能因干扰 CNS 的神经元突触的抑制和兴奋间的平衡而影响脑活动。

**3. 疼痛**　镇痛不足可以是躁动的原因。有研究显示预先给予镇痛药的方法成功降低了躁动的发生率，提示疼痛可能是其主要成因。中等疼痛手术的术中静注芬太尼 2.5 μg/kg 或经鼻滴入 2 μg/kg 均降低躁动的发生。$\alpha_2$ 受体激动剂有镇痛兼镇静作用，在预防 EA 中有优势，有研究现实，2 μg/kg、3 μg/kg 可乐定静脉注射或骶管注入均有效预防了苏醒期躁动。预防性给予另一种选择性更高的 $\alpha_2$ 受体激动剂右旋美托咪啶，同样减少了七氟烷诱发的苏醒期躁动。

另一方面，在有效镇痛或无痛情况下仍有麻醉后躁动发生。七氟烷麻醉下行无痛操作如磁共振检查和眼部检查的患儿 EA 发生率也明显偏高；相反，同样操作使用氟烷或丙泊酚麻醉却没有 EA 发生。上述发现明确提示，苏醒期的疼痛与躁动相关，但并不是导致躁动发生的唯一因素。因此有学者提出，术后疼痛是否能考虑为疼痛的一种亚型？

**4. 年龄**　研究显示，七氟烷麻醉 3～5 岁的学龄前儿童较学龄儿童更易发生苏醒期躁动，尽管这些患儿术前都已服用地西泮并接受了骶管阻滞。Martini 在最近一篇对患儿谵妄诊断的诠释中指出大脑成熟在此现象发生中的作用。他指出，儿童的大脑几乎就是正常大脑随年龄衰减的镜像，所以去甲肾上腺素、乙酰胆碱、多巴胺、γ-氨基丁酸分泌均减少。因此，胆碱能功能发展和海马可为小儿对谵妄的易患性提供依据。

**5. 术前焦虑**　患儿及其家长在术前严重焦虑也同样增加了麻醉苏醒时躁动的可能性。有研究显示，791 例未予麻醉前用药而在七氟烷麻醉下手术患儿，患儿的焦虑评分每提高 10 分，他们出现明显的 ED 症状可能性提高 10%。

## 四、预防和治疗

由于术后躁动病因尚不明确，至今没有拟定过清晰的预防策略。通常还是以镇痛和镇静药进行预防和处理。

术前用药对于减少 EA/ED 是否有作用，资料显示不一致。无论是七氟烷还是地氟烷麻醉，麻醉前给予咪达安定减少了术后躁动，且不延长住院时间。Olsen 认为咪达安定通过加强 $GABA_A$ 受体的抑制作用而改善了七氟烷麻醉后苏醒情况。也有研究认为，咪达安定术前给药并不改善麻醉苏醒的质量。

目前推荐多种预先镇痛方式包括骶管阻滞，芬太尼、痛力克、可乐定及右旋美托咪啶来消除疼痛可能产生的不适及烦躁。一项试验提示，七氟烷麻醉前静注芬太尼 1 μg/kg 即使对于无痛操作也降低 EA 的发生且不延迟出院时间，另一方面，家长在手术室中陪伴似乎不影响苏醒时患儿烦躁行为的发生率及(或)严重程度。常用的药物剂量为：芬太尼 1～2 μg/kg 静注，或丙泊酚 0.5～1 mg/kg 静注，或咪达安定 0.02～0.1 mg/kg 静注均可用于治疗 ED。单次推注右旋美托咪啶 0.5 μg/kg 对于治疗苏醒室内 ED 也有效。

**参 考 文 献**


1 Oh AY, Seo KS, Kim SD, et al. Delayed emergence process does not result in a lower incidence of emergence agitation after sevoflurane anesthesia in children. Acta Anaesth Scan, 2005,49:297-299.

2 Cole JW, Murray DJ, McAllister JD, et al. Emergence behaviour in children: defining the incidence of excitement and agitation following anaesthesia. Paediatric Anaesthesia, 2002,12:442-447.

3 Scott GM, Gold JI. Emergence delirium: a re-emerging interest. Seminars in Anesthesia, Perioperative Medicine and Pain, 2006,25:100-104.

4 Vlajkovic GP, Sindjelic RP. Emergence Delirium in children: many questions, few answers. Anesth Analg, 2007,104:84-91.


（王英伟）

# 第三节 疼 痛 评 估

小儿不会感受像成人一样的疼痛这一错误观念现已改变，由于发生更剧烈的免疫反应和缺乏中枢抑制因素，婴幼儿有可能经历比成人更痛苦的疼痛。完善而安全的儿童术后镇痛不仅有赖于应用先进的技术方法，更需要准确的疼痛评估、严密的观察和及时有效的处理。缺乏常规疼痛评估是对小儿疼痛治疗不足的主要原因之一。良好的疼痛评估是进行最佳疼痛治疗的前提条件。常规进行疼痛评估能改进疼痛治疗效果，增加患儿、其父母和医务人员的满意度。疼痛评估需反复、规律进行，且自始至终使用同一方法和尺度，一方面可避免患儿及家长的困惑，另一方面还能尽可能获得客观的信息。家长和患儿都应参与到疼痛评估、治疗及决策之中。

## 一、小儿疼痛评估的常用方式

由于疼痛是一种主观感受，受各种因素影响，很难对小儿进行准确测量，常需多方面评估。部分小儿尤其是婴幼儿不会主动诉说疼痛，使小儿疼痛评估相对于成人更困难。进行评估必须与下列几个方面相适应：小儿年龄段、疾病的严重性和急慢性、手术过程及医疗环境。

**1. 小儿疼痛的特点** ① 不能准确描述疼痛；② 对疼痛敏感性高；③ 疼痛持续时间短；

④ 对疼痛反应强烈；⑤ 对疼痛回避性强；⑥ 表达疼痛时行为夸张。

**2. 小儿疼痛评估的3种方式**

(1) 自我描述 患儿自己评估和描述疼痛的程度。自我描述是唯一真正的直接测定疼痛程度，目前被认为是测量疼痛的金标准。但是由于智力发育的原因，一些患儿很难或者不能进行疼痛的自我描述，因此必须使用替代方法。在临床实践中，为准确评估患儿疼痛，必须与患儿、患儿家长或护理人员及不同学科的专业人员进行积极有效的沟通。自我描述存在的主要问题有：① 需要儿童有一定的认知和语言表达水平。② 容易受社会或其他因素影响，自我描述报告多带有倾向性。

(2) 行为学评估 根据疼痛相关行为学表现或对患儿护理者提供的患儿疼痛相关行为叙述进行评估。行为学评估是自我描述的重要补充，可有效评估短时锐痛，目前是术后疼痛的常用评估方法。行为学评估可用于新生儿、4 岁以下婴幼儿、智力残疾儿童等的疼痛评估，由于这些儿童不能使用自我描述来评估疼痛的程度因此行为评估很重要。声音、面部表情、身体活动等都与疼痛程度有关，通过对面部表情、肢体运动反应、语言反应和自主反应程度进行综合评分。对于那些患有肌无力引发的运动不协调、麻痹、异常姿势、不随意运动的儿童，面部表情和躯体运动会影响对于疼痛的行为测评。临床上目前常用的有 OPS(客观疼痛评分法)、CRIES(婴幼儿术后疼痛评分法)、FLACC 评分法等。

(3) 生物学评估 根据各种疼痛导致生物学指标的改变进行评估。新生儿和儿童的生物学疼痛反应包括心率、迷走神经张力(副交感神经的抑制对心脏的影响)、血压、呼吸频率、氧饱和度等。手术、创伤、疼痛引起的神经内分泌反应(皮质类固醇、生长激素、高血糖素等)已经有很多研究报道。生物学指标的优点是客观、敏感，但由于其他应激反应也会出现类似的变化，故并不是疼痛的特异性评估方法，仅能作为参考指标。

目前还没有任何一种方法能作为理想的疼痛评估手段适用于所有类别的疼痛或各年龄段的小儿。因此，麻醉医生首先应根据所获得的信息选择应用何种工具进行患儿疼痛的个体化评估。大多数的意见是使用自我测量并至少复合一种其他的方法，是比较理想的选择。

## 二、常用的疼痛评估工具

根据不同年龄阶段、认知和语言表达程度、种族、文化背景，使用不同的评估方法。儿童常用的疼痛评估方法有：

**1. 量表评估法** 患儿根据提供的量表自己评估和描述疼痛的程度，这是疼痛评估的金标准，与成人疼痛的评估方法相同。

(1) 视觉模拟评分法(visual analogue scales，VAS)：可用标准化的方法如 Hester 的扑克牌评分法(poker chip scale)：四张牌摆在小儿面前，第一到第四张牌(1～4 分)分别代表“痛一点点”，“痛多一点”，“更痛”和“最痛”，问小儿“你现在是第几张牌的痛?”，然后确认小儿反应。在首次应用后有些儿童就有疼痛分级的印象，以后的评估就更准确，患儿可根据疼痛的强度标定相应的位置。

(2) 数字等级评分法(numerical ratimg scale, NRS)：可被 5 岁左右儿童所掌握，但对年幼儿童，10 cm 刻度评分线置于水平位时可能并不好理解。而把刻度评分线像温度计一样垂直，能更好地理解。较大儿童通常能用视觉或颜色模拟评分法，且能自己诉说疼痛的程度、位置和性质。学龄儿童能理解数字和颜色，也可像成人一样，使用 VAS 和数字评分(NRS)。当然对儿童解释疼痛评分有一定困难，因为其评分基于以往疼痛经历，不同年龄小儿对同一程度疼痛会有不同理解。4 以下为轻度痛，4～7 为中度痛，7 以上为重度痛。

**2. 面部表情评估** 医务工作者或患儿护理人根据患儿的面部表情，与面部表情图比对后进行疼痛评分。

(1) 脸谱疼痛评分法(适用于婴幼儿)。

(2) 改良面部表情评分法(face assessment scales)：适用于学龄儿童和青少年。向患儿说明“0”表示“一点都不痛”，“10”表示“痛得难以想象”。并向患儿展示不同程度的脸部表情，让患儿选出他或她现在的面孔。在首次应用后有些儿童就有疼痛分级的印象，以后的评估就更准确。

**3. 行为学、生物学混合评估** 这种方法适用于婴幼儿或者交流有困难的患儿，评估时可避免对患儿不必要的打扰。

(1) CRIES (crying, requires $O_2$ saturarion, increased vital signs, expression, sleeplessness)评分：通过哭泣、呼吸、循环、表情和睡眠等进行评估。各项相加后总分最低 0 分，最高 10 分(见表 13-1)。分数越高，疼痛越严重。

**表 13-1 CRIES 评分表**

| 评 分 | 0 | 1 | 2 |
|---|---|---|---|
| 哭泣 | 无 | 哭泣声音响亮，音调高 | 不易被安慰 |
| 维持 $SpO_2$ ＞95％是否需要吸氧 | 否 | 氧浓度，＜30％ | 氧浓度＞30％ |
| 循环体征 | HR 和 BP≤术前水平 | HR 和 BP 较术前水平升高＜20％ | HR 和 BP 较术前水平升高＞20％ |
| 表情 | 无特殊 | 表情痛苦 | 表情非常痛苦/呻吟 |
| 睡眠困难 | 无 | 经常清醒 | 始终清醒 |

(2) FLACC(face, legs, activity, crying, consolability)评分：常用于 2 月～7 岁患儿术后疼痛的评估(见表 13-2)。分值 0～10 分。

表 13-2　FLACC 评分表

| 评分 | 0 | 1 | 2 |
| --- | --- | --- | --- |
| 脸 | 微笑或无特殊表情 | 偶尔出现痛苦表情，皱眉，不愿交流 | 经常或持续出现下腭颤抖或紧咬下颚 |
| 腿 | 放松或保持平常的姿势 | 不安，紧张，维持于不舒服的姿势 | 踢腿或腿部拖动 |
| 活动度 | 安静躺着，正常体位，或轻松活动 | 扭动，翻来覆去，紧张 | 身体痉挛，成弓形，僵硬 |
| 哭闹 | 不哭（清醒或睡眠中） | 呻吟，啜泣，偶尔诉痛 | 一直哭泣，尖叫，经常诉痛 |
| 可安慰性 | 满足，放松 | 偶尔抚摸拥抱和言语可以被安慰 | 难于被安慰 |

## 三、临床常用的不同年龄组疼痛评估方法

**1. 新生儿和婴幼儿的疼痛评估**　3 岁以下的婴幼儿不会自己表达疼痛，行为反应与疼痛评估的相关性也差，需要通过自我描述、行为评估和生物学指标进行综合评估。另外，脸部表情、体位和活动、啼哭、血压、心率、皮肤颜色、氧饱和度、通气频率、可安慰性和睡眠都可作为评估指标，并评估动态变化。有时有些反应更准确（如在手术部位抓挠表明手术部位疼痛）。而在病重或机械通气、瘫痪或镇静的婴儿中表现出来的行为可能不明显。CRIES 评分法主要适用于足月及早产婴儿外科手术后疼痛评分，FLACC 评分对于认知方面欠缺的儿童进行疼痛评估非常有效。

**2. 学龄前儿童（3～7 岁）的疼痛评估**　大部分 3 岁以上的儿童已能区分有无疼痛，能描述疼痛严重程度的 4 个阶段，即无痛、轻度痛、中等痛和严重痛（剧痛）。许多小儿能很好地说出其是否感觉疼痛及其程度，有些儿童能联系以前的疼痛经历描述现在的疼痛。可用标准化疼痛脸谱评估方法如 Hester 扑克牌评分法，也可以应用视觉模拟尺（VAS）评分。患儿疼痛的经历及不同年龄对疼痛的评估会产生明显的影响。

**3. 青春期少儿**　此年龄阶段的少儿可以使用成人的疼痛评估方法，如疼痛分级等。

**4. 注意事项**　在小儿疼痛评估时，应当注意下列问题。

1）不同年龄阶段使用不同的评估方法是进行疼痛准确评估的保证。

2）没有一种方法能准确有效地评估所有患儿的所有类型的疼痛，联合使用多种评估方法有助于提高疼痛评估的准确性。自我描述是测量疼痛的金标准，也是首选的评估方法。没有证据支持单纯测量生物学指标进行疼痛评估的有效性。

3）为了有效地评估疼痛，必须与患儿、患儿父母或护理者进行交流。家长和患儿都应参与到疼痛评估、治疗及决策中来。

4）按时进行疼痛评估和记录才能保证疼痛治疗的有效性和安全性，任何疼痛治疗后都要评估其效果和不良反应。

**5. 交流困难患儿的疼痛评估** 多年来婴幼儿疼痛没有得到足够重视。疼痛对婴幼儿有明显的影响，但他们却不能完全将这些疼痛告诉成人。疼痛评估对于明确疼痛治疗的必要性和有效性非常重要。年幼儿或者有认知障碍的儿童由于理解和交流能力的限制，疼痛评估更加困难。

## 四、人类疼痛感觉系统的发育

有些临床工作者认为婴幼儿不能感知疼痛或不如成年人那样准确感知疼痛，但相关研究表明从孕中期胎儿就有处理疼痛所必需的解剖结构和功能。

**1. 胚胎期** 人类疼痛感觉系统胚胎期发育的过程为：① 孕3～4周，原始的功能性脑循环出现；② 孕6周，脊髓神经细胞与感觉神经纤维之间突触开始发育；③ 孕7周，感觉神经末梢开始出现；④ 孕8周，脊髓灰质开始分化；⑤ 孕11周，感觉神经末梢扩展至头面、手掌、脚趾；⑥ 孕12～13周，视丘下部与灰质连接，提示在此阶段之前胎儿不能感觉到疼痛；⑦ 孕15周，感觉神经末梢扩展至躯干和四肢近端部分；⑧ 孕20周，感觉神经末梢扩展至所有皮肤和黏膜表面；⑨ 孕20～24周，大脑皮质功能出现，对机体应激发生反应；⑩ 孕30周，脑干和脊髓内与疼痛相关的神经通路髓鞘完全形成，疼痛的感觉冲动沿着脊髓和脑的通路进行传导，最终疼痛意识出现在大脑皮质的相应部位。

**2. 婴幼儿期** 出生后的发育出生时，对有害刺激产生反应的伤害性感觉系统的各种要素都已存在。出生后，外周神经的髓鞘形成逐渐完成。出生时C纤维在脊髓背角的中枢突触连接尚未完全成熟，而A-β纤维扩展至板层Ⅰ和板层Ⅱ。当C纤维突触连接成熟时，A-β纤维退化。此时，痛觉主要由接受低强度刺激的A纤维产生。出生时脊髓背角中的下行性神经抑制系统尚未完全成熟，出生后6个月内逐渐完善。另外在发育早期，兴奋性神经递质受体-NMDA受体在脊髓背角中浓度更高、分布更广，激活后产生更大的钙离子内流。因此与传统意义上人们认为的新生儿对疼痛刺激不敏感相反，由于兴奋性机制增强，抑制性机制相对不成熟，事实上新生儿对低强度的刺激就会产生夸大的反应。早产儿可能比足月儿对疼痛更敏感。

## 五、疼痛的影响

虽然疼痛是生存所必需的保护性感受，但受到反复刺激的新生儿，尤其是早产儿，其应激调控系统会发生改变，导致神经系统结构和功能重组，并严重影响大脑的发育。

**1. 疼痛的短期影响** 疼痛刺激可引起机体一系列的全身反应，表现为心率加快、血压升高、心率变异性减小、颅内压增加、血氧饱度下降、免疫改变、耗氧量增加和病情恢复差等。对于需要稳定生理状态的极低出生体重儿和危重儿，操作性疼痛所致的生理、行为变化可加重其病情。新生儿脊髓感受器发育不成熟，兴奋阈值较低，伤害性冲动容易传入中枢，与年长儿相比，即使是轻微的机械性和温度刺激也能使新生儿产生明显的生理反应。研究发现新生儿在多次静脉穿刺后出现痛觉过敏，即使是无痛的操作，如体格检查等都会被认为是疼痛刺激。新生儿反复受到疼痛刺激还会对神经发育产生不利的影响，会导致神经系统结构和功能重组，尤其是早产儿，生后早期的疼痛应激可能与脑室出血和脑白质软化有关。此外疼痛应激还可能导致睡眠紊乱、胃酸分泌过多和喂养困难等问题。

**2. 疼痛的长期影响**　生后早期为中枢神经系统发育的关键时期，易受环境影响，具有很大的可塑性。研究发现，如果新生儿在非镇痛状态下行包皮环切术，那么当他们长大到6个月接受免疫接种时会比没有类似手术经历的婴儿表现出更加强烈的疼痛行为反应。相反如果手术时给予表面麻醉处理，那么就能消除此类行为反应。说明新生儿能够回忆起早期的疼痛经历。最近对足月儿疼痛刺激的长期随访表明，继发性疼痛过敏能持续数月甚至数年，并可导致患儿日后出现慢性疼痛综合征和躯体不适、社交困难、发育迟缓、儿童期注意力不集中、自我调节能力差、学习困难等行为功能障碍。早期的疼痛经历对日后行为产生的影响取决于疼痛的类型、持续时间及程度。及时、适当的疼痛治疗可以减少这些不良影响发生。

## 六、交流困难患儿的疼痛评估

疼痛评估必须是多元的、全面的，应包括行为、生理等多方面指标。对于成年人和年长儿，自述疼痛的部位、强度和特点是疼痛评价的金标准。然而交流困难的小儿不会自述自己的疼痛和不适，疼痛表达只能通过间接方式如行为、生理指标的改变来表现。一般来说，常用的患儿疼痛评估工具包括行为学评估、生物学评估、混合评估和自我描述。

**1. 行为学评估**　疼痛可引起一系列婴幼儿行为的反应性改变，如哭泣、面部活动改变、躯干和肢体的活动、可安抚程度和睡眠状态。面部主要表现为皱眉、挤眼、张口、咬牙、下颌抽动等。疼痛时患儿哭声的频率、声调与受惊和发怒时的哭声不同。哭的程度可表现为不哭、呻吟、呜咽或间断哭到高调尖叫大哭或持续无法安慰的哭等。疼痛引起的哭声往往为高尖声，次数多、持续时间长。肢体的活动包括躯干、上肢、手指、腿和脚趾的活动，表现为正常活动、放松、紧张烦躁、蠕动、踢蹬、翻来覆去、僵直、强迫体位或不触及伤口、欲触及、触及、抓摸伤口、受约束等。安慰性分为正常、易安慰、能安慰到无法安慰。对较小的婴幼儿应多观测睡眠、目光交流、对刺激的反应和食欲。较大的婴幼儿可观测言语表达。这些指标的特异性和敏感性受其他的不良应激状态影响，例如饥饿、疲劳、恐惧和焦虑。在婴幼儿常用于术后疼痛评估的行为学指标包括哭泣、面部表情、关节和肢体的体位以及可安慰性。

**2. 生物学评估**　用于评估小儿疼痛的生物学指标有几种，包括心率、呼吸频率、血压、颅内压、脑血流、氧饱和度下降、经皮 $CO_2$ 张力和副交感神经张力。镇痛可减少这些指标的改变。这些虽然不是特异性的反应，但是易于观察和测量。这些指标其敏感性和特异性受到某些临床条件（如：感染、导致应激反应的活动、低氧血症、低血容量、发热和与疼痛无关的唤醒状态）的影响。另外，对疼痛无反应并不意味着不痛，测评结果有时并不能完全真正反映患儿疼痛的实际程度。

**3. 混合评估** 将生物学和行为学指标结合，使评估的结果更容易被理解和接受。例如舒适度评分（comfort 评分）、CHEOPS 评分（children hospital of eastern ontario scale）及 FLACC 评分（face, leg, activity, cry, consobility）等等。

**4. 自我描述** 自我描述依赖于患儿的认知和情感成熟程度，很难应用于交流困难的儿童。因此，婴幼儿疼痛评估的重点是行为评估和行为生理相结合的综合评估。

## 七、婴幼儿疼痛的评估工具

选择和应用恰当的评估工具有效评估婴幼儿疼痛是非常重要的。近年来国外学者做了大量研究，创造了多种适用于不同目的和范围的婴幼儿疼痛评估工具。对婴幼儿疼痛评估方法可分为一维性和多维性两类，前者指仅以行为性指标为基础的评估方法，后者是指采用生理和行为等多项指标进行综合性评估。

**1. 一维性疼痛评估方法**

（1）新生儿面部编码系统（neonatal facial codingsystem, NFCS） 以 8 项面部指标来评估面部表情，包括挤眼、皱眉、鼻唇沟加深、张嘴、咧嘴、撅嘴、伸舌、下颌抖动。出现一项记 1 分，不出现记 0 分。早产儿和足月儿均可应用，为最可靠有效的新生儿疼痛评估方法。

（2）婴儿躯体编码系统（infant body coding system, IBCS） 通过手、足、上臂、腿、头和躯干的运动评分来评估婴儿粗大运动的活跃性，常与 NFCS 联合应用。IBCS 和 NFCS 多用于对操作性疼痛的评估。

（3）儿童和婴儿疼痛评分（children and infant pain scale, CIPS） 适用于术后疼痛的评估（见表 13－3）。

**表 13－3 儿童和婴儿疼痛评分**

| | 0 | 1 | 2 |
|---|---|---|---|
| 哭泣 | 无 | 哭泣声音响亮，音调高 | 不易被安慰 |
| 表情 | 放松，微笑 | 扭嘴 | 扮鬼脸 |
| 躯体姿势 | 无特殊 | 变换姿势 | 弓背 |
| 下肢姿势 | 放松，无特殊 | 蹬踹 | 紧绷 |
| 躁动 | 无 | 中度 | 烦躁不安 |

(4) AHTPS量表(the alder hey triage pain score,AHTPS)　包括哭泣、面部表情、姿势、活动、皮肤颜色5项,每项评分0～2分,总分10分。用于评价手术后新生儿疼痛的行为性指标。

**2. 二维性疼痛评估方法**

(1) 早产儿疼痛量表(premature infant pain profile,PIPP)　是由加拿大Toronto和McGill大学制定,用于评估足月儿和早产儿的急性疼痛评分,国外临床应用发现有效、可靠且实用(见表13-4)。

**表13-4　早产儿疼痛量表**

| | 0 | 1 | 2 | 3 |
|---|---|---|---|---|
| 孕期 | ≥36周 | 32～35周$^{+6}$ | 28～31周$^{+6}$ | <28周 |
| 行为状态(疼痛刺激前)* | 活跃,清醒,睁眼,面部活动 | 安静,清醒,睁眼,无面部活动 | 活跃,睡眠,闭眼,面部活动 | 安静,睡眠,睁眼,无面部活动 |
| 心率# | 增加0～4次/min | 增加5～14次/min | 增加15～24次/min | ≥25次/min |
| 氧饱和度# | 降低0～2.4% | 降低2.5%～4.9% | 降低5.0%～7.4% | 降低≥7.4% |
| 皱眉# | 无,占观察时间<9% | 最小值,占观察时间的10%～39% | 中值,占观察时间的40%～69% | 最大值,占观察时间的≥70% |
| 挤眼# | 无,占观察时间<9% | 最小值,占观察时间的10%～39% | 中值,占观察时间的40%～69% | 最大值,占观察时间的≥70% |
| 鼻唇沟加深# | 无,占观察时间<9% | 最小值,占观察时间的10%～39% | 中值,占观察时间的40%～69% | 最大值,占观察时间的≥70% |

*在能导致疼痛的活动前,观察婴幼儿15 s

(2) 记录心率和氧饱和度的基础值　0～6分无痛;6～12分轻-中度疼痛;>12分重度疼痛。

(3) CRIES(crying, requires $O_2$ saturation, increased vital signs, expression, sleeplessness)评分　通过哭泣、呼吸、循环、表情和睡眠等进行评估。各项相加后总分最低0分,最高10分。分数越高,疼痛越严重。其中生命体征最后测量,以免惊醒患儿,睡眠障碍是基于记录1 h前的观察结果。适用于0～6个月的婴幼儿。

(4) Cardiac Analgesia Scale评分表　适用于0～12岁患儿,对吸引和翻身的反应。评分>4分,提示可能中度以上疼痛,需要使用镇痛药(见表13-5)。

表 13-5 Cardiac Analgesia Scale 评分表

| | 0 | 1 | 2 |
|---|---|---|---|
| 瞳孔 | ≤2 mm | 3～4 mm | ＞4 mm |
| 心率 | 增加＜5% | 增加 5%～15% | 增加＞15% |
| 平均动脉压 | 增加＜5% | 增加 5%～15% | 增加＞15% |
| 呼吸和运动反应 | 无 | 咳嗽，解除刺激后轻度运动 | 咳嗽，解除刺激后，剧烈运动＞1 min |

## 八、对语言前期儿童家长的评估工具

家长参与共同评估，家长常能提供其子女疼痛的有效信息。患儿术后疼痛家长评估法(parents' postoperative pain measure，PPPM)是由加拿大 Chambers CT 等制定。最初该评分用于 7～12 岁的患儿，其分值与患儿疼痛程度呈高度相关，γ=0.61。其后的研究表明，该方法也适用于 2～6 岁的患儿。这种方法对疼痛具有特异性，且不会引起患儿的恐惧感，对镇痛治疗也较敏感。

通过父母观察患儿日常行为的改变来评估疼痛。患儿术后疼痛家长评估法行为选项包括：抱怨较平常增加；较平常更易哭泣；较平常玩耍减少；不去做平常正常该做的事情；动作较平时焦虑；动作较平时安静；较平时精神不足；拒绝进食；较平常进食减少；紧握身体的伤口；避免碰撞伤口；呻吟；较平时易脸红；更愿意靠近家长；接受平时拒绝的药物。“是”为 1 分，“否”为 0 分，总分≥6 分提示有临床意义的疼痛。

## 九、认知障碍患儿疼痛的评估工具

对认知障碍患儿疼痛评估的困难，常导致此类患儿镇痛不足。认知障碍患儿疼痛评估工具包括 NCCPC-PV(noncommunicating children's pain checklist postoperative versions)评分，改良的 FLACC 评分，改良 FLACC 评分和 INRS 评分(individualized numerical rating scales)。NCCPC-PV 评分是专门设计用来评估智力障碍患儿的疼痛，适于 3 岁以上的患儿。观测项目包括：语言、社会、颜面表情、活动、躯体/肢体和生理体征等 6 方面。FLACC 评分适于 4～19 岁的患儿。改良 FLACC 评分为认知障碍患儿专门增加特异性行为选项，如不典型面部反应、大笑、拍手、坐立不安、生气、攻击性行为和自残行为。

治疗外科手术引起的疼痛能增加患儿的舒适度，促进患儿康复。儿童需要最好的治疗，而评估疼痛可以促进治疗。评估疼痛的工具要与患儿的年龄和发育情况相吻合。另外，疼痛的评估是一个持续的过程，在评估过程中，要及时反馈疼痛的信息，以便采取有效的镇痛措施。

# 第四节 术后镇痛药物

用于治疗小儿急性术后疼痛的药物有很多种。最常见的药物包括局麻药、阿片类药以及非甾类抗炎镇痛药,还有氯胺酮和可乐定,这两种药物可单独应用,也可与局麻药合用,用于神经轴镇痛。神经轴镇痛药物是指那些通过硬膜外或鞘内给药产生镇痛效应的药物。这些药物主要通过调节脊髓疼痛传递起效。作用方式包括减少兴奋性传导:如 NMDA 受体拮抗剂-氯胺酮;增强抑制性传导,如阿片类药物、可乐定($\alpha_2$ 受体激动剂)、新斯的明(抗胆碱酯酶药)、咪达安定(GABA 受体激动剂)。吸入 $N_2O$ 也是一种重要的镇痛方法。

## 一、局部麻醉药

目前在临床上常用于术后镇痛的局麻药多为酰胺类局麻药。局麻药都是通过可逆性阻滞神经细胞的钠通道实现其药理作用。不同的局麻药起效时间、作用强度、全身毒性和作用时间都不尽相同。局麻药可以与血管收缩药合用,以减缓全身吸收和延长神经阻滞的时间。局麻药也可以同氯胺酮、可乐定或阿片类药物合用,延长中枢神经阻滞效应。酰胺类局麻药主要通过细胞色素 P450 酶系统代谢。婴儿此酶系统不成熟,且分布容积比成人大,因此半衰期延长,长时间持续输注后易产生蓄积。

### (一) 布比卡因

是一种酰胺类局麻药,起效慢,作用时间长,与血管收缩药合用可延长作用时间。布比卡因常用于神经阻滞及硬膜外阻滞,禁忌用于静脉局部麻醉。布比卡因常用浓度为 0.062 5%~0.25%(0.062 5~0.25 mg/ml)。在此浓度下,布比卡因能产生完全的感觉阻滞,和浓度依赖性运动阻滞。0.062 5%及 0.125%极少引起运动阻滞。0.25%能导致不完全的运动阻滞。布比卡因的血浆结合率为 95%,成人的清除半衰期为 1.5~5.5 h,新生儿为 8 h。布比卡因在血浆中主要与两种蛋白结合:$\alpha_1$ -酸糖蛋白(AAG)和白蛋白。在低浓度时,布比卡因主要与 AAG 结合;而在高浓度时,白蛋白起主要作用。pH 值从 7.4 降至 7.0 时,布比卡因与 AAG 的亲和力降低,而与白蛋白的亲和力不受影响。推荐最大剂量(见表 13-6)。

**表 13-6 布比卡因、左旋布比卡因和罗哌卡因推荐最大用量**

| | 单次注射最大剂量(mg/kg) | 持续输注(区域阻滞)最大速度($mg \cdot kg^{-1} \cdot h^{-1}$) |
|---|---|---|
| 婴儿 | 2 | 0.2 |
| 儿童 | 2.5 | 0.4 |

### （二）左旋布比卡因

是布比卡因的左旋镜像体，其药理效应、使用方法、常用浓度、适应证和禁忌证均与布比卡因相同。对心脏和中枢神经系统毒性小于布比卡因。

### （三）罗哌卡因

酰胺类局麻药，对感觉神经阻滞的起效和作用时间与布比卡因相似，对运动神经阻滞起效更慢、作用更短、强度较低。常用浓度为0.062 5%～0.25%。

### （四）利多卡因

酰胺类局麻药，起效迅速，作用时间中等，添加血管收缩药后可减少全身吸收，增加起效速度，延长作用时间。利多卡因也被添加到某些针剂中，如长效黄体酮，以减少注射引发的疼痛和瘙痒。利多卡因的剂量根据作用部位和使用方法而定，不使用血管收缩药时最大剂量不超过3 mg/kg。当与肾上腺素合用时，最大剂量不超过5 mg/kg。卟啉过敏患儿使用利多卡因可能会不安全，因为在动物模型上，利多卡因是产生卟啉的药物。

### （五）丙胺卡因

与利多卡因药效强度相似的酰胺类局麻药。起效较慢，血管舒张活性弱，作用时间稍长，毒性也较低。丙胺卡因常用的浓度为0.5%、1%和2%。在超过6个月大的儿童使用丙胺卡因，最大剂量可达到5 mg/kg。丙胺卡因在肝脏内的主要代谢产物之一是邻甲苯胺，大剂量可引起高铁血红蛋白血症。当丙胺卡因剂量超过8 mg/kg时，通常会出现症状，而婴幼儿更敏感。当患儿有贫血、先天性或获得性高铁血红蛋白血症、心脏或通气功能障碍以及低氧血症时，应慎用丙胺卡因。

### （六）EMLA

局麻药低共熔混合物，是由丙胺卡因与利多卡因组成的复方皮肤表面麻醉药膏。EMLA中含有2.5%的丙胺卡因和2.5%的利多卡因。常用于静脉穿刺、静脉或动脉置管、腰椎穿刺或小的皮肤手术等。EMLA涂抹于完整的皮肤后，用贴膜覆盖最少60 min最长5 h，可产生与利多卡因浸润麻醉类似的麻醉效果。应用EMLA后常见局部皮肤反应，如苍白、红斑、温觉改变、水肿、瘙痒及皮疹等，但一般反应轻微而且是一过性。EMLA乳膏刺激性较强，应注意防止患儿误服或误将EMLA乳膏带入眼内。因EMLA有致高铁血红蛋白血症可能，所以不能用于先天性或原发性高铁血红蛋白血症患儿，以及年龄小于12个月又曾用与高铁血红蛋白有关的药物（如磺胺类药、对乙酰氨基酚、硝酸甘油、硝普钠、苯妥英等）

患儿。EMLA 一般不宜用于黏膜表面，因为黏膜对局麻药的吸收较皮肤吸收快。EMLA 也不宜用于皮肤伤口，因可能增加伤口感染的危险。EMLA 忌用于对局麻药有过敏史的患儿。对接受Ⅰ类抗心律失常药(如室安卡因、慢心律)治疗的患儿应慎用 EMLA，因其可能增加药物的毒性作用并具有潜在协同作用。

### (七) 丁卡因

强效的酯类局麻药，常用于表面麻醉和脊麻。丁卡因具有高脂溶性，能透过完整的皮肤。由于其全身毒性强，因此很少用于其他局部麻醉操作。丁卡因用于眼部偶尔可引起针刺感。当丁卡因用于黏膜麻醉时，可被迅速吸收，会出现无前驱症状的全身毒性反应。炎症、破损或血管丰富的皮肤表面以及内镜检查(如支气管镜、膀胱镜)不适于使用丁卡因。

### (八) 4%丁卡因软膏(Ametop)

用于皮肤表面麻醉。Ametop 较 EMLA 表麻起效迅速，作用时间明显延长。对激光治疗葡萄酒色斑术后和静脉置管后的镇痛作用明显强于 EMLA。Ametop 涂抹于操作部位后应用贴膜覆盖，30 min 后即可进行静脉穿刺，45 min 后即可静脉置管。4%丁卡因用于完整皮肤后的生物利用度是 15%，平均吸收和消除半衰期为 75 min。丁卡因可被皮肤、血浆和红细胞中的酯酶快速分解。Ametop 常见的皮肤局部反应是轻度红斑，少见轻微水肿或瘙痒，偶尔出现皮肤水泡。Ametop 可安全用于新生儿。

### (九) 复方 LAT 软膏

由 4%利多卡因、0.1%肾上腺素和 0.5%丁卡因组成，可用于皮肤撕裂伤的表面麻醉，尤其是头面部撕裂伤。使用时可用棉棒将 1～3 ml LAT 软膏直接涂抹于受损皮肤表面 15～30 min。LAT 适用于 1 岁以上小儿。血管过丰富皮肤表面、黏膜或皮肤受损长度超过 6cm 不推荐使用。

## 二、阿片类药物

阿片类药物仍是目前应用最广泛的也是最强效的镇痛药物。阿片类药物给药途径有多种，在适宜的剂量和适当的监护下，阿片类药仍是安全可靠的选择，常用剂量(见表 13－7)。患儿自控阿片类药物镇痛(PCA)已经广泛应用于 5 岁以上儿童。对于那些因年龄太小而不能使用 PCA 的患儿，护士控制镇痛(NCA)可提供灵活的镇痛方法。NCA 也可以用于新生儿镇痛，此时不设背景剂量，由护士反复滴定以达到满意的镇痛效果。阿片类药物也可以用于神经轴镇痛，以减少局麻药的用量。哌替啶由于其主要代谢产物去甲哌替啶具有不良反应，不推荐用于儿科术后镇痛。

表 13－7　常用阿片类药物的相对强度（与吗啡对比）和剂量

| 药物 | 相对强度 | 单次口服 | 持续静注 |
|---|---|---|---|
| 曲马多 | 0.1 | 1～2 mg/kg | 100～400 μg・kg$^{-1}$・h$^{-1}$ |
| 可待因 | 0.1～0.12 | 0.5～1 mg/kg | — |
| 吗啡 | 1 | 200～400 μg/kg | 10～40 μg・kg$^{-1}$・h$^{-1}$ |
| 芬太尼 | 50～100 | — | 0.1～0.2 μg・kg$^{-1}$・h$^{-1}$ |
| 舒芬太尼 | 500～1 000 | — | 0.02～0.05 μg・kg$^{-1}$・h$^{-1}$ |

### （一）吗啡

吗啡是最常用的阿片类镇痛药，可通过皮下、口服、硬膜外、鞘内、静脉、肌内或经直肠途径给药。因肝脏和胃肠道的首过效应，口服给药生物利用度较低。吗啡镇痛的个体差异很大，剂量应进行个体化调整。给予正确剂量，对所有年龄的儿童均安全有效。

吗啡在儿童体内的药代动力学与成人相似。但在新生儿和婴儿期，吗啡的清除和蛋白结合均减少，半衰期延长。其差别取决于孕龄和出生时的体重，主要是由于药物代谢减低和婴儿期肾功能不成熟。因而输注的速度也应有所调整。

根据给药途径和患儿年龄，吗啡镇痛时应给予适当的监测。口服吗啡剂量如下：新生儿 80 μg/kg，4～6 h；儿童 200～500 μg/kg，4 h。

静脉和皮下：负荷剂量：新生儿 25 μg/kg；儿童 50 μg/kg，根据患儿反应确定静脉和皮下持续输注速率：10～40 μg・kg$^{-1}$・h$^{-1}$。

患儿自控镇痛：负荷剂量：10～20 μg/kg，锁定时间：5～10 min，背景剂量：0～4 μg・kg$^{-1}$・h$^{-1}$。

护士控制镇痛：负荷剂量：10～20 μg/kg，锁定时间：20～30 min，背景剂量：0～20 μg・kg$^{-1}$・h$^{-1}$（小于 5 kg 无背景剂量）。

### （二）曲马多

是一种非典型的阿片类镇痛药，可以通过口服、静脉或者肛门栓剂给药。曲马多也可用于静脉持续输注，或者用于 PCA 镇痛。曲马多可用于治疗各年龄段儿童轻至中度疼痛。曲马多很少产生典型的阿片类药物的不良反应，如呼吸抑制、镇静和便秘等，但其恶心和呕吐的发生率较高。曲马多有诱发癫痫的可能，避免用于癫痫及颅脑外伤，或者正在服用致癫痫阈值降低药物的患儿。常用剂量为 1～2 mg/kg，4～6 h，静脉持续输注为 100～400 μg・kg$^{-1}$・h$^{-1}$。

## （三）芬太尼

为强效镇痛药，较吗啡脂溶性强，起效较快，作用时间短，可经皮肤和经黏膜使用。芬太尼在血浆中与 AAG 的结合率高，小儿的 AAG 含量低，使得芬太尼的游离含量增高。术后可小剂量冲击给药镇痛。因为新生儿药物清除率降低，半衰期延长而与吗啡一样易产生不良反应，在严密监测下使用才能保证安全。随持续输注时间延长，其半衰期也相应延长。芬太尼也可经黏膜途径吸收，同样提供良好的镇痛效果，但有恶心、呕吐的不良反应。经皮贴剂包括 12.5 μg/h、25 μg/h、50 μg/h、75 μg/h、100 μg/h 五种，作用持续 2～3 d。贴剂起效慢，但作用时间长，不主张用于初次使用阿片类的患儿。推荐剂量为：

单次静脉注射：0.5～1.0 μg/kg，新生儿减量。

持续静脉输注：0.5～2.5 $\mu g \cdot kg^{-1} \cdot h^{-1}$。

PCA：负荷剂量，0.5～1.0 μg/kg；背景剂量，0.15 $\mu g \cdot kg^{-1} \cdot h^{-1}$；单次冲击剂量，0.25 μg/kg；锁定时间 20 min；最大剂量，1～2 $\mu g \cdot kg^{-1} \cdot h^{-1}$。

经皮贴剂 12.5～100 μg/h。

## （四）舒芬太尼

舒芬太尼为强效镇痛药，镇痛强度是芬太尼 7～10 倍，脂溶性较芬太尼高，易透过血脑屏障，起效迅速。新生儿肝酶系统不成熟，清除率低，清除受肝血流的影响很大。

单次静脉注射：0.05～0.1 μg/kg。

持续静脉输注：0.02～0.05 $\mu g \cdot g^{-1} \cdot h^{-1}$。

PCA：负荷剂量，0.05～0.1 μg/kg；背景剂量，0.03～0.04 $\mu g \cdot g^{-1} \cdot h^{-1}$；单次冲击剂量，0.01 μg/kg；锁定时间 15 min；最大剂量，0.1～0.2 $\mu g \cdot g^{-1} \cdot h^{-1}$。配制时，1.5～2 μg/kg 溶于 100 ml 液体中，使用 48 h，背景输注为 2 ml/h，单次冲击剂量为 0.5 ml。

## （五）可待因

是弱阿片类镇痛药物，为常用的口服阿片类药物，用于治疗轻到中度疼痛。常与对乙酰氨基酚或其他 NSAIDs 合用。可待因也可用于肌内注射，剂量与口服相似。可待因静脉注射可引起严重低血压，因此不建议静脉使用。

5%～10%的可待因在肝脏 CYP2D6 酶代谢转化生成吗啡，这一转变可能是可待因产生镇痛作用的原因。CYP2D6 酶有很高的遗传变异性，因此人群中可待因的转化量变异度很大，镇痛效应很难预测。发育也可以影响 CYP2D6 酶活性，新生儿和婴幼儿 CYP2D6 酶活性较低。

口服，肌内注射，直肠给药：新生儿和儿童，0.5～1 mg/kg，4～6 h（新生儿重复给药时应慎重）。

### （六）阿片类药物的不良反应

阿片类药物对全身多个系统都有影响。使用阿片类药物，不仅可以产生镇痛效应，也会产生一系列的不良反应。常见的不良反应包括呼吸抑制、镇静、恶心、呕吐、瘙痒、尿潴留、肠梗阻和便秘等。少见的不良反应包括躁动、幻觉、癫痫发作和肌肉振颤等。不同种类的阿片类药物不良反应不尽相同，甚至不同患儿使用相同阿片类药物，反应也不尽相同。不良反应的发生率和严重程度受多种因素影响。当使用一种药物出现严重不良反应时，应更换另一种以减轻不良反应。对不良反应的处理也应个体化。术后使用该类药物镇痛的患儿，必须进行适当的监护。

## 三、非甾体类抗炎药

NSAIDs是治疗轻到中度疼痛的有效药物，此外还有抗炎的作用。它们可以单独使用或与阿片类药物联合使用，其特点是不会导致呼吸抑制和镇静。其作用机制是抑制环氧合酶(COX)，从而减少前列腺素和血栓烷素的生成。选择性COX－2抑制剂已经应用于临床，期望在获得相同镇痛效果的同时，可以减少不良反应。在成人的研究证明，其潜在的益处已被心、脑血管血栓事件发生率的增高所抵消。小儿临床研究证明选择性COX－2抑制剂可获得与非选择性COX抑制剂相同的镇痛效果。但其应用前景仍有待探索。NSAIDs在儿童使用的有效性尤其是安全性还没有得到系统性的验证，因此没有被批准在儿童使用，但已有大量临床应用的文献报道。目前使用的所有NSAIDs中，布洛芬是引起不良反应最少，使用安全证据最多的药物。但布洛芬在新生儿清除率降低、分布容积增加，因此消除半衰期延长，不推荐用于3个月以内的婴儿。已有文献证实的常用剂量(见表13－8)。

**表13－8　NSAIDs小儿常用剂量**

| NSAID | 口服(mg/kg) | 间隔时间(h) | 日最大剂量($mg \cdot kg^{-1} \cdot d^{-1}$) | 应用年龄 |
|---|---|---|---|---|
| 布洛芬 | 5～10 | 6～8 | 30 | ＞3月 |
| 双氯芬酸 | 1 | 8 | 3 | ＞1岁 |
| 酮洛酸 | 0.5 | 6 | 2 | ＞6月 |
| 塞来昔布 | 1.5～3 | 12 | 6 | ＞1岁 |
| 酮洛芬 | 1 | 6 | 4 | — |

### （一）NSAIDs用于术后镇痛的主要指征

1）中、小手术后镇痛。

2）大手术后与阿片类药物联合镇痛，显著减少阿片类药物用量。

3）用于 PCA 停用后残留疼痛的补充治疗。

4）术前给药，发挥其抗炎和抑制神经系统痛觉敏化作用。

### （二）使用 NSAIDs 可能出现的不良反应

1）阿司匹林可能引起雷尔综合征（Reye's syndrome），不用于儿童。

2）过敏反应。有严重湿疹、过敏体质及鼻息肉的患儿慎用。肝功能衰竭的患儿禁用 NSAIDs。

3）NSAIDs 影响血小板凝集，延长出血时间。故禁用于有出血性疾病和接受抗凝治疗的儿童。手术范围广泛的大型外科手术后最好不用此类药物。

4）NSAIDs 抑制前列腺素介导的肾功能，特别是在有肾脏疾病和脱水的患儿。研究表明布洛芬能使新生儿肾小球滤过率降低 20%。NSAIDs 不能与肾脏毒性药物合用。NSAIDs 对健康小儿肾毒性很低。

5）NSAIDs 可以引起胃激惹和出血，慎用于有消化系统溃疡病史的患儿，食管和胃肠道手术患儿也不宜应用。布洛芬胃肠道不良反应相对较小。NSAIDs 限用于术后 1～3 d，以减少胃肠道不良反应。高风险的患儿，合用质子泵抑制剂（如奥美拉唑）或 $H_2$ 受体拮抗剂可以降低胃肠道风险。

6）因为 NSAIDs 可使白三烯增加，有加重哮喘的可能。据估计约有 2%哮喘儿童可由阿司匹林诱发支气管痉挛，其中的 5%对其他类 NSAIDs 也敏感。Lesko 和 Short 等研究支持对有哮喘史的儿童短时间应用布洛芬或双氯芬酸的安全性。重症哮喘患儿禁用 NSAIDs。

7）动物试验证实大剂量 NSAIDs 可影响骨骼发育。因此不建议小儿长时间大剂量使用此类药物。

8）对于新生儿，NSAIDs 可能影响脑和肺的血液调节，故不推荐使用。

## 四、对乙酰氨基酚

对乙酰氨基酚是一种常用的解热镇痛药，它既是退热剂也是镇静剂，不同于其他 NSAIDs，对乙酰氨基酚不抑制外周 COX，没有其他 NSAIDs 的不良反应。对乙酰氨基酚用过抑制中枢的 COX－2，尤其对 COX－3 选择性抑制，还有调节抑制下行 5－HT 通路和抑制中枢 NO 合成的作用。由于其毒不良反应小，可定时用药，几乎可作为各类手术术后疼痛治疗的基础用药，单独使用乙酰氨基酚可用于轻度疼痛的治疗，与 NSAIDs 或弱阿片类镇痛药（如可待因）合用可用于中度疼痛治疗。

### （一）对乙酰氨基酚的给药途径和剂量

对乙酰氨基酚可以口服，也可以直肠用药，直肠给药的生物利用度较高。直肠用药首剂要达到适度的血药浓度。其镇痛剂量高于解热剂量，但达到一定剂量后产生封顶效应，新生儿可以安全使用。口服 30～60 min 后药物浓度达到峰值，直肠给药后需经过 1～2.5 h 才能达到最大血药浓度，常用剂量（见表 13－9）。最近对乙酰氨基酚的针剂开始制备。静脉给药效应部位浓度高，镇痛效能较强，给药起效快，但需在 15 min 内缓慢输入，常用剂量（见表 13－10）。

**表 13－9　对乙酰氨基酚口服和直肠给药剂量推荐表**

| 年龄 | 给药途径 | 负荷剂量(mg/kg) | 维持剂量(mg/kg) | 间隔时间(h) | 最大日用剂量(mg/kg) |
|---|---|---|---|---|---|
| 28～32 周（孕后龄） | 口服 | 20 | 10～15 | 8～12 | 30 |
| | 直肠 | 20 | 15 | 12 | |
| 32～52 周（孕后龄） | 口服 | 20 | 10～15 | 6～8 | 60 |
| | 直肠 | 30 | 20 | 8 | |
| 大于 3 月 | 口服 | 20 | 15 | 4 | 90 |
| | 直肠 | 40 | 20 | 6 | |

**表 13－10　对乙酰氨基酚静脉给药剂量推荐表**

| 体重(kg) | 单次剂量 | 间隔时间(h) | 最大日用剂量 |
|---|---|---|---|
| ＜5 | 7.5 mg/kg | 4～6 | 30 mg/kg |
| 5～10 | 7.5 mg/kg | 4～6 | 30 mg/kg |
| 10～50 | 15 mg/kg | 4～6 | 60 mg/kg |
| ＞50 | 1 g | 4～6 | 4 g |

### （二）使用对乙酰氨基酚可能出现的不良反应

对乙酰氨基酚最大日用量（超过 150 mg/kg）之内，患儿大都能很好的耐受。营养不良和脱水患儿反复给药可能造成药物蓄积，必须严格控制用药剂量，对乙酰氨基酚在肝脏经葡萄糖醛酸结合硫酸化后代谢，产生肝毒性代谢产物 N－乙酰-对苯醌酰亚胺（NABQI），NABQI 与谷胱甘肽结合解毒。如果谷胱甘肽被完全消耗，NABQI 蓄积，可能导致肝细胞坏死，甚至爆发肝功能衰竭。

## 五、其他镇痛药

### （一）氯胺酮、左旋氯胺酮

氯胺酮是一种麻醉药，可通过口服、静脉注射或肌内注射等途径给药。氯胺酮也可通过硬膜外途径给药用于神经轴镇痛。氯胺酮能产生分离麻醉，其典型表现包括木僵状态、遗忘和显著的镇痛效应，甚至可以持续到恢复期。目前已经证明，当氯胺酮用于神经轴镇痛或亚麻醉剂量静脉注射时，即可产生显著的镇痛效应。使用氯胺酮可产生令人不快的幻觉等现象。氯胺酮针剂是一种消旋化合物，其左旋镜像体镇痛效应是消旋体的 2 倍，并可制备出适宜硬膜外使用不含防腐剂的制剂。

氯胺酮用于硬膜外镇痛与局麻药合用时，常用剂量为 0.5 mg/kg。左旋氯胺酮的镇痛效应强，其常用的剂量为 0.25～0.5 mg/kg。较低的剂量有助于减少中枢神经系统刺激症状和神经行为的发生率。

### （二）可乐定

一种咪唑啉化合物，能够兴奋 $\alpha_2$ 受体和中枢咪唑啉受体。它具有镇痛、止吐和镇静等效应，也可致低血压和心动过缓。当与局麻药合用于骶管镇痛时，其常用剂量为 1～2 μg/kg。可乐定用于新生儿时，应注意可能出现过度镇静和呼吸抑制，偶尔会引起呼吸暂停。

关于氯胺酮和可乐定硬膜外途径应用的安全性及可能导致神经毒性的问题，目前仍有争议。氯胺酮针剂中的防腐成分可能是导致神经毒性的原因。在一些国家已经开始应用不含防腐剂的左旋氯胺酮，但其安全性仍未最终明确。硬膜外应用可乐定的神经毒性已得到广泛研究，但其应用许可并未包括儿童。

### （三）右旋美托咪定

是新一代中枢 $\alpha_2$ 受体激动剂，$\alpha_2$ 受体的亲和力是可乐定的 8 倍，最初为成人机械通气时的镇静剂，现在也较多用于儿童。使用右旋美托咪定时，阿片类药物的用量减少，表明其具有一定的镇痛作用。

### （四）$N_2O$

是一种弱的吸入麻醉药，吸入后可迅速产生镇痛效果。常用于镇痛的 $N_2O$ 吸入浓度为 50%。偶尔需要使用 70%。$N_2O$ 镇痛可用于更换创面敷料、血管穿刺、后期物理治疗和牙科等。$N_2O$ 镇痛时需要一个供患儿自己使用有控制活瓣的面罩或口罩。这套系统通常适用于 5 岁以上的患儿，能理解和操作面罩。其陪同人员必须经过有关吸入 $N_2O$ 技术和安全方面的培训。吸入 $N_2O$ 的自我使用流量控制系统应该由患儿操作，这样一旦出现镇静过度，就会中止吸入。经过 3～4 次呼吸就会出现镇痛效果。一旦吸入中止，就会迅速恢复。

吸入 $N_2O$ 会使闭合含气空腔的容量和压力增加，因此禁用于气胸。常见的不良反应包括欣快、烦躁、头晕、口干和定向力障碍，偶尔出现恶心、呕吐。对过度镇静的处理包括中止吸入，维持血氧和气道通畅。长时间或反复使用 $N_2O$ 会引起叶酸代谢障碍导致骨髓巨幼红细胞改变，巨幼红细胞贫血和外周神经病变等。也可能出现白细胞生成抑制。患儿吸入$N_2O$的频率超过每 4 天两次，就应接受血常规检查。

# 第五节 小儿骶管镇痛

骶管阻滞操作简便、起效快、安全、可靠，是儿科麻醉中最常用的区域阻滞。和全麻联合应用，能降低全麻药用量，减少术后观察室停留时间，并提供良好的术后镇痛。在中下腹及下肢手术围术期镇痛中，显示了更可靠和优越的特性。

以往的骶管阻滞常使用单次注射技术，只适用于下腹及下肢手术，镇痛时间相对短(布比卡因一般为 4～6 h)，运动阻滞时间较长使患儿离开日间监护病房的时间延迟。随着新技术、新药物的不断出现，骶管阻滞已不仅用于术中镇痛。利用新的局部麻醉药、辅助用药及连续导管技术，延长单次注射阻滞时间，达到围术期镇痛的目的。近来骶管阻滞技术的进展包括：将导管置入至手术所需节段；复合用药延长镇痛时间；新的骶管穿刺定位方法。

骶管阻滞的禁忌证包括骶管裂孔周围感染、凝血障碍、颅内压增高、未纠正的低血压、已知解剖异常和患儿父母拒绝。

## 一、单次骶管阻滞

单次骶管阻滞适用于婴儿到 8 岁儿童，单次骶管阻滞可在手术结束时实施，以延长镇痛时间。

### (一) 解剖

小儿出生时骶骨由 5 块骶椎软骨组成，骶椎被椎间盘分开。骶椎棘突间韧带的骨化大约从 18 岁开始，25～30 岁完成。骶管裂孔位于骶骨角的侧面，被骶尾韧带覆盖。硬膜囊在新生儿终止于$S_4$，出生后 12 个月终止于$S_2$。解剖上新生儿骶骨比成人更窄平，使新生儿骶裂孔到蛛网膜下腔的途径，比成人更为平直，更容易误穿破硬膜。应当注意，如果患儿骶部存在一个小窝，则可能与脊柱裂有关，脊柱裂患儿作骶管穿刺时特别容易误穿破硬膜。一些患儿可观察到骶管裂孔的过度或完全闭合(骶角在中央融合)，所以对这些患儿，进行骶管麻醉是不可能的。骶部硬膜外间隙中有大量的静脉丛，局麻药误注入硬膜外静脉后可瞬间引起全身毒性反应。

### (二) 穿刺技术

患儿多取左侧卧位，屈膝屈髋。短斜面的针更合适一些，可很容易地感到突破骶尾筋膜。另外由于使用了斜面不那么锐利的针，降低了穿入硬膜外静脉和硬膜囊的危险。一些麻醉医生认为，带芯针可减少将皮肤植入骶管的可能性，也有麻醉医生建议采用22号静脉导管针，并以斜口朝下置入，因为如此操作当针外套管推进顺畅时，则强烈提示已进入骶管，从而减少了置入血管的风险。最简单可靠的方法是将穿刺针以直角穿入骶管裂孔上的皮肤，直到有突破感地穿过这层筋膜。这时调整针为向头的方向，与皮肤成20°～30°角再进针几毫米，以保证针尖的正确位置。如于骶尾韧带前遇到骨质，应退针数毫米，减少其与皮肤的角度约至30°，再向头端进针直至穿过骶尾韧带。回抽检查是否误入血管或蛛网膜下腔。

### （三）局麻药剂量

单次骶管硬膜外注射通常使用长效局麻药，如0.125%～0.25%布比卡因或0.2%罗哌卡因。局麻药容量取决于拟达到的阻滞平面高度。7岁以下儿童可使用Takasaki等提出的公式：

局麻药容量＝0.056 ml×体重(kg)×需要被阻滞的节段数

Armitage等提出更常用也更简单的局麻药用量计算方法：0.5 ml/kg可阻滞腰骶椎；1.0 ml/kg可阻滞达腰及下胸椎水平；1.25 ml/kg可阻滞达中胸椎水平。布比卡因和罗哌卡因的最大推荐剂量为3.0 mg/kg。年长儿，注入最大容量不超过20 ml(不论浓度)。如果每千克使用相同容量局麻药，＜12月的婴儿较年长儿阻滞平面更宽。

### （四）成功率

据报道骶管阻滞的成功率89%～99%。成功率受麻醉医生的经验影响，也受年龄和体重影响。患儿年龄＞7岁或体重＞35 kg，成功率下降。49%的儿童会出现阻滞平面不对称(阻滞平面相差大于2个平面)，2%的患儿出现单侧阻滞。

### （五）心血管效应

＜6岁的患儿使用局麻药进行骶管阻滞后，血流动力学趋于维持稳定。96%的患儿阻滞后收缩压降低＜10%。

### （六）并发症

骶管阻滞可安全应用于小儿，极少发生灾难性后果。

**1. 刺破血管和血管内注射** 刺破血管的发生率为5.7%～7.5%。穿刺针误入血管后，回吸时有时可引起血管壁塌陷，回吸试验阴性。处于麻醉状态的儿童给予试验剂量和仅仅观察心率改变不能敏感反应是否误入血管。因此，为减少毒性反应发生率，即使回吸和试验剂量都是阴性，也应缓慢注入局麻药，并观察ECG变化，包括：ST段抬高、T波高尖、心率/心律改变。

**2. 刺破硬膜和全脊麻** 刺破硬膜的发生率为0.1～0.2%，将局麻药误入蛛网膜下腔就会导致全脊麻。全脊麻很罕见，症状包括呼吸暂停、瞳孔散大和意识消失(清醒患儿)。可能出现心动过缓，但在小儿(小于6岁)通常不表现出血流动力学改变。

**3. 空气栓塞** 骶管阻滞使用空气检验“阻力消失”可能会导致静脉空气栓塞和休克。空气也能引起斑片状镇痛区。

**4. 骨髓内注射** 儿童的骨皮质很薄，很容易刺破。后果与治疗均与血管内注射相似。偶有报道发生骨髓炎。

## 二、连续骶管阻滞

为克服单次骶管阻滞镇痛时间短、镇痛平面受限、局麻药单次注射剂量大的缺点，有麻醉医生通过骶管穿刺针将导管置入硬膜外腔，并达到相应的手术节段获得了良好的效果。经骶管进行高位硬膜外置管的优点是定位和穿刺技术简单、可以减少神经损伤和误入蛛网膜下间隙(尤其是新生儿和小婴儿)的概率。缺点是年长儿进行高位置管困难、导管末端易打折或扭曲、定位需X线检查等。另外，由于穿刺点接近肛门，有细菌污染的可能，因而不被广泛接受。

常用于连续骶管阻滞的导管为18～24G带/不带导丝导管。导管置入的深度应等于从骶裂孔到感觉阻滞区域的距离。如果导管置入不顺利，应撤出导管，并润滑穿刺针管腔，并注射2～3 ml生理盐水以扩张硬膜外腔。适度屈伸脊柱可能对重新置入导管有帮助。强行置入导管容易引起导管末端卷曲或返折，甚至损伤神经。由于即使导管误入血管或蛛网膜下腔，回吸试验也可能是阴性，因此推荐在放射线下进行导管定位。

## 三、骶管硬膜外间隙的确认方法

经典方法是依靠骶骨角的体表标志以及骶部听诊“pop”声、易注入局麻药、易置管、注射部位无皮下肿胀等定位，但仍不能确认位置正确，只能等待临床效果的出现，药物不同，用时差异很大。因此开发了下列方法：

### (一) 电刺激法

可以在给药前简便、可靠、快速地确认穿刺针或硬膜外导管的位置正确与否。在穿刺中用神经刺激器的电流引发肛门括约肌收缩来确认穿刺针位置，敏感性和特异性可达到100%。肛门括约肌松弛是骶管阻滞成功的标志之一。应用神经刺激器定位硬膜外导管时，通过一种经特殊设计的头部弯曲的螺纹导管，不断地接受电刺激，导致肌肉抽搐，随着硬膜外导管的前进，下肢肌肉、上腹部肌肉和肋间肌依次出现肌肉收缩，从而达到所需要的节段。

使用电刺激要求诱导时不能使用肌松药，用绝缘针进行穿刺，操作较复杂。

### （二）听诊法

经穿刺针或导管向骶管腔注入 2.5 ml 空气或局麻药/生理盐水，同时分别在胸腰段或下腰段听诊，注入空气会听到“swoosh”音，注入局麻药/生理盐水“swoosh”音即为阳性，敏感度、特异度和阳性预测值均高于经典方法。注入空气可致皮下气肿、斑状阻滞乃至空气栓塞，而且需等待药物起效；注入局麻药/生理盐水避免了注入空气的危险，生理盐水更为安全，但存在稀释局麻药的可能。

### （三）心电图测试法

同时记录经硬膜外导管 5 导联心电图和仰卧位体表 5 导联心电图，在心电图监测指导下经骶管入路行胸部硬膜外置管，当两者波形相同时，停止置入导管。不受肌松剂或局麻药的影响。缺点是无法确定导管是否置入血管内或蛛网膜下腔。

### （四）放射线定位法

是目前推荐的最为可靠的判断导管尖端位置的方法。主要用于经骶管高位硬膜外置管时的判定。但使用普通 X 线设备时检查和置管操作不能同时进行，且不使用对比剂或造影也无法避免误入蛛网膜下腔和硬膜下腔隙。

### （五）超声定位法

用于确定导管的位置尚存有争议，6 个月以下婴儿超声对脊髓显影清晰。较大儿童后椎体钙化，限制其应用。

## 四、骶管镇痛药物

### （一）局麻药

酰胺类和酯类局麻药都可用于小儿骶管阻滞。使用局麻药用于小儿骶管阻滞的缺点包括运动阻滞、尿潴留、心血管和中枢神经系统毒性反应。

**1. 布比卡因**　是小儿骶管阻滞中应用最广泛的药物，0.125%～0.175%的布比卡因同 0.25%布比卡因相比，感觉阻滞时间相当，都可达 4～8 h，而运动阻滞时间相对缩短。

**2. 罗哌卡因**　低浓度时，罗哌卡因的运动阻滞作用比布比卡因弱。单次骶管注射，推荐剂量为 0.2%罗哌卡因 1 ml/kg。经骶管持续输注时，小儿 0.2 mg・kg$^{-1}$・h$^{-1}$，维持时间不超过 48 h。

**3. 左旋布比卡因** 其突出优点是心血管毒性和中枢神经系统毒性远远低于布比卡因，而其他药代学和药效学指标近似甚至略优于后者。临床使用浓度、剂量与布比卡因相同。用于持续硬膜外输注可能更为安全。

**4. 氯普鲁卡因** 是一种酯类局麻药，起效迅速，代谢迅速。适于那些使用布比卡因风险较高的患儿，如肝功能严重不良或早产儿。氯普鲁卡因效能低，作用时间短仅为30～60 min，因此必须连续给药。使用氯普鲁卡因偶尔可引起神经损害和后背痛。

### （二）肾上腺素

加入试验量有助于减小毒性反应，减慢局麻药物的吸收，延长药物作用时间。因罗哌卡因有内在的缩血管活性，故肾上腺素通常仅与利多卡因和布比卡因合用。

### （三）阿片类药物

本类药物已成为椎管内镇痛的常用药，与全身给药相比，镇痛效果优良，严重不良反应减少。既往常用吗啡25 μg/kg，效果确切；但部分药物可扩散至脑干，易发生术后延迟性呼吸抑制，应密切监测。现在倾向于使用脂溶性的阿片类药物，如芬太尼、舒芬太尼。通过放置于胸、腰段硬膜外间隙的导管，同样可以得到与吗啡类似的较高阻滞平面。优点是呼吸抑制较吗啡以及全身用药明显减少，一般单次给药镇痛时间较短，在持续输注时，可提供优良的镇痛效果，与硬膜外单次给予吗啡相当。尽管有研究证明芬太尼硬膜外给药时，主要通过脊髓起作用，但对此仍有争议。常见并发症包括皮肤瘙痒、尿潴留、恶心、呕吐，很少引起过度镇静和呼吸抑制。

### （四）非阿片类药物

**1. 氯胺酮和左旋氯胺酮** 氯胺酮是NMDA（N-甲基-d-天门冬氨酸）受体拮抗剂，在全身和脊髓水平都发挥镇痛作用。骶管注射氯胺酮可以延长小儿术后镇痛时间，其效果优于1∶20万肾上腺素或2 μg/kg可乐定，常用剂量为0.25～0.5 mg/kg，不增加术后镇静、苏醒期谵妄、幻觉或噩梦的发生率。但是现有制剂中所含的防腐剂成分限制其在椎管内的应用。

左旋氯胺酮制剂无防腐剂，效能是消旋品的2～3倍，其他药理学特性相近，可复合局麻药用于硬膜外麻醉。

目前氯胺酮对脊髓的毒性研究尚不成熟。另外，氯胺酮用于新生儿尚存在争议，一些研究认为氯胺酮会造成发育中的大脑神经细胞凋亡，而另外的研究则认为氯胺酮有神经保护作用。因此，氯胺酮用于骶管阻滞的安全性还有待进一步考证。

**2. 可乐定** 用于椎管内给药以及外周神经阻滞时均可延长局麻药骶管阻滞的时间，有镇痛作用，而无阿片类药物常见的不良反应。1～5 μg/kg可乐定用于儿童不会引起严重的呼吸和血流动力学改变。随着剂量增加，会出现过度镇静、低血压、心动过缓等。新生儿和早产儿应用可乐定有发生呼吸暂停的可能，因此1岁以内和体重<10 kg的小儿不推荐使用。

**3. 曲马多**　该药可能有脊髓作用位点，但有人发现骶管注射的曲马多迅速地被全身吸收，镇痛可能系全身作用。目前硬膜外应用曲马多的证据尚不足。为安全起见，不建议经硬膜外给药。

**4. 新斯的明**　小儿行泌尿生殖系手术时，在0.2%罗哌卡因中加入2 μg/kg的新斯的明可减少术后镇痛药用量，改善术后疼痛评分，其机制可能与抑制脊髓背角乙酰胆碱的分解或与阿片类受体有关。在一项比较常用剂量（并非等效剂量）的非阿片类药物复合0.25%布比卡因用于骶管阻滞的研究中，虽然均能延长骶管阻滞时间，但镇痛强度依次为2 μg/kg的新斯的明、50 μg/kg的咪达安定、0.5 mg/kg的氯胺酮，且新斯的明血流动力学更稳定。新斯的明可引起剂量依赖性恶心、呕吐，其应用也涉及安全问题。

**5. 咪达安定**　在0.25%布比卡因中复合咪达安定50 μg/kg，与0.25%布比卡因复合芬太尼1 μg/kg效果相近，改善镇静而不增加呼吸抑制，术后镇痛质量并无明显改善。和氯胺酮一样，咪达安定对脊髓的毒理研究还不成熟。

# 第六节　术后疼痛治疗

由于小儿在生理及心理上尚未成熟，因而在术后镇痛药物的应用途径及剂量、镇痛方法的选择上也与成人不同。儿童的疼痛治疗计划更应个体化和多途径。术后儿童疼痛的程度因手术部位、手术大小而有所不同。腹部手术术后疼痛又分为两种类型，一种是持续的伴有恶心、呕吐的钝痛，这种疼痛对阿片类药物敏感；另一种是由于咳嗽、活动所致的锐痛，这种疼痛对吗啡不敏感而对神经阻滞及非甾体类抗炎药敏感。根据手术的部位及大小选择作用部位及机制各不相同的不同药物和不同方法联合的平衡镇痛方式，不仅可以使镇痛效果更确切、更完善，而且可以减少各种药物的剂量，减少不良反应。此外，心理学干预、家庭支持以及物理治疗在儿童的疼痛管理中可能发挥更重要的作用。

## 一、小儿术后疼痛治疗的一般原则

1）小儿术后镇痛基本原则

① 简单：方式尽量简单化，运用小儿易接受的形式。

② 安全：剂量由小到大，定时限量给药，用药时要得到医护人员或父母的指导和照看。

③ 有效：保证镇痛效果，小剂量复合给药。

④ 适当监测：疼痛治疗期间密切监测呼吸、循环指标和不良反应。

2）术后镇痛应在手术前即开始计划，并与患儿、父母或监护人和围术期医疗其他成员共同制订疼痛治疗方案。患儿的麻醉医生有责任制定具体的术后镇痛方案，这是整个麻醉计划的一部分。术后疼痛治疗应该在麻醉复苏室（PACU）就开始，证实镇痛方案安全有效后才能让患儿离开 PACU。

3）在离开医院前，告知患儿及其家长有关术后疼痛的情况，并对如何评估和治疗给出建议，确保患儿有权得到适宜的镇痛治疗。

4）术后镇痛是外科治疗的一部分。在全身麻醉期间，应给予有效的镇痛药物，包括阿片类药物、局麻药和其他药物。应告知家长或监护人术中给予镇痛药的药效术后会较快消失，所以患儿需要进一步的镇痛治疗。

5）患儿疼痛在术后 24～72 h 内最严重，个别患儿可能持续数日或数周。术后早期可定时给药，后期可以根据疼痛评估结果按需给药。对镇痛药物的不良反应和手术的其他不良反应如术后恶心、呕吐（PONV），应积极治疗。

6）反复评估患儿术后疼痛，根据患儿对镇痛药物反应和对解除疼痛需要的镇痛药量个体化应用。

7）如果没有特殊禁忌，术后应采用多模式镇痛，如阿片类药物、局麻药、NSAIDs 和对乙酰氨基酚联合应用。不要超过各药物推荐的最大剂量。

## 二、小儿镇痛方法

**1. 表皮局麻** 丙胺卡因可与利多卡因组成复方皮肤表面麻醉药膏（EMLA），可用于包皮环切等手术后的疼痛治疗。也可在局部行浸润麻醉，缝皮前在切口皮下注射长效局麻药。适用于各种小型和中型手术。还可以在局部切口皮下埋管后持续泵注局麻药。

**2. 持续静注阿片类镇痛药** 是小儿术后镇痛的主要方法，可以对多种原因引起的疼痛进行治疗，并提供较为恒定的镇痛水平。吗啡是最常用的阿片类镇痛药，对大于 1 个月的婴儿，10～30 $\mu g \cdot kg^{-1} \cdot h^{-1}$吗啡可以提供充分的镇痛，而且不良反应小。大于 1 个月的足月产婴儿对吗啡的清除率与 1 岁以上的幼儿相当。而新生儿对吗啡的消除半衰期明显延长（6.8 h，早产儿可达到 10 h），因而输注的速度也应有所降低，一般降至 5 $\mu g \cdot kg^{-1} \cdot h^{-1}$。如果出现呼吸抑制，应先停止用药直到不良反应消除再重新设置一个较低的剂量，通常改为原剂量的一半。芬太尼镇痛效果确切，血流动力学稳定，是控制小儿短时疼痛的良好镇痛药，已发现其呼吸抑制并发症发生率较成人少。芬太尼与血浆中 $\alpha_1$-糖蛋白结合率高，小儿的$\alpha_1$-糖蛋白含量低，使得芬太尼的游离含量高。新生儿、早产儿芬太尼清除半衰期延长，持续输注半衰期更长。当出现阿片类药物导致的呼吸抑制可采用纳洛酮 0.5～2 $\mu g/kg$ 静注。

**3. 患儿自控镇痛(PCA)和护士或家长控制镇痛(NCA)** 为了保证静脉注射阿片类药物的镇痛效果，同时减少不良反应的发生，近年来临床上对大于7岁儿童的术后镇痛已普遍采用PCA技术。PCA在一定程度上解决了患儿镇痛药需求的个体化保证了镇痛效果，又降低疼痛治疗用药过量引起的呼吸抑制及其他不良反应，同时减少了患儿注射痛。如果使用PCA，术前必须充分教育和鼓励，教会患儿使用镇痛按钮。同时设定锁定时间，保证每小时有最大剂量限制，比较安全。其次适当联合应用一些非阿片类镇痛药如非甾体类抗炎药，以增强镇痛效果，减少阿片类药物用量，常用推荐剂量(见表13-11)。术后在进行可能引起疼痛的操作，如更换敷料前追加一次自控量的阿片类药物。

对于年龄小于7岁及不能合作的小儿，因无法自己控制PCA泵可以采取护士或家长控制镇痛的方法即NCA。这一技术在临床的应用仍存在争议，主要是担心药物使用过量和呼吸抑制。

患儿接受连续阿片类药物输注会逐渐产生耐受性，为了达到相同的镇痛效果需要增加给药剂量。如果持续输注超过5～7 d，突然停药可能出现戒断症状。停药时应充分考虑使用药物的时间和药物蓄积总量等问题。无论是PCA还是NCA，撤泵的过程必须遵循个体化的原则，撤泵时一定要有满意的疼痛评分，患儿使用剂量的次数已明显减少。撤泵时可先停用背景剂量，然后才考虑延长锁定时间。为防止阿片类药物的恶心、呕吐等不良反应，使用镇痛药物前给予抗呕吐药。

**表13-11 PCIA的推荐方案**

| 药物 | 负荷剂量(μg/kg) | 单次冲击剂量(μg/kg) | 锁定时间(min) | 持续背景输注($\mu g \cdot kg^{-1} \cdot h^{-1}$) |
|---|---|---|---|---|
| 吗啡 | 50 | 10～20 | 5～15 | 0.4 |
| 芬太尼 | 0.5 | 0.1～0.2 | 5～10 | 0.3～0.8 |
| 舒芬太尼 | 0.05 | 0.01～0.02 | 5～10 | 0.02～0.05 |
| 曲马多 | 0.5 | 100～200 | 5～10 | 100～400 |

**4. 区域阻滞镇痛** 包括外周神经阻滞、骶管阻滞和硬膜外镇痛。通过置管连续神经阻滞如臂丛、坐骨神经用于四肢手术后镇痛，获得满意效果，且局麻药血浆浓度在有效和较低范围内。儿童骶裂孔体表标志明显，便于穿刺，因此骶管给药镇痛比成人常用，适用于儿童下肢和下腹部手术。对于儿童下肢和下腹部小手术常使用单次注射法，也可以采用置管法连续给药。骶管阻滞操作容易，成功率高，而其他外周神经阻滞技术要求较高。持续硬膜外镇痛尤其适于儿童腹部大手术，只要硬膜外导管的尖端位于合适的皮肤节段，少量低浓度的局部麻醉药就可以产生良好的镇痛效果，而且降低了局麻药中毒的危险及运动阻滞的程度。儿童硬膜外阻滞具有良好的血流动力学稳定性，尤其是7岁以下的小儿，即使是高位胸段硬膜外阻滞也很少发生低血压。但是考虑到儿童硬膜外穿刺的安全性，通常选用的穿刺点为$L_{3-4}$。

与成人区域阻滞相比，儿童的阻滞多是在全麻下完成。这种情况下用试验剂量局麻药（含 5 μg/kg 肾上腺素）测试是否误入血管并不可靠。必须仔细观察心率的上升或下降，以及心电图的改变（尤其是 T 波高尖）。由于患儿处于全麻状态，中枢神经系统症状被掩盖，心血管虚脱可能会毫无征兆的出现。同时应注意小儿解剖与成人不同。新生儿蛛网膜下腔超过 S3～S4，1 岁时上升到 S1，这意味着婴儿在骶管阻滞很容易误入蛛网膜下腔。新生儿脊髓末端位于 L3 水平，而成人位于 L1 水平。行腰段硬膜外阻滞或骶管阻滞，应注意脊髓损伤的可能性。

婴儿和成人对局麻药的代谢也不相同，容易发生局麻药毒性反应。酰胺类局麻药通过不成熟的细胞色素 P450 酶系统代谢。局麻药与 $\alpha_1$-糖蛋白结合，所以婴儿血浆中游离局麻药浓度增高。小于 4 个月的婴儿硬膜外持续输注局麻药，会产生体内局麻药蓄积，血药浓度上升。目前认为新生儿硬膜外持续应用布比卡因的时间应限制在 24～36 h。小于 4 个月的婴儿使用布比卡因推荐剂量不超过 0.2～0.25 $mg \cdot kg^{-1} \cdot h^{-1}$，较大的婴儿和儿童不超过 0.4～0.5 $mg \cdot kg^{-1} \cdot h^{-1}$。单纯使用布比卡因时即使镇痛效果完善，由于缺乏镇静作用，患儿术后仍然存在不适，辅以小剂量的阿片类药物对患儿有益。常用硬膜外自控镇痛（PCEA）推荐剂量（见表 13-12）。但同时也带来一系列的不良反应如呼吸抑制、恶心、呕吐、皮肤瘙痒及尿潴留。局麻药辅用 $\alpha_2$ 受体激动剂可乐定 1～2 μg/kg 或 N-甲基-D-天门冬氨酸受体拮抗剂氯胺酮 0.5 mg/kg 时，镇痛时间也明显延长。

**表 13-12 患儿硬膜外自控镇痛（PCEA）的局麻药和阿片药物配方**

| | | |
|---|---|---|
| 局麻药/阿片药 | 罗哌卡因 0.062 5%～0.12% | 舒芬太尼 0.5 μg/ml |
| | 布比卡因 0.062 5%～0.1% | 芬太尼 2 μg/ml |
| | 左旋布比卡因 0.062 5%～0.2% | 吗啡 10 μg/ml |
| | 氯普鲁卡因 0.8%～1.4% | |
| PCEA | 首次剂量 0.1～0.3 ml/kg | |
| | 维持剂量 0.1～0.3 ml/kg | |
| | 冲击剂量 0.1～0.3 ml/kg | |
| | 锁定时间 20～30 min | |

**5. 非甾体类抗炎药（NSAID）** NSAID 现已广泛用于儿童各种手术的术后镇痛，是平衡镇痛中最常用的药物。NSAID 用于小儿时，胃肠道症状较成人少见，且安全剂量范围大，故在儿童镇痛时应首先考虑。目前常用对乙酰氨基酚、酮洛酸、布洛芬。NSAID 与阿片类药物具有协同作用，合用时可以减少阿片类药物的用量，加快撤药过程，从而降低不良反应的发生率。

**6. 多模式镇痛** 即不同药理类型的镇痛药物联合应用，并通过不同部位给药减少每种药物用量、增强镇痛效果和降低不良反应。痛觉的传导可以通过以下药物在不同的作用部位进行阻断：非甾体类抗炎药或阿片类药物作用于外周伤害性感受器，降低其对伤害性刺激的敏感性；局部麻醉药在外周、硬膜外腔或蛛网膜下腔作用于传入神经通路；阿片类药物作用于脊髓或脊髓以上中枢的阿片受体。对于小儿腹部大手术，联合多种方法的多模式镇痛不仅可达到最佳的镇痛效果，而且可使不良反应降至最低。

## 三、非药物疗法

小儿术后镇痛除了前述药物治疗外，情感支持、精神抚慰、心理干预等非药物疗法也有很好的治疗作用。这些方法通过调节思想、行为和感受达到减轻疼痛及相关应激，其中分散注意力和催眠最有效。

**1. 蔗糖溶液**　可以用于新生儿术后镇痛，目前仍被认为是新生儿最主要的辅助镇痛手段，可能与内源性阿片系统激活有关。通常为 12%～24%蔗糖溶液，在疼痛刺激前 2 min，患儿使用假乳头吸吮或使用注射器经口滴入。必要时可重复。应用剂量由患儿的反应决定。使用容量的上限由孕周来决定：27～31 周 0.5 ml；32～36 周 1 ml；大于 37 周 2.0 ml。

**2. 哺乳和非营养性吸吮（nonnutritive sucking，NNS）**　哺乳对于短小诊疗操作具有镇痛作用，可能与哺乳激活了人体的自然保护机制有关，其效力与吸吮 30%糖水时产生的镇痛作用相当。

NNS 是指在婴儿口中放置安慰奶头，以增加其吸吮动作，但并无母乳或其他液体吸入。研究发现，NNS 可以提高氧饱和度，减轻由操作引起的疼痛，缩短住院时间，无任何不良反应。NNS 的作用机制可能是通过刺激口腔触觉受体提高疼痛阈值，促进 5-羟色胺的释放而产生镇痛效果。

**3. 心理干预**　通过心理手段治疗儿科疼痛是西方国家正在兴起的一项举措。情绪可以影响手术创伤引起的疼痛程度。恐惧、焦虑、失望、不耐烦可使痛阈降低，而愉快、兴奋、有信心可使痛阈提高。术前和术后进行引导想象治疗有助于减少镇痛药用量，并且有效地减轻疼痛和焦虑程度。心理治疗相对药物治疗既安全有效，又无不良反应。另外心理治疗有助于患儿建立自我控制感，促使他们积极配合治疗，建立信心。基础和临床文献报道中提供了很多可用于治疗儿童疼痛的心理手段，包括分散注意力、做游戏、心理教育、催眠、生物反馈和引导想象等；其次要做好家长的心理支持，避免不良心态对患儿的影响。

## 四、小儿不同类型手术后的镇痛原则

术后镇痛方法的选择与手术部位和范围有很大关系。根据 2009 年中华医学会麻醉分会儿科麻醉学组发布的小儿术后镇痛专家共识，推荐不同手术类型的最佳术后镇痛方法。

**1. 耳鼻喉科手术**

(1) *鼓膜切开术* 术前30 min口服对乙酰氨基酚、布洛芬或双氯芬酸即可达到术后早期镇痛;静脉注射酮洛酸也能提供满意的镇痛;阿片类药物有效,但因考虑疼痛程度轻微而其不良反应发生率较高,不推荐常规使用。

(2) *扁桃体切除术* 联合应用术前口服NSAIDs或对乙酰氨基酚和术中使用阿片类镇痛药进行镇痛。扁桃体窝行局部麻醉能改善疼痛评分,减少术后的牵涉性耳痛。曲马多也可用于术后镇痛,其效果与吗啡相似。术中静脉滴注氯胺酮对术后镇痛没有改善。

(3) *乳突和中耳手术* 耳大神经阻滞能提供与吗啡相似的镇痛效果,而PONV的发生率较低。乳突手术较中耳手术疼痛剧烈,对阿片类药物需求率也较高。

**2. 眼科手术**

(1) *斜视手术* 术中局部阻滞(对边阻滞或球周阻滞)可以减少术后恶心、呕吐的发生并提供有效镇痛。眼球表面使用NSAIDs不能改善术后镇痛。围术期使用阿片类药物和NSAIDs对术后镇痛的影响相似,但使用阿片类药物PONV的发生率较高。

(2) *玻璃体视网膜手术* NSAIDs和球周阻滞与阿片类药物相比可以提供相同的镇痛效果并减少PONV的发生。

**3. 口腔手术** NSAIDs可提供拔牙术良好的术后镇痛,拔牙处行局部浸润麻醉能减轻术后疼痛。

**4. 普外科和泌尿外科小手术**

(1) *疝修补术* 局麻药伤口浸润、髂腹股沟神经阻滞或骶管阻滞能为术后早期提供良好的镇痛。

(2) *包皮环切术* 骶管阻滞和阴茎背神经阻滞能为术后早期提供良好的镇痛,尽量避免单独使用阿片类药物镇痛,因其镇痛效能低及不良反应发生率高。

(3) *新生儿包皮环切术* 局部阻滞镇痛较其他方式更为适合。阴茎背神经阻滞较皮下浸润和表面麻醉更有效。如果使用表面麻醉,一定要正确使用,并保证充分的时间。

(4) *尿道下裂修补术和睾丸固定术* 骶管阻滞镇痛效果理想并可以减少术后阿片类药物的使用。

**5. 普外科和泌尿外科大手术**

(1) *腹部手术* 采用多模式镇痛,静脉给予阿片类药物或使用硬膜外镇痛,除非有特殊禁忌否则应合用NSAIDs。静脉给予阿片类药物可以选择持续输注、PCA或NCA多种方式。硬膜外镇痛时,局麻药辅用阿片类药物或可乐定能减少局麻药用量,延长镇痛时间。

(2) *开腹阑尾切除术* 采用多模式镇痛,PCA技术联合使用NSAIDs类药物,也可在术毕伤口周围浸润局麻药提供术后早期镇痛。

(3) *腹腔镜手术* 采用多模式镇痛,在腔镜穿刺通道的局麻药浸润,能减轻术后疼痛。

虽然就整体而言，腹腔镜手术术后镇痛的需求有所减少，但在某些情况下，患儿的疼痛程度与开腹手术相近，特别是在术后第一个 24 h。

**6. 四肢和脊柱手术**

（1）下肢手术　采用多模式镇痛，可以通过留置导管进行持续外周神经或硬膜外腔阻滞。局麻药中加入阿片类药物，能减少局麻药和阿片类药物的用量。NSAIDs 对骨愈合的影响还没有得到临床证实，短时间应用利大于弊。

（2）上肢手术　臂丛神经阻滞可为手部和前臂手术提供良好的镇痛。

（3）脊柱手术　术后 3～5 d 内 PCIA，硬膜外镇痛技术需要确定神经系统功能正常后才能使用。鞘内注射阿片药物可能减少围术期失血和阿片类药物的用量，作用时间可维持18～24 h。

**7. 心胸手术**

（1）心脏外科手术　术中和术后静脉使用阿片类药物镇痛，最常用是吗啡和芬太尼，伤口局麻药浸润，联合定时使用对乙酰氨基酚、NSIADs（一般 24 h 后才能使用），必要时监护下口服阿片类药物。硬膜外和鞘内注射的益处尚未被证实。

（2）开胸手术　采用多模式镇痛，包括区域阻滞，使用对乙酰氨基酚、NSIADs 和阿片类药物。

**8. 神经外科手术**　术后镇痛需要和手术人员密切交流，对疼痛的反复评估是术后护理的组成部分。采用多模式疼痛，包括切口局麻药浸润注射，使用对乙酰氨基酚、NSIADs，必要时口服阿片类药物。

## 参考文献


1 Lee C, Mason L. Complications in paediatric anaesthesia. Curr Opin Anaesthesiol, 2006,19(3):262 - 267.

2 Howard R, Carter B, Curry J, et al. Analgesia Review. Paediatr Anaesth, 2008,18(Suppl 1):64 - 78.

3 Howard R, Carter B, Curry J, et al. Postoperative pain. Paediatr Anaesth, 2008,18(Suppl 1):36 - 63.

4 Howard R, Carter B, Curry J, et al. Pain assessment. Paediatr Anaesth, 2008,18(Suppl 1):14 - 18.

5 Ghai B, Makkar JK, Wig J. Postoperative pain assessment in preverbal children and children with cognitive impairment. Paediatr Anaesth, 2008,18(6):462 - 477.

6 Tobias JD. Caudal Epidural Block:A Review of Test Dosing and Recognition of Systemic Injection in Children. AnesthAnalg, 2001,93(5):1156 - 1161.

7 Peutrell JM, Cupples PA. Caudal epidural analgesia. Bailliere's Clinical Anaesthesiology, 2000,14(4):709 - 730.

8 Lesko SM, Louik C, Vezina RM, et al. Asthma morbidity after the short-term use of ibuprofen in

children. Pediatrics，2002，109(2)：E20.

9 Short JA，Barr CA，Palmer CD，et al. Use of diclofenac in children with asthma. Anaesthesia，2000，55(4)：334－337.

10 邓小明，曾因明. 2009 麻醉学新进展. 第一版. 北京：人民卫生出版社，2009.

11 冯艺. 避免麻醉常见错误. 第一版. 北京：人民卫生出版社，2008.

12 左云霞，吴新民，连庆泉，等. 小儿术后镇痛专家共识(2009). 中华医学会麻醉分会儿科麻醉学组，2009.

13 王建光，连庆泉，张冰. 小儿疼痛的评估. 实用儿科临床杂志. 2006，21(11)：711－712.

14 郑宏茹. 小儿骶管阻滞进展. 临床小儿外科杂志，2006，15(3)：208－210.

15 王丽红，张学锋. 小儿骶管镇痛技术的进展. 中国临床医学，2006，13(2)：332－333.

16 王建光，李雪梅，连庆泉. 小儿术后镇痛进展. 实用儿科临床杂志，2005，20(5)：478－480.

17 朱炜，邓小明. 小儿麻醉新进展. 东南大学学报(医学版)，2006，25(1)：73－75.

18 郭一闽，王忱. 小儿术后镇痛的现状、评估及发展趋势. 广东医学，2008，29(2)：338－340.

19 刘芳. 新生儿疼痛评估以及防治策略. 临床误诊误治，2009，22(1)：22－24.

（马　虹）

# 第十四章

# 小儿心肺复苏

## 第一节　心跳骤停的预防

公认的小儿麻醉中最令人恐惧的情况是发现小儿的心肺状态正在恶化，并且即将发生心跳骤停。如何避免心跳骤停是每名儿科麻醉医生必须面对和需要解决的问题。

### 一、心跳骤停的危险因素

即使得到最好的护理，麻醉下小儿仍有可能发生意外的心跳骤停。在 2004 年北美地区患儿围术期心跳骤停(POCA)登记的资料中，1 089 200 例儿科麻醉发生了 150 例确认与麻醉有关的心跳骤停，发生率为 1.4/10 000。

#### （一）小儿麻醉相关心跳骤停的危险因素

**1. ASA Ⅲ-Ⅴ级**　是麻醉相关心跳骤停最强的预测因素，此状态心跳骤停的发生率增加 12 倍。

**2. 急诊手术**　心跳骤停的风险增加 3 倍，同时也伴有其他麻醉并发症风险增加。

**3. 年龄**　与小儿麻醉心跳骤停的风险成反比，新生儿和婴幼儿尤其高危。

#### （二）小儿心跳骤停病因的改变

由于包括脉搏血氧、呼气末 $CO_2$ 等监测设备的广泛使用，和吸入性麻醉药的改变(例如氟烷到七氟烷的转变)，近 10 年较前 10 年心跳骤停的病因学发生明显改变。

导致心跳骤停的不同原因中，医源性居首位占 37%，其次为心血管原因占 32%，再次为呼吸原因占 20%，最后设备相关、低体温及其他原因等合计占 11%。其中，心血管因素所占比例较 1993 年的 13%有明显增高。这可能与 POCA 的入选标准有关(必须使用心脏按压)。也可能与脉搏血氧、呼气末 $CO_2$ 等监测使用后,对预防呼吸原因事件较心血管原因更为有效。大多数心跳骤停(82%)发生在麻醉诱导期和维持期。最常见的心跳骤停前驱表现包括心动过缓(54%)、低血压(49%)、$SpO_2$ 异常(46%)或者血压测量不到(25%)。21%的心跳骤停发生在急诊手术。

婴幼儿的心跳骤停风险高。麻醉相关的心跳骤停 55%发生于小于 1 岁的婴儿。有关儿科麻醉的研究证实,小于 1 岁的婴儿麻醉风险最高,病死率与年龄成反比,新生儿病死率最高。这可能与患儿的基础疾病和 ASA 分级较高有关,也可能与吸入麻醉药在这些患儿更易引起的心血管抑制有关。

心跳骤停的患儿中,ASA Ⅰ-Ⅱ级患儿占 33%,其主要原因为医源性(>60%)。而 ASA Ⅲ-Ⅴ级患儿,其主要原因为心血管因素(>40%)。吸入氟烷引起心血管抑制而导致的心跳骤停事件中,50%的患儿吸入浓度为 2%或年龄<6 个月。当为建立静脉通路而延长吸入高浓度氟烷时间时,控制呼吸能加速氟烷浓度的上升。在患儿行神经阻滞麻醉时,即使应用试验剂量或者回吸为阴性结果,也不能完全避免局麻药误注入血管,而导致室性心律失常引起心跳骤停。

发生心跳骤停患儿的总病死率为 26%,ASA Ⅰ-Ⅱ级患儿为 4%,而 ASA Ⅲ-Ⅴ级患儿为 37%。因此,ASA Ⅲ-Ⅴ级患儿行急诊手术,是围术期病死率最强的预测因素。尽管所报道病例的特点有所变化,但病死率从 1998 年到 2003 年没有显著改变,1998 年为 26%,2003 年为 28%。

## 二、心跳骤停原因的分类和预防

### (一) 心脏疾病

虽然大多数有未经诊断心脏杂音的患儿没有明显的病理学改变,但有些存在解剖异常。有肺动脉高压、大血管和心室发育不全以及左向右分流的患儿在麻醉过程中,容易出现问题。如果患儿存在心脏杂音,应在术前由心脏外科会诊。尤其是那些易疲劳或因喂养困难而发育不良的患儿,更提示可能是病理性杂音。此时,麻醉医生应与儿科医生联系确认心脏杂音的性质,否则应请心脏外科会诊,必要时术前行超声心动图检查。

对于已知有先天性心脏病的患儿,七氟烷可能是比氟烷更加安全的选择。吸入氟烷的患儿低血压发生率是七氟烷的 2 倍。与吸入七氟烷相比,尽管增加血管加压素的用量,吸入氟烷后低血压仍可反复发生。与年长儿相比,小于 1 岁患儿吸入氟烷后低血压的风险增高。而术前有紫绀的患儿,吸入氟烷能增加严重缺氧发作的风险。

患儿可能会出现心源性猝死。1 岁以内的患儿,最常见的病因是复杂性紫绀型先天性心脏病引起的心肌炎和 QT 延长综合征。1～3 岁的小儿,最常见的心脏病因包括:心肌炎、肥厚性心肌病、冠状动脉疾病和先天主动脉分离和传导系统异常。年长儿 50%会出现前驱症状，最常见的症状是晕厥和胸痛。在高危的活动(剧烈运动)后出现的伴有症状(如心悸、胸痛)的心电图异常应给予足够的重视，并进行适当的评估。

### (二) 气道问题

气道问题包括喉痉挛、氧合或通气不足、气道梗阻、支气管痉挛或困难气道，是患儿出现心跳骤停的常见原因。

困难气道的患儿可能发生面罩通气和插管失败。这时，使用吸入麻醉药维持自主呼吸非常重要，应避免使用肌松药，直至气道安全。当处理这种情况时，应准备多种困难气道的相关设备，并熟悉这些设备的使用。

另外，导管梗阻、导管误入食管以及导管脱出均可能导致心跳骤停。在儿童，气流通过的声音可以通过食管传导上来，引起麻醉医生判断失误。导管的梗阻或者扭曲可以引起渐进性低氧血症或高碳酸血症，导致复苏更加困难。

### (三) 血容量

低血容量所致的心跳骤停是由于出血处理不当或大量输血促发高钾血症引起。患儿尤其是新生儿的失血量和当前的容量状态往往被低估。缺乏良好的静脉通路以及麻醉医生没有及时补充失血量都与继发于出血的低血容量心跳骤停有关。对血容量的评估更应根据临床征象而不是常用于成人的有创监测。当患儿出现低血压时，常提示液体容量问题已很严重，此时往往已达到心跳骤停的边缘。大量输血相关的高钾血症是由于钾从储存血的红细胞中外流到血浆中造成。用浓缩红细胞代替全血，使用最新鲜的血细胞，以及避免采用辐射处理过的血(除非有指征)可减少这一反应。如果婴幼儿所需输血量超过其血容量，以及需要输注辐射后的血液(如免疫功能低下的儿童)，应使用洗涤浓缩红细胞，并监测术中血钾水平。

### (四) 吸入麻醉药

麻醉药过量，尤其是氟烷，是造成血压突然下降的最常见原因，尤其在婴幼儿。氟烷有较强的负性肌力和负性传导作用，容易引起婴幼儿及新生儿广泛的心肌抑制和心排血量急剧下降，尤其是氟烷挥发罐能达到超过 MAC 值 6 倍的浓度。心动过缓(＜100 次/min)是最初的征象。在对＜1 岁的婴儿心动过缓的原因调查中，1/3 是由于吸入麻醉药，1/3 是由于低氧血症，其余 1/3 是由于基础疾病或外科因素造成。当麻醉药过量时，应立即终止吸入，阿托品对大多数患儿有效，偶尔需要使用肾上腺素或进行心脏按压。

对婴幼儿的研究表明，与氟烷相比，七氟烷较少引起心肌抑制和心动过缓，不同吸入麻醉药在婴幼儿期 MAC(%)的变化(见表 14-1)。七氟烷高浓度诱导相比以浓度逐渐增加的方式诱导，心动过缓出现的比较早。

**表 14-1 不同吸入麻醉药在婴幼儿期 MAC(%)变化**

| 年龄 | 氟烷 | 七氟烷 | 异氟烷 |
|---|---|---|---|
| <30 d | 0.87 | 3.2～3.3 | 1.6 |
| 1～6 m | 1.08 | 3 | 1.87 |

持续心前区听诊是婴幼儿麻醉血流动力学监测的有效工具。研究表明，儿科麻醉氟烷诱导过程中，$S_1$ 和 $S_2$ 心音强度明显减弱。这种变化迅速而明确，随之出现心率和血压下降。因此，心音的改变可能是心功能减弱的早期征象。

### （五）琥珀胆碱诱发的心跳骤停

琥珀胆碱用于婴幼儿时，如果术前未使用阿托品，在伴有低氧血症时，容易诱发心动过缓。当患儿存在肌营养不良时，如果使用琥珀胆碱会引起肌细胞大量释放钾离子，引起心跳骤停。这与恶性高热不同，恶性高热发生相当缓慢。恶性高热往往表现为心动过速、呼吸急促、室性期前收缩、高血压和高热，与之相对患儿出现横纹肌溶解时，表现为心动过缓或心跳骤停。

### （六）黏膜应用血管收缩药

全麻过程中在黏膜表面使用血管收缩药如苯肾上腺素可能会诱发心跳骤停。由于术前使用了阿托品或格隆溴铵，血管收缩药会引起严重高血压而未出现压力感受器诱发的心动过缓。但如果此时使用β受体阻滞剂，就会出现肺水肿、心跳骤停甚至死亡。艾司洛尔和拉贝洛尔都可以诱发这种情况，但是只有拉贝洛尔可能引起患儿死亡，这可能与艾司洛尔作用时间短有关。异丙肾上腺素、肾上腺素或多巴胺都不能有效逆转这种心脏衰竭。胰高血糖素可有效逆转心血管β受体阻滞效应，此时应用可能有效。使用剂量为 1 mg，或 1～5 mg/h。目前认为，儿童黏膜表面应用苯肾上腺素剂量不应超过 20 μg/kg，上限为 500 μg。如果出现了高血压，在使用抗高血压药物前应观察 10～15 min，并使用直接的血管扩张药或α受体阻滞药治疗高血压。当使用胰高血糖素逆转β受体阻滞效应时，应避免使用β受体阻滞剂、钙离子拮抗剂和增加吸入麻醉药浓度。0.025～0.05%的氧甲唑啉用于黏膜表面血管收缩时，较 0.25～1%的苯肾上腺素更安全。

### （七）局麻药误入血管内

小儿骶管麻醉时，即使回吸及试验剂量均为阴性也不能完全避免局麻药误入血管内。谨慎操作对预防局麻药误注入血管很重要。预防措施包括：① 准确定位针的位置；② 注射前仔细回抽；③ 应用含肾上腺素的试验剂量；④ 给药期间持续监测心电图；⑤ 逐次注射局麻药；⑥ 使用心脏毒性较小的局麻药如罗哌卡因或左旋布比卡因会更安全。布比卡因引起的心跳骤停很难复苏，20%注射用脂肪乳可能有效。

### （八）过敏反应

患儿注射药物（如抗生素、肌松药）或反复接触橡胶时，可能会触发过敏反应。麻醉过程中

60%～80%的过敏性休克与肌松药过敏有关，但是小儿的致敏率要低于成人。橡胶是儿童最常见的致敏源之一。围术期变态反应17%与橡胶有关。对这些患儿必须做到完全避免与橡胶制品接触。橡胶过敏往往表现为突发的支气管痉挛，伴有与其他原因无关的严重低血压。对于可疑围术期变态反应的治疗包括：吸入纯氧，停用麻醉药、血制品、抗生素和肌松药，停止与橡胶接触。在进行容量复苏的同时给予肾上腺素，$H_1$ 和 $H_2$ 受体阻断剂和类固醇激素。沙丁胺醇对支气管痉挛非常有效，给予碳酸氢钠纠正酸中毒和低血压。同时应送检血液标本，检查项目包括：对橡胶的IgE抗体，纤溶酶和组胺水平。纤溶酶血中浓度超过25 μg/L是围术期过敏反应的高度敏感指标。纤溶酶峰值出现在过敏反应发生后30～60 min。

### （九）器材相关心跳骤停

常由于放置中心静脉导管的并发症如心脏填塞、气胸或血胸引起。数据显示超声引导或压力波形分析能预防约50%的中心静脉导管置入相关的并发症。置入中心静脉导管时强烈推荐常规应用超声设备以提高成功率，降低并发症。

# 第二节　新生儿复苏指南

根据WHO的资料，在全球范围内，由窒息及其并发症引起的新生儿死亡约占全部新生儿死亡的19%，每年约有100万新生儿死于窒息。在我国，新生儿窒息仍是围生儿死亡的主要原因，其发生率为41.7%～81.9%。因此，正确运用复苏术将可明显降低新生儿窒息患儿的病死率。卫生部妇幼保健与社区卫生司委托中国疾病预防控制中心妇幼保健中心组织国内权威专家编写了《新生儿窒息复苏指南》。该指南依据美国儿科学会和美国心脏协会编著的《新生儿窒息复苏教材》，参考复苏国际联络委员会（ILCOR）儿科工作小组提出的复苏原则（1999年）和新生儿复苏国际指南（2000年），结合我国实际，对新生儿复苏的原则、方法以及评价等进行了阐述。

## 一、复苏准备

1）每次分娩时有1名熟练掌握新生儿复苏技术的医护人员在场，其职责是照料新生儿。
2）复苏1名严重窒息儿需要儿科医师和助产士（师）各1人。
3）多胎分娩的每名新生儿都应由专人负责。
4）复苏小组每个成员都需有明确的分工，每个成员均应具备熟练的复苏技能。
5）检查复苏设备、药品齐全，并且功能良好。

## 二、复苏的基本程序

此程序贯穿复苏的整个过程。

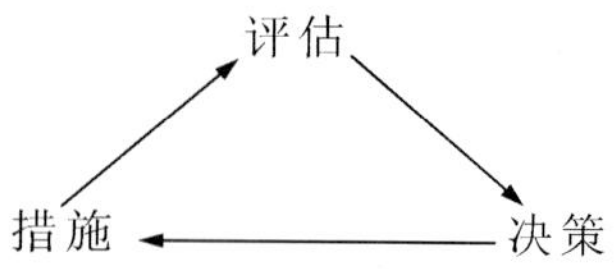

评估主要基于以下 3 个体征：呼吸、心率、肤色。

新生儿复苏具体流程（见图 14－1）。

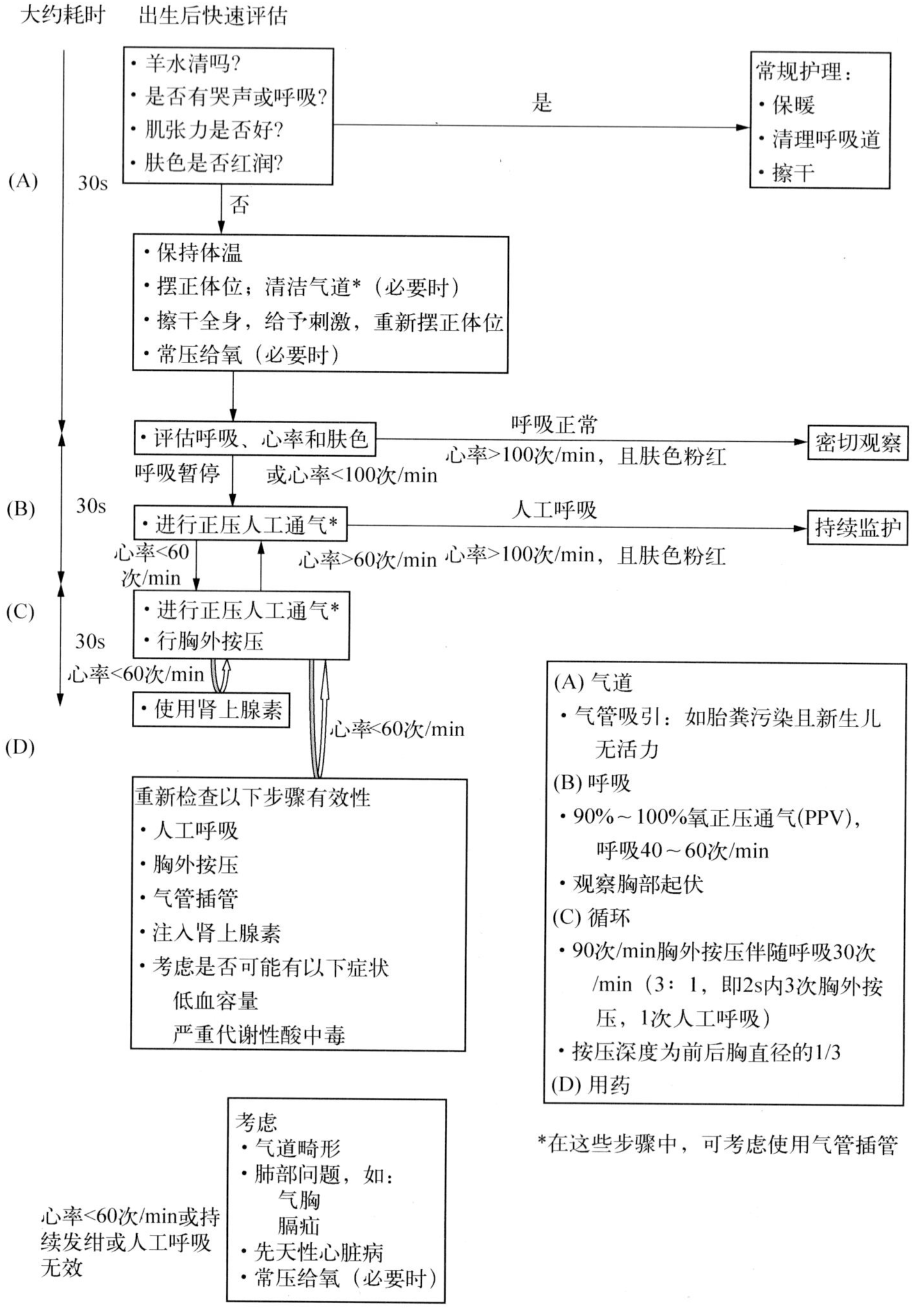

**图 14－1　新生儿窒息复苏流程图**

## 三、复苏的步骤

### （一）快速评估

出生后立即用几秒钟的时间快速评估 4 项指标。

1）羊水清吗？

2）是否有哭声或呼吸？

3）肌张力是否好？

4）肤色是否红润？

如以上任何一项为“否”，则进行以下初步复苏。

### （二）初步复苏

**1. 保暖** 将新生儿放在辐射保暖台上或因地制宜采取保温措施如用预热的毯子裹住新生儿以减少热量散失等。因会引发呼吸抑制，也要避免高温。

**2. 体位** 置新生儿头轻度伸仰位（鼻吸气位）。

**3. 吸引** 在肩娩出前助产者用手挤捏新生儿的面、颏部排出（或用吸球吸出）新生儿的口咽、鼻中的分泌物。娩出后，用吸球或吸管（8F 或 10F）先口咽后鼻清理分泌物。过度用力吸引可能导致喉痉挛和迷走神经性的心动过缓并使自主呼吸出现延迟。应限制吸管的深度和吸引时间（<10 s），吸引器的负压不超过 100 mmHg；羊水胎粪污染时的处理：当羊水有胎粪污染时，无论胎粪是稠或稀，头部一旦娩出，先吸引口、咽和鼻，可用大孔吸管（12F 或 14F）或吸球吸胎粪。接着评估新生儿有无活力：新生儿有活力时，继续初步复苏；如无活力，采用胎粪吸引管进行气管内吸引（见图 14－2）。

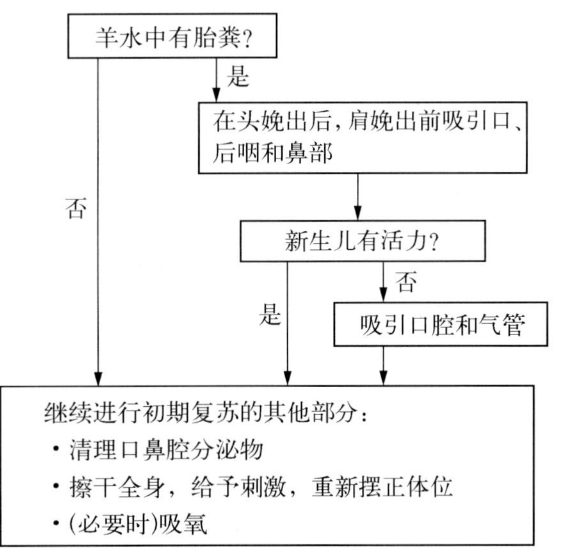


图 14－2 胎粪吸引

有活力的定义是：呼吸规则或哭声响亮、肌张力好及心率>100 次/min。

**4. 擦干** 快速擦干全身。

**5. 刺激** 用手拍打或手指弹患儿的足底或摩擦背部2次以诱发自主呼吸，如这些努力无效表明新生儿处于继发性呼吸暂停，需要正压人工呼吸。

## （三）气囊面罩正压人工呼吸

**1. 指征** ① 呼吸暂停或抽泣样呼吸；② 心率＜100次/min；③ 持续的中心性青紫。

**2. 方法** ① 最初的几次正压呼吸需要30～40 cm$H_2O$，以后维持在20 cm$H_2O$；② 频率40～60次/min（胸外按压时为30次/min）；③ 充分的人工呼吸应显示双肺扩张，由胸廓起伏、呼吸音、心率及肤色来评价；④ 如正压人工呼吸达不到有效通气，需检查面罩和面部之间的密闭性，是否有气道阻塞（可调整头位，清除分泌物，使新生儿的口张开）或气囊是否漏气，面罩型号应正好封住口鼻，但不能盖住眼睛或超过下颌；⑤ 经30 s 100%氧的充分人工呼吸后，如有自主呼吸，且心率≥100次/min，可逐步减少并停止正压人工呼吸。如自主呼吸不充分，或心率＜100次/min，须继续用气囊面罩或气管导管施行人工呼吸，如心率＜60次/min，继续正压人工呼吸并开始胸外按压；⑥ 持续气囊面罩人工呼吸（＞2 min）可产生胃充盈，应常规插入8F胃管，用注射器抽气和在空气中敞开胃管端口来缓解。新生儿复苏成功的关键是建立充分的正压人工呼吸。用90%～100%氧快速恢复缺氧症状，如不能得到氧可给新生儿用空气进行正压通气。国内使用的新生儿复苏囊为自动充气式气囊（250 ml）。有条件最好配备压力表。要达到高浓度氧（90%～100%）需要连接储氧器。

## （四）喉镜下经口气管插管

**1. 气管插管指征** ① 需要气管内吸引清除胎粪时；② 气囊面罩人工呼吸无效或要延长时；③ 经气管注入药物时；④ 特殊复苏情况，如先天性膈疝或超低出生体重儿。

**2. 准备** 进行气管插管必需的器械和用品应存放一起，在每个产房、手术室、新生儿室和急救室应随时备用。常用的气管导管为上下直径一致的直管（无管肩）、不透射线和有厘米刻度。如使用金属管芯，不可超过管端。气管导管型号和插入深度的选择见表14-2。

**表14-2 不同体重气管导管型号和插入深度（唇端距离）的选择**

| 体重(g) | 导管内径(ID)mm | 唇端距离 cm * |
|---|---|---|
| ≤1 000 | 2.5 | 6 |
| 1 000～2 000 | 3.0 | 7 |
| 2 000～3 000 | 3.5 | 8 |
| >3 000 | 4.0 | 9 |

* 为上唇至气管导管管端的距离

**3. 方法** ① 左手持喉镜，使用带直镜片（早产儿用0号，足月儿用1号）的喉镜进行经口气管插管。将喉镜夹在拇指与前3个手指间，镜片朝前。小指靠在新生儿颏部提供稳定性。喉镜镜片应沿着舌面右边滑入，将舌头推至口腔左边，推进镜片直至其顶端达会厌软骨谷；② 暴露声门，采用一抬一压手法，轻轻抬起镜片，上抬时需将整个镜片平行朝镜柄方向移动使会厌软骨抬起即可暴露声门和声带。如未完全暴露，操作者用自己的小指或由助手的食指向下稍用力压环状软骨使气管下移有助于看到声门。在暴露声门时不可上撬镜片顶端来抬起镜片；③ 插入有金属管芯的气管导管，将管端置于声门与气管隆凸之间，接近气管中点；④ 整个操作要求在 20 s 内完成并常规作 1 次气管吸引。插入导管时，如声带关闭，可采用 Hemlish 手法，助手用右手示、中两指在胸外按压的部位向脊柱方向快速按压 1 次促使呼气产生，声门就会张开。

**4. 胎粪吸引管的使用** 用胎粪吸引管吸引胎粪时，将胎粪吸引管直接连接气管导管，以清除气管内残留的胎粪。吸引时复苏者用右手示指将气管导管固定在新生儿的上颚，左手示指按压胎粪吸引管的手控口使其产生负压，边退气管导管边吸引，3～5 s 将气管导管撤出。必要时可重复插管再吸引。

**5. 判断导管管端位于气管中点的常用方法** ① 声带线法（导管声带线与声带水平吻合）；② 胸骨上切迹摸管法：操作者或助手的小指尖垂直置于胸骨上切迹，当导管在气管内前进中小指尖触摸到管端示管端已达气管中点；③ 体重法：体重 1 kg、2 kg、3 kg 者，唇两端距离分别为 6、7、8 cm。头位改变会影响插入深度。

**6. 确定导管的位置正确方法** ① 胸廓起伏对称；② 听诊双肺呼吸音一致，尤其是腋下，且胃部无呼吸音；③ 无胃部扩张；④ 呼气时导管内有雾气；⑤ 心率、肤色和新生儿反应好转。

### （五）胸外按压

**1. 指征** 100％氧充分正压人工呼吸 30 s 后心率＜60 次/min。在正压人工呼吸同时须进行胸外按压。

**2. 方法** 应在胸骨体下 1/3 进行按压。① 拇指法：双手拇指端压胸骨，根据新生儿体型不同，双手拇指重叠或并列，双手环抱胸廓支撑背部。此法不易疲劳，能较好的控制压下深度并有较好的增强心脏收缩和冠状动脉灌流的效果。② 双指法：右手示、中两个手指尖放在胸骨上，左手支撑背部。其优点是不受患儿体型大小及操作者手大小的限制。按压深度约为前后胸直径的 1/3，产生可触及脉搏的效果。按压和放松的比例为按压时间稍短于放松时间，放松时拇指或其他手指应不离开胸壁。③ 胸外按压和正压人工呼吸需默契配合：避免同时施行。胸外按压和人工呼吸的比例应为 3∶1，即 90 次/min 按压和 30 次/min 呼吸，达到每分钟约 120 个动作。因此，每个动作约 1/2 s，2 s 内 3 次胸外按压 1 次正压呼吸。30 s 后重新评估心率，如心率仍＜60 次/min，除继续胸外按压外，考虑使用肾上腺素。

### （六）药物

在新生儿复苏时，很少需要用药。新生儿心动过缓通常是因为肺部充盈不充分或严重缺氧，而纠正心动过缓的最重要步骤是充分的正压人工呼吸。

**1. 肾上腺素** ① 指征：心搏停止或在 30 s 的正压人工呼吸和胸外按压后，心率持续 <60 次/min；② 剂量：静脉或气管注入的剂量是 0.1～0.3 ml/kg 的 1∶10 000 溶液（0.01～0.03 mg/kg），需要时 3～5 min 重复 1 次。浓度为 1∶1 000 肾上腺素会增加早产儿颅内出血的危险；③ 用药方法：首选气管导管内注入，如效果不好可改用外周静脉，有条件的医院可经脐静脉导管给药。

**2. 扩容剂** ① 指征：对怀疑失血或休克（苍白、低灌注、脉弱）的低血容量的新生儿，如对其他复苏措施无反应要考虑扩充血容量。② 扩容剂的选择：可选择等渗晶体溶液，推荐生理盐水。大量失血则需要输入与患儿交叉配血阴性的同型血或 O 型血红细胞悬液。③ 方法：首次剂量为 10 ml/kg，经外周静脉或脐静脉缓慢推入（>10 min）。在进一步的临床评估和反应观察后可重复注入 1 次。给窒息新生儿和早产儿不恰当的扩容会导致血容量超负荷或发生并发症，如颅内出血。

**3. 碳酸氢钠** ① 指征：在一般的心肺复苏（CPR）过程中不鼓励使用碳酸氢钠，如在对其他治疗无反应时或严重代谢性酸中毒时使用。② 剂量：2 mmol/kg，用 5%（0.6 mmol/ml）碳酸氢钠溶液 3.3 ml/kg，用等量 5%～10% 葡萄糖溶液稀释后经脐静脉或外周静脉缓慢注射（>5 min）。③ 注意：碳酸氢钠的高渗透性和产生 $CO_2$ 的特性可对心肌和大脑功能有害，应在建立充分的人工呼吸和血液灌流后应用；再次使用碳酸氢钠治疗持续代谢性酸中毒或高血钾时应根据动脉血气或血清电解质等而定；因有腐蚀性不能经气管导管给药。

**4. 纳洛酮** ① 指征：为麻醉药拮抗剂。需两个指征同时出现：正压人工呼吸使心率和肤色恢复正常后，仍出现严重的呼吸抑制；母亲分娩前 4 h 有注射麻醉药史。在注射纳洛酮前，必须要建立和维持充分的人工呼吸。② 剂量：0.1 mg/kg 经静脉、气管导管或肌内、皮下给药。由于麻醉药药效时间通常比纳洛酮长，可能需要重复注射纳洛酮防止呼吸暂停复发。③ 注意：母亲疑似吸毒者或持续使用美沙酮（镇静剂）的新生儿不可用纳洛酮，否则会导致新生儿严重惊厥。

**5. 脐静脉插管** 脐静脉是静脉注射的最佳途径，用于注射肾上腺素或纳洛酮以及扩容剂和碳酸氢钠。可插入 3.5F 或 5F 的不透射线的脐静脉导管，导管尖端应仅达皮下进入静脉，轻轻抽吸就有回血流出。插入过深，则高渗透性和影响血管的药物可能直接损伤肝脏。务必避免将空气推入脐静脉。

说明：此指南是卫生部妇幼保健与社区卫生司在 2005 年发布，与 2005 年美国儿科学会发布的最新 5 版《新生儿复苏指南》比较接近，全文见于《中华儿科杂志》2005 年第 43 卷第 5 期。

## 参 考 文 献

1 Sarti A. New pediatric resuscitation guidelines: new evidence or new ideas? Paediatr Anaesth, 2006,

16(6):607-610.

2 Lee C, Mason L. Complications in paediatric anaesthesia. Curr Opin Anaesthesiol, 2006,19(3):262-267.

3 Mason LJ. An update on the etiology and prevention of anesthesia-related cardiac arrest in children. Paediatr Anaesth, 2004,14(5):412-416.

4 邓小明,曾因明.2009麻醉学新进展.第一版.北京:人民卫生出版社,2009.

5 冯艺.避免麻醉常见错误.第一版.北京:人民卫生出版社,2008.

6 虞人杰,叶鸿瑁,黄醒华,等.新生儿窒息复苏指南(试行稿).中华儿科杂志,2005,43(5):381-384.

（马　虹）

配合教育部高职高专规划教材
五年制高等职业教育适用

# 实用语文学习辅导
第三、四册

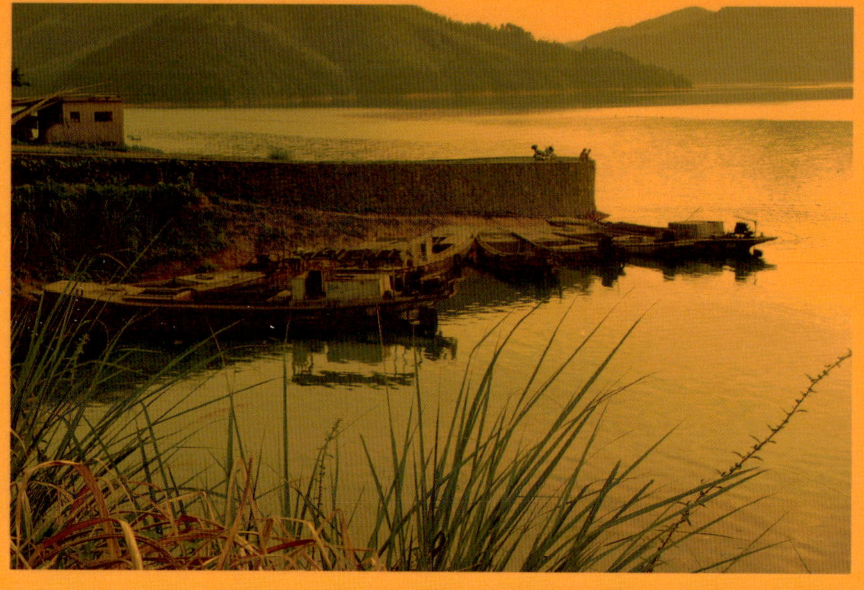

ISBN 978-7-5617-4098-9

定价：29.00元

www.ecnupress.com.cn

华东师范大学出版社